全国高等医药院校规划教材
厦门大学首批“十四五”精品教材

中药学

Chinese Materia Medica

（供中医学、针灸推拿学、中西医临床医学等专业用）

主编　奚胜艳
主审　高学敏

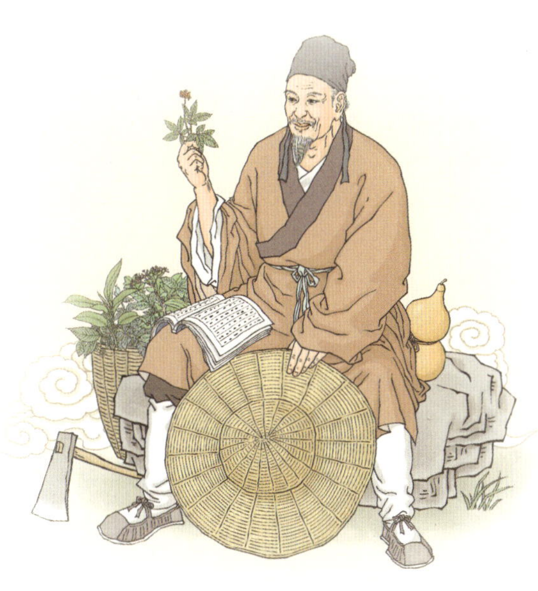

全国百佳图书出版单位
中国中医药出版社
·北　京·

图书在版编目（CIP）数据

中药学 / 奚胜艳主编．-- 北京 ：中国中医药出版社，2024. 12. --（全国高等医药院校规划教材）（厦门大学首批“十四五”精品教材）.

ISBN 978-7-5132-9090-6

Ⅰ. R28

中国国家版本馆 CIP 数据核字第 2024B6G846 号

中国中医药出版社出版

北京经济技术开发区科创十三街 31 号院二区 8 号楼

邮政编码　100176

传真　010-64405721

河北品睿印刷有限公司印刷

各地新华书店经销

开本 889×1194　1/16　印张 24.5　字数 842 千字

2024 年 12 月第 1 版　2024 年 12 月第 1 次印刷

书号　ISBN 978－7－5132－9090－6

定价　99.00 元

网址　www.cptcm.com

服务热线　010-64405510

购书热线　010-89535836

维权打假　010-64405753

微信服务号　zgzyycbs

微商城网址　https://kdt.im/LIdUGr

官方微博　http://e.weibo.com/cptcm

天猫旗舰店网址　https://zgzyycbs.tmall.com

如有印装质量问题请与本社出版部联系（010-64405510）

全国高等医药院校规划教材
厦门大学首批“十四五”精品教材

《中药学》编委会

主　编

奚胜艳（厦门大学医学院）

主　审

高学敏（北京中医药大学）

副主编（按姓氏拼音排序）

胡素敏（北京中医药大学）
马　培（中国医学科学院）
王英豪（福建中医药大学）
王英杰（青海大学医学院）
杨青山（安徽中医药大学）
赵　晖（首都医科大学）

编　委（按姓氏拼音排序）

傅雪铭（厦门大学医学院）
洪燕珠（厦门大学医学院）
黄淑琼（厦门大学医学院）
李鑫钰（厦门大学医学院）
林　清（华北理工大学）
卢大为（厦门大学医学院）
邱佐成（暨南大学中医学院）
唐文丽（厦门大学医学院）
唐弋旋（厦门大学医学院）
王慧敏（内蒙古医科大学）
王景霞（北京中医药大学）
王　铮（重庆大学医学院）
文德鉴（湖北民族大学）
翟向阳（温州医科大学）
张慧卿（海军军医大学）
周　鹏（天津中医药大学）

编写说明

全国高等医药院校规划教材、厦门大学首批"十四五"精品教材《中药学》是依据教育部《"十四五"普通高等教育本科国家级规划教材建设实施方案》和《厦门大学教材管理办法》，以及《习近平新时代中国特色社会主义思想进课程教材指南》的要求编写，旨在使学生在学习中医基础理论和中医诊断学的基础上，掌握中药基本理论和临床常用中药的性能、功效、应用知识及相关技能，为学习后续专业课奠定基础。

本教材着力呈现中药学的精髓，重视继承和发扬、传统与现代、理论和临床实践相结合，在全国中医药高等院校规划教材、厦门大学本科教材资助项目《图谱中药学》的基础上，遵循"正确价值观引领、坚持传承与守正创新、坚持紧贴临床实际、坚持内容科学与质量为先"的原则进行编写。本教材全面落实立德树人根本任务，增强专业学习与坚持社会主义核心价值观同向同行；纳入课程思政元素，将中医药发展的辉煌成就、中药临床应用及研究的杰出成果点滴渗透于各章节中，增强学生热爱中医学的热情以及对中华优秀传统文化的认同感。本教材强化中医岗位胜任力培养，紧密联系临床实际，精编精选每一味中药。

本教材分总论和各论两部分，总论部分包括 7 章，着重介绍中药的起源及中药学的发展，重点列举了各个历史时期中药学发展的概况和主要成就、本草学的代表著作及学术价值；中药的产地、采集和贮藏，中药炮制的概念、目的和技术方法；中药的性能是总论的核心内容，主要介绍了中药药性理论的概念，四气、五味、升降浮沉、归经、毒性等概念及其对临床用药的指导意义等；中药配伍的目的、原则，以及药物"七情"的概念、中药配伍应用规律；中药的用药禁忌，着重介绍了配伍禁忌、证候用药禁忌、妊娠用药禁忌、服药饮食禁忌等概念和内容；中药的用法用量、确定剂量的依据及中药煎服法等内容。各论部分共有 21 章，每章先列概述，介绍章节药物的定义、分类、性效特点和适应证、配伍方法、使用注意及药理研究概况等内容，后根据主要功效分列中国各地临床常用中药，从药物来源、性效特点、临床应用、用法用量、使用注意等方面逐一介绍，共收载 572 味中药（包括正药 359 种、附药 213 种），教学大纲与内容和最新版中医执业医师资格考试大纲、中医住院医师规范化培训内容及研究生入学考试范围保持一致。为更好地增强学生对中药材及饮片的直观认识及鉴别能力，本教材采用图文并茂的形式，以提高学生学习兴趣和学习效果。

本教材所列中药（除附药外）在每章节的"掌握层次"部分予以标明掌握的程度，A 表示需要掌握的药物，即要掌握其分类、药性特点、功效、主治病证、配伍（指基本配伍规律和特殊意义者）及某些特殊用法，了解其来源（指同一药味因品种来源不同而效用有异者）、某些特殊的炮制意义、用量、用法及使用注意；B 表示需要熟悉的药物，即熟悉其分类、功效和主要应用、某些特殊用法及使用注意；C 表示需要了解的药物，即了解其功效、特殊用法及使用注意事项。本教材所列每味药以 2020 年版《中华人民共和国药典・一部》的名称为准，配以英文名，并注明出处。“药物来源”部分介绍原植物、动物、矿物的中文名、拉丁名、药用部位等，并配上原植物、动物或矿物的图片，以及药材、饮片彩色图片，图文并茂，以加强学生对中药材、中药饮片药物形态、特征的辨识和记忆。“性效特点”部分介绍药物的性味、归经及主要临床功效等。“性效特点”的概括内容中，尚列举了部分药物的古代重要中药文献记载，以增强学生对其性效特点的认识。“临床应用”部分，结合当今临床应用实际情况和本草文献记载，着重介绍药物的具体临床主治病证，并介绍其常见配伍用药情况，并引用古今医家实际应用的有效名方、验方，以便学生掌握和领会中药的用药特点和经验。须知晓的是，在“临床应用”部分所列配伍他药使用，用法未作具体说明的一般指的是水煎服。“用量用法”部分介绍成人 1 日内服或外用剂量及使用方法，对炮制后功效有变化的说明区别用法，对有毒药物剂量严格执行法定标准，指导用药的合理与安全。“使用注意”部分主要从配伍禁忌、妊娠用药禁忌、证候用药禁忌、服药时饮食禁忌、毒性反应等方面介绍。“现代研究”部分主要介绍与疗效有关的活性成分、药理作用及不良反应等，以展示中药的现代研究进展，反映当代中药研究水平。每节或每味药后所列附药主要概述相关药物的来源、性味归经、功效、主治、用法用量及禁忌等内容，以供学生学习了解。“药物比较”部分主要从药性、功效与临床应用特点等方面比较异同，加深学生对中药效能和主治病证的掌握，培养学生辨证、鉴别用药的能力。

本教材由 10 余所高等院校及科研院所的临床中药学专家组成的编委会通力协作编写而成；并充分参考了新世纪全国高等中医药院校规划教材，以及全国中医药行业高等教育“十二五”至“十四五”等多版规划教材。国家教学名师、著名中医药专家、北京中医药大学中药学教授高学敏先生担任本教材主审，在教材编写过程中，自始至终都给予指导和大力支持，提出了诸多宝贵的建议和意见，在此表示衷心的感谢！

本教材为“厦门大学本科教材资助项目”，衷心感谢厦门大学教务处、厦门大学医学院的大力支持！本教材在继承的基础上进行了较多的改革、简化和创新，在撰稿、修稿、审稿、统稿过程中可能存有不尽如人意之处，敬请教学人员和学生在使用过程中多提宝贵意见，以便再版时修订完善，使教材编写质量不断提升，更好地适应和满足中医药高等教育人才培养的需要。

《中药学》编委会
2024 年 12 月

目 录

总论

各论

总　论

中药学（Chinese materia medica）是研究中药的基本理论和各种常用中药的来源、产地、采集、炮制、性能、功效、临床应用规律等知识的一门学科，是中国传统医药学的一个重要组成部分。

中药（Chinese medicinal）是中医理论指导下用于预防、治疗、诊断疾病并具有康复与保健作用的药物，是在中医理论指导下所应用的来源于植物、动物、矿物及其成品的中国传统药物的总称。中药至今仍然在世界医药学领域中自成体系，又具有不同于西药的应用形式，并充分反映出中国历史、文化、自然资源等方面的若干特点。

本草（Materia medica），古代指中药，或中药学，或中药学著作。中国天然药材资源丰富，有植物药、动物药、矿物药、少数化学制品和酿造的饮料食品等。由于中药来源以植物药居多，使用也最普遍，所以自古相沿人们习惯将中药称为“本草”。

中药材（Chinese medicinal material）是天然来源未经加工或仅经过简单产地初加工后形成的原料药材，常分为植物药、动物药和矿物药等三类，可供制成中药饮片、提取物及中成药。

中药饮片（Processed Chinese medicinal）是指在中医药理论指导下，根据辨证施治和调剂制剂的需要，对中药材进行特殊加工炮制后可直接用于中医临床或制剂生产使用的处方药品。

中成药（Chinese patent medicinal）是指以中药饮片为原料，在中医药理论指导下，按规定处方和制法批量生产，具有特定名称，并标明功能、适应证、用法用量、注意和规格，可供医生、患者直接使用，符合药品法规定的药物。常用的剂型有散剂、膏剂、丸剂、片剂、注射剂、胶囊、冲剂（颗粒）、口服液、糖浆、酊剂，以及外用的栓剂、贴膏、气雾剂等。

民族药（Ethnic medicinal）指中国少数民族地区所习用的药物，其药源与中药基本相同。它是在吸收中医药学及国外医药学相关理论和经验的基础上，又在实践中逐步发展形成的具有本民族医药特色和较强地域性的药物，例如藏药、蒙药、维药、傣药、苗药、彝药、壮药等。民族药和中药都是中国传统医药的重要组成部分。

目前中国天然中药总数达 18817 种，其中药用植物 15321 种（占 87% 以上），药用菌物 826 种，药用动物 2517 种，药用矿物 153 种。自古以来，传统药物的认识和使用均以中医理论为基础，并具独特理论体系和应用形式，充分反映了中国历史文化和自然资源等方面的特点，具有“中国特色”。到近代，随着西医学的传入，为了区别并体现“中国特色”，逐渐将本草学改称为“中药学”。

课程思政元素

60余年前毛泽东同志就曾做出重要批示：中国医药学是一个伟大的宝库，应当努力发掘，加以提高。2015年12月23日，国家主席习近平同志指出：中医药学是中国古代科学的瑰宝，也是打开中华文明宝库的钥匙。习近平同志还在党的十九大报告“实施健康中国战略”章节中明确指出要“坚持中西医并重，传承发展中医药事业”。将凝聚着中华民族几千年智慧的中医药学健康理念和宝贵实践经验传承好、发扬好，中医药人任重道远。充分发挥中医药在建成小康社会、建设健康中国过程中的积极作用，中医药人必须自信、自立、自强，立足于服务民众健康事业中发展中医药。要通过防病治病实践，弘扬中华民族的优秀文化，使“中医药是打开中华文明宝库的钥匙”精神落到实处；要积极推进中医药的保护、传承与利用，全面提高中医防病治病能力，为民众提供全方位、全周期的健康服务；要大力普及中医药知识，提高国民健康素养与水平；要紧密结合“一带一路”建设，加强中医药国际交流合作基地与人才队伍建设，为人类健康作贡献。

第一章　中药的起源和中药学的发展

一、中药的起源

中药的起源最早可追溯到远古至公元前 21 世纪的原始社会。中药的起源即药食同源；通过先祖们采食植物、动物的尝试和经验积累，逐渐获得了分辨食物、药物和毒物的知识；并逐步形成了最初的药学知识。随着文字的创造使用，药物知识由口耳相传发展为文字记载。

二、中药学的发展

（一）夏商周时期（前 21 世纪—前 221）

人工酿酒和汤液出现。单纯用酒治病发展到制作药酒（酒剂）；陶制器皿的使用及食物加工技术的提高，使汤液得以发明；汤液服用方便，提高了疗效，促进了复方汤剂的发展与流传。同时医药文字记载涌现。如《周礼·天官冢宰下》记载“以五味、五谷、五药养其病”;《诗经》载 100 多种药用动植物名;《黄帝内经》的问世奠定了中医学理论基础，也促进了中药的发展。

（二）秦汉时期（前 221—220）

本草学发展初具规模。西域的番红花、胡桃仁、葡萄等传入中国内地；少数民族及边远地区的琥珀、麝香，南海荔枝、龙眼等逐渐为内地医家所用。西汉初期药学专著出现。公元前 180 年名医公乘阳庆传其弟子《药论》一书。现存最早的药学专著《神农本草经》问世，该书成书于西汉末年至东汉初年（公元 1 世纪），体现了秦汉两代最高的药学成就。

《神农本草经》(*Shen Nong's Classic of the Materia Medica*)

著者：假托神农，实为若干医家集体创作。内容简介及主要贡献:《神农本草经》是中国现存最早的珍贵药学专著；共载药 365 种；在药物分类方面，首创“三品分类法”；初步奠定了中药学基础；所载药物都确有实效。如《神农本草经》记载:“常山截疟，大黄泻下，麻黄止喘，黄连止痢。”

（三）三国两晋南北朝时期（220—581）

新的药物品种逐渐增多。中外通商和交流使得西域及南海诸国的药物如乳香、没药、苏合香等传入。南朝梁代著名医药学家陶弘景（456—536）在整理《神农本草经》的基础上，撰成《本草经集注》一书，以“朱书神农，墨书别录”，小字加注的形式，对魏晋以来 300 余年间中药学的发展做了全面总结。南朝刘宋时期（420—479）雷敩《雷公炮炙论》，是中国第一部炮制专著，对后世炮制影响极大。

《本草经集注》(*Collective Commentaries on the Classic of Materia Medica*)

著者：陶弘景（南朝梁代）。内容简介及主要贡献：全书 7 卷，收藏药物数量 730 味；首创按药物自然属性分类的新方法；还首创“诸病通用药”；考订了古今用药的度量衡，规定了汤、酒、膏、丸等常见剂型的制作规范。

（四）隋唐、五代十国时期（581—960）

隋唐时期南北统一，经济文化繁荣，外贸交流增加，印度及西域诸国药物输入日益增多。于唐显庆四年（659）颁布了经政府批准的官修本草、最早的药典学著作《新修本草》（又名《唐本草》）。该书由药图、图经、本草三部分组成。唐开元年间（713—741），陈藏器对《新修本草》进行了增补和辨误，编写成《本草拾遗》。五代（907—960）时期，翰林学士韩保昇等受蜀主孟昶之命以《新修本草》为蓝本编成《蜀本草》（938—965）。

《新修本草》(*Newly Revised Materia Medica*)

著者：苏敬、李勣等23人。内容简介及主要贡献：全书54卷，收载药物数量844种，较《本草经集注》增加114种；该书图文对照的方法开创了世界药学著作的先例；此书是中国历史上第一部官修本草，亦是世界上公开颁布最早的药典性本草著作。

(五)宋金元时期(960—1368)

中国雕版印刷的应用，促进了科技的发展。药品数量的增加，功效认识的深化，炮制技术的改进，中成药应用的推广，使宋代药学得以蓬勃发展。开宝六年（973）刘翰、马志等奉命在《新修本草》和《蜀本草》基础上修改增订宋代第一部官修本草《开宝新详定本草》，次年发现仍有错漏和不妥之处，经李昉等重加校订，较《新修本草》增加药物133种，合计983种，名《开宝重定本草》（现《开宝本草》统指《开宝新详定本草》以及《开宝重定本草》）。嘉祐二至五年（1057—1060），出现了第三部官修本草《嘉祐补注神农本草》，由掌禹锡、林亿、苏颂等编写，以《开宝重定本草》为蓝本，附以《蜀本草》《本草拾遗》等各家之说，载药1082种。嘉祐六年（1061），苏颂将国家各郡县收集所产药材实图及开花结果、采收时间、药物功效说明资料，以及外来进口药样品，汇总编辑成册，名《图经本草》，附900多幅药图，是中国现存最早的版刻本草图谱。国家药局的设立，是北宋的一大创举。1076年在京城开封开设国家经营的熟药所，后发展为修合药所（后改名为“医药和剂局”）及出卖药所（后改名为“惠民局”）。药局的出现促进了药材检验、成药生产的发展，以及炮制、制剂技术的进步，并制定了制剂规范，《太平惠民和剂局方》即是这方面的重要文献。宋代本草学的代表作当推唐慎微的《经史证类备急本草》（简称《证类本草》），1082年撰成，承前启后，继往开来，乃本草学范本。

《经史证类备急本草》(*Classified Materia Medica from Historical Classics for Emergency*)

著者：唐慎微。内容简介及主要贡献：全书33卷，收藏药物数量1558种，较前增加476种，附方3000余首；每药均有药图和图经；为后世保存了大量宋代以前方药的宝贵文献资料。

宋金元时期《证类本草》得以完善和发展。大观二年（1108）出版《经史证类大观本草》（简称《大观本草》），政和六年（1116）出版《政和新修证类备用本草》（简称《政和本草》），南宋绍兴二十九年（1159）出版《绍兴校定经史证类备急本草》（简称《绍兴本草》），金元时期（1302）出版《经史证类大全本草》等，都是在《证类本草》基础上加以修订而成的官修本草。

金元时期药性理论发展较大。如刘完素《素问药注》《本草论》，张元素《珍珠囊》，李东垣《药类法象》《用药心法》，王好古《汤液本草》等著作，将中药升降沉浮、归经等药性理论进行了系统化。元代忽思慧于1330年编著的《饮膳正要》，是饮食疗法的专著，介绍了不少回族、蒙古族的食疗方法，至今仍有较高参考价值。

(六)明代(1368—1644)

医药知识不断丰富，专题本草取得了瞩目成就。弘治年间（1488—1505），太医院院判刘文泰上奏朝廷，建议重修本草，朝廷命刘文泰、王磐等具体负责编修《本草品汇精要》（简称《品汇精要》），“删《证类》之繁以就简，去诸家之讹以从正”，书成于1505年，载药1815种，绘有1385幅彩色药图和制药图，是古代彩绘本草之珍品。明代伟大的医药学家李时珍，在《证类本草》基础上，参考800余部医药著作，对古代本草进行了系统而全面的整理总结，通过调查、收集标本、考究、临床实践，历时27年，于公元1578年完成了约200万字的中医药科学巨著《本草纲目》；作为中国大型骨干本草之范本，先后被译成朝、日、拉丁、英、德、俄等多种文字，对世界自然科学有卓越贡献。

《本草纲目》(*The Grand Compendium of Materia Medica*)

著者：李时珍。内容简介及主要贡献：全书52卷，载药1892种，改绘药图1160幅，附方11096首，新增药物374种；按药物的自然属性分为水、火、土、金石、草、谷、菜、果、木、器服、虫、鳞、介、禽、兽、人，共16部，62类；总结了16世纪以前中国人民用药的经验和知识，集药学成就之大成。

明代著名专题本草有缪希雍《炮炙大法》、朱橚《救荒本草》、李中立《本草原始》、兰茂《滇南本草》等，分别记载了药物炮制、食疗本草、药用植物、地方本草等内容，丰富和完善了本草学。其中《炮炙大法》是明代影响最大的炮制专著，载有“雷公炮制十七法”。陈嘉谟《本草蒙筌》所载五倍子制百药煎（没食子酸），早于欧洲200余年。《白猿经》记载用新鲜乌头榨汁、日晒、烟熏，使药面上结成冰，冰即是乌头碱的结晶，亦是早于欧洲100余年。

（七）清代（1636—1912）

清代研究本草的著作颇多，代表作当推赵学敏的《本草纲目拾遗》(1765)，补充了太子参、西洋参、冬虫夏草、银柴胡、金钱草、鸡血藤、鸦胆子等临床常用药，以及马尾连、独角莲、万年青等疗效确切的民间草药；又收集了金鸡勒、香草、臭草等外来药。

《本草纲目拾遗》(*Supplement to 'The Grand Compendium of Materia Medica'*)

著者：赵学敏。内容简介及主要贡献：全书10卷，共载药921种，新增药物716种；对《本草纲目》中的已载药物治疗未备、根实不详者加以补充，卷首列正误34条，对《本草纲目》做了重要的补充和修正。

清代对《本草纲目》进行了删繁就简整理。刘若金《本草述》(1666)、汪昂《本草备要》(1694)、吴仪洛《本草从新》(1757)、严西亭《得配本草》(1761)、黄宫绣《本草求真》(1769)、王子接《得宜本草》(1732)、黄元御《玉楸药解》(1754) 等均是以《本草纲目》为基础，配合临床需要，以符合实用为原则，对《本草纲目》进行摘要、精简、整理工作，由繁返简的本草著作。

从历代文献中重辑了《神农本草经》。现行版本有孙星衍、孙冯翼合辑本（1799)，3卷，载药365种；取材于《证类本草》，并校以《太平御览》等；每药正文后，增加《吴普本草》《名医别录》及其他文献资料，是一部学术水平较高、影响较大的重辑本；此外，尚有顾观光辑本（1844)、黄奭辑本（1865)、日本森立之辑本（1854）等。

清代对《神农本草经》的注释有诸多发挥。邹澍《本经疏证》及《本经续要》、张璐《本经逢原》、张志聪《本草崇原》等，均是很有影响的《神农本草经》注疏专著。

清代专题类本草亦不乏佳作。如张仲岩《修事指南》，归纳历代炮制记载，系统论述各种炮制方法；吴其浚《植物名实图考》，详记每种植物形态、产地、栽培、用途、药用部位、效用治验等，并附插图，均为后人研究药用植物提供了宝贵资料。

（八）民国时期（1912—1949）

中西医药并存，“改良中医药”“中医药科学化”“创立新中医”等口号风行。中药辞书的产生和发展是民国时期中药学发展的一项重要成就，其中成就及影响最大的当推陈存仁主编的《中国药学大辞典》(1935)，全书约200万字，收录词目4300条。虽有不少错讹，但仍不失为近代第一部具有重要影响的大型药学辞书。中医或中医药学校涌现，产生了一批适应教学和临床需要的中药学讲义。如浙江兰溪中医学校张山雷编撰的《本草正义》、上海中医专门学校秦伯未的《药物学》、浙江中医专门学校何廉臣的《实验药物学》、天津国医函授学校张锡纯的《药物讲义》等。

（九）中华人民共和国成立后（1949年10月至今）

中国中医药事业走上了健康发展之路，中医药书籍得到全面整理刊行。本草方面，陆续影印、重刊或校注了《神农本草经》、《新修本草》(残卷)、《证类本草》、《滇南本草》、《本草品汇精要》、《本草纲目》等数十种重要的古代本草著作。最能反映当代本草学术成就的有历版《中华人民共和国药典》、《中药大辞典》(1977年编成)、《全国中草药汇编》、《中华本草》等。

《中药大辞典》(*Encyclopedia of Chinese Materia Medica*)

著者：江苏新医学院。内容简介及主要贡献：全书分上、下册及附编三部分，共收载中药5767种，全书内容丰富、资料齐全、系统，引文直接标注最早出处或始载文献，有重要的文献价值，是中华人民共和国成立以来中药最全面的巨型工具书之一。

全国开展了四次大型中药资源普查，目前中药材总数达18817种。中药的现代研究取得了瞩目的成就，中药鉴定学、中药化学、中药药理学、中药炮制学、中药药剂学等分支学科取得很大发展。中医中药由家传师授的培养方式转入了国家高等教育的轨道。1978年恢复研究生制度后，中药教育形成了从中专、大专、本科、硕士到博士多层次培养的完整体系。

第二章 中药的产地、采集与贮藏

一、中药的产地

天然中药材的分布与生产，离不开一定的自然条件。我国地域辽阔，自然地理状况复杂，水土、气候、日照、生物分布等生态环境各地存在一定差异，甚至差别很大。因而天然中药材的生产多有一定的地域性，而且产地与其产量、质量有密切关系。古代医药家经过长期使用、观察和比较，知道即使是分布较广泛的药材，由于自然条件的不同，其质量优劣也不一样，并逐渐形成了"道地药材"的概念。"道"曾是古代的行政区划，"地"指地域、地区。《神农本草经》已提出"土地所出，真伪新陈，并各有法"。孙思邈《千金翼方》论"药出州土"时，首先按当时行政区划的十三个"道"来归纳药材产地，强调用药须知所出土地。明代《本草品汇精要》在药物条文中设有"道地"专项。其后汤显祖《牡丹亭》中有"好道地药材"一语，说明前人很早就认识到了药材产地与质量的关系。

道地药材（genuine regional medicinal）：又称地道药材，是优质纯真药材的专用名词；它是指历史悠久、产地适宜、品种优良、产量宏丰、炮制考究、疗效突出、带有地域特点的药材。简而言之，即特定产地的特定品种，而且质量、疗效优良的中药材。

确定道地药材的主要因素：除与药材产地、品种、质量、产量等因素有关外，临床疗效是确定道地药材的关键因素。著名道地药材，有云茯苓、岷当归、川黄连、广陈皮、浙白术、关苍术、蒙古黄芪、西宁大黄、东阿胶、怀山药、吉林参、滇三七等。

二、中药的采集

中药的采收时节和方法与确保药物的质量有着密切的关联。每种药用植物、动物或矿物都有一定的采收时节和方法，按入药部位的不同可归纳如下。

（一）植物类药材的采收

1. 全草 采收时间：多数在植物充分生长期，枝叶茂盛的花前期，或花朵初开时。夏枯草、薄荷等部分须要用带叶花梢的，需适时采收。如益母草，夏季茎叶茂盛、花未开或初开时，割取地上部分；夏枯草，夏季果穗变棕红时采收；薄荷，夏秋茎叶茂盛或花开至三轮时采收；荆芥，夏秋二季花开到顶、穗绿时，采割地上部分。采收方法：一般从根以上割取地上部分，或连根入药则拔起全株。

2. 叶 采收时间：通常在花蕾将放或正在盛开时，少数须在深秋或初冬经霜后采集。如枇杷叶，花蕾将开放时采摘叶片；桑叶，初冬时经霜后采收叶片。

3. 花、花粉 采收时间：在未开放时（花蕾）或含苞欲放时，或花朵盛开时。如金银花，采摘花蕾或初开的花；蒲黄，盛开时采收花粉；菊花，花开放时采摘花朵；月季花，采摘含苞待放花朵。

4. 果实、种子 采收时间：一般在果实成熟时，种子入药的通常在果实成熟后，少数须在果实未成熟时。部分种子成熟时易脱落或果壳易裂开，种子散失者，则应在刚成熟时采收；容易变质的浆果最好在略熟时于清晨或傍晚时分采收。如瓜蒌，采摘成熟时果实；青皮，采摘未成熟幼果；牵牛子，果实刚成熟时采摘；女贞子，略成熟时采收。

5. 根、根茎、块茎 采收时间：一般在早春、新芽未萌时，深秋时节植物地上部分枯萎时。如天麻，早春时采挖块茎；丹参，深秋时节采挖根及根茎。

6. 树皮、根皮 采收时间：通常在春夏时节生长旺盛，植物体内浆液充沛时采收；部分植物根皮如牡丹皮、地骨皮，树皮如肉桂，在秋后采收为宜。如杜仲，春夏时采收树皮；牡丹皮，秋后采挖根皮；肉桂，在秋季十月剥取，此时油多容易剥离。

（二）动物类药材的采收

采收时间：因品种不同而采收时间各异，以保证药效及容易获取为原则。一般潜藏在地下的小动物全蝎、地龙、土鳖虫、蝼蛄等，通常在夏末秋初捕捉；大动物药材一般四季皆可捕捉，如阿胶来源动物黑驴，冬至后捕捉取皮制胶；唯有鹿茸须在春季清明节前后雄鹿所生幼角尚未骨化时割取；桑螵蛸、露蜂房等多在秋季卵鞘、蜂巢形成后采收，并用开水煮烫杀死虫卵；蝉蜕为黑蚱羽化时蜕的皮壳，多于夏秋季节采收；蛇蜕可反复蜕皮，故可全年采收；蟾酥宜在夏秋季节蟾蜍活动时捕捉蟾蜍然后采收；哈蟆油（林蛙的干燥输卵管）宜在白露节前林蛙发育最好时捕捉林蛙然后采收；石决明、牡蛎、海蛤壳、瓦楞子等海生贝壳类药材宜在生长发育旺盛、钙质充足时采收。

（三）矿物类药材的采收

矿物类药材的成分较为稳定，故全年随时均可采收。如紫石英、石膏全年采收。

三、中药的贮藏

（一）影响中药变异的外界因素

导致中药变异的主要外界因素有温度（常温 0～34℃时大部分中药成分基本稳定）、湿度、空气、日光（避免长时间日光照射）、微生物（中药材发霉和腐烂的主要因素）、害虫、鼠害。

（二）贮藏中常见的中药变异现象

贮藏中常见的中药变异现象主要有虫蛀、霉变（温度 20～35℃、相对湿度 75% 或含水量超过 15% 和足够营养条件）、变色、走油（泛油）四种；尚包括气味散失、风化、潮解、黏连融化、升华、腐烂等。

（三）常用中药贮藏与养护方法

常用中药贮藏与养护方法有干燥、冷藏、密封、化学药剂养护（不易残留的化学熏蒸法）、对抗同贮养护、气调养护（改变密封容器气体组成成分，降低氧气浓度）等；尚有 $^{60}Co-\gamma$ 射线辐射技术、气幕防潮技术、气体灭菌技术等。

第三章 中药的炮制

炮制（Medicinal processing），古时又称“炮炙”“修事”“修治”，是指中药在应用或制成各种剂型前，根据中医药理论，依照辨证施治用药的需要和药物的自身性质，以及调制、制剂的不同要求而进行必要的加工处理的过程。它是中国的一项传统制药技术，亦是中医药学的一大特色。如成书于明代1591年的《补遗雷公炮制便览》，原存14卷，载药957种，1128幅精美彩色药图和其中罕见的219幅中药炮制图，为中国古代炮制工艺及设备的研究，增添了极具学术价值的新资料。

炮制的加工过程包括常规炮制和特殊炮制两类：①常规修治整理：挑、拣、筛、刮等。②特殊修治处理：加适宜辅料（酒、醋、蜂蜜、姜汁、盐水、黑豆汁等）。

由于中药材大都是生药，其中不少的药物必须经过一定的炮制处理，才能符合临床用药的需要。按照药物不同的药性和临证不同的治疗要求又有多种炮制方法，同时有毒的药材必须经过炮制后方能确保用药安全。有些药材的炮制尚要添加适宜的辅料，并且注意操作技术和掌握火候，正如《本草蒙筌》谓：“凡药制造，贵在适中，不及则功效难求，太过则气味反失。”可见炮制是否得当对保障药效、安全用药、方便制剂和调剂都具有十分重要的意义。中药的炮制与应用历史悠久，从《黄帝内经》《神农本草经》及历代中医文献中的诸多记载，到逐步发展出现《雷公炮炙论》《炮炙大法》《修事指南》等炮制专著，使炮制方法与经验日益丰富。

第一节 中药炮制的目的

一、纯净药材，保证质量，分拣药物，区分等级

除去杂质、非药用部位或异物等。如石膏挑出沙石、茯苓去净泥土、防风去掉芦头、黄柏刮净粗皮、鳖甲除尽残肉、枳壳去瓤、远志抽芯等；麻黄根、麻黄（茎）、荷叶、莲子等分拣入药部位；三七、冬虫夏草、人参、鹿茸分拣贵重药材，区分优劣。

二、切制饮片，便于调剂制剂

通常将植物类中药材切削制成一定规格（片、段、丝、块等）的饮片；矿物类中药如磁石、代赭石、石决明、牡蛎等经过煅烧、醋淬等处理，使之酥脆；均是为了有效成分容易煎煮出。

三、干燥药材，利于贮藏

经晒干、阴干、烘干、炒制等炮制，使之干燥，使酶类失去活性，防止霉变。种子类药材如白扁豆、赤小豆等须加热干燥才能防止发芽变质；刺猬皮、桑螵蛸、露蜂房等亦须炮制才能保存。

四、矫味、矫臭，便于服用

部分动物药材及一些特殊气味的中药，须经过麸炒、酒制、醋制等，能起到矫味和除臭的作用，如醋炒五灵脂、麸炒白僵蚕、酒制乌梢蛇、滑石烫刺猬皮等，以方便临床服用。

五、降低毒副作用，保证用药安全

部分毒副作用较强的中药须经炮制降低毒副作用以便临床能安全应用。如醋煮京大戟、甘遂，巴豆压油取霜，酒炒常山，姜矾水制半夏、天南星，胆巴水制附子、甘草金银花水煮川乌等。

六、增强药物功能，提高临床疗效

部分中药如经过特殊炮制后，某方面功效会得到增强。如延胡索醋制后增强止痛功效，款冬花蜜制后增强润肺止咳功效，半夏姜汁制后增强止呕功效，淫羊藿羊脂炒后增强补肾助阳功效。

七、改变药物性能，扩大应用范围

部分中药经炮制后药性及功效会发生改变。如生地黄，味甘、苦性寒，功可清热凉血、滋阴生津，酒制后则变为熟地黄，味甘性微温，功能补血养阴、填精益髓；天南星经姜矾制后即制南星，功效是燥湿化痰、祛风解痉，药性辛温燥烈；经牛胆汁制后即胆南星，药性变为凉、润，功效为清化热痰、息风止痉。治里寒证之吴茱萸，性味辛热燥烈，黄连水拌炒或甘草水浸泡，其温烈之性被除，可治热证。

八、引药入经，便于定向用药

部分中药经炮制后，可以在特定脏腑经络中发挥治疗作用，如《本草蒙筌》所载“入盐走肾脏”“用醋注肝经”；知母、杜仲、黄柏等用盐或盐水炒后，可增强入肾经的效用；青皮、柴胡、香附等用醋炒过后，其疏肝作用得到增强，可方便临床定向选药。

第二节 中药炮制的方法

一、修治

修治，是为进一步加工贮存、调剂、制剂和临床用药做好准备。修治包括纯净、粉碎、切制药材三道工序：①纯净，有挑、拣、筛、簸、刷、刮、挖、撞等法。如拣去合欢花中的枝叶，刮去肉桂粗皮。②粉碎，有捣、碾、研、磨、镑、锉等法。如川贝母捣粉便于吞服；水牛角镑成薄片。③切制，有切、铡等法。如天麻切薄片。中药常用修治工具有铜药臼、铜药碾子、切药刀等。

二、水制

水制即用水或其他液体辅料处理药物的方法。水制法主要目的是清洁药物、除去杂质、软化药物、便于切制、降低毒性及调整药性等，常用的有漂洗（如将昆布、海藻漂去盐分）、浸泡、闷润（如姜汁浸润厚朴、盖润大黄）、喷洒、水飞（飞炉甘石、飞朱砂）等方法。

三、火制

火制是用火加热处理药物的方法。常用火制法有炒、炙、烫、煅、煨等。

1. 炒 炒黄：用文火将药物炒至表面微黄，或能嗅到药物固有的气味为度，如炒牛蒡子、炒紫苏子等。炒焦：用武火将药物炒至表面焦黄、焦褐色，以内部淡黄为度，如焦麦芽、焦山楂、焦白术等。炒炭：用武火将药物炒至外部枯黑，以部分炭化、内部焦黄为度，仍保留药材固有气味，如姜炭、艾叶炭、地榆炭等。炒黄、炒焦的目的：使药材易于粉碎加工、缓和药性或煎煮时有效成分易于溶出。炒炭的目的：缓和药物的烈性或副作用，或增强其收敛止血、止泻的功效。

2. 烫 烫法：指先在锅内加热中间物体（如砂石、滑石、蛤粉等）用以烫炙药物，使其受热均匀，膨胀松脆，不能焦枯，烫毕，筛去中间物体，至冷即得。如蛤粉、烫阿胶珠等。

3. 炙 炙法：指将药材与液体辅料加热拌炒，使辅料逐渐渗入药材内部或附着于药物表面，以改变药性，增强疗效或减少毒副作用的炮制方法。常用液体辅料有蜜、酒、醋、姜汁、盐水等。蜜炙：增强润肺止咳之功，如蜜炙枇杷叶等。酒炙：增强活血功效，如酒炙当归、川芎等。醋炙：增强止痛作用或降低毒性，如醋延胡索、醋甘遂等。姜炙：增强止呕作用，如姜竹茹、姜半夏等。盐炙：引药入肾，增强补肾之功，如盐杜仲。

4. 煅 煅法：指将药物用猛火直接或间接煅烧，使质地松脆，易于粉碎，以便有效成分煎出充分发挥疗效，如煅龙骨、煅牡蛎、血余炭等。

5. 煨 煨法：将药物用湿面或湿纸包裹，置于热火灰中或用吸油纸与药物隔层分开进行加热的方法。其目的是除去药物中的部分挥发性及刺激性成分，以缓和药性，降低副作用，增强疗效。如煨生姜、煨木香、煨葛根、煨肉豆蔻等。

四、水火共制

水火共制是指既要用水又要用火，或加入其他辅料进行炮制药物的方法。其常用方法有煮（如水煮乌头、醋煮芫花、甘草水煮吴茱萸等）、蒸（如清蒸玄参、酒蒸大黄等）、炖、焯（如焯杏仁、桃仁以去皮）、淬（如醋淬自然铜、醋鳖甲等）。

五、其他制法

其他制法包括制霜（如巴豆霜、西瓜霜等）、发酵（如神曲、淡豆豉等）、发芽（如麦芽、谷芽、大豆黄卷）等。

第四章　中药的性能

中药治病基本原理：药物治病的基本作用不外扶正祛邪，消除病因，恢复脏腑的正常生理功能，纠正阴阳气血偏盛偏衰的病理现象，使之最大程度上恢复到正常状态，达到治愈疾病，恢复健康的目的。

中药药性（性能）：把药物与疗效有关的性质和性能统称为药性，包括药物发挥疗效的物质基础和治疗过程中所体现出来的作用，是药物性质与功能的高度概括。

药性理论：研究药性形成的机制及其运用规律的理论称为药性理论，其基本内容包括四气五味、升降浮沉、归经、有毒无毒、配伍、禁忌。

中药的作用：包括治疗作用（药物防病治病的基本作用）和不良作用（副作用，即在常用剂量时出现的与治疗需要无关的不适反应；毒性反应，指用药后引起的机体损害性反应；与用药剂量过大或用药时间过长有关，也与人的体质因素有关）。

第一节　四气

一、四气的概念及起源

四气：指药物寒热温凉四种不同的药性，又称“四性”。如绿豆偏寒，胡椒偏热，木蝴蝶偏凉，小茴香偏温等。

起源：最早见于《神农本草经》序录“药有酸咸甘苦辛五味，又有寒热温凉四气”。历代本草在论述药物功用时，首先标明“气”和“味”，提示气和味是反映药物性能的重要标志之一。

二、四气的性质和程度上的差异

寒（大寒、微寒）和凉：属阴，凉弱于寒。热（大热）和温（微温）：属阳，温弱于热。平性：指药物寒热界限不太明显、药性平和、作用较缓和的一类药，如甘草、党参、山药等。也有人认为平性也有偏温偏凉的不同，如甘草，性平，生用性偏凉，炙用性偏温，所以平性仍未超出四性的范围，也是相对而言，因而仍然称作四气（四性）。

三、四气确定的依据

四气的确定以药物所治疾病为依据。凡能够减轻或消除阳热证的药物，属于寒性或凉性药物；凡能够减轻或消除阴寒证的药物，属于热性或温性药物。

四、四气所表示的药物作用

寒凉药一般具有清热泻火、凉血解毒、滋阴除蒸、泻热通便、清化热痰等作用；温热药一般具有温里散寒、补阳助火、回阳救逆、暖肝散结、温经通络等作用。

五、四气的临床意义

《素问·至真要大论》中即有“寒者热之，热者寒之”的论述；《神农本草经》序录亦云“疗寒以热药，疗热以寒药”，指出如何掌握药物四气理论以指导临床用药的原则。即阳热证用寒凉药；阴寒证用温热药；寒热错杂证寒热药并用。如果阴寒证用寒凉药，阳热证用温热药，必然导致病情进一步恶化，甚至引起死亡。因而，李中梓《医宗必读》即有“寒热温凉，一匕之谬，覆水难收”之警言。

第二节 五味

一、五味的含义及起源

五味（The five flavors）：指药物有酸、苦、辛、甘、咸五种不同的药味，是药物的五种基本真实滋味。除五种基本滋味以外，尚有淡味、涩味；后世医家习惯上主张淡附于甘、涩附于酸，故称“五味”。

起源：五味作为药性理论最早见诸《黄帝内经》和《神农本草经》。

药物品种的增多和功用不断拓展，部分药物的作用很难用滋味来解释。如皂角刺无辛味但可消散痈肿，葛根无辛味但可发表散邪，二者作用皆与“辛能散能行”相关，故药性标以辛味。因而，确定“味”的主要依据：一是药物的滋味，二是药物的作用。

不同味道的药物作用于人体，产生不同的反应，获得不同的治疗效果；五味不仅仅是药物味道的真实反映，更重要的是对药物作用的高度概括。

五味的实际意义：标示药物的真实滋味或药物作用的基本范围。大多数药物的真实滋味和作用特点保持一致，可以二者兼顾，只有少部分药物所标定的味仅表示作用特点或真实滋味。

二、五味的作用

五味作用的最早概括见于《素问·脏气法时论》所记载的“辛散、酸收、甘缓、苦坚、咸软”。如生姜味辛可发散表邪，乌梅味酸可敛肺涩肠，饴糖味甘可补中缓急，知母味苦可泻火存阴，牡蛎味咸可软坚散结。

1. 辛味 辛味能散、能行，具有发散、行气、行血的作用。辛散：辛味能发散，可解除侵于肌表的六淫之邪，具有发散表邪的作用；多用治表证。辛行：辛味能促进气血运行，故有行气、行血的作用；治疗气血瘀滞证。辛香：辛味除能散能行之外，还有芳香、辟秽、开窍的作用；治疗窍闭、湿滞中焦证等。“辛以润之”：如款冬花润肺止咳；菟丝子润养补肺。

2. 甘味 甘味能补、能缓、能和，具有补益、缓急止痛、调和药性、和中、解毒的作用。甘补：甘味有补益的作用；治疗虚证。甘和：甘味有和中、调和诸药的作用；治疗脾胃不和证，入复方调和诸药。甘缓：甘味有缓急止痛、缓解毒性的作用；治疗腹部或四肢挛急疼痛、药物或食物中毒。甘味尚有滋润的作用，能润燥。

3. 酸味 酸味能收（收敛）、能涩（固涩），即具有收敛、固涩的作用。酸味药可用于正虚无邪之滑脱不禁诸证。部分酸味药尚具有生津、开胃、消食、安蛔等作用。

4. 涩味 涩味能收敛固涩。《神农本草经》记载：“涩为酸之变味，涩味能收，与酸味同”，即涩附于酸之意，故酸涩并称，但涩味不具有酸味的生津、开胃、消食、安蛔等作用。

5. 苦味 苦味能泄、能燥、能坚，即具有清泄火热、泄降气逆、通泄大便、燥湿、坚阴的作用。苦泄：通泄，通实邪，如泻下通便，治疗便秘；降泄，降逆气，如降肺气、降胃气以治疗咳喘、呕吐等；清泄，清火邪，如清三焦之热等；多用治火热证。如大黄泻热通便，苦杏仁降气平喘，陈皮降逆止呕，栀子清热泻火等。苦燥：指燥湿作用；苦温药，苦温燥湿，多用治寒湿证；苦寒药，苦寒燥湿，多用治湿热证。如龙胆草清热燥湿，苍术、厚朴苦温燥湿。坚阴：或称“存阴”，即泻火存阴，多用治火热亢盛，灼伤阴液者。坚阴是泻火的结果；苦味药通过泻火消除了灼伤阴液的火热之邪，使得阴液得以保存，故称之为“坚阴”“存阴”。与苦泄有关，而非苦味能补阴液。如黄柏、知母能泻火存阴。

6. 咸味 咸味能软，能下，即具有泻下通便、软坚散结的作用。泻下通便、软化坚硬、消散结块药多具有咸味，多用治大便秘结、瘰疬、瘿瘤等。如芒硝泻热通便，海藻消散瘿瘤，鳖甲软坚消癥等。

7. 淡味 淡味能渗、能利，即有渗利水湿的作用。部分利水渗湿药具有淡味，淡味药多用治水湿内停所致的水肿、小便不利等。如薏苡仁、茯苓、猪苓等。

第三节 升降浮沉

一、升降浮沉的概念

升降浮沉［Ascending and descending，floating and sinking（of qi movement or medicinal action）］：表示药物对人体作用的不同趋向性；即药物对机体有向上、向下、向外、向内四种不同作用趋向。升降浮沉是说明药物性质的概念之一，是药物作用的定向概念。升，上升提举，作用趋势向上；降，下达降逆，作用趋势向下；浮，向外发散，作用趋势向外（向上）；沉，向内收敛固藏、泄利二便，作用趋势向内（向下）。

二、影响药物升降浮沉的因素

1. 四气五味 凡味属辛、甘，气偏于温、热的药物，大都是升浮药；如麻黄、升麻、黄芪等药；凡味属苦、酸、咸，性偏于寒、凉的药物，大都是沉降药，如大黄、芒硝等品。

2. 药物的质地轻重 通常花、叶、皮、枝等质轻的药物大多为升浮药，如紫苏叶、菊花、蝉蜕等；种子、果实、矿物、贝壳及质重者大多是沉降药，如紫苏子、枳实、牡蛎、代赭石等。但某些药亦有特殊，如旋覆花虽然是花，但功效为降气消痰、止呕止噫，药性沉降而不升浮；苍耳子虽然是果实，但功能通窍发汗、散风除湿，药性升浮而不沉降。部分药物本身具有双向性，如川芎能上行头目、下行血海，白花蛇能走脏腑、外彻皮肤。

3. 炮制 部分药物酒制则升，姜炒则散，醋炒收敛，盐炒下行。如大黄属于沉降药，峻下热结、泻热通便，酒炒后则可清上焦火热，治目赤头痛。

4. 配伍 少量浮药配大量沉降药，药性也随之下降，如升麻配伍当归、肉苁蓉等咸温润下药，虽有升降合用究成润下之剂；少量沉降与大队升浮药同用，药性随之上升，如引血下行的牛膝配伍桃仁、红花、柴胡、枳壳等，随之上升，主治胸中瘀血。

三、升降浮沉的临床意义

掌握药物升降浮沉的药性，顺其病位、逆其病势，可以指导临床正确地选择用药。病位在上在表者宜升浮不宜沉降，如外感风热宜选用薄荷、菊花等升浮药来疏散；病位在下在里者宜沉降不宜升浮，如热结便秘应选用大黄、芒硝等沉降药来泻热通便。病势上逆者，宜降不宜升，如肝阳上亢眩晕应选代赭石、石决明等沉降药来平肝潜阳；病势下陷，宜升不宜降，如气虚下陷久泻脱肛应选用黄芪、升麻、柴胡等升浮药来升阳举陷。

第四节 归经

一、归经的概念

归经（Channel entry）：药物作用的定位概念，即表示药物作用部位。归是药物作用的归属部位；经是指经络与脏腑的统称，代表某一经络或某一脏腑。归经是指药物对机体某部分的选择性作用，即某药对某些脏腑经络有特殊亲和作用。

二、归经的理论基础和依据

归经是以脏腑经络理论为基础；以药物所治疗的具体病证为依据。

临证时心经病变多见心悸失眠，肺经病变常见胸闷咳喘，肝经病变每见胁痛抽搐等，治疗上选用朱砂、远志能治疗心悸失眠，表明它们归心经；用桔梗、紫苏子能治疗胸闷喘咳，表明它们归肺经；而用白芍、钩藤能治疗胁痛抽搐，表明它们归肝经。至于一药可归数经，是指其治疗范围的扩大。

三、归经的临床应用

掌握归经理论便于临床辨证用药：根据病变所在的脏腑经络部位，按照归经来选择适当药物治疗。如肺热咳喘，当用桑白皮、地骨皮等肺经药来泻肺平喘；胃火牙痛当用石膏、黄连等胃经药来清泻胃火；若心火亢盛心悸失眠，当用朱砂、丹参等心经药清心安神；肝热目赤，当用夏枯草、龙胆草等肝经药清肝明目。

掌握归经理论有助于区别功效相似的药物：如同是利尿药，有麻黄宣肺利尿、黄芪健脾利尿、附子温阳利水、猪苓通利膀胱水湿等不同；同为治头痛药，但羌活善治太阳经头痛、葛根善治阳明经头痛、柴胡善治少阳经头痛、吴茱萸善治厥阴经头痛，而细辛则善治少阴经头痛等。

运用归经理论指导合理用药，提高用药的准确性：临证常根据脏腑经络相关学说，分析脏腑病变的相互影响，选用合适的药物治疗。如肺病久咳，痰湿内聚，损伤脾气，肺病及脾，治疗时常兼治脾，选用党参、白术、茯苓、陈皮等补脾之品，使肺有所养而转愈。不能拘泥于见肺治肺的单纯分经用药法。

归经理论尚需结合四气五味、升降浮沉来指导合理用药。如同为归肺经之品，四气不同，功效亦异：紫苏温散肺经风寒、薄荷凉散肺经风热、干姜温肺化饮。同归肺经，五味不同，作用亦殊：如乌梅酸收固涩、敛肺止咳，麻黄辛散、宣肺平喘，党参甘以补虚、补益肺气，陈皮苦以下气、止咳化痰，蛤蚧咸以补肾、益肺平喘。同归肺经，升降浮沉不同，作用亦迥异：如桔梗、麻黄性升浮，能开宣肺气、止咳平喘；杏仁、紫苏子性沉降，故能泻肺止咳平喘。

第五节　毒性

一、毒性与“毒药”的概念

1. 毒性　现在药物的毒性一般是指药物对机体产生的不良影响及损害性，包括急性毒性、亚急性毒性、亚慢性毒性、慢性毒性和特殊毒性如致癌、致突变、致畸胎、成瘾等。

2. 毒药　一般指对机体发生化学或物理作用，能损害机体，引起功能障碍、疾病甚至死亡的物质。

3. 剧毒药　指中毒剂量与治疗剂量比较接近，或某些治疗量已达到中毒剂量范围，因此治疗用药时安全系数小；也指毒性对机体组织器官损害剧烈，可产生严重或不可逆的后果。

4. 毒药　广义是指西汉以前，所有能治疗疾病的药物，均称为“毒药”；狭义是指具有一定毒性的药物，现代的毒药即为此义。这些药物使用不当，就可能导致中毒。

二、中药毒性分级

古医籍对中药毒性分级各异。如《素问・五常政大论》把药物毒性分为大毒、常毒、小毒、无毒四级；《本草纲目》将毒性分为大毒、有毒、小毒、微毒四类。当今《中华人民共和国药典》采用大毒、有毒、小毒三类分类方法，是目前通行的分类方法。

三、正确对待中药的毒性

正确对待中药的毒性是安全用药的保证。大多数中药品种是安全的，这是中药的一大优势。对本草文献记载的药物毒性，值得借鉴，但由于受历史条件的限制，有不少错漏。如《本草纲目》认为马钱子无毒。

重视中药中毒临床报道，认真总结经验；加强对有毒中药的使用管理。有毒中药指列入《医疗用毒性药品管理办法》中的中药品种：砒石、砒霜、水银、生马钱子、生川乌、生草乌、生附子、生白附子、生半夏、生南星、生巴豆、斑蝥等。

四、中药中毒的常见临床表现

有毒中药所含毒性成分有生物碱类、毒苷类、毒性蛋白类、萜与内酯类等的不同，作用于人体不同的系统或器官组织如神经系统、心血管系统、呼吸系统、消化道等，而引起不同的症状。最常见的中药中毒症状，一是胃肠道反应，如服用巴豆不慎导致中毒，常有不同程度的恶心、呕吐、腹痛、腹泻、腹胀等症状，严重者会有脱水、电解质紊乱等；二是多脏器毒性反应，如服用乌头类中药中毒，可能会出现全身麻木、恶心、呕吐、眼花、口干等症状，其次尚有头晕、脉搏减慢、大小便失禁、血压下降等，严重者会有呼吸衰竭等，一旦出现这种症状，需要及时救治；三是中枢神经系统反应，如过量服用朱砂，可能导致神经麻痹，头晕、乏力、头痛、痉挛、意识不清等，严重者会导致休克，危及生命。

五、中药中毒产生的主要原因

中药中毒产生的主要原因是剂量过大，如砒霜、胆矾、斑蝥、附子等毒性较大的中药用量过大，或时间过长引起中毒；其次是误服伪品，如误以华山参、商陆代替人参，独角莲代替天麻等；三是炮制不当，如使用未经炮制的生附子、生乌头等；四是制剂服法不当，如附子煎煮时间太短就服用；五是配伍不当，如甘遂配伍甘草同用，乌头与瓜蒌同用致中毒。此外，引起中毒的原因还有药不对症、自行服药、乳母用药及个体差异等。

六、掌握中药毒性强弱对指导临床用药的意义

应用毒药须针对患者体质强弱、疾病部位深浅等选择恰当药物和剂量；同时注意配伍禁忌及个体差异等。根据中医“以毒攻毒”的原则，在保证用药安全的前提下，也可采用某些毒药治疗某些疾病。掌握药物的毒性及中毒后的临床表现，便于诊断中毒原因和及时采取合理措施救治。

第五章 中药的配伍

一、中药配伍的概念及目的

配伍（Combination of medicinals）：有目的地按病情需要和药物不同的性能特点，有选择地将两味以上的药物配合同用。目的：增进疗效，降低毒副作用，分清主次并全面兼顾复杂病情。

二、中药七情

中药七情：单味药的应用和药与药之间的六种配伍关系，总结为七个方面，合称中药的“七情”，包括单行、相须、相使、相畏、相杀、相恶、相反。

1. 单行 指单用一味药来治疗某种病情单一的疾病，即单味药的应用。如独参汤治疗大失血等引起的元气虚脱危重证；清金散（单用一味黄芩）治疗肺热咳嗽病证等。

2. 相须 两种性能、功效相类似的药物的配合应用，可以增强原有药物的功效（并无主辅之分）。如麻黄配桂枝，可增进发汗解表、祛风散寒的治疗作用；桂枝、麻黄即为相须配伍。再如陈皮配半夏，能增强燥湿化痰、理气和中的作用等。

3. 相使 性能功效方面有某些共性或性能功效虽不相同，但治疗目的一致的药物配合应用，其中以一种药为主，另一种药为辅，能提高主药的疗效（有主辅之分）。

如黄芪配伍茯苓，用治脾虚水肿，以黄芪健脾益气、利水消肿为主补气利水，茯苓淡渗利湿为辅利水健脾，两者均能利水，以达到治疗脾虚水肿的目的；黄芪、茯苓即为相使配伍（性能功效有某些共性）。

再如雷丸配伍大黄治疗虫积证，雷丸驱虫，大黄泻下通便，雷丸为主，大黄为辅，以其泻下之功辅助雷丸驱虫之力，两药配伍为相使配伍（两者性能功效虽不相同，但治疗目的一致）。

4. 相畏 指一种药物的毒性反应或副作用能被另一种药物减轻、降低或消除。

5. 相杀 即一种药物能降低、减轻或消除另一种药物的毒性反应或副作用。

相畏与相杀是对一个问题从两个不同的方面进行说明。如生半夏可“戟人咽喉”令人咽痛音哑，用生姜炮制后成姜半夏，其毒副作用能得到缓解，即生半夏之毒能被生姜所解，称为生半夏畏生姜，为相畏；生姜能抑制生半夏的毒性，称为生姜杀生半夏之毒，为相杀。

6. 相恶 即两药合用，一种药物能使另一种药物的原有功效降低，甚至丧失。如生姜恶黄芩，黄芩能削弱生姜的温胃止呕作用；人参恶莱菔子，莱菔子能削弱人参的补气作用。

7. 相反 两种药物合用，能产生或增强毒性反应或副作用，属于配伍禁忌，如甘草反甘遂、贝母反乌头等（“十八反”“十九畏”）。

三、配伍的临床指导意义

当药物配伍后产生协同作用，能增强疗效（相须、相使），临床应该充分利用。

当药物配伍后可能产生拮抗而抵消或削弱原有的功效、作用（相恶），用药时应注意。

当药物配伍后能减轻或消除原有的药物毒性或副作用（相杀、相畏），在使用有毒药物、烈性药物时，必须考虑选用。

当药物配伍后可以产生或增强毒性反应或强烈的副作用（相反），属于配伍禁忌者，原则上应该避免应用。

第六章 中药的用药禁忌

为确保临床用药疗效、安全用药、避免药物毒副作用的产生，必须注意用药禁忌。中药的用药禁忌主要包括配伍禁忌、证候用药禁忌、妊娠禁忌和服药时的饮食禁忌等。

一、配伍禁忌

配伍禁忌：指某些药物合用会产生或增强剧烈的毒副作用，或降低和破坏药效，因而应该避免配合应用，即《神农本草经》所谓的“勿用相恶、相反者”。

据《蜀本草》所载“相恶者六十种，相反者十八种”，今人所谓“十八反”之名盖源于此。《新修本草》承袭了 18 种反药的数目；《证类本草》记载反药 24 种；至金元时期将反药概括为“十八反”“十九畏”，累计 37 种反药，并编成歌诀，便于诵读。

“十八反”（eighteen antagonisms）歌诀最早当见于金代医家张子和《儒门事亲》所载：“本草明言十八反，半蒌贝蔹及攻乌，藻戟遂芫俱战草，诸参辛芍叛藜芦。”“十八反”具体是指乌头（川乌、草乌、附子）反浙贝母、川贝母、半夏、瓜蒌、天花粉、白及、白蔹；甘草反甘遂、京大戟、红大戟、海藻、芫花；藜芦反人参、西洋参、党参、玄参、丹参、北沙参、南沙参、苦参、细辛、白芍、赤芍。

“十九畏”（nineteen mutual inhibitions）歌诀最早见于明代医家刘纯《医经小学》所载：“硫黄原是火中精，朴硝一见便相争；水银莫与砒霜见；狼毒最怕密陀僧；巴豆性烈最为上，偏与牵牛不顺情；丁香莫与郁金见；牙硝难合京三棱；川乌草乌不顺犀（犀角）；人参最怕五灵脂；官桂善能调冷气，若逢石脂（赤石脂）便相欺；大凡修合看顺逆，炮爁炙煿莫相依。”

二、证候用药禁忌

由于药物的药性不同，其作用有一定的适应范围，因此临床对于某类或某种病证，应当避免使用某类或某种药物，称为证候用药禁忌，或病证用药禁忌。

任何一种中药，对于特定的证候，都是有宜也有忌。由于药物皆有偏性，或寒或热，或润或燥；凡药不对证，药物功效不为病情所需，而有可能导致病情加重、恶化或产生新疾患，原则上都属于临床用药禁忌的范围。

如麻黄辛温，功效发汗解表散风寒、宣肺平喘利尿，故只适宜于外感风寒表实无汗或肺气不宣的喘咳，而对表虚自汗及阴虚盗汗、肺肾虚喘则当禁止使用。再如黄精甘平，功效滋阴补肺、补脾益气，主要用于肺虚燥咳、脾胃虚弱及肾虚精亏的病证；但因其性质滋腻，易助湿邪，凡脾虚有湿、咳嗽痰多及中寒便溏者则不宜服用。因此，除药性极为平和者无须禁忌外，一般药物都有证候用药禁忌。

三、妊娠用药禁忌

妊娠用药禁忌：指妇女妊娠期治疗用药的禁忌。妊娠禁忌药是指妇女妊娠期间除中断妊娠、引产外，禁止使用的药物。我国古代医家将孕妇禁用和慎用的中草药，编成了妊娠禁忌歌：蚖斑水蛭及虻虫，乌头附子配天雄，野葛水银并巴豆，牛膝薏苡与蜈蚣，三棱芫花代赭麝，大戟蝉蜕黄雌雄，牙硝芒硝牡丹桂，槐花牵牛皂角同，半夏南星与通草，瞿麦干姜桃仁通，硇砂干漆蟹爪甲，地胆茅根都失中（《珍珠囊补遗药性赋》）（注：蚖——原尾目昆虫通称，是一类微小无翅昆虫；斑——斑蝥；黄雌雄——雌黄、雄黄；通——木通）。

某些药物具有对母体不利、胎儿不利（损害胎元以致堕胎）、产程不利等不良反应，所以应作为妊娠禁忌药物。根据药物对于胎元损害程度的不同，一般可分为慎用与禁用两大类。

禁用药：剧毒或毒性强的药、药性峻猛之品及有堕胎作用的药物，如巴豆、牵牛子、京大戟、商陆、麝香、三棱、莪术、水蛭、马钱子、川乌、草乌、斑蝥、雄黄、砒霜等。

慎用药：主要包括活血祛瘀药、行气药、攻下导滞药、药性辛热的温里药中部分药及药性滑利之品，如桃仁、红花、牛膝、大黄、冬葵子、木通、瞿麦、枳实、附子、肉桂、干姜等。

四、服药饮食禁忌

服药的饮食禁忌是指服药期间对某些食物的禁忌，又简称食忌，也就是通常所说的忌口。

其主要内容包括服药期间，一般应忌食生冷、油腻、腥膻、有刺激性的食物。根据病情的不同，饮食禁忌也有区别，如热性病应忌食辛辣、油腻、煎炸性食物，寒性病应忌食生冷食物、清凉饮料等。此外，古代文献记载的一些禁忌，如鳖甲忌苋菜，常山忌葱等，也应作为服药禁忌的参考。

第七章　中药的剂量与用法

第一节　中药的用药剂量

一、中药的剂量

中药临床应用时的分量，称为剂量，即指每味中药的成人一日量（除特殊标明外，均指干燥后的中药饮片，在汤剂中成人一日内用量）；也指方剂中每味药与药之间的比较分量，也即相对剂量（如六一散，滑石：甘草为6：1）。

自1979年起，中国对中药生产计量统一采用公制，计量单位：1公斤（kg）=1000克（g）；1两≈31.25克（g）；1钱≈3.125克（g）；1分≈0.3克（g）；1厘≈0.03克（g）。现在一些传统中药店中药称量仍然在用戥子称，最大单位是两，小到分或厘。

常规剂量：中药常用内服剂量为5～10g。花、叶等质地轻的药物为3～10g；金石、贝壳、甲壳等质地重的药物为10～30g；新鲜的动植物药为30～60g。此常规剂量均指无毒者。

二、中药剂量的确定

依据药物的性质：药材质量——质量好者药力充足，剂量宜少；质量差药力不够者，剂量宜多。药材质地——花、叶、皮、枝等质地轻者，剂量宜少；矿物、介壳等质地重者，剂量宜多；鲜品，剂量宜大（一般为干品的2～4倍）。药物性味——性弱力平味淡者，量宜大；性强力峻味浓者，量宜小。药物毒性——有毒者，严格控制剂量；无毒者可增大剂量变化范围。

依据剂型、配伍、用药目的：剂型方面，一般煎剂量大，丸散量小；配伍方面，一般单味药使用比入复方配伍使用剂量要大些，复方中主药比辅药用量要大一些；用药目的不同，用量亦不同，如人参用于补气生津止渴、安神益智的常规剂量为3～9g，但用于大补元气、急救虚脱则须15～30g。

依据患者年龄、体质、病情、职业、生活习惯：年龄体质不同，对药物的耐受情况不同。一般老人、小儿、妇女产后、体质虚弱者，剂量宜减；成人、体质壮实者，剂量宜重（新生儿用1/6成人量，婴幼儿用1/3～1/2成人量，学龄前儿童用2/3或接近成人量）。病情轻、病势缓、病程长者用量宜小；病情重、病势急、病程短者用量宜大。此外，一般体力劳动者腠理较脑力劳动者致密，使用发汗解表药，体力劳动者剂量可较脑力劳动者重一些。

依据生活区域、季节、居处：因时因地制宜确定用药量。夏季发汗解表药、辛热性质的药不宜多用；冬季发汗解表药、辛热性质的药可用量增加；夏季苦寒泻火药用量宜大，冬季苦寒降火药则用量宜小。

第二节　中药的用法

一、给药途径

中药的传统给药途径，以口服、皮肤给药为主，尚有吸入、舌下给药、黏膜表面给药、直肠给药等；20世纪30年代后，中药的给药途径又增添了皮下注射、肌内注射、穴位注射和静脉注射等。

二、应用形式

传统中药剂型中，有供口服的汤剂、丸剂、膏剂、散剂、露剂等；有供皮肤外用的软膏剂、硬膏剂、散剂、丹剂、涂搽剂、熨剂、熏洗剂等；供疮口、瘘管给药用的栓剂、药捻、钉剂等；20 世纪 30 年代研制出了中药注射剂，后又发展出了胶囊剂、颗粒剂、气雾剂、膜剂等。

三、汤剂煎煮要求

汤剂是中药最为常用的剂型之一。汤剂的煎煮对煎具、用水、火候、浸煎煮时间等均有要求。

1. 煎煮用具 砂锅、瓦罐为好，搪瓷罐次之，忌用铜铁铝锅。

2. 煎药用水 古时曾用长流水、井水、雨水、泉水、米泔水等煎煮。现多用自来水、井水、蒸馏水等，以符合饮用水标准为好。

3. 煎药火候 有文火、武火之分。文火，温度上升及水液蒸发缓慢的火候；武火，温度上升快及水液蒸发快的火候。

4. 煎煮方法 先浸泡 30～60 分钟，用水量以高出药面为度。一般中药煎煮两次，第二煎加水量为第一煎的 1/3 至 1/2；两次煎液去渣滤净混合后分两次服用。解表药、清热药宜武火煎煮，时间宜短，煮沸后煎 3～5 分钟即可；补药需文火慢煎，时间宜长，煮沸后再续煎 30～60 分钟。部分药物因质地不同，煎煮法有些特殊，处方上需加以注明。

（1）先煎　部分难溶于水的矿物、动物介壳类药物，应打碎先煎 20～30 分钟，再下其他药物同煮，以使有效成分充分析出；如龙骨、磁石、牡蛎、礞石、生石膏、代赭石、紫石英、寒水石、海蛤壳、龟甲、鳖甲、瓦楞子、珍珠母、石决明等。另外有毒饮片，如制附子、生川乌、生草乌等毒性较强的药物，宜先煎 45～60 分钟，久煎可降低毒性，以保证用药安全。

（2）后下　部分气味芳香的药物久煎其有效成分易于挥发而降低药效，须在其他药煎煮沸腾 5～10 分钟再放入，如降香、沉香、青蒿、薄荷、白豆蔻、砂仁、鱼腥草等。亦有部分药物虽不属于芳香类药，但久煎也可破坏其有效成分，如苦杏仁、生大黄、徐长卿、番泻叶、钩藤等亦须后下。

（3）包煎　部分药物具黏性（黏液质较多）、花粉等呈粉末状微小饮片或药物表面富含绒毛，宜先用纱布袋装好，再与其他药同煮，以防止药液混浊或刺激咽喉引起咳嗽，或沉于锅底，加热容易焦化或糊化，如葶苈子、车前子、滑石、蒲黄、旋覆花、枇杷叶、海金沙、蛤粉、灶心土等。

（4）另煎　亦称另炖，主要是指贵重药材如人参、西洋参、羚羊角等，为了更好地煎出有效成分，宜单独另煎；煎液可单独服，亦可混合其他煎液同服。

（5）烊化　亦称融化，主要是指胶类的药物及黏性大而易溶的药物，如阿胶、鹿角胶、鳖甲胶、龟甲胶、蜂蜜和饴糖等，为避免入煎粘锅或黏附他药，可单独用水或黄酒将其加热溶化，用煎好的药液冲服。

（6）泡服　亦称焗服，主要指部分有效成分易溶于水或久煎容易破坏药效的药物，可以用少量开水或复方中其他药的热烫煎液趁热浸泡，加盖闷润半小时后，去渣服用，如西红花、番泻叶等。

（7）冲服　部分贵重药材，用量轻，为防止散失，常研成细粉制成散剂用温开水或复方煎液冲服，如麝香、牛黄、珍珠、羚羊角、猴枣、马宝、西洋参、鹿茸、人参、蛤蚧等。部分药物，为提高疗效，亦常研末冲服，如止血用的三七、白及、花蕊石；息风止痉用的全蝎、蜈蚣、地龙、僵蚕；制酸止痛的海螵蛸、瓦楞子等。部分药物如雷丸、鹤草芽、朱砂等高温易破坏药效或有效成分难溶于水，只能做散剂冲服。此外，尚有液体药物如竹沥、藕汁、鲜地黄汁等须冲服。

（8）煎汤代水　部分药物为了防止与其他药同煎煮时药液混浊难以服用，宜先煎后取其上清液代水再煮其他药，如灶心土等；部分药物质轻量多、体积大、吸水量大，如玉米须、丝瓜络、金钱草等，亦需煎汤代水。

四、服药法

汤剂一般每日 1 剂，煎煮两次，分两次服用，两次间隔时间为 4～6 小时。急性病、热性病可 1 日煎两剂服。一般病在胸膈以上如眩晕、头痛、目疾、咽痛等宜饭后服；病在胸腹以下如胃肝肾等脏腑疾患，宜饭前服。因饭前服用药物，有助于药物的消化吸收，多数药宜饭前服。消食药及对胃肠有刺激的药宜饭后服；补益药多滋腻碍胃宜空腹服；驱虫药、攻下药宜空腹服；峻下逐水药宜晨起空腹服；服药与进食的时间间隔应超过

1 小时。

为使药物充分发挥疗效，部分药物尚须在特定的时间服用，如截疟药宜在疟疾发作前两小时服用；促进睡眠药宜在睡前服一次；涩精止遗药亦宜在晚间服用一次；缓泻通便药，宜睡前服以便翌日清晨排便。至于慢性病，多定时服；急性病、呕吐、惊厥、石淋、咽喉病须煎汤代茶服者，常不定时服。

汤剂：一般宜温服。但解表药、寒证用热药宜偏热服。

丸剂：颗粒小的宜直接温开水送服；大蜜丸可分成小块吞服；水丸质硬者可开水溶化后服。

散剂、粉剂：用蜂蜜调服，或装入胶囊吞服。

膏剂：宜用开水冲服，避免直接倒入口中吞咽，易粘喉引起呕吐。

颗粒剂、糖浆剂：颗粒剂直接开水冲服；糖浆剂可直接吞服。

危重患者宜少量频服；呕吐者宜浓煎药液，少量频服；神志不清或其他原因不能口服者宜鼻饲给药。用发汗、泻下、清热药时，若药力较强，当注意个体差异，得汗、泻下、热退即可停药，中病即止，以免汗、下、清太过伤正。

各论

第八章　解表药

凡以发散表邪为主要功效，常用于治疗表证的药物，称为解表药（herbs that release the exterior），又称发表药。

分类：根据解表药的药性特点及功效主治差异，可将其分为发散风寒药、发散风热药两类（又称辛温解表药、辛凉解表药）。

性能：解表药大多味辛质轻，主入肺、膀胱经，作用趋向主升浮，发汗，长于达表上行，使表邪由汗出而解，即《黄帝内经》所谓“其在皮者，汗而发之”。

功效：解表药具有发散风寒、发散风热等功效。①发散风寒药：味多辛，性温，入肺、膀胱经。主治风寒表证。②发散风热药：味多辛、苦，性寒凉，入肺、肝经。主治风热感冒及温病初起邪在卫分证。

适应证：解表药适用于外感表证，恶寒发热、头身疼痛、无汗或有汗不畅、脉浮等。部分解表药尚可用于水肿、咳喘、麻疹、风疹、风湿痹痛、疮疡初起等兼有表证者。

配伍应用：应用解表药，需根据外感风寒、风热表邪的不同，相应选择长于发散风寒或风热的药物，并做必要的配伍。①暑多夹湿：配伍祛暑、化湿药。②秋多兼燥：配伍润燥药。③虚人外感，正虚邪实：常配伍益气、助阳、养阴、补血药。④温病初起，邪在卫分：常配伍清热解毒药。

使用注意：①用量不宜过大，以免发汗太过，耗伤阳气，损及津液。②表虚自汗、阴虚盗汗、疮疡日久、淋证、失血等气血阴阳不足患者，虽有表证，亦应慎用解表药。③注意因时、因地而异：春夏腠理疏松，容易汗出，解表药用量宜轻；冬季腠理致密，不易汗出，解表药用量宜重；南方炎热地区用药宜轻，北方寒冷地区用量宜重。④解表药多为辛散轻扬之品，入汤剂不宜久煎。

药理研究：解表药一般具有不同程度的发汗、解热、镇痛、抑菌、抗病毒、祛痰、镇咳、平喘、利尿等作用。部分药物还有降压及改善心脑血管血液循环的作用。

第一节　发散风寒药

发散风寒药（herbs that dispel wind-cold）性味多属辛温，辛以发散，温可祛寒，故以发散肌表风寒邪气为主要作用。主治风寒表证，症见恶寒发热，无汗或汗出不畅，头身疼痛，鼻塞流涕，口不渴，舌苔薄白，脉浮紧等。部分发散风寒药分别兼有祛风止痒、止痛、止咳平喘、利水消肿、消疮等功效，尚可用于治疗风疹瘙痒、风湿痹症、咳喘，以及水肿、疮疡初起等兼有风寒表证者。

掌握层次：A. 麻黄、桂枝、紫苏叶、生姜、荆芥、防风、羌活、白芷、细辛、辛夷。B. 香薷、藁本。C. 苍耳子。

麻黄 máhuáng（Ephedra）
《神农本草经》

[药物来源] 本品为麻黄科植物中麻黄 *Ephedra intermedia* Schrenk et C. A. Mey.、草麻黄 *Ephedra sinica* Stapf 或木贼麻黄 *Ephedra equisetina* Bge. 的干燥草质茎（图 8-1～图 8-4），主产于山西、河北、内蒙古等地。秋季采收后晒干，均以淡绿色或黄绿色、内心红棕色、味苦涩、手拉不脱节者为佳。生用、蜜炙或捣绒用。

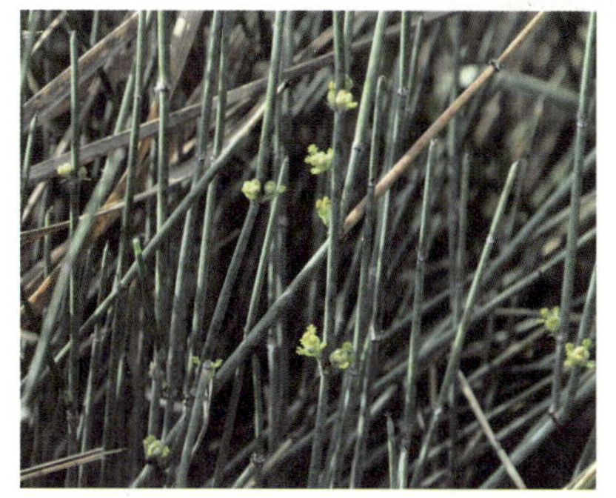
图 8-1 麻黄原植物中麻黄

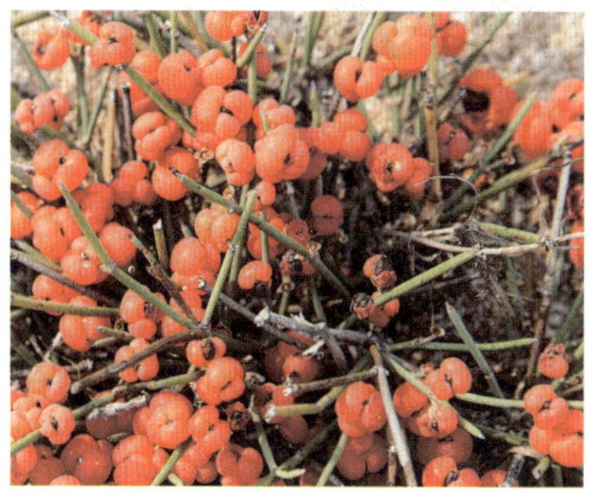
图 8-2 麻黄原植物草麻黄

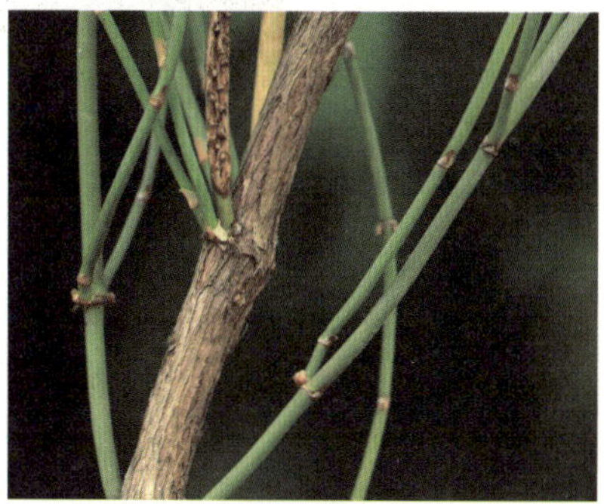
图 8-3 麻黄原植物木贼麻黄

[性效特点] 辛、微苦，温。归肺、膀胱经。功效：发汗解表，宣肺平喘，利水消肿。

本品味辛发散，性温散寒，主入肺经而善宣肺气、开腠理、透毛窍；辛温解表较峻，其发汗之力强；能上宣肺气以止咳平喘，通调水道，下输膀胱以利水消肿；本品性温，尚能散寒通滞以逐经络阴寒之邪。

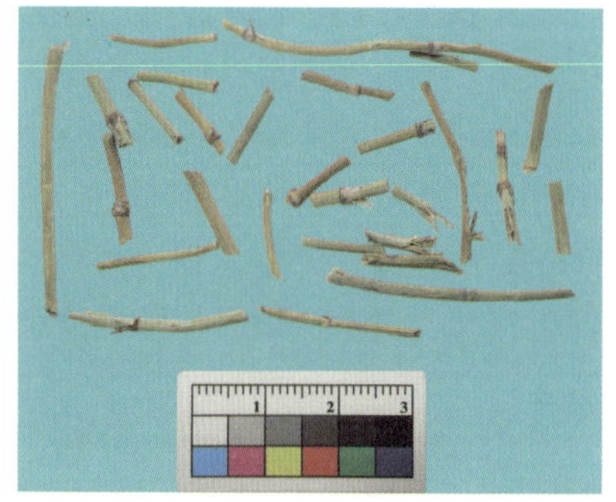
图 8-4 麻黄饮片

[临床应用]

1. 风寒感冒，为发汗解表之要药。外感风寒（表实兼有喘逆咳嗽者尤宜）常配伍桂枝相须为用（麻黄汤）；阳虚外感常配伍附子、细辛使用（麻黄附子细辛汤）。

2. 胸闷喘咳，为肺气壅遏所致喘咳胸闷之要药。风寒外束，肺气壅遏之咳喘实证常配伍杏仁、甘草使用（三拗汤）；寒痰停饮，咳嗽气喘，痰多清稀常配伍细辛、干姜、半夏等使用（小青龙汤）；肺热壅盛常配伍石膏、苦杏仁、甘草等药使用（麻杏甘石汤）。

3. 风邪外袭致肺气失宣之水肿、小便不利兼有表证：常配伍甘草使用（甘草麻黄汤），再配伍生姜、白术使用（越婢加术汤），效果更佳。

4. 风寒湿痹、阴疽、痰核等。

[用量用法] 水煎服，2～10g。发汗解表宜生用；止咳平喘多蜜炙用；捣绒缓和发汗，小儿、年老体弱者宜用麻黄绒或炙用。

[使用注意] 表虚自汗、阴虚盗汗及肺肾虚喘者均当慎用。

[现代研究] 本品含左旋麻黄碱、右旋伪麻黄碱、左旋去甲基麻黄碱、右旋去甲基伪麻黄碱等多种生物碱成分，同时也含有挥发油等。本品具有发汗、平喘、止咳、祛痰、解热、镇痛、抗炎、利尿、抗病原微生物、兴奋中枢、升高血压、加快心率等作用。

桂枝 guìzhī（Cassia Twig）
《名医别录》

[药物来源] 本品为樟科植物肉桂 *Cinnamomum cassia* Presl 的干燥嫩枝（图 8-5、图 8-6），主产于广东、广西、云南等地。春夏季采收后，晒干，切片，以枝条细嫩均匀、棕黄色、气香浓者为佳。生用。

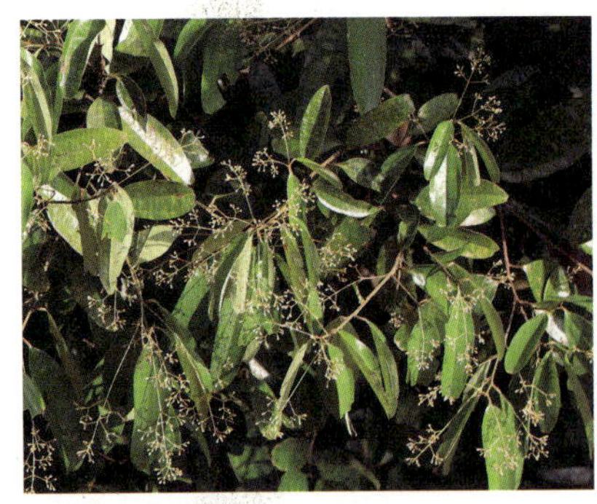
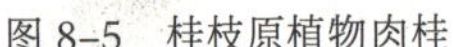

图 8-5　桂枝原植物肉桂

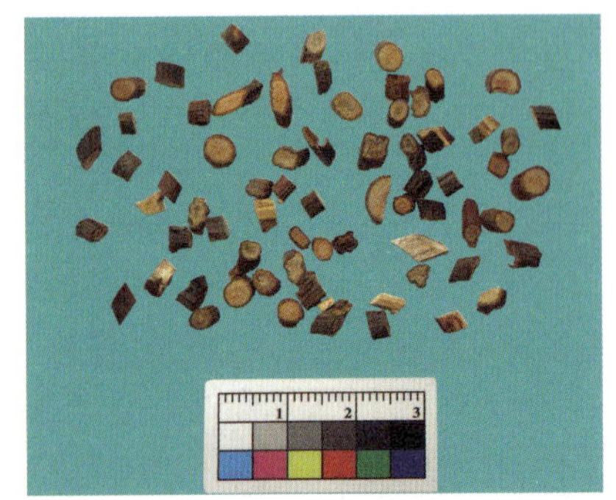

图 8-6　桂枝饮片

[性效特点] 辛、甘，温。归心、肺、膀胱经。功效：发汗解肌，温通经脉，助阳化气，平冲降逆。

本品辛温，发汗较麻黄温和，能温通扶阳，助卫实表，解肌，外散风寒；又能温经散寒止痛；可温阳运水，逐寒邪以助膀胱气化，行水湿痰饮之邪；兼能助心阳，通脉，止悸动，平降冲气。

[临床应用]

1. 风寒感冒，不论表实无汗、表虚有汗、阳虚受寒者，均宜使用。外感风寒兼表实无汗常配伍麻黄等使用（麻黄汤）；外感风寒兼表虚有汗常配伍白芍等使用（桂枝汤）；素体阳虚，外感风寒常配伍麻黄、附子、细辛等使用。

2. 脘腹冷痛、血寒经闭、胸痹心痛、关节痹痛等寒凝血滞诸痛证。胸阳不振，心脉瘀阻所致胸痹心痛常配伍枳实、薤白等使用（枳实薤白桂枝汤）；中焦虚寒所致脘腹冷痛常配伍白芍、饴糖等使用（小建中汤）；寒凝血滞，妇人月经不调，经闭痛经，产后腹痛常配伍当归、吴茱萸等使用（温经汤）；风寒湿痹，关节疼痛常配伍附子等使用（桂枝附子汤）。

3. 治疗痰饮、蓄水证，为痰饮病、水肿之常用药。脾阳不运，水湿内停所致痰饮眩晕、心悸、咳嗽等常配伍茯苓、白术使用（苓桂术甘汤）；膀胱气化失司所致水肿、小便不利常配伍茯苓、猪苓、泽泻等使用（五苓散）。

4. 心悸、奔豚证。心阳不振，心悸动，脉结代配伍炙甘草、人参、麦冬等使用（炙甘草汤）；阴寒内盛，引动下焦冲气，上凌心胸所致奔豚者常重用本品（桂枝加桂汤）。

[用量用法] 水煎服，3～10g。

[使用注意] 本品辛温助热，易伤阴动血，凡外感热病、阴虚火旺、血热妄行等病证，均当忌用。孕妇及月经过多者慎用。

[药物比较] 麻黄，味辛、微苦，性温，主归肺、膀胱经。桂枝，味辛、甘，性温，主归心、肺、膀胱经。二者均能发汗解表，用于治疗外感风寒表证。不同之处：麻黄发汗力强，善遍彻皮毛，开腠发汗以散寒邪，为表实证要药；兼平喘，治肺气壅遏之咳喘实证；利水消肿，治疗水肿兼有表证。桂枝发汗力缓，善透达营卫，解肌发汗以散风邪，为表虚证要药；兼温经通阳，治疗血寒瘀滞之痛经、经闭；心阳不振之胸痹、心悸；脾阳不振之痰饮；膀胱蓄水证等。

[现代研究] 本品主含挥发油，主要为桂皮醛、莰烯等；尚含反式桂皮酸、原儿茶酸、香豆精、酚类、有机酸、多糖、苷类等。本品能扩张血管，改善血液循环，促使血液流向体表，从而有利于发汗和散热。对细菌和病毒也有抑制作用，还有健胃、利尿、强心、镇痛、镇静、抗惊厥等作用。

紫苏叶 zǐsūyè（Perilla Leaf）
《名医别录》

[药物来源] 本品为唇形科植物紫苏 *Perilla frutescens*（L.）Britt. 的干燥叶（或带嫩枝）（图 8-7、图 8-8）；其叶称紫苏叶，其茎称紫苏梗。全国大部分地区均产。夏季枝叶茂盛花序刚长出时采收，阴干，以叶大、色紫、不碎、香气浓、无枝梗者为佳。生用。

[性效特点] 辛，温。归肺、脾、胃经。功效：解表散寒，行气和胃，安胎。

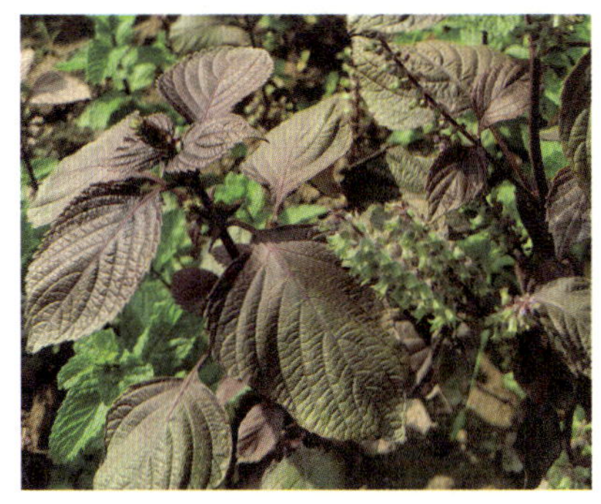

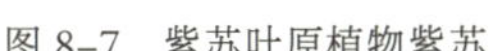
图 8-7 紫苏叶原植物紫苏

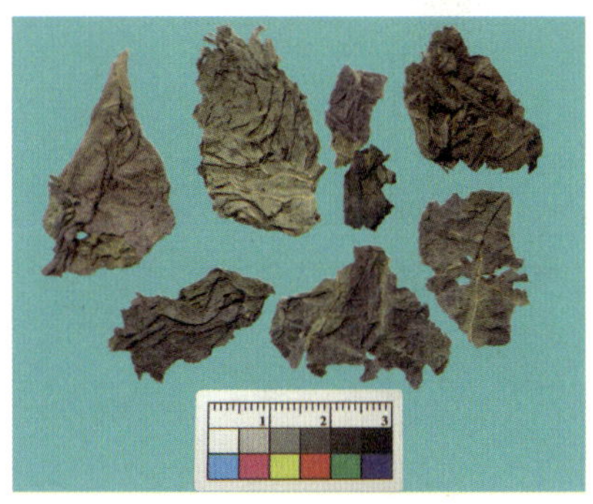

图 8-8 紫苏叶饮片

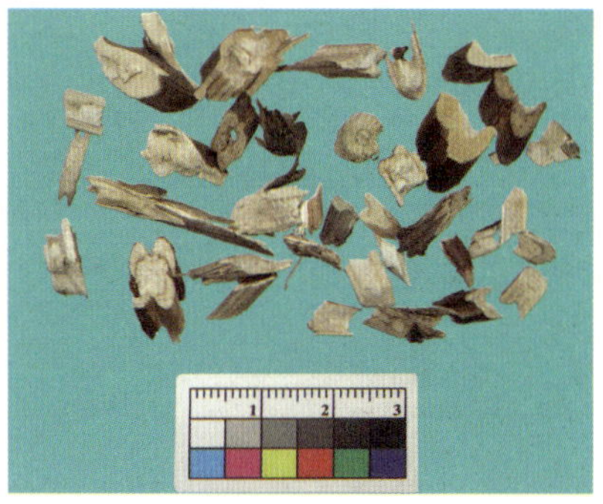

图 8-9 紫苏梗饮片

本品发汗、解表、散寒之力较为缓和，轻证可单用，重证须配伍其他发散风寒药；既能发汗解表，又善行气宽中而止呕，尤善治风寒表证伴有脾胃气滞者；兼能解鱼蟹毒。

[临床应用]

1. 风寒感冒，咳嗽呕恶。风寒表证兼气滞，胸脘满闷，恶心呕逆常配伍香附、陈皮等使用（香苏散）；风寒表证兼气滞，胸脘满闷，咳喘痰多常配伍杏仁、桔梗等使用（杏苏散）。

2. 脾胃气滞，妊娠呕吐。中焦气机郁滞所致胸脘胀满，恶心呕吐，偏寒者常配伍砂仁、丁香等温中止呕药使用；偏热者常配伍黄连、芦根等清胃止呕药使用；妊娠胎气上逆，胸闷呕吐，胎动不安者常配伍砂仁、陈皮等理气安胎药使用；七情郁结，痰凝气滞之梅核气常配伍半夏、厚朴、茯苓等使用（半夏厚朴汤）。

3. 鱼蟹中毒。进食鱼蟹中毒而导致的腹痛吐泻者可单用本品煎汤服，或配伍生姜、陈皮、广藿香等使用。

[用量用法] 水煎服，5～10g。不宜久煎。

[使用注意] 因本品性辛温，气虚或表虚无风寒外感者须慎用；不宜煎煮时间过长。

[现代研究] 本品主含挥发油，主要为紫苏醛、紫苏酮、左旋柠檬烯等。紫苏叶煎剂有缓和的解热作用；有促进消化液分泌，增进胃肠蠕动的作用；其能减少支气管分泌，缓解支气管痉挛，对神经系统有镇静作用；对大肠杆菌、葡萄球菌等均有抑制作用；能缩短凝血时间、血浆复钙时间和凝血活酶时间。紫苏油可使血糖升高。

[附]

紫苏梗 zǐsūgěng（Perilla Stem）

本品为唇形科植物紫苏 *Perilla frutescens*（L.）Britt 的干燥茎（图 8-9）。其味辛，性温；归肺、脾经。功效：理气宽中，止痛，安胎。本品主要用于治疗胸膈痞闷，胃脘疼痛，嗳气呕吐，胎动不安等。5～10g，水煎服，不宜久煎。

生姜 shēngjiāng（Fresh Ginger）
《名医别录》

[药物来源] 本品为姜科多年生草本植物姜 *Zingiber officinale* Rosc. 的新鲜根茎（图 8-10、图 8-11）。全国各地区均有产。秋冬季采挖，切片，以叶大、色紫、不碎、香气浓、无枝梗者为佳。生用。

[性效特点] 辛，微温。归肺、脾、胃经。功效：解表散寒，温中止呕，化痰止咳，解鱼蟹毒。

本品辛散温通，能解表散风寒，但作用弱；又能温胃散寒，和中降逆，为止呕之良药，素有“呕家圣药”之称，尤以胃寒呕吐最适宜；又能温肺散寒，化痰止咳；兼能解生半夏、生天南星及鱼蟹中毒。

[临床应用]

1. 风寒感冒。风寒所致感冒轻证可单用本品煎服，或配伍红糖、葱白煎服；风寒感冒重证常配伍桂枝、羌活等使用（桂枝汤）。

2. 脾胃寒证。寒犯中焦或脾胃虚寒之胃脘冷痛、食少、呕吐常配伍高良姜、胡椒等温里散寒药使用；脾胃气虚偏寒者宜配伍人参、白术等补脾益气药使用。

3. 胃寒呕吐。生姜有“呕家圣药”之称，胃寒所致呕吐（最为适合）常配伍高良姜、白豆蔻等使用；痰饮呕吐常配伍半夏使用（小半夏汤）；胃热呕吐常配伍黄连、竹茹、枇杷叶等使用。

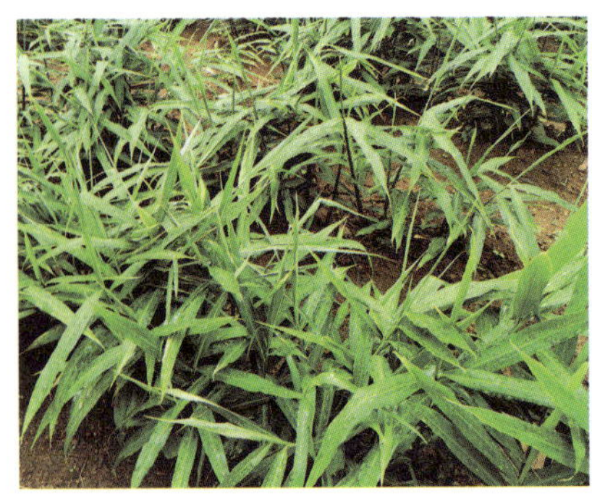

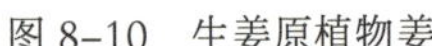
图 8-10　生姜原植物姜

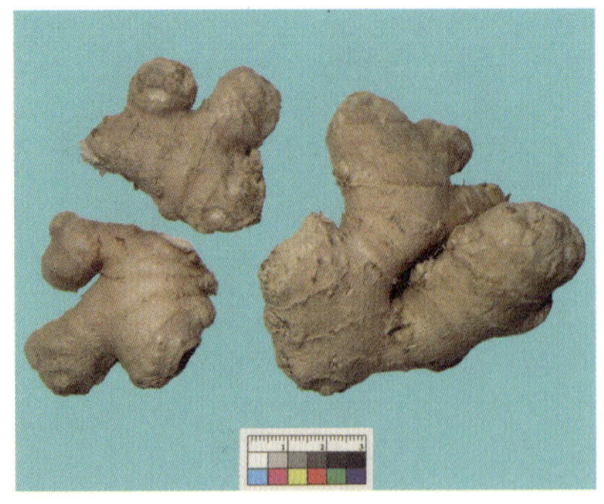
图 8-11　生姜药材

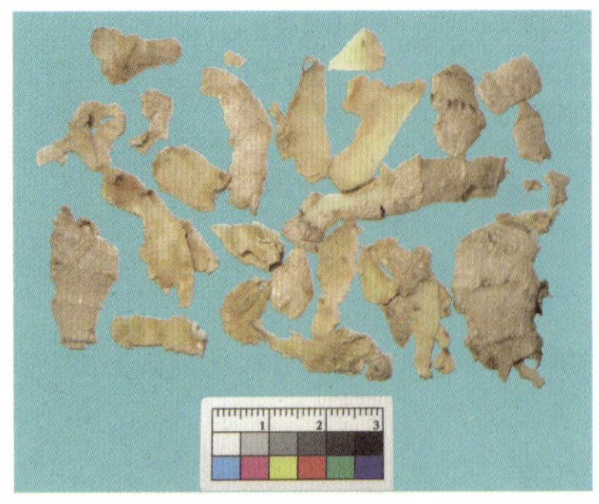
图 8-12　生姜皮饮片

4. 寒痰咳嗽，不论有无外感风寒，或痰多痰少，均可应用。风寒客肺，痰多咳嗽，恶寒头痛常配伍麻黄、苦杏仁使用（三拗汤）；外无表邪而痰多常配伍陈皮、半夏等使用（二陈汤）。

5. 鱼蟹中毒及解生半夏、生南星的毒性。

[用量用法] 水煎服，3～10g，或捣汁服。

[使用注意] 本品助火伤阴，故热盛及阴虚内热者忌服。

[现代研究] 本品主含挥发油，主要为姜醇、α- 姜烯、β- 水芹烯等，还含辣味成分，如姜辣素、姜酮、姜烯酚、姜酚等；能促进消化液分泌，保护胃黏膜，有抗溃疡、保肝、利胆、抗炎、解热、镇痛、镇吐等作用。其醇提物能兴奋血管运动中枢、呼吸中枢、心脏；其浸膏及姜油酮、姜烯酮的混合物有镇吐作用。正常人咀嚼生姜，可升高血压。生姜水浸液对伤寒杆菌、霍乱弧菌、堇色毛癣菌、阴道滴虫均有不同程度的抑杀作用，并有防止血吸虫卵孵化及杀灭血吸虫作用。

[附]

1. 生姜皮 shēngjiāngpí（Fresh Ginger Peel）

本品为姜科植物姜 *Zingiber officinale* Rose. 的根茎切下的外表皮（图 8-12）。其味辛，性凉；归肺、胃经。功效：和脾行水消肿。本品主要用于治疗水肿，小便不利。水煎服，3～10g。

2. 生姜汁 shēngjiāngzhī（Zingiber Juice）

本品为生姜捣汁入药。其味辛，性温；归肺、脾、胃经。功同生姜，偏于开痰止呕，便于临床应急时服用。遇天南星、半夏中毒所致喉舌麻木肿痛，或呕逆不止、难以下食者，取汁冲服，易于入喉；亦可配伍竹沥，冲服或鼻饲给药，治疗中风痰迷口噤，猝然昏厥者。冲服，用量 3～10 滴。

香薷 xiāngrú（Chinese Mosla）
《名医别录》

[药物来源] 本品为唇形科植物石香薷 *Mosla chinensis* Maxim. 及江香薷 *Mosla chinensis* ‘Jiangxiangru’ 的干燥地上部分（图 8-13、图 8-14）。石香薷（青香薷）主产于广西、湖南、湖北等地，多为野生品。江香薷主产于江西，为栽培品，产量大而质量较好。夏秋二季茎叶茂盛、果实成熟时采收，晒干，切断，以枝嫩、穗多、香气浓者为佳。生用。

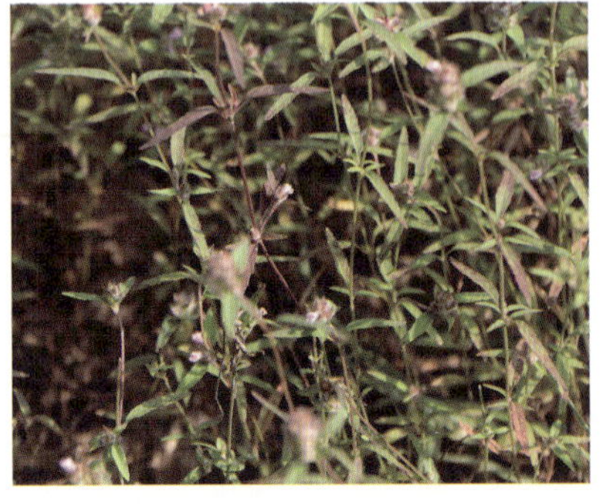
图 8-13　香薷原植物石香薷

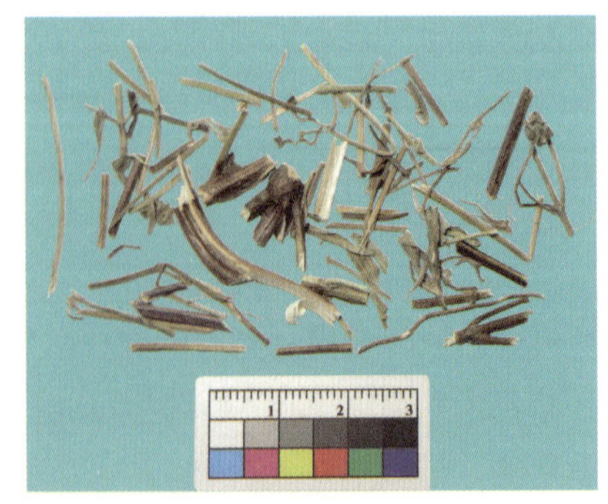
图 8-14　香薷饮片

[性效特点] 辛、微温。归肺、脾、胃经。功效：发汗解表，化湿和中，利水消肿。

本品味辛，性温，气味芳香，外能发汗解表散寒，内能化湿和中祛暑，前人称“香薷乃夏月解表之药”；善发汗解暑，兼利尿，颇似麻黄，有“夏月麻黄”之称。

[临床应用]

1. 阴暑证，乃夏月解表之要药。暑天外感风寒，内伤暑湿，脾胃湿困，恶寒发热，头疼身重无汗，脘满纳差，腹痛吐泻，苔腻，常配伍厚朴、白扁豆等使用（香薷散）；暑季阴冷不洁，脾胃受伤的吐泻腹痛常配伍广藿香、佩兰等化湿解暑药使用；暑温初起，复感于寒所致发热恶寒，头痛无汗，口渴面赤，常配伍金银花、连翘、厚朴等使用（新加香薷饮）。

2. 水肿、小便不利、脚气浮肿。水肿兼有表证、小便不利以及脚气浮肿，可单用本品，或配伍健脾利水的白术使用（薷术丸）；阳气被遏所致水肿配伍白术、益母草等使用。

[用量用法] 水煎服，3～10g。用于发表，量不宜过大，且不宜久煎；用于利水消肿，量宜稍大，且须浓煎。

[使用注意] 本品辛温发汗之力较强，表虚有汗及暑热证忌用。

[现代研究] 本品主含挥发油，主要为麝香草酚、香荆芥酚、百里香酚等，还含有甾醇、黄酮苷等成分。挥发油有发汗解热作用，能刺激消化腺分泌及胃肠蠕动。其对金黄色葡萄球菌、伤寒杆菌及脑膜炎双球菌等有较强的抑制作用。薷香酊剂能刺激肾血管，能使滤过性增大而有利尿功效。

荆芥 jīngjiè（Schizonepeta）
《神农本草经》

[药物来源] 本品为唇形科植物荆芥 *Schizonepeta tenuifolia* Briq. 的干燥地上部分（图 8-15～图 8-19），主产于江苏、浙江、江西等地。夏秋季开花穗绿时采收，晒干，切段，以色淡黄绿、香气浓、穗长而密者为佳。生用。

[性效特点] 辛，微温。归肺、肝经。功效：祛风解表，透疹消疮，止血。

本品药性辛微温，辛香透散，微温而不燥，性较和平，善散风邪，为发散风寒药中药性最为平和之品；质轻透散，祛风止痒，宣散疹毒，消散疮疡；炒炭兼能止血。

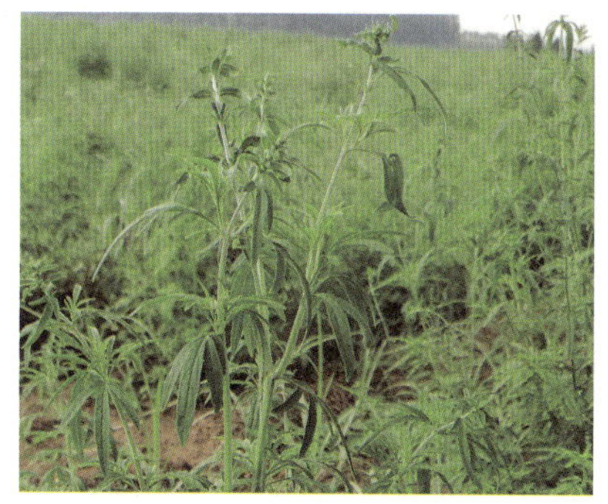
图 8-15　荆芥原植物荆芥

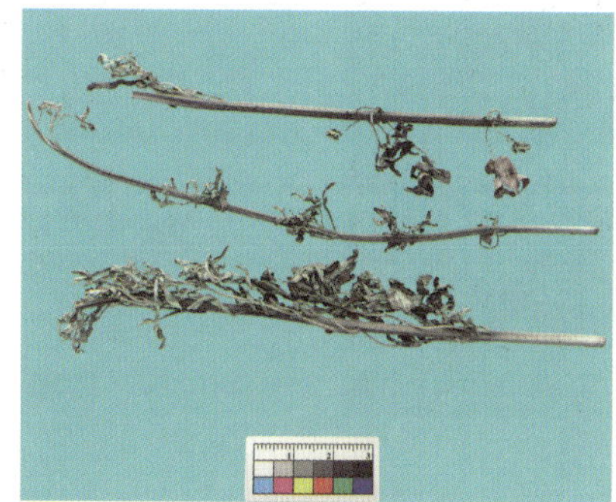
图 8-16　荆芥药材

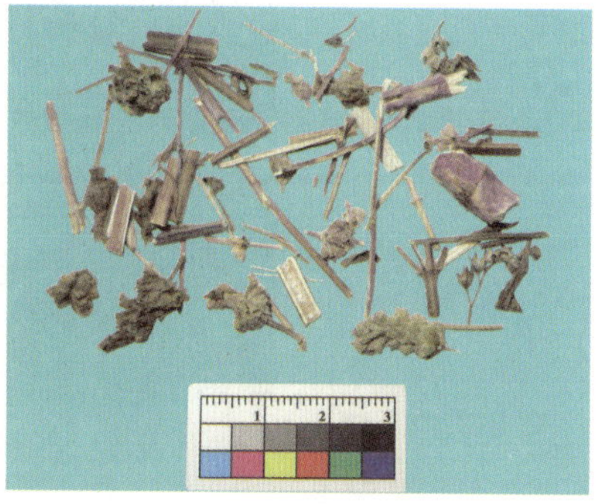
图 8-17　荆芥饮片

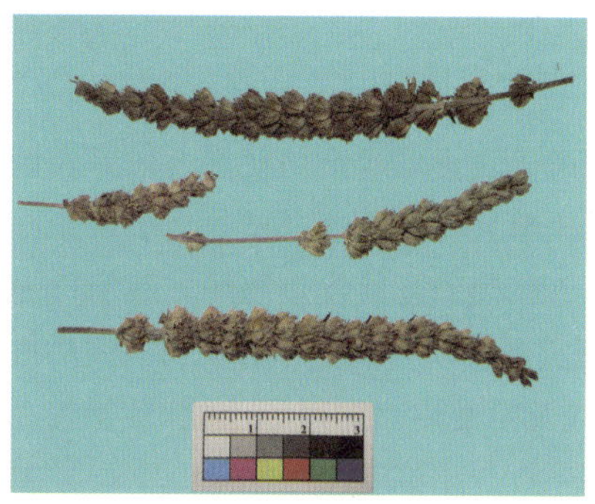
图 8-18　荆芥穗药材

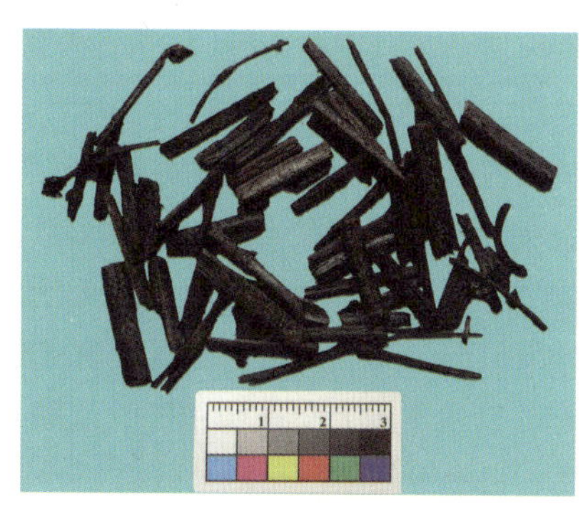
图 8-19　荆芥炭饮片

[临床应用]

1. 外感表证，为发散风寒药中药性最为平和之品；无论风寒、风热或寒热不明显者，均可广泛使用。风寒感冒，恶寒发热，头痛无汗常配伍防风、羌活、独活等使用（荆防败毒散）；风热感冒，发热头痛常配伍连翘、薄荷、金银花等使用（银翘散）。

2. 麻疹不透、风疹瘙痒。表邪外束，麻疹初起、疹出不透常配伍蝉蜕、薄荷、紫草等药使用；风疹瘙痒常配伍苦参、防风、白蒺藜等药使用。

3. 疮疡初起兼有表证。疮疡初起兼有表证，偏于风寒者常配伍羌活、川芎、独活等药使用；偏于风热常配伍金银花、连翘、柴胡等使用。

4. 吐衄下血，炒炭后，其性味已由辛温变为苦涩平和，长于理血止血，用于吐血、衄血、便血、崩漏等多种出血证。血热妄行之吐血、衄血常配伍生地黄、白茅根、侧柏叶等凉血止血药使用；血热便血、痔血常配伍地榆、槐花、黄芩炭等药使用；妇女崩漏下血常配伍棕榈炭、莲房炭等固崩止血药使用。

[用量用法] 水煎服，5～10g，不宜久煎。发表透疹消疮宜生用；止血宜炒炭用；荆芥穗长于祛风。

[使用注意] 表证伴有自汗以及阴虚头痛患者不宜服用。

[现代研究] 本品主含挥发油，主要为右旋薄荷酮、消旋薄荷酮等，还含单萜类及黄酮类成分等。单萜类为荆芥苷、荆芥醇及荆芥二醇。其对金黄色葡萄球菌、白喉杆菌有较强抑制作用，对伤寒杆菌、痢疾杆菌等也有抑制作用；生品不能缩短出血时间，但荆芥炭能使出血时间缩短。荆芥穗有明显的抗补体作用。

防风 fángfēng（Saposhnikovia Root）
《神农本草经》

[药物来源] 本品为伞形科植物防风 *Saposhnikopia divaricata*（Turcz.）Schischk. 的干燥根（图 8–20、图 8–21），主产于东北、内蒙古等地。春秋季采挖未抽花茎植株的根，晒干，切厚片，以条粗壮、皮细而紧、无毛头、断面有棕色环、中心色淡黄者为佳。生用。药材习称“关防风”。

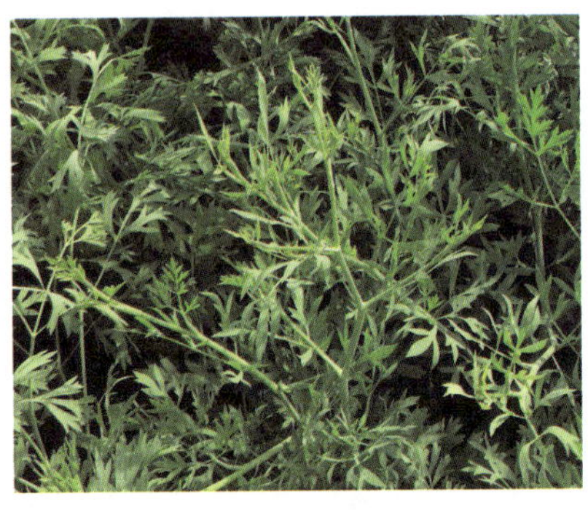

图 8–20 防风原植物防风

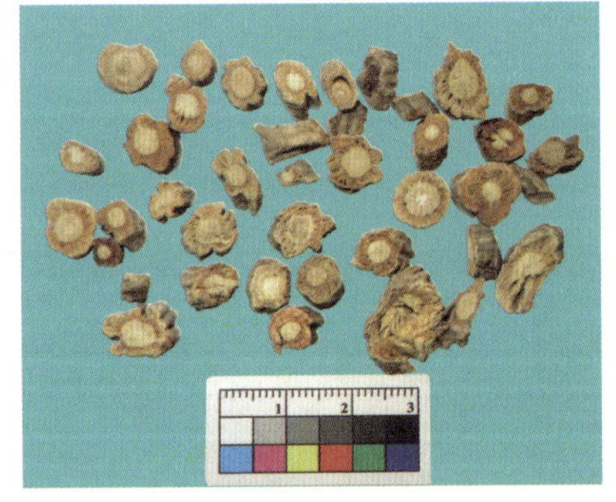

图 8–21 防风饮片

[性效特点] 辛、甘，微温。归膀胱、肝、脾经。功效：祛风解表，胜湿止痛，止痉。

本品性味辛甘微温，其性升散，以祛风为主，为治风通用之品；且甘缓不峻，药力和缓；能胜湿止痛；既能辛散外风，又能息内风，还有止痉功效。

[临床应用]

1. 外感表证，为“风药之润剂”，外感风寒、风湿、风热表证均可配伍使用。风寒表证，兼头痛身痛、恶风寒者常配伍荆芥、羌活、独活等使用（荆防败毒散）；风寒夹湿所致恶寒发热、肌表无汗、头痛项强、肢体酸痛较重常配伍细辛、川芎、羌活等使用（九味羌活汤）；风热表证，发热恶风、咽痛口渴者常配伍薄荷、蝉蜕、连翘等使用；外感风湿，头痛如裹，身重肢痛常配伍羌活、川芎、藁本等使用（羌活胜湿汤）；风热壅盛，表里俱实，发热恶寒，二便不通者常配伍荆芥、连翘、大黄等使用（防风通圣散）；卫气不足，肌表不固而外感风邪者常配伍黄芪、白术等使用（玉屏风散）。

2. 风疹瘙痒。风寒所致瘾疹瘙痒常配伍麻黄、白芷、苍耳子等使用（消风散《太平惠民和剂局方》）；瘾疹瘙痒偏于风热者常配伍薄荷、蝉蜕、僵蚕等使用；瘾疹瘙痒偏于湿热者常配伍土茯苓、白鲜皮、赤小豆等使用；血虚风燥常配伍当归、熟地黄等使用（消风散《外科正宗》）；瘾疹瘙痒兼里实热结常配伍大黄、芒硝、黄芩等使用（防风通圣散）。

3. 风湿痹痛，尤宜于风邪偏胜之行痹。风寒湿痹，肢节疼痛，筋脉挛急常配伍羌活、独活、姜黄等使用（蠲痹汤）；风湿上犯而致的偏正头痛常配伍白芷、川芎等使用；风寒湿邪郁而化热，关节红肿热痛，发为热痹者，常配伍地龙、薏苡仁、乌梢蛇等使用。

4. 破伤风证。风毒内侵而致的角弓反张，四肢抽搐，项背强急，肌肉痉挛，常配伍天麻、天南星、白附子等使用（玉真散）。

5. 腹泻。脾虚湿盛，清阳不升所致的泄泻常配伍人参、黄芪、白术等药使用（升阳益胃汤）；土虚木乘，肝郁侮脾，肝脾不和，腹泻而痛者，常配伍白术、白芍、陈皮使用（痛泻要方）。

［用量用法］ 水煎服，5～10g。

［使用注意］ 本品药性偏温，阴血亏虚、热病动风者不宜使用。

［现代研究］ 本品主含挥发油、色原酮类等。挥发油中含戊醛、α- 蒎烯等。其煎剂对三联疫苗、伤寒混合菌苗所致家兔发热有解热作用。水浸液有明显加强机体免疫功能作用。本品还有抗炎、镇痛、镇静、抗溃疡、抗惊厥、抗过敏、抑制血栓形成等作用。

［药物比较］ 荆芥，味辛，性微温，主归肺、肝经。防风，味辛、甘，性微温；主归膀胱、肝、脾经。二者均能祛风解表，用于治疗外感风寒、风热表证、风疹瘙痒等。不同之处：荆芥透散力较强，兼透疹、消疮，治疗麻疹初起，疹出不透或疮疡初起兼表证者；炒炭又能止血，治疗吐衄下血；质轻透散，发汗能力较防风为强，风寒、风热感冒均常用。防风祛风之力较强，为“风药中润剂”“治风之通用药”，善治外感表证兼关节游走疼痛者；胜湿止痛，治疗风湿痹痛证；止痉，治疗破伤风证。

羌活 qiānghuó（Notoptetygium Root）
《神农本草经》

［药物来源］ 本品为伞形科植物羌活 *Notopterygium incisum* Ting ex H.T. Chang 或宽叶羌活 *Notopterygium franchetii* H. de Boiss. 的干燥根茎和根（图 8-22～图 8-24）。前者主产于四川、云南、甘肃等地。后者主产于四川、青海、陕西等地。春秋二季采挖，晒干，切片，均以条粗壮、有隆起曲折环纹、断面质紧密、朱砂点多、香气浓郁者为佳。生用。

［性效特点］ 辛、苦，温。归膀胱、肾经。功效：解表散寒，祛风除湿，止痛。

本品药性辛散苦燥温通，气味浓烈，善于升散发表，具有较强解表散寒、祛风胜湿、止痛之功；且善入足太阳膀胱经，又长于祛风湿、散寒邪、通利关节而止痛，善治上半身风寒湿痹证，尤以肩背肢节疼痛者为佳。

［临床应用］

1. 风寒感冒，头痛项强，外感风寒夹湿之表证；以治外感风寒夹湿表，症见头痛身痛者疗效最佳。外感风寒夹湿，恶寒发热，肌表无汗，头痛项强，肢体酸痛较重者，常配伍防风、细辛、川芎等药使用（九味羌活汤）；风湿在表，头项强痛，腰背酸痛，一身尽痛者，常配伍独活、藁本、防风等使用（羌活胜湿汤）。

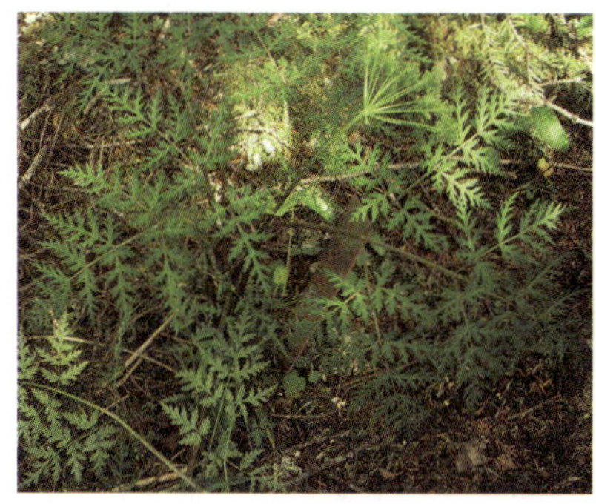
图 8-22　羌活原植物羌活

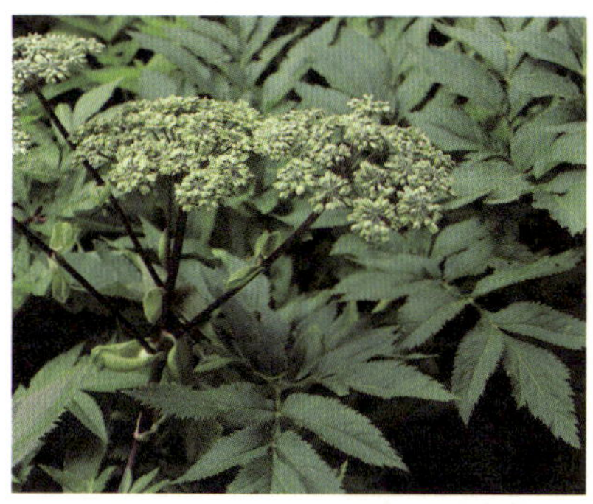
图 8-23　羌活原植物宽叶羌活

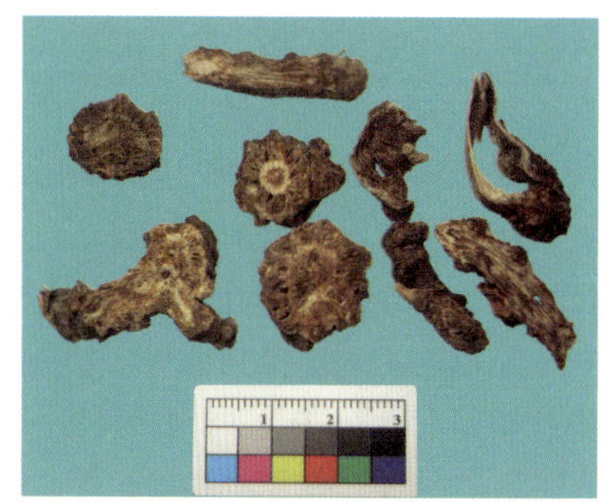

图 8-24　羌活饮片

2. 风寒湿痹，肩背疼痛；善于治疗腰以上的风湿痹痛。上半身风寒湿痹，肩背肢节酸痛者，常配伍防风、姜黄、当归等药使用（蠲痹汤）；风寒、风湿所致的头风痛可配伍川芎、白芷、藁本等药使用（羌活芎藁汤）。

［用量用法］ 水煎服，3～10g。

［使用注意］ 本品辛香温燥之性较烈，故阴血亏虚者慎用；用量过多，易致呕吐，脾胃虚弱者不宜服。

［现代研究］ 本品主含挥发油、萜类、香豆素类、糖和糖苷类、聚烯炔类等。其挥发油有显著的镇痛作用；其注射液有镇痛及解热作用，对皮肤真菌、布氏杆菌有抑制作用；羌活水溶部分有抗实验性心律失常作用；对抗脑垂体后叶素引起的心肌缺血和增加心肌营养性血流量。

白芷 báizhǐ（Angelica Root）
《神农本草经》

［药物来源］ 本品为伞形科多年生草本植物白芷 *Angelica dahurica*（Fisch. ex Hoffm.）Benth. et Hook. f. 或杭白芷 *Angelica dahurica*（Fisch. ex Hoffm.）Benth. et Hook. f. var. *formosana*（Boiss.）Shan et Yuan 的干燥根（图 8-25～图 8-27）。本品产于浙江、福建、四川等地者，习称杭白芷、川白芷；产于河南长葛、禹县者，习称禹白芷；产于河北安国者，习称祁白芷。夏秋季间叶黄时采挖，晒干或低温干燥，切片，以条粗壮，质坚硬、体重、色白、粉性足、香气浓者为佳。生用。

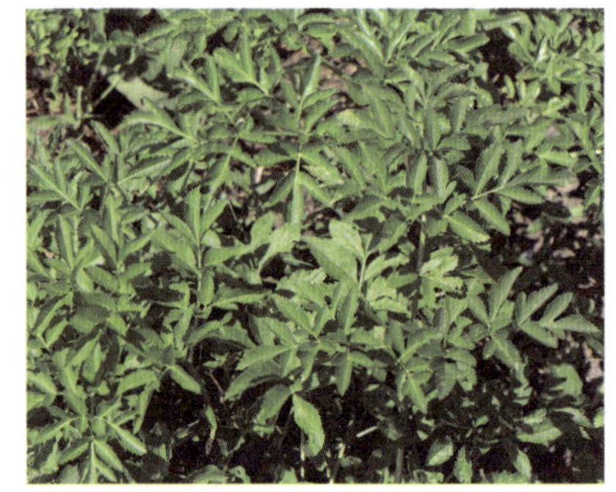

图 8-25　白芷原植物白芷

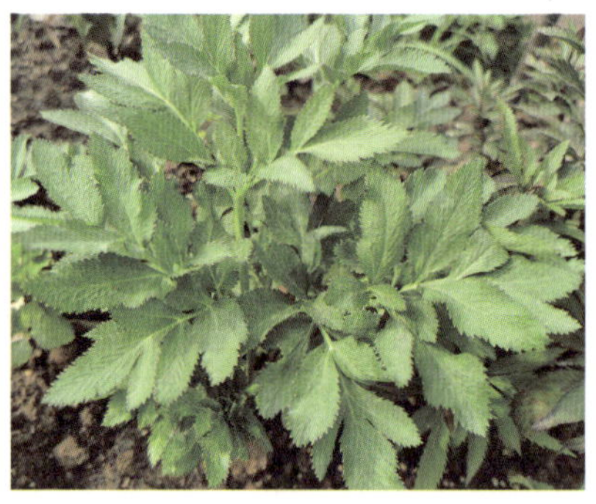

图 8-26　白芷原植物杭白芷

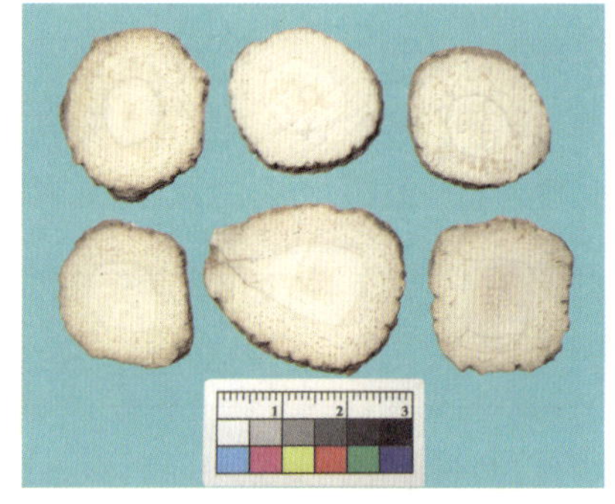

图 8-27　白芷饮片

［性效特点］ 辛，温。归肺、胃、大肠经。功效：解表散寒，祛风止痛，宣通鼻窍，燥湿止带，消肿排脓。

本品气味芳香，辛能发散，温可祛寒，性燥除湿，芳香走窜上达，祛风解表散寒之力较温和，既善散阳明经风寒湿邪，又善宣通鼻窍、止痛；且善入足阳明胃经；辛温香燥可除阳明经湿邪，能燥湿止带，消肿排脓。

［临床应用］

1. 风寒感冒。外感风寒，头身疼痛，鼻塞流涕，常配伍防风、羌活、川芎等祛风散寒止痛药使用（九味羌活汤）。

2. 头痛，眉棱骨痛，牙痛，风湿痹痛。外感风寒所致阳明头痛，眉棱骨痛，头风痛，可单用（都梁丸），或配伍防风、细辛、川芎等药使用（川芎茶调散）；外感风热之头痛常配伍薄荷、菊花、蔓荆子等使用；风冷牙痛常配伍细辛、全蝎、川芎使用（一捻金散）；风热牙痛常配伍石膏、荆芥穗等药使用（风热散）；风寒湿痹，关节疼痛，屈伸不利，常配伍苍术、草乌、川芎等药使用（神仙飞步丹）。

3. 鼻鼽，鼻渊，鼻塞流涕。鼻鼽、鼻渊等鼻疾之鼻塞不通，浊涕不止，前额疼痛，常配伍苍耳子、辛夷等使用（苍耳子散）；风热上攻，鼻渊，鼻流浊涕，常配伍金银花、黄芩等解表清热药使用。

4. 多种带下症。寒湿下注，白带过多，常配伍鹿角霜、白术、山药等温阳散寒，健脾除湿药使用；湿热下注，带下黄赤，常配伍车前子、黄柏等使用。

5. 疮疡肿痛。疮疡初起，红肿热痛者常配伍金银花、当归等使用（仙方活命饮）；脓已成难溃破常配伍人参、黄芩、当归等益气补血药使用（托里透脓散）。

6. 本品尚有祛风、燥湿止痒、祛斑除臭等功效，外用可治疗多种皮肤病，如风湿瘙痒、湿疹、狐臭、白癜风等。

[用量用法] 水煎服，3～10g；外用适量。

[使用注意] 本品辛香温燥，阴虚血热者忌服。

[现代研究] 白芷与杭白芷的化学成分相似，主含挥发油，尚含欧前胡素、白当归素等多种香豆素类化合物。其水煎剂对大肠埃希菌、痢疾杆菌、伤寒杆菌、铜绿假单胞菌、变形杆菌有一定抑制作用；小剂量白芷对血管运动中枢、呼吸中枢、迷走神经及脊髓有兴奋作用，大量能引起强直性痉挛，继以全身麻痹。白芷尚有解热、抗炎、镇痛、解痉、抗癌作用。呋喃香豆素类化合物为“光活性物质”，可治疗白癜风及银屑病。

细辛 xìxīn（Manchurian Wild Ginger）
《神农本草经》

[药物来源] 本品为马兜铃科植物北细辛 *Asarum heterotropoides* Fr. Schmidt var. *mandshuricum*（Maxim.）Kitag.、汉城细辛 *Asarum sieboldii* Miq. var. *seoulense* Nakai 或华细辛 *Asarum sieboldii* Miq. 的干燥根和根茎（图 8–28～图 8–33）。前两种习称辽细辛，主产于东北地区；华细辛主产于陕西、山东、浙江等地。夏季果熟时及初秋采挖后阴干，切段，均以根灰黄、叶绿、干燥、味辛辣而麻舌者为佳。生用。

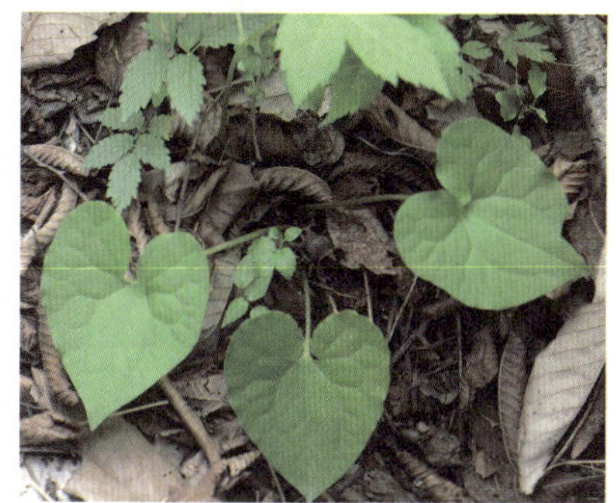
图 8–28 细辛原植物北细辛

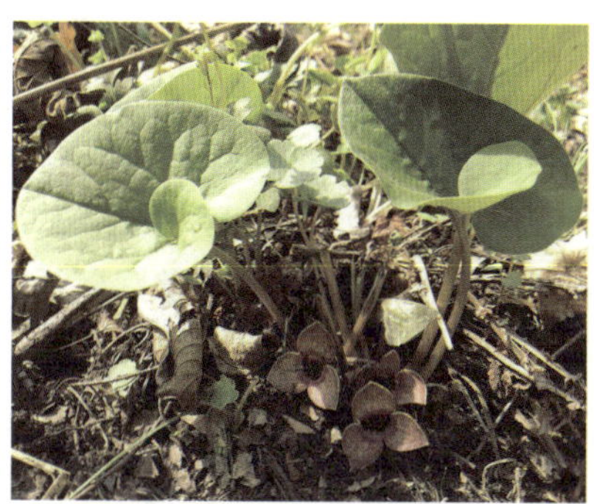
图 8–29 细辛原植物汉城细辛

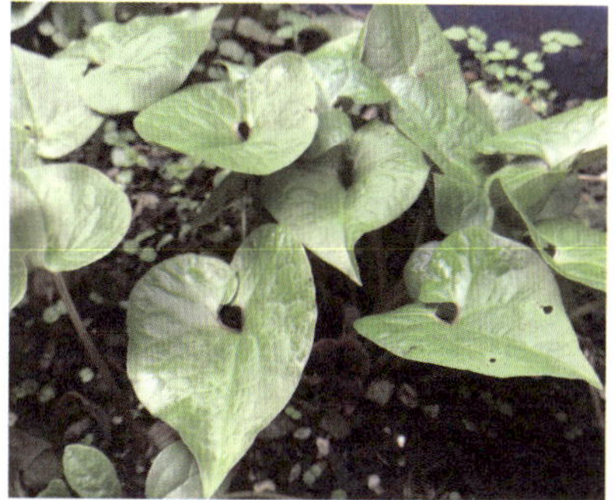
图 8–30 细辛原植物华细辛

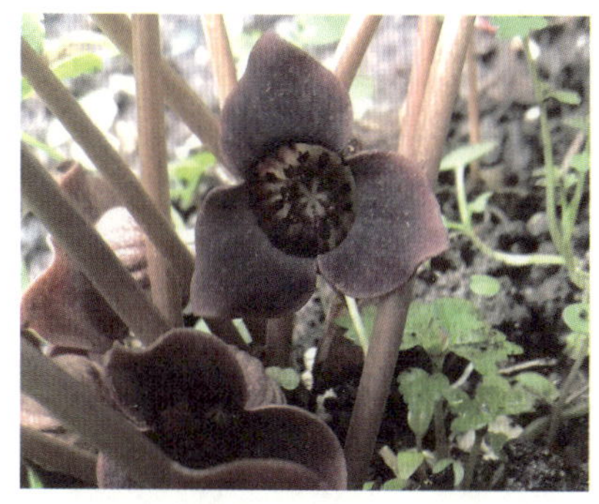
图 8–31 细辛原植物华细辛

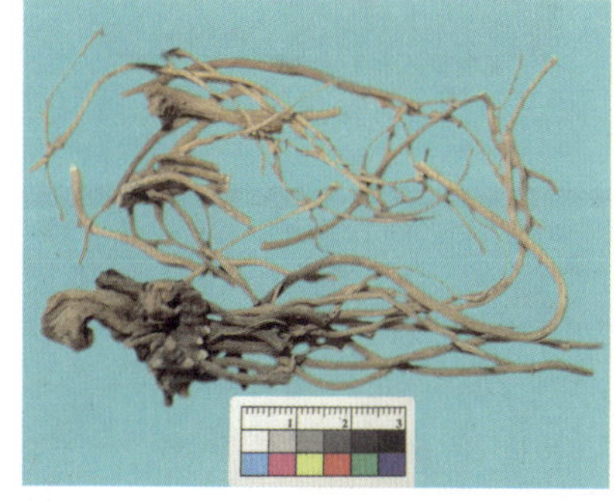

图 8–32 细辛药材

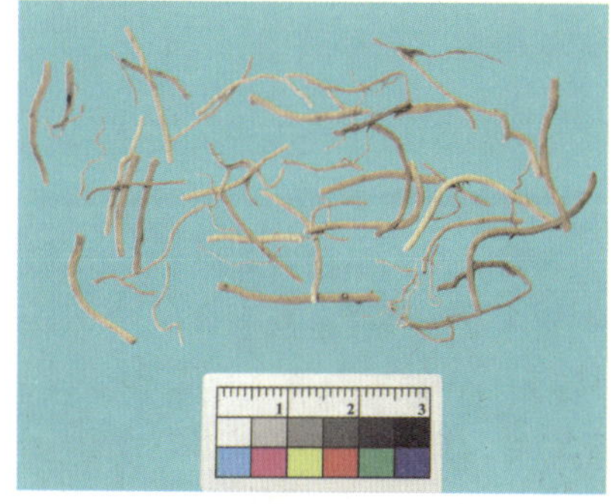

图 8–33 细辛饮片

[性效特点] 辛，温；有小毒。归心、肺、肾经。功效：解表散寒，祛风止痛，通窍，温肺化饮。

本品辛温芳香透达，能通彻表里上下，散寒力强；外散风寒而解表邪，内化寒饮而止喘咳，温通经脉而善止痛，辛散透达而宣通诸窍；尤长于止痛，善治多种寒痛证及少阴头痛；兼能通窍开闭。

[临床应用]

1. 风寒感冒，阳虚外感。外感风寒，头身疼痛较甚，常配伍羌活、防风、白芷等使用（九味羌活汤）；风寒感冒伴鼻塞流涕者常配伍白芷、苍耳子等使用；阳虚外感，恶寒发热，无汗，脉反沉，常配伍麻黄、附子使用（麻黄细辛附子汤）。

2. 少阴（风寒）头痛，牙痛，风湿痹痛。少阴头痛，足寒气逆，脉象沉细，常配伍独活、川芎等使用（独活细辛汤）；外感风邪，偏正头痛，常配伍川芎、白芷、羌活等使用（川芎茶调散）；痛则如破，脉微弦而紧的风冷头痛，当配伍川芎、麻黄、附子使用（细辛散）；风冷牙痛可单用本品，或配伍白芷、荜茇煎汤含漱；胃火牙痛可配伍生石膏、黄连、升麻等使用；龋齿牙痛可配伍露蜂房使用，煎汤含漱；风寒湿痹，腰膝冷痛，常配伍独活、桑寄生、防风等使用（独活寄生汤）；湿热下注，带下黄赤，常配伍独活、车前子、黄柏等清热利湿、燥湿药使用。

3. 鼻鼽，鼻渊、鼻衄、鼻塞流涕，为治鼻鼽、鼻渊之良药。鼻鼽、鼻渊等鼻疾之鼻塞不通、流涕、头痛，宜配伍白芷、苍耳子、辛夷等使用。

4. 痰饮咳喘。外感风寒，水饮内停之恶寒发热、无汗、喘咳、痰多清稀，常配伍麻黄、桂枝、干姜等使用（小青龙汤）；寒痰停饮，咳嗽胸满，气逆喘急，常配伍茯苓、干姜、五味子等使用（苓甘五味姜辛汤）。

5. 中恶或疾厥所致猝然口噤气塞、昏不知人、牙关紧闭之闭证，常配伍皂荚研末，吹鼻取涕（通关散）。

[用量用法] 水煎服，1～3g；散剂，每次服0.5～1g；外用适量。

[使用注意] 气虚多汗、阴虚阳亢头痛、肺燥伤阴干咳者忌用。不宜与藜芦同用。细辛用量过大或煎煮时间过短，易引起中毒。

[现代研究] 本品主含挥发油，主要为甲基丁香油酚、细辛醚等。其挥发油、水及醇提取物有解热、抗炎、镇静、抗惊厥及局麻等作用。所含消旋去甲乌药碱有强心、扩张血管、松弛平滑肌、增强脂代谢及升高血糖等作用。

[药物比较] 细辛，味辛，性温，主归心、肺、肾经。麻黄，味辛、微苦，性温，主归肺、膀胱经。二者均能发汗解表，用于治疗外感风寒表证。不同之处：细辛可散肺与足少阴肾经风寒，发汗之力较麻黄弱，但散寒力胜，既可治一般风寒感冒，尤善用于寒犯少阴，无汗恶寒、发热脉沉之阳虚外感，其辛散温通，又长于通窍止痛、温肺化饮，善治头面诸窍疾患、风湿痹痛及痰饮喘咳等病证。麻黄重在宣发卫气，开通腠理，透发毛窍，发汗解表，主散肺与膀胱经风寒，为作用较强的发汗解表药，故主治风寒外袭，肺气壅实，毛窍闭塞，表实无汗的风寒感冒重证；又具宣肺平喘、利水消肿之功，用于治疗肺气闭塞的喘咳息促及风邪袭表、一身尽肿的风水水肿证。

藁本 gǎoběn（Chinese Lovage Root）

《神农本草经》

[药物来源] 本品为伞形科植物藁本 *Ligusticum sinense* Oliv. 或辽藁本 *Ligusticum jeholense* Nakai et Kitag. 的干燥根茎和根（图 8-34～图 8-36）。前者主产于陕西、四川、湖北等地。后者主产于辽宁、吉林、河北等地。秋季茎叶枯萎或次春出苗时采挖，晒干，切片，以大小均匀、香气浓郁者为佳。生用。

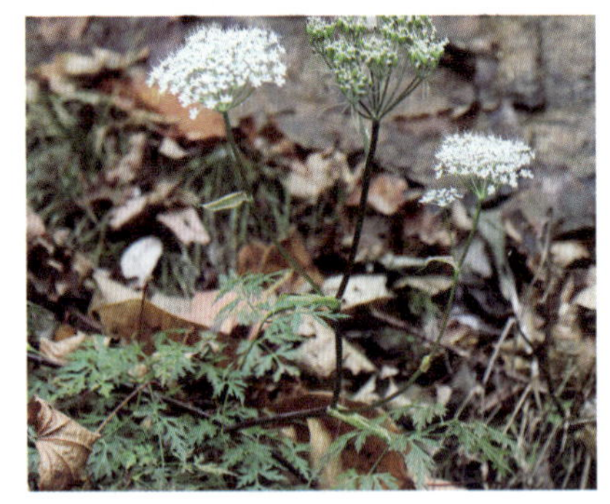

图 8-34　藁本原植物藁本

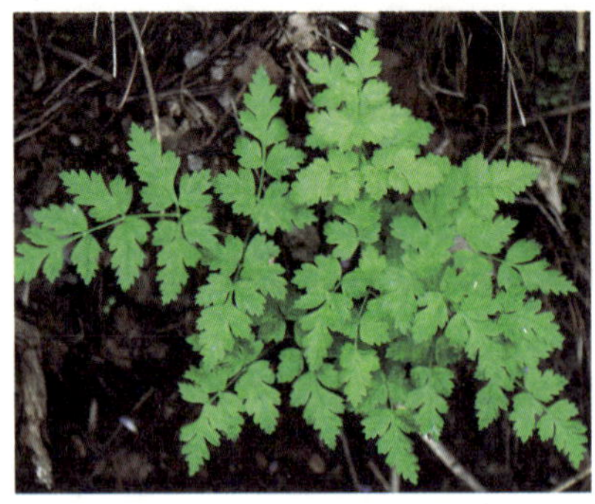

图 8-35　藁本原植物辽藁本

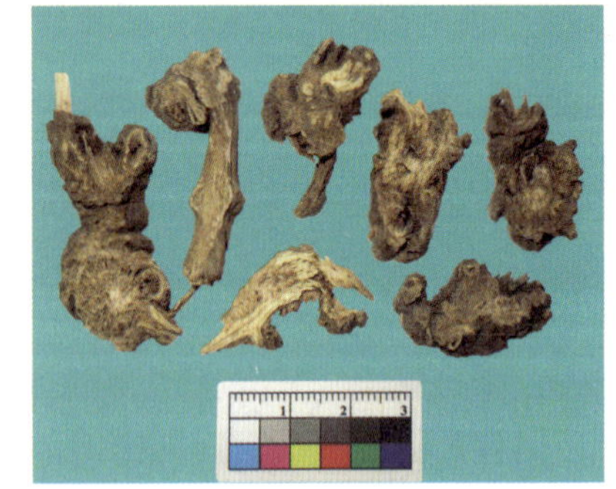

图 8-36　藁本饮片

[性效特点] 辛，温。归膀胱经。功效：祛风散寒，除湿止痛。

本品辛温香燥，性味俱升，善于走窜，上达颠顶，入膀胱经，以发散太阳经风寒湿邪见长，并有较好的止痛作用；又善祛风散寒，除湿止痛。

[临床应用]

1. 风寒感冒，颠顶疼痛。太阳风寒，循经上犯，头痛、鼻塞、颠顶痛甚，常配伍羌活、苍术、川芎等使用（神术散）；外感风寒夹湿，头身疼痛明显者常配伍羌活、独活、防风等使用（羌活胜湿汤）。

2. 风寒湿痹。风湿相搏，一身尽痛，常配伍羌活、防风、苍术等祛风湿药使用（除风湿羌活汤）。

[用量用法] 水煎服，3～10g。

[使用注意] 本品辛温香燥，凡阴血亏虚、肝阳上亢、火热内盛之头痛者忌服。

[现代研究] 本品主含挥发油，主含3-正丁基酞内酯、川芎内酯、蛇床肽内酯等。其中性油有镇静、镇痛、解热及抗炎作用，并能抑制肠和子宫平滑肌，能明显减慢耗氧速度，延长小鼠存活时间，增加组织耐缺氧能力，对抗由脑垂体后叶素所致的大鼠心肌缺血。醇提取物有降血压作用，对常见致病性皮肤癣菌有抗菌作用。藁本内酯、苯酞及其衍生物能使实验动物气管平滑肌松弛，有较明显的平喘作用。

苍耳子 cāngěrzǐ（Siberian Cocklebur Fruit）
《神农本草经》

[药物来源] 本品为菊科植物苍耳 *Xanthium sibiricum* Patr. 的干燥成熟带总苞的果实（图8-37～图8-39）。全国各地区均有产。秋季果实成熟时采收，干燥后，以粒大、饱满、色黄棕者为佳。生用，或炒去刺用。

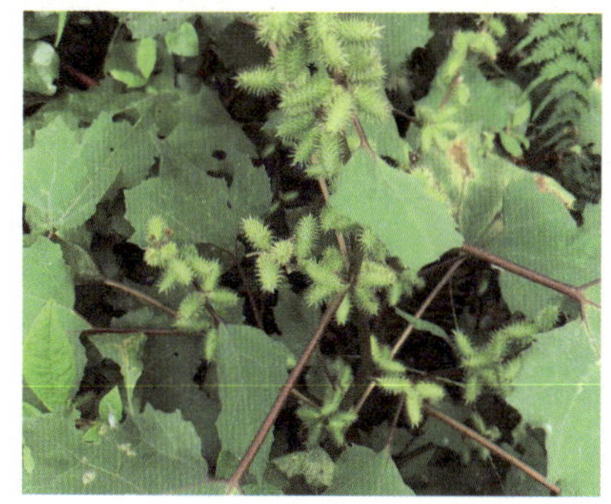

图8-37 苍耳子原植物苍耳

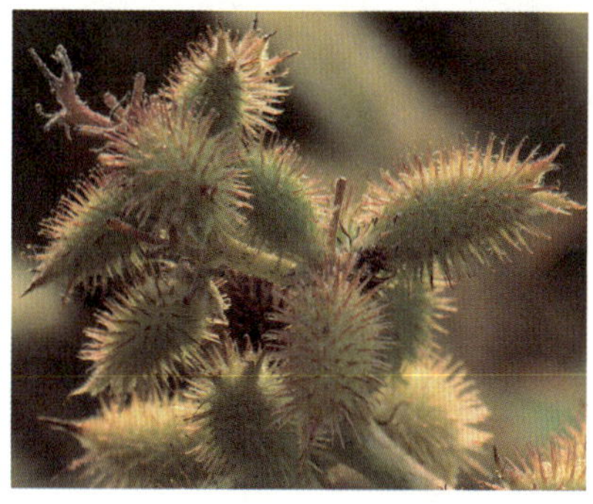

图8-38 苍耳子原植物苍耳

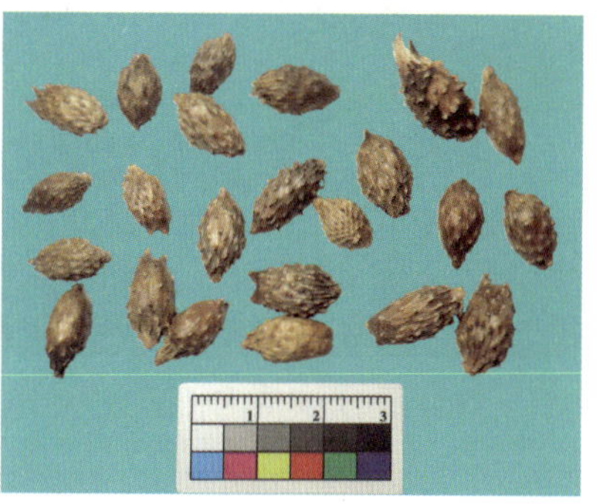

图8-39 苍耳子饮片

[性效特点] 辛、苦，温；有毒。归肺经。功效：发散风寒，通鼻窍，祛风湿，止痛。

本品辛温宣散，药性温和疏达，苦以燥湿，上通脑顶，下行足膝，外达皮肤，有散寒解表，宣通鼻窍，祛风除湿止痛的功效；唯有小毒，不可过服。

[临床应用]

1. 风寒头痛。外感风寒所致恶寒发热，头身疼痛，鼻塞流涕，常配伍防风、白芷、羌活等药使用。

2. 鼻渊，鼻鼽，鼻塞流涕；为治鼻渊之良药。鼻渊兼外感风寒者常配伍辛夷、白芷等使用（苍耳子散）；鼻渊证属风热外袭或湿热内蕴者常配伍薄荷、黄芩等疏散风热、清热药使用；伤风鼻塞（急性鼻炎）、鼻窒（慢性鼻炎）、鼻鼽（过敏性鼻炎）等常选用本品。

3. 风疹瘙痒。风疹瘙痒常配伍地肤子、白鲜皮、白蒺藜等药使用；疥癣麻风单用本品研末，用大风子油为丸治疗。

4. 湿痹拘挛，关节疼痛，可单用本品，或配伍羌活、威灵仙、木瓜等使用。

[用量用法] 水煎服，3～10g；或入丸散。

[使用注意] 血虚头痛不宜服用。过量服用易致中毒。

[现代研究] 本品主含苍耳苷、苍耳醇等。其煎剂有镇咳作用，对金黄色葡萄球菌、乙型链球菌、肺炎双球菌有一定抑制作用，并有抗真菌作用。苍耳苷对正常大鼠、兔和犬有显著的降血糖作用。本品对心脏有抑制作用，使心率减慢，收缩力减弱；对兔耳血管有扩张作用。本品有一定毒性，其所致中毒主要为肾脏损害，可引起氮质血症，使肝脏充血、脂肪变性，肝功能急剧损害，续发脑水肿，引起强直性痉挛，最后导致死亡。

[附]

苍耳草 cāngěrcǎo（Cocklebur Herb）

本品为菊科植物苍耳 *Xanthium sibiricum* Part. 的茎叶（图8-37）。其味苦、辛，性微寒；有小毒。功效：祛风，清热解毒。本品主要用于治疗风湿痹痛、四肢拘急等；亦可用于麻风、疔毒、皮肤瘙痒诸证。其用量为6～15g，水煎或熬膏、入丸散。外用适量。本品有毒，内服不宜过量，亦不能持续服用。本品散气耗血，体虚者慎用。

辛夷 xīnyí（Blond Magnolia Flower）
《神农本草经》

[药物来源] 本品为木兰科植物望春花 *Magnolia biondii* Pamp.、玉兰 *Magnolia denudata* Desr. 或武当玉兰 *Magnolia sprengeri* Pamp. 的干燥花蕾（图 8-40～图 8-43），主产于河南、安徽、四川等地。冬末春初花未开时采收，阴干，以花蕾未绽、紧实、完整、无枝梗、香气浓者为佳。生用。

[性效特点] 辛，温。归肺、胃经。功效：发散风寒，宣通鼻窍。

本品药性辛温，气味芳香质轻，其性升散，解表之力较弱；然入肺经，善散肺部风邪而宣通鼻窍，入胃经能引胃中清阳之气上达头脑以止头痛。

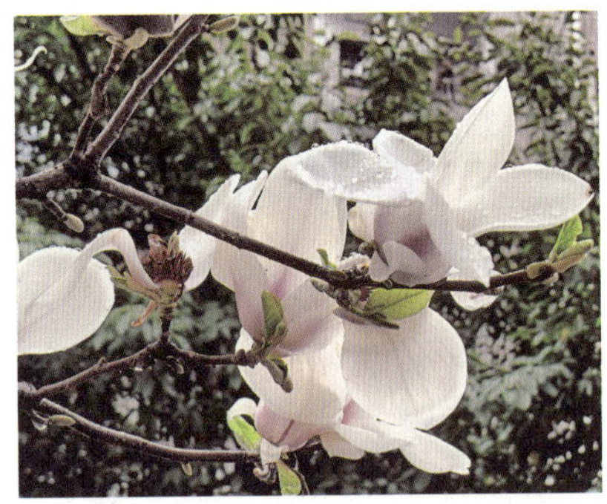
图 8-40　辛夷原植物望春花

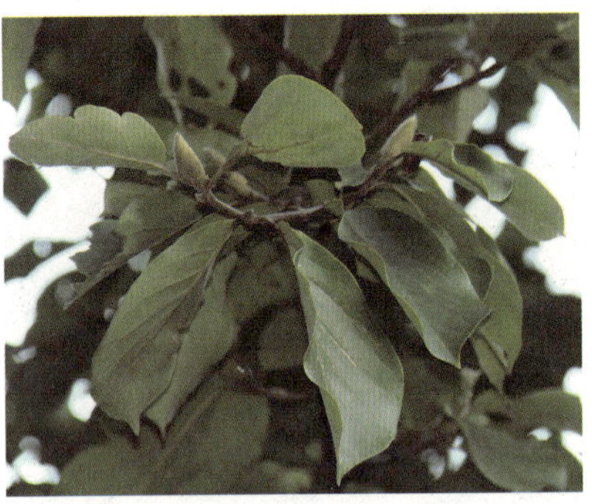
图 8-41　辛夷原植物玉兰

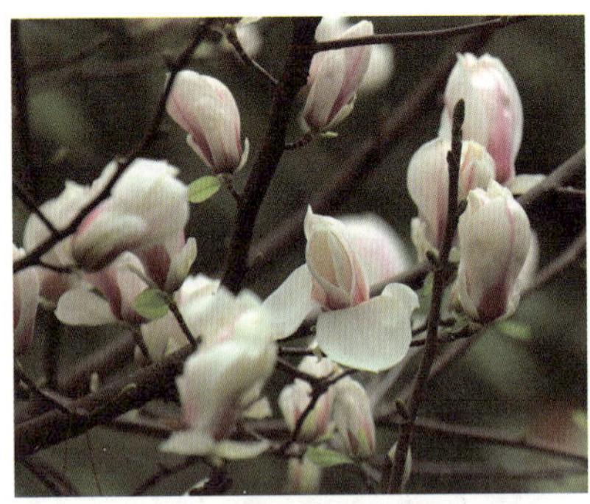
图 8-42　辛夷原植物武当玉兰

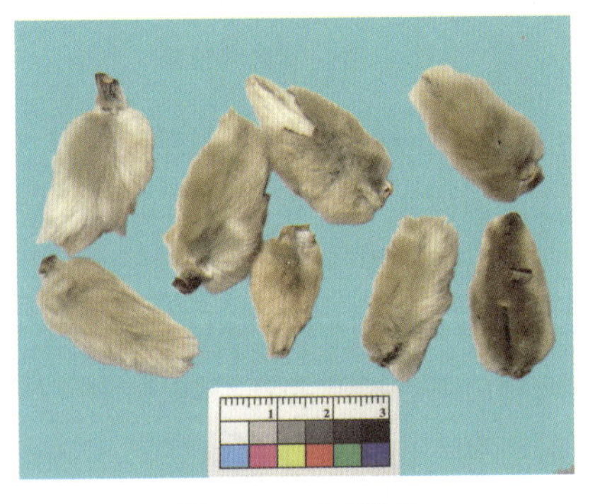
图 8-43　辛夷饮片

[临床应用]

1. 风寒头痛。外感风寒，肺窍郁闭，恶寒发热，头痛鼻塞等，常配伍防风、白芷、细辛等发散风寒药使用；风热感冒而鼻塞头痛者，常配伍薄荷、金银花、菊花等疏风散热药使用。

2. 鼻鼽，鼻渊，鼻塞流涕，为治鼻渊鼻鼽头痛鼻塞、浊涕长流、不闻香臭之要药。鼻渊、鼻鼽伴鼻塞偏风寒者常配伍白芷、细辛、苍耳子等使用（苍耳子散）；偏风热者常配伍薄荷、连翘、黄芩等使用；肺胃郁热发为鼻疮者，常配伍黄连、连翘、野菊花等清热泻火药使用。

3. 在治鼻腔疾患时，除内服药外，尚可用辛夷制成油剂、乳剂或散剂作局部滴用或吹敷。

[用量用法] 水煎服，3～10g；入汤剂宜纱布包煎；外用适量。

[使用注意] 阴虚火旺者忌服。

[现代研究] 本品主含挥发油、黄酮类及木脂素类等。其中望春花花蕾之挥发油中含有枸橼醛、丁香油酚等；玉兰花蕾含柠檬醛、丁香油酚、桉叶素生物碱等。其挥发油有镇静、镇痛、抗过敏、降血压、收缩鼻黏膜血管的作用。浸剂或煎剂对动物有局部麻醉作用。水煎剂对横纹肌有乙酰胆碱样作用，对多种致病菌有抑制作用。

附：其他发散风寒药

表 8-1　其他发散风寒药

药名	药性	功效	主治证	用法用量
葱白	辛，温；归肺、胃经	发汗解表，散寒通阳	风寒感冒；阴盛格阳证，乳汁瘀滞不下、乳房胀痛，疮痈肿毒	水煎服，3～10g；外用适量
胡荽	辛，温；归肺、胃经	发表透疹，开胃消食	麻疹不透，饮食不消，纳食不佳，尤其多用于饮食调味	水煎服，3～6g；外用适量。热毒壅盛而疹出不畅者忌服
西河柳	甘、辛，平；归肺、胃、心经	发表透疹，祛风除湿	麻疹不透，风疹瘙痒，风寒湿痹，尚可用于治疗外邪闭肺、肺失宣降的咳喘	水煎服，3～10g；外用适量，煎汤搽洗。麻疹已透者不宜使用；用量过大易导致心烦、呕吐

第二节　发散风热药

发散风热药（herbs that dispel wind-heat）性味多辛苦而偏寒凉，辛以发散，凉可祛热，故以发散风热为主要作用，发汗解表作用较发散风寒药缓和。发散风热药主要适用于风热感冒、温病初起邪在卫分，症见发热、微恶风寒、咽干口渴、头痛目赤、舌边尖红、苔薄黄、脉浮数等。部分发散风热药兼有清头目、利咽喉、透疹、止痒、止咳等作用，可用治风热所致目赤多泪、咽喉肿痛、麻疹不透、风疹瘙痒及风热咳嗽等病证。

掌握层次：A. 薄荷、牛蒡子、蝉蜕、桑叶、菊花、蔓荆子、柴胡、升麻、葛根、淡豆豉。

薄荷 bòhe（Peppermint）
《新修本草》

[药物来源] 本品为唇形科植物薄荷 *Mentha haplocalyx* Briq. 的干燥地上部分（图 8-44～图 8-46），主产于江苏、浙江、湖南等地，夏秋季茎叶茂盛时或花开三轮时采收，晒干或阴干，以色深绿、叶多、气浓者为佳。生用。

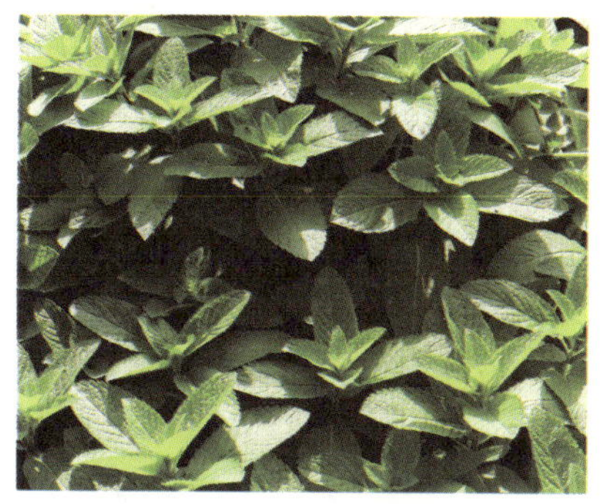

图 8-44　薄荷原植物薄荷

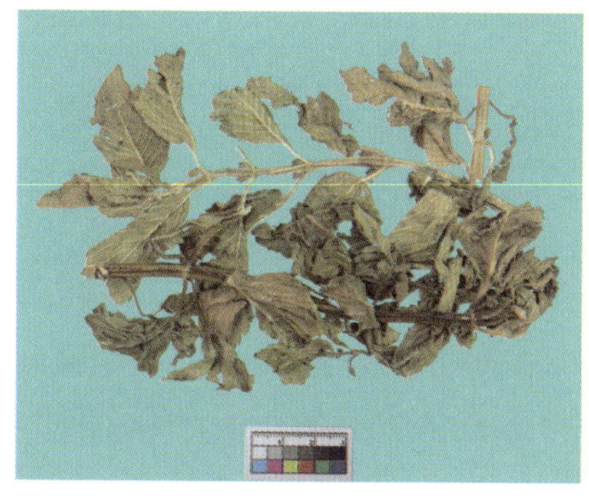

图 8-45　薄荷药材

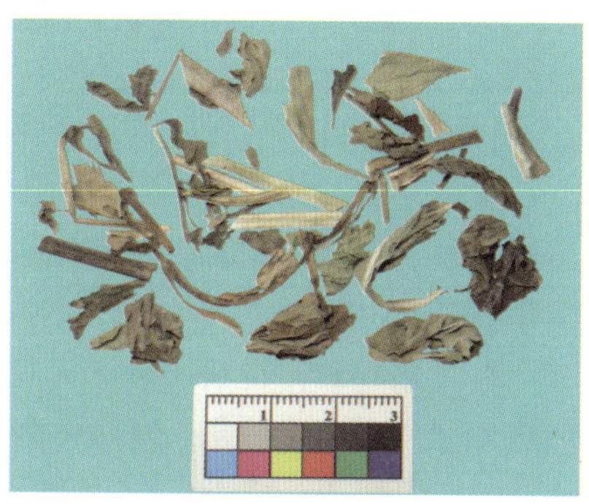

图 8-46　薄荷饮片

[性效特点] 辛，凉。归肺、肝经。功效：疏散风热，清利头目，利咽透疹，疏肝行气。

本品辛能发散，凉能清热，轻浮上升，芳香通窍，功善疏散上焦之风热，清利头目，利咽喉，透毒疹；入肝经，且能疏肝理气，芳香辟秽。

[临床应用]

1. 风热感冒，温病初起。风热感冒，或温病初起、邪在卫分，发热、微恶风寒、头痛等，常配伍金银花、连翘、牛蒡子等药使用（银翘散）；风温初起，咳嗽，身热不甚，口微渴，苔薄白，脉浮数，常配伍桑叶、菊花等药使用（桑菊饮）。

2. 头痛眩晕，目赤多泪，喉痹，咽喉肿痛，口舌生疮。风热上攻所致头痛眩晕常配伍川芎、石膏、白芷等使用（上清散）；风热上攻所致目赤多泪常配伍桑叶、菊花、蔓荆子等使用；风热壅盛所致咽喉肿痛常配伍桔梗、僵蚕、生甘草使用（六味汤）。

3. 麻疹初期不透，风疹瘙痒。风热束表所致麻疹不透常配伍蝉蜕、柽柳、牛蒡子等药使用（竹叶柳蒡汤）；风疹瘙痒常配伍荆芥、防风、牛蒡子等使用。

4. 肝郁气滞，胸闷胁痛，月经不调，常配伍柴胡、白芍、当归等使用（逍遥散）。

5. 夏令感受暑湿秽浊之气所致的痧胀，腹胀吐泻，常配伍香薷、金银花、厚朴、广藿香、连翘等使用。

[用量用法] 水煎服，3～6g；宜后下。薄荷叶长于发汗，薄荷梗偏于行气。

[使用注意] 体虚多汗，阴虚血燥者不宜使用。

[现代研究] 本品主含挥发油。油中主要成分为薄荷醇或薄荷脑，其次为薄荷酮等。其油内服能兴奋中枢神经系统，使皮肤毛细血管扩张，促进汗腺分泌，增加散热，而起到发汗解热作用，有祛痰作用，并有良好的止咳作用。薄荷油外用，能刺激神经末梢的冷感受器而产生冷感，并反射性地造成深部组织血管的变化而起到

抗炎、抑菌、止痛、止痒、局部麻醉作用。

牛蒡子 niúbàngzǐ（Great Burdock Achene）
《名医别录》

[药物来源] 本品为菊科植物牛蒡 *Arctium lappa* L. 的干燥成熟果实（图 8–47、图 8–48）。全国多地均有产。秋季果实成熟时采收果序，晒干，打下果实，再晒干，以粒大、饱满、色灰褐者为佳。生用或炒用，用时捣碎。

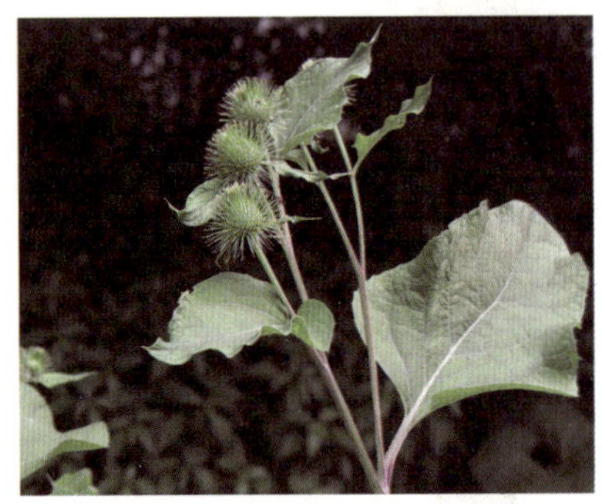
图 8–47　牛蒡子原植物牛蒡

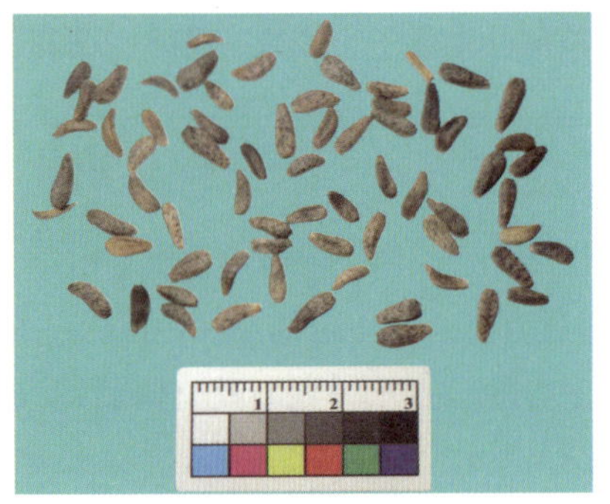

图 8–48　牛蒡子饮片

[性效特点] 辛、苦，寒。归肺、胃经。功效：疏散风热，宣肺祛痰，利咽透疹，解毒消肿。

本品辛散苦泄，寒能清热，升散之中具有清降之性，功善疏散风热，发散力不及薄荷，但长于宣肺祛痰，清利咽喉；兼透疹解毒；且药性偏滑利，兼能润肠通便。

[临床应用]

1. 风热感冒，温病初起；尤宜于外感风热（或温病初起）兼咽喉肿痛或咳嗽痰多不利者（或兼便秘者）。风热外感，或温病初起，发热、咽喉肿痛，常配伍金银花、连翘、荆芥等使用（银翘散）；风热咳嗽，痰多不畅，常配伍桑叶、桔梗、前胡等药使用。

2. 麻疹不透，风疹瘙痒。风湿浸淫血脉所致疥疮瘙痒常配伍荆芥、蝉蜕、苍术等使用（消风散）；麻疹不透或透而复隐常配伍薄荷、柽柳、竹叶等使用（竹叶柳蒡汤），或配伍薄荷、蝉蜕、葛根等使用（加减葛根汤）；风疹瘙痒常配伍荆芥、防风、地肤子等使用。

3. 痈肿疮毒，丹毒，痄腮，喉痹；尤宜用于上述病证兼大便热结不通者。风热外袭，火毒内结，痈肿疮毒，兼有便秘者，常配伍大黄、芒硝、栀子、连翘等药使用；乳痈肿痛，尚未成脓，常配伍金银花、栀子、瓜蒌等使用（牛蒡子汤）；瘟毒发颐，痄腮喉痹等热毒之证，常配伍玄参、黄芩、板蓝根等药使用（普济消毒饮）。

[用量用法] 水煎服，6～12g。捣碎宜入汤剂，炒用滑肠及寒性略减。

[使用注意] 本品性寒，滑肠通便，气虚便溏者慎用。

[现代研究] 牛蒡子果实主含牛蒡苷，水解生成牛蒡苷元及葡萄糖。其煎剂对肺炎双球菌有显著抗菌作用。水浸剂对多种致病性皮肤真菌有不同程度的抑制作用。牛蒡苷有抗肾病变作用，对实验性肾病大鼠可抑制尿蛋白排泄增加，并能改善血清生化指标。牛蒡子有解热、利尿、降低血糖、抗肿瘤等作用。

蝉蜕 chántuì（Cicada Slough）
《名医别录》

[药物来源] 本品为蝉科昆虫黑蚱 *Cryptotympana pustulata* Fabricius 的若虫羽化时脱落的皮壳（图 8–49～图 8–51），主产于山东、河北、江苏等地。夏秋季采集，晒干，以体形完整、亮黄色者为佳。生用。

[性效特点] 甘，寒。归肺、肝经。功效：疏散风热，利咽开音，透疹止痒，明目退翳，息风止痉。

本品药性甘寒，寒可清热，质轻上浮，长于疏散肺经风热；可宣散透发，透疹止痒；入肝经，善疏散肝经风热而有明目退翳之功，兼能凉肝息风止痉。

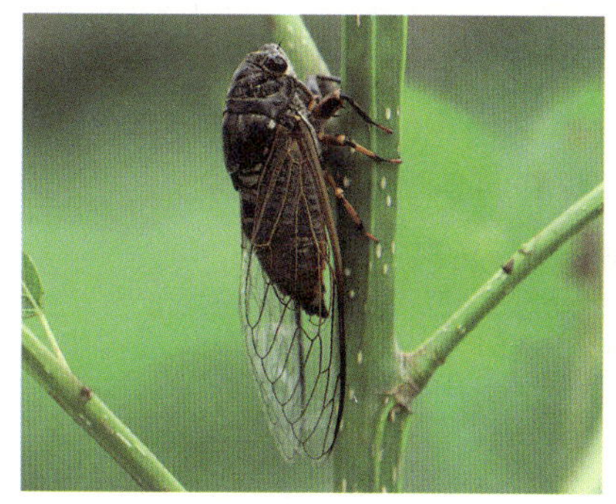
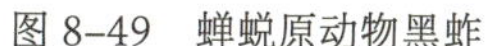

图 8-49　蝉蜕原动物黑蚱

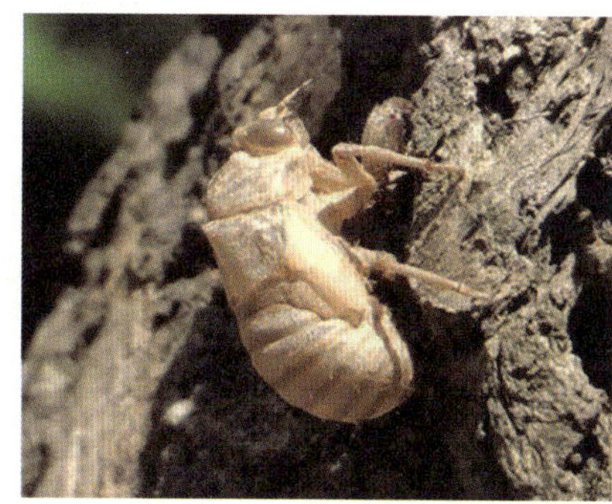

图 8-50　黑蚱羽化脱落之皮壳

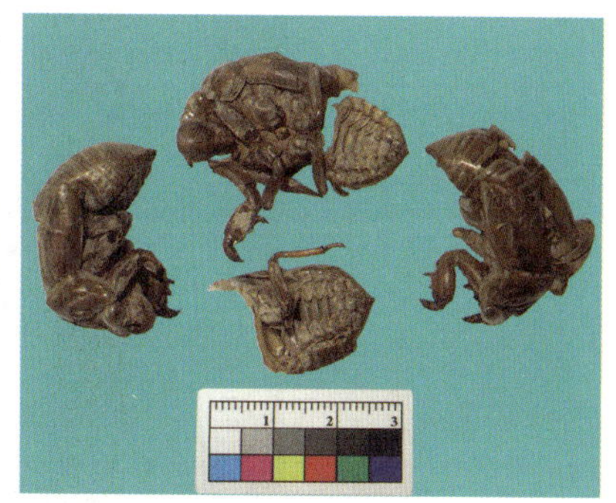

图 8-51　蝉蜕饮片

[临床应用]

1. 风热感冒，温病初起，咽痛音哑。风热感冒，或温病初起症见发热恶风，头痛口渴者，常配伍薄荷、牛蒡子、前胡、连翘等使用；风热火毒上攻所致咽喉红肿疼痛、声音嘶哑者，常配伍薄荷、牛蒡子、金银花等药使用（蝉薄饮），或配伍胖大海使用（海蝉散）。

2. 麻疹不透，风疹瘙痒。风热外束，麻疹初起不透，配伍薄荷、紫草等（透疹汤）或麻黄、牛蒡子、升麻使用（麻黄散）；风湿浸淫肌肤血脉，皮肤起疹瘙痒，配伍荆芥、苦参、防风等使用（消风散）。

3. 目赤翳障。风热上攻或肝火上炎之目赤肿痛，翳膜遮睛者，常配伍菊花、决明子、白蒺藜等药使用（蝉花散）。

4. 惊风抽搐（小儿急慢惊风），破伤风证。小儿急惊风常配伍天竺黄、栀子、僵蚕等使用（天竺黄散）；小儿慢惊风配伍全蝎、天南星等使用（蝉蝎散）；破伤风轻证单用本品研末以黄酒冲服，重证之牙关紧闭，手足抽搐，角弓反张，常配伍天麻、僵蚕、全蝎等使用（五虎追风散）。

5. 小儿夜啼不安，可以本品研末，薄荷、钩藤煎汤送下（止啼散）。

[用量用法] 水煎服，3～6g，或单用研末冲服；一般病证用量宜小，解痉则需大量。

[使用注意] 孕妇慎用。

[现代研究] 本品主含甲壳质，并含蛋白质、氨基酸、有机酸、酚类化合物等。其水提液及醇提物有抗惊厥作用。水提液有明显的镇静作用。蝉蜕的煎剂也有镇静作用。尚有解热作用，其中蝉蜕头足较身部的解热作用强。此外，尚有一定的抗癌、免疫抑制及抗过敏等作用。

[药物比较] 薄荷，味辛，性凉，主归肺、肝经。牛蒡子，味辛、苦，性寒，主归肺、胃经。蝉蜕，味甘，性寒，主归肺、肝经。三者均能疏散风热，利咽透疹，用于治疗外感风热表证、温病初起、咽喉肿痛、麻疹初起不透、风疹瘙痒等。不同之处：薄荷兼清利头目，多用于风热表证兼头痛、目赤，无汗者；又疏肝行气以治肝气郁滞证。牛蒡子长于清热宣肺祛痰，多用于风热表证兼咽痛、咳痰不爽、便秘者；兼解毒消肿，治疗热毒疮痈、痄腮、喉痹等。蝉蜕兼利咽开音，多用于风热表证兼咽痛、声音嘶哑者；兼明目退翳，息风止痉。

桑叶 sāngyè（Mulberry Leaf）
《神农本草经》

[药物来源] 本品为桑科植物桑 *Morus alba* L. 的干燥叶（图 8-52、图 8-53）。全国南北各地均有产。初霜后采收，晒干，以色黄绿且叶大者为佳。生用或蜜炙用。

[性效特点] 甘、苦，寒。归肺、肝经。功效：疏散风热，清肺润燥，平抑肝阳，清肝明目。

本品轻清疏散，甘寒清润，入肺经，其疏散风热作用较为缓和，但又能清肺热、润肺燥；入肝经能清肝热，平降肝阳明目，兼凉血。

[临床应用]

1. 风热感冒，温病初起，兼咳嗽者。风热感冒或温病初起，温热犯肺，发热、咽痒、咳嗽等，常配伍菊花、薄荷、桔梗、连翘等疏散风热、清热解毒药使用（桑菊饮）。

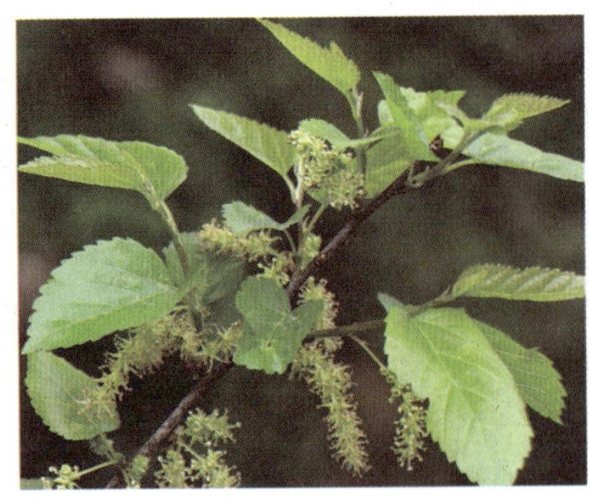

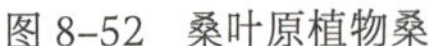
图 8-52　桑叶原植物桑

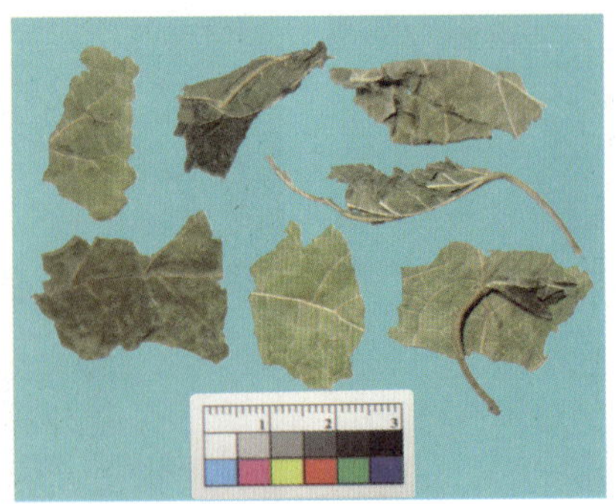
图 8-53　桑叶饮片

2. 肺热咳嗽、燥热咳嗽。肺热或燥热伤肺，咳嗽痰少，色黄质黏稠，或干咳少痰，咽痒之轻证，常配伍苦杏仁、北沙参、贝母等使用（桑杏汤）；重者常配伍生石膏、麦冬、阿胶等使用（清燥救肺汤）。

3. 肝阳上亢，头晕头痛。肝阳上亢所致头痛头晕，头重脚轻，烦躁易怒者，常配伍菊花、石决明、白芍等平抑肝阳药使用。

4. 目赤昏花。风热上攻，肝火上炎所致目赤涩痛多泪，常配伍菊花、蝉蜕、夏枯草等清肝明目药使用；肝阴精血不足，目失所养，眼目昏花，视物不清，常配伍黑芝麻使用，作蜜丸服（扶桑至宝丹、桑麻丸）；肝热引起之头昏头痛可配伍菊花、石决明、夏枯草等使用。

5. 本品尚能凉血止血，用于治疗血热妄行之咯血、吐血、衄血，可单用或入复方配伍使用。

[用量用法] 水煎服，5～10g；或入丸散。外用煎水洗眼。蜜炙能增强润肺止咳的作用，肺热燥咳宜蜜炙用。

[使用注意] 风寒感冒，口淡、咳痰清稀色白患者不宜服用。

[现代研究] 本品主含黄酮类成分芦丁、槲皮素、异槲皮苷、桑苷等。鲜桑叶煎剂体外试验对金黄色葡萄球菌、乙型溶血性链球菌等多种致病菌有抑制作用，煎剂有抑制钩端螺旋体的作用。对多种原因引起的动物高血糖症均有降糖作用，所含脱皮固酮能促进葡萄糖转化为糖原，但不影响正常动物的血糖水平，脱皮激素还能降低血脂水平。对人体能促进蛋白质合成，排除体内胆固醇，降低血脂。

菊花 júhuā（Chrysanthemum Flower）
《神农本草经》

[药物来源] 本品为菊科植物菊 *Chrysanthemum morifolium* Ramat. 的干燥头状花序（图 8-54～图 8-61），主产于浙江、安徽、河南等地。9～11 月花盛开时采收，阴干或焙干，或蒸后晒干，以花朵完整、颜色鲜艳、清香者为佳。生用。产于安徽黄山的黄山贡菊，又称徽州贡菊、徽菊、贡菊，是黄山市传统名产，与杭菊、滁菊、亳菊并称中国四大名菊，因在古代被作为贡品，故名贡菊。现以亳菊和滁菊品质最优。

[性效特点] 甘、苦，微寒。归肺、肝经。功效：疏散风热，清肝明目，平抑肝阳，清热解毒。

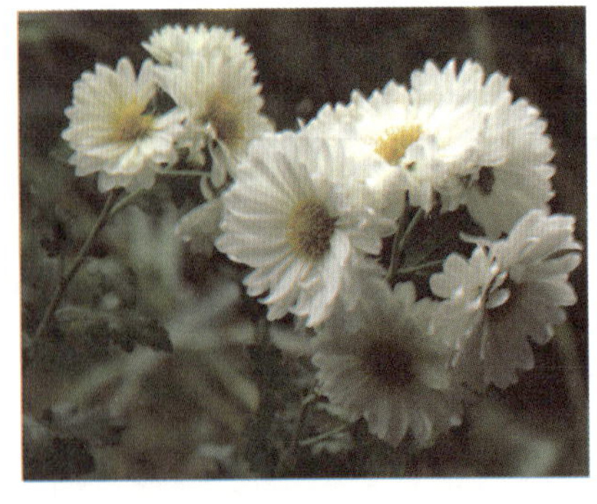
图 8-54　菊花原植物杭菊

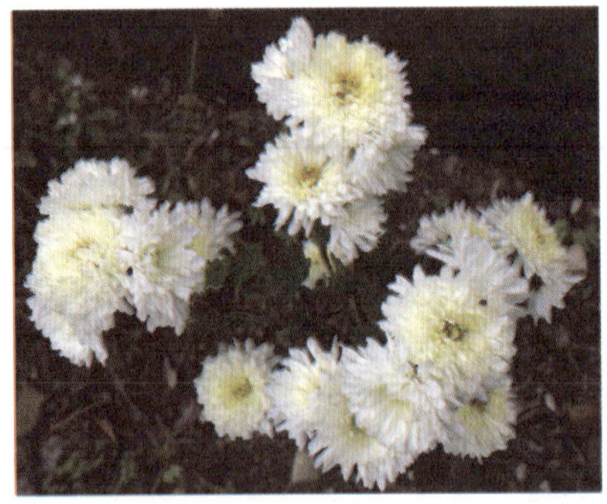
图 8-55　菊花原植物亳菊

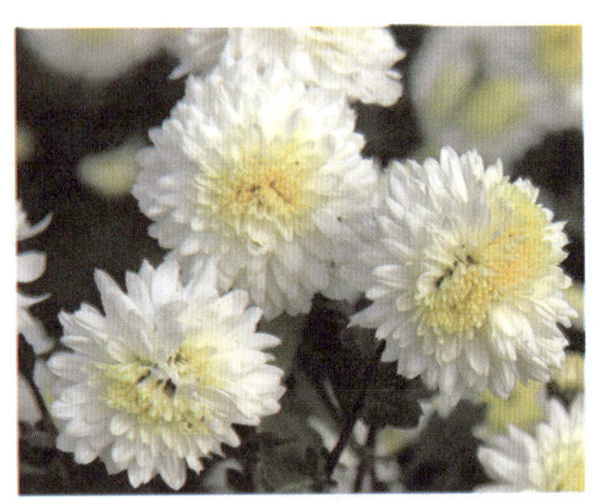
图 8-56　菊花原植物贡菊

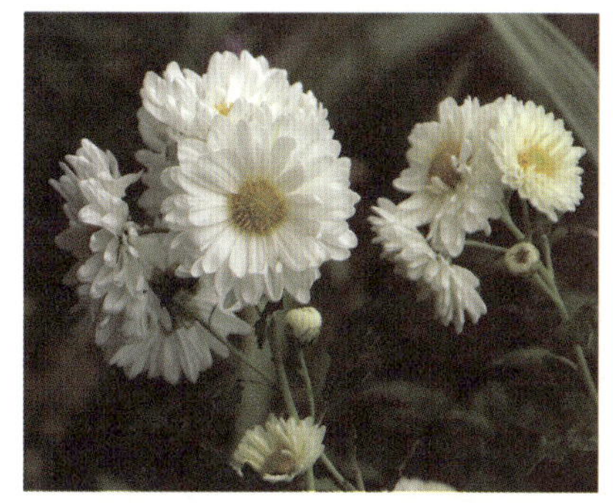

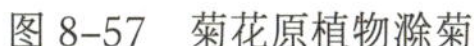
图 8-57　菊花原植物滁菊

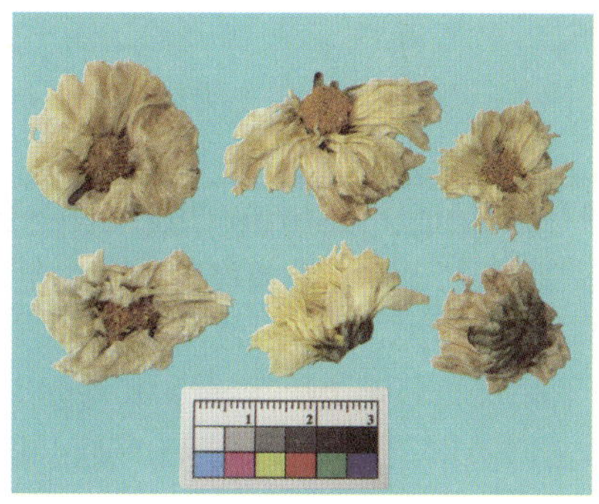
图 8-58　杭菊饮片

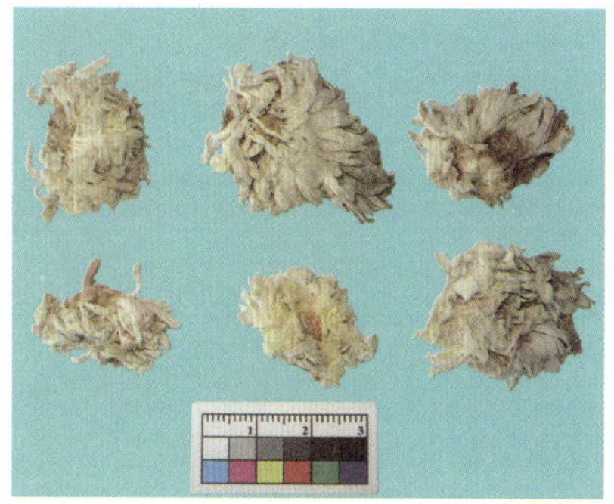
图 8-59　亳菊饮片

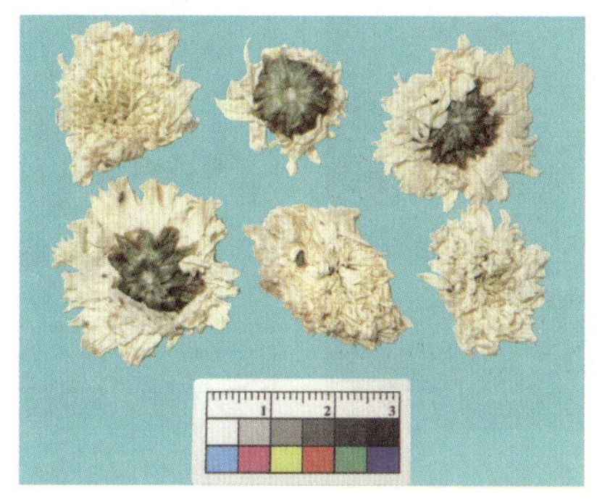
图 8-60　贡菊饮片

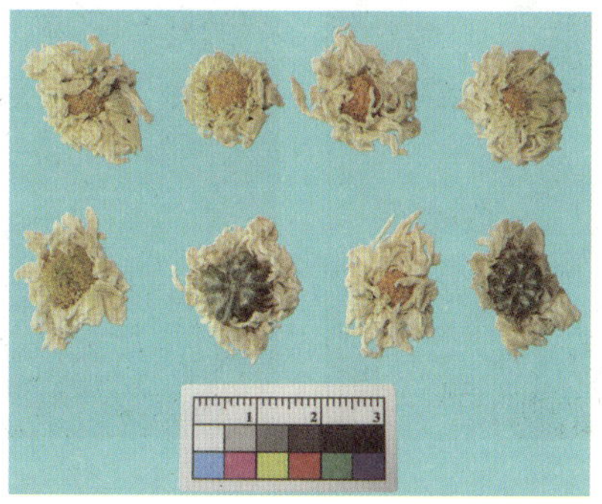
图 8-61　滁菊饮片

本品味甘而芳香疏散，体轻达表，气轻上浮，微寒清热，可疏散肺经风热，但发散表邪之力不强；苦寒泄降；入肝经能散肝经风热，又能清肝明目，平肝阳；兼能清解热毒。

［临床应用］

1. 风热感冒，温病初起。风热外感，或温病初发，发热头痛，咳嗽，常配伍桑叶、薄荷、连翘、桔梗等使用（桑菊饮）。

2. 肝热上攻或肝阳上亢之头痛、眩晕。肝阳上亢所致头痛、眩晕常配伍石决明、珍珠母、白芍等平肝潜阳药使用；肝火上攻而眩晕、头痛，以及肝经热盛、热极动风者，常配伍羚羊角、钩藤、桑叶等使用（羚角钩藤汤）。

3. 目赤肿痛，眼目昏花，齿龈肿痛，耳聋耳鸣。肝经风热所致目赤肿痛常配伍蝉蜕、木贼、白僵蚕等疏散风热明目药使用；肝火上攻所致目赤肿痛常配伍石决明、决明子、夏枯草等清肝明目药使用；肝肾精血不足，目失所养，眼目昏花，视物模糊，常配伍枸杞子、熟地黄、山茱萸等使用（杞菊地黄丸）；中气不足，清阳不升，风热上扰之头痛眩晕，内障初起，视物不清，耳鸣耳聋或齿痛，常配伍黄芪、人参、升麻等药使用（益气聪明汤）。

4. 疮痈肿毒。疮痈肿毒常配伍金银花、生甘草等药使用（甘菊汤）。

5. 本品有祛风止痛的功效，尚可用于治疗风湿痹痛，常配伍羌活、独活、川芎等药使用（羌活胜湿汤）。

［用量用法］ 水煎服，5～10g。疏散风热宜用黄菊花，平肝、清肝明目宜用白菊花。

［使用注意］ 气虚、胃寒、食少、泄泻等患者慎用。

［现代研究］ 本品主含挥发油，油中为龙脑、樟脑、菊油环酮等。菊花水浸剂或煎剂，对金黄色葡萄球菌、多种致病性杆菌及皮肤真菌均有一定抗菌作用，对流感病毒 PR3 和钩端螺旋体也有抑制作用。水煎醇沉制剂对离体兔心有显著扩张冠状动脉，增加冠脉血流量，提高心肌耗氧量的作用，并能降低血压，抑制局部毛细血管通透性。本品还有缩短凝血时间、解热、抗炎、镇静作用。

［药物比较］ 桑叶，味甘、苦，性寒，主归肺、肝经。菊花，味甘、苦，性微寒，主归肺、肝经。二者均能疏散风热，清肝养肝明目，用于治疗外感风热，温病初起，头痛眩晕，目赤昏花。不同之处：桑叶疏散风热

力强，治外感风热，咳嗽身热者；兼清肺润燥，治疗肺热燥咳；还能平抑肝阳，凉血止血。菊花治外感风热，头痛头晕、目赤者；长于清肝、养肝、平肝，明目力强；兼清热解毒，治疗疔疮肿毒。

蔓荆子 mànjīngzǐ（Shrub Chastetree Fruit）
《神农本草经》

［药物来源］ 本品为马鞭草科植物单叶蔓荆 *Vitex trifolia* L. var. *simplicifolia* Cham. 或蔓荆 *Vitex trifolia* L. 的干燥成熟果实（图 8–62～图 8–64），主产于广东、江西、浙江等地。秋季果熟时采收，晒干，以粒大饱满、气味浓者为佳。生用或炒用。

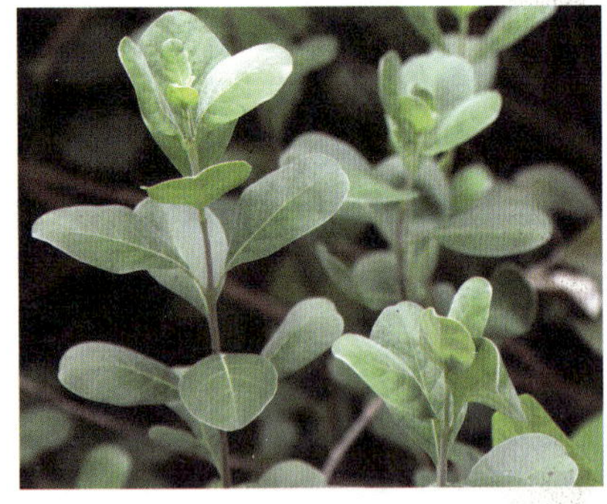
图 8–62　蔓荆子原植物单叶蔓荆

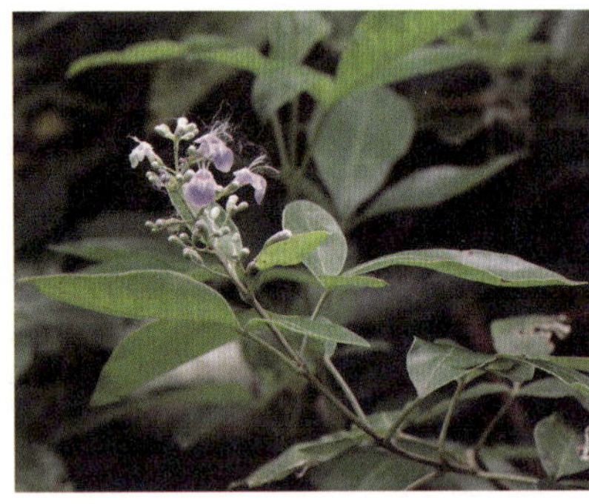
图 8–63　蔓荆子原植物蔓荆

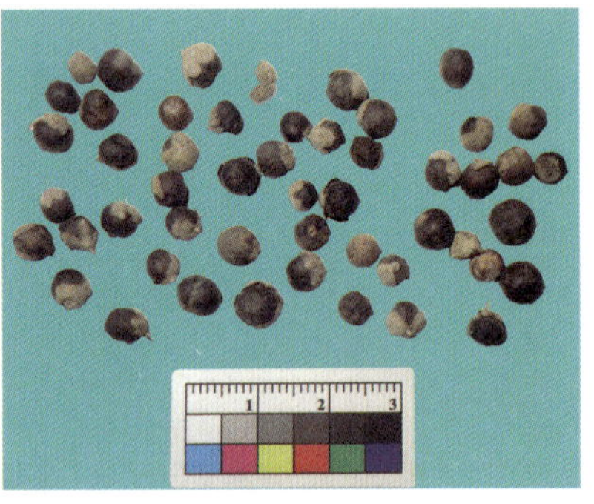
图 8–64　蔓荆子饮片

［性效特点］ 辛、苦、微寒。归膀胱、肝、胃经。功效：疏散风热，清利头目。

本品辛能散风，微寒清热，轻浮上行，解表之力较弱，主散头面之邪，能散风热、清头目、止疼痛；又能祛风止痛。

［临床应用］

1. 风热感冒，头昏头痛。风热感冒伴头昏头痛者常配伍薄荷、菊花等使用；风邪上攻所致偏头痛常配伍川芎、白芷、细辛等使用。

2. 目赤肿痛，目昏多泪，目暗不明，齿龈肿痛。风热上攻之目赤肿痛，目昏多泪，牙龈肿痛者，常配伍菊花、蝉蜕、白蒺藜等使用；肝肾不足之目暗不明常配伍枸杞子、熟地黄等补肝肾明目药使用。

3. 中气不足，清阳不升，头晕目眩，耳鸣耳聋等，常配伍黄芪、人参、升麻等药使用（益气聪明汤）。

4. 本品尚有祛风止痛之功效，也可用于治疗风湿痹痛，常配伍羌活、独活、川芎等使用（羌活胜湿汤）。

［用量用法］ 水煎服，5～10g；外用适量。

［使用注意］ 胃虚弱患者慎用。

［现代研究］ 本品主含挥发油，为莰烯、蒎烯，并含蔓荆子黄素、脂肪油、生物碱等。其水煎液对小鼠有明显镇痛作用，尚有一定的镇静、止痛、退热、降压作用。蔓荆子黄素有抗菌、抗病毒作用。蔓荆叶蒸馏提取物具有增进外周和内脏微循环的作用。

柴胡 cháihú（Chinese Thorowax Root）
《神农本草经》

［药物来源］ 本品为伞形科植物柴胡 *Bupleurum chinense* DC. 或狭叶柴胡 *Bupleurum scorzonerifolium* Willd. 的干燥根（图 8–65～图 8–68），根据性状不同，分别习称“北柴胡”和“南柴胡”。北柴胡主产于河北、河南、辽宁等地；南柴胡主产于湖北、四川、安徽等地。春秋二季采收，干燥，切段，以条粗，无残留须根者为佳。生用或醋炙用。

［性效特点］ 苦、辛，微寒。归肝、胆、肺经。功效：解表退热，疏肝解郁，升举阳气。

本品药性芳香疏散，可升可散，长于疏解半表半里之邪，又能升举清阳之气，为治疗少阳证之要药；又入肝经，善于疏泄肝气而解郁结；且能升举阳气；兼可退热解疟，尚有良好疏散退热的作用。

[临床应用]

1. 感冒发热，寒热往来的少阳证；善于祛邪解表退热和疏散少阳半表半里之邪；无论风热风寒表证皆可应用；为治疗少阳证之要药。风寒感冒，恶寒发热，头身疼痛，常配伍防风、生姜等使用（正柴胡饮）；外感风寒，寒邪入里化热，恶寒渐轻，身热增盛者，常配伍葛根、黄芩、石膏等使用（柴葛解肌汤）；风热感冒，发热头痛，常配伍菊花、薄荷、升麻等使用；伤寒邪在少阳，寒热往来，胸胁苦满，口苦咽干目眩，常配伍黄芩、半夏等使用（小柴胡汤）；现代用柴胡制成的单味或复方注射液，用于外感发热，有较好的解表退热作用。

2. 肝郁气滞，胸胁胀痛，月经不调；为治肝气郁结证之要药。肝失疏泄，气机郁阻所致胸胁或少腹胀痛、情志抑郁、妇女月经不调、痛经等，常配伍香附、川芎、白芍等使用（柴胡疏肝散）；肝郁血虚，脾失健运，妇女月经不调，乳房胀痛，胁肋作痛，神疲食少，脉弦而虚，常配伍当归、白芍、白术等使用（逍遥散）。

3. 中气不足，气虚下陷所致脘腹重坠作胀，食少倦怠，久泻脱肛，子宫脱垂，肾下垂等，常配伍人参、黄芪、升麻等使用（补中益气汤）。

4. 本品尚可退热截疟，常配伍黄芩、常山、草果等使用治疗疟疾寒热。

[用量用法] 水煎服，3～10g。解表退热宜生用，且用量宜稍重；疏肝解郁宜醋炙，升举阳气可生用或酒炙，用量均宜稍轻；骨蒸劳热宜鳖血拌炒用。

[使用注意] 本品性升散，阴虚阳亢、肝风内动、阴虚火旺及气机上逆者忌用或慎用。大叶柴胡[*Bupleurum longiradiatum* Turcz. 的干燥根茎（图 8-69、图 8-70），其表面密生环节] 有毒，不可当柴胡使用。

[现代研究] 柴胡根主含柴胡皂苷、柴胡皂苷元，并含有挥发油、芸香苷、生物碱等。柴胡具有较明显的解热、镇静、镇痛、镇咳等作用。其主要有效成分为柴胡皂苷，挥发油也有解热作用。柴胡皂苷有抗炎作用。柴胡多糖能调节免疫功能。本品还有抗脂肪肝、抗肝损伤、利胆、降转氨酶、兴奋肠平滑肌、抑制胃酸分泌、抗溃疡、抑制胰蛋白酶、抗感冒病毒、增加蛋白质生物合成、抗肿瘤、抗辐射等作用。

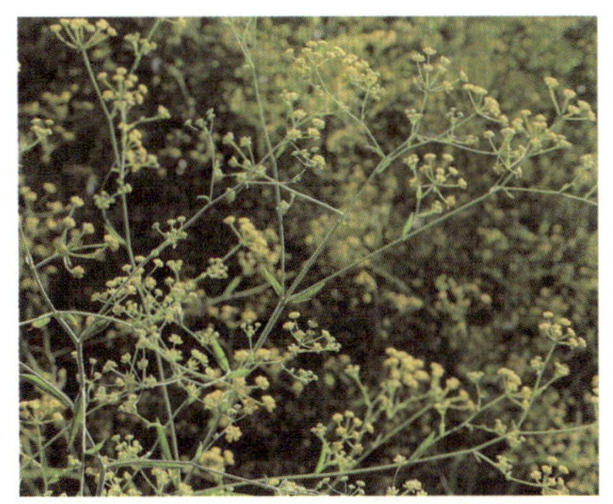

图 8-65　柴胡原植物柴胡

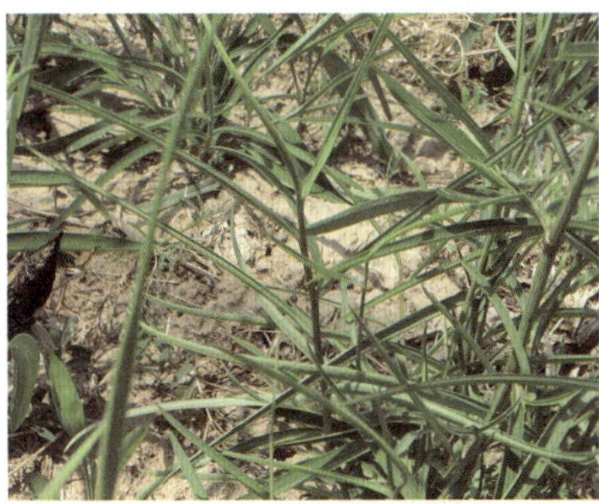

图 8-66　柴胡原植物狭叶柴胡

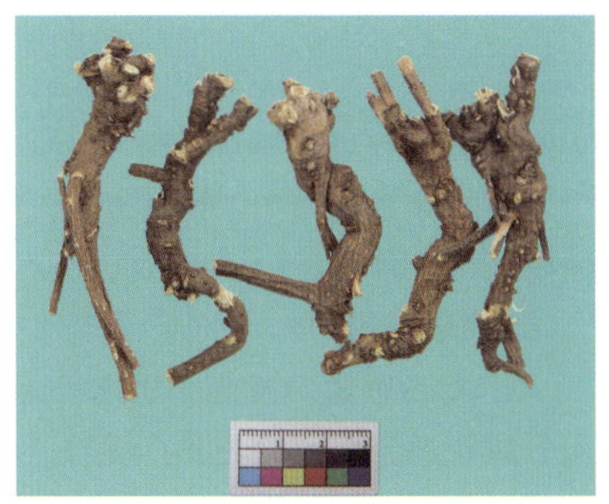

图 8-67　柴胡药材

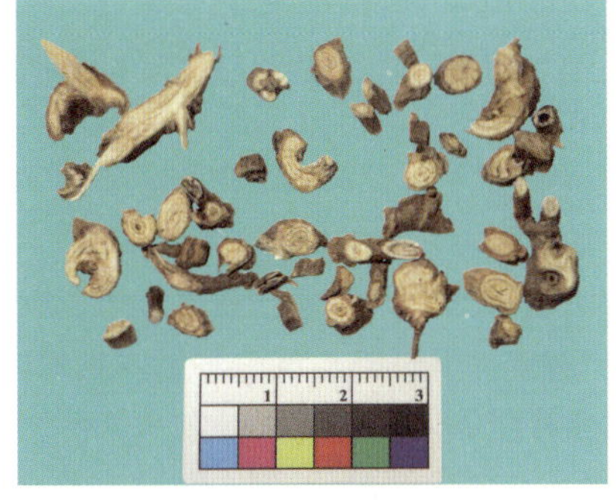

图 8-68　柴胡饮片

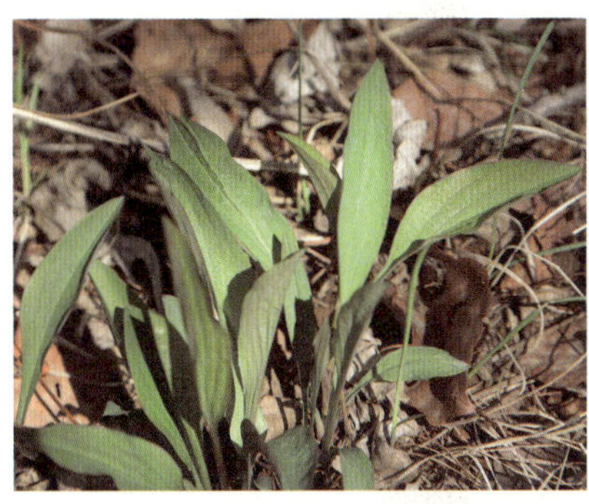

图 8-69　柴胡原植物大叶柴胡

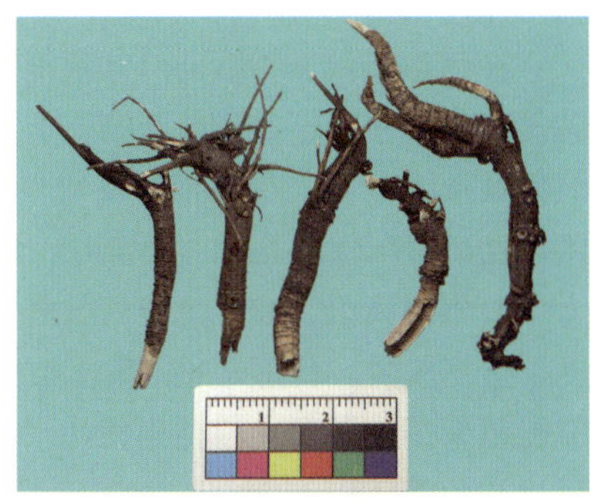

图 8-70　大叶柴胡药材

升麻 shēngmá (Black Cohosh Rhizome)
《神农本草经》

[药物来源] 本品为毛茛科植物大三叶升麻 *Cimicifuga heracleifolia* Kom.、兴安升麻 *Cimicifuga dahurica* (Turcz.) Maxim. 或升麻 *Cimicifuga foetida* L. 的干燥根茎（图 8–71～图 8–75），主产于辽宁、河北、四川等地。夏秋季采挖，晒干，去须根，以体轻、质坚、表面黑褐色且个大者为佳。生用或蜜炙用。

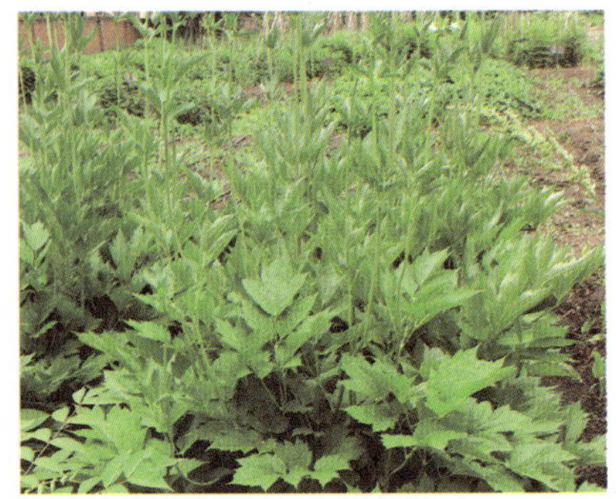

图 8–71　升麻原植物大三叶升麻

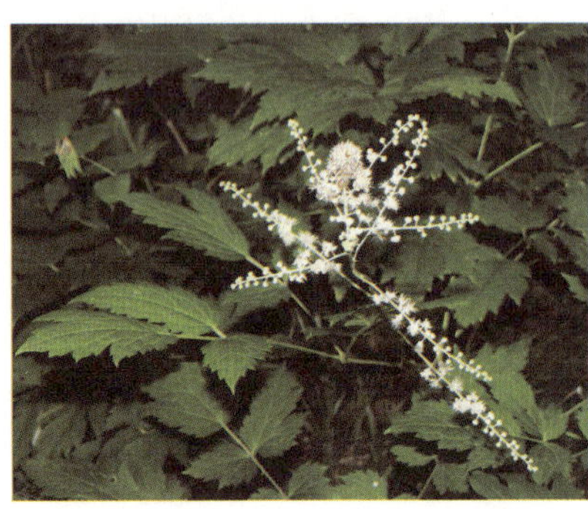

图 8–72　升麻原植物兴安升麻

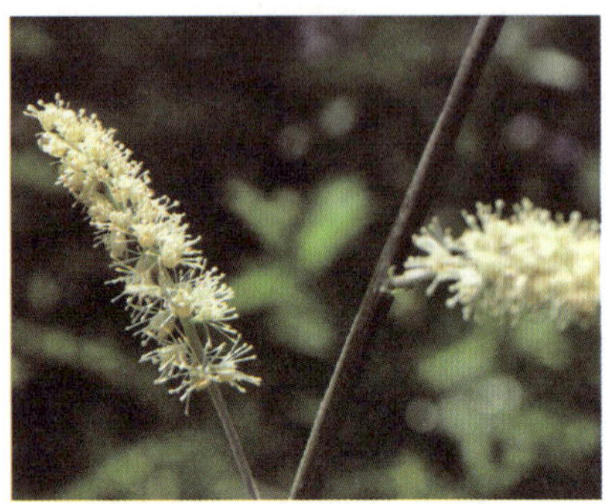

图 8–73　升麻原植物升麻

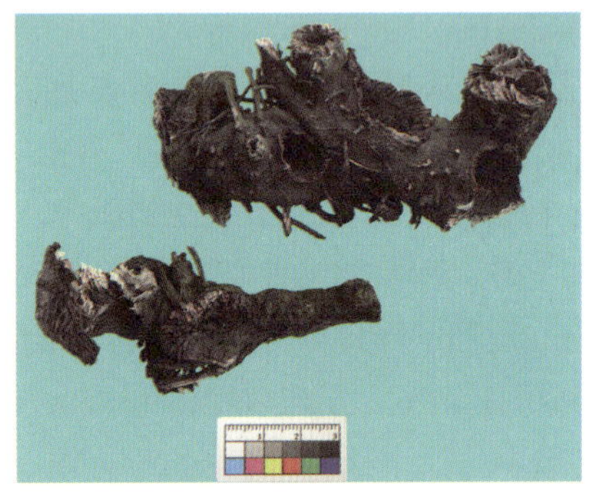

图 8–74　升麻药材

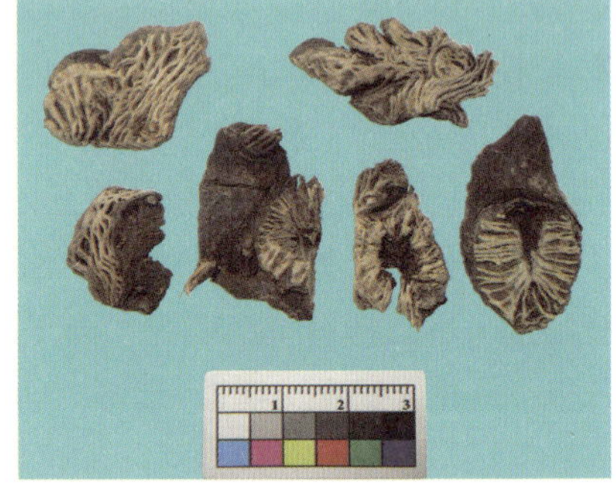

图 8–75　升麻饮片

[性效特点] 辛、微甘，微寒。归肺、脾、胃、大肠经。功效：发表透疹，清热解毒，升举阳气。

本品味辛性微寒，轻浮上行，既能升散发表，又能清泄；能透疹，清热解毒，尤善于清阳明热毒；且善引清阳之气上升。

[临床应用]

1. 风热感冒，发热头痛之外感表证。风热感冒，温病初起，发热，头痛，常配伍桑叶、菊花、薄荷等使用；风寒感冒，恶寒发热，无汗，头痛，咳嗽，常配伍麻黄、紫苏、白芷等使用（十神汤）；外感风热夹湿之阳明经头痛，额前作痛，呕逆，心烦痞满者，常配伍苍术、葛根、鲜荷叶等使用（清震汤）。

2. 麻疹不透。麻疹初起，透发不畅，常配伍葛根、白芍、甘草等使用（升麻葛根汤）；麻疹欲出不出，身热无汗，咳嗽咽痛，烦渴尿赤，常配伍葛根、牛蒡子、薄荷等药使用（宣毒发表汤）。

3. 热毒所致多种病证；尤善清解阳明热毒，尤宜用于牙龈肿痛、口舌生疮、咽喉肿痛及皮肤疮毒等。牙龈肿痛，口舌生疮，常配伍石膏、黄连等使用（清胃散）；风热疫毒上攻之大头瘟，头面红肿，咽喉肿痛者，常配伍黄芩、玄参、板蓝根等使用（普济消毒饮）；痄腮肿痛常配伍黄连、连翘、牛蒡子等使用（升麻黄连汤）；阳毒发斑常配伍生石膏、大青叶、紫草等使用。

4. 气虚下陷，脱肛，子宫脱垂，崩漏下血。中气不足，气虚下陷所致的脘腹重坠作胀，食少倦怠，久泻脱肛，子宫脱垂，肾下垂等，常配伍黄芪、人参、柴胡等使用（补中益气汤）；胸中大气下陷，气短不足以息者，常配伍柴胡、黄芪、桔梗等使用（升陷汤）；气虚下陷所致月经量多或崩漏者常配伍人参、黄芪、白术等药使用（举元煎）。

[用量用法] 水煎服，3～10g。发表透疹、清热解毒宣生用；升阳举陷宜炙用。

[使用注意] 麻疹已透，阴虚火旺，以及阴虚阳亢者均当忌用。

[现代研究] 本品主含三萜类化合物及色原酮、酚酸、黄酮类化合物等。其提取物具有解热、抗炎、镇痛、抗惊厥、升高白细胞、抑制血小板聚集及释放等作用。对氯乙酰胆碱、组胺和氯化钡所致的肠管痉挛有一定的抑制作用，有抑制心脏、减慢心率、降低血压等作用。

葛根 gégēn（Kudzuvine Root）
《神农本草经》

[药物来源] 本品为豆科植物野葛 *Pueraria lobata*（Willd.）Ohwi 或甘葛藤 *Pueraria thomsonii* Benth. 的干燥根（图 8-76～图 8-80）。全国大部分地区均有产。秋冬二季采收，切片，干燥，以白色、块大、质坚实、粉性足、纤维少者为佳。生用或煨用。

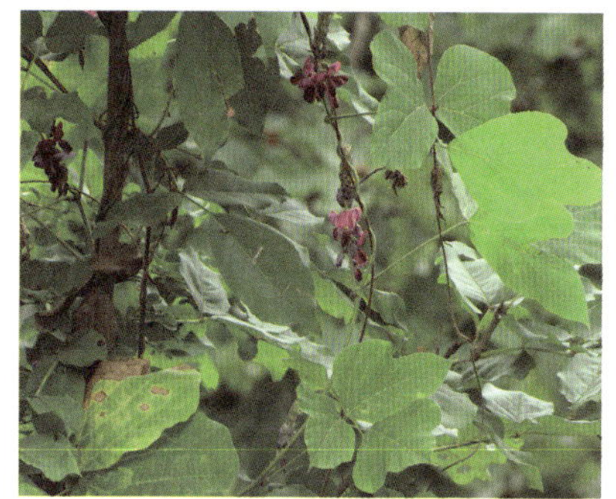
图 8-76　葛根原植物野葛

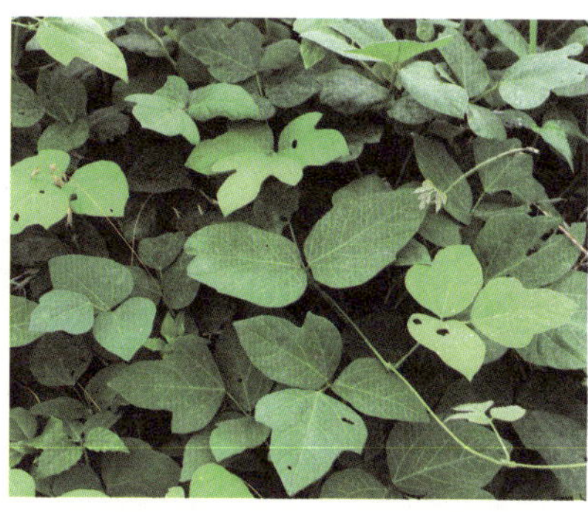
图 8-77　葛根原植物甘葛藤

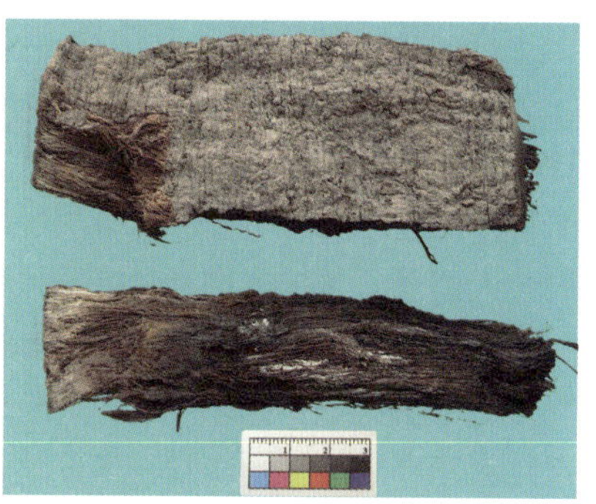
图 8-78　葛根药材（野葛）

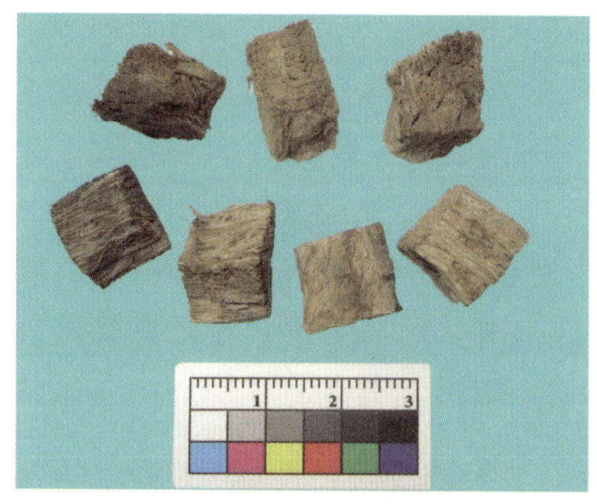
图 8-79　葛根饮片（野葛）柴葛

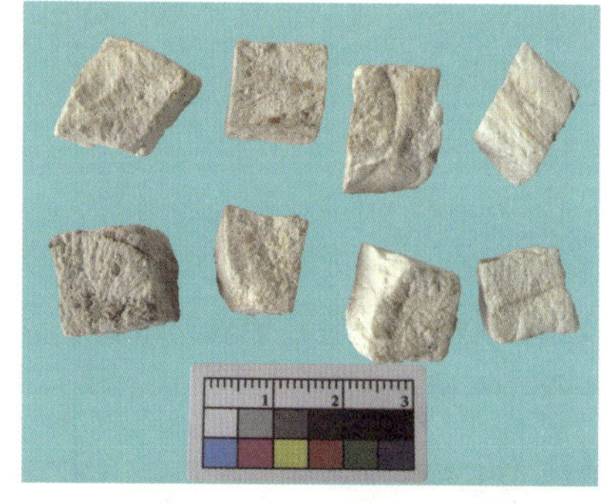
图 8-80　葛根饮片（甘葛藤）粉葛

[性效特点] 甘、辛，凉。归脾、胃、肺经。功效：解肌退热，生津止渴，透疹，升阳止泻，通经活络，解酒毒。

本品味辛性凉，轻扬升散，发表解肌退热，透发麻疹；长于缓解外邪郁阻、经气不利、筋脉失养之项背强痛，为治表证发热、无汗、头痛项强之主药；甘凉清热，能鼓舞脾胃清阳之气上升，有生津、止泻之功；味辛能行通络；味甘兼解酒毒。

[临床应用]

1. 外感发热头痛，项背强痛。对外感表证兼项背强痛，无论风寒风热、有汗无汗、渴与不渴均能应用。风热感冒，发热、头痛等，常配伍薄荷、菊花、蔓荆子等辛凉解表药使用；风寒感冒，邪郁化热，发热重，恶寒轻，头痛无汗，目疼鼻干，口微渴，苔薄黄，常配伍柴胡、黄芩、羌活等药使用（柴葛解肌汤）；风寒感冒，表实无汗，恶寒，项背强痛，常配伍麻黄、桂枝等使用（葛根汤）；表虚汗出，恶风，项背强痛，常配伍桂枝、白芍等药使用（桂枝加葛根汤）。

2. 热病口渴，阴虚消渴。热病津伤口渴配伍芦根、知母、天花粉等药使用；阴津不足之消渴证配伍天花粉、鲜地黄、麦冬等药使用（天花散）；内热消渴，口渴多饮，体瘦乏力，气阴不足者，常配伍天花粉、麦冬、黄芪等药使用（玉泉丸）。

3. 麻疹初起，表邪外束，疹出不畅，常配伍升麻、芍药、甘草等使用（升麻葛根汤）；麻疹初起，已现麻疹，疹出不畅，兼发热咳嗽，或乍冷乍热，配伍牛蒡子、荆芥、前胡等药使用（葛根解肌汤）。

4. 热泄热痢，脾虚泄泻。脾虚泄泻常配伍人参、白术、木香等药使用（七味白术散）；表证未解，邪热入里，身热，下痢臭秽，肛门有灼热感，苔黄脉数，或湿热泻痢，热重于湿者，常配伍黄芩、黄连、甘草等药使用（葛根芩连汤）。

5. 中风偏瘫，胸痹心痛，眩晕头痛等，常配伍三七、丹参、川芎等活血化瘀药使用；高血压颈项强痛，可选用愈风宁心片，即由葛根一味药组成。

6. 酒毒伤中伴恶心呕吐，脘腹痞满，常配伍陈皮、白豆蔻、枳椇子等理气化湿、解酒毒药使用。

[用量用法] 水煎服，10～15g。解肌退热、透疹、生津止渴、通经活络、解酒毒宜生用；升阳止泻宜煨用。

[使用注意] 胃寒、夏季表虚汗多患者慎用。

[现代研究] 本品主含黄酮类物质，主要有大豆苷、大豆苷元及葛根素等。其煎剂和醇浸剂有解热作用。其总黄酮能扩张冠脉血管和脑血管，增加冠脉血流量和脑血流量，降低心肌耗氧量，增加氧供应；能直接扩张血管，使外周阻力下降，而有明显降压作用，能较好缓解高血压患者的“项紧”症状。其煎剂、醇浸剂、总黄酮、大豆苷、葛根素均能对抗垂体后叶素引起的急性心肌缺血。葛根素能改善微循环，提高局部微血流量，抑制血小板凝集。黄酮苷元对肠管有解痉作用。

[药物比较] 柴胡，味辛、苦，性微寒，主归肝、胆、肺经。升麻，味辛、微甘，性微寒，主归肺、脾、胃、大肠经。葛根，味甘、辛，性凉，主归脾、胃、肺经。三者均能发表、升阳，用于治疗风热感冒，发热头痛，清阳不升证。不同之处：柴胡升阳举陷，用治气虚下陷，食少便溏、久泻脱肛、胃下垂、肾下垂等脏器脱垂；主升肝胆之气，长于疏散少阳半表半里之邪、退热、疏肝解郁，为治疗少阳证之要药。升麻升阳举陷作用同柴胡；能透疹，常用治疗疹初起、透发不畅。葛根主升脾胃清阳之气，其升提之力较柴胡强，并善于清热解毒，又常用于多种热毒病证。

[附]

葛花 géhuā（Kudzuvine Flower）

本品为豆科植物野葛 *Pueraria lobata*（Willd.）Ohwi 或甘葛藤 *Pueraria thomsonii* Benth. 的未开花的花蕾（图 8–81、图 8–82）。其味甘，性平。功效：解酒毒，醒脾和胃。本品主要用于治疗饮酒过度，头痛头昏、烦渴、呕吐、胸膈饱胀等。水煎服，3～15g。

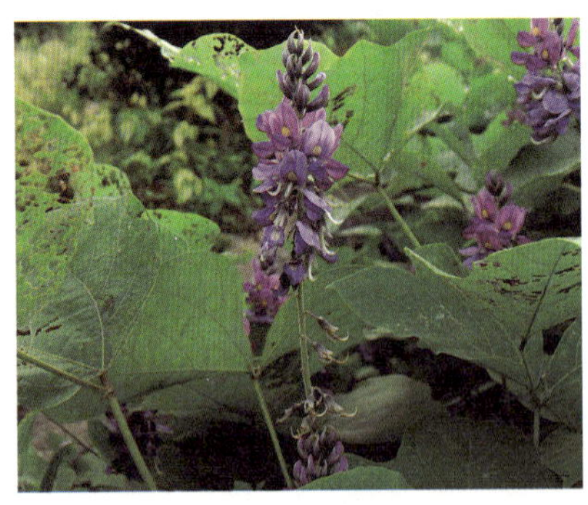

图 8–81　葛花原植物野葛

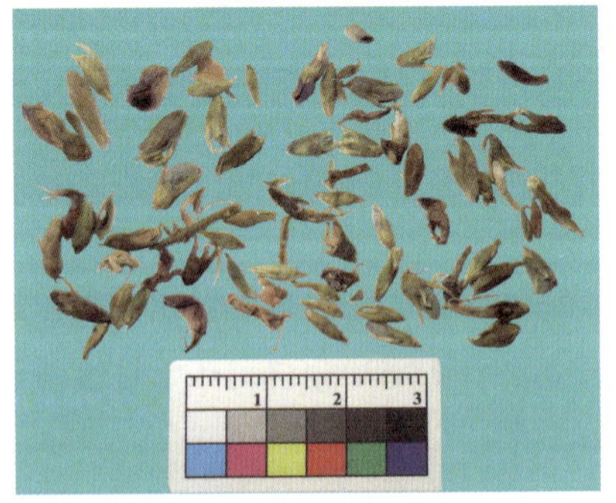

图 8–82　葛花饮片

淡豆豉 dàndòuchǐ（Fermented Soybean）
《名医别录》

[药物来源] 本品为豆科植物大豆 *Glycine max*（L.）Merr. 的成熟种子的发酵加工品（图 8–83、图 8–84）。全国各地区均有产。晒干，以柔软、无糟粒、香气浓郁者为佳。生用。

[性效特点] 苦，辛、凉。归肺、胃经。功效：解表除烦，宣发郁热。

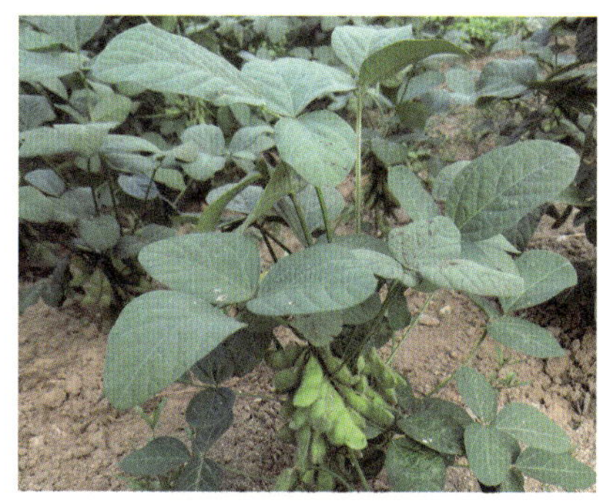

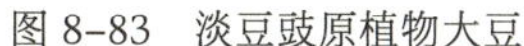
图 8-83 淡豆豉原植物大豆

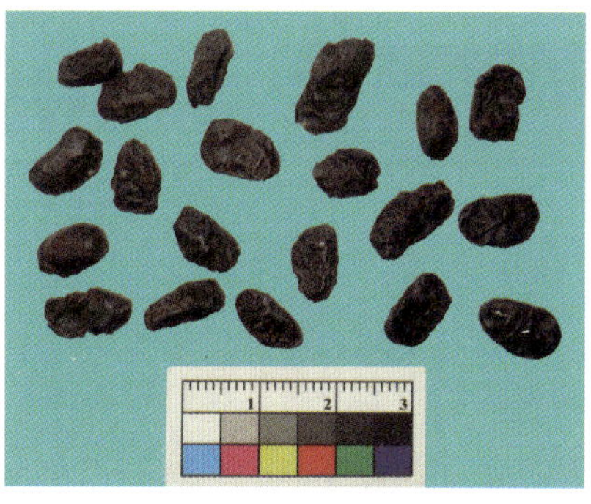

图 8-84 淡豆豉饮片

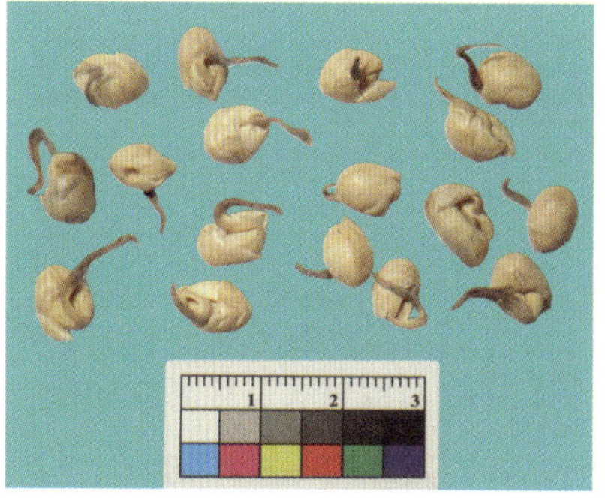

图 8-85 大豆黄卷饮片

本品味苦辛性凉，质轻辛散，能疏散表邪，且发汗解表之力颇为平稳；辛散苦泄性凉，既能透散外邪，又能宣发郁热除烦，尤善治外感热病，邪热内郁胸中，心中懊憹，烦热不眠。

[临床应用]

1. 外感表证，寒热头痛。风热外感，或温病初起，发热，微恶风寒，头痛口渴咽痛等，常配伍金银花、连翘、薄荷等使用（银翘散）；风寒感冒初起，恶寒发热，无汗，头痛鼻塞等，常配伍葱白使用（葱豉汤）。

2. 外感热病，邪热内郁胸中，心中懊憹，烦热不眠，常配伍栀子使用（栀子豉汤）。

[用量用法] 水煎服，6～12g；治疗风热感冒，热病胸中烦闷之症宜以桑叶、青蒿发酵本品；治疗风寒感冒头痛宜以麻黄、紫苏发酵之。

[使用注意] 胃虚容易反酸患者须慎用。

[现代研究] 本品主含异黄酮类成分大豆苷、黄豆苷、大豆素、黄豆素等，还含维生素、淡豆豉多糖及微量元素等，有微弱的发汗作用，并有健胃、助消化作用。

[附]

大豆黄卷 dàdòuhuángjuǎn（Dried Soybean Sprout）

本品为豆科植物大豆 *Glycine max*（L.）Merr. 的成熟种子经发芽干燥的炮制加工品（图 8-85）。其味甘，性平；归脾、胃、肺经。功效：解表祛暑，清热利湿。本品主要用于治疗暑湿感冒，湿温初起，发热汗少，胸闷脘痞，肢体酸重，小便不利。水煎服，9～15g。

附：其他发散风热药

表 8-2 其他发散风热药

药名	药性	功效	主治证	用法用量
浮萍	辛，寒；归肺、膀胱经	宣散风热，透疹止痒，利尿消肿	风热感冒，麻疹不透，风疹瘙痒，水肿尿少	水煎服，3～9g；外用适量，煎汤浸洗。表虚自汗者勿用
木贼	甘、苦，平；归肺、肝经	疏散风热，明目退翳	风热目赤，迎风流泪，目生云翳，便血痔疮；现今临床常用于治疗多种角膜和眼睑疾患	水煎服，3～9g。气血亏虚者慎服
谷精草	辛、甘，平；归肝、肺经	疏散风热，明目退翳	风热目赤，肿痛畏光，眼生翳膜，风热头痛	水煎服，5～10g。阴虚血亏之眼疾者不宜使用

第九章 清热药

凡以清里热为主要功效，常用以治疗里热证的药物，称为清热药（herbs that clear the heat）。

分类：按里热证的致病因素、疾病表现阶段及脏腑、部位等不同，热在气分、血分之别，湿热、热毒之异，实热、虚热之分，清热药可分为清热泻火药、清热燥湿药、清热解毒药、清热凉血药、清虚热药五类。

性能：清热药药性寒凉，沉降入里；寒能清热，使在里之热得以清解，即《黄帝内经》所谓“热者寒之”，以及《神农本草经》所谓“疗热以寒药”之意。

功效：清热药具有清热泻火、清热燥湿、清热解毒、清热凉血、清虚热等功效。①清热泻火药：性味多苦寒或甘寒，入肺、胃、心、肝经，适用于温热病邪入气分，见高热、口渴、汗出、烦躁，甚则神昏谵语，脉洪大等气分实热证。②清热燥湿药：性味苦寒，入心、肝经，适用于湿热内蕴之湿热证。③清热解毒药：性味多苦寒，入心、胃经，适用于各种热毒证。④清热凉血药：性味多为甘苦寒或咸寒，入心、肝经，适用于热入营分、血分之实热证。⑤清虚热药：性味寒凉，入肝、肾经，适用于肝肾阴虚所致骨蒸潮热、午后发热、手足心热、虚烦不眠、遗精盗汗、舌红少苔、脉细数等，以及热病后期，余热未清，阴伤液耗而致夜热早凉、热退无汗、舌质红绛、脉细数等。部分药物又能清实热，亦可用于实热证。

适应证：清热药适用于里热证，温热病高热烦渴，肺、胃、心、肝等脏腑实热证，湿热泻痢，湿热黄疸，温毒发斑，痈疮肿毒及阴虚发热等。

配伍应用：应用清热药，应辨别热证的虚实，选择相应的清热药，并做必要的配伍。实热证：①气分实热，应用清热泻火药。②营血分热，应用清热凉血药。③气血两燔，应用气血两清药。虚热证：①里热证，配伍养阴清热药。②里热兼有表证，配伍解表药以表里双解。③里热兼有积滞者，配伍通腑泻下药。

使用注意：①本类药物药性多偏寒凉，易伤脾胃，故脾胃气虚、食少便溏者慎用。②苦寒药物易化燥伤阴，热证伤阴患者或阴虚体质者须慎用。③清热药禁用于阴盛格阳或真寒假热之证。④注意中病即止，避免克伐太过以伤正气。

药理研究：清热药一般具有抗病原微生物和解热作用，部分药物有增强机体特异性免疫和（或）非特异性免疫功能、抗肿瘤、抗变态反应，以及镇静、降血压等作用。

第一节 清热泻火药

清热泻火药（herbs that clear heat and drain fire）性味多苦寒或甘寒，以清泄气分邪热为主要作用，主治温热病邪入气分，高热、口渴、汗出、烦躁，甚则神昏谵语，脉洪大等气分实热证。部分清热泻火药能清脏腑火热，故也可用治肺热、胃热、心火、肝火等脏腑火热证。使用清热泻火药，若里热炽盛而正气已虚，则宜选配补虚药，以扶正祛邪。

掌握层次：A. 石膏、知母、栀子、夏枯草。B. 寒水石、芦根、天花粉、竹叶、决明子。C. 淡竹叶。

石膏 shígāo（Gypsum）
《神农本草经》

[药物来源] 本品为硫酸盐类矿物硬石膏族石膏，主含含水硫酸钙（$CaSO_4 \cdot 2H_2O$）（图 9-1～图 9-3），主产于湖北、甘肃、四川等地。全年可采。本品以色白，体重，质软，纵断面具绢丝样光泽者为佳。打碎生用或煅用。

[性效特点] 甘、辛，大寒。归肺、胃经。功效：清热泻火，除烦止渴，敛疮生肌，收湿止血。

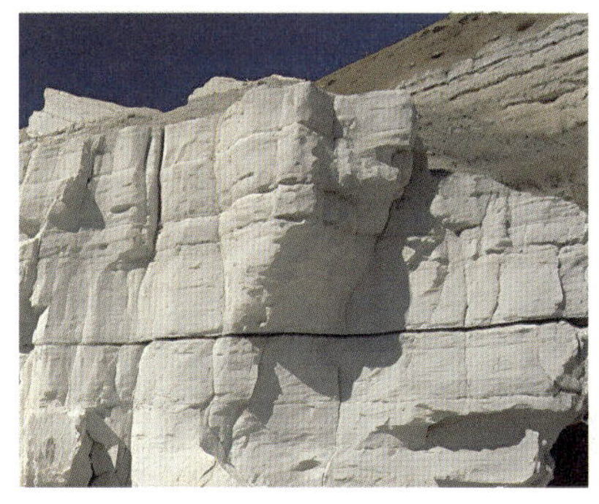
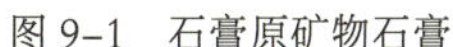
图 9-1　石膏原矿物石膏

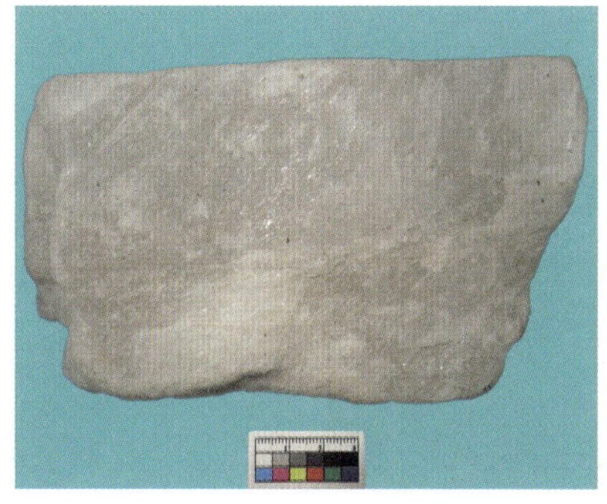
图 9-2　石膏药材

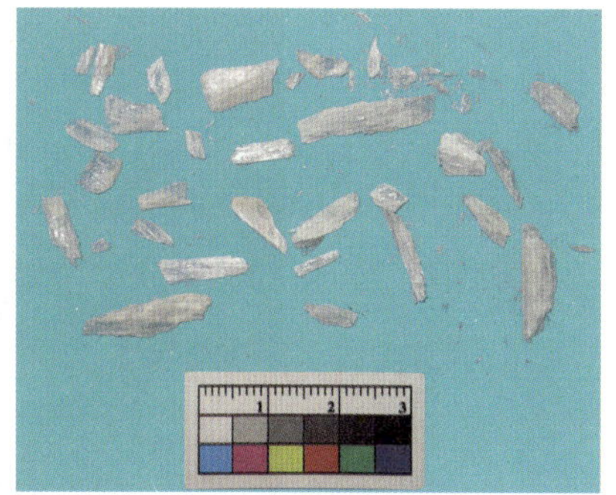
图 9-3　石膏饮片

本品辛散可解肌透达，大寒能清泄里热，主入肺胃，尤善清肺胃二经气分热邪，清热泻火；且善清肺热，泻胃火，亦为治肺热咳喘，胃火上攻牙痛、头痛之良药；煅后增强收涩之功，外能清热收湿、敛疮止血。

[临床应用]

1. 温热病气分实热证；本品辛甘大寒，寒能清热泻火，辛寒解肌透热，甘寒清胃热，除烦渴；为清泻肺胃二经气分实热证的要药。温热病邪在气分之壮热、烦渴、汗出、脉洪大，常配伍知母使用（白虎汤）；温邪渐入血分，气血两燔而见高热不退，发斑发疹者，常配伍玄参、牡丹皮、栀子等使用（清瘟败毒散）；暑热初起耗气伤阴或热病后期余热未尽，气津两伤，身热、心烦、口渴者，常配伍竹叶、人参、麦冬等使用（竹叶石膏汤）。

2. 肺热喘咳证。邪热壅肺，咳逆喘促，发热口渴者，常配伍麻黄、苦杏仁、甘草等使用（麻杏石甘汤）。

3. 胃火亢盛，头痛牙痛，内热消渴。胃火头痛常配伍川芎等使用（石膏川芎散）；胃火上攻之牙龈肿痛常配伍黄连、升麻等使用（清胃散）；胃热上蒸，耗伤津液之消渴，常配伍知母、生地黄、麦冬等使用（玉女煎）。

4. 溃疡不敛，湿疹瘙痒，水火烫伤，外伤出血。溃疡不敛常配伍升药使用（九一丹）；湿热浸淫之湿疹瘙痒常配伍黄柏、枯矾等药使用（石黄散）；水火烫伤常配伍青黛、黄柏等药使用（牡蛎散）。外伤出血可单用煅石膏研末外撒。

[用量用法] 生石膏水煎服，15～60g，打碎先煎；煅石膏外用适量，研末外撒患处。清热泻火、除烦止渴宜生用；敛疮、止血宜煅用。

[使用注意] 脾胃虚寒及阴虚内热者忌用。

课程思政元素

石膏，始载于《神农本草经》，历代中医治疗温病常用要方均以石膏为主药之一，如麻杏石甘汤、白虎汤、清瘟败毒饮等，对于治疗温病及瘟疫的流行均发挥了重要作用。国家及各省市推荐的防治新型冠状病毒肺炎轻型的寒湿郁肺证、普通型的湿毒郁肺证、重型的疫毒闭肺证等处方中石膏均是重要的组成。清肺排毒汤中石膏的用量最大可达 30g，在发烧或壮热的情况下，可加大生石膏的用量。石膏在历代抗瘟、治瘟中发挥了重要的作用，现今中医药人传承和创新应用石膏，充分发挥了石膏“寒温实热之金丹，救颠扶危之大药”之效。

[现代研究] 本品主含含水硫酸钙，还含微量的铁及镁，有解热、镇静、增强免疫、缩短凝血时间、降血糖等作用。煅石膏粉尚有生肌作用。

寒水石 hánshuǐshí（Calcitum）
《神农本草经》

[药物来源] 本品为碳酸盐类矿物方解石族方解石（图 9-4、图 9-5），习称南寒水石，主含碳酸钙（$CaCO_3$），产于安徽、河南等地；或硫酸盐类矿物硬石膏族红石膏，习称北寒水石，主含含水硫酸钙（$CaSO_4 \cdot 2H_2O$），主产于辽宁、吉林等地。全年可采。本品以粉红色、有细丝纹、具光泽、无杂石者为佳。打碎生用或煅用。

[性效特点] 辛、咸、寒。归心、胃、肾经。功效：清热泻火。

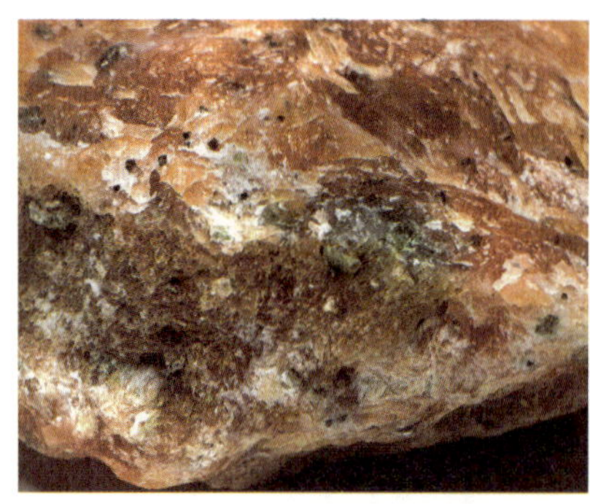
图 9-4 寒水石原矿物方解石

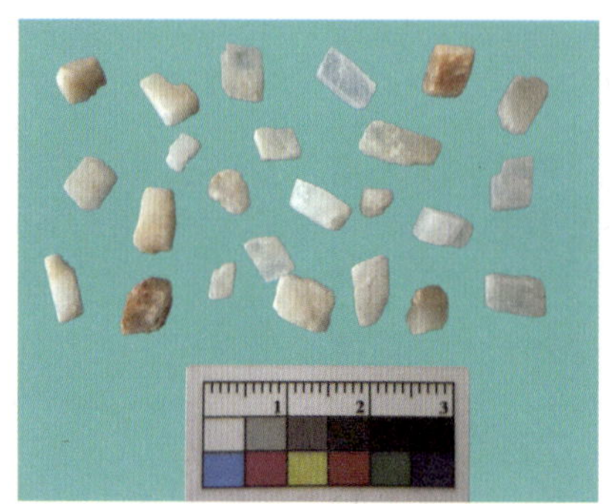
图 9-5 寒水石饮片

本品味辛性寒，主入心胃，内服能清心热以除烦，泻胃火以止渴；其性咸寒降泄又能清热利尿；外用清热泻火而有消肿散结之效。

［临床应用］

1. 热病烦渴，癫狂。温热病邪在气分，见壮热烦渴者，常配伍石膏、滑石使用（三石汤）；伤寒阳明热盛之癫狂常配伍黄连、甘草使用（鹊石散）；痰热躁狂常配伍天竺黄、冰片等使用（龙脑甘露丸）。

2. 口舌生疮，热毒疮肿，丹毒，烫伤。口舌生疮常配伍黄柏等份为末，撒敷患处（蛾黄散）；热毒疮肿可用本品火煅，配伍青黛等份为末，香油调搽；水火烫伤常配伍赤石脂等份为末，菜油调敷，破烂有水者，取药末撒患处（水石散）；小儿丹毒可用本品研末，水调和猪胆汁涂之。

3. 尚可用于治疗热郁膀胱所致小便排解困难，不畅不利，常配伍滑石、冬葵子等利尿通淋药使用。

［用量用法］ 水煎服，9～15g，先煎；外用适量。

［使用注意］ 本品性寒伤阴，脾胃虚寒者慎服。

［现代研究］ 南寒水石主含碳酸钙。北寒水石主含含水硫酸钙及铁、铝等。

知母 zhīmǔ（Common Anemarrhena Rhizome）
《神农本草经》

［药物来源］ 本品为百合科植物知母 *Anemarrhena asphodeloides* Bge. 的干燥根茎（图 9-6～图 9-8），主产于河北、山西、陕西等地。春秋两季采挖，晒干，习称毛知母；除去外皮，晒干，习称知母肉。切片，均以质硬、条肥大、断面黄白色者为佳。生用或盐水炙用。

［性效特点］ 苦、甘，寒。归肺、胃、肾经。功效：清热泻火，滋阴润燥。

本品味苦甘性寒而质润，苦寒清热泻火，甘寒生津润燥，上能清肺润肺，中能泻胃生津，下能滋肾降火；既能清肺胃而泻实火，又善除骨蒸而退虚热，泻火之中长于清润，故火热内盛而津已伤者尤为适宜。

［临床应用］

1. 气分实热证之外感热病，高热烦渴。温热病邪在气分之壮热、烦渴、汗出、脉洪大者，常配伍石膏使用（白虎汤）。

2. 肺热咳嗽，阴虚燥咳。肺热咳嗽，痰黄质稠，常配伍黄芩、栀子、瓜蒌等使用（清金化痰汤）或配伍贝

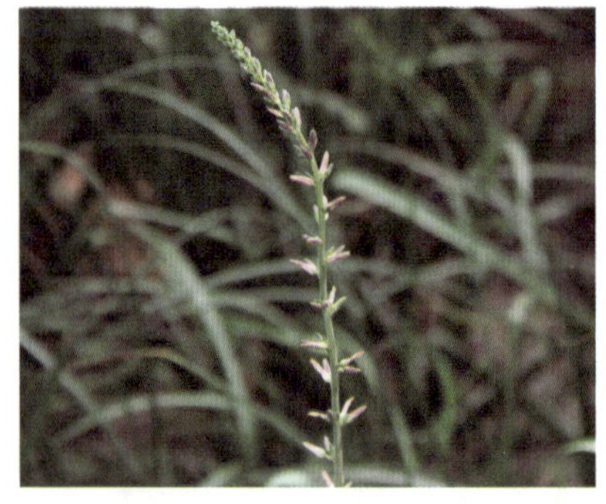
图 9-6 知母原植物知母

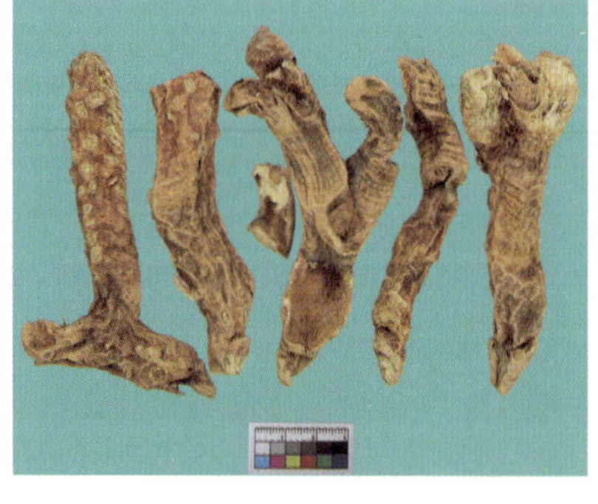
图 9-7 知母药材

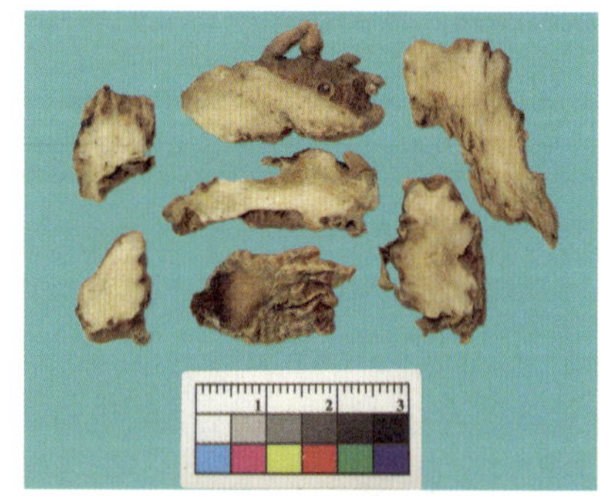
图 9-8 知母饮片

母、黄芩、桑白皮等使用（二母宁嗽丸）；肺热伤阴，干咳少痰，常配伍贝母使用（二母散）或配伍天冬、麦冬、川贝母使用（二冬二母汤）。

3. 肾阴亏虚，阴虚火旺之骨蒸潮热、遗精、盗汗，常配伍黄柏、熟地黄等使用（知柏地黄丸）。

4. 内热津伤所致口渴引饮之消渴证，常配伍石膏、葛根等使用（知母石膏汤）或配伍天花粉、葛根等使用（玉液汤）。

5. 阴虚所致肠燥便秘，常配伍生地黄、玄参、麦冬等滋阴润肠通便药使用。

[用量用法] 水煎服，6～12g。本品清热泻火宜生用；滋阴降火宜盐水炙用。

[使用注意] 本品性寒质润，有滑肠作用，故脾虚便溏者慎用。

[现代研究] 本品主含皂苷、黄酮、多糖、生物碱、有机酸等，有抗病毒、降血脂、抗抑郁、对抗痴呆、解热、抗炎、降血糖作用，尚有降血压、抑制血小板聚集、抗肿瘤及利胆等作用。

[药物比较] 石膏，味甘、辛，性大寒，主归肺、胃经。知母，味甘、苦，性寒，主归肺、胃、肾经。二者均能清热泻火，除烦止渴，用于治疗气分实热证。不同之处：石膏重在清脏腑实热，泻肺胃火，用于肺热咳嗽，胃火牙痛，石膏煅用可收敛生肌，用于疮溃后不敛、湿疹、烧烫伤等。知母可滋阴润燥，既可用于肺热咳嗽，又可用于阴虚燥咳、内热消渴、骨蒸潮热、肠燥便秘等。

芦根 lúgēn（Reed Rhizome）
《名医别录》

[药物来源] 本品为禾本科植物芦苇 *Phragmites communis* Trin. 的新鲜或干燥根茎（图 9-9～图 9-11）。全国各地均有产。全年可采挖，除去芽、须根、膜状叶等，以条粗壮、黄白色、有光泽、无须根、质嫩者为佳。鲜用或晒干用。

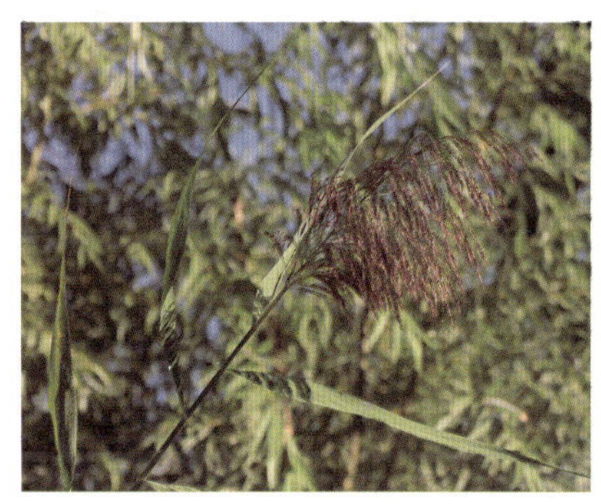
图 9-9 芦根原植物芦苇

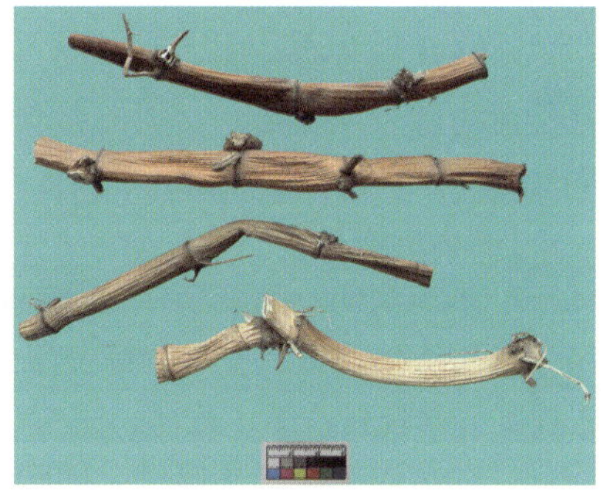
图 9-10 芦根药材

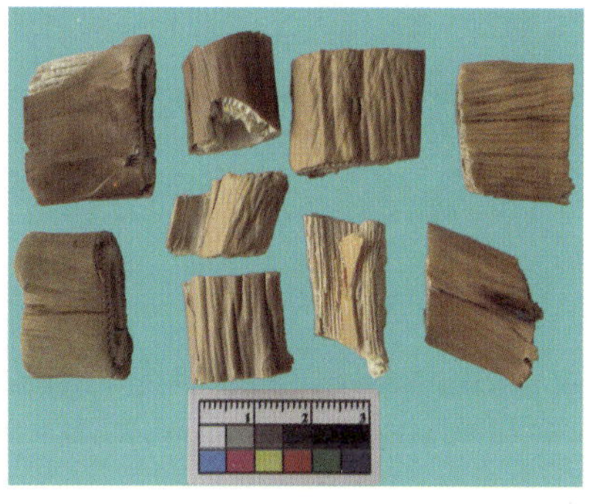
图 9-11 芦根饮片

[性效特点] 甘，寒。归肺、胃经。功效：清热泻火，生津止渴，除烦，止呕，利尿。

本品味甘性寒，其性不滋腻，生津不恋邪；又善清透肺热而止咳，清泄胃热而止呕，因而长于治疗肺热咳嗽、胃热呕逆；且清肺而祛痰排脓；尚可清热利尿。

[临床应用]

1. 热病伤津，烦热口渴及内热消渴，常配伍麦冬、天花粉等使用或以其鲜汁配伍麦冬汁、梨汁、荸荠汁、藕汁服（五汁饮）。

2. 肺热咳嗽，肺痈吐脓。肺热咳嗽常配伍黄芩、浙贝母、瓜蒌等使用；风热咳嗽常配伍桑叶、菊花、苦杏仁等使用（桑菊饮）；肺痈咳吐脓痰腥臭常配伍薏苡仁、冬瓜仁等使用（苇茎汤）。

3. 胃热气逆，干哕呕吐，可单用煎浓汁频饮，或配伍竹茹、生姜等使用（芦根饮子）。

4. 热淋涩痛，小便短赤，常配伍白茅根、车前子、木通等清热利尿通淋药使用。

[用量用法] 水煎服，干品 15～30g；鲜品用量加倍；或捣汁用。

[使用注意] 脾胃虚寒者慎用。

[现代研究] 本品主含咖啡酸、龙胆酸等酚酸类成分，维生素 B_1、维生素 B_2、维生素 C 等，还含天冬酰胺及蛋白质、脂肪、多糖等，有解热、镇静、镇痛及保肝等作用。

[药物比较] 芦根，味甘，性寒，主归肺、胃经。苇茎，味甘，性寒，主归肺、胃经。二者均同出一物，均可清热泻火、生津止渴、除烦止呕、利尿，用于清泻肺胃气分实热证。不同之处：芦根长于生津止渴，苇茎长于清透肺热。

天花粉 tiānhuāfěn（Snakegourd Root）
《神农本草经》

[药物来源] 本品为葫芦科植物栝楼 *Trichosanthes kirilowii* Maxim. 或双边栝楼 *Trichosanthes rosthornii* Harms 的干燥根（图 9-12～图 9-15），主产于河南、山东、江苏等地。秋冬两季采挖，去外皮，以块大、色白、粉性足、质坚细腻、筋脉少者为佳。切制后，生用。

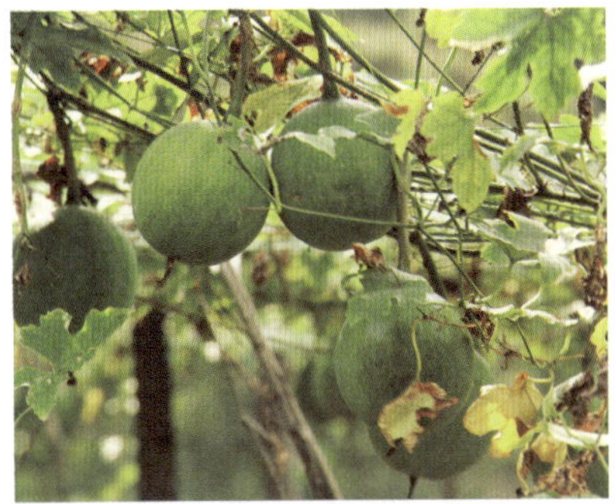

图 9-12 天花粉原植物栝楼

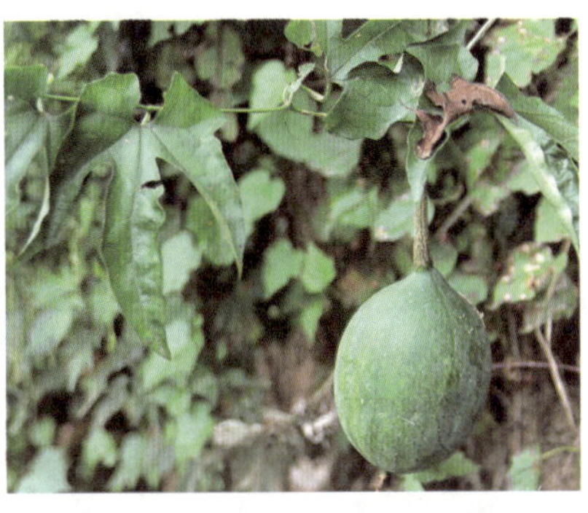

图 9-13 天花粉原植物双边栝楼

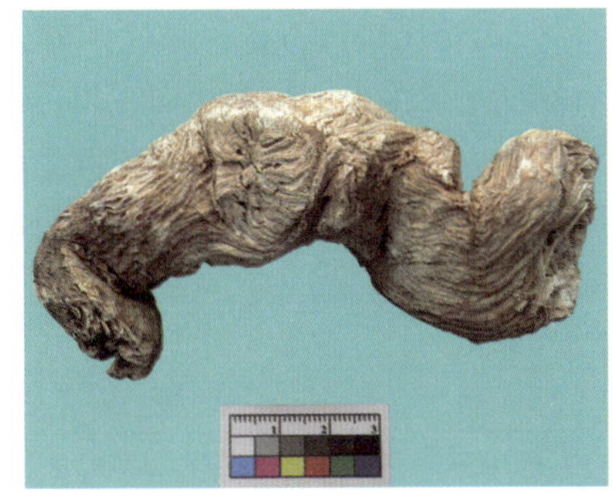

图 9-14 天花粉药材

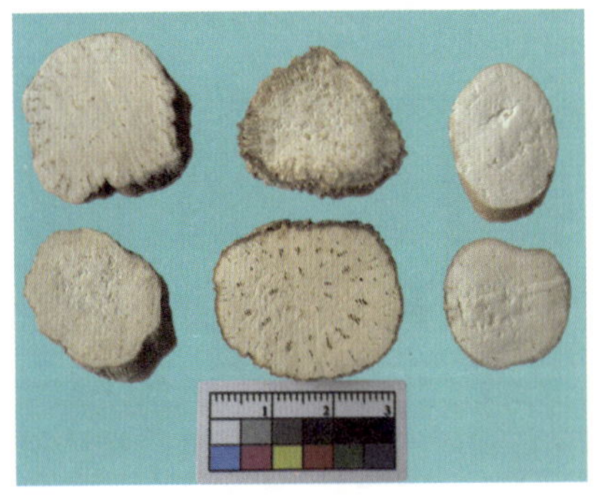

图 9-15 天花粉饮片

[性效特点] 甘、微苦，微寒。归肺、胃经。功效：清热泻火，生津止渴，消肿排脓。

本品药性苦寒，能清热泻火，而甘寒能生津润燥；入肺胃二经，既善于清泻肺胃之实热，又能滋养肺胃之津液；长于润肺燥而止咳，养胃阴而止渴；且具有清热散肿、溃疮排脓之效。

[临床应用]

1. 热病烦渴。热病伤津，烦热口渴，常配伍芦根、竹叶、石膏等使用，或配伍生地黄、五味子等使用（天花散）；燥伤肺胃，津液亏损，咽干口渴，常配伍沙参、麦冬、玉竹等使用（沙参麦冬汤）。

2. 肺热燥咳。肺热咳嗽，咽喉不利，咳痰黄稠，常配伍射干、马兜铃等使用（射干兜铃汤）；燥热伤肺，干咳少痰、痰中带血者，常配伍天冬、麦冬、生地黄等使用（滋燥饮）；燥热伤肺，气阴两伤之咳喘咯血，常配伍人参使用（参花散）。

3. 内热消渴。积热内蕴，化燥伤津之消渴证，常配伍麦冬、芦根、白茅根等使用；内热消渴气阴两伤者，配伍人参使用（玉壶丸）；阴虚内热，消渴多饮，常配伍葛根、知母、五味子等使用以滋阴清热止渴。

4. 疮疡肿毒。疮疡初起之红、肿、热、痛，未成脓者可使之消散，脓已成者可溃疮排脓，常配伍金银花、白芷等使用（仙方活命饮）。

[用量用法] 水煎服，10～15g。

[使用注意] 本品性偏寒润，脾胃虚寒便溏者慎服；孕妇慎用；不宜与川乌、制川乌、草乌、制草乌、附子同用。

[现代研究] 本品主含天花粉蛋白、氨基酸、肽类、糖类及甾醇类、皂苷等成分，有降血糖、抗炎、抑菌、凝血、抗病毒、抗肿瘤、抗早孕及引产等作用。天花粉蛋白有较强的抗原性，注射给药可引起过敏。

淡竹叶 dànzhúyè（Lophatherum Herb）
《本草纲目》

[药物来源] 本品为禾本科植物淡竹叶 *Lophatherum gracile* Brongn. 的干燥茎叶（图 9-16～图 9-18），主

产于浙江、江苏、安徽等地。夏末抽花穗前采割，晒干，切段，以叶大、色绿、不带根及花托者为佳。生用。

[性效特点] 甘、淡，寒。归心、胃、小肠经。功效：清热泻火，除烦止渴，利尿通淋。

本品味甘淡，性偏寒，性寒入心胃经能清泻心胃实火，甘淡能渗湿利尿，为清利之品；功善清心泻火而能除烦止渴；又善淡渗通利而能清热利尿，导热下行。

[临床应用]

1. 热病伤津，心烦口渴，常配伍石膏、芦根等或配伍黄芩、知母、麦冬等使用（淡竹叶汤）。

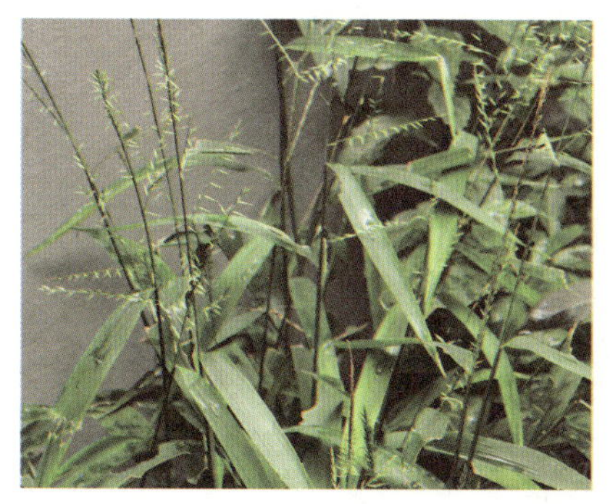

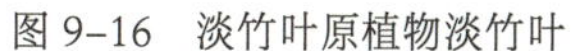

图 9-16　淡竹叶原植物淡竹叶

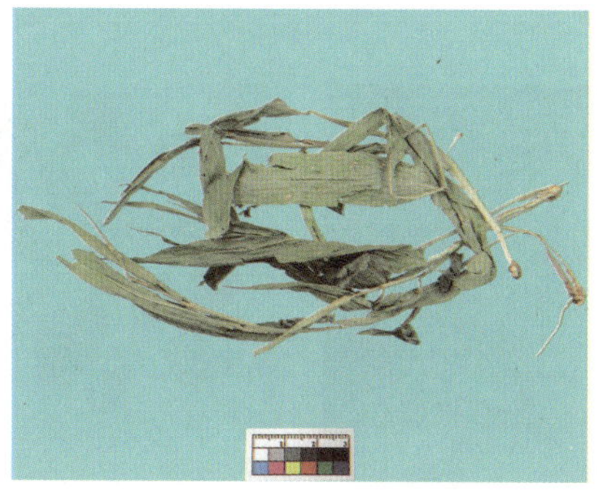

图 9-17　淡竹叶药材

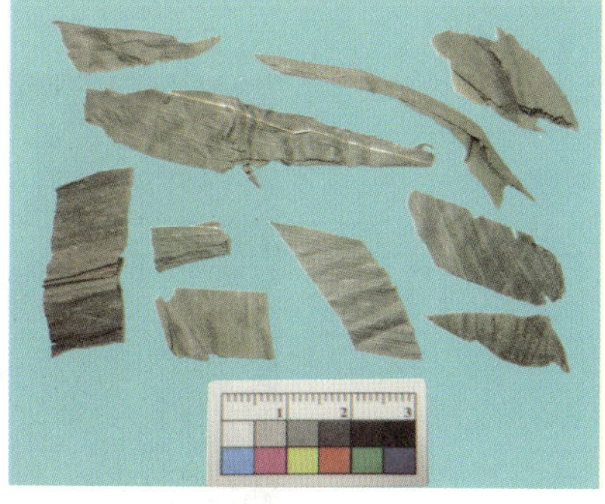

图 9-18　淡竹叶饮片

2. 心火上炎之口舌生疮，或心火下移小肠之小便短赤涩痛，常配伍木通、滑石、灯心草等使用。

[用量用法] 水煎服，6～10g。

[使用注意] 阴虚火旺，骨蒸潮热者不宜使用。

[现代研究] 本品主含芦竹素、白茅素等三萜类成分，以及菜油甾醇、蒲公英甾醇等甾类成分，有解热、利尿、升高血糖、抗氧化、保肝、心肌保护、降血脂等作用，对金黄色葡萄球菌、溶血性链球菌、铜绿假单胞菌、大肠埃希菌等有抑制作用。

[附]

竹叶 zhúyè（Bamboo Leaf）

本品为禾本科植物淡竹 *Phyllostachys nigra*（Lodd.）Munro var. *henois*（Mitf.）Stapf ex Rendle 的干燥叶；其卷而未放的幼叶称竹叶卷心；生用（图 9-19、图 9-20）。本品主产于长江流域各地。全年可采收，晒干，以色青绿、叶大、梗少、无根及花穗者为佳。甘、辛、淡、寒。归心、胃、小肠经。功效：清热除烦，生津利尿。本品主要用于治疗热病烦渴，口舌生疮，小便短赤涩痛。水煎服，6～15g；鲜品加倍，15～30g。

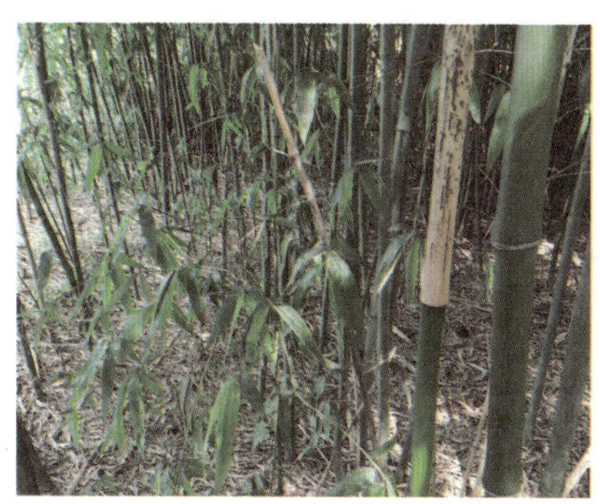

图 9-19　竹叶原植物淡竹

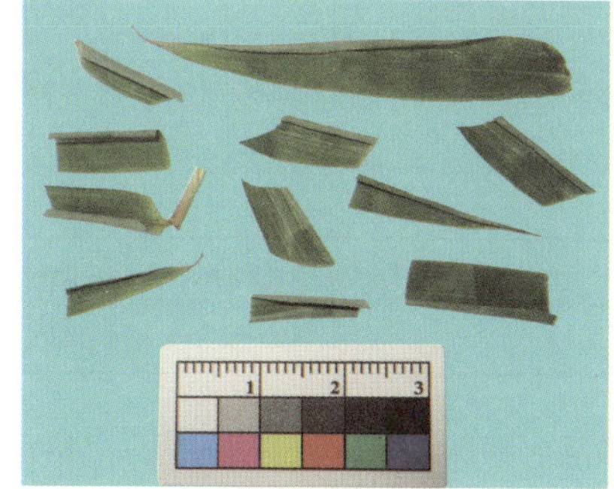

图 9-20　竹叶饮片

栀子 zhīzǐ（Cape Jasmine Fruit）
《神农本草经》

[药物来源] 本品为茜草科植物栀子 *Gardenia jasminoides* Ellis 的干燥成熟果实（图 9-21、图 9-22），主产于江西、浙江、湖南等地。9～11 月果实成熟至红黄色时采收，蒸至上气或置沸水中略烫，取出，干燥，以皮薄、饱满、色红黄者为佳。生用、炒用或炒焦用。

［性效特点］ 苦，寒。归心、肺、三焦经。功效：泻火除烦，清热利湿，凉血解毒，外用消肿止痛。

本品药性苦寒清降，清三焦火邪，善清透疏肝解郁，尤善清心泻火；其性又苦寒清利能清热利湿，导三焦湿热之邪从小便而出；既入气分泻火解毒，又入血分清热凉血止血；外用尚能消肿以止疼痛。

［临床应用］

1. 热病心烦；能清泻三焦火热之邪；为治热病心烦、烦躁不宁之要药。热病心烦，燥扰不宁，常配伍淡豆豉使用（栀子豉汤）；热病火毒炽盛，三焦俱热而见高热烦躁、神昏谵语者，常配伍黄芩、黄连、黄柏等使用（黄连解毒汤）。

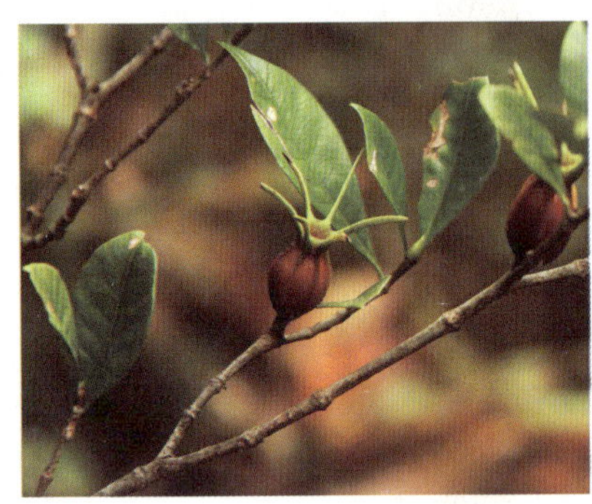

图 9-21　栀子原植物栀子

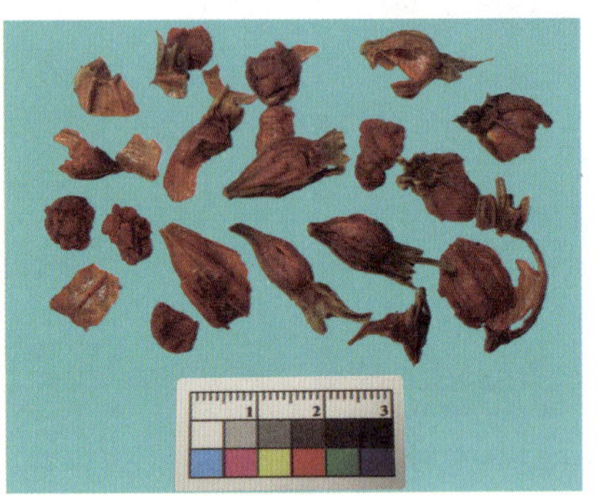

图 9-22　栀子饮片

2. 湿热黄疸常配伍茵陈、大黄等使用（茵陈蒿汤）。

3. 湿热下注之热淋涩痛或血淋，常配伍滑石、车前子、木通等使用（八正散）。

4. 血热吐衄。血热妄行之吐血、衄血者，常配伍白茅根、大黄、侧柏叶等使用（十灰散）；三焦火盛迫血妄行之吐血、衄血者，常配伍黄芩、黄连、黄柏等使用（黄连解毒汤）。

5. 肝胆火热上攻之目赤肿痛，常配伍大青叶、黄柏等使用（栀子汤）。

6. 热毒疮疡。热毒疮疡，红肿热痛者，常配伍金银花、蒲公英、连翘等使用，或配伍白芷使用（缩毒散）；三焦热盛所致之火毒疮疡、目赤肿痛，常配伍金银花、黄连、大黄等使用（栀子金花丸）。

7. 扭挫伤痛可用生栀子粉与黄酒调成糊状，外敷患处。

［用量用法］ 水煎服，6～10g；外用生品适量，研末调敷。生栀子走气分而清热泻火；焦栀子入血分而凉血止血。

［使用注意］ 本品苦寒伤胃，阴血亏虚，脾胃便溏者慎用。

［现代研究］ 本品主含环烯醚萜类成分栀子苷（京尼平苷）、羟异栀子苷等，有抗病毒、清热、抗炎、利胆和保肝等作用，尚有抗抑郁、抗血管新生、抗氧化作用。大剂量栀子及其有效成分对肝脏有一定毒性作用。

夏枯草 xiàkūcǎo（Common Selfheal Fruit-spike）
《神农本草经》

［药物来源］ 本品为唇形科植物夏枯草 *Prunella vulgaris* L. 的干燥果穗（图 9-23、图 9-24），主产于江苏、浙江、安徽等地。夏秋果穗呈红棕色时采收，晒干，以色紫褐、穗大者为佳。生用。

［性效特点］ 辛、苦，寒。归肝、胆经。功效：清肝泻火，明目，散结消肿。

本品味辛苦性寒，辛可散肝郁，苦寒能泄热，既善清泻肝火而明目，善治肝火目赤、目珠疼痛等；又能平降肝阳；且长于清泻肝经郁火而有散结消肿之功。

［临床应用］

1. 目赤肿痛、目珠夜痛、头痛眩晕。肝火上炎之目赤肿痛常配伍桑叶、菊花、决明子等清肝明目药使用；肝虚目珠疼痛，入夜加剧者，常配伍当归、生地黄、白芍等使用（夏枯草散）；肝火上攻，头痛眩晕者，常配伍钩藤、决明子、菊花等长于清肝、平肝之药使用。

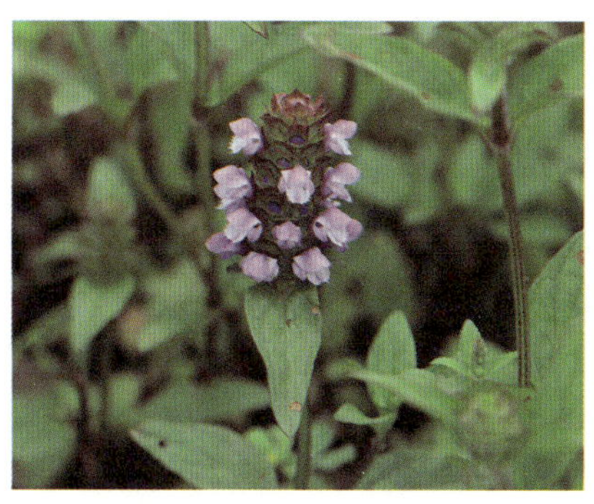

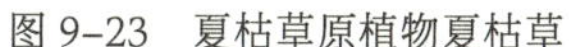

图 9-23　夏枯草原植物夏枯草

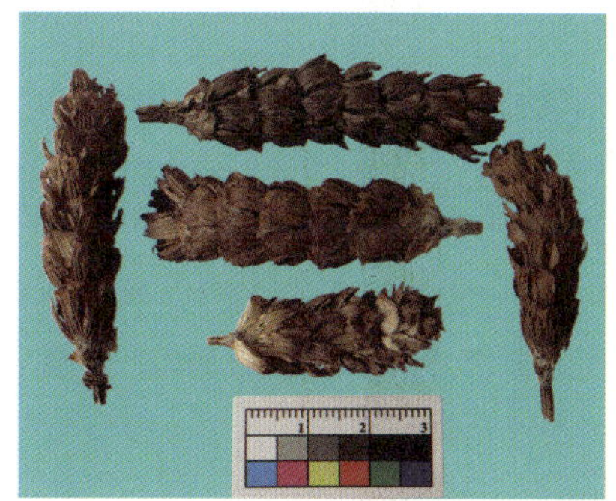

图 9-24　夏枯草饮片

2. 瘿瘤、瘰疬。瘿瘤常配伍昆布、玄参等使用（夏枯草膏）；肝郁化火，痰火郁结之瘰疬，常配伍海藻、浙贝母、玄参等使用（内消瘰疬丸）。

3. 乳痈、乳癖、乳房胀痛常配伍蒲公英、浙贝母、柴胡等使用；热毒所致疮疡常配伍金银花、重楼等清热解毒、消散痈肿药使用。

［用量用法］ 水煎服，9～15g；或熬膏服。

［使用注意］ 脾胃虚弱者慎用。

［现代研究］ 本品主含迷迭香酸等有机酸类成分；三萜类成分齐墩果酸、熊果酸等；黄酮类成分芸香苷、木犀草素等；还含甾类、香豆素类、挥发油等。本品有抗病原微生物、降血压、降血糖、调血脂、抗炎、调节免疫、保肝、抗心肌梗死、抗凝血及抗肿瘤等作用。

决明子 juémíngzǐ（Cassia Seed）
《神农本草经》

［药物来源］ 本品为豆科植物决明 *Cassia obtusifolia* L. 或小决明 *Cassia tora* L. 的干燥成熟种子（图 9-25、图 9-26），主产于安徽、广西、四川等地。秋季采收成熟果实，打下种子，以颗粒饱满、色绿棕者为佳。生用或炒用。

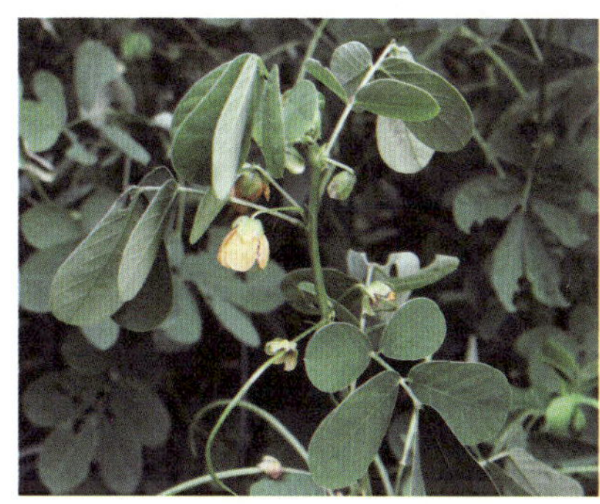

图 9-25　决明子原植物决明

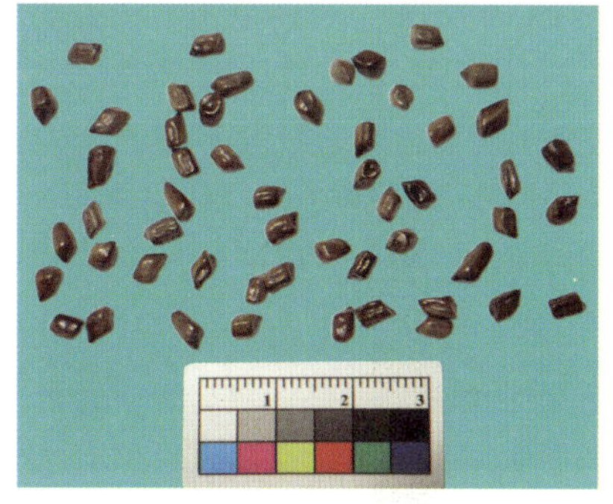

图 9-26　决明子饮片

［性效特点］ 甘、苦，咸，微寒。归肝、大肠经。功效：清肝明目，润肠通便。

本品味甘苦咸而性微寒，既善清肝热，又兼益肝阴，均有明目之效；且能清热而平肝；其性咸寒质润，尚可清热润燥，缓下通便。

［临床应用］

1. 目赤肿痛、羞明多泪、目暗不明。肝火上炎之目赤肿痛，羞明多泪，常配伍黄芩、赤芍、木贼等使用（决明子散）；风热上攻之头痛目赤常配伍菊花、青葙子等使用（决明子丸）；肝肾阴亏，视物昏花、目暗不明者，常配伍山茱萸、熟地黄等使用（决明散）。

2. 肝火上攻或肝阳上亢之头痛眩晕，常配伍菊花、夏枯草、钩藤等清肝、平肝药使用。

3. 内热肠燥、大便秘结，常配伍瓜蒌仁、火麻仁、郁李仁等润肠通便药使用。

[用量用法] 水煎服，9～15g；用于润肠通便，可泡茶饮，但不宜久煎。

[使用注意] 气虚便溏者不宜用。

[现代研究] 本品主含醌类成分大黄酚、大黄素甲醚、橙黄决明素、美决明子素；脂肪酸类成分棕榈酸、硬脂酸、油酸等；尚含有挥发油。本品有缓泻、抗菌、抗糖尿病及并发症、抗氧化、降血脂和抗动脉粥样硬化作用，还具有减肥、保肝及肾保护作用。

附：其他清热泻火药

表 9-1　其他清热泻火药

药名	药性	功效	主治证	用法用量
鸭跖草	甘、淡，寒；归肺、胃、小肠经	清热泻火，解毒，利水消肿	风热感冒，热病烦渴，咽喉肿痛，痈肿疔毒，水肿尿少，热淋涩痛	水煎服，15～30g；鲜品用量加倍；外用适量。脾胃虚弱者慎用
密蒙花	甘，微寒；归肝经	清热泻火，养肝明目，退翳	目赤肿痛，羞明多泪，目生翳障，肝虚目暗，视物昏花	水煎服，3～9g。脾胃虚弱者慎用
青葙子	苦，微寒；归肝经	清肝泻火，明目退翳	肝热目赤，目生翳障，视物昏花，肝火眩晕	水煎服，9～15g。本品有扩散瞳孔作用，青光眼患者禁用

第二节　清热燥湿药

清热燥湿药（herbs that clear heat and dry dampness）性味偏苦寒，苦能燥湿，寒能清热，清热之中，燥湿力强，以清热燥湿为主要作用，主要适用湿热证（湿温或暑温夹湿；湿热蕴结脾胃；湿热壅滞大肠；湿热熏蒸肝胆；湿热下注；湿热流注关节；湿热浸淫肌肤），亦可用于脏腑火热证及热毒疮痈。因本类药物苦寒性大，燥湿力强，过服易伐胃伤阴，凡脾胃虚寒，津伤阴亏者慎用，必要时可配伍健胃药或养阴药同用。

掌握层次：A. 黄芩、黄连、黄柏。B. 龙胆、苦参。C. 秦皮、白鲜皮。

黄芩 huángqín（Scutellaria Root）
《神农本草经》

[药物来源] 本品为唇形科植物黄芩 *Scutellaria baicalensis* Georgi 的干燥根（图 9-27、图 9-28），主产于河北、山西、河南等地。春秋两季采挖，晒后撞去粗皮，蒸透或开水润透后，晒干，切片，以根长、质坚实、色黄者为佳。生用或酒炒用。

[性效特点] 苦，寒。归肺、胆、脾、大肠、小肠经。功效：清热燥湿，泻火解毒，止血，安胎。

本品味苦燥湿，寒能清热，清热燥湿之中，尤善清泄中上焦湿热；且长于清泄肺火及上焦实热；又能清胆火而和解少阳；能直折火势而凉血止血，善治热迫血行之出血证；尚能清热以安胎。

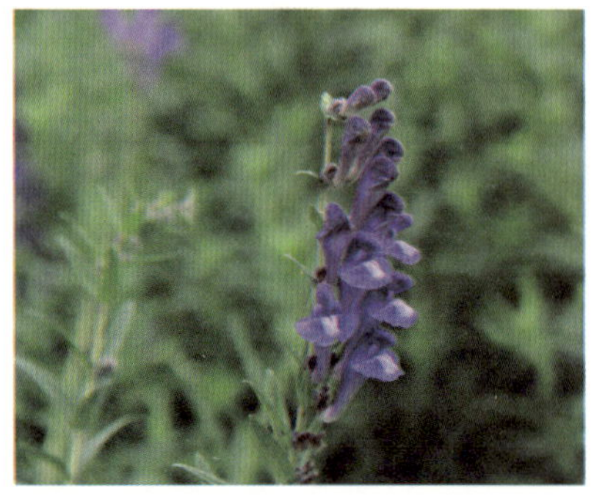

图 9-27　黄芩原植物黄芩

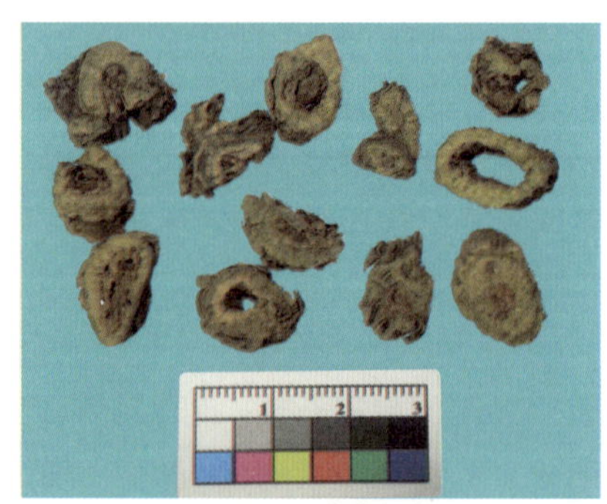

图 9-28　黄芩饮片

[临床应用]

1. 湿温暑湿，胸闷呕恶，湿热痞满，黄疸泻痢，长于清中上焦湿热。湿温或暑温初起，身热不扬，胸脘痞闷、舌苔黄腻等病证，常配伍滑石、白豆蔻、通草等使用（黄芩滑石汤）；湿热中阻，痞满呕吐，常配伍半夏、干姜、黄连等使用（半夏泻心汤）；湿热泻痢常配伍黄连、白芍等使用（芍药汤）；湿热黄疸常配伍茵陈、栀子等清利湿热、利胆退黄药使用；湿热蕴结大肠之泄泻、痢疾，身热腹痛，配伍黄连、葛根等使用（葛根黄芩黄连汤）。

2. 肺热咳嗽，高热烦渴，寒热往来，善于清肺火及上焦实热，为治肺热咳嗽之要药。肺热壅遏所致咳嗽痰稠，可单用（清金丸）或配伍桑白皮、知母、麦冬等使用（清肺汤）；痰热咳喘常配伍瓜蒌、桑白皮、苦杏仁等使用（清气化痰汤）；外感热病，邪郁于内之高热烦渴，尿赤便秘者，常配伍连翘、栀子、大黄等使用（凉膈散）；邪在少阳，往来寒热，常配伍柴胡等使用（小柴胡汤）。

3. 痈肿疮毒，咽喉肿痛。热毒壅滞之痈肿疮毒常配伍黄连、黄柏、栀子等使用（黄连解毒汤）；火毒炽盛，咽喉肿痛，常配伍金银花、板蓝根、连翘等清热解毒药使用。

4. 热盛迫血妄行之吐血、衄血，可单用本品（黄芩散），或配伍大黄使用（大黄汤）；血热便血常配伍地榆、槐花等使用。

5. 胎动不安，与白术配伍为安胎圣药。胎热之胎动不安常配伍白术、当归等使用（当归散）；血虚有热之胎动不安常配伍当归、白芍、白术等使用（安胎丸）。

[用量用法] 水煎服，3～10g。清热泻火、解毒宜生用；安胎多炒用；清上焦热酒炙用；止血宜炒炭用。

[使用注意] 本品苦寒伤胃，脾胃虚寒者不宜使用。

[现代研究] 本品主含黄芩苷、黄芩素（黄芩苷元）、汉黄芩素、汉黄芩苷、黄芩新素等黄酮类成分。黄芩苷、黄芩苷元对急、慢性炎症均有抑制作用，并能降低毛细血管的通透性，减少过敏介质的释放，具有显著抗过敏作用；黄芩水煎醇沉液、黄芩苷、黄芩总黄酮等具有明显的解热作用。此外，还具有镇静、保肝、利胆、降血糖、降血压、扩张血管、抗动脉粥样硬化、降脂、抗氧化、护肝等作用。

[药物比较] 枯芩、子芩，味苦，性寒，主归肺、胆、脾、大肠、小肠经。二者同出一物，均可清热燥湿，用于治疗湿热证。不同之处：枯芩为生长年久的宿根，中空而枯，体轻主浮，善清上焦肺火，主治肺热咳嗽痰黄。子芩为生长年少的子根，体实而坚，质重主降，善泻大肠湿热，主治湿热泻痢腹痛。

黄连 huánglián（Coptis Rhizome）
《神农本草经》

[药物来源] 本品为毛茛科植物黄连 *Coptis chinensis* Franch.（味连）、三角叶黄连 *Coptis deltoidea* C. Y. Cheng et Hsiao（雅连）或云连 *Coptis teeta* Wall. 的干燥根茎（图 9-29～图 9-33）。味连主产于重庆、四川、湖北等地；雅连主产于四川洪雅、峨眉等地；云连主产于云南等地。秋季采挖，除去须根，干燥，撞去残留须根，切片，均以条粗壮、质坚实、无残茎毛须者为佳。生用或清炒、姜汁炙、酒炙、吴茱萸水炙用。

[性效特点] 苦，寒。归心、脾、胃、肝、胆、大肠经。功效：清热燥湿，泻火解毒。

本品味苦性寒，苦可燥湿清泄，寒能清热而泻火，清热燥湿之力颇强，尤善清中焦湿热；且善除脾胃大肠湿热，治湿热泻痢；其苦寒直折火势，善泻火邪热毒；又苦寒清降，善清心经实火，泻胃、肝之热；且能泻火凉血，清涤血热。

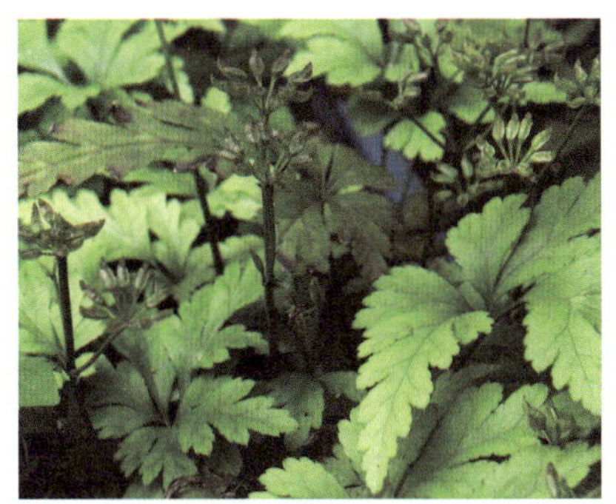
图 9-29　黄连原植物黄连

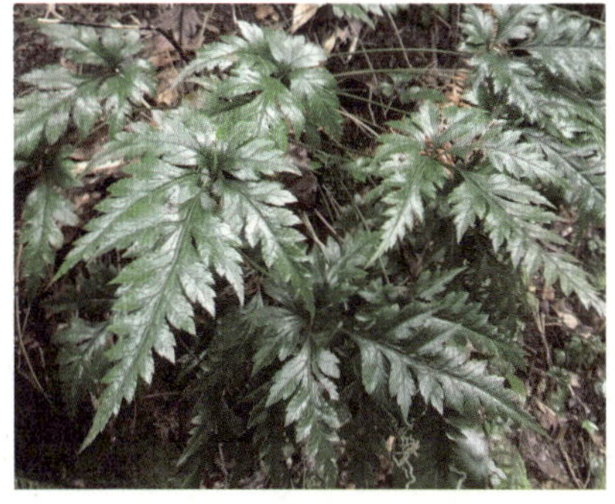
图 9-30　黄连原植物三角叶黄连

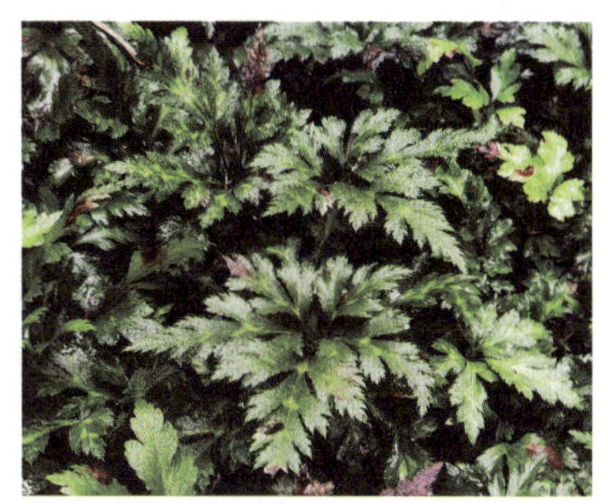
图 9-31　黄连原植物云连

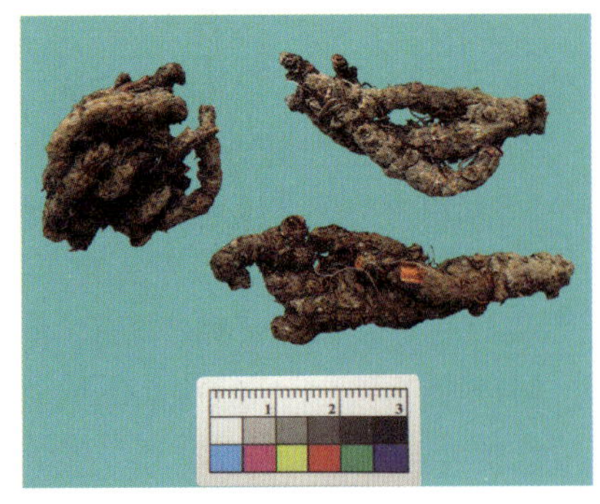
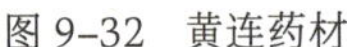

图 9-32　黄连药材

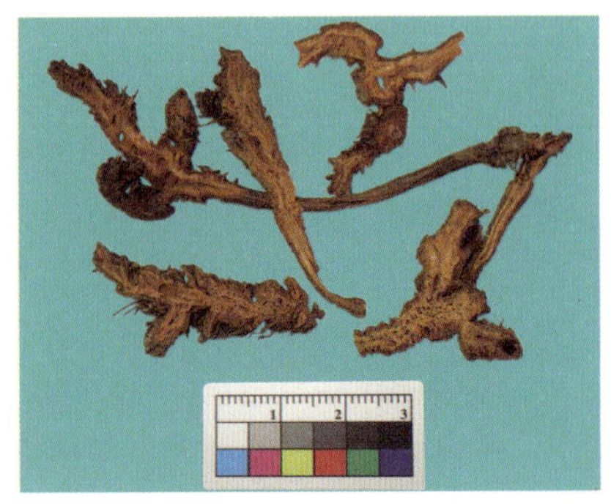

图 9-33　黄连饮片

[临床应用]

1. 湿热痞满，呕吐，泻痢，黄疸；善于清中焦湿热，为治疗湿热呕吐、湿热泻痢之要药。湿热泻痢轻者单用有效，或配伍黄柏、秦皮、白头翁等使用（白头翁汤）；湿热泻痢，腹痛，里急后重，常配伍木香使用（香连丸）；湿热泻痢，下痢脓血，常配伍白芍、木香、槟榔等使用（芍药汤）；湿热下痢脓血日久常配伍乌梅使用（黄连丸）；湿热黄疸配伍茵陈、栀子等利湿退黄药使用；湿热泻痢兼表证发热者常配伍葛根、黄芩（葛根芩连汤）；湿热蕴结脾胃，胸腹痞满、呕吐泄泻，常配伍厚朴、石菖蒲、半夏等使用（连朴饮）或配伍黄芩、半夏、干姜等使用（半夏泻心汤）。

2. 心火亢盛所致的高热神昏、心烦不寐、心悸不宁，善于清泻心经实火。热病扰心，高热烦躁，甚则神昏谵语，常配伍连翘、牛黄等使用（黄连解毒汤）；三焦火热毒盛，发热烦躁，常配伍黄芩、黄柏、栀子等使用（黄连解毒汤）；心火亢盛，心烦失眠者，常配伍朱砂、生甘草使用（黄连安神丸）；心火亢盛所致烦躁不眠，心悸不宁，常配伍朱砂、熟地黄等使用（朱砂安神丸）；心火亢盛，热盛耗伤阴血之虚烦失眠，心悸怔忡，常配伍白芍、阿胶等使用（黄连阿胶汤）；心火上炎，心肾不交之怔忡不寐，常配伍肉桂使用（交泰丸）。

3. 血热吐衄。邪火内炽，迫血妄行之吐血衄血，常配伍大黄、黄芩等使用（泻心汤）。

4. 胃热呕吐吞酸、消渴，胃火牙痛，善于清泻胃火。胃热呕吐常配伍半夏、竹茹、橘皮等使用（黄连橘皮竹茹汤）；胃热炽盛，消谷善饥，烦渴多饮之消渴证，常配伍麦冬使用（消渴丸），或配伍黄柏使用（黄柏丸）；肝火犯胃，呕吐吞酸，常配伍吴茱萸使用（左金丸）；胃火上攻，牙龈肿痛，常配伍生地黄、升麻、牡丹皮等使用（清胃散）。

5. 痈肿疔疮，目赤肿痛，口舌生疮；善于治疗疔毒。热毒亢盛所致痈肿、疔疮常配伍黄芩、黄柏、栀子使用（黄连解毒汤）；外用可与黄柏等配伍制膏外涂（黄连膏）；目赤肿痛，赤脉胬肉，常配伍淡竹叶使用（黄连汤）；心火上炎，口舌生疮，或心火下移小肠之心烦、口疮、小便淋沥涩痛者，常配伍栀子、竹叶等使用（清心导赤散）。

6. 湿疹湿疮，耳道流脓。湿热浸淫之皮肤湿疹、湿疮可用单品制成软膏外敷；耳道疖肿，耳道流脓取本品浸汁涂患处；眼目红肿取本品煎汁过滤后，滴眼。

[用量用法] 水煎服，2～5g；外用适量。生黄连清热燥湿，泻火解毒之力强；酒黄连善清上焦火热，多用于目赤肿痛、口舌生疮；姜黄连善清胃和胃止呕，多用治寒热互结，湿热中阻，痞满呕吐；萸黄连善疏肝和胃止呕，多用于治疗肝胃不和之呕吐吞酸。

[使用注意] 本品药性大苦大寒，过量久服易伤脾胃，脾胃虚寒者忌用。苦燥易伤阴津，阴虚津伤者慎用。

[现代研究] 本品主含小檗碱、黄连碱、甲基黄连碱、巴马汀、药根碱、非洲防己碱、表小檗碱、粉防己碱及木兰花碱等生物碱类成分，有抗病原微生物、抗细菌内毒素、抗炎、解热、抗腹泻与降血糖作用，尚具有抗胃溃疡、利胆、保肝、抗胰腺炎及抗肿瘤等作用。小檗碱还有抗动脉粥样硬化、抗心肌缺血、抗心律失常及抗脑缺血等作用。

黄柏 huángbò（Amur Cork-tree Bark）
《神农本草经》

[药物来源] 本品为芸香科植物黄檗 *Phellodendron amurense* Rupr.（光黄柏）或黄皮树 *Phellodendron* *chinense* Schneid.（川黄柏）的干燥树皮（图 9-34～图 9-37），习称川黄柏，主产于四川、贵州、湖北等地。清明后剥取树皮，除去粗皮，晒干；润透切片或切丝，以皮厚断面黄色者为佳。生用或盐水炙、炒炭用。

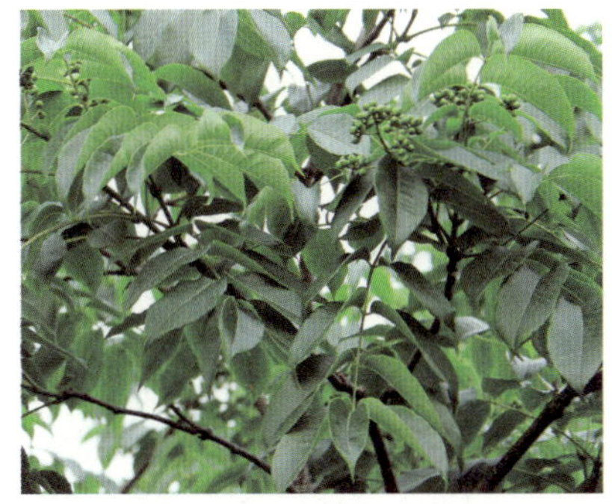

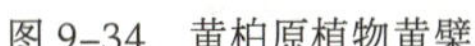

图 9-34　黄柏原植物黄檗

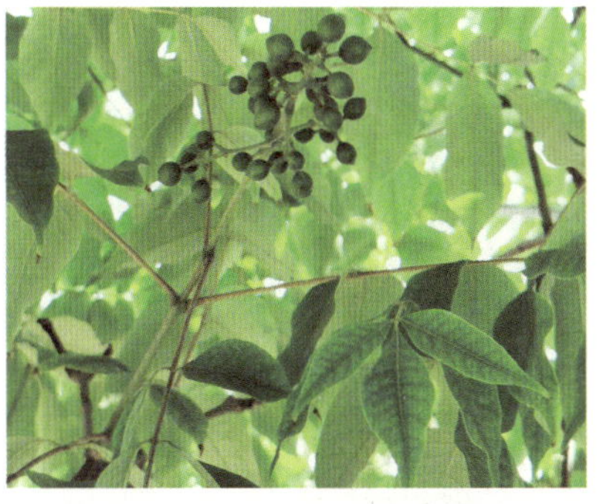

图 9-35　黄柏原植物黄皮树

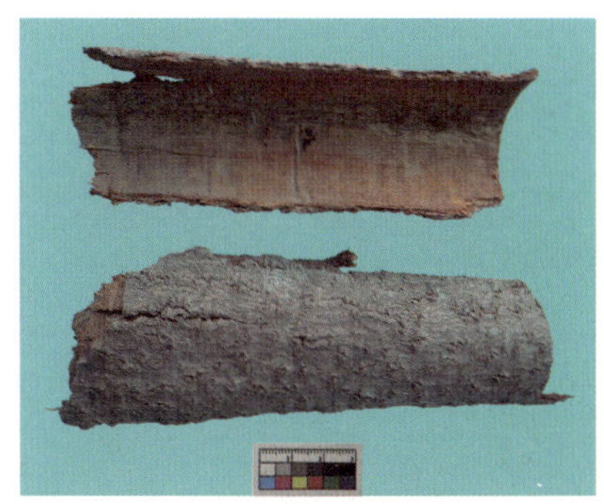

图 9-36　黄柏药材

[性效特点] 苦，寒。归肾、膀胱经。功效：清热燥湿，泻火解毒，除骨蒸。

本品苦寒沉降，偏走下焦，清热燥湿之中尤善清泄下焦湿热；又能泻火解毒；且入肾经，尤以清相火，退虚热为其所长，为实热、虚热两清之品。

[临床应用]

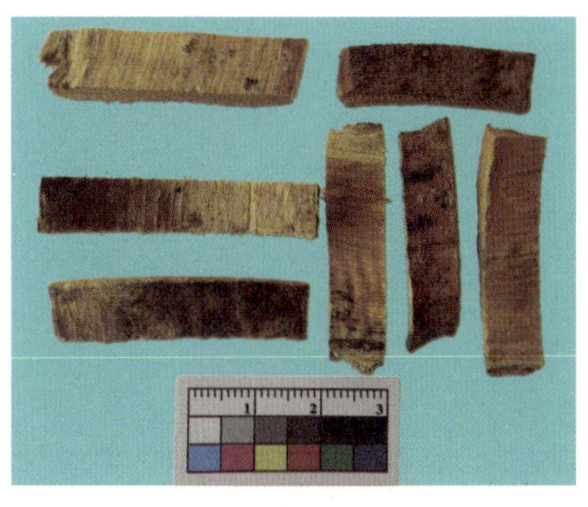

图 9-37　黄柏饮片

1. 湿热泻痢、黄疸尿赤、热淋涩痛、带下阴痒、脚气痿躄；善于清下焦湿热。湿热蕴结肠胃之泻痢腹痛，常配伍白头翁、黄连、秦皮等使用（白头翁汤）；湿热郁蒸之黄疸尿赤常配伍栀子使用（栀子柏皮汤）；湿热下注之带下黄浊臭秽、阴痒，常配伍山药、芡实、车前子等使用（易黄汤）；湿热下注膀胱所致小便短赤热痛，常配伍萆薢、茯苓、车前子等使用（萆薢分清饮）；湿热下注所致脚气肿痛、痿软无力，配伍苍术、牛膝等使用（三妙丸）。

2. 肾阴虚火旺所致骨蒸劳热、潮热盗汗、腰酸遗精；善于泻肾火。阴虚火旺、骨蒸潮热、遗精盗汗，常配伍知母、生地黄、山药等使用（知柏地黄丸）；或配伍熟地黄、龟甲等使用（大补阴丸）。

3. 疮疡肿毒，湿疹湿疮。湿疹瘙痒常配伍荆芥、苦参、白鲜皮等使用，或配煅石膏等份为末，外撒或油调搽（石黄散）；火热毒盛所致之疮疡肿毒常配伍黄芩、黄连、栀子等使用（黄连解毒汤），内服外敷均可；外用可配伍大黄为末，醋调外搽（二黄散）。

[用量用法] 水煎服，3～12g；外用适量。生黄柏苦燥性寒，泻火解毒、清热燥湿之力强；盐黄柏入肾，泻相火、退虚热效佳；黄柏炭兼具涩性，清热止血之力强。

[使用注意] 本品苦寒伤胃，脾胃虚寒者忌用。

[现代研究] 本品主含小檗碱、巴马汀、药根碱、木兰花碱、黄柏碱等生物碱类成分，有抗病原微生物、抗流感病毒、抗炎、抗变态反应、降压、抗痛风等作用，还具有抗癌和抗氧化作用。

[药物比较] 黄芩，味苦，性寒，主归肺、胆、脾、大肠、小肠经。黄连，味苦，性寒，主归心、脾、胃、肝、胆、大肠经。黄柏，味苦，性寒，主归肾、膀胱经。三者均能清热燥湿、泻火解毒，用于治疗湿热泻痢、痈肿疮毒等病证。不同之处：黄芩偏泻上焦肺火，尤善清上焦湿热，故湿热证、肺热咳嗽者多用。黄连苦寒之性最大，清热燥湿力强，尤善清中焦湿热，偏泻中焦胃火，并长于泻心火。黄柏长于清下焦湿热，偏泻下焦相火，能除骨蒸。

龙胆 lóngdǎn（Chinese Gentian）
《神农本草经》

[药物来源] 本品为龙胆科植物条叶龙胆 *Gentiana manshurica* Kitag.、龙胆 *Gentiana scabra* Bge.、三花龙胆

Gentiana triflora Pall. 或坚龙胆 *Gentiana rigescens* Franch. 的干燥根及根茎（图 9-38～图 9-43）。前三种习称龙胆，主产于东北地区；后一种习称坚龙胆，主产于云南、四川等地。春秋二季采挖，晒干，切段，以条粗长、黄色或黄棕色者为佳。生用。

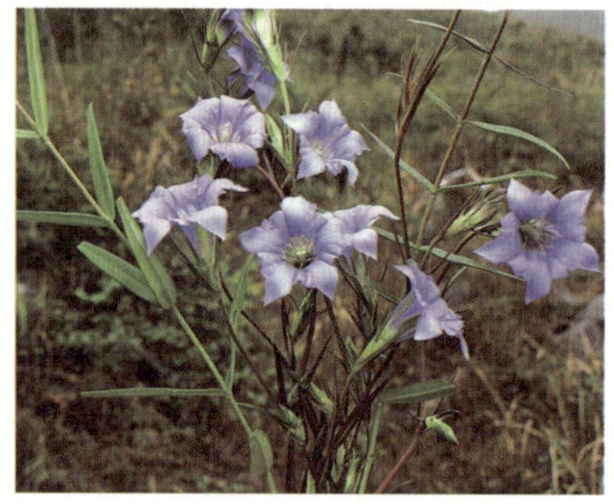
图 9-38　龙胆原植物条叶龙胆

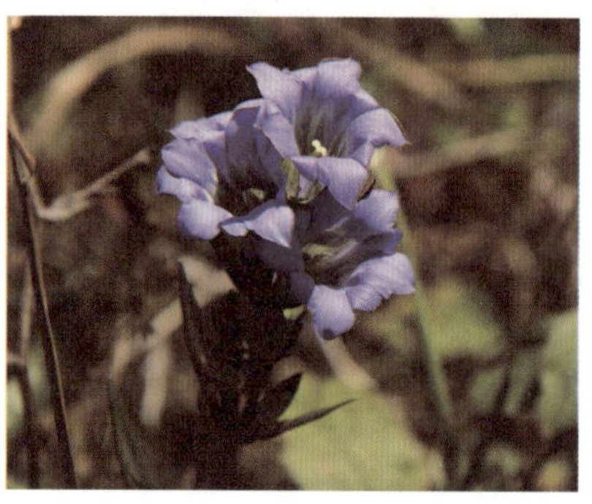
图 9-39　龙胆原植物龙胆

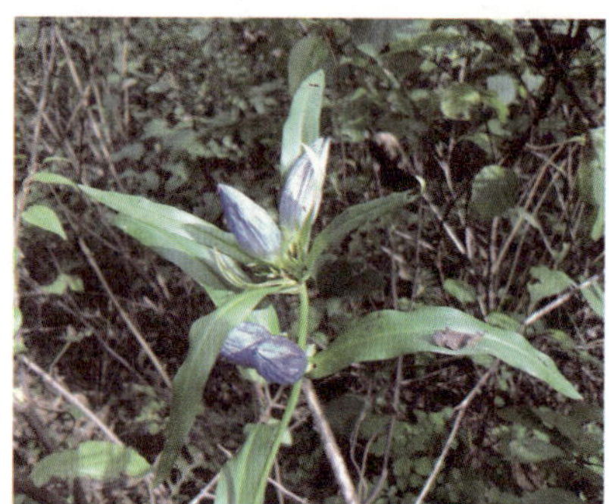
图 9-40　龙胆原植物三花龙胆

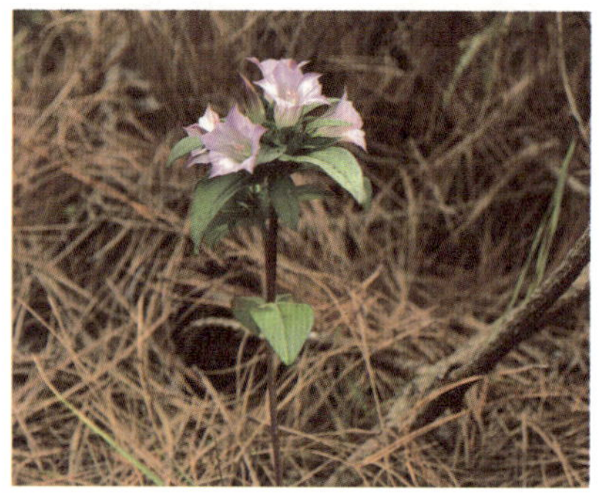
图 9-41　龙胆原植物坚龙胆

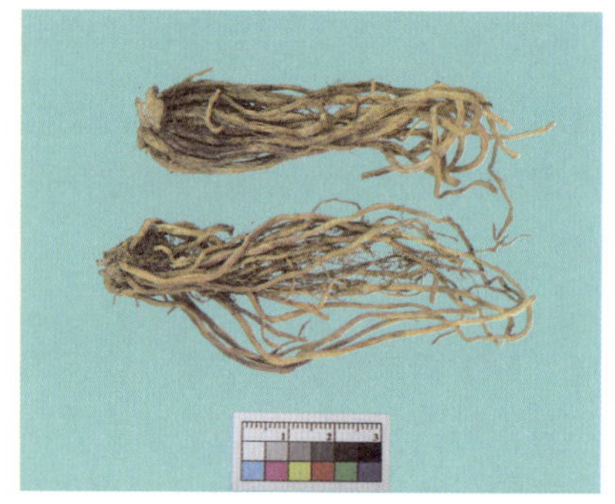
图 9-42　龙胆药材

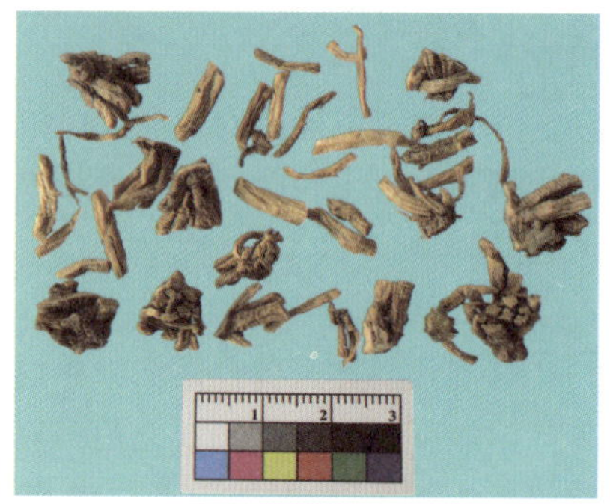
图 9-43　龙胆饮片

[性效特点] 苦，寒。归肝、胆经。功效：清热燥湿，泻肝胆火。

本品味苦性寒，清热燥湿之中既善清泄肝胆湿热，又善清泄下焦湿热；又苦寒沉降，善泻肝胆实火，治肝火头痛，目赤耳聋，胁痛口苦，以及肝经之高热抽搐等。

[临床应用]

1. 肝经湿热黄疸，小便淋痛，阴肿阴痒，带下，湿疹瘙痒等皆可用；尤善清下焦湿热。湿热黄疸，身黄尿赤，常配伍苦参使用（苦参丸），或配伍栀子、大黄、白茅根等使用（龙胆散）；湿热下注，带下黄臭、阴肿阴痒、湿疹瘙痒，常配伍泽泻、木通、车前子等使用（龙胆泻肝汤）；湿热浸淫肌肤引起的湿疹伴瘙痒，常配伍黄柏、苦参、蛇床子等使用，以增强清热解毒，燥湿止痒之功。

2. 肝火头痛，目赤肿痛，耳鸣耳聋，胁痛口苦，强中，惊风抽搐；善泻肝胆实火。肝胆火盛，上攻头目所致头痛，目赤肿痛，耳聋耳鸣，强中，胁痛口苦，常配伍柴胡、黄芩、栀子等使用（龙胆泻肝汤）；肝经热盛，热极生风所致之高热惊风抽搐，常配伍牛黄、黄连、钩藤等使用（凉惊丸），或配伍大黄、芦荟、青黛等使用（当归龙荟丸）。

[用量用法] 水煎服，3～6g。

[使用注意] 本品苦寒伤胃，脾胃虚寒者忌用，阴虚津伤者慎用。

[现代研究] 本品主含龙胆苦苷、当药苦苷、当药苷、苦龙胆酯苷、苦当药酯苷等裂环烯醚萜苷类成分，以及龙胆碱（秦艽碱甲）、龙胆黄碱等生物碱类成分，有抗病毒、解热、抗炎、利胆、保肝等作用。

秦皮 qínpí（Ash Bark）
《神农本草经》

[药物来源] 本品为木犀科植物苦枥白蜡树 *Fraxinus rhynchophylla* Hance、白蜡树 *Fraxinus chinensis* Roxb.、尖叶白蜡树 *Fraxinus szaboana* Lingelsh. 或宿柱白蜡树 *Fraxinus stylosa* Lingelsh. 的干燥枝皮或干皮

（图 9-44～图 9-48），主产于吉林、辽宁、河北等地。春秋二季剥取，晒干，切丝，以条长、外皮薄而光滑者为佳。生用。

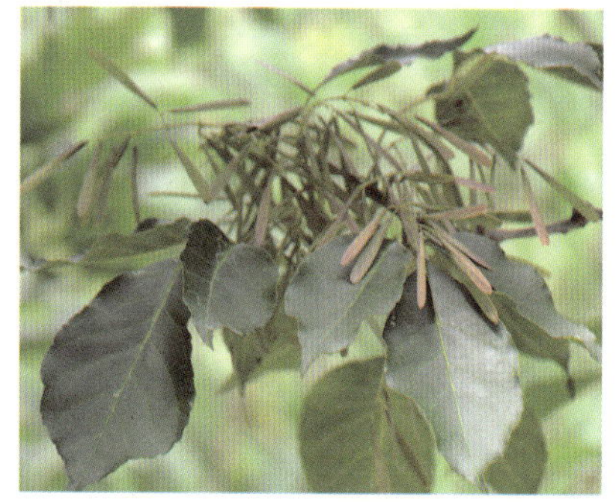
图 9-44　秦皮原植物苦枥白蜡树

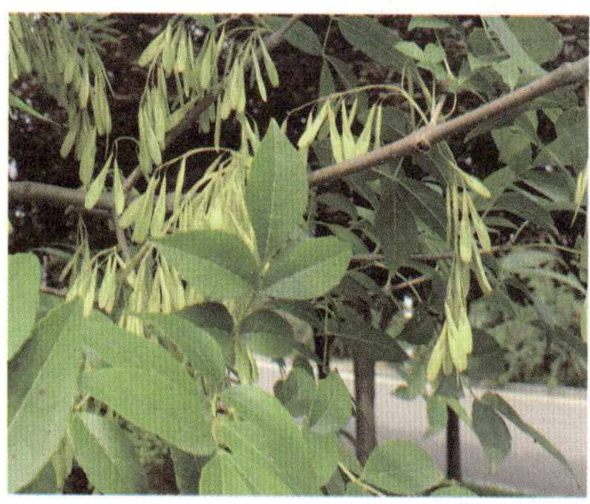
图 9-45　秦皮原植物白蜡树

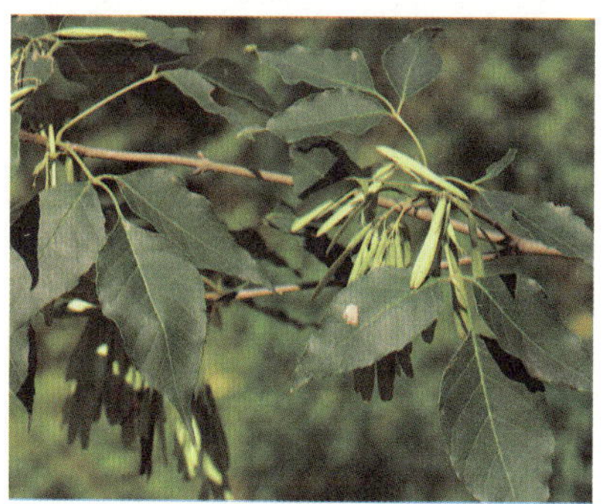
图 9-46　秦皮原植物宿柱白蜡树

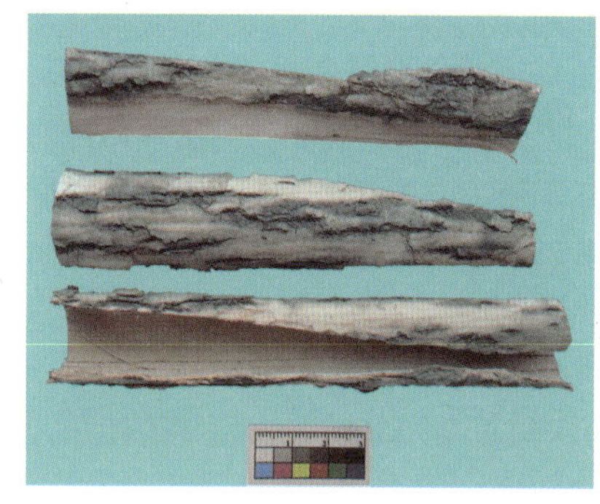
图 9-47　秦皮药材

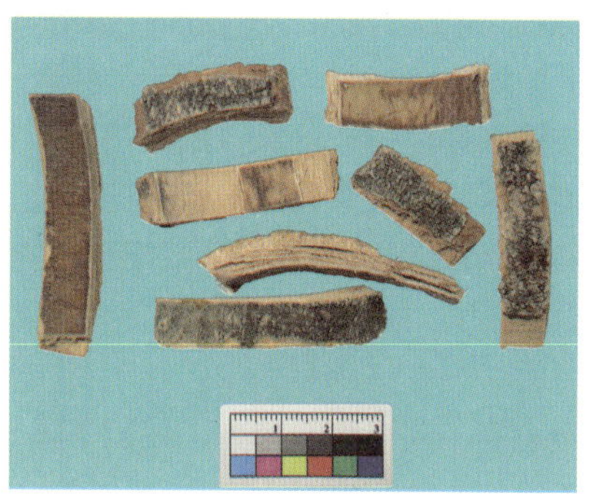
图 9-48　秦皮饮片

［性效特点］ 苦、涩，寒。归肝、胆、大肠经。功效：清热燥湿，收涩止痢，止带，明目。

本品味苦性偏寒可泄热，主入大肠经；既能清热燥湿，又能解毒止痢；且能清热燥湿止带；入肝胆经，又有清泄肝热，明目退翳之效。

［临床应用］

1. 湿热或热毒泻痢，赤白带下。湿热或热毒痢疾，便下脓血，里急后重，常配伍白头翁、黄连、黄柏等使用（白头翁汤）；湿热下注之带下腥臭常配伍椿皮、黄柏等清热燥湿药使用，或配伍牡丹皮、当归等使用。

2. 肝热目赤肿痛，目生翳障。肝经风热、目赤生翳常配伍秦艽、防风等使用（秦皮汤），或配伍决明子、菊花、夏枯草等清肝明目药使用，亦可配黄连煎汁外洗，以增强泻火解毒之效；肝经郁火所致目赤肿痛，目生翳障，单用本品煎水洗眼，或配伍栀子、淡竹叶水煎服（秦皮汤）。

［用量用法］ 水煎服，6～12g；外用适量，煎洗患处。

［使用注意］ 脾胃虚寒者忌用。

［现代研究］ 本品主含秦皮素、秦皮苷、七叶素、七叶苷（秦皮甲素，其苷元即秦皮乙素）等香豆素类成分及鞣质等。秦皮乙素、秦皮苷、秦皮素均有明显的抗炎镇痛作用。此外，还具有利尿、促进尿酸排泄、抗氧化、抗肿瘤、保护血管、保肝等作用。

苦参 kǔshēn（Lightyellow Sophora Root）
《神农本草经》

［药物来源］ 本品为豆科植物苦参 *Sophora flavescens* Ait. 的干燥根（图 9-49～图 9-51），主产于山西、河南、河北等地。春秋二季采挖，除去根头、小支根，干燥；或趁鲜切片，以条匀、断面黄白、味极苦者为佳。生用。

［性效特点］ 苦，寒。归心、肝、胃、大肠、膀胱经。功效：清热燥湿，杀虫止痒，利尿。

本品苦寒，长于清热燥湿，性善下行，清热燥湿之中尤善除下焦湿热；能清膀胱湿热且兼利小便，以治湿热淋证及小便不利为宜；又善杀虫止痒。

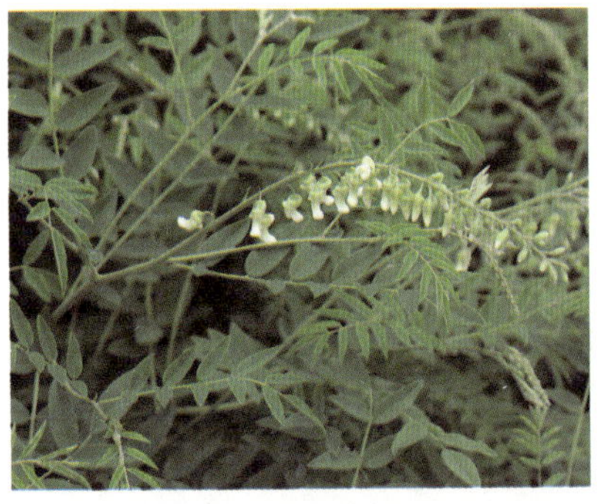

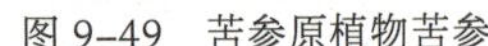
图 9-49　苦参原植物苦参

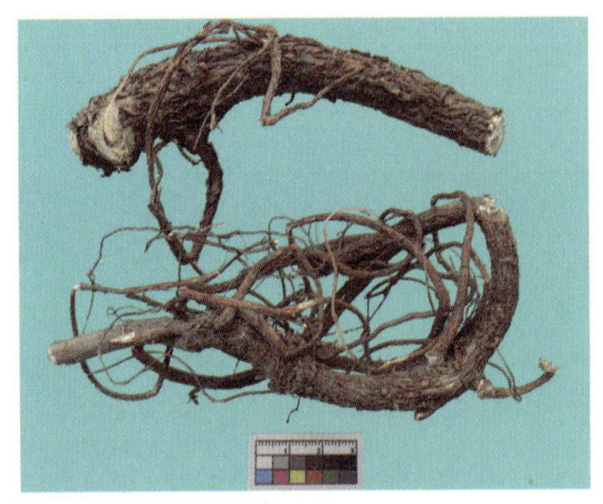
图 9-50　苦参药材

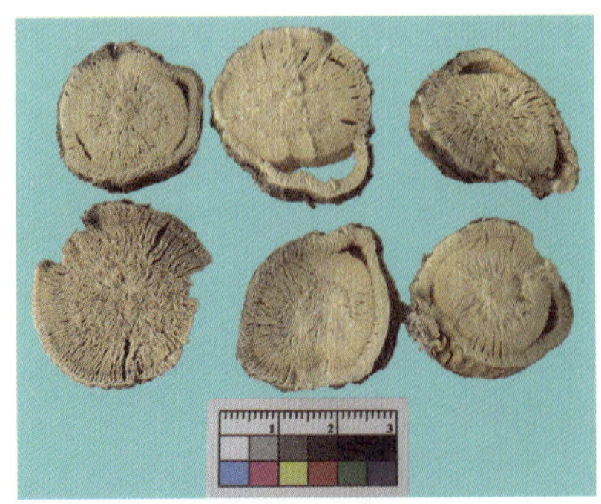
图 9-51　苦参饮片

[临床应用]

1. 湿热泻痢，便血，黄疸，赤白带下以及阴肿阴痒。湿热蕴结胃肠，腹痛泄泻或下痢脓血，单用有效，以本品制丸服，治血痢不止，或配伍木香（香参丸）；湿热灼伤肠络肠风便血、痔漏出血常配伍生地黄（苦参地黄丸）；湿热蕴结之黄疸常配伍龙胆、牛胆汁等使用（治谷疸方）；湿热下注，带下黄臭、阴肿阴痒，常配伍蛇床子、鹤虱等使用（塌痒汤），或配伍蛇床子、黄柏、椿皮等清热燥湿药使用，内服或外洗。

2. 湿疹湿疮，皮肤瘙痒，疥癣麻风，滴虫性阴道炎；为治疗皮肤病之要药。湿疹湿疮可单用煎水外洗，或配伍黄柏、蛇床子煎水外洗；皮肤瘙痒常配伍皂角、荆芥等使用（参角丸）；风疹瘙痒常配伍防风、蝉蜕等使用（消风散）；疥癣瘙痒可单用煎水外洗，或配伍黄柏、蛇床子、地肤子等使用（苦参汤），或配伍花椒煎水外搽（参椒汤），或配伍硫黄、枯矾制成软膏外涂；麻风常配伍大风子、苍耳子等使用；滴虫性阴道炎多单用煎水灌洗或作栓剂外用。

3. 湿热蕴结所致小便不利、灼热涩痛、尿闭不通，常配伍石韦、车前子、栀子等使用。

4. 本品尚可用于治疗心悸不宁。

[用量用法] 水煎服，4.5～9g；外用适量，煎洗患处。

[使用注意] 脾胃虚寒及阴虚津伤者忌用或慎用。不宜与藜芦同用。

[现代研究] 本品主含苦参碱、氧化苦参碱、槐定碱、臭豆碱、甲基金雀花碱、槐果碱、氧化槐果碱及粉防己碱等生物碱类成分，以及黄酮类成分苦参素等，有抗病原微生物、解热、抗炎、抗变态反应、抗肿瘤和抗心律失常和心肌缺血等作用，还具有止泻、抗胃溃疡及较强的抗瘙痒作用。苦参急性中毒的主要表现是对中枢神经系统的影响，出现间歇性抖动和痉挛，致死的主要原因是呼吸麻痹。

白鲜皮 báixiānpí（Dictamnus Root Bark）
《神农本草经》

[药物来源] 本品为芸香科植物白鲜 *Dictamnus dasycarpus* Turcz. 的干燥根皮（图 9-52、图 9-53），主产于辽宁、河北、山东等地。春秋二季采挖根部，剥取根皮，切片，干燥，以条大、肉厚、色灰白、断面分居者为佳。生用。

[性效特点] 苦，寒。归脾、胃、膀胱经。功效：清热燥湿，祛风解毒。

本品味苦性偏寒，功善清热燥湿，又能解毒消疮，祛风止痒；又能清热利湿而退黄疸；且具祛风通痹之功。

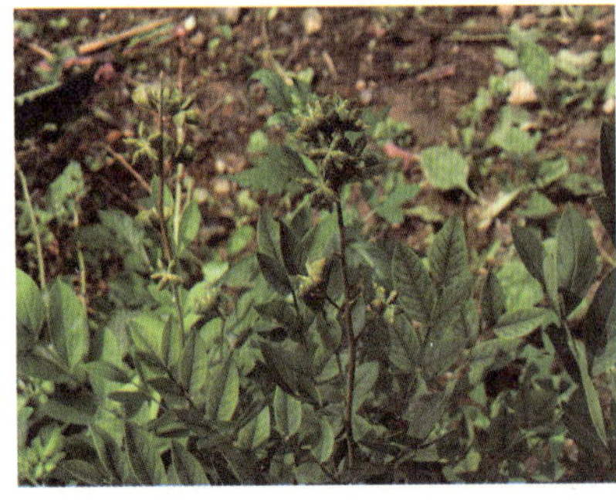
图 9-52　白鲜皮原植物白鲜

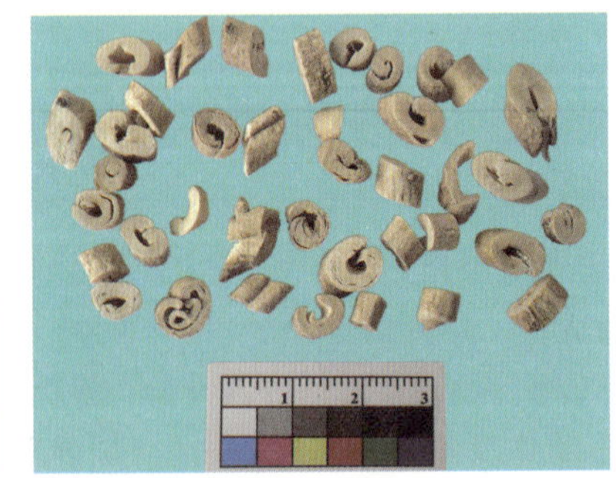
图 9-53　白鲜皮饮片

[临床应用]

1. 湿热疮毒，黄水淋漓，湿疹，风疹，疥癣疮癞。湿热疮毒、肌肤溃烂、黄水淋漓者，常配伍苍术、苦参、连翘等使用；湿疹风疹、疥癣疮癞常配伍苦参、防风、地肤子等使用，煎汤内服、外洗。

2. 湿热黄疸尿赤，风湿热痹。湿热蕴蒸之黄疸尿赤常配伍茵陈、栀子等使用（茵陈汤）；风湿热痹，关节红肿热痛，常配伍苍术、黄柏、薏苡仁等使用。

[用量用法] 水煎服，5～10g；外用适量，煎汤洗或研粉敷。

[使用注意] 脾胃虚寒者慎用。

[现代研究] 本品主含楼酮、黄柏酮、柠檬苦素、白鲜碱、白鲜明碱、槲皮素、异槲皮素、补骨脂素、花椒毒素、东莨菪素；还含甾醇、皂苷等。本品有抗病毒、止痒、抗菌、抗内毒素、抗炎、免疫抑制、抗肿瘤及保肝等作用。

第三节　清热解毒药

清热解毒药（herbs that clear heat and resolve toxins）性味多为苦寒，以清热解毒为主要作用，主治各种热毒证，治疗温热病（金银花、连翘、板蓝根、大青叶、青黛、贯众），热毒疮疡（蒲公英、紫花地丁、鱼腥草、野菊花、土茯苓、败酱草、大血藤），热毒咽痛（射干），热毒痢疾（白头翁），亦可治疗虫蛇咬伤、癌肿、烧烫伤等。

在临床用药中，应根据各种证候的不同表现及兼证，结合具体药物的特点，有针对性地选择，并做相应的配伍。如火热炽盛者，可配伍清热泻火药；热毒在血分者，配伍清热凉血药；疮痈肿毒者，配伍活血消肿药；热毒血痢、里急后重者，可配伍活血行气药。

本类药物药性偏于寒凉，易伤脾胃，当中病即止，不可过服。

掌握层次：A. 金银花、连翘、板蓝根、蒲公英、鱼腥草、败酱草、射干、马勃、白头翁。B. 穿心莲、青黛、野菊花、山豆根、白花蛇舌草、熊胆粉。C. 大青叶、贯众、紫花地丁、重楼、漏芦、土茯苓、金荞麦、大血藤、马齿苋、鸦胆子、地锦草、半边莲、山慈菇。

金银花 jīnyínhuā（Japanese Honeysuckle Flower）
《新修本草》

[药物来源] 本品为忍冬科植物忍冬 *Lonicera japonica* Thunb. 的干燥花蕾或带初开的花（图 9-54、图 9-55）。全国南北各地均有产，主产于河南、山东等地。夏初花开放前采摘，阴干，以花蕾多、色淡、柔软气清香者为佳。生用或炒用，或制成露剂用。

[性效特点] 甘，寒。归肺、心、胃经。功效：清热解毒，疏散风热。

本品甘润寒清，功善清心胃之热以解热毒、散痈消肿，治热毒所致的一切痈疮疔疖；且芳香疏散，既善清肺经之邪以疏风透热，又能解毒利咽喉；炒炭则能解毒凉血止痢；蒸馏制露又能清热解暑。

[临床应用]

1. 痈肿疔疮、喉痹、丹毒；为一切阳性内痈、外痈的要药。疮痈初起，红肿热痛，可单用煎服，并用药渣

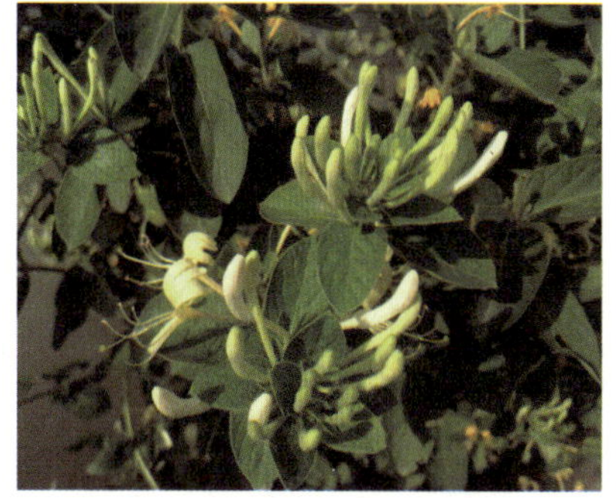

图 9-54　金银花原植物忍冬

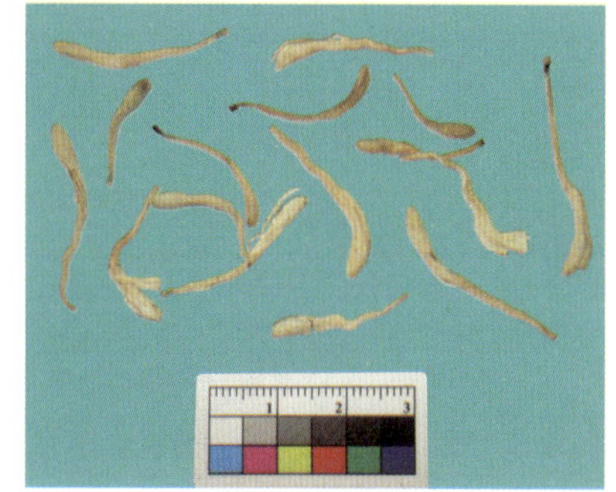

图 9-55　金银花饮片

外敷患处，亦可配伍当归、赤芍、白芷等使用（仙方活命饮）；疔疮肿毒，坚硬根深者，常配伍野菊花、蒲公英等使用（五味消毒饮）；肠痈腹痛常配伍当归、地榆、玄参等使用（清肠饮）；肺痈咳吐脓血常配伍鱼腥草、芦根等使用；咽喉肿痛常配伍板蓝根、山豆根、马勃等解毒利咽药使用；血热毒盛，丹毒红肿者，常配伍大青叶、板蓝根、紫花地丁等使用。

2. 风热感冒，温病发热。温病初起，身热头痛，咽痛口渴，常配伍连翘、薄荷、牛蒡子等使用（银翘散）；温病气分热盛壮热烦渴常配伍石膏、知母等清热泻火药使用；热入营分，身热夜甚，神烦少寐，常配伍生地黄、玄参等使用（清营汤）；热入血分，高热神昏，斑疹吐衄，常配伍连翘、生地黄等使用（神犀丹）；外感暑热可单用本品煎汤代茶饮，或用金银花露，或与鲜扁豆花、鲜荷叶等使用（清络饮）。

3. 热毒痢疾，下痢脓血，可单用浓煎服，或与黄连、黄芩、白头翁等同用，以增强止痢效果。

[用量用法] 水煎服，6～15g。疏散风热、清泄里热以生品为佳；炒炭宜用于热毒血痢；露剂多用于暑热烦渴。

[使用注意] 脾胃虚寒者及气虚疮疡脓清者忌用。

[现代研究] 本品主含挥发油、木犀草素、肌醇、黄酮类、皂苷、鞣质等，有广谱抗菌作用，其中分离出的绿原酸和异绿原酸是抗菌的主要成分。煎剂有明显的抗炎和解热作用；还有促进白细胞吞噬能力、提高淋巴细胞转化率、抑制多种皮肤真菌、抗内毒素、抗氧化、抗肿瘤等作用。

[附]

1. 忍冬藤 rěndōngténg（Honeysuckle Stem）

本品为忍冬科植物忍冬 *Lonicera japonica* Thunb. 的干燥茎枝（图 9-56），又名金银花藤。其味甘，性微寒；归肺、胃经。功效与金银花相似，但清热解毒之力不及金银花，兼有清热疏风、通络止痛的功效。临床主要用于治疗温病发热，风湿热痹等病证。水煎服，9～30g。

2. 山银花 shānyínhuā（Wild Honeysuckle Flower）

本品为忍冬科植物灰毡毛忍冬 *Lonicera macranthoides* Hand.-Mazz.、红腺忍冬 *Lonicera hypoglauca* Miq.、华南忍冬 *Lonicera confusa* DC. 或黄褐毛忍冬 *Lonicera fulvotomentosa* Hsu et S. C. Cheng 的干燥花蕾或带初开的花（图 9-57～图 9-60）。其味甘，性寒；主归肺、心、胃经。功效：清热解毒，疏散风热。主要用于治疗痈肿疔疮，喉痹，丹毒，风热感冒，温病发热。本品药性、功效与金银花相似，在有些地区亦作为金银花的代用品使用。水煎服，6～15g。

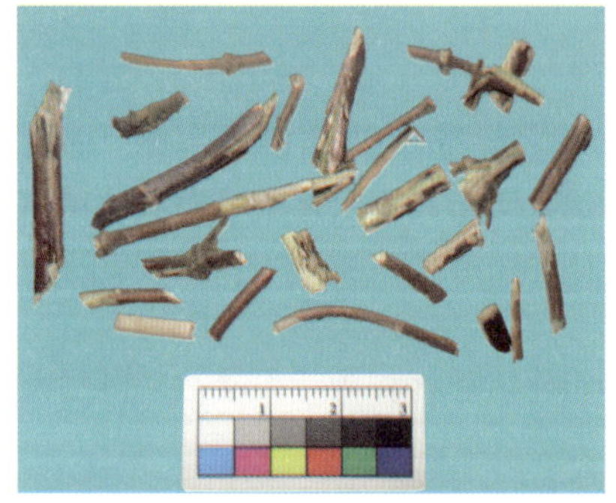

图 9-56 忍冬藤饮片

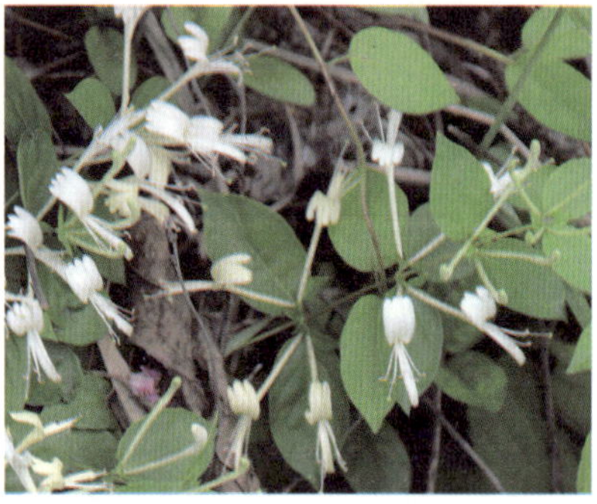

图 9-57 山银花原植物灰毡毛忍冬

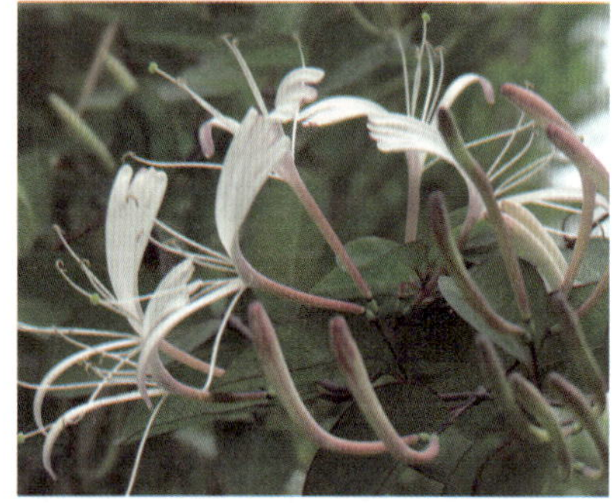

图 9-58 山银花原植物红腺忍冬

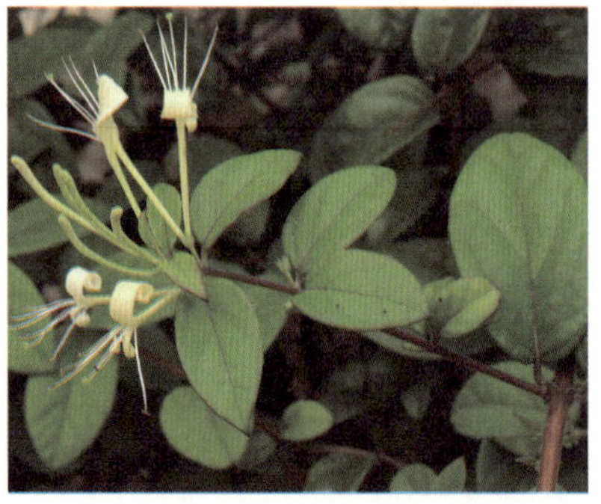

图 9-59 山银花原植物华南忍冬

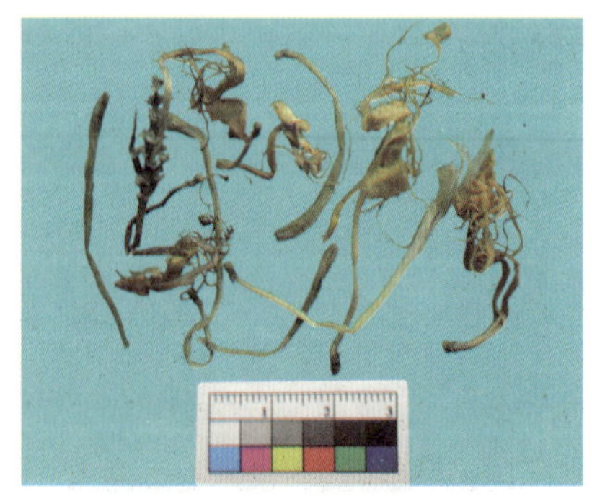

图 9-60 山银花饮片

连翘 liánqiào（Weeping Forsythia Capsule）
《神农本草经》

[药物来源] 本品为木犀科植物连翘 *Forsythia suspensa*（Thunb.）Vahl 的干燥果实（图 9-61、图 9-62），主产于山西、河南、陕西等地。秋季果实初熟尚带绿色时采收，蒸熟，晒干，习称青翘；果实熟透时采收，晒干，习称老翘、黄翘。青翘采后蒸熟晒干，筛取籽实作“连翘心”用。黄翘以色黄、瓣大、壳厚者为佳。青翘以色绿、不开裂者为佳。生用。

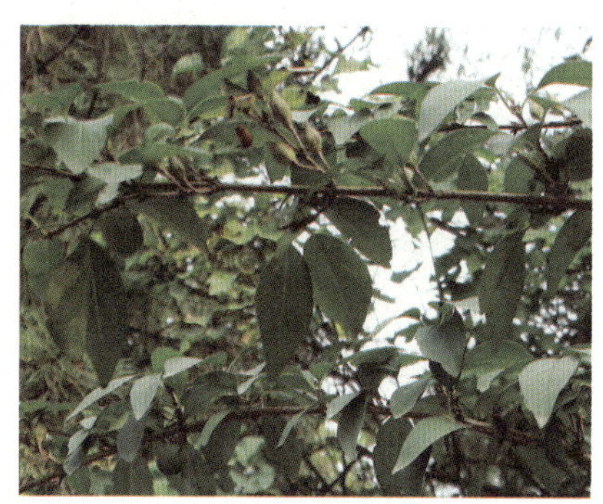
图 9-61 连翘原植物连翘

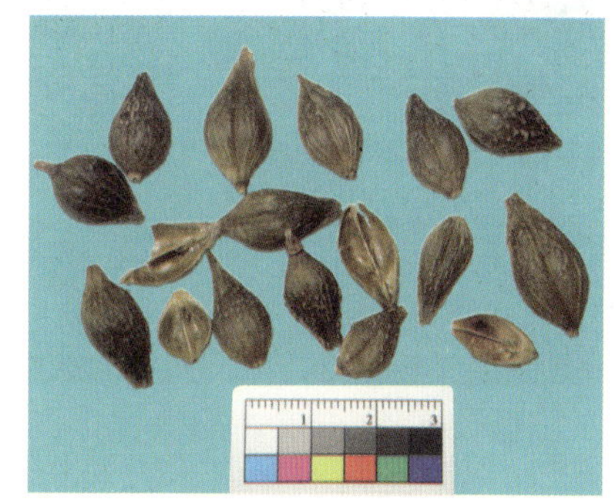
图 9-62 连翘饮片

[性效特点] 苦，微寒。归肺、心、小肠经。功效：清热解毒，消肿散结，疏散风热。

本品味苦入心，性寒清热；善于清心火，能清解热毒、消痈散结；且辛寒入肺，能升浮宣散透热；既可清热毒，又能疏散风热以利咽喉；苦寒通降，兼清小肠之火，尚有利尿作用。

[临床应用]

1. 疮疡肿毒，瘰疬痰核，咽喉肿痛；为“疮家圣药”。疮痈初起，红肿未溃，常配伍皂角刺等使用（加减消毒饮）；疮疡脓出，红肿溃烂，常配伍牡丹皮、天花粉等使用（连翘解毒汤）；痰火郁结，瘰疬痰核，常配伍夏枯草、浙贝母、玄参等使用，共奏清肝散结、化痰消肿之效；乳痈肿痛常配伍蒲公英、紫花地丁、漏芦等使用；血热毒盛，丹毒红肿者，常配伍大青叶、板蓝根、紫花地丁等使用；热毒所致的咽喉肿痛常配伍金银花、马勃等使用（银翘马勃散）。

2. 风热感冒，温病初起，温热入营，高热烦渴，神昏发斑；尤长于清泻心火。外感风热或温病初起，发热，咽痛口渴，常配伍薄荷、牛蒡子等使用（银翘散）；温病热入营分常配伍生地黄、玄参等使用（清营汤）；热入血分常配伍生地黄使用（神犀丹）；热邪内陷心包，高热、烦躁、神昏等常配伍黄连、莲子心等清心火药使用（清宫汤）。

3. 湿热壅滞所致之小便不利或淋沥涩痛，常配伍车前子、白茅根、竹叶等使用（如圣散）。

[用量用法] 水煎服，6～15g。连翘有青翘、老翘及连翘心之分。青翘清热解毒之力较强；老翘长于透热达表，疏散风热；连翘心长于清心泻火，常用治邪入心包，高热烦躁，神昏谵语。

[使用注意] 脾胃虚寒及气虚脓清者不宜用。

[现代研究] 本品主含三萜皂苷，果皮含甾醇、连翘酚、生物碱、皂苷、齐墩果酸、香豆精类，尚含丰富的维生素 P 和少量挥发油。本品有广谱抗菌作用，抗菌主要成分为连翘酚和挥发油；对流感病毒、白假丝酵母菌、钩端螺旋体等亦有抑制作用；所含维生素 P 等成分可降低血管通透性及脆性，防止出血，并有扩张血管和收缩血管的双重作用；含的齐墩果酸有强心、利尿、降压等作用。

[药物比较] 连翘，味苦，性微寒，主归肺、心、小肠经。金银花，味甘，性寒，主归肺、心、胃经。二者均能清热解毒、疏散风热，用于治疗热毒疮疡、外感风热、温病初起等病证。不同之处：连翘苦寒泻火，清心解毒、消痈散结力强，为“疮家圣药”；又清心利尿；亦治瘰疬痰核。金银花疏散风热透表力强，治温热病卫气营血证皆可；炒炭后善于凉血止痢，用治热毒血痢。

穿心莲 chuānxīnlián（Common Andrographis Herb）
《岭南采药录》

[药物来源] 本品为爵床科植物穿心莲 *Andrographis paniculata*（Brum.f.）Nees 的干燥地上部分（图 9-63、图 9-64），主产于广东、广西、福建等地。秋初茎叶茂盛时采收，切段，晒干，以绿色、叶多者为佳。生用或鲜用。

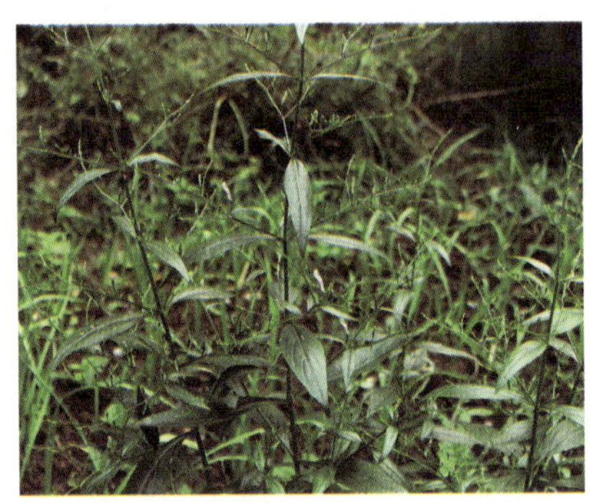
图 9-63　穿心莲原植物穿心莲

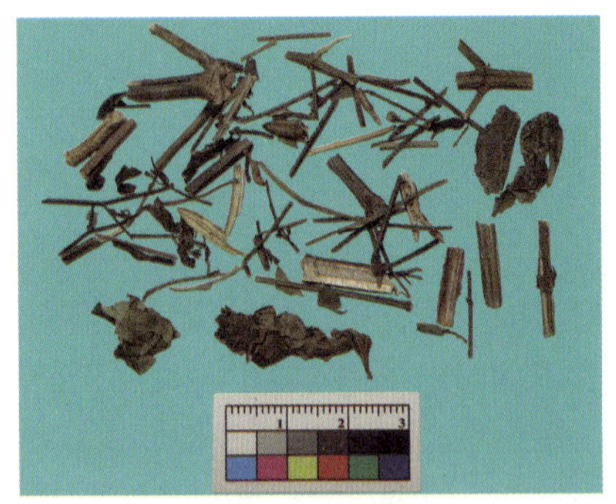
图 9-64　穿心莲饮片

[性效特点] 苦，寒。归心、肺、大肠、膀胱经。功效：清热解毒，凉血消肿，燥湿。

本品苦寒降泄，有清热泻火、解毒消肿之功，善清肺胃气分实热；其清热解毒作用强而广泛，既能解热毒以消疮痈，又能解蛇毒，凉血消肿；还有良好的清热燥湿之功。

[临床应用]

1. 风热感冒，温病初起。风热感冒或温病初起，发热头痛，可单用（穿心莲片），也可配伍金银花、连翘、薄荷等发散风热药使用。

2. 咽喉肿痛，口舌生疮。热毒上攻，咽喉肿痛、口舌生疮常配伍玄参、牛蒡子、板蓝根等使用；咽喉肿痛可单品应用，亦可配伍射干、牛蒡子、大青叶等解毒利咽药使用。

3. 顿咳劳嗽，肺痈吐脓。肺痈咳吐脓血常配伍鱼腥草、桔梗、冬瓜仁等使用；痰热壅肺，喘促气急，顿咳劳嗽，常配伍黄芩、桑白皮、地骨皮等使用；肺热咳嗽常配伍黄芩、瓜蒌等使用。

4. 痈肿疮疡，蛇虫咬伤。热毒壅聚，痈肿疮毒者，可单用或配伍金银花、野菊花、重楼等使用，并用鲜品捣烂外敷；蛇虫咬伤常配伍半边莲、白花蛇舌草等使用。

5. 湿热泻痢，热淋涩痛，湿疹瘙痒。胃肠湿热，腹痛泄泻、下痢脓血，可单用，或配伍苦参、木香等使用；膀胱湿热，小便淋沥涩痛，常配伍车前子、白茅根、黄柏等使用；湿疹瘙痒可用本品为末，甘油调涂患处。

6. 亦可用于治疗湿热黄疸、湿热带下等病证。

[用量用法] 水煎服，6～9g。本品味苦，入煎剂易致恶心呕吐，故多作丸、片剂服用。外用适量。

[使用注意] 不宜多服久服；脾胃虚寒者不宜用。

[现代研究] 本品主含穿心莲内酯等多种二萜内酯化合物，多种黄酮类化合物，另含穿心莲烷、穿心莲甾醇、穿心莲酮、甾醇皂苷、酚类、糖类等。本品有解热、抗炎、镇静、增强机体免疫功能、保肝、利胆、抗蛇毒、抗肿瘤等作用；还有调整脂质代谢、调节血脂、降血压等作用。

大青叶 dàqīngyè（Indigowoad Leaf）
《名医别录》

[药物来源] 本品为十字花科植物菘蓝 *Isatis indigotica* Fort. 的干燥叶片（图 9-65、图 9-66），主产于河北、陕西、江苏等地。夏秋两季分 2～3 次采收，晒干，以叶大、无柄、色暗灰绿者为佳。生用。

[性效特点] 苦，寒。归心、胃经。功效：清热解毒，凉血消斑。

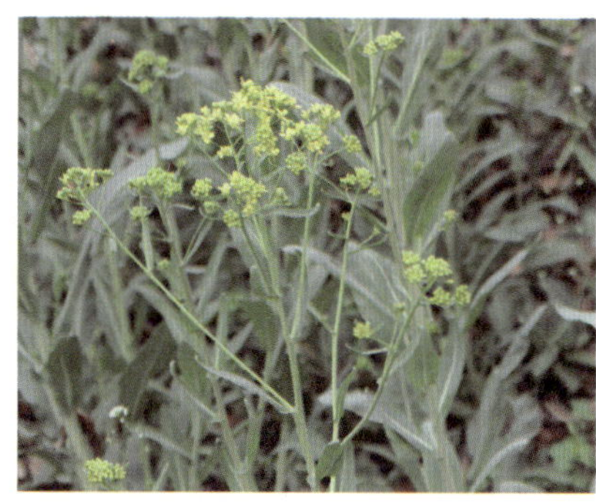

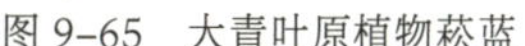

图 9-65 大青叶原植物菘蓝

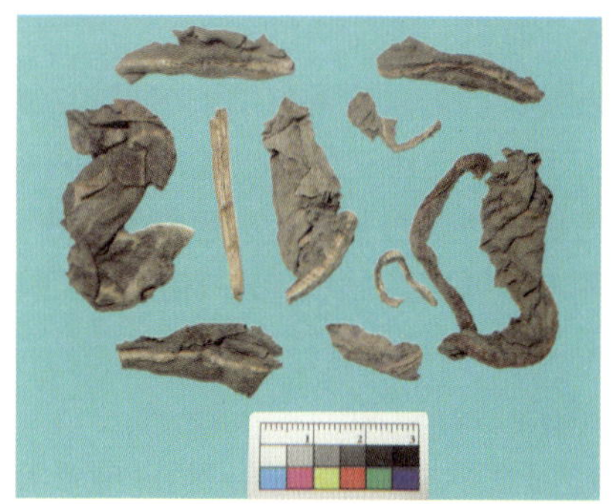

图 9-66 大青叶饮片

本品味苦性大寒，善泻心胃之热而解热毒，兼能利咽、消肿；其清热与凉血之力俱佳，能清解表里之热，又入营血而凉血消斑。

［临床应用］

1. 温病高热，神昏，发斑发疹。温热病心胃火热毒盛，热入营血所致高热神昏，发斑发疹，常配伍玄参、栀子等使用（犀角大青汤）；风热感冒或温病初起，发热头痛，口渴咽痛者，常配伍薄荷、牛蒡子等使用（清瘟解毒丸）。

2. 痄腮，喉痹，口疮，丹毒，痈肿。瘟毒上攻，发热头痛，痄腮，喉痹，常配伍金银花、大黄、拳参等使用；心胃火盛，咽喉肿痛，口舌生疮，常配伍生地黄、大黄、升麻等使用（大青汤）；血热毒盛，丹毒红肿，以及热毒痈肿，可用鲜品捣烂外敷，或配伍蒲公英、紫花地丁、重楼等使用；口舌生疮常配伍黄连、大黄、栀子等清热泻火之品使用；风热或热毒炽盛所致的咽喉肿痛，可用鲜品捣汁内服，也可配伍牛蒡子、板蓝根等疏散风热药或清热解毒药使用。

［用量用法］ 水煎服，9～15g；鲜品，加倍至30～60g；外用适量。

［使用注意］ 脾胃虚寒者忌用。

［现代研究］ 本品主含靛蓝、菘蓝苷、靛玉红、靛红烷B、葡萄糖芸苔素、铁、锰、铜、锌等无机元素及挥发性成分等。靛玉红能抑制移植性肿瘤，有显著的抗白血病作用。本品还有抑制流感病毒、腮腺炎病毒、保肝、抗炎、解热、增强白细胞吞噬能力等作用。

板蓝根 bǎnlángēn（Isatis Root）
《新修本草》

［药物来源］ 本品为十字花科植物菘蓝 *Isatis indigotica* Fort. 的干燥根（图9-67～图9-69），主产于河北、陕西、甘肃等地。秋季采挖，晒干，切片，以根平直粗壮、坚实、粉性大者为佳。生用。

［性效特点］ 苦，寒。归心、胃经。功效：清热解毒，凉血利咽。

本品味苦性大寒，善泻心胃之热而解热毒，长于清热解毒而利咽散结；又能凉血消斑。

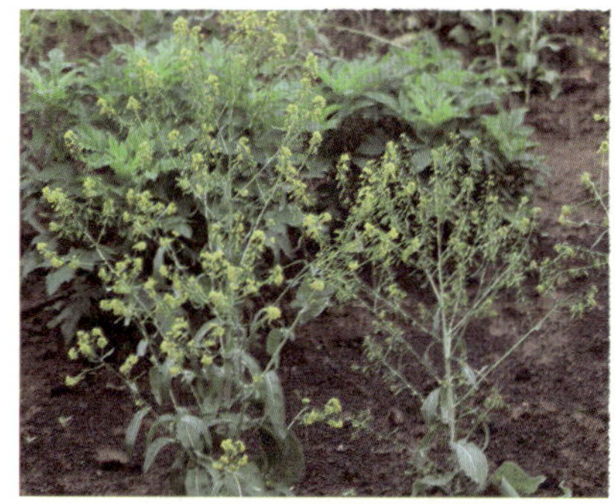

图 9-67 板蓝根原植物菘蓝

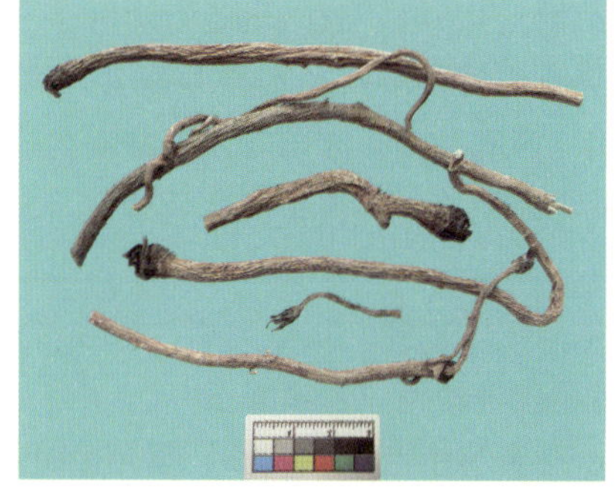

图 9-68 板蓝根药材

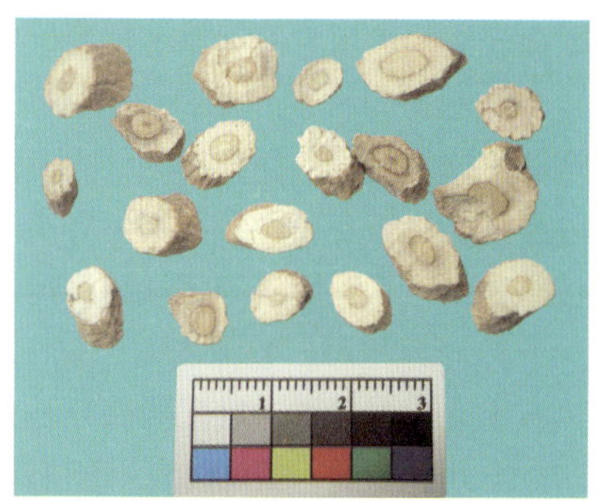

图 9-69 板蓝根饮片

[临床应用]

1. 瘟疫时毒，发热咽痛；以解毒利咽散结见长。外感风热或温病初起，发热头痛咽痛，或身发斑疹，可单用，或配伍金银花、连翘等使用；风热上攻，咽喉肿痛，常配伍玄参、马勃、牛蒡子等使用。

2. 温毒发斑、痄腮、烂喉丹痧、大头瘟疫、丹毒、痈肿。时行温病，温毒发斑，舌绛紫暗者，常配伍生地黄、紫草、黄芩等使用（神犀丹）；丹毒，痄腮，烂喉丹痧，大头瘟疫、头面红肿、咽喉不利者，常配伍黄连、黄芩、牛蒡子等使用（普济消毒饮）。

[用量用法] 水煎服，9～15g。

[使用注意] 体虚无实火热毒者忌服，脾胃虚寒者慎用。

[现代研究] 本品主含靛蓝、靛玉红、板蓝根乙素、丙素、丁素等。本品对流感病毒、虫媒病毒、腮腺炎病毒及多种细菌等有抑制作用，并有抗内毒素作用；对乙型病毒性肝炎表面抗原（HbsAg）有抑制作用；对流感病毒 PR_2株有明显抑制作用；尚有增强免疫功能，血小板聚集作用。靛玉红有抗肿瘤、破坏白血病细胞等作用。

青黛 qīngdài（Natural Indigo）
《药性论》

[药物来源] 本品为爵床科植物马蓝 *Baphicacanthus cusia*（Nees）Bremek.、蓼科植物蓼蓝 *Polygonum tinctorium* Ait. 或十字花科植物菘蓝 *Isatis indigotica* Fort. 的叶或茎叶经加工制得的干燥粉末、团块或颗粒（图 9–70～图 9–72），主产于福建、河北、云南等地，产于福建者品质最优，称建青黛。夏秋两季采收茎叶，加水浸泡至叶腐烂，叶脱落皮时，将茎枝捞出，加适量石灰充分搅拌，至浸液由乌绿转为深红色时，捞取液面泡沫，晒干而成，研成细末用。以蓝色均匀、能浮于水面、火烧产生紫红色烟雾时间较长者为佳。

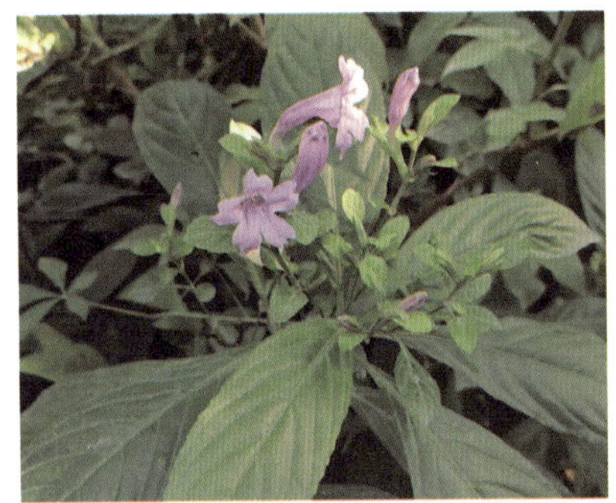
图 9–70 青黛原植物马蓝

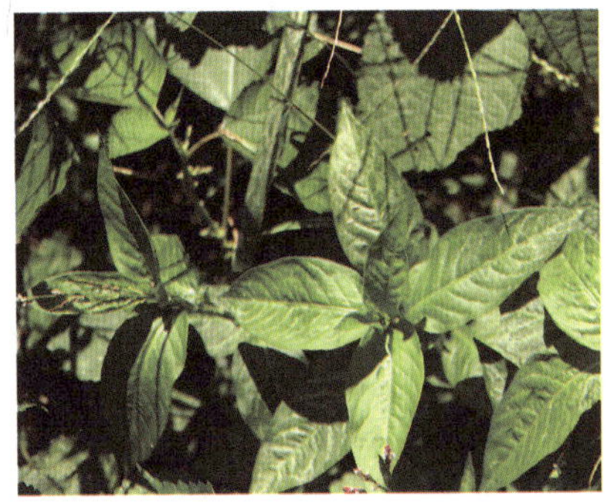
图 9–71 青黛原植物蓼蓝

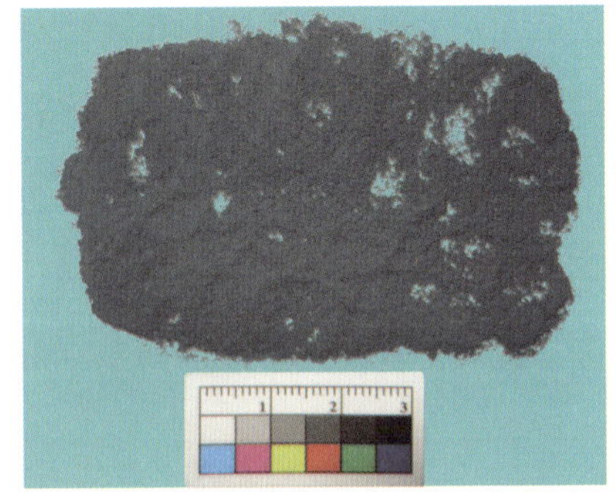
图 9–72 青黛饮片

[性效特点] 咸，寒。归肝经。功效：清热解毒，凉血消斑，泻火定惊。

本品药性偏寒能清泻，味咸可入血分，其清热解毒，凉血消斑之功与大青叶、板蓝根相似；长于凉血消斑，治热毒发斑；又能清泻肝火而定惊痫；尚能清肝泻肺。

[临床应用]

1. 温毒发斑，血热吐衄。温毒发斑常配伍生石膏、生地黄、栀子等使用（青黛石膏汤）；血热妄行的吐血、衄血轻者可单用本品，重者常配伍生地黄、白茅根等凉血止血药使用。

2. 喉痹口疮，痄腮，火毒疮疡。热毒炽盛，喉痹，咽喉肿痛者，常配伍板蓝根、甘草等使用；口舌生疮常配伍冰片使用，撒敷患处；火毒疮疡，痄腮肿痛，常与寒水石共研为末，外敷患处（青金散）；痄腮，喉痹，内服配伍金银花、黄芩、玄参等清热解毒药使用，外用单味水调外敷，或与冰片同用；热毒疮痈，丹毒，常配伍蒲公英、紫花地丁等解毒消痈药使用。

3. 肝火犯肺，咳嗽胸痛，痰中带血。肝火犯肺，咳嗽胸痛，痰中带血，常配伍海蛤壳使用（黛蛤散）；肺热咳嗽，痰黄质稠，常配伍海浮石、瓜蒌仁等使用（青黛海石丸）。

4. 小儿惊痫。惊风抽搐，配伍钩藤、牛黄等使用（凉惊丸）；暑热惊痫，常配伍甘草、滑石等使用（碧玉散）。

[用量用法] 入丸散，1～3g；外用适量。

[使用注意] 胃虚寒者慎用。

[现代研究] 本品主含靛蓝、靛玉红，尚含靛棕、靛黄、鞣酸、β-谷甾醇、蛋白质及大量无机盐。所含的靛玉红有抗癌作用，对动物移植性肿瘤有中等强度抑制作用。醇浸液及煎剂体外实验对炭疽杆菌、肺炎球菌、金黄色葡萄球菌、痢疾杆菌等均有抑制作用。此外，靛蓝尚有一定的保肝作用。

[药物比较] 大青叶，味苦，性寒，主归心、胃经。板蓝根，味苦，性寒，主归心、胃经。青黛，味咸，性寒，主归肝经。三者同出一物，均能清热解毒、凉血消斑，用于治疗温病发热、温毒发斑等。不同之处：大青叶凉血消斑力强；板蓝根解毒利咽散结功效显著；青黛清肝定惊功效强。

贯众 guànzhòng（Male Fern Rhizome）
《神农本草经》

[药物来源] 本品为鳞毛蕨科植物粗茎鳞毛蕨 *Dryopteris crassirhizoma* Nakai 的干燥根茎和叶柄残基（图 9-73、图 9-74），主产于黑龙江、吉林、辽宁等地，习称绵马贯众、东北贯众。秋季采挖，除去叶柄及须根，晒干，切片，以个大、坚实、叶柄残基断面棕绿色者为佳。生用或炒炭用。

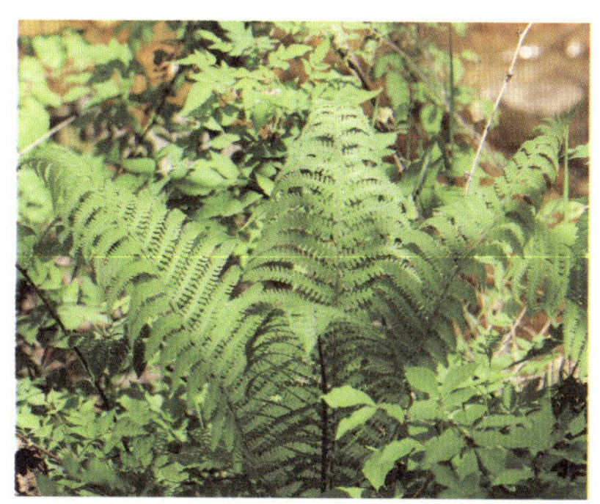
图 9-73　贯众原植物粗茎鳞毛蕨

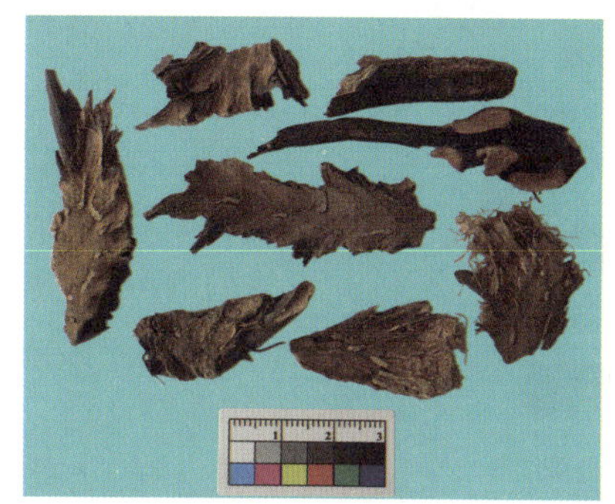
图 9-74　贯众饮片

[性效特点] 苦，微寒；有小毒。归肝、胃经。功效：清热解毒，止血，杀虫。

本品苦寒清泄，善清气分、血分之热毒；有清热解毒，凉血之效；炒炭止血，尤善治妇女血热崩漏，兼能杀虫。

[临床应用]

1. 时疫感冒，风热头痛，温毒发斑。时疫感冒，或风热头痛，常配伍薄荷、金银花、板蓝根等使用；温热病热入营血，或温毒发斑，常配伍大青叶、玄参、水牛角等使用。

2. 痄腮，疮疡肿毒。痄腮可单用，或配伍板蓝根、金银花、连翘等使用；痄腮红肿疼痛，疮疡肿毒，常配伍牛蒡子、连翘、青黛等使用。

3. 血热崩漏，尤善治崩漏。血热所致之崩漏下血，常配伍五灵脂使用；血热所致衄血，可单味研末调敷；血热所致吐血，常配伍黄连研末糯米饮调敷（贯众散）；血热所致便血常配伍侧柏叶使用。

4. 虫积腹痛，如绦虫、蛔虫、钩虫等肠道寄生虫病。此用法须大量才有效，而大量使用会损伤视神经，严重者可引起失明。因此，用本品驱虫宜谨慎。

[用量用法] 水煎服，5～10g。清热解毒宜生用；止血宜炒炭用。外用适量。

[使用注意] 本品有小毒，用量不宜过大。服用本品时忌油腻；脾胃虚寒者及孕妇慎用。

[现代研究] 本品主含间苯三酚衍生物，其主要成分为绵马酸类、黄绵马酸类。本品能使绦虫麻痹，对整体猪蛔虫的活动有抑制作用；对家兔在体或离体子宫均有明显收缩作用；还有抗早孕、抗肿瘤、止血、保肝作用。

蒲公英 púgōngyīng（Dandelion）
《新修本草》

[药物来源] 本品为菊科植物蒲公英 *Taraxacum mongolicum* Hand.-Mazz.、碱地蒲公英 *Taraxacum borealisinense*

Kitam. 或同属数种植物的干燥全草（图 9–75～图 9–78），全国各地均有产。夏至秋季花初开时采收，切段，晒干，以颜色灰绿、无杂质、干燥者为佳。生用。

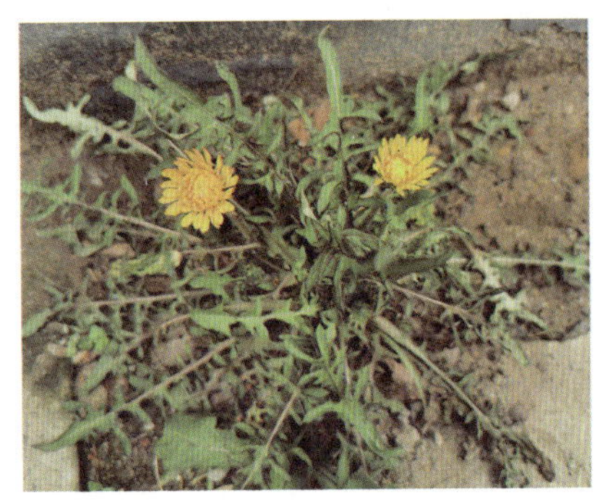
图 9–75　蒲公英原植物蒲公英

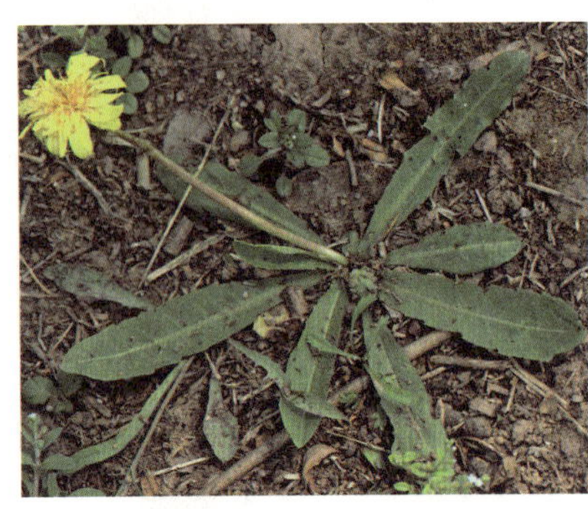
图 9–76　蒲公英原植物碱地蒲公英

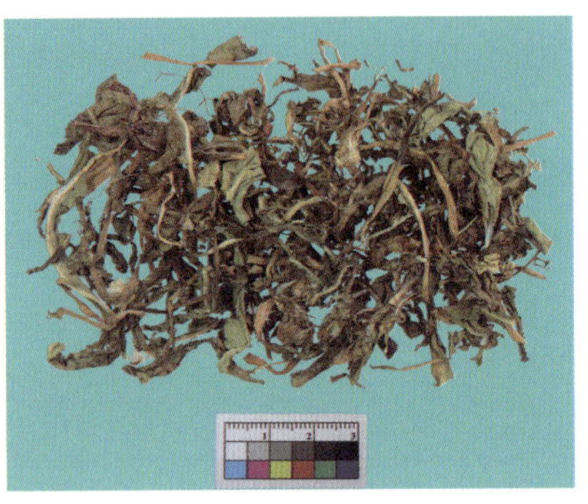
图 9–77　蒲公英药材

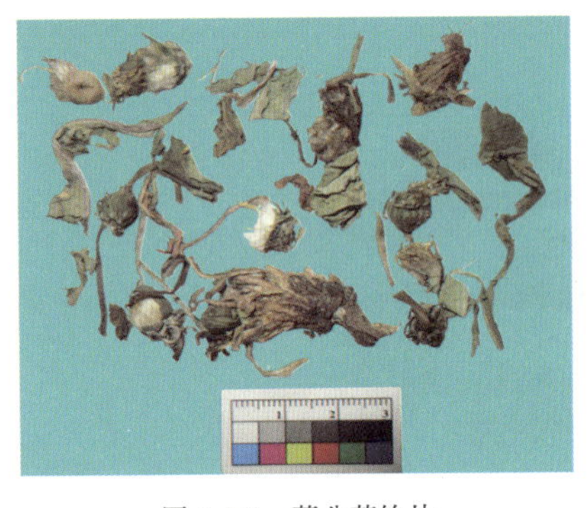
图 9–78　蒲公英饮片

［性效特点］ 苦、甘，寒。归肝、胃经。功效：清热解毒，消肿散结，利湿通淋。

本品苦泄寒清，功善清热解毒，消散痈肿；入肝、胃二经，兼能解郁通乳，治乳痈尤宜；且苦泄清利，既清热通淋，又能清热利尿。

［临床应用］

1. 疔疮肿毒，乳痈，肺痈，肠痈，瘰疬，为治疗乳痈之要药。乳痈肿痛可用单品浓煎服，或以鲜品捣汁内服、药渣外敷，或配伍全瓜蒌、金银花等散结、解毒药使用；痈肿疔疮常配伍金银花、紫花地丁、野菊花等使用（五味消毒饮）；肠痈腹痛常配伍大黄、牡丹皮、桃仁等使用；肺痈吐脓配伍鱼腥草、冬瓜仁、芦根等使用；瘰疬配伍夏枯草、连翘、浙贝母等使用；咽喉肿痛常配伍板蓝根、玄参等使用；毒蛇咬伤鲜品捣敷。

2. 湿热黄疸，热淋涩痛。湿热黄疸常配伍茵陈、栀子、大黄等使用；热淋涩痛常配伍白茅根、金钱草、车前子等使用。

3. 本品尚可用于治疗目赤肿痛。肝火上炎所致之目赤肿痛，可单用本品取汁点眼，或浓煎内服；亦可配伍菊花、夏枯草、决明子等使用。

［用量用法］ 水煎服，10～15g；外用鲜品适量，捣敷；或煎汤熏洗患处。

［使用注意］ 用量过大可致缓泻，脾虚便溏者慎用。

［现代研究］ 本品主含黄酮类、三萜类、多糖、甾醇，尚含香豆素类、挥发油类、蒲公英苦素、果胶等。本品在体外对金黄色葡萄球菌、溶血性链球菌、卡他双球菌等有较强的抑制作用，对肺炎双球菌、脑膜炎双球菌、白喉杆菌、变形杆菌、铜绿假单胞菌、痢疾杆菌亦有一定的抑制作用；尚有利胆、保肝、提高免疫力、抗肿瘤、利尿、健胃及轻泻作用。

紫花地丁 zǐhuādìdīng（Tokyo Violet Herb）
《本草纲目》

［药物来源］ 本品为堇菜科植物紫花地丁 *Viola yedoensis* Makino 的干燥全草（图 9–79、图 9–80），主产于长江下游至南部各地。春秋两季采收，晒干，以色绿、根黄者为佳。生用或鲜用。

［性效特点］ 苦、辛，寒。归心、肝经。功效：清热解毒，凉血消肿。

本品苦寒清泄，有与蒲公英相似的清热解毒、消痈散结之功；并能凉血消肿，尤善解疔毒，治疔疮；兼能解蛇毒。

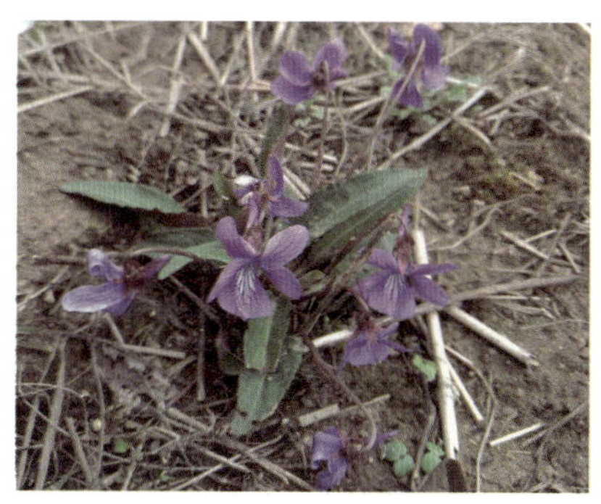
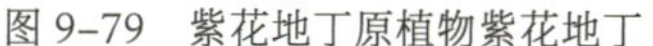
图 9-79　紫花地丁原植物紫花地丁

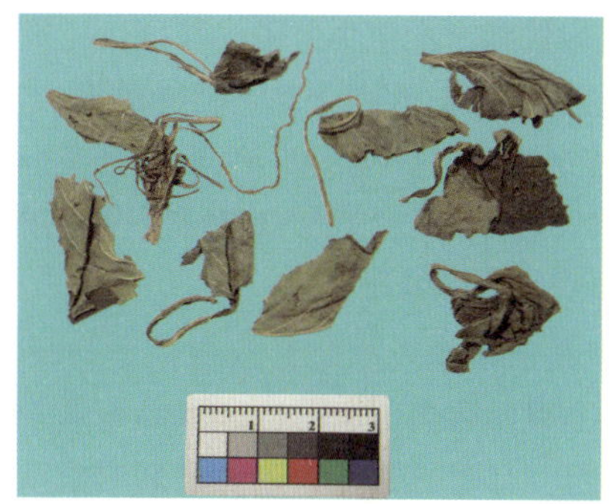
图 9-80　紫花地丁饮片

[临床应用]

1. 疔疮肿毒，痈疽发背，丹毒，乳痈，肠痈，尤善治疗疔毒。疔疮肿毒、痈疽发背、丹毒等可单用鲜品捣汁内服，以渣外敷，或配伍金银花、蒲公英、野菊花等使用（五味消毒饮）；乳痈常配伍蒲公英使用，煎汤内服，并以渣外敷，或熬膏摊贴患处；肠痈常配伍大黄、大血藤、白花蛇舌草等使用。

2. 毒蛇咬伤，可用鲜品捣汁内服，亦可配伍雄黄少许，捣烂外敷，或配伍半边莲、鲜野菊花等使用，捣烂外敷。

3. 尚可用于治疗肝热目赤肿痛，以及外感热病。

[用量用法] 水煎服，15～30g；外用鲜品适量，捣烂敷患处。

[使用注意] 体质虚寒者忌服。

[现代研究] 本品主含黄酮及其苷类、香豆素、生物碱类、萜类等。本品有明显抗菌作用，对结核分枝杆菌、痢疾杆菌、金黄色葡萄球菌、肺炎球菌、皮肤真菌及钩端螺旋体均有抑制作用，还有抗病毒、解热、抗炎、消肿等作用。其提取液对内毒素有拮抗作用。

野菊花 yějúhuā（Wild Chrysanthemum Flower）
《本草正》

[药物来源]

本品为菊科植物野菊 *Chrysanthemum indicum* L. 的干燥头状花序（图 9-81、图 9-82），全国各地均有产。秋冬两季花初开时采收，晒干，以黄色、完整、气香者为佳。生用。

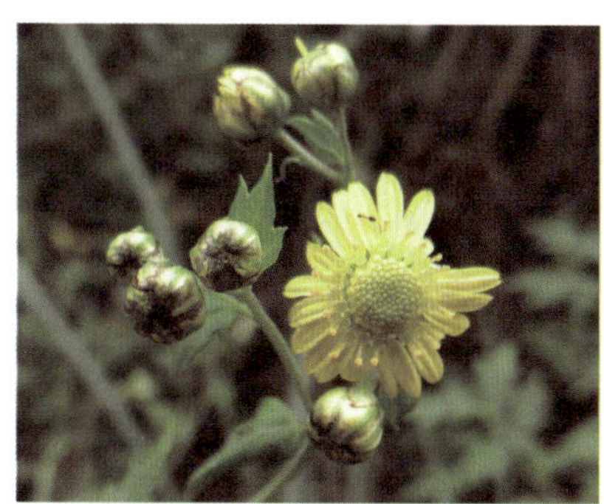
图 9-81　野菊花原植物野菊

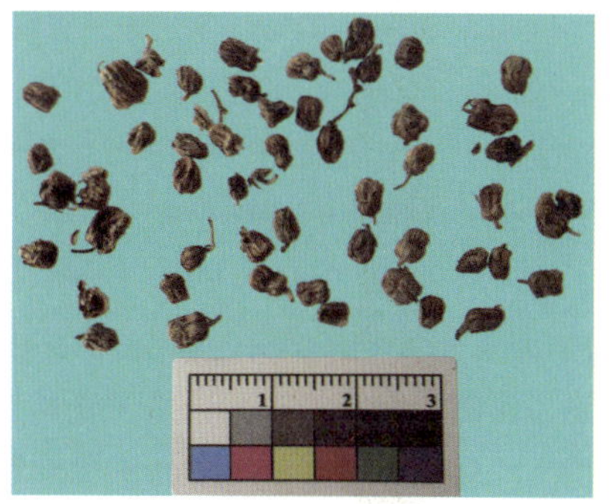
图 9-82　野菊花饮片

[性效特点] 苦、辛，微寒。归肝、心经。功效：清热解毒，泻火平肝。

本品味辛升浮透邪，苦降寒清泄热；清热解毒之力强于菊花，治热毒疮痈；又利咽止痛；且能散肝经风热，泻肝火，平抑肝阳。

[临床应用]

1. 疔疮痈肿，咽喉肿痛。热毒蕴结，疔疖丹毒，痈疽疮疡，常配伍蒲公英、紫花地丁、金银花等使用（五味消毒饮）；热盛咽喉肿痛常配伍牛蒡子、蒲公英、蝉蜕等解毒利咽之品使用。

2. 目赤肿痛，头痛眩晕。风热上攻之目赤肿痛，常配伍金银花、密蒙花、夏枯草等使用；肝阳上亢，头痛眩晕，常配伍夏枯草、决明子、钩藤等清肝、平肝之品使用。

[用量用法] 水煎服，9～15g；外用适量，煎汤外洗或制膏外涂。

[使用注意] 脾胃虚寒者慎用。

[现代研究] 本品主含挥发油，其主要成分为樟脑、α- 蒎烯、野菊花内酯、藏茴香酮等，尚含蒙花苷、木犀黄酮苷、菊苷、香豆精类、多糖等。本品有增加冠脉流量、改善心肌缺血、抑制血小板聚集、增强白细胞的吞噬能力等作用；有明显降压作用。煎剂对痢疾杆菌、金黄色葡萄球菌、白喉杆菌及流感病毒均有抑制作用。

[药物比较] 菊花，味甘、苦，性微寒，主归肺、肝经。野菊花，味苦、辛，性微寒，主归肝、心经。二者均同出一物，均能清热解毒，用于治疗疮痈肿毒、目赤肿痛、头痛眩晕等。不同之处：菊花辛散之力较强，长于清热疏风，上焦头目风热多用之。野菊花苦寒之性尤胜，长于解毒消痈，痈肿疮疡多用之。

重楼 chónglóu（Paris Rhizome）
《神农本草经》

[药物来源] 本品为百合科植物云南重楼 *Paris polyphylla* Smith var. *yunnanensis*（Franch.）Hand.-Mazz 或七叶一枝花 *Paris polyphylla* Smith var. *chinensis*（Franch.）Hara 的干燥根茎（图 9-83～图 9-85），又名蚤休、七叶一枝花，主产于广西、云南、广东等地。秋季采挖，除去须根，晒干，切片，以根条粗壮、粉性足、断面粉白色者为佳。生用。

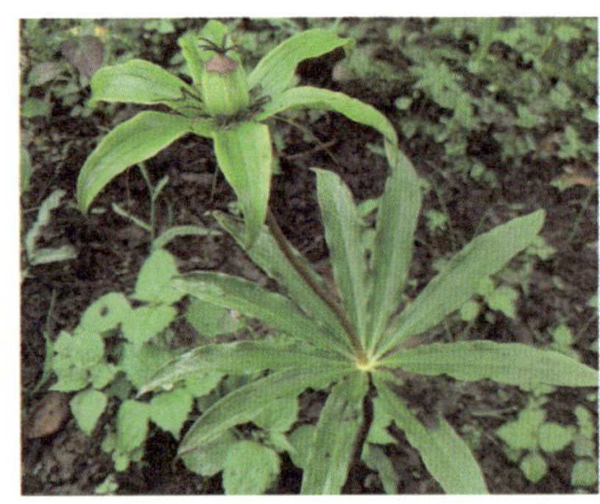

图 9-83　重楼原植物七叶一枝花

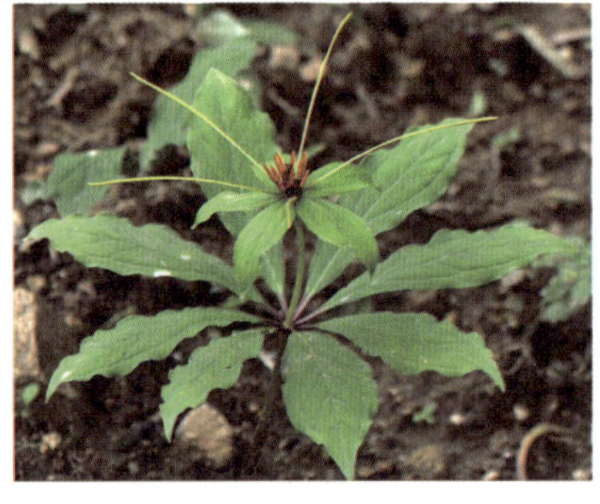

图 9-84　重楼原植物云南重楼

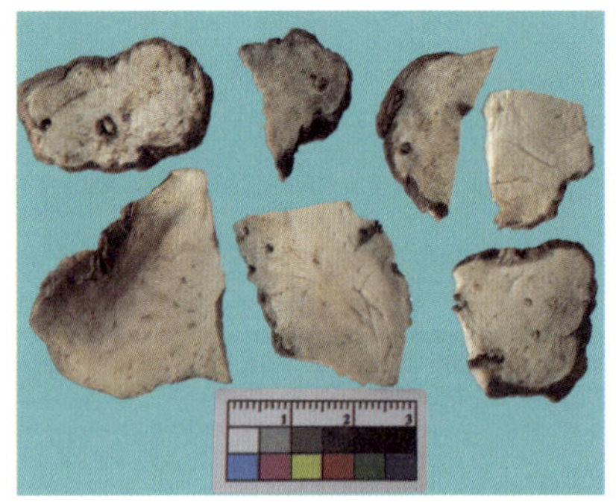

图 9-85　重楼饮片

[性效特点] 苦，微寒；有小毒。归肝经。功效：清热解毒，消肿止痛，凉肝定惊。

本品苦微寒，能清解热毒，散痈肿，止疼痛，善于泄热毒、解蛇毒，治疮痈肿痛、蛇毒咬伤；又能清泻肝火而凉肝息风，定惊止痉；尚能化瘀消肿止痛。

[临床应用]

1. 疔疮痈肿，咽喉肿痛，蛇虫咬伤。痈肿疔毒可单用为末，醋调外敷，或与黄连、赤芍、金银花等同用（夺命汤）；咽喉肿痛，痄腮，喉痹，常配伍牛蒡子、连翘、板蓝根等使用；瘰疬痰核可配伍夏枯草、牡蛎、浙贝母等使用；蛇虫咬伤，红肿疼痛，单用本品内服外敷，或与半边莲等解蛇毒药使用。

2. 小儿热极生风，手足抽搐，单用本品研末冲服，或配伍钩藤、菊花、蝉蜕等使用。

3. 外伤出血，跌打损伤，瘀血肿痛，可单用研末冲服，或与三七、血竭、自然铜等同用。

[用量用法] 水煎服，3～9g；外用适量，研末调敷。

[使用注意] 本品有小毒，用量不宜过大。体虚、无实火热毒者、孕妇及患阴证疮疡者不宜服用。

[现代研究] 本品主含甾体皂苷、离氨基酸、甾醇、β 蜕皮激素、多糖及黄酮等，主要成分为重楼皂苷。重楼具有明显的抗肿瘤、广谱抗菌抗炎作用，具有多脏器保护作用，重楼皂苷Ⅰ、Ⅱ、Ⅲ均具有较强的免疫增强作用。此外，重楼还有止血、镇痛、镇静作用。

漏芦 lòulú（Uniflower Swisscentaury Root）
《神农本草经》

[药物来源] 本品为菊科植物祁州漏芦 *Rhaponticum uniflorum*（L.）DC. 的干燥根（图 9–86、图 9–87），主产于东北、华北、西北等地。春秋二季采挖，除去残茎与须根，晒干，切片，以条粗、棕黑色、不易碎裂者为佳。生用。

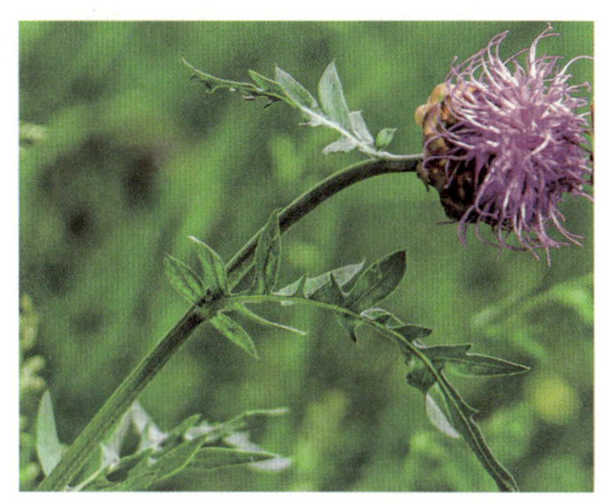

图 9–86　漏芦原植物祁州漏芦

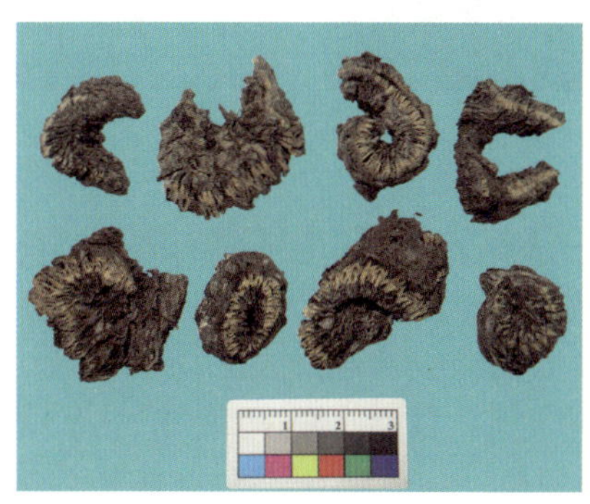

图 9–87　漏芦饮片

[性效特点] 苦，寒。归胃经。功效：清热解毒，消痈，下乳，舒筋通脉。

本品性偏苦寒可泄热，专入胃经，长于清热解毒，消散痈肿，尤为治乳痈之要药；又有清热、通经下乳之功；尚可舒筋通脉。

[临床应用]

1. 乳痈肿痛，痈疽发背，瘰疬疮毒。乳痈肿痛配伍瓜蒌、蛇蜕使用（漏芦散）；热毒壅聚，痈疽发背，常配伍大黄、连翘、紫花地丁等使用（漏芦汤）；痰火郁结，瘰疬欲破者，常配伍海藻、玄参、连翘等使用（漏芦汤）；湿疹湿疮、皮肤瘙痒常配伍荆芥、苦参、白鲜皮等药浸酒蒸饮。

2. 乳房胀痛，乳汁不下。乳络壅滞，乳汁不下，乳房胀痛，欲作乳痈者，常配伍王不留行等使用；气血亏虚，乳少清稀者，常配伍黄芪、鹿角胶等使用。

3. 湿痹筋脉拘挛，骨节疼痛，常配伍地龙使用（古圣散）。

[用量用法] 水煎服，5～9g；外用，研末调敷，或煎水洗。

[使用注意] 正虚体弱及孕妇、疮面平塌者慎用。

[现代研究] 本品主含植物蜕皮激素、三萜类、噻吩类，以及黄酮、挥发油成分，具有抗氧化、抗衰老、降血脂、保肝、抗肿瘤等作用。煎剂有抗氧化作用，能降低血浆胆固醇水平。乙醇提取物能显著抑制大脑线粒体 B 型单胺氧化酶的活性，提示具有抗衰老作用。漏芦蜕皮甾醇有增强巨噬细胞的吞噬能力作用。

土茯苓 tǔfúlíng（Glabrous Greenbrier Rhizome）
《本草纲目》

[药物来源] 本品为百合科植物光叶菝葜 *Smilax glabra* Roxb. 的干燥根茎（图 9–88～图 9–90），主产于长江流域及南部各地。夏秋两季采收，除去残茎及须根，晒干；或趁鲜切成薄片，干燥，以外皮淡棕色、质坚实、断面白色或淡红棕色、筋脉少、粉性足者为佳。生用。

[性效特点] 甘、淡，平。归肝、胃经。功效：解毒，除湿，通利关节。

本品甘淡渗利，性平偏凉，长于解毒除湿，又能通利关节，解汞毒，治梅毒。

[临床应用]

1. 梅毒及汞中毒所致的肢体拘挛、筋骨疼痛，为治疗梅毒或梅毒服汞剂中毒之要药。治梅毒可单品水煎服（土萆薢汤），或与金银花、威灵仙、甘草等同用；因服汞剂中毒而致肢体拘挛者常配伍薏苡仁、防风、木瓜等使用（搜风解毒汤）。

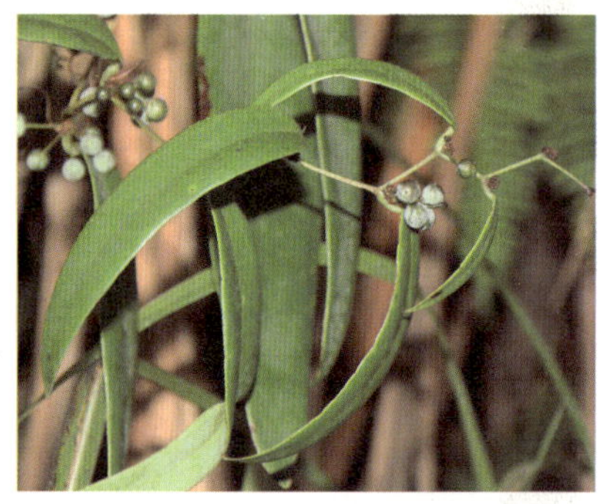
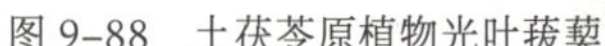
图 9-88　土茯苓原植物光叶菝葜

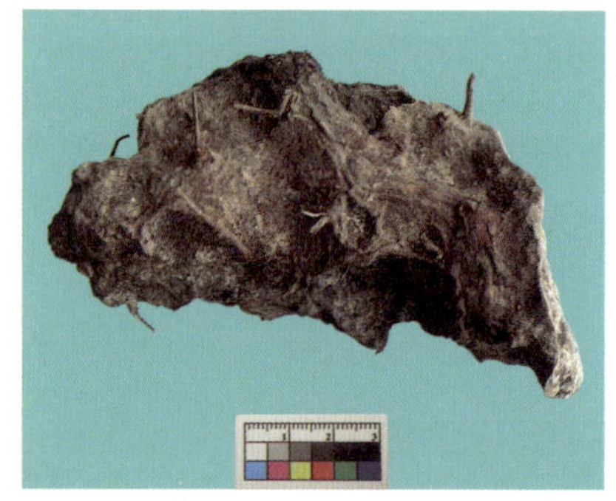
图 9-89　土茯苓药材

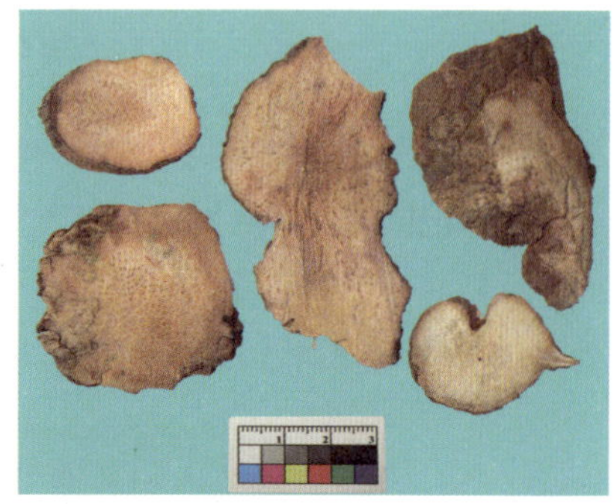
图 9-90　土茯苓饮片

2. 湿热淋浊，带下，疥癣，湿疹瘙痒。湿热引起的热淋，常配伍萹蓄、蒲公英、车前子等使用；阴痒带下单用本品水煎服；湿热皮肤瘙痒常配伍地肤子、白鲜皮、茵陈等使用。

3. 痈肿，瘰疬。疮痈红肿溃烂，常以本品研末为细末，醋调敷；瘰疬溃烂将本品切片或为末，水煎服或入粥内食之，亦可配伍苍术、黄柏、苦参等使用。

［用量用法］ 水煎服，15～60g；外用适量。

［使用注意］ 肝肾阴虚者慎服；服药时忌茶。

［现代研究］ 本品主含落新妇苷、异黄杞苷、胡萝卜苷、生物碱、挥发油、鞣质、树脂、淀粉、甾醇等，有抑制金黄色葡萄球菌、溶血性链球菌、大肠埃希菌、铜绿假单胞菌、痢疾杆菌等作用，所含落新妇苷有利尿、镇痛、抗肿瘤、抗棉酚毒性等作用。

鱼腥草 yúxīngcǎo（Heartleaf Houttuynia Herb）
《名医别录》

［药物来源］ 本品为三白草科植物蕺菜 *Houttuynia cordata* Thunb. 的新鲜全草或干燥地上部分（图 9-91～图 9-93），主产于长江以南各地。夏季茎叶茂盛花穗多时采割，晒干，以叶多、色绿、有花穗、鱼腥气浓者为佳。生用或鲜用。

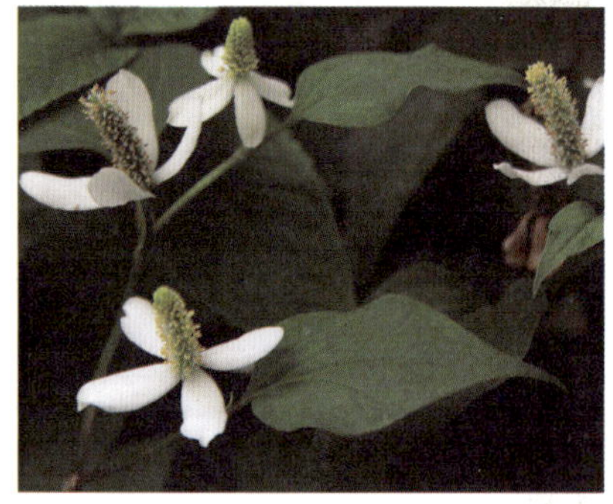
图 9-91　鱼腥草原植物蕺菜

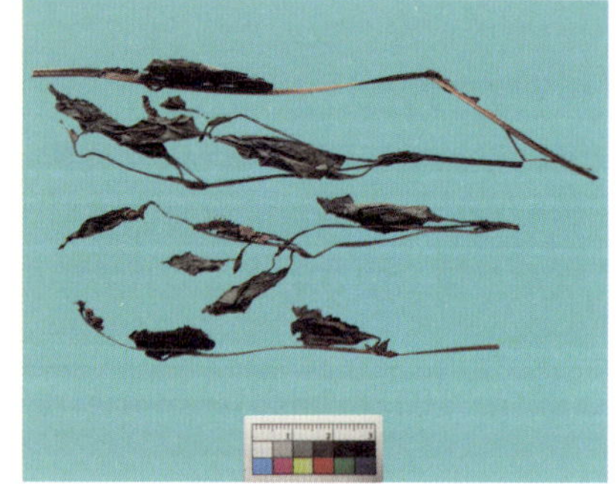
图 9-92　鱼腥草药材

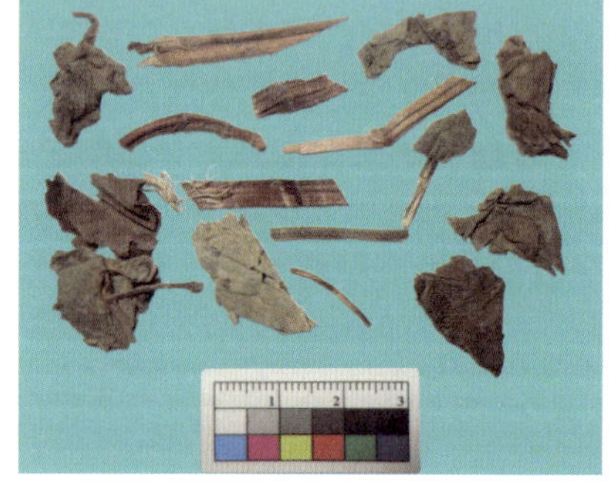
图 9-93　鱼腥草饮片

［性效特点］ 辛，微寒。归肺经。功效：清热解毒，消痈排脓，利尿通淋。

本品辛散寒凉清，专入肺经；功善清泻肺热，散痈排脓，治肺痈吐脓、肺热咳嗽；又能清热解毒；尚能清热除湿，利尿通淋。

［临床应用］

1. 肺痈，咳吐脓血，肺热咳嗽，为治疗肺痈之要药。痰热壅肺，胸痛，咳吐脓血腥臭，常配伍桔梗、芦根、瓜蒌等使用；痰热咳喘，痰黄气急者，常配伍黄芩、浙贝母、知母等使用。

2. 热毒疮疡，可单用本品鲜品捣敷，或配伍野菊花、蒲公英、金银花等使用。

3. 热淋、热痢。热淋涩痛常配伍车前草、白茅根、海金沙等使用；湿热泻痢常配伍黄连、黄芩、苦参等使用。

[用量用法] 水煎服，15～25g，不宜久煎；鲜品加倍，水煎或捣汁服；外用适量，捣敷或煎汤熏洗患处。

[使用注意] 虚寒证及阴性疮疡忌服。

[现代研究] 本品主含挥发油，其中有效成分为癸酰乙醛、月桂醛、月桂烯等，尚含槲皮素、槲皮苷、氯原酸、亚油酸、氯化钾等。煎剂对金黄色葡萄球菌、肺炎双球菌、结核分枝杆菌、痢疾杆菌及钩端螺旋体均有抑制作用；对病毒感染小鼠有预防作用。本品能明显促进白细胞和巨噬细胞的吞噬能力，具有抗炎作用。槲皮素苷有利尿作用。鱼腥草油镇咳、平喘作用明显。

金荞麦 jīnqiáomài（Wild Buckwheat）
《新修本草》

[药物来源] 本品为蓼科植物金荞麦 *Fagopyrum dibotrys*（D.Don）Hara 的干燥根茎（图 9–94～图 9–96），主产于陕西、江苏、江西等地。冬季采挖，除去须根，晒干，切成厚片，以坚硬、个大者为佳。生用。

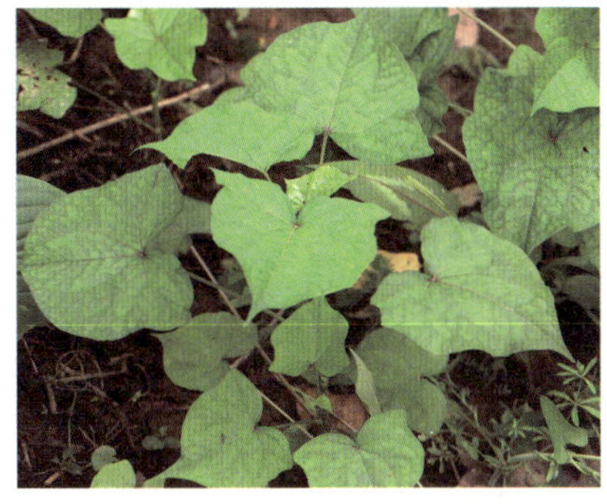
图 9–94　金荞麦原植物金荞麦

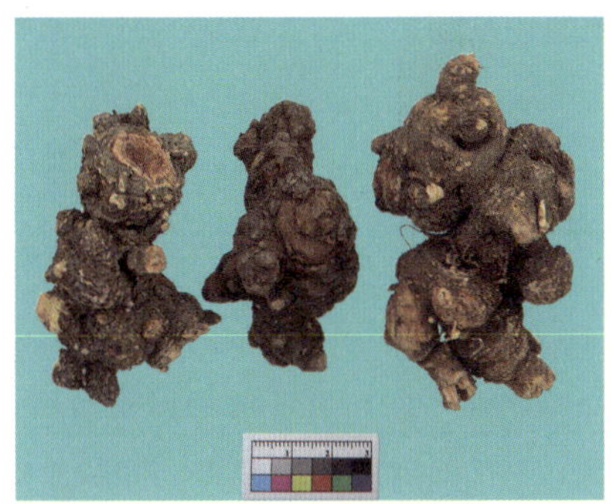
图 9–95　金荞麦药材

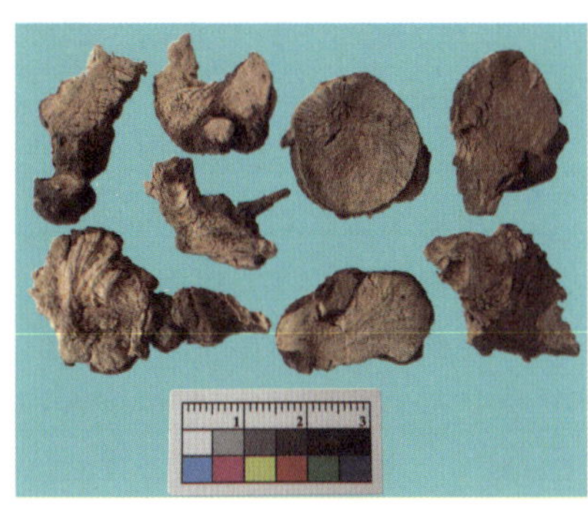
图 9–96　金荞麦饮片

[性效特点] 微辛、涩，凉。归肺经。功效：清热解毒，排脓祛痰。

本品药性辛散凉清，专入肺经；善清肺热，并能清解热毒以消痈，又能清肺化瘀祛瘀；兼能清肺利咽消肿。

[临床应用]

1. 肺痈吐脓，肺热咳喘；善于排脓祛瘀，又善治肺痈咳痰浓稠腥臭或咳吐脓血。肺痈常配伍鱼腥草、金银花、芦根等使用；肺热咳嗽常配伍天花粉、射干等使用。

2. 瘰疬疮疖，乳蛾肿痛。瘰疬痰核常配伍生何首乌等使用；疮痈疖肿或毒蛇咬伤，常配伍蒲公英、紫花地丁等使用；乳蛾肿痛常配伍射干、山豆根、马勃等使用。

3. 疳积消瘦，腹胀食少等，配伍茯苓、麦芽等使用。

[用量用法] 水煎服，15～45g，用水或黄酒隔水密闭炖服；外用适量。

[使用注意] 本品须隔水炖汁服，煎服则疗效不显著；服药期间饮食避免生冷辛辣、油腻等。

[现代研究] 本品主含香豆酸、阿魏酸等。本品体外实验虽没有明显抗菌作用，但对金黄色葡萄球菌的凝固酶、溶血素及铜绿假单胞菌内毒素等有对抗作用，有祛痰、解热、抗炎、镇痛、抗肿瘤等作用。

大血藤 dàxuèténg（Sargentgloryvine Stem）
《本草图经》

[药物来源] 本品为木通科植物大血藤 *Sargentodoxa cuneata*（Oliv.）Rehd. et wils. 的干燥藤茎（图 9–97、图 9–98），又称红藤，主产于江西、湖北、江苏等地。秋冬两季采收，除去侧枝，干燥，切厚片，以条匀、径粗者佳。生用。

[性效特点] 苦，平。归大肠、肝经。功效：清热解毒，活血，祛风止痛。

本品味苦降泄，性平偏凉，功善清热解毒，活血消痈，治肠痈；尤以治肠痈初起，热毒瘀滞，腹痛胀满者为宜；且善活血祛瘀止痛，祛风通络。

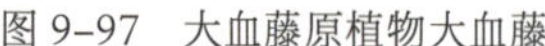

图 9-97 大血藤原植物大血藤

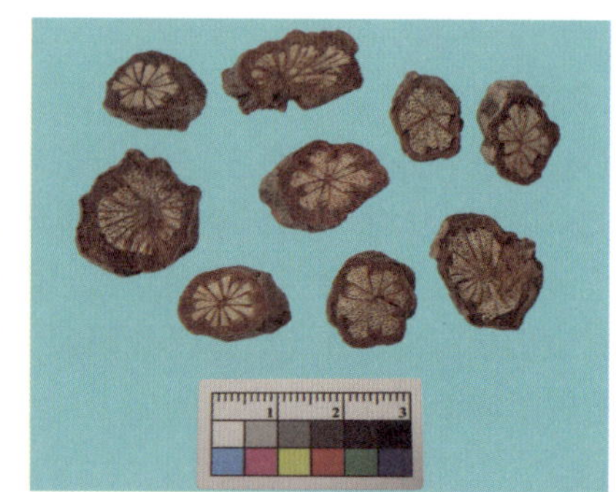

图 9-98 大血藤饮片

[临床应用]

1. 肠痈腹痛，热毒疮疡，为治疗肠痈要药。肠痈腹痛常配伍桃仁、大黄等使用；热毒疮疡常配伍连翘、金银花、浙贝母等使用（连翘金贝煎）。

2. 经闭痛经，跌仆肿痛。血滞经闭痛经常配伍当归、香附、益母草等使用；跌打损伤，瘀血肿痛常配伍骨碎补、续断、赤芍等使用。

3. 风湿痹痛，腰腿疼痛，关节不利，常配伍独活、牛膝、防风等使用。

[用量用法] 水煎服，9～15g；外用适量。

[使用注意] 孕妇慎用。

[现代研究] 本品主含大黄素、大黄素甲醚、大黄酚、β-谷甾醇、胡萝卜苷、硬脂酸、毛柳苷、右旋丁香酚二葡萄糖苷、右旋二氢愈创木脂酸、香草酸、鞣质等。煎剂对金黄色葡萄球菌、大肠埃希菌、乙型链球菌、卡他球菌、铜绿假单胞菌等有抑制作用；还有抑制血小板聚集，抑制血栓形成，扩张冠脉，增加冠脉流量，缩小心肌梗死范围等作用。

败酱草 bàijiàngcǎo（Patrinia）
《神农本草经》

[药物来源] 本品为败酱科植物黄花败酱 *Patrinia scabiosaefolia* Fisch.、白花败酱 *Patrinia villosa*（Thunb.）Juss. 的干燥全草（图 9-99～图 9-101），主产于四川、江西、福建等地。夏秋两季采收，阴干，切段，以干燥、叶多、气浓、无泥沙杂草者为佳。生用。

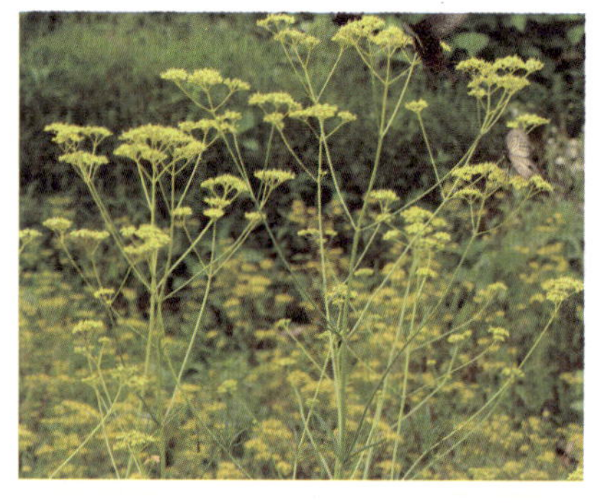

图 9-99 败酱草原植物黄花败酱

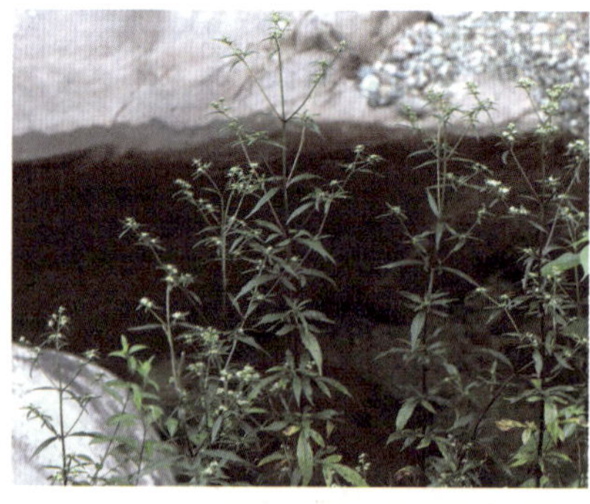

图 9-100 败酱草原植物白花败酱

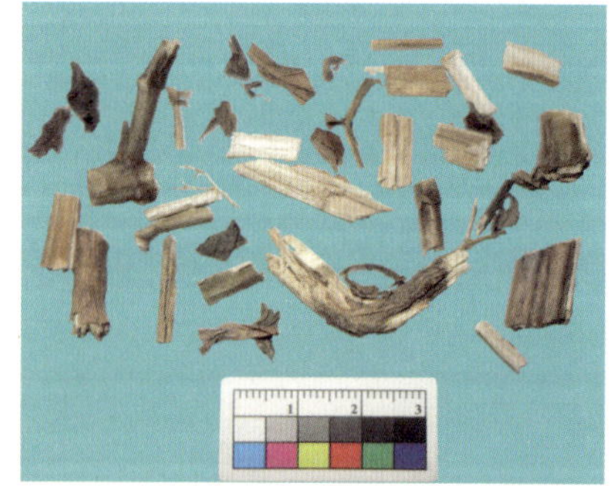

图 9-101 败酱草饮片

[性效特点] 辛、苦，微寒。归胃、大肠、肝经。功效：清热解毒，消痈排脓，祛瘀止痛。

本品味辛苦性偏微寒凉，其清热解毒之功虽不及大血藤，然长于消痈排脓、活血止痛，治肠痈，尤善治肠痈脓已成者；又辛散行滞，可祛瘀通经以止痛。

[临床应用]

1. 肠痈肺痈，痈肿疮毒，为治疗肠痈腹痛之要药。肠痈初起，腹痛便秘，未化脓者，常配伍金银花、牡丹皮、桃仁等使用；肠痈脓已成者常配伍薏苡仁、附子等使用（薏苡附子败酱散）；肺痈咳吐脓血常配伍鱼腥草、芦根、桔梗等使用；痈肿疮毒，未溃或已溃，常配伍金银花、连翘等使用，并以鲜品捣烂外敷。

2. 产后瘀阻腹痛，可单用本品煎服，或配伍五灵脂、香附、当归等使用。

[用量用法] 水煎服，6～15g，大剂量15～30g；外用适量。

[使用注意] 脾胃虚弱，食少泄泻者不宜服用；孕妇慎用。

[现代研究] 黄花败酱根及根茎含挥发油，其主要成分为败酱烯、异败酱烯等，尚含多种皂苷、常春藤皂苷元、β-谷甾醇-β-D-葡萄糖苷、齐墩果酸等。白花败酱含挥发油，根及根茎含白花败酱苷、莫诺苷、马钱苷等。本品对金黄色葡萄球菌、痢疾杆菌、伤寒杆菌、铜绿假单胞菌、大肠埃希菌有抑制作用；并有抗病毒作用，能抑制人类免疫缺陷病毒；尚有保肝、利胆、促进肝细胞再生、防止肝细胞变性等作用。

[附]

墓头回 mùtóuhuí（Scabrous Patrinia Root）

本品为败酱科植物异叶败酱 *Patrinia heterophylla* Bunge 及糙叶败酱 *Patrinia seabra* Bunge 的根（图9-102、图9-103），味辛、苦，性微寒。其效用与败酱草相似，兼有止血、止带的功效，多用于治疗崩漏下血、赤白带下等。用法用量同败酱草。

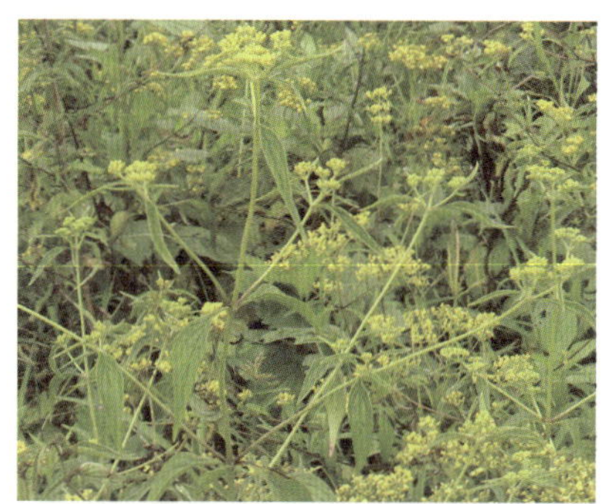

图9-102　墓头回原植物异叶败酱

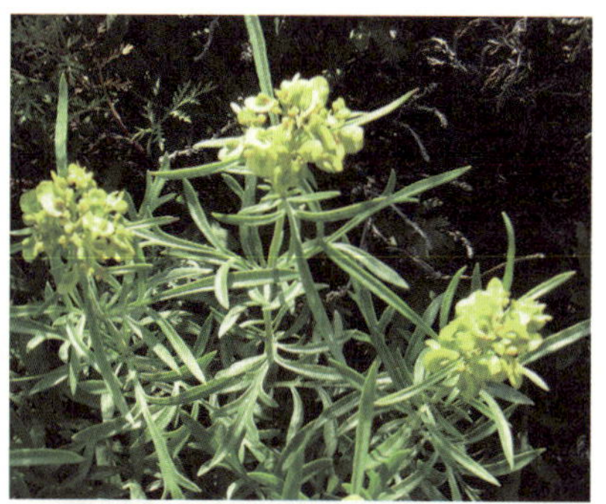

图9-103　墓头回原植物糙叶败酱

射干 shègān（Blackberrylily Rhizome）
《神农本草经》

[药物来源] 本品为鸢尾科植物射干 *Belamcanda chinensis*（L.）DC. 的干燥根茎（图9-104、图9-105），主产于湖北、河南、江苏等地。春初刚发芽或秋末茎叶枯萎时采挖，除去须根，晒干，切片，以肥壮、肉色黄、无毛须者为佳。生用。

[性效特点] 苦，寒。归肺经。功效：清热解毒，消痰，利咽。

本品药性苦寒清泄，专入肺经，既善于清肺解毒，利咽消肿，治咽喉肿痛；又善降火祛痰。

[临床应用]

1. 热毒痰火郁结所致咽喉疼痛，为治疗热毒痰火郁结所致咽喉肿痛之要药。热毒痰火郁结所致咽喉疼痛，

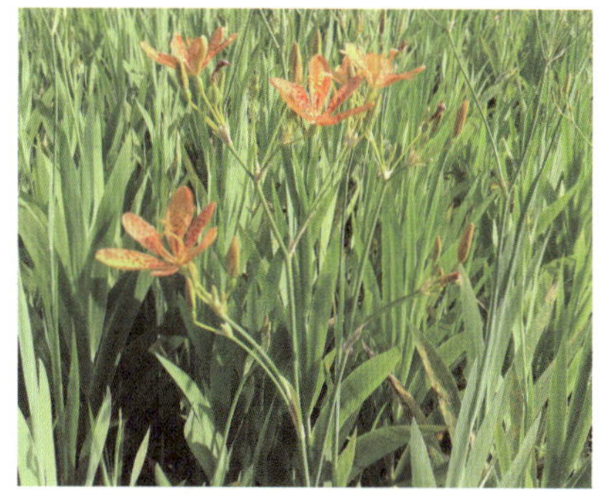

图9-104　射干原植物射干

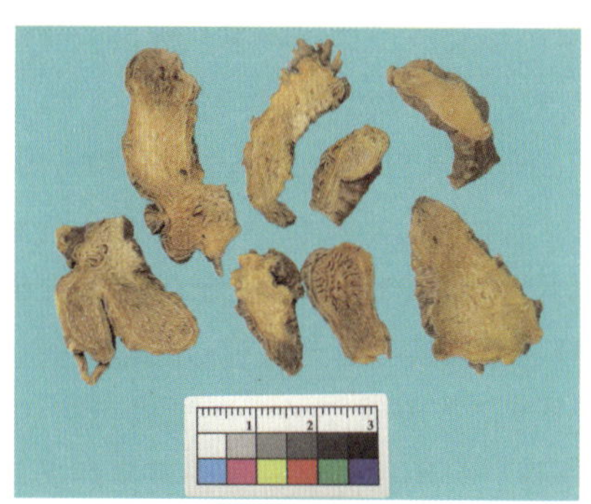

图9-105　射干饮片

可单用捣汁含咽或醋研汁噙之，也可配伍升麻、甘草等使用（射干汤）；外感风热，咽痛音哑，常配伍荆芥、连翘、牛蒡子等疏散风热药使用。

2. 痰涎壅盛，咳嗽气喘。肺热咳喘，痰黄质稠，常配伍桑白皮、马兜铃、桔梗等使用（射干马兜铃汤）；寒痰咳喘，痰多清稀，常配伍麻黄、细辛、半夏等使用（射干麻黄汤）。

［用量用法］ 水煎服，3～10g。

［使用注意］ 本品苦寒，脾虚便溏者不宜使用。孕妇慎用。

［现代研究］ 本品主含射干苷、鸢尾苷、鸢尾黄酮、鸢尾黄酮苷、紫檀素、射干酮、草夹竹桃苷、多种二环三萜及其衍生物、苯酚类化合物等。本品乙醇提取物有抗炎解热作用，体外对流感病毒有抑制作用，所含的鸢尾苷皮下注射有明显的利尿作用。体外试验显示本品对人子宫颈癌细胞株培养系 JTC-26 有抑制作用。

山豆根 shāndòugēn（Euchresta Japonica）
《开宝本草》

［药物来源］ 本品为豆科植物越南槐 *Sophora tonkinensis* Gapnep. 的干燥根及根茎（图 9-106、图 9-107），又名广豆根，主产于广西、广东、贵州等地。秋季采挖，干燥，切片，以根条粗壮、外棕褐、质坚、味苦者为佳。生用。

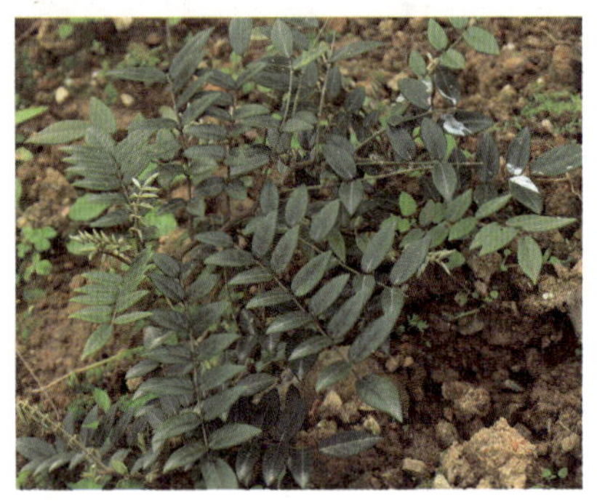

图 9-106 山豆根原植物越南槐

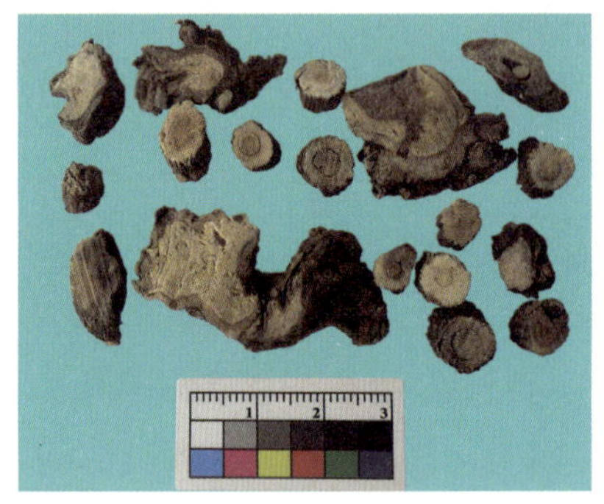

图 9-107 山豆根饮片

［性效特点］ 苦，寒；有毒。归肺、胃经。功效：清热解毒，消肿利咽。

本品药性偏大苦大寒，功善清肺火，解热毒，利咽消肿，治热（火）毒蕴结，咽喉肿痛；又能清肺胃热（火）。

［临床应用］

1. 火毒蕴结，乳蛾喉痹，咽喉肿痛，为治火毒蕴结所致乳蛾喉痹、咽喉红肿疼痛之要药。火毒蕴结所致乳蛾喉痹、咽喉红肿疼痛，可单用本品磨醋噙服，或配伍桔梗、栀子、连翘等使用（清凉散）；乳蛾喉痹常配伍射干、花粉、麦冬等使用（山豆根汤）。

2. 牙龈肿痛，口舌生疮，可单用煎汤漱口，或配伍石膏、黄连、升麻等清肺胃热解毒之品使用。

3. 本品尚可用于湿热黄疸，肺热咳嗽，痈肿疮毒等病证。

［用量用法］ 水煎服，3～6g；外用适量。

［使用注意］ 本品有毒，过量服用易引起呕吐、腹泻、胸闷、心悸等不良反应，故用量不宜过大；脾胃虚寒者慎用。

［现代研究］ 本品主含生物碱，其主要成分为苦参碱、氧化苦参碱、槐果碱、臭豆碱、金雀花碱、山豆根碱等，尚含柔枝槐酮、柔枝槐素、柔枝槐素色烯等黄酮类衍生物。本品对金黄色葡萄球菌、絮状表皮癣菌及白假丝酵母菌有抑制作用。苦参碱、氧化苦参碱有抗癌、升高外周白细胞作用。本品所含总碱能增加心肌收缩力，显著增加冠脉流量；对结核分枝杆菌、霍乱弧菌、皮肤致病性真菌有抑制作用。本品尚有抗炎、保肝、抑制胃酸分泌等作用。

[附]

北豆根 běidòugēn（Asiatic Moonseed Rhizome）

本品为防己科植物蝙蝠葛 *Menispermum dauricum* DC. 的干燥根茎（图 9-108，图 9-109）。本品味苦性寒，有小毒；归肺、胃、大肠经。功效：清热解毒，祛风止痛。本品主要用于治疗热毒壅盛，咽喉肿痛，热毒泄痢及风湿痹痛。水煎服，3～9g。脾胃虚寒者不宜服用。

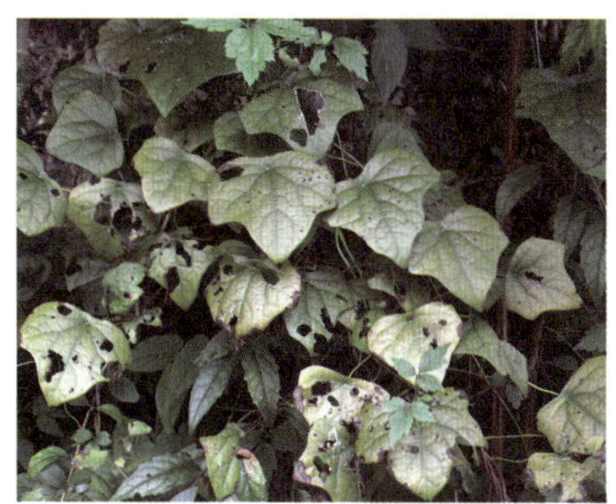
图 9-108　北豆根原植物蝙蝠葛

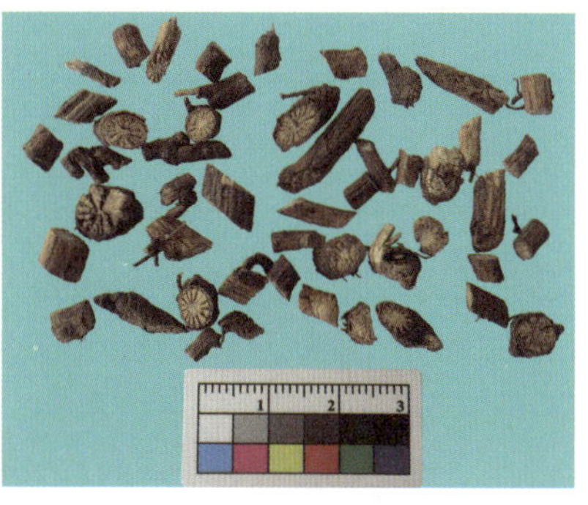
图 9-109　北豆根饮片

马勃 mǎbó（Puffball Fruiting Body）
《名医别录》

[药物来源] 本品为灰包科真菌脱皮马勃 *Lasiosphaera fenzlii* Reich.、大马勃 *Calvatia gigantea*（Batsch ex Pers.）Lloyd 或紫色马勃 *Calvatia lilacina*（Mont. et Berk.）Lloyd 的干燥子实体（图 9-110～图 9-113）。脱皮马勃主产于辽宁、甘肃、湖北等地；大马勃主产于内蒙古、河北、青海等地；紫色马勃主产于广东、广西、江苏等地。夏秋两季子实体成熟时采收，去外层硬皮，以个大、皮薄、饱满、松泡有弹性者为佳。切成方块，或研粉生用。

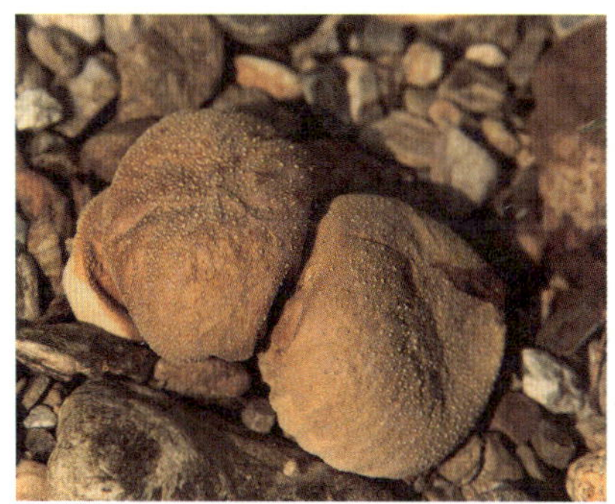
图 9-110　马勃原真菌脱皮马勃

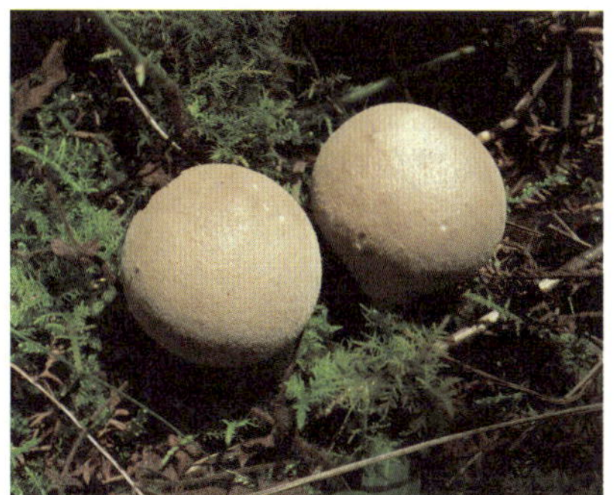
图 9-111　马勃原真菌大马勃

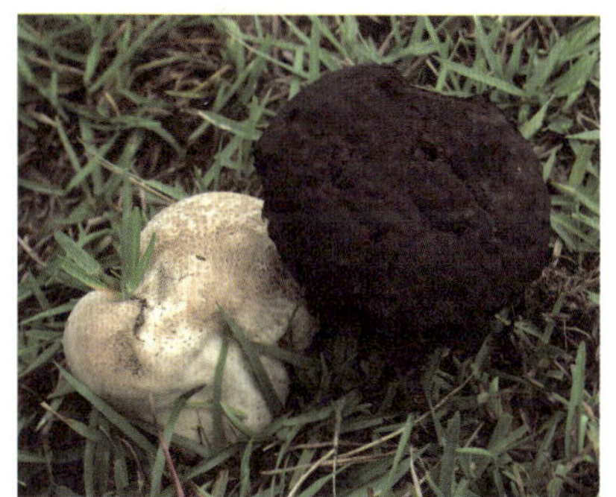
图 9-112　马勃原真菌紫色马勃

[性效特点] 辛，平。归肺经。功效：清肺利咽，止血。

本品味辛性行散，质轻升浮，性平偏凉，专入肺经；长于清肺热、解毒利咽消肿；又有较强止血之效。

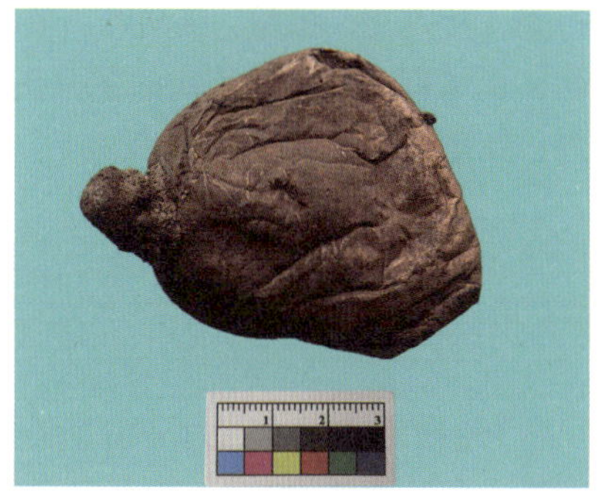
图 9-113　马勃药材

[临床应用]

1. 风热郁肺，咽痛音哑，咳嗽。风热及肺火所致咽喉肿痛、咳嗽、失音，常配伍牛蒡子、玄参、板蓝根等同用（普济消毒饮）；肺肾阴虚所致的咽喉肿痛，常配伍生地黄、玄参、知母等滋阴降火之品同用；肺热咳嗽，声音嘶哑，常配伍黄芩、蝉蜕、射干等清肺、止咳、利咽药同用。

2. 衄血，创伤出血。衄血，外伤出血，可用马勃粉撒敷患处；火邪迫肺，血热妄行引起的吐血、衄血，可单用本品，或配伍其他凉血止血药同用。

[用量用法] 水煎服，2～6g；外用适量，敷患处。

[使用注意] 风寒伏肺咳嗽失音者不宜使用。

[现代研究] 本品主含马勃素、紫颓马勃酸、马勃素葡萄糖苷、麦角甾醇、亮氨酸、酪氨酸、尿素、磷酸钠、砷及 α- 直链淀粉酶等，尚含抗坏血酸成分。脱皮马勃有止血作用，对口腔和鼻出血有明显的止血效果。煎剂对金黄色葡萄球菌、铜绿假单胞菌、肺炎双球菌有抑制作用，对少数致病真菌亦有抑制作用。此外，尚有抗肿瘤、抗氧化作用。

白头翁 báitóuwēng（Chinese Pulsatilla Root）

《神农本草经》

[药物来源] 本品为毛茛科植物白头翁 *Pulsatilla chinensis*（Bge.）Regel 的干燥根（图 9–114、图 9–115），主产于东北、华北、华东等地。春秋两季采挖，除去须根，保留根头白绒毛，晒干，切薄片，以条粗长，质坚实者为佳。生用。

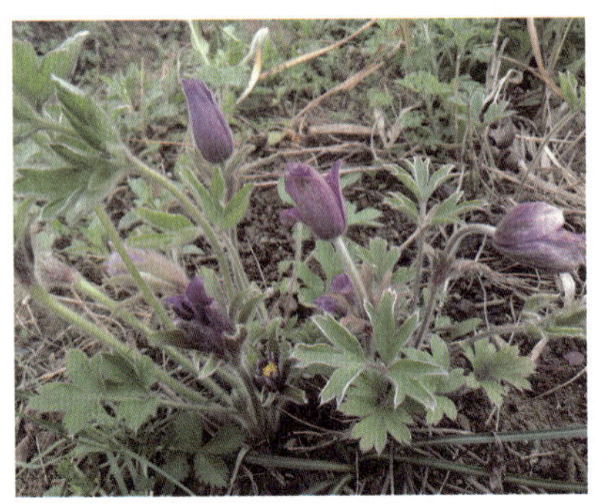

图 9–114　白头翁原植物白头翁

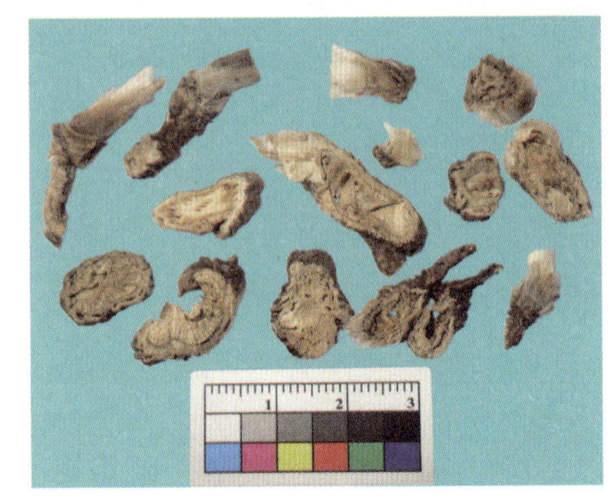

图 9–115　白头翁饮片

[性效特点] 苦，寒。归胃、大肠经。功效：清热解毒，凉血止痢。

本品药性苦寒降泄，专入大肠经，功善清热解毒，凉血止痢，尤善清大肠湿热及血分热毒；兼具燥湿之功。

[临床应用]

1. 热毒血痢，尤善清胃肠湿热及血分热毒，为治热毒血痢要药。热毒血痢，发热腹痛，里急后重，可单用本品，或配伍黄连、黄柏、秦皮等使用（白头翁汤）；赤痢下血，日久不愈，腹内冷痛，常配伍阿胶、干姜、赤石脂等使用，以温中散寒，涩肠止泻。

2. 下焦湿热所致之阴痒、带下，常配伍苦参、白鲜皮、秦皮等使用，煎汤外洗。

[用量用法] 水煎服，9～15g；外用适量。

[使用注意] 虚寒泻痢者忌服。

[现代研究] 本品主含三萜皂苷，尚含白头翁素、原白头翁素、胡萝卜苷等。白头翁三萜皂苷有抗肿瘤、抗炎、抗氧化、抗菌、抗病毒、抗血吸虫、增强免疫等药理作用。鲜汁、煎剂、乙醇提取物等对金黄色葡萄球菌、铜绿假单胞菌、痢疾杆菌、伤寒杆菌等均有抑制作用。流浸膏在试管内可杀死阴道滴虫。白头翁素有镇静、镇痛及抗惊厥作用。

马齿苋 mǎchǐxiàn（Purslane Herb）

《本草经集注》

[药物来源] 本品为马齿苋科植物马齿苋 *Portulaca oleracea* L. 的干燥地上部分（图 9–116～图 9–118）。全国大部分地区均有产。夏秋两季采收，晒干，或略蒸或烫后晒干，以质嫩、叶多、色青绿者为佳。生用。

[性效特点] 酸，寒。归肝、大肠经。功效：清热解毒，凉血止血，止痢。

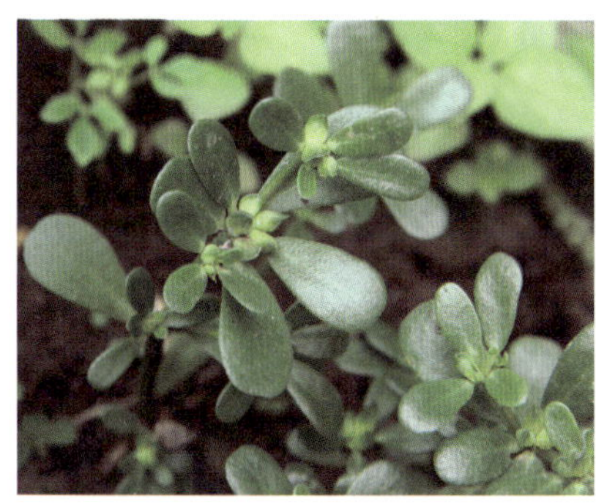

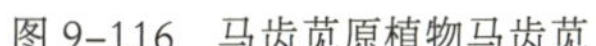

图 9-116　马齿苋原植物马齿苋

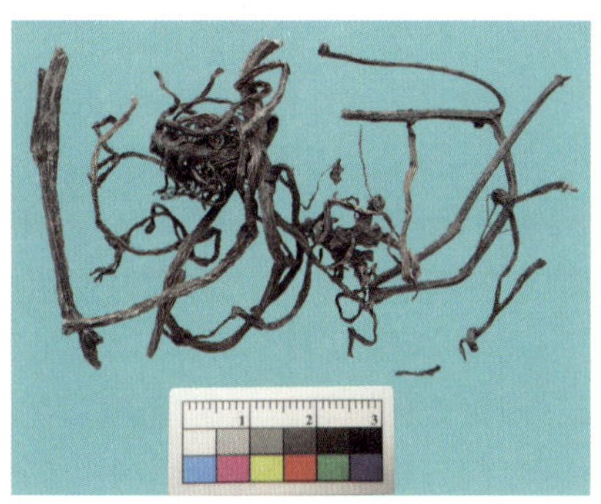

图 9-117　马齿苋药材

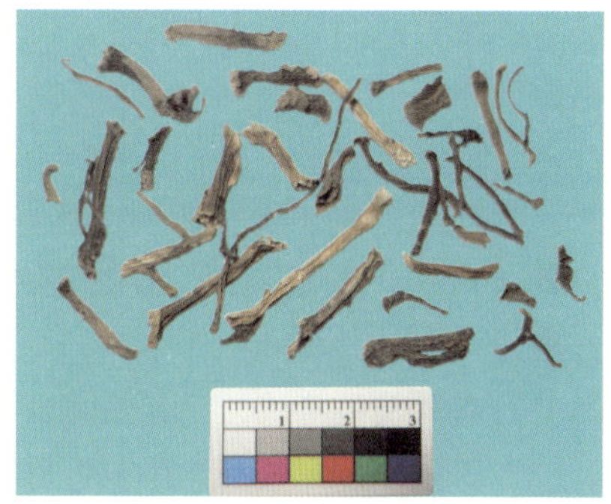

图 9-118　马齿苋饮片

本品味酸收敛，性寒质滑，入大肠经，善清解热毒，凉血止痢；入肝经血分又能收敛止血；尚能凉血消肿、利尿通淋。

[临床应用]

1. 热毒血痢。热毒血痢可单用本品水煎服，亦可配伍粳米煮粥，空腹服食（马齿粥）；产后血痢可单用鲜品捣汁入蜜调敷服；大肠湿热，腹痛泄泻，或下痢脓血，里急后重者常配伍黄芩、黄连等使用。

2. 痈肿疔疮，湿疹丹毒，蛇虫咬伤。火热毒盛，痈肿疔疮，丹毒，以及蛇虫咬伤，湿疹，单用本品煎汤内服并外洗，再以鲜皮捣烂外敷（马齿苋膏）；也可配伍重楼、拳参等使用。

3. 便血，痔血，崩漏下血。大肠湿热，便血痔血常配伍地榆、槐角、凤尾草等使用；血热妄行，崩漏下血可单味药捣汁服，或配伍茜草、苎麻根、侧柏叶等凉血止血药使用。

4. 湿热淋证，带下。湿热淋证，血淋尿血，常配伍白茅根、车前草等利湿通淋、凉血止血药使用。

[用量用法] 水煎服，9～15g；鲜品用量加倍；外用适量，捣敷患处。

[使用注意] 凡脾胃虚寒、肠滑作泄者忌服；孕妇慎用。

[现代研究] 本品主含三萜醇类，黄酮类，氨基酸类，糖类，有机酸及其盐，钙、磷、铁、硒、硝酸钾、硫酸钾等微量元素；尚含大量的去甲基肾上腺素和钾盐。煎剂和醇提取物对痢疾杆菌、大肠埃希菌、金黄色葡萄球菌等均有抑制作用，尤其对痢疾杆菌作用显著。本品对子宫有明显兴奋作用，还有利尿、升高血钾、降血脂、抗衰老、润肤美容等作用。

鸦胆子 yādǎnzǐ（Java Brucea Fruit）
《本草纲目拾遗》

[药物来源] 本品为苦木科植物鸦胆子 *Brucea javanica*（L.）Merr. 的干燥成熟果实（图 9-119、图 9-120），主产于广西、广东、云南等地。秋季果实成熟时采收，晒干，去壳取仁，以粒大、饱满、种仁白色、油性足者为佳。生用。

[性效特点] 苦，寒；有小毒。归大肠、肝经。功效：清热解毒，截疟，止痢，外用腐蚀赘疣。

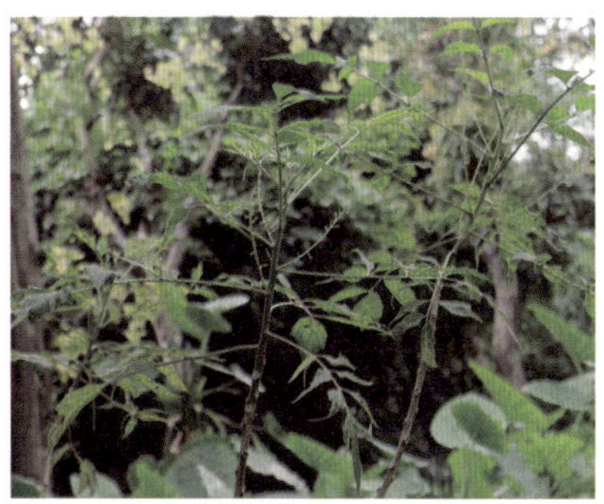

图 9-119　鸦胆子原植物鸦胆子

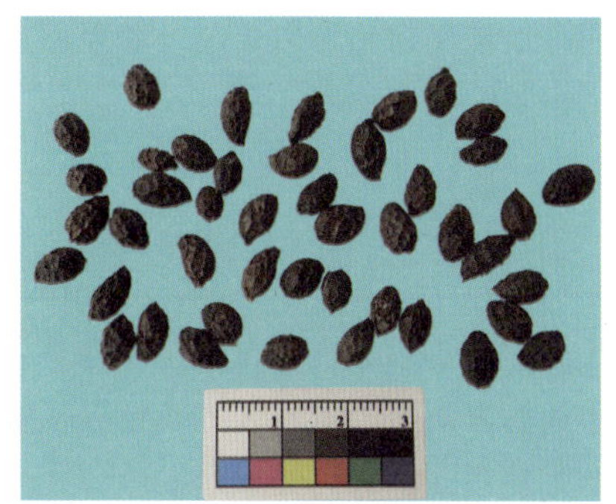

图 9-120　鸦胆子饮片

本品苦寒泄热，入大肠经，内服尤善清大肠热毒，燥湿杀虫止痢；入肝经能清肝胆湿热，杀虫截疟；外用有腐蚀作用。

[临床应用]

1. 热毒血痢，冷积久痢，休息痢；善清大肠蕴热。热毒血痢，大便脓血，里急后重，可单用本品去皮，白糖水送服；久痢久泻，迁延不愈，常配伍诃子、乌梅、木香等使用；冷积久痢可采用口服与灌肠并用的方法。

2. 各种类型疟疾，尤其是间日疟及三日疟效佳，可单味服用。

3. 赘疣鸡眼。赘疣、鸡眼可用鸦胆子仁捣烂涂敷患处，或用鸦胆子油局部涂敷；鸡眼可以鸦胆子仁同烧酒捣烂敷患处，外用胶布固定（至圣丹）。

[用量用法] 内服，0.5～2g；用龙眼肉包裹或装胶囊吞服，亦可压去油制成丸剂、片剂服，不宜入煎剂。外用适量。

[使用注意] 本品对胃肠道及肝肾均有损害，内服需严格控制剂量，不宜多用久服。外用注意用胶布保护好周围正常皮肤，以防止对正常皮肤的刺激。孕妇及小儿慎用。胃肠出血及肝肾病患者不宜使用。

[现代研究] 本品主含鸦胆子苦素、鸦胆子苷、鸦胆子碱、鸦胆子苦醇及鸦胆子酚等，尚含黄酮苷、脂肪油等。煎剂及氯仿提取物体外实验能抗疟原虫。鸦胆子提取物对犬肠道线虫、绦虫、鞭虫、蛔虫、钩虫等都有驱杀作用。去油鸦胆子水浸液和乙醚浸膏能抑杀阿米巴原虫。本品有抗菌、抗炎、降血糖、抗癌、抗病毒、兴奋离体子宫、小肠等作用，还能使赘疣细胞的细胞核固缩、坏死和脱落。

地锦草 dìjǐncǎo（Creeping Euphorbia）
《嘉祐本草》

[药物来源] 本品为大戟科植物地锦 *Euphorbia humifusa* Willd. 或斑地锦 *Euphorbia maculata* L. 的干燥全草（图 9-121～图 9-123），全国各地均有产，以长江流域及南方各地为多。夏秋两季采收，晒干，切段，以叶色绿、茎色紫红者为佳。生用。

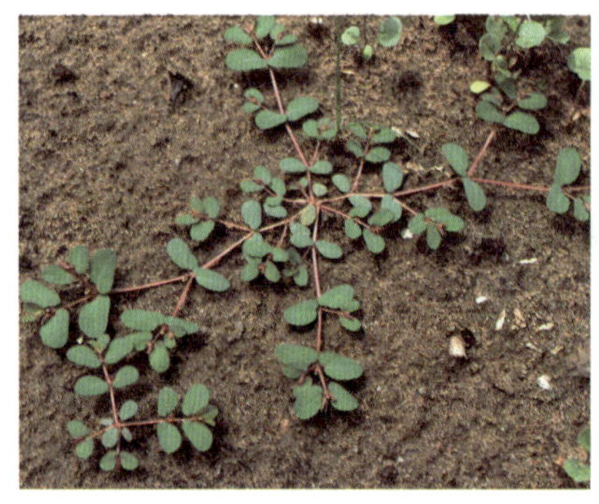

图 9-121　地锦草原植物地锦

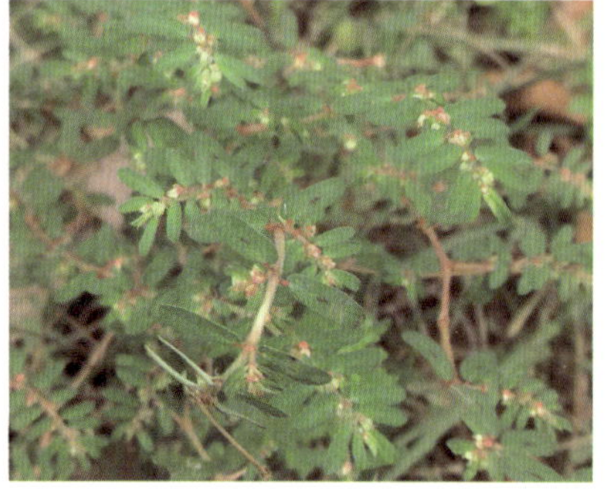

图 9-122　地锦草原植物斑地锦

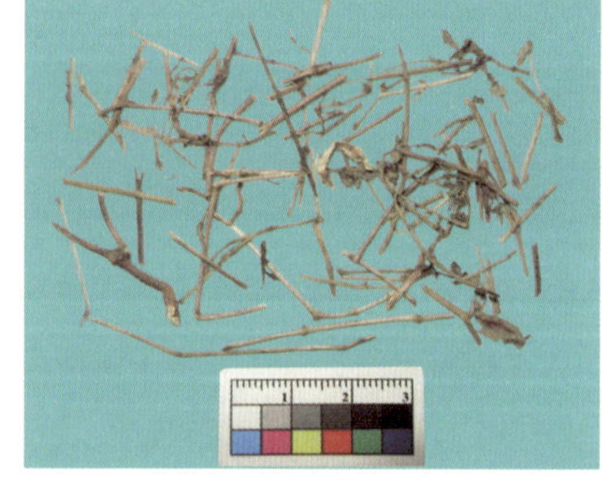

图 9-123　地锦草饮片

[性效特点] 辛，平。归肝、大肠经。功效：清热解毒，凉血止血，利湿退黄。

本品味苦辛性平，既能清解热毒以止痢，兼能凉血止血，清利湿热；又能活血消肿，具有止血不留瘀的特点；尚可清利湿热以退黄。

[临床应用]

1. 热毒或湿热痢疾，以本品研末，米汤送服；血痢、大便脓血者常配伍马齿苋、地榆等使用，以增强清热解毒止痢的功效。

2. 血热出血。血热之咯血、衄血，常配伍生地黄、牡丹皮、赤芍等使用；便血、痔血常配伍地榆、槐花等使用；妇女崩漏可单用为末，姜、酒调服，或配伍茜草、蒲黄等使用；尿血、血淋常配伍白茅根、小蓟等使用；外伤肿痛出血可取鲜品捣烂，外敷患处。

3. 湿热黄疸，小便不利，可单用本品煎服，或配伍茵陈、栀子、黄柏等使用。

4. 热毒所致疮疖痈肿、蛇虫咬伤等，常取鲜品捣烂外敷患处；或配伍蒲公英、重楼、紫花地丁等清热解毒药使用。

[用量用法] 水煎服，9～20g；鲜品 30～60g；外用适量。

[使用注意] 孕妇慎用。

[现代研究] 本品主含槲皮素、异槲皮苷、黄芪苷、东莨菪碱、泽兰内酯、没食子酸、棕榈酸等。本品对金黄色葡萄球菌、溶血性链球菌、伤寒杆菌、痢疾杆菌、铜绿假单胞菌等有明显的抑菌作用，能中和白喉杆菌外毒素，抑制钩端螺旋体及流感病毒。本品尚有抗炎、抗氧化、止血作用。

半边莲 bànbiānlián（Chinese Lobelia Herb）
《本草纲目》

[药物来源] 本品为桔梗科植物半边莲 *Lobelia chinensis* Lour. 的干燥全草（图 9-124、图 9-125），主产于长江以南各地。夏季采收，切段，晒干，以茎叶色绿、根黄者为佳。生用。

[性效特点] 辛，平。归心、小肠、肺经。功效：清热解毒，利尿消肿。

本品味辛行散，性平偏凉，功善解热毒，解蛇毒，消痈散肿；又能利水消肿。

[临床应用]

1. 痈肿疔疮，蛇虫咬伤。热毒所致疔疮肿毒、乳痈肿痛可单用鲜品捣烂外敷患处，或配伍金银花、蒲公英、野菊花等清热解毒药使用；毒蛇咬伤、蜂蝎螫伤常配伍白花蛇舌草、重楼、紫花地丁等使用。

2. 鼓胀水肿，湿热黄疸。水湿停蓄，大腹水肿，可单用本品，或配伍金钱草、大黄、枳实等使用，或配伍泽泻、茯苓、槟榔等利水退肿药使用；湿热黄疸，小便不利，常配伍茵陈、泽泻、栀子等使用。

3. 湿疹湿疮，手足疥癣，可单味水煎或配伍苦参、蛇床子、白鲜皮等使用，局部湿敷或外搽患处。

[用量用法] 水煎服，9～15g；鲜品 30～60g；外用适量。

[使用注意] 虚证水肿者忌用。

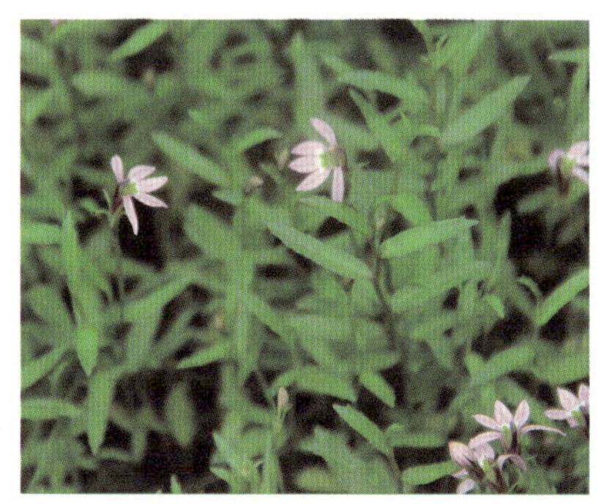

图 9-124　半边莲原植物半边莲

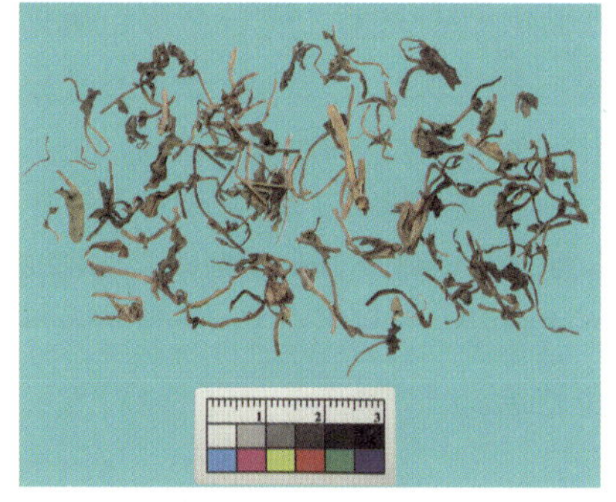

图 9-125　半边莲饮片

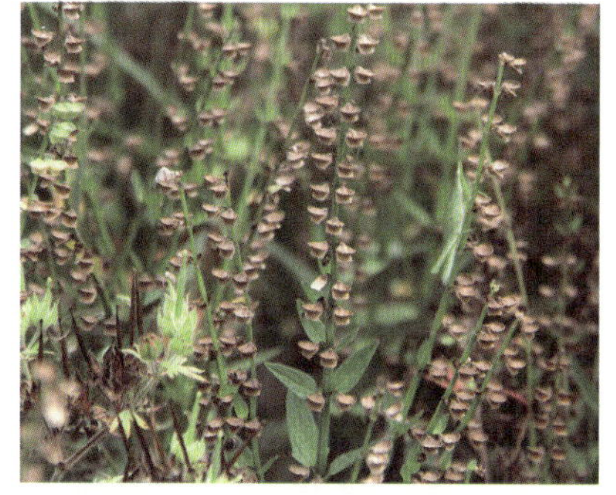

图 9-126　半枝莲原植物半枝莲

[现代研究] 本品主含生物碱，其主要成分为山梗菜碱、山梗菜酮碱、山梗菜醇碱、异山梗菜酮碱等，尚含黄酮苷、延胡索酸、对羟基苯甲酸等有机酸、氨基酸、皂苷、葡萄糖等。煎剂及延胡索酸有抗蛇毒作用。其浸剂有持久而显著的降压作用。浸剂或半边莲总生物碱有显著的利尿作用。半边莲碱吸入能扩张支气管。此外，本品还有利胆、抗炎、抑菌、抗肿瘤等作用。

[附]

半枝莲 bànzhīlián（Barbated Skullcap Herb）

本品为唇形科植物半枝莲 *Scutellaria barbata* D. Don 的干燥全草（图 9-126、图 9-127）。其味辛、苦，性寒；归肺、肝、肾经。功效：清热解毒，化瘀利尿。本品主要适用于治疗疔疮肿毒，咽喉肿痛，跌仆伤痛，水肿，黄疸，蛇虫咬伤等。水煎服，15～30g。孕妇慎用。

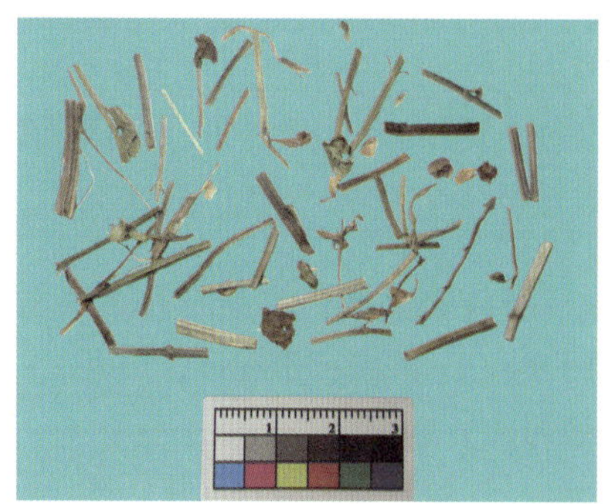

图 9-127　半枝莲饮片

山慈菇 shāncígū（Common Pleione Pseudobulb）
《神农本草经》

[药物来源] 本品为兰科植物杜鹃兰 *Cremastra appendiculata*（D.Don）Makino、独蒜兰 *Pleione bulbocodioides*（Franch.）Rolfe 或云南独蒜兰 *Pleione yunnanensis* Rolfe 的干燥假鳞茎（图 9-128～图 9-131）。前者称为“毛慈菇”；后两者称为“冰球子”。本品主产于四川、贵州等地。夏秋二季采挖，分开大小，置沸水锅中蒸煮至透心，干燥，切片，或捣碎，以色白、个大均匀、体质饱满者为佳。生用。

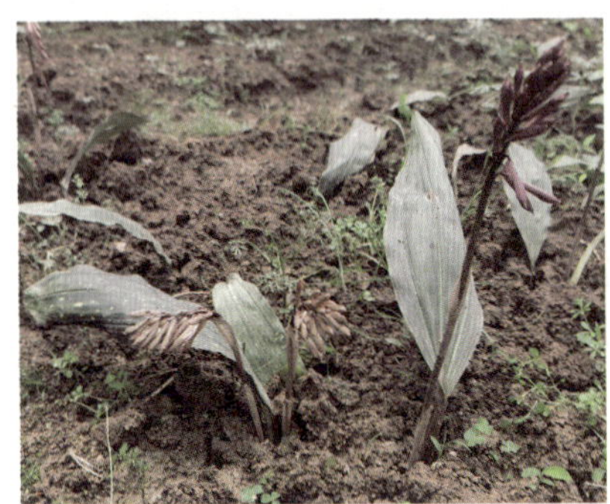

图 9-128 山慈菇原植物杜鹃兰

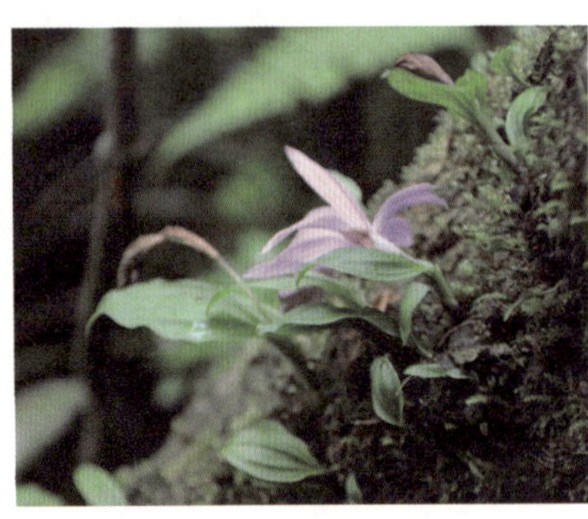

图 9-129 山慈菇原植物独蒜兰

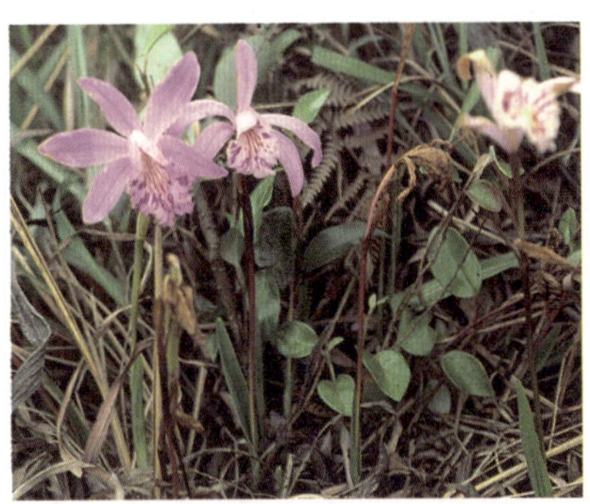

图 9-130 山慈菇原植物云南独蒜兰

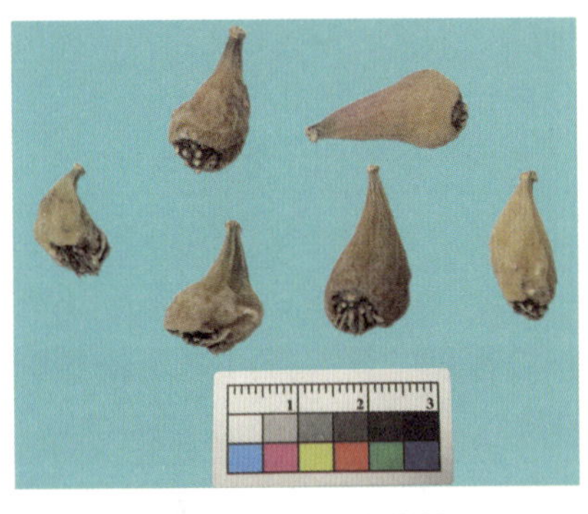

图 9-131 山慈菇药材

[性效特点] 甘、微辛，凉；有小毒。归肝、脾经。功效：清热解毒，化瘀散结。

本品味辛能散，寒能清热，长于清解热毒，消痈散肿，尚兼化痰散结之功。

[临床应用]

1. 痈肿疔毒、发背恶疮、瘰疬痰核、蛇虫咬伤。痈疽发背、疔疮肿毒、瘰疬痰核、蛇虫咬伤者，常配伍雄黄、朱砂、麝香等解毒疗疮药使用（紫金锭），内服外敷均可。

2. 癥瘕痞块。肝硬化常配伍土鳖虫、蝼蛄等同用，对软化肝脾、恢复肝功有明显效果；甲状腺瘤常配伍丹参、浙贝母、夏枯草等制成复方服用。

3. 本品尚有化痰作用，可用于治疗风痰癫痫。

[用量用法] 水煎服，3～9g；外用适量。

[使用注意] 正虚体弱者慎用。

[现代研究] 本品杜鹃兰、独蒜兰、云南独蒜兰均主含菲类化合物、联苄类化合物；其中杜鹃兰尚含简单芳香化合物及其苷类、糖及糖苷类化合物、萜类及甾体类化合物等；独蒜兰尚含甾类化合物、苷类化合物、黄酮类化合物等。山慈菇有抗肿瘤、降压、抗菌、抗血管生成、抗氧化、抗痛风、降脂及抗动脉粥样硬化等药理作用。

白花蛇舌草 báihuāshéshécǎo（Heydyotis Herb）
《广西中药志》

[药物来源] 本品为茜草科植物白花蛇舌草 *Oldenlandia diffusa*（Willd.）Roxb. 的干燥全草（图 9-132、图 9-133），主产于福建、广西、广东等地。夏秋两季采收，或晒干，切段，以茎叶完整、灰绿色、果实饱满者为佳。生用。

[性效特点] 微苦、甘，寒。归胃、大肠、小肠经。功效：清热解毒，利湿通淋。

本品味苦甘性寒，功善清解热毒，兼能消散痈肿；又可解蛇毒；尚能清热利湿而通淋。

[临床应用]

1. 痈肿疮毒、咽喉肿痛、毒蛇咬伤。疮痈肿毒可单用鲜品捣烂外敷，亦可配伍金银花、连翘、野菊花等使

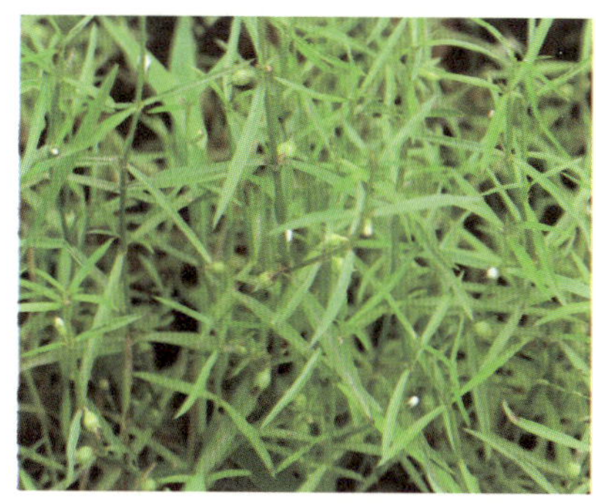

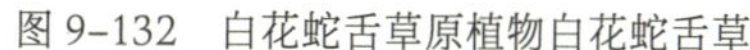

图 9-132 白花蛇舌草原植物白花蛇舌草

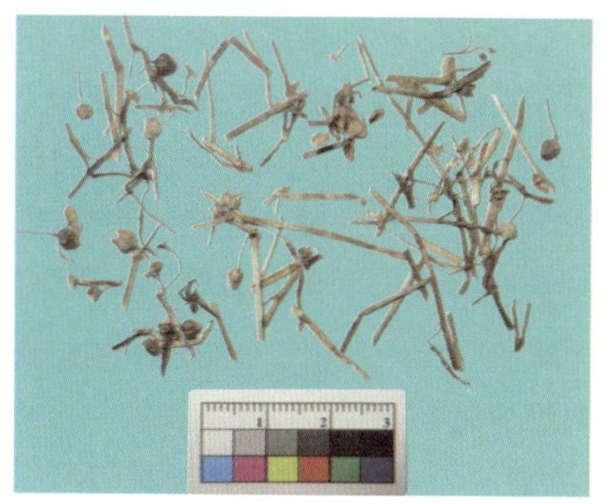

图 9-133 白花蛇舌草饮片

用；肠痈腹痛常配伍大血藤、败酱草、牡丹皮等使用；咽喉肿痛常配伍黄芩、玄参、板蓝根等使用；毒蛇咬伤可单用鲜品捣烂绞汁内服或水煎服，渣敷伤口，也可配伍半边莲、紫花地丁、重楼等使用。

2. 膀胱湿热，小便淋沥涩痛，可单用本品，或配伍白茅根、车前草、石韦等使用。

[用量用法] 水煎服，15～60g；外用适量。

[使用注意] 阴疽及脾胃虚寒者忌服。

[现代研究] 本品主含齐墩果酸、乌索酸等有机酸；尚含臭蚁苷、黄酮苷、蒽醌类、三十一烷、甾醇及白花蛇舌草素、对位香豆苷等。本品对兔实验性阑尾炎有显著治疗效果；粗制剂在体外高浓度时，有抑菌、抗肿瘤作用；能增强白细胞的吞噬能力，具有抗炎作用；尚有镇痛、镇静催眠、抑制生精、保肝、利胆等作用。

熊胆粉 xióngdǎnfěn（Bear Gallbladder Powder）
《新修本草》

[药物来源] 本品为脊椎动物熊科棕熊 *Ursus arctos* Linnaeus 或黑熊 *Selenarctos thibetanus* Cuvier 的干燥胆汁（图 9-134～图 9-137），以人工养殖熊无管造瘘引流取胆汁干燥后入药，研细末用。本品产于云南者称云胆；产于黑龙江、吉林者称东胆。

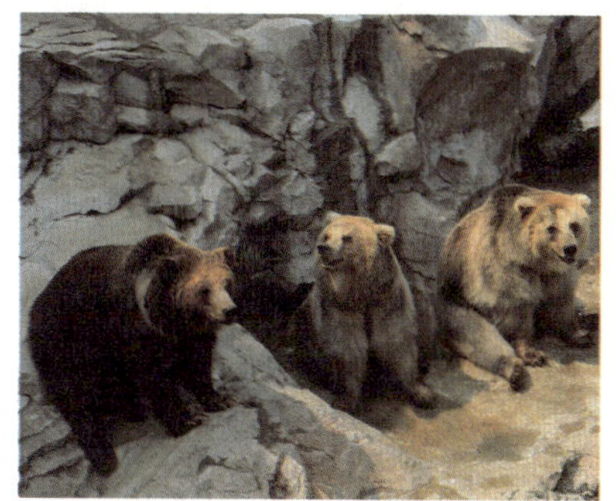

图 9-134 熊胆粉原动物棕熊

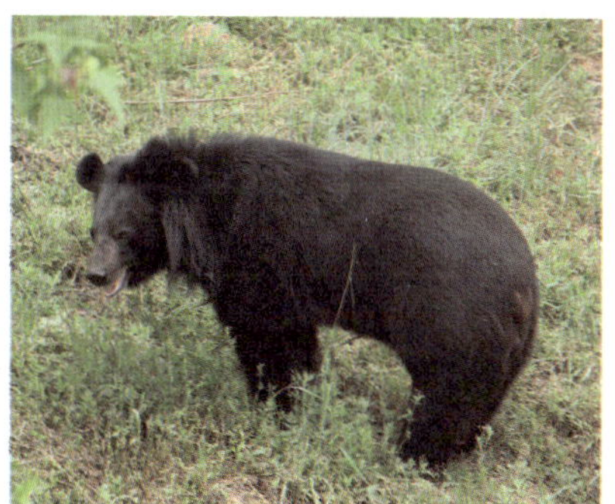

图 9-135 熊胆粉原动物黑熊

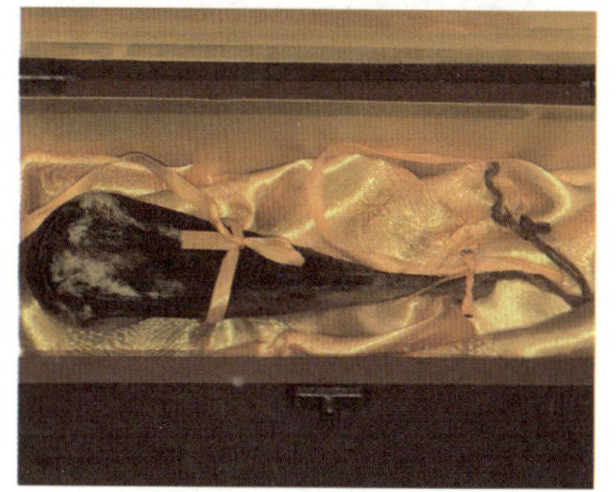

图 9-136 熊胆粉药材

[性效特点] 苦，寒。归肝、胆、心经。功效：清热解毒，息风止痉，清肝明目。

本品味苦而寒，尤善清泄肝胆火热；既凉心清肝，息风止痉；又长于清肝明目退翳；外用又有良好的清热解毒、消肿止痛之效。

[临床应用]

1. 热毒疮痈、痔疮、咽喉肿痛。热毒疮痈可用水调化或加入少许冰片，涂于患处，或配伍牛黄、芦荟、麝香等制成软膏外；久痔不愈可用水调化后涂于患处；热毒咽喉肿痛常配伍牛黄、冰片、珍珠等使用，多作丸剂，内服或含化。

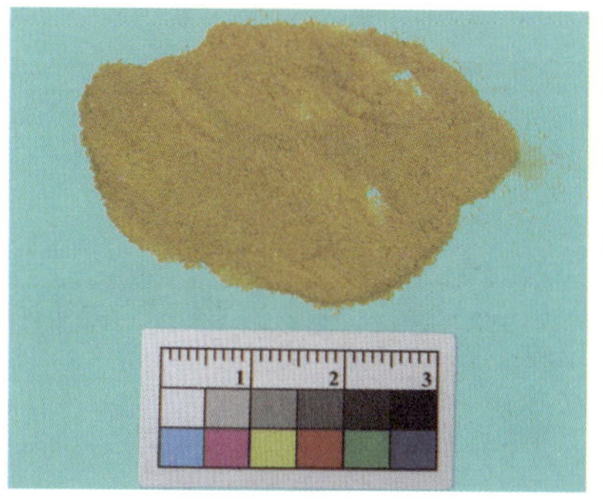

图 9-137 熊胆粉饮片

2. 热极生风，惊痫抽搐。小儿痰热惊痫单用本品和乳汁及竹沥化服；子痫可单用本品温开水化服，也可配伍钩藤、羚羊角、牛黄等清热息风止痉药使用。

3. 肝热目赤，目生翳膜。肝热目赤肿痛，羞明流泪，目生翳膜等，常配伍石决明、车前子等使用（熊胆丸），或以本品与冰片化水，外用点眼；新生儿胎热目闭多眵以本品少许，蒸水外洗。

4. 本品尚可用于治疗黄疸、小儿疳积、风虫牙痛。

[用量用法] 内服，0.25～0.5g，入丸、散剂。由于本品有腥苦味，口服易引起呕吐，故宜用胶囊剂。外用适量，研末或水调涂敷患处。

[使用注意] 脾胃虚寒者忌服；虚寒证当禁用。

[现代研究] 本品主含胆汁酸类，其主要成分为熊去氧胆酸、鹅去氧胆酸、牛磺熊去氧胆酸等。尚含胆红素等胆色素、蛋白质、胆固醇、脂肪、磷质等。本品能降低心肌耗氧量，有抗心律失常作用。其所含的胆汁酸能促进胆汁分泌；鹅去氧胆酸能提高胆汁溶解胆固醇能力，减少胆固醇生物合成；熊去氧胆酸能降血脂、降血糖。此外，本品还有抑菌、抗炎、抗过敏、镇咳、祛痰、平喘、助消化、降压、解毒等作用。

[附]

1. 猪胆 zhūdǎn（Pig's Gallbladder）

本品为猪科动物猪的干燥胆囊。取鲜猪胆洗净，晾干，研粉生用；或鲜时取胆汁直接生用（图 9-138～图 9-140）。其味苦，性寒；归肝、胆、肺、大肠经。功效：清热润燥，止咳平喘，解毒。本品主要用于治疗肝胆火盛、目赤目翳、咽喉肿痛、肺热咳嗽、大便秘结及疮痈肿毒等。猪胆粉入丸、散服，每次 0.3～0.6g；猪胆汁冲服，每次 3～6g。外用适量。

2. 蛇胆 shédǎn（Snake's Gallbladder）

本品为游蛇科动物乌梢蛇、眼镜蛇科动物金环蛇、眼镜蛇等的干燥胆囊（图 9-141～图 9-143）。取鲜时蛇胆晾干，去皮膜后研粉生用；或将胆囊直接浸泡于白酒中备用。其味甘、苦，性寒，有小毒；归肝、胆、心、肺经。功效：清热解毒，清肺化痰，杀虫疗疳。本品主要用于治疗小儿惊风、热毒疮疡、痰热咳嗽、小儿疳积等病证。研粉冲服，或调化服，每次 0.1～0.2g；外用适量。体弱者及孕妇当慎用。

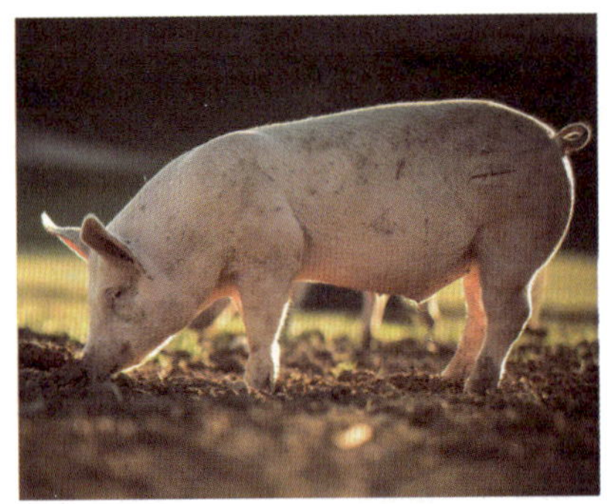
图 9-138 猪胆原动物猪

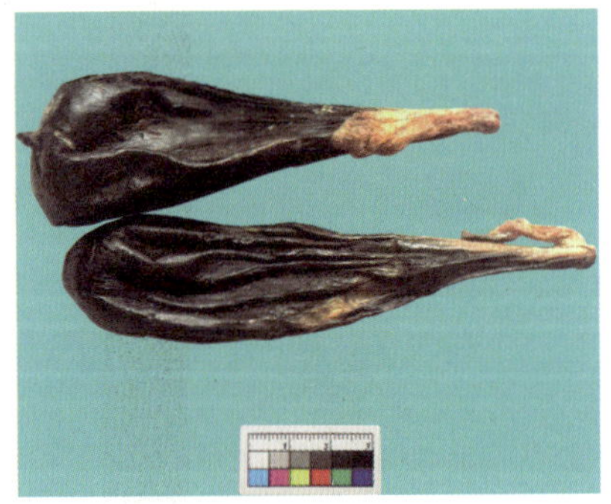
图 9-139 猪胆药材

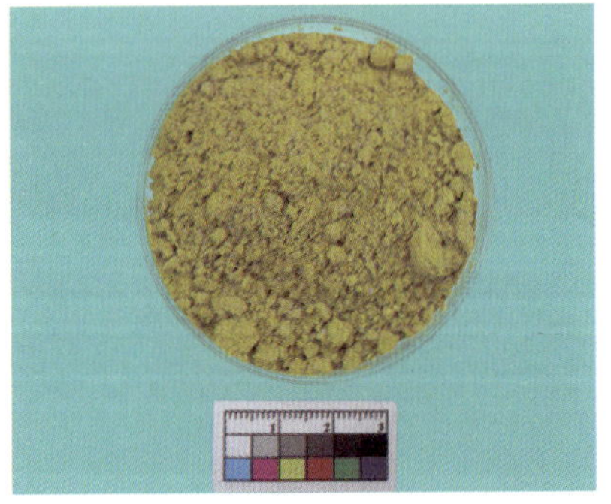
图 9-140 猪胆饮片

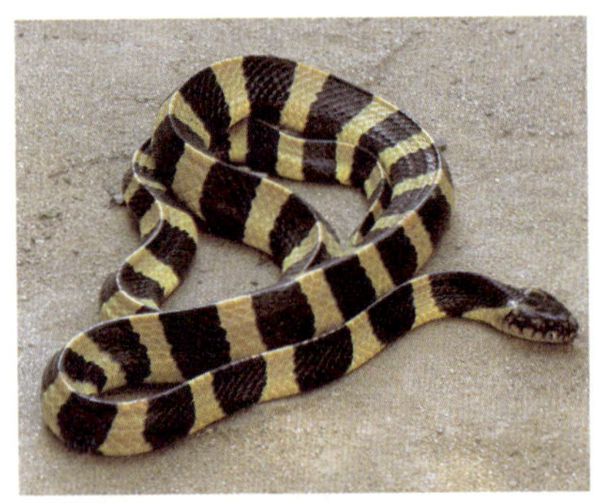
图 9-141 蛇胆原动物金环蛇

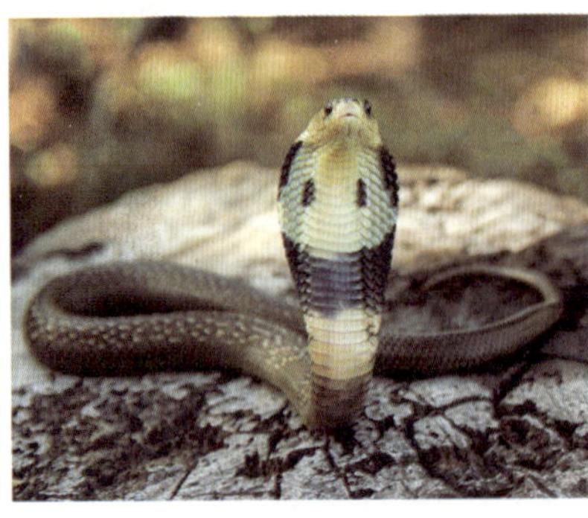
图 9-142 蛇胆原动物眼镜蛇

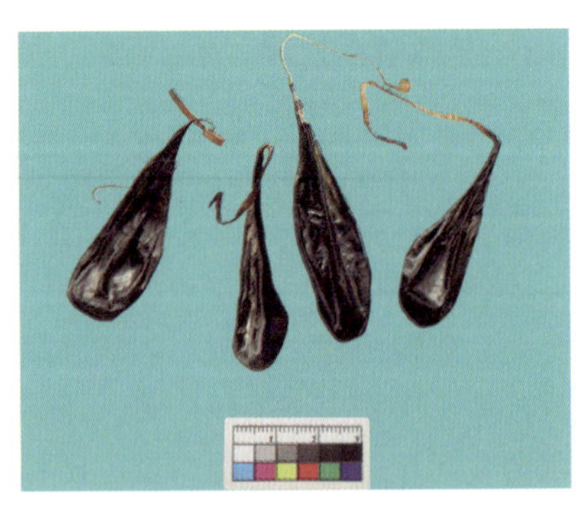
图 9-143 蛇胆药材

附：其他清热解毒药

表 9-2　其他清热解毒药

药名	药性	功效	主治证	用法用量
拳参	苦、涩，微寒；归肺、肝、大肠经	清热解毒，消肿，息风定惊，止血	痈肿瘰疬，蛇虫咬伤，口舌生疮，热病神昏，惊痫抽搐，赤痢热泻，血热出血，痔疮出血，肺热咳嗽	水煎服，5～10g；外用适量。无实火热毒者不宜使用。阴证疮疡患者忌服
青果	甘、酸，平；归肺、胃经	清热解毒，利咽，生津	咽喉肿痛，咳嗽痰稠，烦热口渴，鱼蟹中毒	水煎服，5～10g
西青果	苦、酸、涩，平；归肺、大肠经	清热生津，解毒	阴虚白喉	水煎服，1.5～3g
木蝴蝶	苦、甘，凉；归肺、肝、胃经	清肺利咽，疏肝和胃	肺热咳嗽，喉痹音哑，肝胃气痛	水煎服，1～3g；外用适量
白蔹	苦，微寒；归心、胃经	清热解毒，消痈散结，敛疮生肌	热毒所致疮痈，痈疽发背，疔疮，瘰疬，烧烫伤，手足皲裂	水煎服，5～10g；外用适量，煎汤洗或研成极细粉敷患处
千里光	苦，寒；归肺、肝经	清热解毒，明目，利湿	痈肿疮毒，感冒发热，目赤肿痛，湿热泻痢，皮肤湿疹	水煎服，15～30g；外用适量，煎水熏洗
四季青	苦、涩，凉；归肺、大肠、膀胱经	清热解毒，消肿祛瘀，止血	水火烫伤，皮肤溃疡，湿疹疮痈，肺热咳嗽，咽喉肿痛，痢疾，热淋涩痛，胁痛，外伤出血	水煎服，15～60g；外用适量，水煎外涂
绿豆	甘，寒；归心、胃经	清热解毒，消暑利尿	痈肿疮毒，暑热烦渴，药食中毒，水肿，小便不利	水煎服，15～30g；外用适量，研末调敷
绿豆衣	甘，寒；归心、胃经	清热解毒，退目翳	治疗斑痘目翳	水煎服，6～12g。脾胃虚寒泄泻者慎用
赤小豆	甘、酸，平；归心、小肠经	解毒排脓，利水消肿	痈肿疮毒，肠痈腹痛，水肿胀满，脚气浮肿，黄疸尿赤，风湿热痹	水煎服，9～30g；外用适量，研末调敷
黑豆	甘，平；归脾、肾经	益精明目，养血祛风，利水，解毒	阴虚烦渴，头晕目昏，体虚多汗，肾虚腰痛，水肿尿少，痹痛拘挛，手足麻木，药食中毒	水煎服，9～30g

第四节　清热凉血药

清热凉血药（herbs that clear heat and cool the blood）味多苦或咸性寒，以清解营分、血分热邪为主要功效，主要用于营分、血分等实热证，亦可用于内伤杂病中的血热出血证。若气血两燔者，可与清热泻火药同用，使气血两清。部分药物尚具有滋阴生津或活血散瘀作用。

掌握层次：A. 生地黄、玄参、牡丹皮、赤芍。B. 紫草、水牛角。

生地黄 shēngdìhuáng（Dried Rehmannia Root）
《神农本草经》

[药物来源] 本品为玄参科植物地黄 *Rehmannia glutinosa* Libosch. 的干燥块根（图 9-144～图 9-146），主产于河南、河北、内蒙古等地。秋季采挖，除去芦头及须根，缓慢烘焙至八成干，以切面乌黑者为佳。生用。

[性效特点] 甘，寒。归心、肝、肾经。功效：清热凉血，养阴生津。

本品药性苦寒清热，入心肝血分，清热凉血，善清营泄热；其甘寒质润，又能养阴润燥生津。

[临床应用]

1. 热入营血，温毒发斑，虚实证均可。温热病热入营分，壮热烦渴、神昏舌绛者，常配伍玄参、连翘、黄连等使用（清营汤）；热入血分，身热发斑，甚则神昏谵语，常配伍水牛角、赤芍、牡丹皮等使用（犀角地黄汤）；血热毒盛，发斑发疹，色紫暗者，常配伍大青叶、水牛角等使用。

2. 血热出血。血热妄行之吐血、衄血常配伍侧柏叶、荷叶、艾叶等使用（四生丸）；血热便血、尿血常配伍地榆使用（两地丹）；血热崩漏或产后出血配伍益母草使用（地黄酒）。

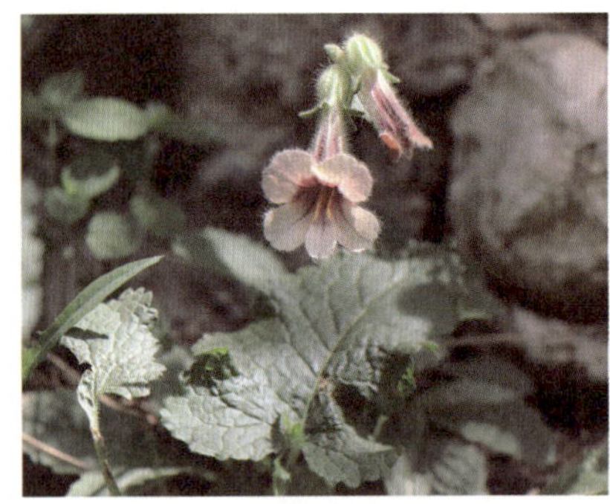

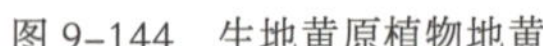
图 9-144　生地黄原植物地黄

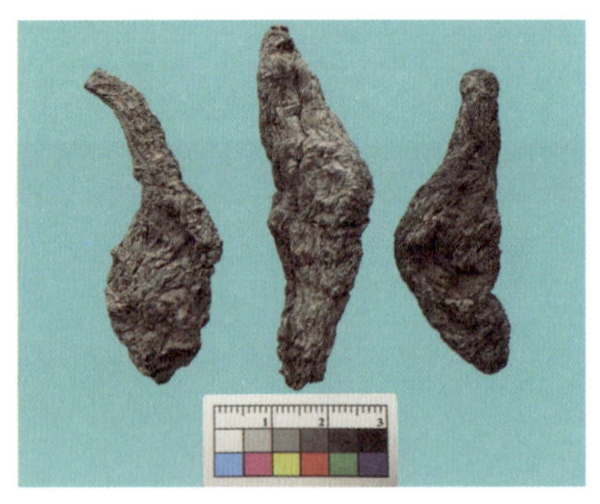
图 9-145　生地黄药材

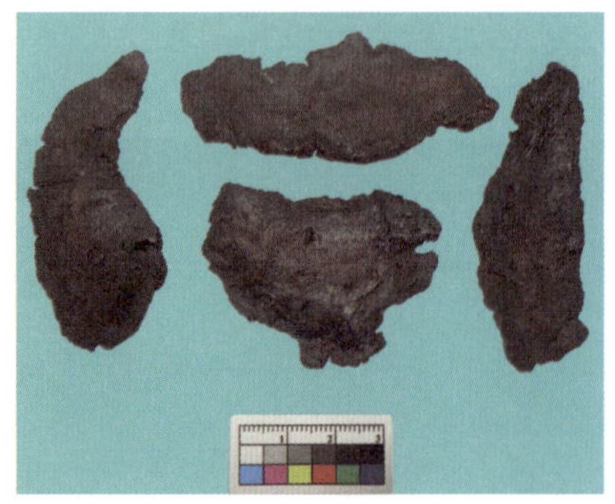
图 9-146　生地黄饮片

3. 热病伤阴，舌绛烦渴，内热消渴。热病伤阴，烦渴多饮，舌绛者，常配伍麦冬、沙参、玉竹等使用（益胃汤）；阴虚内热之消渴常配伍山药、黄芪、葛根等使用（滋膵饮）。

4. 阴虚发热，骨蒸劳热。阴虚内热，骨蒸潮热，常配伍知母、麦冬、地骨皮等使用（地黄膏）；温病后期余热未尽，阴津已伤，邪伏阴分，夜热早凉，舌红脉数者，常配伍青蒿、鳖甲、知母等使用（青蒿鳖甲汤）。

5. 阴虚津伤，肠燥便秘，常配伍玄参、麦冬等使用（增液汤）。

［用量用法］ 水煎服，10～15g；鲜品用量加倍；或以鲜品捣汁入药。

［使用注意］ 脾虚湿滞，腹满便溏者不宜使用。

［现代研究］ 本品主含 β- 谷甾醇与甘露醇、微量菜油甾醇、微量梓醇、地黄素、地黄低聚糖，还含有生物碱、脂肪酸、氨基酸、多糖、环烯醚萜苷类、紫罗兰酮类等。本品有增强体液免疫和细胞免疫功能及降血糖、抗胃溃疡、促进造血、止血、抗菌、抗氧化、抗肿瘤、抗衰老、促进细胞增生等作用。

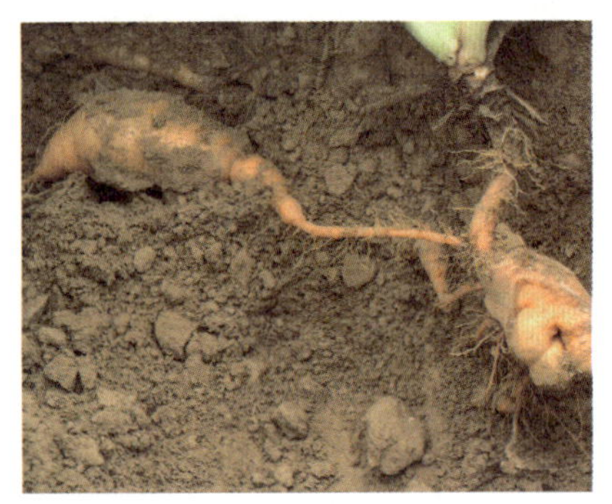
图 9-147　鲜地黄

［附］

鲜地黄 xiāndìhuáng（Fresh Rehmannia Root）

本品为玄参科植地黄 *Rehmannia glutinosa* Libosch. 的新鲜块根（图 9-147）。其味甘、苦，性寒；归心、肝、肾经。功效：清热生津，凉血，止血。本品主要用于治疗热病伤阴，舌绛烦渴，温毒发斑，吐血衄血，咽喉肿痛。水煎服，12～30g。

玄参 xuánshēn（Figwort Root）
《神农本草经》

［药物来源］ 本品为玄参科植物玄参 *Scrophularia ningpoensis* Hemsl. 的干燥根（图 9-148、图 9-149），主产于长江流域及陕西、福建等地。冬季茎叶枯萎时采挖，除去根茎、须根，晒干或烘至半干，堆放 3～6 天，反复数次至干燥，以切面黑色者为佳。生用。

［性效特点］ 甘、苦、咸，微寒。归肺、胃、肾经。功效：清热凉血，滋阴降火，解毒散结。

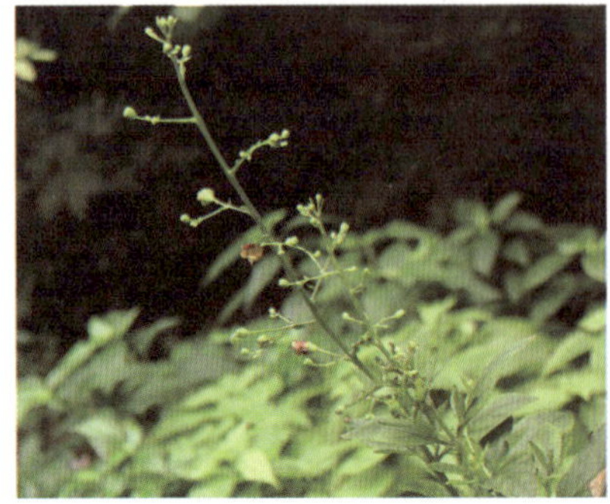
图 9-148　玄参原植物玄参

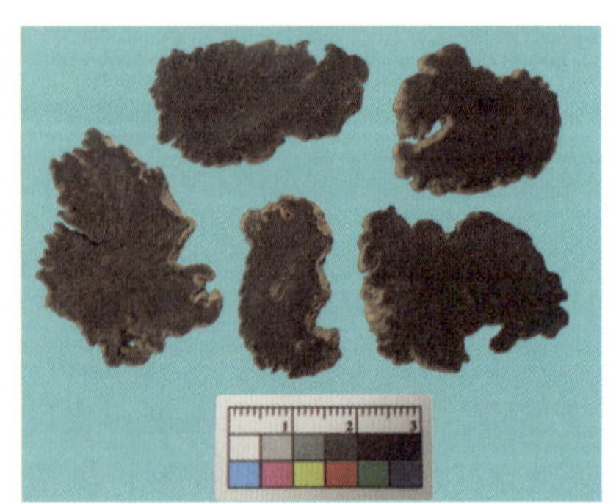
图 9-149　玄参饮片

本品咸寒入血分而能清热凉血，甘寒质润而能清热生津、滋阴润燥；咸寒又有泻火解毒、软坚散结之功。

［临床应用］

1. 温热病热入营血，温毒发斑。温病热入营分，身热夜甚、心烦口渴、舌绛脉数者常配伍生地黄、丹参、连翘等使用（清营汤）；温病热陷心包，神昏谵语，常配伍连翘心、竹叶卷心、连心麦冬等使用（清宫汤）；温热病气血两燔，发斑发疹，常配伍石膏、知母、升麻等使用（化斑汤）。

2. 热病伤阴，舌绛烦渴，津伤便秘，骨蒸劳嗽。热病伤阴，舌绛烦渴，常配伍生地黄、天冬等使用；阴虚津伤、肠燥便秘常配伍生地黄、麦冬等使用（增液汤）；肺肾阴亏，虚火上炎，骨蒸劳嗽，常配伍百合、生地黄、麦冬等使用（百合固金汤）。

3. 目赤肿痛、咽喉肿痛、白喉、瘰疬、痈肿疮毒。肝经热盛，目赤肿痛，常配伍栀子、大黄、羚羊角等使用（玄参饮）；热毒内盛，咽喉肿痛，白喉，常配伍黄芩、连翘、板蓝根等使用（普济消毒饮）；阴虚火旺，咽喉疼痛，常配伍生地黄、川贝母、麦冬等使用（养阴清肺汤）；痈肿疮毒常配伍金银花、连翘、蒲公英等使用；热毒炽盛之脱疽常配伍金银花、当归、甘草使用（四妙勇安汤）；痰火郁结之瘰疬常配伍浙贝母、牡蛎等使用（消瘰丸）。

［用量用法］ 水煎服，9～15g。

［使用注意］ 脾胃虚寒，食少便溏者不宜使用。不宜与藜芦同用。

［现代研究］ 本品主含生物碱、糖类、甾醇、氨基酸、脂肪酸、亚油酸、硬脂酸、苯丙素苷、环烯醚萜苷、微量挥发油、胡萝卜素、肉桂酸等，有抑菌、抗炎、抗氧化、降压、强心、保肝、解热、抗血栓、抗疲劳等作用。

［药物比较］ 玄参，味甘、苦、咸，性微寒，主归肺、胃、肾经。生地黄，味甘，性寒，主归心、肝、肾经。二者均能清热凉血、养阴生津，用于治疗热入营血、热病伤阴、阴虚内热等病证。不同之处：玄参泻火解毒力较强，故咽喉肿痛、痰火瘰疬多用；生地黄凉血养阴力较大，故血热出血、阴虚内热消渴多用。

牡丹皮 mǔdānpí（Tree Peony Bark）
《神农本草经》

［药物来源］ 本品为毛茛科植物牡丹 *Paeonia suffruticosa* Andr. 的干燥根皮（图 9-150～图 9-152），主产于安徽、山东等地。秋季采挖根部，去细根，剥取根皮，晒干，以条粗长、皮厚、无木心、断面粉白色、具粉性、“亮银星”多、香气浓者为佳。生用或酒炙用。

［性效特点］ 苦、辛，微寒。归心、肝、肾经。功效：清热凉血，活血化瘀。

本品苦寒清热，辛行苦泄，入心肝血分，能清热凉血、止血，善活血化瘀；辛寒而入阴分，清透阴分伏热，为治无汗骨蒸之佳品；尚能散瘀消痈。

［临床应用］

1. 热入营血，温毒发斑，血热吐衄。温病热入营血，迫血妄行所致发斑、吐血、衄血，常配伍水牛角、生地黄、赤芍使用（犀角地黄汤）；温毒发斑常配伍栀子、大黄、黄芩等使用（牡丹汤）；血热吐衄常配伍大黄、大蓟、茜草根等使用（十灰散）。

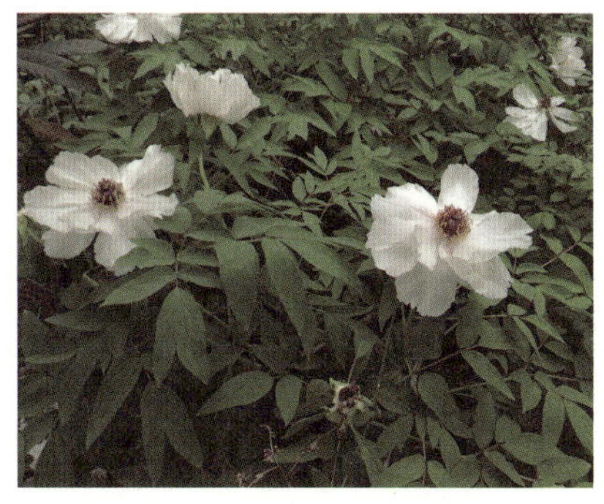
图 9-150　牡丹皮原植物牡丹

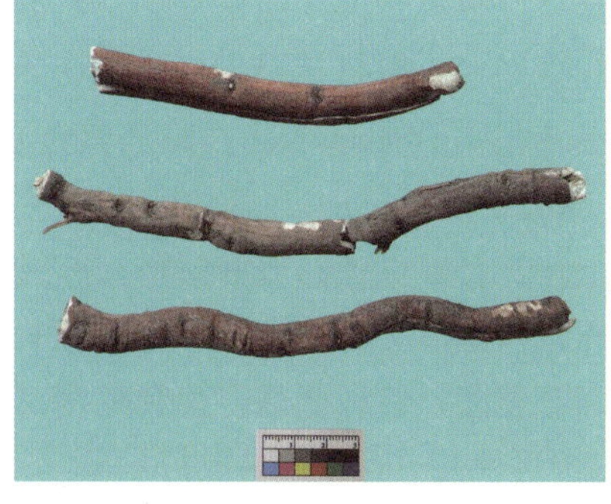
图 9-151　牡丹皮药材

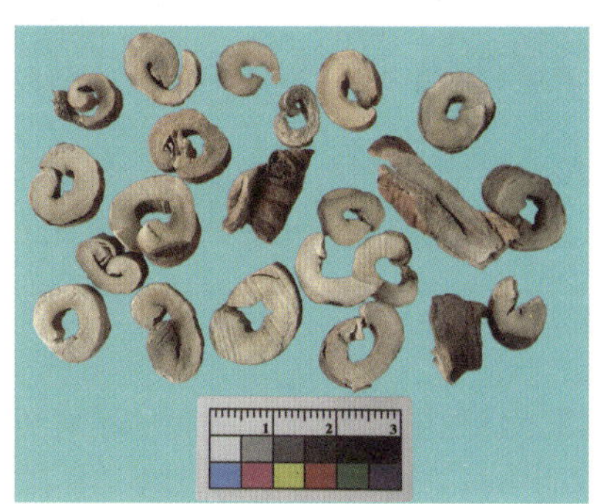
图 9-152　牡丹皮饮片

2. 温邪伤阴，阴虚发热，夜热早凉，无汗骨蒸；为治无汗骨蒸之要药。温病后期，邪伏阴分，夜热早凉，热退无汗者，常配伍鳖甲、知母、生地黄等使用（青蒿鳖甲汤）；阴虚内热，无汗骨蒸者，常配伍生地黄、麦冬等使用。

3. 血滞经闭痛经，跌仆伤痛。血滞经闭、痛经常配伍桃仁、川芎、桂枝等使用（桂枝茯苓丸）；跌仆伤痛常配伍红花、乳香、没药等使用（牡丹皮散）。

4. 痈肿疮毒。热毒痈肿疮毒常配伍大黄、白芷、甘草等使用（将军散）；火毒炽盛，痈肿疮毒，常配伍金银花、蒲公英等清热解毒药使用；瘀热互结之肠痈初起常配伍大黄、桃仁、芒硝等使用（大黄牡丹汤）。

[用量用法] 水煎服，6～12g。清热凉血宜生用；活血化瘀宜酒炙用。

[使用注意] 血虚有寒、月经过多者不宜使用。孕妇慎用。

[现代研究] 本品主含牡丹酚（丹皮酚）、牡丹酚苷、牡丹酚原苷、牡丹酚新苷、芍药苷、氧化芍药苷、苯甲酰芍药苷、苯甲酰氧化芍药苷、没食子酸、挥发油、植物甾醇、蔗糖等，有解热、镇静、抗惊厥、镇痛、抗炎、抑菌、保肝、护肾、抗子宫内膜异位、抗肿瘤、抗血栓、抗心脑缺血、抗过敏、降压、降血糖、抗抑郁等作用。

赤芍 chìsháo（Red Peony Root）
《开宝本草》

[药物来源] 本品为毛茛科植物芍药 *Paeonia lactiflora* Pall. 或川赤芍 *Paeonia veitchii* Lynch 的干燥根（图 9-153～图 9-156），全国大部分地区均有产。春秋二季采挖，去根茎、须根，晒干，切片，以根条粗壮、粉性足、断面粉白色者为佳。生用或炒用。

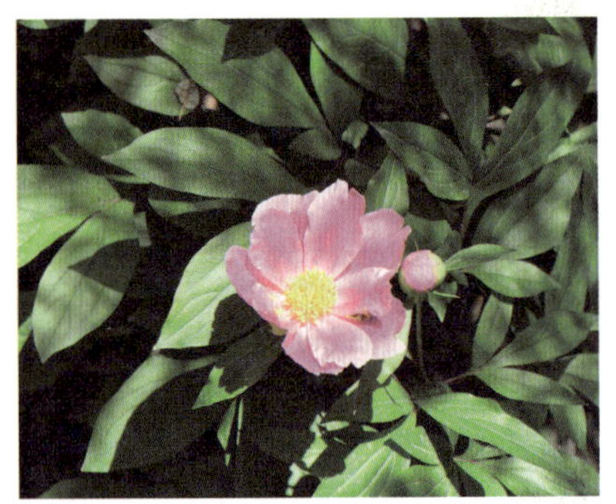

图 9-153　赤芍原植物芍药

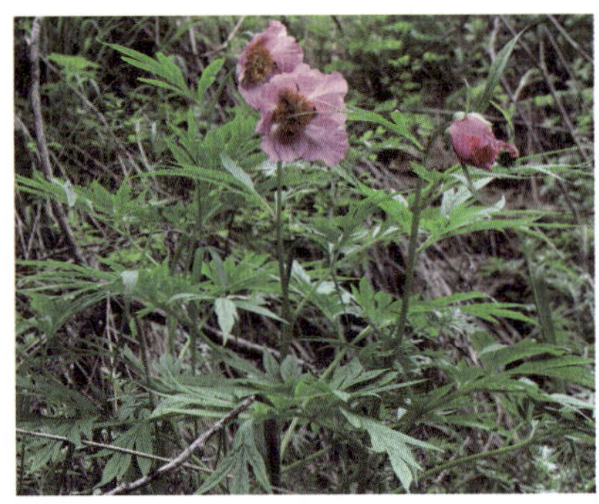

图 9-154　赤芍原植物川赤芍

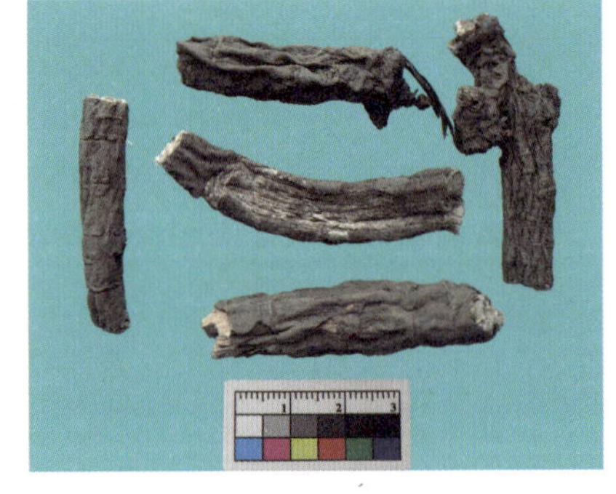

图 9-155　赤芍药材

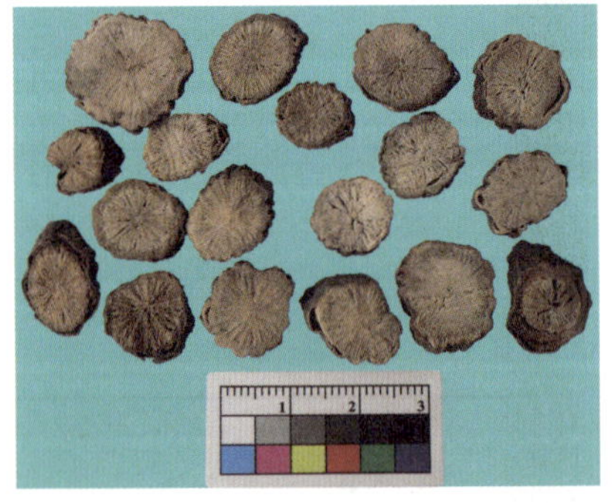

图 9-156　赤芍饮片

[性效特点] 苦，微寒。归肝经。功效：清热凉血，散瘀止痛。

本品味苦性微寒，主入肝经，善走血分，清泻肝火，泄血分郁热；既能凉血以止血；又能活血散瘀止痛；且能清肝明目。

[临床应用]

1. 热入营血，温毒发斑，血热吐衄。温热病热入营血，迫血妄行之吐血衄血、斑疹紫暗者，常配伍水牛角、牡丹皮等使用（犀角地黄汤）；温毒发斑，血热毒盛，斑疹紫黑者，常配伍紫草、蝉蜕、甘草等使用（紫草快斑汤）；血热吐衄配伍生地黄、大黄、白茅根等使用。

2. 目赤肿痛，痈肿疮疡。肝经风热之目赤肿痛、羞明多眵常配伍荆芥、薄荷、黄芩等使用（芍药清肝汤）；肝火上攻，目赤肿痛，或目生翳障，常配伍夏枯草、决明子等清肝明目药使用；热毒壅盛，痈肿疮疡，常配伍金银花、天花粉、乳香等使用（仙方活命饮），或配伍连翘、栀子、玄参等使用（连翘败毒散）。

3. 肝郁胁痛，经闭痛经，癥瘕腹痛，跌仆损伤。肝郁血滞之胁痛常配伍柴胡、牡丹皮等使用（赤芍药散）；

跌打损伤，瘀肿疼痛，配伍虎杖使用（虎杖散）；血滞经闭痛经，癥瘕腹痛，常配伍当归、川芎、延胡索等使用（少腹逐瘀汤），或配伍桂枝、牡丹皮、茯苓等使用（桂枝茯苓丸）；血热瘀滞所致经闭痛经常配伍益母草、丹参、泽兰等活血调经药使用。

［用量用法］ 水煎服，6～12g。

［使用注意］ 血寒经闭者不宜使用。孕妇慎用。不宜与藜芦同用。

［现代研究］ 本品主含芍药苷、羟基芍药苷、苯甲酰芍药苷、苯甲酰羟基芍药苷、氧化芍药苷等单萜苷类及没食子酰基葡萄糖、丹皮酚等多元酚类化合物，有抗炎、抗血小板聚集、抗凝、抗血栓形成、抗动脉粥样硬化、抗心肌缺血、保肝护肝、抗内毒素、抗肿瘤、抗抑郁、改善学习记忆能力等作用。

［药物比较］ 牡丹皮，味苦、辛，性微寒，主归心、肝、肾经。赤芍，味苦，性微寒，主归肝经。二者均能清热凉血、活血散瘀，用于治疗血热、血瘀病证。不同之处：牡丹皮善透阴分伏热，治阴虚发热，无汗骨蒸。赤芍善清泄肝热，治肝热目赤；且祛瘀止痛力强，用于多种瘀阻疼痛之病证。

紫草 zǐcǎo（Arnebia Root）
《神农本草经》

［药物来源］ 本品为紫草科植物新疆紫草 *Arnebia euchroma*（Royle）Johnst.、紫草 *Lithospermum erythrorhizon* Sieb. et Zucc. 或内蒙紫草 *Arnebia guttata* Bunge 的干燥根（图 9-157～图 9-160），主产于辽宁、河北、湖南、新疆等地。春秋二季采挖，干燥，以条粗、皮厚、紫色者为佳。生用。

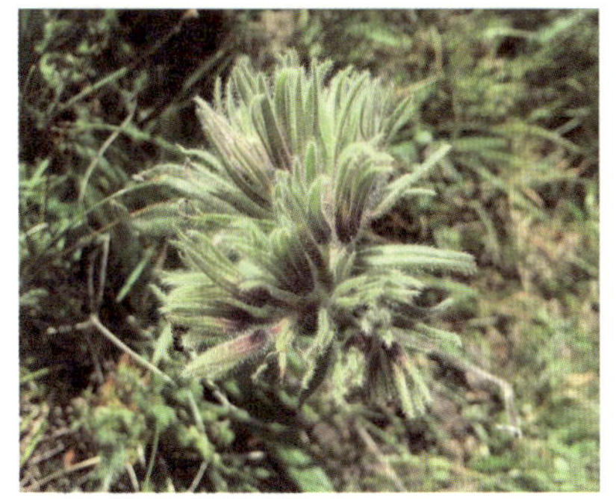

图 9-157　紫草原植物新疆紫草

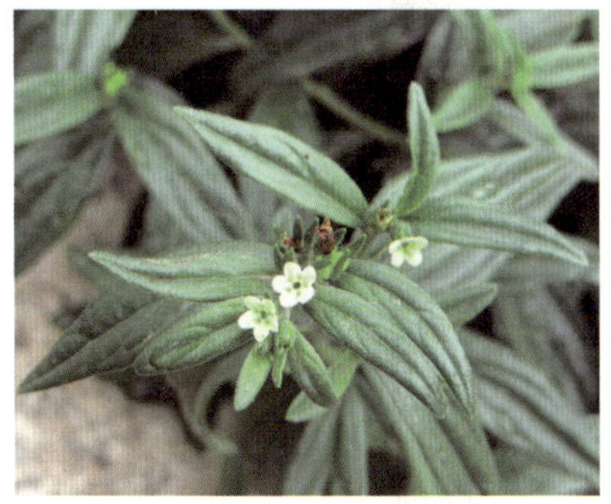

图 9-158　紫草原植物紫草

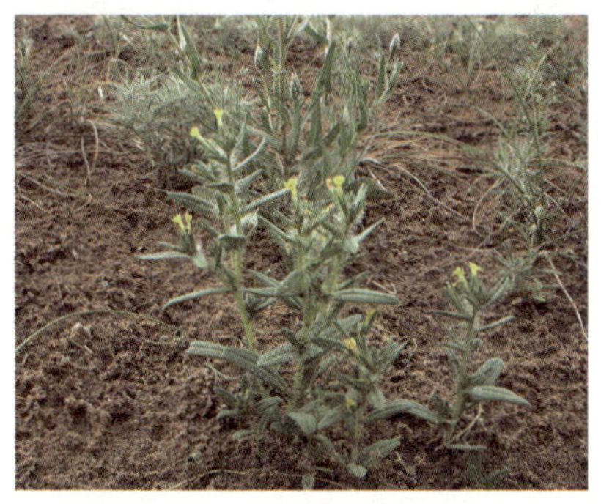

图 9-159　紫草原植物内蒙古紫草

［性效特点］ 甘、咸，寒。归心、肝经。功效：清热凉血，活血解毒，透疹消斑。

本品味甘性寒能清热，味咸入血，主入心肝经血分能凉血活血，善于解毒透疹；兼能活血以消肿。

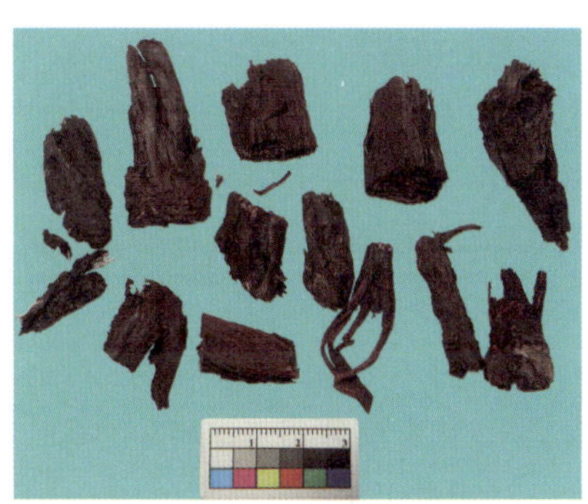

图 9-160　紫草饮片

［临床应用］

1. 温病血热毒盛，斑疹紫黑，麻疹不透。温毒发斑，血热毒盛，斑疹紫黑者，常配伍赤芍、蝉蜕、甘草等使用（紫草快斑汤）；麻疹不透，疹色紫暗，兼有咽喉肿痛者，常配伍牛蒡子、山豆根、连翘等使用（紫草消毒饮）；预防麻疹常配伍甘草使用。

2. 疮疡，湿疹，水火烫伤。疮疡久溃不敛常配伍当归、白芷、血竭等使用（生肌玉红膏）；痈肿疮疡配伍金银花、连翘、蒲公英等使用；湿疹配伍黄连、黄柏、漏芦等使用（紫草膏）；烧烫伤用植物油浸泡本品，滤取油液外涂患处，或配伍黄柏、大黄等使用，麻油熬膏外搽。

［用量用法］ 水煎服，5～10g；外用适量熬膏或用植物油浸泡外涂搽。

［使用注意］ 本品性寒而滑利，脾虚便溏者忌服。

［现代研究］ 本品主含紫草素、乙酰紫草素、去氧紫草素、异丁酰紫草素、二甲基戊烯酰紫草素、二甲基

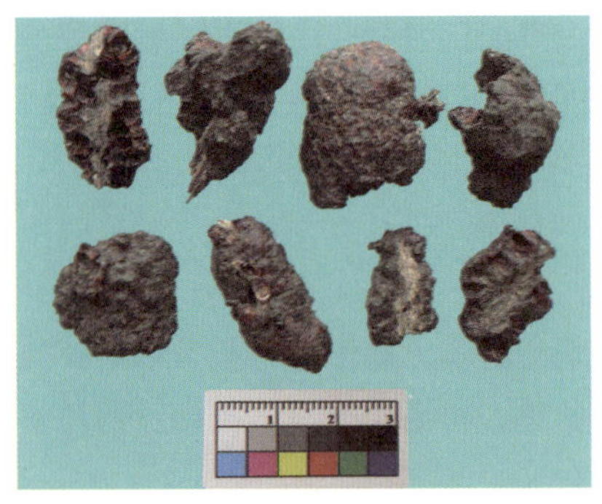
图 9-161 紫草茸饮片

丙烯酰紫草素、β-二甲基丙烯酰紫草素等萘醌衍生物，以及油酸、亚油酸、软脂酸等脂肪酸，有抗炎、抑菌、抗病毒、解热、抗肿瘤、保肝、抗凝血、抗生育等作用。

[附]

紫草茸 zǐcǎoróng（Shellac）

本品为紫胶虫科昆虫紫胶虫 *Laccifer Lacca* Kerr. 在树枝上所分泌的胶质物（图 9-161），味苦，性寒。功效：清热凉血，解毒。本品主要用于治疗麻疹、斑疹透发不畅，疮疡肿毒，湿疹。本品作用与紫草相似，但无滑肠通便之弊。水煎服，1.5～6g；或研末服；外用适量，研末撒。

水牛角 shuǐniújiǎo（Buffalo Horn）
《名医别录》

[药物来源] 本品为牛科动物水牛 *Bubalus bubalis* Linnaeus 的角（图 9-162～图 9-164），主产于华南、华东地区。取角后，水煮去角塞，干燥，镑片，或锉成粗粉，以纹理致密者为佳。生用，或制为浓缩粉用。

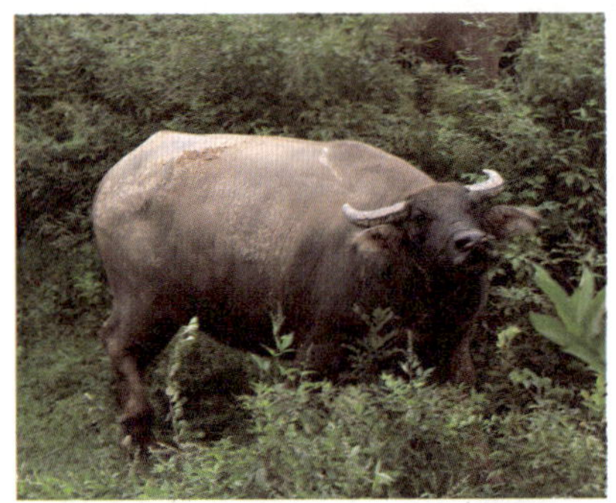
图 9-162 水牛角原动物水牛

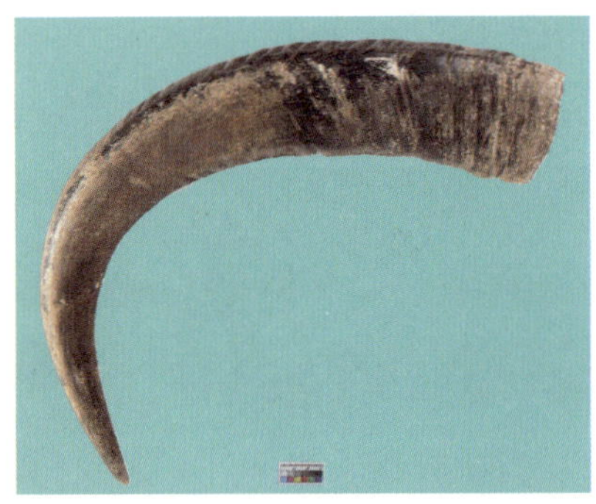
图 9-163 水牛角药材

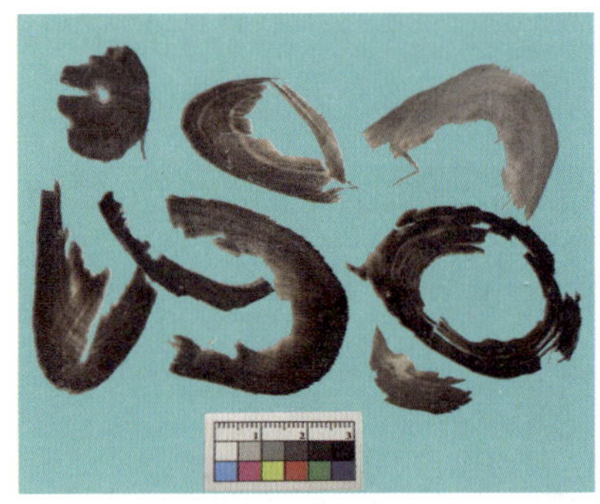
图 9-164 水牛角饮片

[性效特点] 苦，寒。归心、肝经。功效：清热凉血，解毒，定惊。

本品味苦性寒，入心肝血分，可清心、肝二经血分邪热，又兼有清热凉血、泻火解毒、定惊之功。

[临床应用]

1. 温病高热神昏谵语，惊风，癫狂。温热病热入营血所致高热神昏谵语，惊风抽搐者，常配伍石膏、玄参、羚羊角等使用（紫雪丹），或配伍生地黄、玄参、金银花、连翘等使用（清营汤）；热病神昏，或中风偏瘫，神志不清者，常配伍牛黄、珍珠母、黄芩等使用（清开灵口服液）；癫狂者常配伍石菖蒲、玄参、连翘等使用（抗热解痉丸）。

2. 血热毒盛，发斑发疹，吐血衄血，常配伍生地黄、牡丹皮、赤芍等使用（清热地黄丸）。

3. 热毒痈肿疮疡，咽喉肿痛，常配伍黄连、黄芩、连翘等使用（水牛角解毒丸）。

[用量用法] 水煎服，15～30g，宜先煎 3 个小时以上。水牛角浓缩粉冲服，每次 1.5～3g，每日 2 次。

[使用注意] 脾胃虚寒者忌用。

[现代研究] 本品主含胆甾醇、蛋白质、肽类及多种氨基酸、微量元素等，有解热、镇静、抗惊厥、抗炎、止血、强心、降血压、兴奋垂体－肾上腺皮质系统及兴奋肠道平滑肌等作用。

[附]

水牛角浓缩粉 shuǐniújiǎonóngsuōfěn（Buffalo Horn Concentrated Powder）

本品为水牛角的半浓缩粉，味苦，性寒，归心、肝经。功效：清热解毒，凉血止血。本品主要用于治疗温热病热入血分，高热神昏谵语，惊风抽搐等。冲服，1.5～3g，每日 2 次。

第五节　清虚热

清虚热药（herbs that clear deficiency-heat）性多偏寒凉，主归肝、肾经，主入阴分，以清虚热、退骨蒸为主要功效，主要用于肝肾阴虚所致诸证。部分药物又能清实热，亦可用于实热证。使用本类药物常配伍清热凉血及清热养阴之品，以标本兼顾。

掌握层次：A. 青蒿、地骨皮。B. 银柴胡、胡黄连。C. 白薇。

青蒿 qīnghāo（Sweet Wormwood Herb）
《神农本草经》

［药物来源］ 本品为菊科植物黄花蒿 *Artemisia annua* L. 的干燥地上部分（图 9-165、图 9-166）。全国大部分地区均有产。夏秋季花将开放时采割，去老茎，鲜用；或阴干，切段，以色绿、叶多、香气浓者为佳。生用。

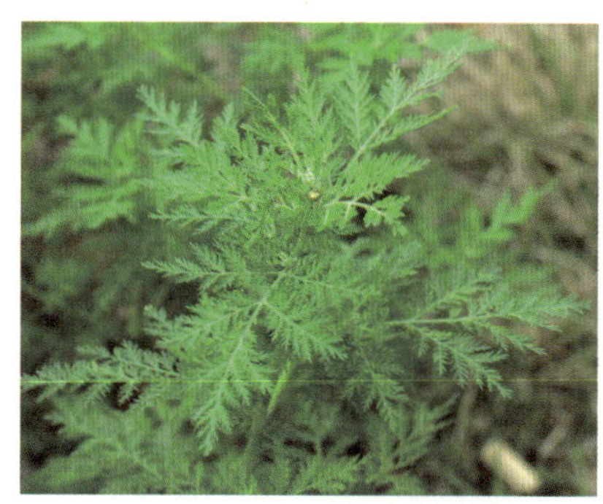

图 9-165　青蒿原植物黄花蒿

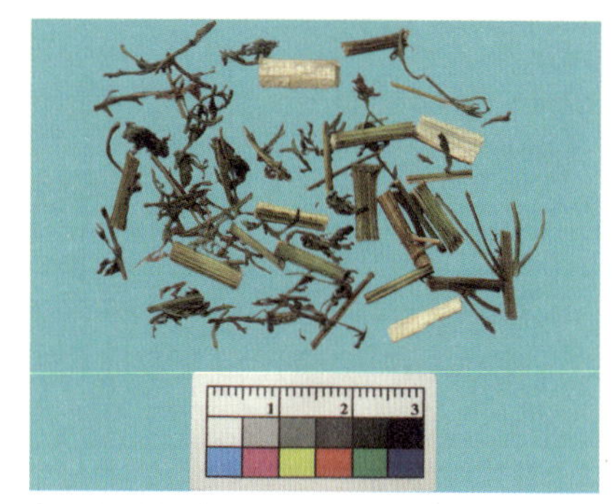

图 9-166　青蒿饮片

［性效特点］ 苦、辛，寒。归肝、胆经。功效：清虚热，除骨蒸，解暑热，截疟，退黄。

本品味苦性寒能清热，辛香透散，既长于清透阴分伏热；又善退蒸除热；截疟之功甚强，治疗疟疾效佳；兼能外解暑热，治暑热外感效亦颇良。

［临床应用］

1. 温邪伤阴，夜热早凉。温病后期，余热未清，邪伏阴分所致夜热早凉，热退无汗，或热病后低热不退等，常配伍鳖甲、知母、牡丹皮、生地黄等使用（青蒿鳖甲汤）。

2. 阴虚发热，骨蒸劳热，潮热盗汗，五心烦热，常配伍银柴胡、胡黄连、知母、鳖甲等使用（清骨汤）。

3. 暑邪发热，为治暑热外感之要药。外感暑热，头昏头痛，发热口渴，配伍连翘、滑石、西瓜翠衣等使用（清凉涤暑汤）。

4. 疟疾寒热，为治疟疾之要药。疟疾寒热往来可单用本品鲜品较大剂量绞汁服，亦可配伍柴胡、黄芩等使用；湿热郁遏少阳，三焦气机不畅，寒热如疟，胸膈胀闷，常配伍黄芩、竹茹、半夏等使用（蒿芩清胆汤）。

5. 湿热黄疸，见一身面目俱黄、黄色鲜明、舌苔黄腻，常配伍茵陈、大黄、栀子等清热利湿退黄之品使用。

［用量用法］ 水煎服，6～12g，入汤剂宜后下，不宜久煎；或鲜用绞汁服。

［使用注意］ 本品苦寒，脾胃虚弱，肠滑泄泻者忌用。

课程思政元素

疟疾是全球性的，是多发于热带、亚热带地区的由感染疟原虫所引起的严重的传染性疾病。1969 年中国中医科学院屠呦呦受命带领科研团队整理典籍、走访名医，对 200 多种中草药的 380 多种提取物进行筛查，反复摸索，从东晋葛洪《肘后备急方》“青蒿一握，以水二升渍，绞取汁，尽服之”得到启发，创新用乙醚提取青蒿，经过多次试验最终研制出青蒿素。2015 年 10 月 8 日屠呦呦凭借“从中医药古典文献中获取灵感，先驱性地发现青蒿素，开创疟疾治疗新方法”获得诺贝尔生理学或医学奖，成为第一个获得诺贝尔自然科学奖的中国人。诺贝尔生理学或医学奖评选委员会主席齐拉特说：“从中药中分离出青蒿素应用于疟疾治疗，这表明中国传统的中草药也能给科学家们带来新的启发。”她表示，经过现代技术的提纯和与现代医学相结合，中草药在疾病治疗方面所取得的成就“很了不起”。50 多年来屠呦呦不断进行中医药研究实践，青蒿素、双氢青蒿素等在临床中广泛应用于抗疟，在我国已实现消除疟疾，在全世界已挽救了数百万人的生命，并形成青蒿素精神：胸怀祖国、敢于担当，团结协作、传承创新，情系苍生、淡泊名利，增强自信、勇攀高峰。这是以屠呦呦研究员为代表的一代代中医药工作者精神特质的高度凝练，是中医药行业共同的精神引领和价值追求。

［现代研究］ 本品主含青蒿素、青蒿酸、青蒿醇、青蒿酸甲酯、挥发油、黄酮类、香豆素类成分，以及豆甾醇、β- 谷甾醇、棕榈酸等。青蒿素有显著抗疟作用，还有抗肿瘤、抑菌、抗病毒、解热、抗炎、降压、抗心律失常、抗内毒素、抗寄生虫等作用。

白薇 báiwēi（Swallow-wort Root）
《神农本草经》

［药物来源］ 本品为萝藦科植物白薇 *Cynanchum atratum* Bge. 或蔓生白薇 *Cynanchum versicolor* Bge. 的干燥根及根茎（图 9–167～图 9–169），全国南北多地均有产。春秋二季采挖，干燥，切段，以根细长、棕黄色者为佳。生用。

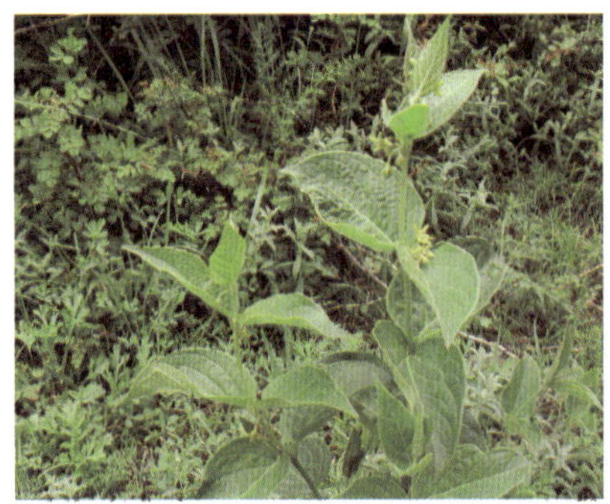
图 9–167　白薇原植物白薇

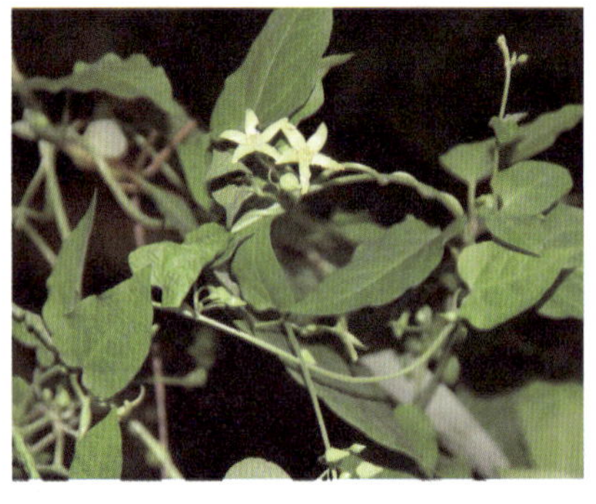
图 9–168　白薇原植物蔓生白薇

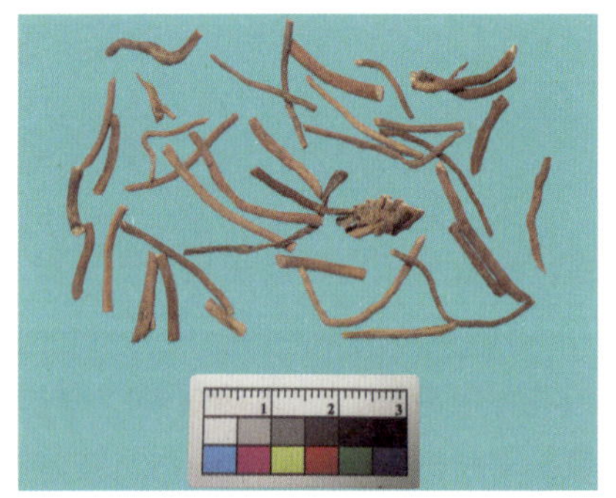
图 9–169　白薇饮片

［性效特点］ 苦、咸，寒。归胃、肝、肾经。功效：清热凉血，利尿通淋，解毒疗疮。

本品味苦咸性寒，善入血分，能益阴除热，凉血清热，尤善治阴虚或产后发热；兼能清血中实热；且能清热利尿通淋；尚能清热解毒。

［临床应用］

1. 阴虚发热，骨蒸劳热，产后血虚发热，温邪伤营发热。阴虚发热，骨蒸潮热，常配伍生地黄、地骨皮、知母等滋阴清虚热药使用；产后血虚发热，低热不退，常配伍当归、人参等补益气血之品使用（白薇汤）；温热病后期，余热未尽，耗伤阴液，见夜热早凉者，常配伍生地黄、玄参、青蒿等使用。

2. 热淋、血淋，配伍滑石、车前子、木通等使用。

3. 痈疽肿毒，蛇虫咬伤，咽喉肿痛。热毒疮痈可单用本品捣烂外敷，或配伍金银花、蒲公英等清热解毒药内服；热毒壅盛咽喉肿痛常配伍山豆根、射干、连翘等清热解毒利咽之品使用；毒蛇咬伤可用单品捣烂外敷。

4. 阴虚外感，发热咽干，口渴心烦，常配伍玉竹、薄荷、淡豆豉等使用（加减葳蕤汤）。

5. 本品尚可用于治疗肺热咳嗽。

［用量用法］ 水煎服，5～10g。

［使用注意］ 脾胃虚寒、食少便溏者不宜使用。

[现代研究] 本品主含白薇素、挥发油、强心苷等成分，有抗炎、解热、利尿、祛痰、平喘、抗肿瘤、强心、抑制黑色素瘤细胞、抑制糖尿病神经病变等作用。

地骨皮 dìgǔpí（Chinese Wolfberry Root-bark）
《神农本草经》

[药物来源] 本品为茄科植物枸杞 *Lycium chinense* Mill. 或宁夏枸杞 *Lycium barbarum* L. 的干燥根皮（图 9-170～图 9-172），全国南北多地均有产。初春或秋后采挖根部，剥取根皮，晒干，切段，以块大、肉厚、无木心与杂质者为佳。生用。

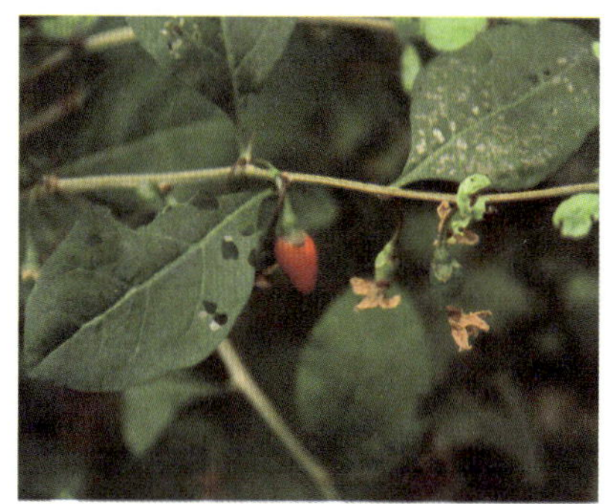

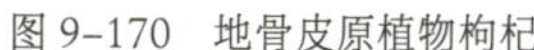

图 9-170　地骨皮原植物枸杞

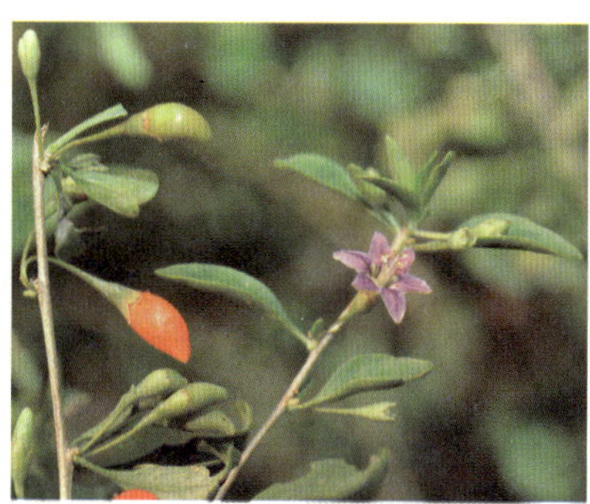

图 9-171　地骨皮原植物宁夏枸杞

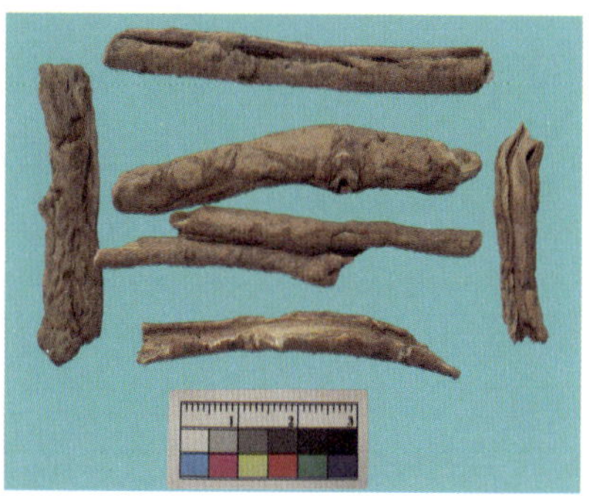

图 9-172　地骨皮饮片

[性效特点] 甘，寒。归肺、肝、肾经。功效：凉血除蒸，清肺降火。

本品味甘性寒清润，入血分，善于清肝肾之虚热、除骨蒸，且能凉血以止血，为退虚热、疗骨蒸之佳品；入肺经又善清泄肺热；尚能清热泻火而生津止渴。

[临床应用]

1. 阴虚潮热，骨蒸盗汗，善于清虚热与除骨蒸，为凉血退热除蒸之佳品。阴虚发热，骨蒸潮热、盗汗等，配伍知母、鳖甲等使用（地骨皮汤）；或配伍知母、银柴胡等使用（清骨散）。

2. 血热妄行所致吐血、咯血、衄血、尿血等可单用本品煎服，或配伍白茅根、侧柏叶、小蓟等凉血止血药使用。

3. 肺热咳嗽。肺火郁结，气逆不降之咳嗽气喘，常配伍桑白皮、甘草使用（泻白散）。

4. 内热消渴，配伍天花粉、生地黄、麦冬等使用。

[用量用法] 水煎服，9～15g。

[使用注意] 本品性寒，外感风寒发热或脾虚便溏者不宜使用。

[现代研究] 本品主含生物碱、有机酸、酚类及甾醇，有解热、镇痛、降压、降血脂、降血糖、抑菌等作用。

[药物比较] 青蒿，味苦、辛，性寒，主归肝、胆经。地骨皮，味甘，性寒，主归肺、肝、肾经。二者均能清虚热、泻实火，用于治疗阴虚发热、骨蒸盗汗等病证。不同之处：青蒿善于辛散清透阴分之伏热，多用于热病伤阴之虚热；又能截疟、解暑，治疟疾寒热，暑热烦渴。地骨皮长于凉血退蒸，善于清肝肾虚热，除有汗骨蒸，以及虚热出血；尚善清肺降火，为治肺热咳嗽之常用品。

银柴胡 yínchάihú（Starwort Root）
《本草纲目》

[药物来源] 本品为石竹科植物银柴胡 *Stellaria dichotoma* L. var. *lanceolata* Bge. 的干燥根（图 9-173、图 9-174），主产于西北及内蒙古等地。春夏间植株萌发或秋后茎叶枯萎时采挖，去残茎、须根，晒干，切片，以根长均匀、顶端具“珍珠盘”、外皮淡黄色、断面黄白色者为佳。生用。

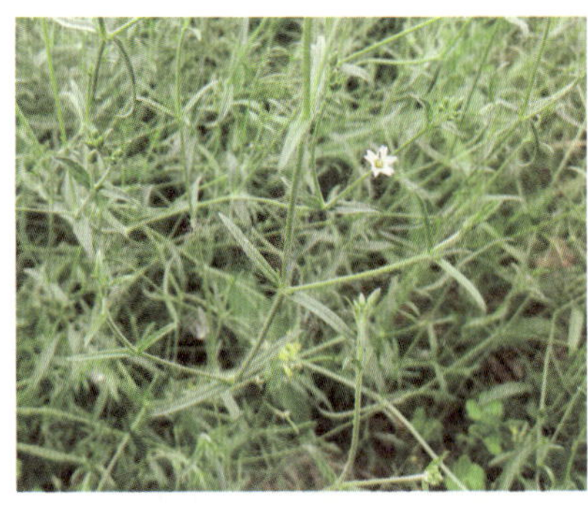

图 9-173　银柴胡原植物银柴胡

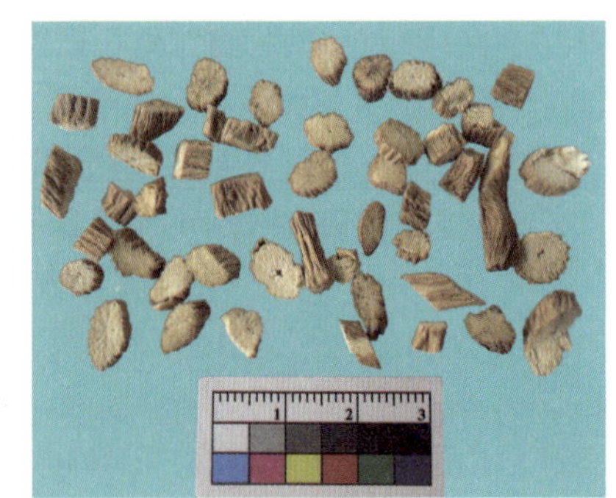

图 9-174　银柴胡饮片

[性效特点] 甘，微寒。归肝、胃经。功效：清虚热，除疳热。

本品味甘性寒益阴，善于清阴分热邪，为退虚热、除骨蒸常用；兼能除疳热。

[临床应用]

1. 阴虚发热，骨蒸劳热，潮热盗汗，常配伍地骨皮、青蒿、鳖甲等使用（清骨散）。

2. 小儿食滞或虫积所致疳积发热、腹部膨大、口渴消瘦、毛发干枯等，常配伍胡黄连、鸡内金、使君子等使用。

[用量用法] 水煎服，3～10g。

[使用注意] 外感风寒、血虚无热者不宜使用。

[现代研究] 本品主含甾醇类、环肽类、生物碱类、酚酸类等成分，有解热、抗过敏、抗癌等作用。

[药物比较] 银柴胡，味苦，性微寒，主归肝、胃经。柴胡，味辛、苦，性微寒，主归肝、胆、肺经。二者均能退热，用于治疗发热症状。不同之处：银柴胡长于清虚热、除疳热，善治疗阴虚发热、小儿疳热。柴胡解肌退热，善治外感发热、邪在少阳之寒热往来。

胡黄连 húhuánglián（Figwortflower Picrorhiza Rhizome）
《新修本草》

[药物来源] 本品为玄参科植物胡黄连 *Picrorhiza scrophulariiflora* Pennell 的干燥根茎（图 9-175、图 9-176），主产于云南、西藏等地。秋季采挖，去须根，晒干，切薄片或捣碎，以条粗、折断时有粉尘、断面灰黑色、味苦者为佳。生用。

[性效特点] 苦，寒。归肝、胃、大肠经。功效：退虚热，除疳热，清湿热。

本品味苦性寒清热，入肝经血分，既能清退虚热、除骨蒸、疳积热，清利肝经湿热；入胃肠经又能清热燥湿，除肠胃湿热。

[临床应用]

1. 阴虚发热，骨蒸潮热，常配伍鳖甲、知母、地骨皮等使用（清骨散）。

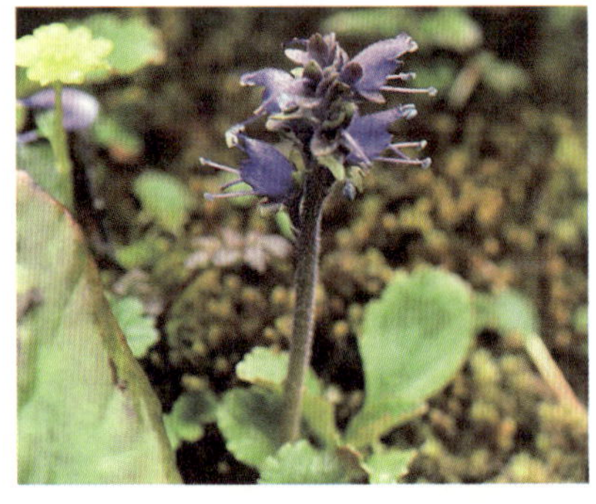

图 9-175　胡黄连原植物胡黄连

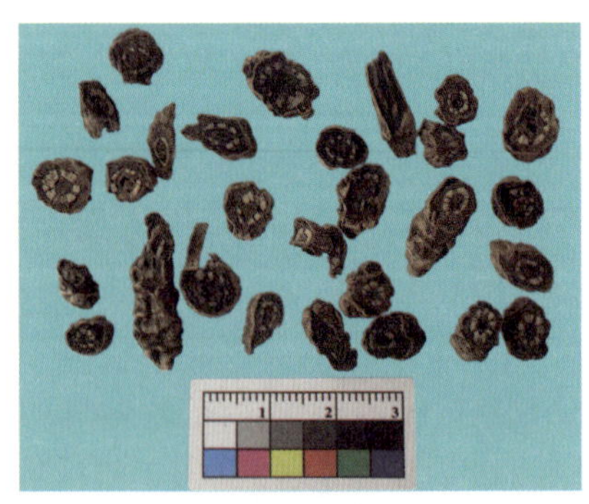

图 9-176　胡黄连饮片

2. 小儿疳积发热，腹胀消瘦、低热不退，常配伍山楂、党参、白术等使用（肥儿丸）。

3. 湿热泻痢，黄疸尿赤。湿热泻痢常配伍黄柏、白头翁等清热燥湿止痢之品使用；湿热黄疸尿赤常配伍茵陈、栀子、大黄使用。

4. 痔疮肿痛可单用本品研末，鹅胆汁调涂局部，或配伍麝香、刺猬皮等内服（胡连追毒丸）。

［用量用法］ 水煎服，3～10g。

［使用注意］ 脾胃虚寒者慎用。

［现代研究］ 本品主含胡黄连素、胡黄连醇、胡黄连甾醇、D–甘露醇、香荚兰酸、香荚兰乙酮等，有抑菌、利胆、保肝、抗炎、抗氧化、降血脂、抗胃溃疡、抗肿瘤、抗哮喘、抗糖尿病等作用。

［药物比较］ 胡黄连，味苦，性寒，主归肝、胃、大肠经。黄连，味苦，性寒，主归心、脾、胃、肝、胆、大肠经。二者均能清热燥湿，用于治疗胃肠湿热证，为治湿热泻痢之良药。不同之处：胡黄连善退虚热、除疳热。黄连善清心火、泻胃热，为解毒要药。

第十章　泻下药

凡能引起腹泻或润滑大肠，以促进排便为主要作用的药物，称为泻下药（herbs that drain downwards）。

分类：根据泻下药的药性及功效主治差异，可将其分为攻下药、润下药、峻下逐水药三类。

性能：泻下药味多苦寒，入大肠经，即《黄帝内经》所谓的“大肠者，传导之官，变化出焉”之意。泻下药作用趋向沉降，主归胃、大肠经。

功效：泻下药具有泻下通便、清热泻火、逐水退肿等功效。①攻下药：味苦、咸、甘，性寒、凉，归大肠经，适用于热结便秘，燥屎坚结及实热积滞之证。②润下药：性味多甘平，质润，入大肠经，适用于肠燥津枯便秘证。③峻下逐水药：性味多苦寒，有毒，入肺、肾、大肠经，适用于全身水肿，大腹胀满，以及停饮等体壮邪实者。

适应证：泻下药适用于里实证之大便秘结、胃肠积滞、实热内结、水肿饮停等。按里实证的兼证、积滞的寒热及患者的体质等不同，可有兼表邪、正虚之分，热积、寒积之异。

配伍应用：应用泻下药，需根据里实证的兼证及患者的体质，选择相应的泻下药，并做必要的配伍。①里实兼表邪，配伍解表药。②里实兼正虚，配伍补虚药。③热积者，配伍清热药。④寒积者，配伍温里药。⑤里实较甚，配伍行气药。

使用注意：①攻下药和峻下逐水药作用较猛，尤其后者，更易伤正气，凡正虚体弱、胎前产后、月经期当慎用或禁用。②应用作用峻猛而有毒的泻下药时，一定要严格炮制法度、控制用量，避免中毒现象发生。③泻下药易伤胃气，当中病即止。

药理研究：泻下药主要通过不同的作用机理刺激肠道黏膜使蠕动增加而致泻，其中大部分药物具有利胆、抗菌、抗炎、抗肿瘤作用及增强机体免疫功能。

第一节　攻下药

攻下药（herbs that promote defecation by purgation）性味多苦寒，质多沉降，入胃、大肠经，能泻下通便、清热泻火，适用于热结便秘及实热积滞之证。具有较强清热泻火作用的攻下药，又可用于热病高热神昏、谵语发狂；火热上炎所致的头痛、目赤、咽喉肿痛、牙龈肿痛；火热炽盛所致的吐血、衄血、咯血等上部出血证。

使用本类药物时常配行气药，以加强泻下及消除胀满作用。若治冷积便秘者，须配用温里药。

掌握层次：A. 大黄、芒硝。B. 番泻叶、芦荟。

大黄 dàhuáng（Rhubarb Root and Rhizome）
《神农本草经》

［药物来源］ 本品为蓼科植物掌叶大黄 *Rheum palmatum* L.、唐古特大黄 *Rheum tanguticum* Maxim. ex Balf. 或药用大黄 *Rheum officinale* Baill. 的干燥根及根茎（图 10-1～图 10-4）。前二者习称北大黄，主产于青海、甘肃等地；药用大黄习称南大黄，主产于四川。秋末茎叶枯萎或次春发芽前采挖，去须根，去外皮，切块，干燥，以坚实、气清香味苦而微涩者为佳。生用或酒炒、酒蒸、炒炭用。

［性效特点］ 苦、寒，归脾、胃、大肠、肝、心包经。功效：泻下攻积，清热泻火，凉血解毒，逐瘀通经，利湿退黄。

本品味苦性寒偏沉降，力猛善行，直达下焦，走而不守，可荡涤肠胃积滞；能下泻上炎之火热，走血分能下瘀血、凉血；尚能解热毒、清利湿热。

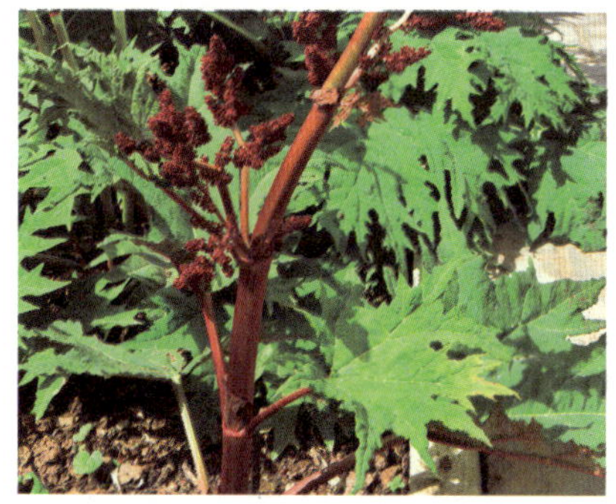

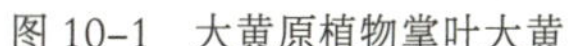

图 10-1 大黄原植物掌叶大黄

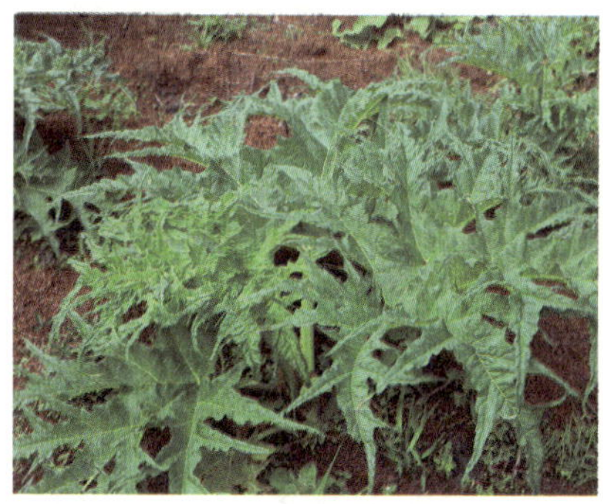

图 10-2 大黄原植物唐古特大黄

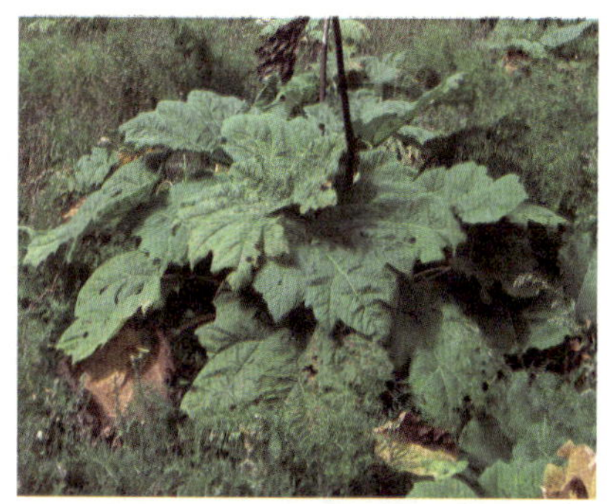

图 10-3 大黄原植物药用大黄

[临床应用]

1. 积滞便秘，实热便秘尤为适宜，为治疗热结便秘之要药。阳明腑实证之便秘、腹满而痛，脉沉实，常配伍芒硝、厚朴、枳实等使用（大承气汤）；热结便秘之轻证，少量大黄配伍火麻仁、杏仁、蜂蜜等使用（麻子仁丸）；脾阳不足之冷积便秘常配伍附子、干姜等使用（温脾汤）；里实热结便秘伴气血亏虚者常配伍党参、当归等（黄龙汤）；热结津伤便秘者常配伍生地黄、麦冬、玄参等使用（增液承气汤）。

2. 血热吐衄及目赤咽痛。血热妄行而上溢所致吐血、衄血、咯血配伍黄连、黄芩等使用（泻心汤）；火热上炎所致目赤、咽喉肿痛、牙龈肿痛，配伍黄连、黄芩、栀子、牡丹皮、赤芍等使用（凉膈散）。

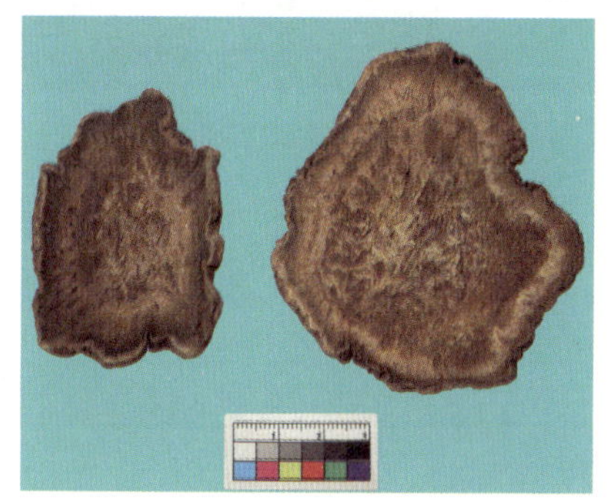

图 10-4 大黄饮片（药用大黄）

3. 痈肿疮疡，肠痈腹痛，烧烫伤。热毒所致痈肿疔疮配伍金银花、蒲公英、连翘等使用，或与生甘草共研末，酒熬成膏外敷（金黄散）；热毒所致口疮糜烂可配伍枯矾，等份为末擦患处；肠痈腹痛配伍牡丹皮、桃仁、芒硝等使用（大黄牡丹汤）；烧烫伤可单用本品研粉，或配伍地榆粉、麻油调敷患处。

4. 瘀血经闭、产后瘀阻、跌损瘀肿诸证。妇女产后瘀滞腹痛，恶露不尽，配伍桃仁、土鳖虫等使用（下瘀血汤）；妇女瘀血经闭配伍桃仁、桂枝等使用（桃核承气汤）；跌打损伤、瘀血肿痛配伍桃仁、红花等使用（复元活血汤）。

5. 湿热痢疾、黄疸、热淋、水肿等。肠道湿热积滞之痢疾，单用本品或配伍黄连、木香、黄芩、白芍等使用（木香槟榔丸）；肝胆湿热蕴结之黄疸、尿赤等配伍茵陈、栀子使用（茵陈蒿汤）；湿热淋证、水肿，小便不利，常配伍木通、车前子、滑石、萹蓄、栀子等使用（八正散）。

6. 火热邪盛之喘咳、热扰心神、急腹症等。肺热咳喘者配伍石膏、瓜蒌等使用（宣白承气汤）（“通腑气而降肺气，清腑热而脏热亦清”）；心火亢盛之癫狂失心常配伍桃仁、芒硝等使用（“实者泻其子”）；急腹症可单用本品，或配伍通下、缓急止痛药使用；六腑以通为用，不通则痛，通则不痛。

7. 现今临床单用大黄粉治疗上消化道出血，有较好疗效。

[用量用法] 水煎服，3～15g。本品攻下，宜生用，轻煎或泡服，不宜久煎。外用适量，研末敷患处。酒制后即酒大黄，善于清上焦血分热毒，用于治疗目赤肿痛，齿龈肿痛；熟大黄泻下力缓，泻火解毒，可用于治疗热毒疮疡；炒炭后即大黄炭可凉血化瘀止血，用于治疗血热伴瘀血出血证等。

[使用注意] 孕妇、月经期、哺乳期慎用；如非实证不宜应用；本品苦寒易伤胃气，脾胃虚弱者当慎用。

[现代研究] 本品主含蒽醌类成分芦荟大黄素、大黄酸、大黄素、大黄素甲醚、大黄酚等，有泻下、止血、保肝、利胆、促进胰液分泌、抑制胰酶活性、保护胰岛功能、抗胃及十二指肠溃疡、抗菌、免疫调节等作用，尚可扩张血管、抗心肌缺血、降血脂、解热、抗炎、利尿、抗肿瘤、改善肾功能、抗氧化。

芒硝 mángxiāo（Sodium Sulfate）
《名医别录》

[药物来源] 本品为天然硫酸盐类矿物芒硝族芒硝经精制加工而成的结晶体，又称朴硝，主含含水硫酸钠

($Na_2SO_4 \cdot 10H_2O$)（图 10-5～图 10-7）。本品主产于河北、河南、山东等地。天然产品用热水溶解，滤过，放冷析出结晶，通称皮硝。再取萝卜洗净切片，放置锅内加水与皮硝共煮，取上层液，放冷析出结晶，即芒硝。以条块状结晶、无色透明者为佳。

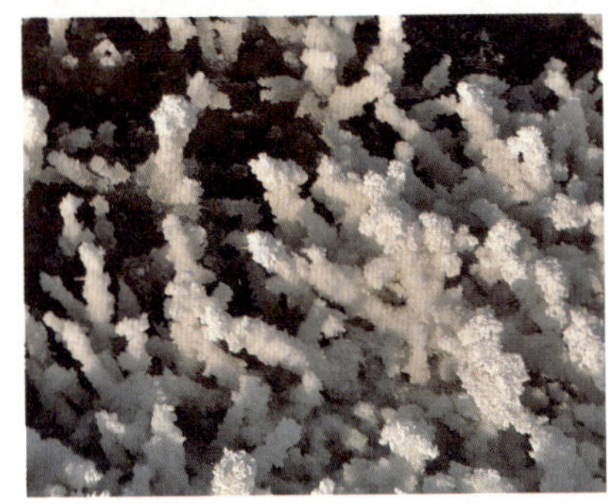
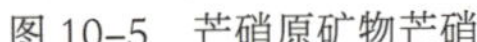
图 10-5　芒硝原矿物芒硝

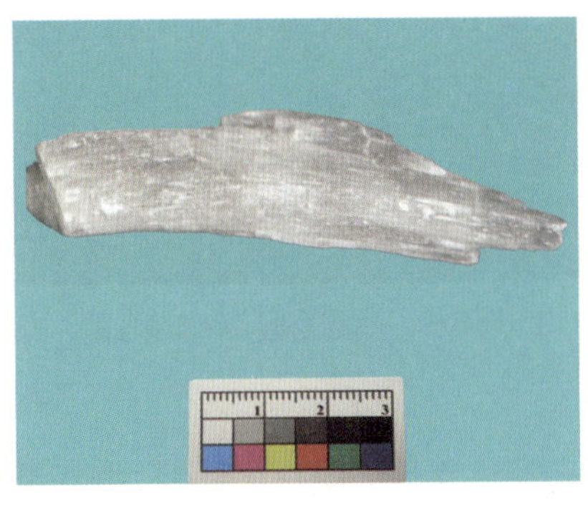
图 10-6　芒硝药材

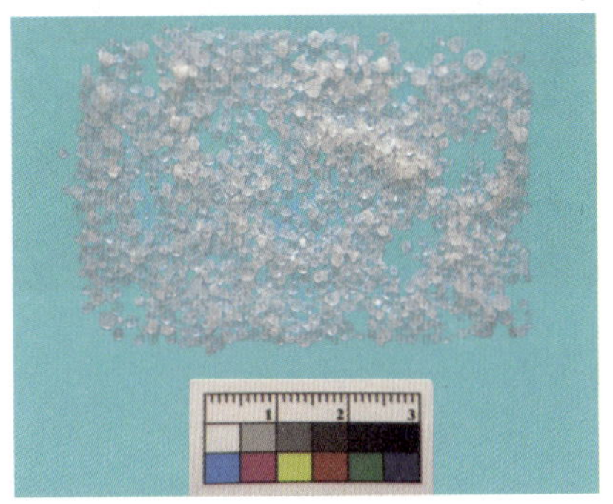
图 10-7　芒硝饮片

[性效特点] 咸、苦，寒。归胃、大肠经。功效：泻下通便，润燥软坚，清热消肿。

本品味苦性寒，能泻下攻积、清热；味咸能润燥软坚，荡涤肠胃实热燥结；兼能清泻火热以消肿。

[临床应用]

1. 燥结便秘；实热积滞便秘尤宜。实热积滞，腹满胀痛，大便燥结等，常配伍大黄等使用（大承气汤、调胃承气汤）。

2. 咽痛口疮、目赤肿痛、痔疮、痈疮肿痛、乳痈等。乳痈初起用本品化水或用纱布包裹外敷；痔疮肿痛可单用本品煎汤外洗；肠痈初起可配伍大黄、大蒜等使用；目赤肿痛用芒硝置于豆腐上化水或用玄明粉配制眼药水，外用滴眼；口舌生疮、咽喉肿痛可配伍硼砂、冰片、朱砂等使用（冰硼散），或用芒硝置于西瓜中制成西瓜霜外用。

[用量用法] 6～12g，待汤剂煎煮好后，冲入药汁内或开水中溶化后服，不入汤剂。外用适量。

[使用注意] 孕妇及哺乳期妇女忌用或慎用；不宜与硫黄、三棱等同用。

[现代研究] 本品主含含水硫酸钠（$Na_2SO_4 \cdot 10H_2O$），占 96%～98%，并含少量硫酸镁、硫酸钙和氯化钠等，具有泻下、抗肿瘤、抗炎、利胆、利尿等药理作用。

[药物比较] 大黄，味苦，性寒，主归脾、胃、大肠、肝、心包经。芒硝，味咸、苦，性寒，主归胃、大肠经。二者均能泻热通便、清热，用于治疗热结便秘、咽痛、目赤、口疮、疮疡肿痛等。不同之处：大黄攻积导滞，偏于荡涤肠胃，用于热结便秘；又凉血解毒、活血祛瘀、清热利湿。芒硝软坚泻下，用于燥结便秘；兼清热消肿，外用可治咽痛、目赤、疮疡。

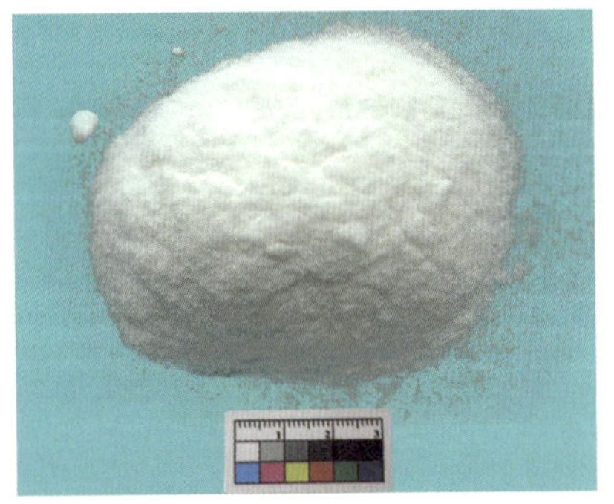
图 10-8　玄明粉饮片

[附]

玄明粉 xuánmíngfěn（Exsiccated Sodium Sulphate）

本品为芒硝经风化失去结晶水后干燥制得，为白色粉末状，主含硫酸钠（Na_2SO_4）（图 10-8）。本品味咸、苦，寒；归胃、大肠经。功效：泻下通便，润燥软坚，清火消肿。本品主要用于治疗实热积滞，大便燥结，腹满胀痛；外治咽喉肿痛，口舌生疮，牙龈肿痛，目赤，痈肿，丹毒等。3～9g，溶入煎好的汤液中服用；外用适量。孕妇慎用；不宜与硫黄、三棱同用。

番泻叶 fānxièyè（Senna Leaf）
《饮片新参》

[药物来源] 本品为豆科植物狭叶番泻 *Cassia angustifolia* Vahl 或尖叶番泻 *Cassia acutifolia* Delile 的干燥小叶（图 10-9～图 10-11）。前者主产于印度、埃及和苏丹；后者主产于埃及。广东、广西、云南等地有栽培。9 月份采收，晒干，以叶大、完整、色绿、梗少者为佳。生用。

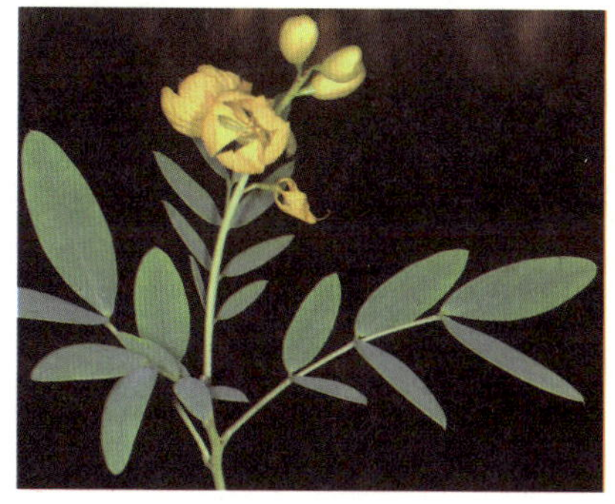
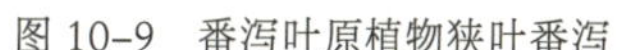
图 10-9　番泻叶原植物狭叶番泻

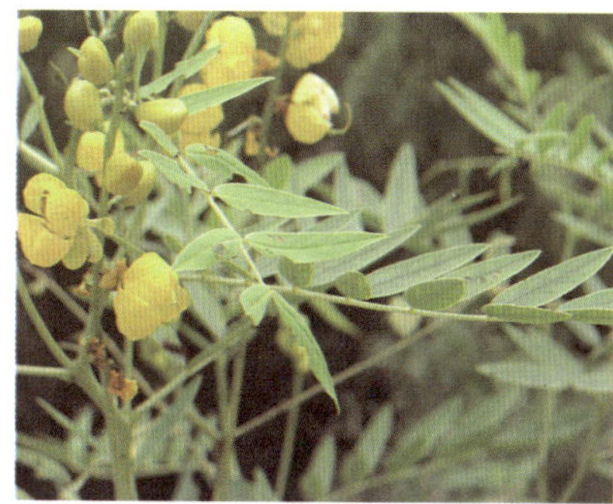
图 10-10　番泻叶原植物尖叶番泻

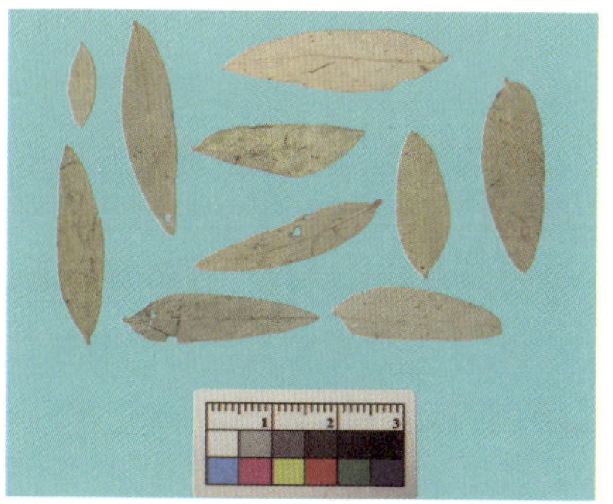
图 10-11　番泻叶饮片

[性效特点] 甘、苦，寒。归大肠经。功效：泻热行滞，通便，利水。

本品味苦性寒降泄，既能泻下导滞，又能清导实热，善泻大肠实热积滞，并可润肠燥；尚能泻下行水消胀。

[临床应用]

1. 热结便秘。热结积滞便秘，腹满胀痛，配伍枳实、厚朴等使用；热结便秘轻证或习惯性便秘及老年性便秘单用本品泡服，小剂量缓泻，大剂量攻下。

2. 腹水肿胀，单味泡服，或配伍牵牛子、大腹皮使用。

3. 本品现常用于清洁肠道。

[用量用法] 水煎服，2～6g，宜后下；温开水泡服，1.5～3g。

[使用注意] 妇女哺乳期、月经期慎用，孕妇忌用。

[现代研究] 本品主含番泻苷 A、番泻苷 B、芦荟大黄素葡萄糖苷、大黄酸葡萄糖苷及芦荟大黄素、大黄酸山柰酚、植物甾醇及其苷等。蒽醌衍生物具有泻下作用。蒽醌类对多种细菌（葡萄球菌、大肠埃希菌等）及皮肤真菌有抑制作用。

芦荟 lúhuì（Aloe）
《药性论》

[药物来源] 本品为百合科植物库拉索芦荟 *Aloe barbadensis* Miller、好望角芦荟 *Aloe ferox* Miller 叶的汁液经浓缩的干燥物（图 10-12～图 10-14）。前者主产于非洲北部、南美洲西印度群岛；云南、广西、广东等地有栽培，药材称老芦荟，质量较好。后者主产于非洲南部，药材称新芦荟。全年可采，割取叶片，收集流出的汁液，置锅内熬成稠膏，倒入容器，冷却凝固即得，砸成小块用。以墨绿色、有光泽、质脆、气浓者为佳。

[性效特点] 苦，寒。归肝、胃、大肠经。功效：泻下通便，清肝泻火，杀虫疗疳。

本品味苦泻降，寒能清泻火热、除烦热，又可杀虫；善清肝热。《本草汇言》记载："凉肝杀虫之药也。凡属肝脏为病，有热者用之必无疑也。"

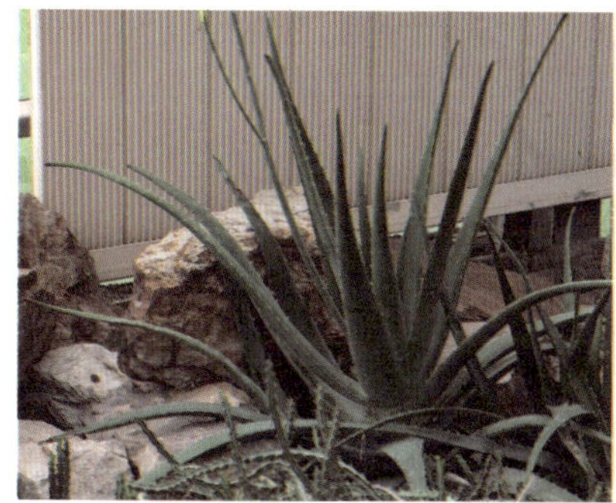
图 10-12　芦荟原植物库拉索芦荟

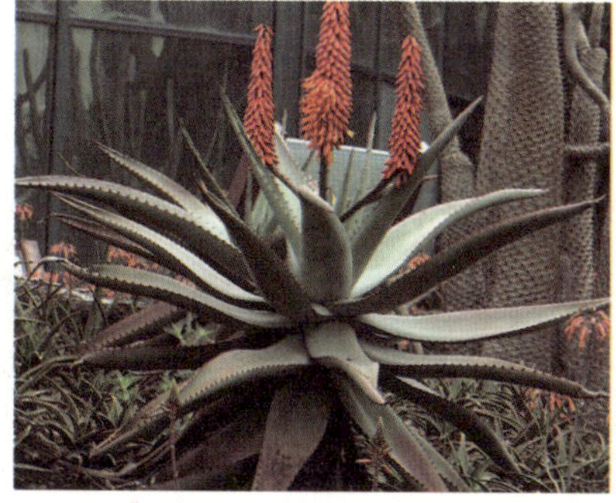
图 10-13　芦荟原植物好望角芦荟

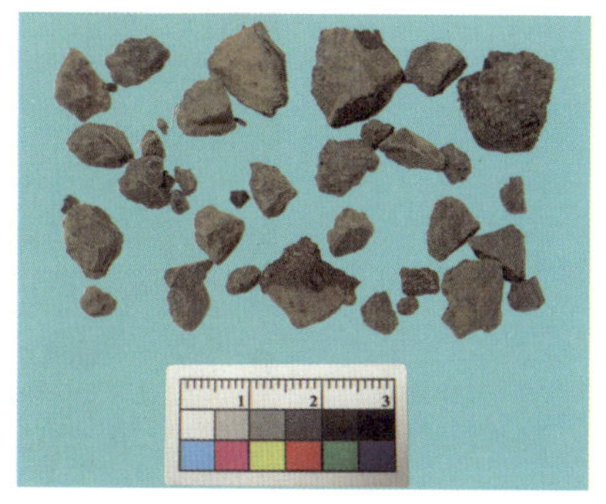
图 10-14　芦荟饮片

[临床应用]

1. 热结便秘。热结便秘伴心肝火旺，烦躁失眠者，常配伍朱砂使用（更衣丸）。

2. 烦躁惊痫抽搐。肝经火盛所致便秘尿赤、头晕头痛、烦躁易怒、惊痫抽搐等，常配伍龙胆、栀子、青黛等使用（当归芦荟丸）。

3. 皮肤癣疮可用本品外用，研末调敷患处。

4. 小儿虫积腹痛、面色萎黄、形体消瘦体弱之疳积证，配伍等份使君子，研末，米饮调服；或配伍人参、白术等使用（肥儿丸）。

[用量用法] 入丸散服，2～5g；外用适量，研末外敷患处。

[使用注意] 脾胃虚弱，食少便溏者，以及孕妇、妇女哺乳期慎用。

[现代研究] 本品主含芦荟大黄素苷、对香豆酸、少量 α- 葡萄糖、多种氨基酸等，并含微量挥发油，有泻下、抗肿瘤、保肝、抗菌等药理作用。

[药物比较] 番泻叶，味甘、苦，性寒，主归大肠经。芦荟，味苦，性寒，主归肝、胃、大肠经。二者均能泻下通便，用于治疗热结便秘。不同之处：番泻叶可治习惯性便秘及老年便秘，小剂量缓泻，大剂量攻下；又可泻下行水消胀，用于腹水肿胀。芦荟兼清肝火，善治热结便秘兼见心肝火旺，烦躁，惊痫失眠者；又可杀虫疗疳，治疗小儿疳积。

第二节　润下药

润下药（herbs that promote defecation by moistening purgation）味甘质润，多入脾、大肠经，能润肠通便，促使排便而不致峻泻，适用于年老津枯、产后血虚、热病伤津及失血等所致的肠燥津枯便秘。

使用本类药物时，若为热盛津伤而便秘者，配清热养阴药；兼气滞者，配伍行气药；因血虚引起便秘者，可配伍补血药。

掌握层次：B. 火麻仁、郁李仁。C. 松子仁。

火麻仁 huǒmárén（Hemp Seed）
《神农本草经》

[药物来源] 本品为桑科植物大麻 *Cannabis sativa* L. 的干燥成熟果实（图 10-15、图 10-16），主产于山东、河北、黑龙江等地。秋季果实成熟时采收，晒干，以粒大、种仁饱满者为佳。生用或炒用，用时打碎。

[性效特点] 甘，平。归脾、胃、大肠经。功效：润肠通便。

本品性质平和，质润多脂，入大肠润枯滑肠，兼能滋养补虚、益血。

[临床应用] 血虚津亏之肠燥便秘。老年人、产妇、体弱患者津血不足所引起的肠燥便秘，可单用本品研碎，与米同煮粥服用，或配伍郁李仁、瓜蒌仁、紫苏子、杏仁等使用，或配伍大黄、厚朴等使用（麻子仁丸）。

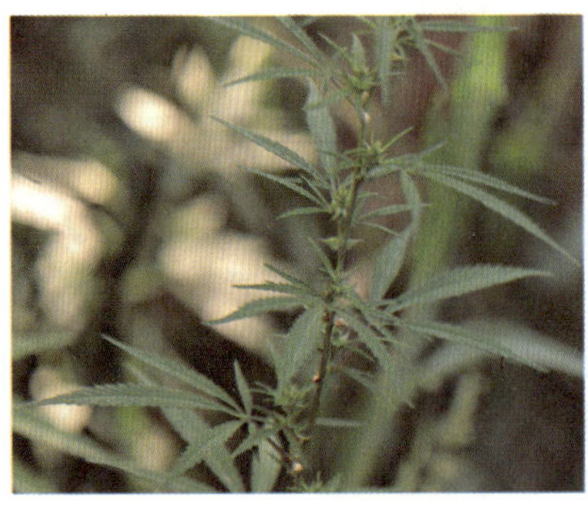

图 10-15　火麻仁原植物大麻

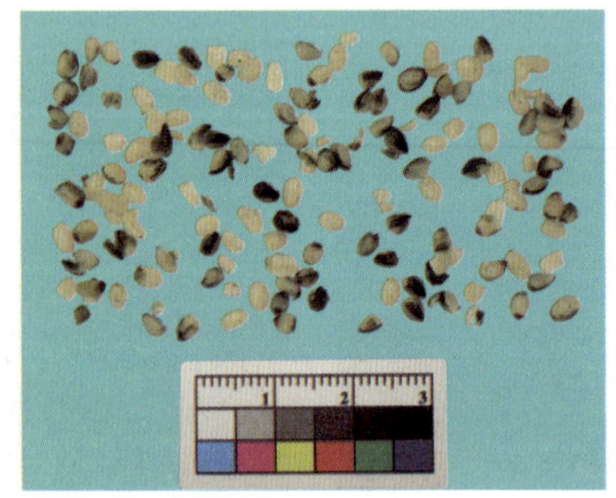

图 10-16　火麻仁饮片

[用量用法] 水煎服，10～15g，打碎入煎。

[使用注意] 本品食入剂量过大，可引起中毒（症状为恶心、呕吐、腹泻，四肢麻木，烦躁不安，精神错乱，昏迷，瞳孔散大等）；心阴虚、心血虚、心动悸、脉结代者用量不可过大。

[现代研究] 本品主含脂肪油（高达30%以上），油中含有不饱和脂肪酸、蛋白质、氨基酸等，有润滑肠道、降血脂、护肝、改善记忆力、增强免疫力、抗疲劳、消脂减肥等作用。

郁李仁 yùlǐrén（Chinese Dwarf Cherry Seed）
《神农本草经》

[药物来源] 本品为蔷薇科植物欧李 *Prunus humilis* Bge.、郁李 *Prunus japonica* Thunb. 或长柄扁桃 *Prunus pedunculata* Maxim. 的干燥成熟种子（图10-17～图10-20）。前两种习称小李仁；后一种习称大李仁。本品主产于内蒙古、河北、辽宁等地。夏秋二季采收成熟果实，去果肉及核壳，取出种子，晒干，去皮捣碎，以颗粒饱满、完整、浅黄白色、不泛油者为佳。生用。

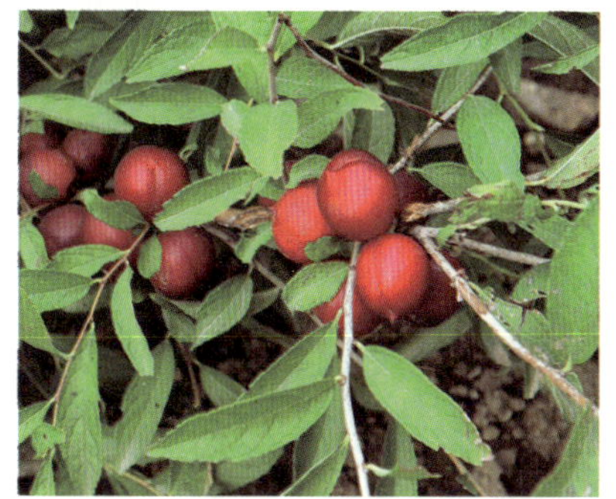
图10-17　郁李仁原植物欧李

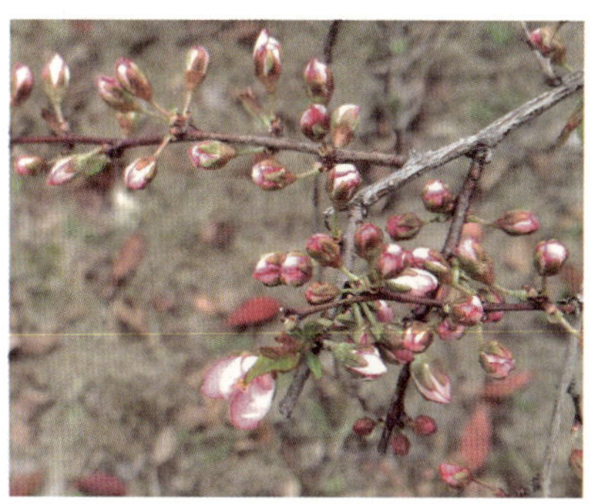
图10-18　郁李仁原植物郁李

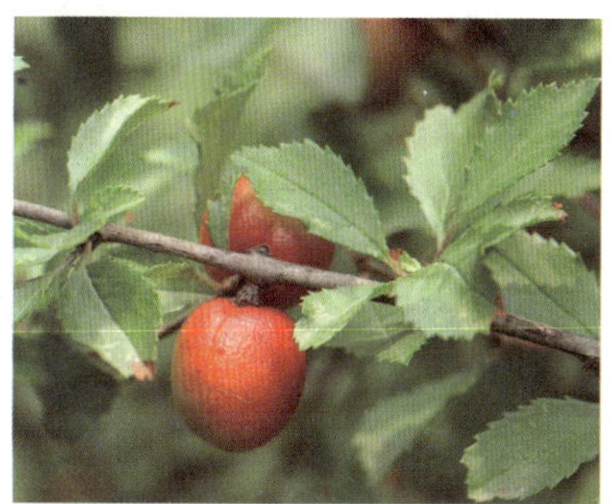
图10-19　郁李仁原植物长柄扁桃

[性效特点] 辛、苦、甘，平。归脾、大肠、小肠经。功效：润肠通便，下气利水。

本品质润多脂，味辛可行气，苦可通便，甘可润燥；润肠通便之功类似火麻仁而力较强，且润中兼可行大肠之气滞。李杲指出本品“专治大肠气滞、燥涩不通”。

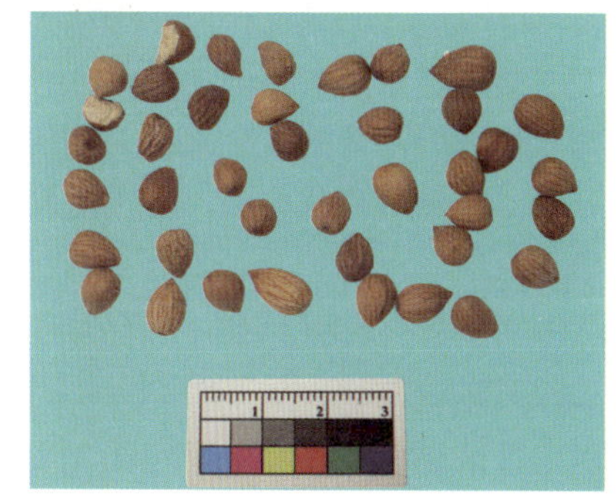
图10-20　郁李仁饮片

[临床应用]

1. 津枯肠燥，食积气滞，腹胀便秘等。津亏肠燥便秘常配伍火麻仁、柏子仁、苦杏仁等使用（五仁丸）；食积大肠气滞，腹胀便秘，常配伍枳实、厚朴、陈皮等使用；产后肠胃燥热，大便秘滞，常配伍生地黄、朴硝、当归等使用（郁李仁饮）。

2. 水肿胀满，脚气浮肿。水肿胀满，小便不利，可配伍桑白皮、赤小豆等利水消肿药使用（郁李仁汤）；脚气肿痛者可配伍木瓜、蚕沙等使用。

[用量用法] 水煎服，6～10g，打碎入煎。

[使用注意] 孕妇慎用。

[现代研究] 本品主含苦杏仁苷、脂肪油、挥发性有机酸、皂苷、植物甾醇等，具润滑性缓泻作用，并对实验动物有显著降压作用。

松子仁 sōngzǐrén（Pine Nut）
《开宝本草》

[药物来源] 本品为松科植物乔木红松 *Pinus koraiensis* Sieb. et Zucc 等的种仁（图10-21、图10-22），主产于东北等地。果实成熟后采收，晒干，去壳用，以色白、粒饱满、富油质者为佳。

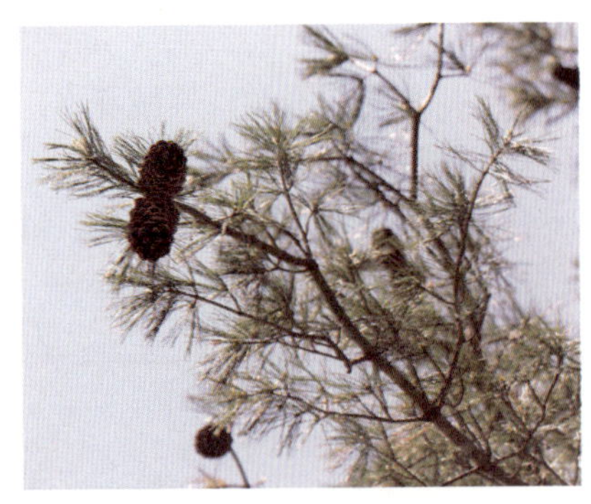
图 10-21 松子仁原植物红松

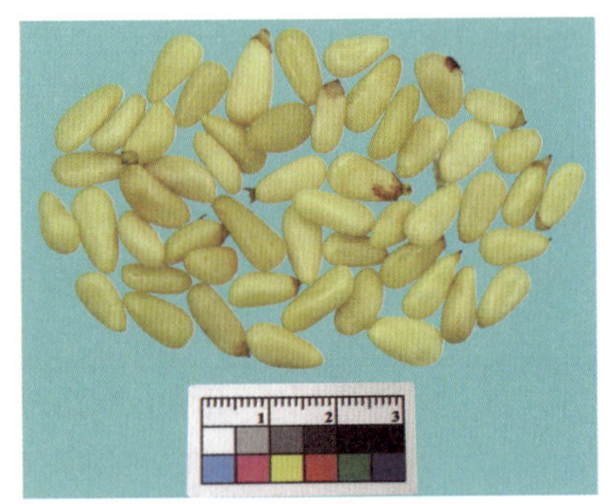
图 10-22 松子仁饮片

[性效特点] 甘，温。归大肠、肺经。功效：润肠通便，润肺止咳。

本品性味质润气香，甘润入大肠经而有润肠通便作用；入肺经而有润肺止咳之功。

[临床应用]

1. 肠燥津亏之虚秘，常配伍火麻仁、柏子仁等份同研为末，溶白醋为丸，黄芪汤送服。
2. 肺燥干咳无痰，配伍胡桃仁使用，共捣成膏状，加熟蜜，饭后米汤送服。

[用量用法] 水煎服，5～10g；或入膏、丸。

[使用注意] 脾虚便溏，湿痰壅盛者不宜使用。

[现代研究] 本品主含脂肪油 74%，主要为油酸酯、亚油酸酯，另尚含掌叶防己碱、蛋白质、挥发油等。

[药物比较] 火麻仁，味甘，性平，主归脾、胃、大肠经。郁李仁，味辛、苦、甘，性平，主归脾、大肠、小肠经。松子仁，味甘，性温，主归肺、大肠经。三者均能润肠通便，用于治疗肠燥便秘。不同之处：火麻仁兼能滋养补虚，治疗津血不足的肠燥便秘。郁李仁兼能行大肠气滞，又利水消肿。松子仁兼润肺止咳，治疗肺燥干咳。

第三节 峻下逐水药

峻下逐水药（herbs that expel water by drastic purgation）多苦寒有毒，泻下作用峻猛，药后能引起剧烈腹泻，使体内潴留的水饮通过二便排出，消除肿胀，适用于全身水肿、大腹胀满及停饮等正气未衰之证。

本类药物攻伐力强，副作用大，易伤正气，临床应用当"中病即止"，不可久服，使用时常配伍补益药以保护正气。

掌握层次：B. 甘遂、牵牛子、巴豆霜。C. 京大戟、芫花。

甘遂 gānsuí（Gansui Root）
《神农本草经》

[药物来源] 本品为大戟科植物甘遂 *Euphorbia kansui* T. N. Liou ex T. P. Wang 的干燥块根（图 10-23、图 10-24），主产于陕西、山西、河南等地。春季开花前或秋末茎叶枯萎后采挖，去外皮，晒干，以色白、肥大、粉性足者为佳。生用或醋制用。

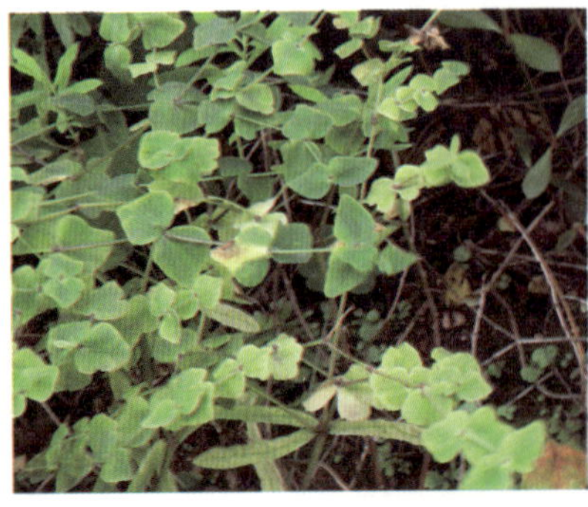
图 10-23 甘遂原植物甘遂

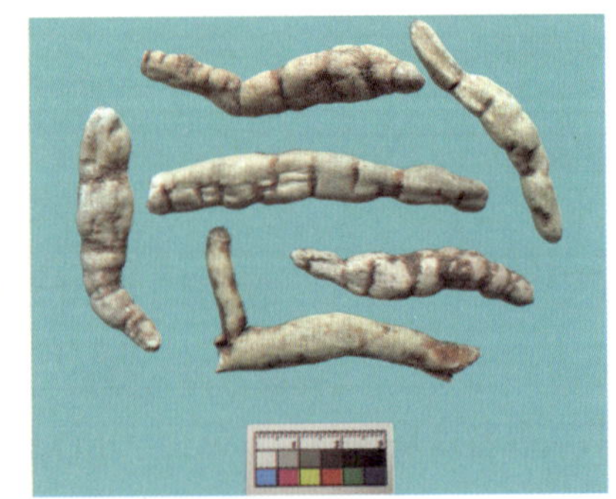
图 10-24 甘遂药材

［性效特点］ 苦，寒；有毒。归肺、肾、大肠经。功效：泻水逐饮，消肿散结。

本品苦可泻降，寒能除热，性善走泻下行（《珍珠囊》载“水结胸中，非此不能除”）；尚兼有逐痰涎、散结肿之功。

［临床应用］

1. 水肿、鼓胀、胸胁停饮。水肿胀满，胸腹积水，痰饮积聚，气逆喘咳但正气未衰者，可单用本品研末服，或配伍牵牛子使用（二气汤），或配伍大戟、芫花使用，为末枣汤送服（十枣汤）；妇人少腹胀满，小便微难而不渴，常配伍大黄、阿胶等使用（大黄甘遂汤）。

2. 风痰癫痫证，以甘遂为末，入猪心煨后，与朱砂末为丸服（遂心汤）。

3. 疮痈肿毒。痈肿疮毒等可用甘遂末水调外敷；乳腺肿瘤配伍青核桃枝、参三七、生甘草使用，制成膏剂外贴（化瘀膏）。

［用量用法］ 炮制后多入丸散用，0.5～1.5g；内服醋制。外用适量，生用。

［使用注意］ 身体虚弱者及孕妇忌用；不宜与甘草同用。

［现代研究］ 本品主含四环三萜类化合物 α- 和 γ- 大戟醇、甘遂醇、大戟二烯醇；此外，尚含棕榈酸、柠檬酸、鞣质、树脂等，具泻下作用。甘遂萜酯 A、B 有镇痛作用。甘遂的粗制剂有免疫抑制作用。所含甘遂素 A、B 有抗白血病的作用。乙醇提取物有引产作用。

京大戟 jīngdàjǐ（Euphorbia Root）
《神农本草经》

［药物来源］ 本品为大戟科植物大戟 *Euphorbia pekinensis* Rupr. 的干燥根（图 10-25、图 10-26），主产于江苏、四川、江西等地。秋冬二季采挖，晒干，以根条均匀，肥嫩、质软无须者为佳。生用或醋制用。

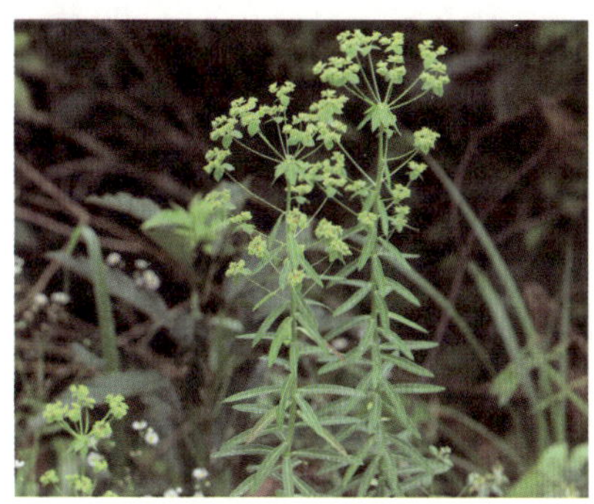

图 10-25　京大戟原植物大戟

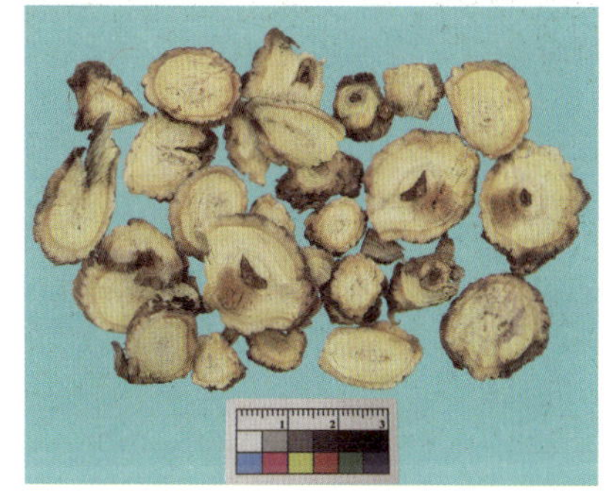

图 10-26　京大戟药材

［性效特点］ 苦，寒；有毒。归肺、脾、肾经。功效：泻水逐饮，消肿散结。

本品性善泻下，兼能利尿；苦寒可攻毒消肿散结；泻水饮作用类似甘遂而力稍逊，胸、腹积水，水肿正气未衰者尤宜；尚兼有散结退肿之功。一般泻水逐饮用京大戟，消肿散结用红大戟。

［临床应用］

1. 水肿胀满，胸腹积水，痰饮积聚，二便不利等。水肿、腹水鼓胀而正气未衰者配伍大枣同煮，去大戟食枣；或配伍甘遂、芫花等使用（十枣汤、舟车丸）。

2. 痈肿疮毒，瘰疬痰核。热毒所致痈肿疮毒，可取本品鲜品捣烂外敷；颈项间痈疽配伍当归、白术、生半夏等使用为丸服；痰火凝聚的瘰疬痰核，配伍鸡蛋同煮，食鸡蛋。

［用量用法］ 水煎服，1.5～3g；入丸散服，每次 1g；内服醋制用。外用适量，生用。

［使用注意］ 身体虚弱者及孕妇忌用；不宜与甘草同用。

［现代研究］ 本品主含二萜脂类成分，还有三萜、黄酮、鞣质和有机酸等化学成分，有泻下、利尿、抗肿瘤、抗白血病等作用。

［附］

红大戟 hóngdàjǐ（Knoxia Root）

本品为茜草科植物红大戟 *Knoxia valerianoides* Thorel et Pitard 的干燥根（图 10-27、图 10-28），又名红芽

大戟、广大戟。本品味苦，性寒，有小毒；归肺、脾、肾经。功效：泻水逐饮，消肿散结。本品主要用于治疗水肿胀满，胸腹积水，痰饮积聚，气逆喘咳，二便不利，痈肿疮毒，瘰疬痰核等。水煎服，1.5～3g；入丸散服，每次1g；内服醋制用。外用适量，生用。孕妇禁用；不宜与甘草同用。

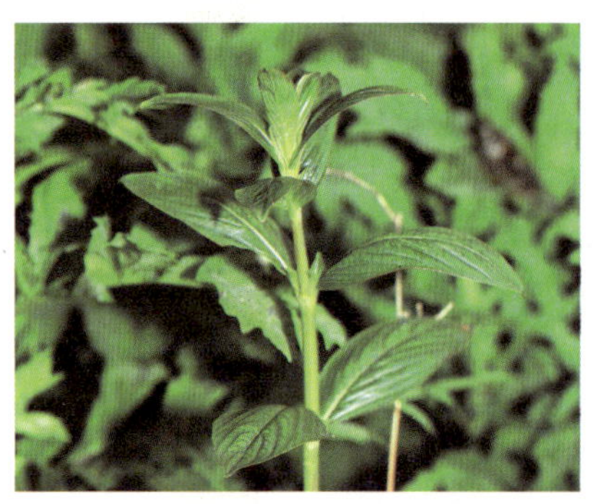
图 10-27　红大戟原植物红大戟

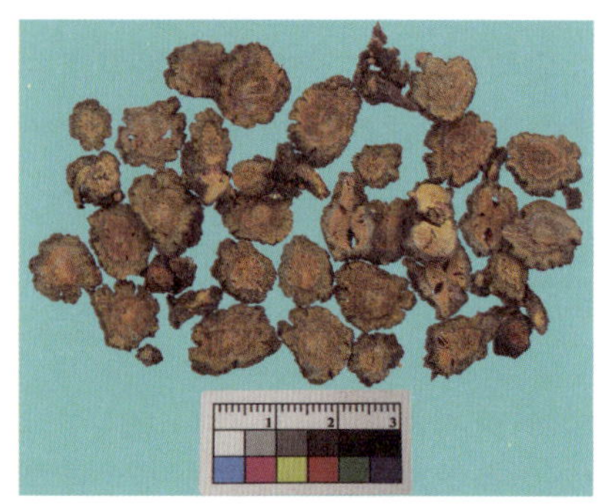
图 10-28　红大戟饮片

芫花 yuánhuā（Lilac Daphne Flower Bud）
《神农本草经》

［药物来源］ 本品为瑞香科植物芫花 *Daphne genkwa* Sieb. et Zucc. 的干燥花蕾（图 10-29、图 10-30），主产于安徽、江苏、浙江等地。春季花未开放前采摘，晒干，以花蕾多而整齐、淡紫色、无破碎者为佳。生用或醋制用。

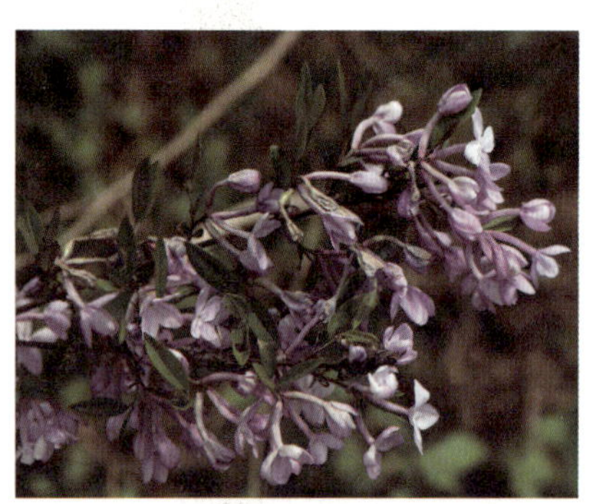
图 10-29　芫花原植物芫花

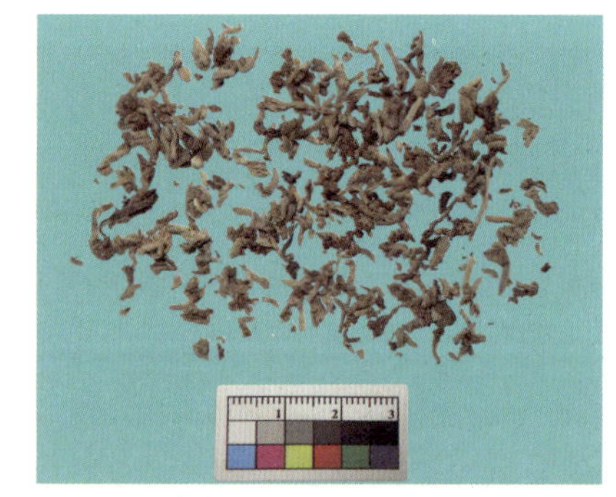
图 10-30　芫花饮片

［性效特点］ 苦、辛，温；有毒。归肺、脾、肾经。功效：泻水逐饮，祛痰止咳，外用杀虫疗疮。

本品味苦能够泻逐水饮，其泻水逐饮作用与甘遂、京大戟相似而力稍逊；兼能杀虫；味辛能散，能祛痰止咳；其花性轻扬善泻胸胁之水。

［临床应用］

1. 水肿鼓胀，胸胁停饮，二便不利。胸胁停饮所致的咳喘、胸胁引痛、心下痞硬，以及水肿、鼓胀等，常配伍甘遂、京大戟等使用（十枣汤、舟车丸）。

2. 咳嗽痰喘。咳嗽有痰，伴喘息，单用本品，或配伍大枣同煎服；慢性支气管炎之咳喘可用芫花制成的粉剂、胶囊或水泛丸。

3. 头疮、白秃、顽癣、痈肿、冻疮。顽癣头疮等皮肤病单用本品研末，或配伍雄黄用猪脂调敷患处；痈肿用本品研末，水调如粥敷患处。

［用量用法］ 水煎服，1.5～3g；醋制芫花研末吞服，每次0.6～0.9g，1日1次。外用适量，生用。

［使用注意］ 身体虚弱者以及孕妇当忌用；不宜与甘草同用。

［现代研究］ 本品主含芫花酯甲、乙、丙、丁、戊，芫花素，羟基芫花素，芹菜素及谷甾醇；另含苯甲酸及刺激性油状物。本品具泻下、利尿、抗菌、镇静、镇咳、祛痰作用。

［药物比较］ 甘遂，味苦，性寒，有毒，主归肺、肾、大肠经。京大戟，味苦，性寒，有毒，主归肺、脾、

肾经。芫花，味苦、辛，性温，有毒，主归肺、脾、肾经。三者均能泻水逐饮，用于治疗水肿、鼓胀、胸胁停饮等病证。不同之处：甘遂力最强，毒性最大，兼消肿散结，可逐痰涎。京大戟力较强，毒性较小，兼消肿散结。芫花力较弱，毒性最小，兼祛痰止咳，又杀虫疗疮。

[附]

狼毒 lángdú（Radix euphorbiae lantu）

本品为瑞香科植物瑞香狼毒 *Stellera chamaejasme* Linn. 的干燥根（图 10-31、图 10-32）。本品味苦、辛，性平，有毒；归肺、脾、肝经。功效：泻水逐饮，破积杀虫。本品主要用于治疗水肿腹胀，痰食虫积，心腹疼痛，癥瘕积聚，结核，疥癣等。水煎服，1～3g；或入丸、散服。外用适量，研末调敷，或醋磨汁涂，或取鲜根去皮捣烂敷。本品有毒，内服宜慎，过量服用可引起中毒。体质虚弱者及孕妇禁用。不宜与密陀僧同用。

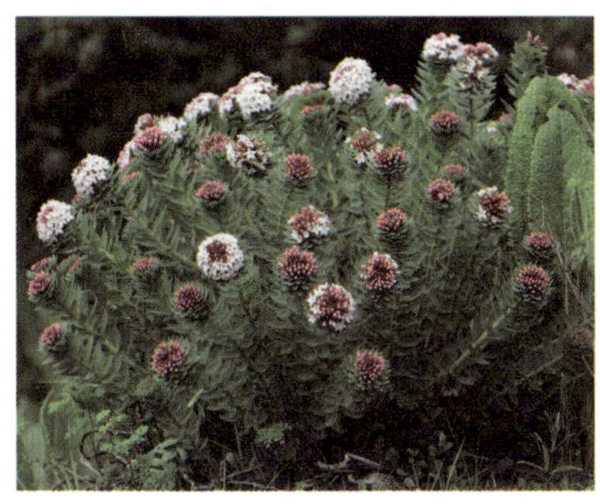

图 10-31　狼毒原植物瑞香狼毒

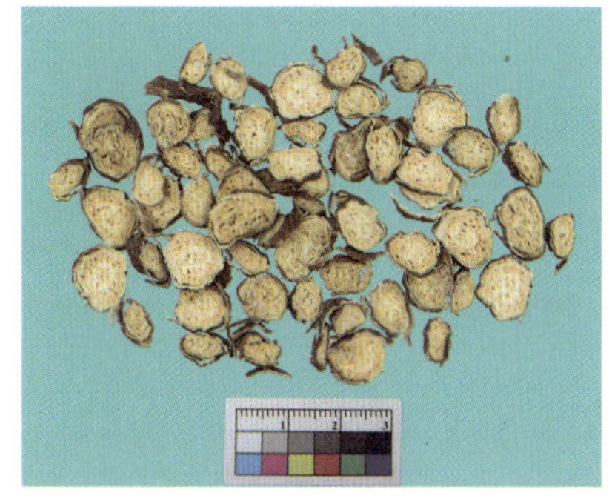

图 10-32　狼毒饮片

牵牛子 qiānniúzǐ（Pharbitidis Seed）
《名医别录》

[药物来源] 本品为旋花科植物裂叶牵牛 *Pharbitis nil*（L.）Choisy 或圆叶牵牛 *Pharbitis purpurea*（L.）Voigt 的干燥成熟种子（图 10-33～图 10-36），全国大部分地区均有产。秋末果实成熟、果壳未开裂时采收，晒干，以颗粒饱满者为佳。生用或炒用，用时捣碎。

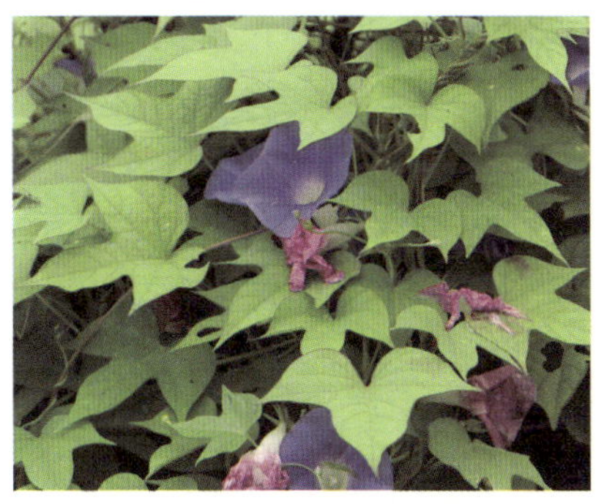

图 10-33　牵牛子原植物裂叶牵牛

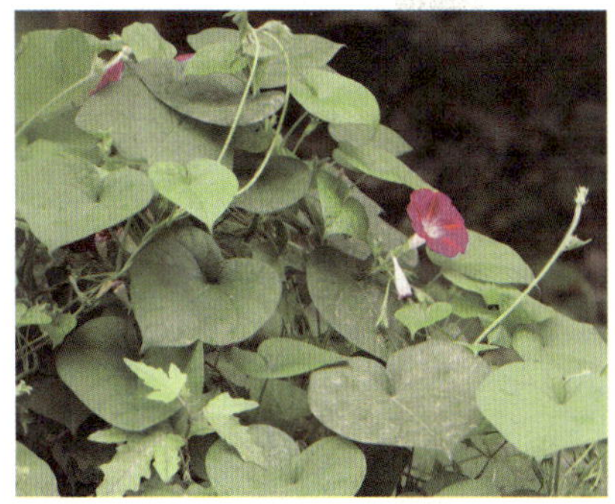

图 10-34　牵牛子原植物圆叶牵牛

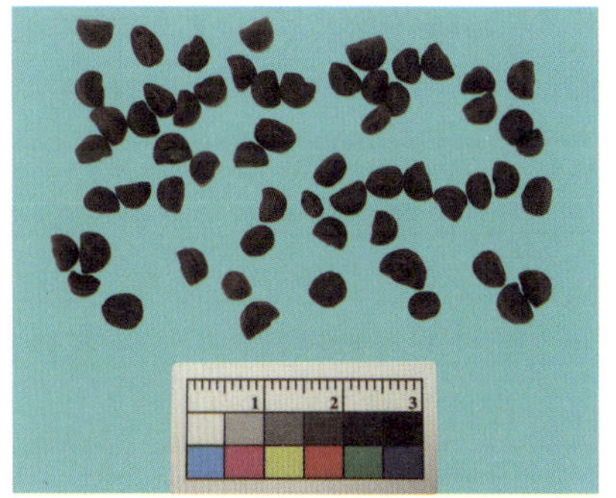

图 10-35　牵牛子饮片（黑丑）

[性效特点] 苦，寒；有毒。归肺、脾、肾、大肠经。功效：泻水通便，消痰涤饮，杀虫攻积。

本品药性沉降下行，既可通便，又能利尿；苦可杀虫、泻肺中痰饮，善除肠胃积滞；逐水作用较甘遂、京大戟稍缓。李杲指出："凡药中用牵牛者，少则动大便，多则下水，此乃泻气之药。"《药性论》言其"利大小便，除水气虚肿"。

[临床应用]

1. 水肿胀满，鼓胀，二便不通属正气未衰者。水肿、鼓胀，二便不利者，配伍桑白皮、木通、白术、陈皮等使用，或配伍小茴香为末，姜汁调服；腹水肿胀甚者可配伍甘遂、京大戟等使用（舟车丸）。

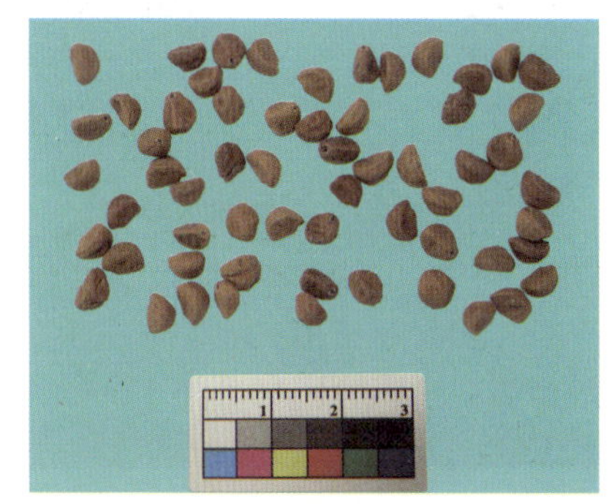

图 10-36　牵牛子饮片（白丑）

2. 痰饮积聚，气逆喘咳。肺气壅滞，痰饮咳喘，面目浮肿者，常配伍大黄、槟榔为末服（牛黄夺命散）。

3. 蛔虫、绦虫及虫积腹痛配伍槟榔、使君子同用，研末服。

[用量用法] 水煎服，3～6g；入丸、散服，每次1.5～3g。本品炒用药性减缓。

[使用注意] 孕妇忌用。不宜与巴豆、巴豆霜同用。

[现代研究] 本品有毒，大量使用除直接引起呕吐、腹痛、腹泻及黏液血便外，还可刺激肾脏，引起血尿，严重者可损及神经系统，发生语言障碍、昏迷等。

巴豆霜 bādòushuāng（Defatted Croton Seed Powder）
《神农本草经》

[药物来源] 本品为大戟科植物巴豆 *Croton tiglium* L. 的干燥净仁的炮制加工品（图10-37、图10-38），主产于四川、广西、云南等地。秋季果实成熟时采收，照制霜法制霜，或取仁研细后，测定脂肪油含量，加适量的淀粉，使脂肪油含量符合规定（18.0%～20.0%），混匀，即得巴豆霜。本品以粒大、饱满、种仁黄白色者为佳。

[性效特点] 辛，热；有大毒。归胃、大肠经。功效：峻下冷积，逐水退肿，豁痰利咽；外用蚀疮。

本品辛散结聚，热除寒积，为热性峻泻药；其祛痰力峻，以利呼吸、通利咽喉；外用可消肿蚀腐肉、疗疮毒。

[临床应用]

1. 寒积便秘。寒邪食积，阻结肠道，大便不通，腹满胀痛，病起急骤，气血未衰者，单用巴豆霜装入胶囊，或配伍干姜、大黄制丸服（三物备急丸）。

2. 腹水鼓胀，二便不通。腹水鼓胀配伍杏仁为丸服；晚期血吸虫病肝硬化腹水常配伍绛矾、神曲为丸（含巴绛矾丸）。

3. 喉痹痰阻，小儿乳食停积。痰涎壅塞、胸膈窒闷、肢冷汗出之寒实结胸者，常配伍贝母、桔梗使用（三物小白散）；小儿痰壅、乳食停积甚则惊悸者，常配伍胆南星、朱砂、六神曲等使用（万应保赤散）。

4. 痈肿脓成未溃、疥癣恶疮、疣痣。痈肿成脓未溃者常配伍乳香、没药、木鳖子等使用，熬膏外敷；恶疮、疥癣等皮肤病单用本品榨油，以油调雄黄、轻粉末，外涂患处。

[用量用法] 入丸散服，每次0.1～0.3g。大多数制成巴豆霜使用以降低毒性。外用适量。

[使用注意] 孕妇及体弱者忌用；不宜与牵牛子同用。

[药物比较] 巴豆霜，味辛，性热，有大毒，主归胃、大肠经。大黄，味苦，性寒，主归脾、胃、大肠、肝、心包经。二者均能泻下攻积，用于治疗食滞便秘。不同之处：巴豆霜药力猛烈，峻下冷积，主治冷便秘重证。大黄峻下实热，荡涤肠胃，主治实热积滞便秘急证。

[现代研究] 本品主含巴豆油34%～57%，其中含巴豆油酸和甘油酯。油中尚含巴豆醇二酯和多种巴豆醇三酯。此外，还含巴豆毒素、巴豆苷、生物碱、β-谷甾醇等。本品有泻下、抗肿瘤、抗炎、抗菌作用。巴豆油主要含有毒性球蛋白，能溶解红细胞，使局部组织坏死。

[附]

巴豆 bādòu（Croton Seed）

本品为大戟科植物巴豆 *Croton tiglium* L. 的干燥成熟果实（图10-39）。本品味辛，性热，有大毒；归胃、

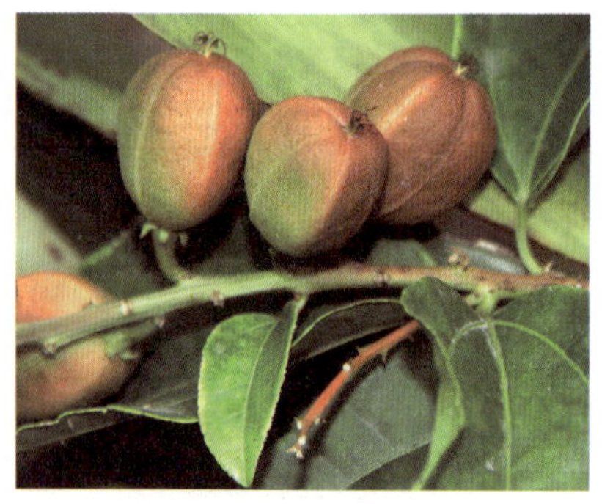
图10-37　巴豆霜原植物巴豆

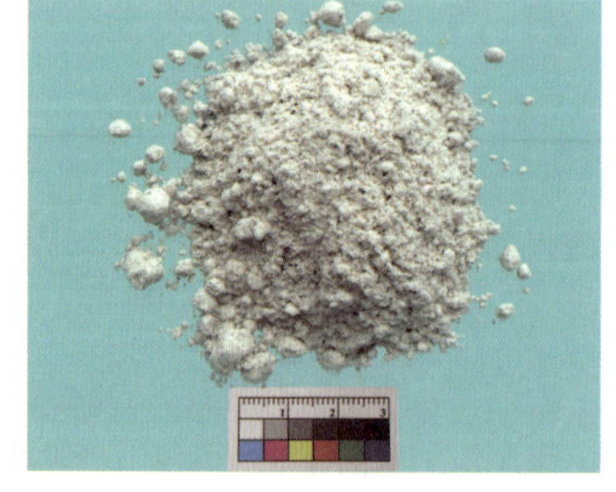
图10-38　巴豆霜饮片

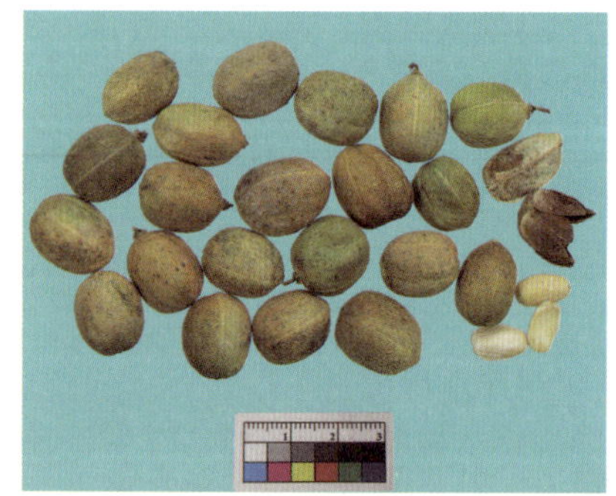
图10-39　巴豆药材

大肠经。外用蚀疮。本品功效与巴豆霜相似，但药力超巴豆霜，临床主要用于治疗恶疮疥癣、疣痣。外用适量，研末涂搽患处。孕妇、体弱者禁用；不宜与牵牛子同用。本品只供外用，不内服。

附：其他峻下逐水药

表 10-1 其他峻下逐水药

药名	药性	功效	主治证	用法用量
商陆	苦，寒，有毒；归肺、脾、肾、大肠经	逐水消肿，通利二便，外用解毒散结	水肿，鼓胀，二便不利，疮痈肿毒	水煎服，3～9g；醋制以降低毒性。外用适量
千金子	辛，温，有毒；归肝、肾、大肠经	泻下逐水，破血消癥，外用疗癣蚀疣	水肿，鼓胀，二便不通，痰饮，积滞胀满，癥瘕，血瘀经闭，顽癣，赘疣	1～2g，去壳去油用，多入丸散服；外用适量，捣烂敷患处。千金子霜，0.5～1g，多入丸散服；外用适量。孕妇及体弱便溏者忌服

第十一章 祛风湿药

凡以祛除风寒湿邪，治疗风湿痹证为主要作用的药物，称为祛风湿药（herbs that expel wind and damp）。

分类：根据祛风湿药的药性及功效主治差异，可将其分为祛风寒湿药、祛风湿热药、祛风湿强筋骨药三类。

性能：祛风湿药味多辛香苦燥走散，性或温或凉，主归肝、肾经，部分兼入脾经，能祛除留着于肌肉、经络、筋骨的风湿之邪。

功效：祛风湿药具有祛风湿、通络止痛、补肝肾、强筋骨等功效。①祛风寒湿药：性味多辛苦温，入肝、脾、肾经，适用于风寒湿痹证，肢体关节疼痛，筋脉拘挛，痛有定处，遇寒加重者，经配伍亦可用于风湿热痹证。②祛风湿热药：性味多辛苦寒，入肝、脾、肾经，适用于风湿热痹证，关节红肿热痛等，经配伍亦可用于风寒湿痹。③祛风湿强筋骨药：性味多甘苦温，入肝、肾经，适用于风湿日久，肝肾虚损，腰膝酸软，腿弱无力等，亦可用于肾虚腰痛、骨痿、软弱无力者。

适应证：祛风湿药适用于风湿痹证之肢体疼痛，关节不利、肿大，筋脉拘挛等。根据痹证的类型、邪犯的部位、病程的新久等不同，可有行痹、着痹、痛痹、热痹之分；病邪在表、入里之别；兼痰浊或瘀血、久病体虚之异。

配伍应用：应用祛风湿药，需根据里痹证的类型、邪犯的部位、病程的新久，选择相应的祛风湿药，并做必要的配伍。①行痹：配伍活血养营之品。②着痹：配伍健脾渗湿之品。③痛痹：配伍通阳温经之品。④热痹：配伍凉血清热解毒之品。⑤病邪在表：配伍散风寒湿的解表药。⑥病邪在里：配伍活血通络药。⑦兼痰浊、瘀血者：配伍祛痰、散瘀药。⑧久病体虚：配伍补肝肾、益气血之品。

使用注意：①多制成酒、丸、散剂服用，且酒助药势。②辛温性燥的祛风湿药易伤阴耗血，阴血亏虚者慎用。

药理研究：祛风湿药一般具有不同程度的抗炎、镇痛及镇静等作用。

第一节 祛风寒湿药

祛风寒湿药（herbs that expel wind-cold-damp）性味多辛苦温，入肝、脾、肾经，能祛风除湿、散寒止痛、通经络，适用于风寒湿痹。经配伍亦可用于风湿热痹。

使用本类药物时，风邪偏盛的行痹，应选择善祛风的祛风湿药；湿邪偏盛的着痹，应选择温燥的祛风湿药；寒邪偏盛的痛痹，应选择温性较强的祛风湿药。

掌握层次：A. 独活、蕲蛇、木瓜。B. 威灵仙、川乌、乌梢蛇、伸筋草、海风藤、青风藤、路路通。

独活 dúhuó（Doubleteeth Pubescent Angelica Root）
《神农本草经》

[药物来源] 本品为伞形科植物重齿毛当归 *Angelica pubescens* Maxim. f. *biserrata* Shan et Yuan 的干燥根（图 11-1、图 11-2），主产于四川、湖北、安徽等地。春初或秋末采挖，去须根，烘至半干，堆置 2～3 天，发软后再烘至全干，切片，以条粗壮、油润、香气浓者为佳，生用。

[性效特点] 辛、苦，微温。归肾、膀胱经。功效：祛风湿，通痹止痛，解表。

本品味辛香性散，苦温而燥，入肝肾筋骨，功善祛风除湿、散寒止痛；入膀胱可解表。《本草正》载其可“专理下焦风湿，两足痛痹，湿痒拘挛”。

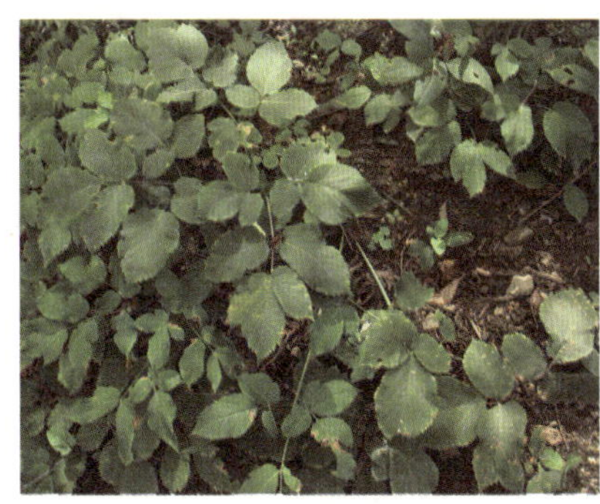
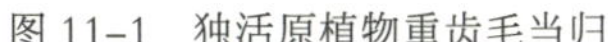

图 11-1　独活原植物重齿毛当归

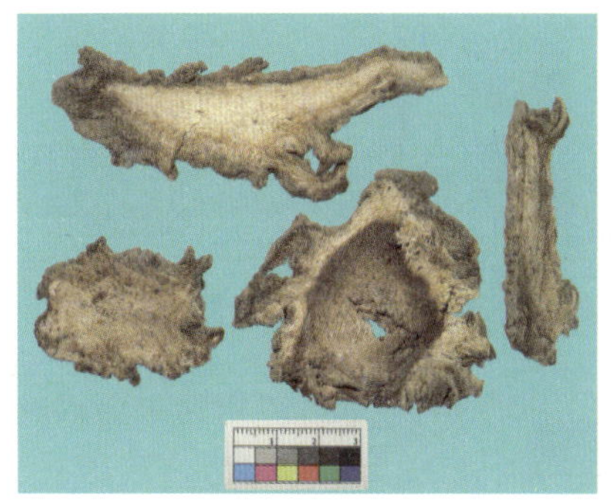

图 11-2　独活饮片

[临床应用]

1. 风寒湿痹，下部寒湿者尤为适宜，无论新久均可应用，为治疗风湿痹痛之主药。风寒湿痹之肌肉、腰背、手足疼痛者常配伍当归、白术、牛膝等使用（独活汤）；痹证日久之正虚，腰膝酸软，关节屈伸不利者，配伍桑寄生、杜仲、人参等使用（独活寄生汤）。

2. 风寒夹湿表证。外感风寒夹湿所致头痛头重，一身尽痛，多配伍羌活、藁本、防风等使用（羌活胜湿汤）。

3. 少阴头痛。风扰肾经，伏而不出所致少阴头痛，配伍细辛、川芎等使用（独活寄生汤）。

4. 本品亦可祛风湿而治皮肤瘙痒，内服或外洗。

[用量用法] 水煎服，3～10g；外用适量。

[使用注意] 阴血亏虚及血燥者慎服。

[现代研究] 本品主含香豆素类成分，如蛇床子素、东莨菪素、异欧前胡素等；挥发油，如佛手柑内酯、二氢山芹醇当归酸酯、二氢山芹醇、二氢山芹醇乙酸酯、当归醇等；还含甾酯类等。本品有抗炎、镇痛、镇静作用，并能扩张血管、降低血压、兴奋中枢、抑制血小板聚集等。

[药物比较] 羌活，味辛、苦，性温，主归膀胱、肾经。独活，味辛、苦，性微温，主归肾、膀胱经。二者均能祛风除湿、发表散寒，用于治疗风湿痹证、风寒夹湿表证。不同之处：羌活发散力强，以发表散寒为主；善治在上在表之风湿，尤善治上肢肩背疼痛及太阳头痛；为太阳经引经药。独活祛风胜湿力强，善治在下在里之风湿，尤善治腰膝腿足疼痛及少阴头痛；为少阴经引经药。

威灵仙 wēilíngxiān（Chinese Clematis Root）
《新修本草》

[药物来源] 本品为毛茛科植物威灵仙 *Clematis chinensis* Osbeck、棉团铁线莲 *Clematis hexapetala* Pall. 或东北铁线莲 *Clematis manshurica* Rupr. 的干燥根及根茎（图 11-3～图 11-6）。前一种主产于江苏、安徽、浙江等地；后两种部分地区应用。秋季采挖，晒干，切段，以条匀、皮黑、肉白、坚实者为佳，生用。

[性效特点] 辛、咸，温。归膀胱经。功效：祛风湿，通络止痛，消骨鲠。

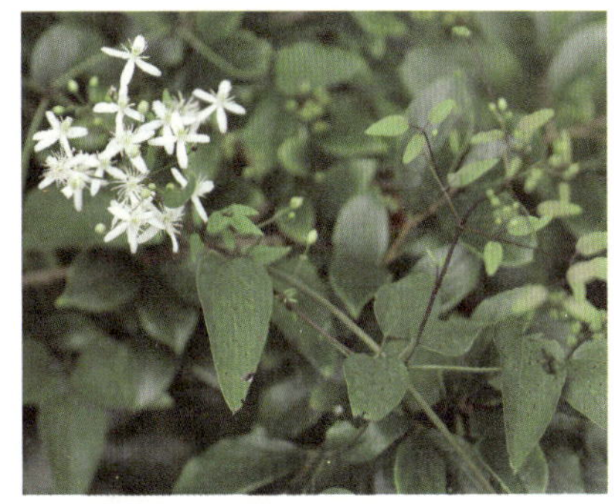

图 11-3　威灵仙原植物威灵仙

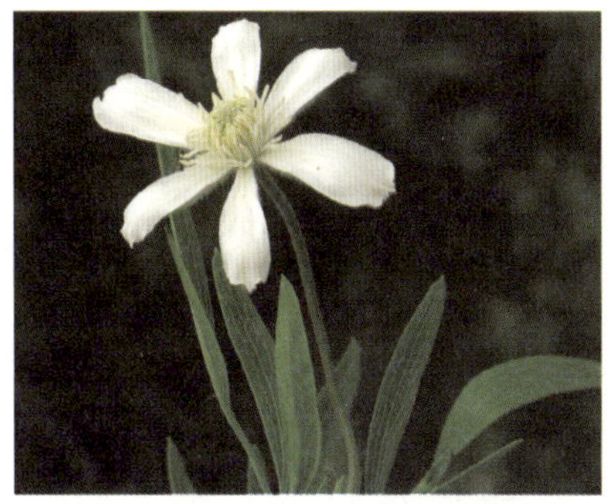

图 11-4　威灵仙原植物棉团铁线莲

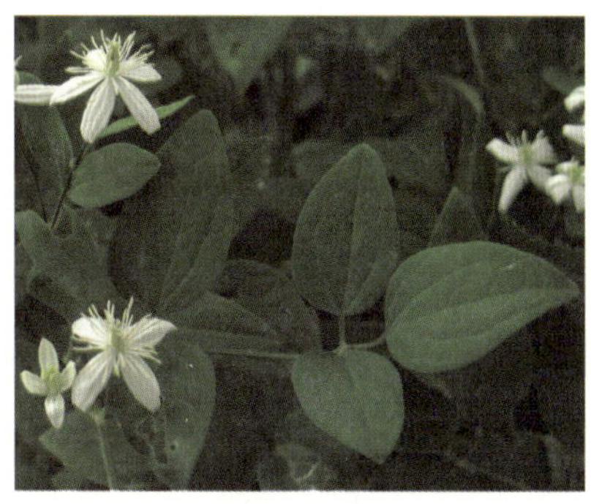

图 11-5　威灵仙原植物东北铁线莲

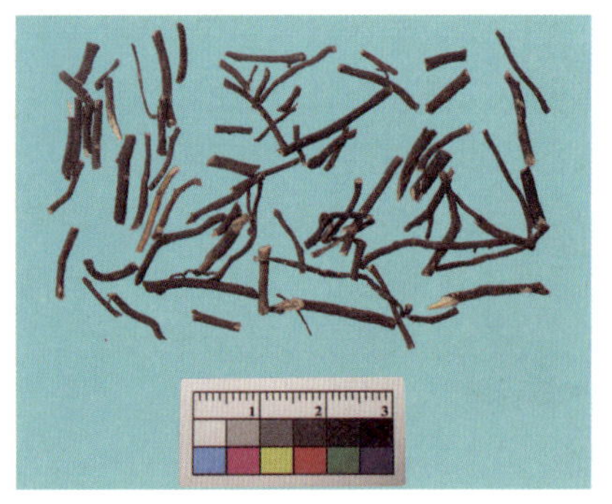
图 11-6　威灵仙饮片

本品药性辛散温通，力猛善行，可祛除风寒湿邪而止痛；咸可软坚治骨鲠。《药品化义》载其："性猛急，善走而不守，宣通十二经络……因其力猛，亦能软骨。"

[临床应用]

1. 风湿痹证，尤适用于风邪偏盛，拘挛掣痛者，为治疗风湿痹痛要药。风湿痹痛，肢体麻木，筋脉拘挛，屈伸不利者，无论上下皆可运用，单用为末服（威灵仙散）；风寒腰背疼痛常配伍当归、肉桂等使用（神应丸）。

2. 骨鲠咽喉，与砂糖、醋煎后慢慢咽下或与砂仁、砂糖煎服。

[用量用法] 水煎服，6～10g；外用适量。

[使用注意] 本品辛散走窜，气血虚弱者慎服。

[现代研究] 本品主含皂苷类成分，如威灵仙皂苷 A、B，常春藤皂苷，齐墩果酸苷等；黄酮类成分，如橙皮苷、柚皮苷、大豆素等；三萜类成分，如齐墩果酸；还含有挥发油等。本品具有解热镇痛、保肝利胆、促尿酸排泄、降血糖、降血压作用；还能使食道蠕动节率增加，幅度增大。威灵仙所含有白头翁素与白头翁醇为有毒成分，服用过量会引起中毒。

川乌 chuānwū（Common Monkshood Main Root）
《神农本草经》

[药物来源] 本品为毛茛科植物乌头 *Aconitum carmichaelii* Debx. 的干燥母根（图 11-7～图 11-9），主产于四川、云南、陕西等地。6 月下旬至 8 月上旬采挖，去子根、须根，晒干，生用或水浸、煮透、切片，以肥满、坚实、无空心者为佳，制后用。

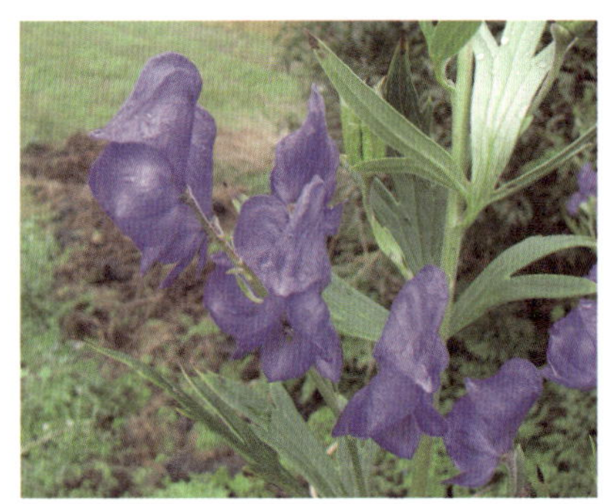
图 11-7　川乌原植物乌头

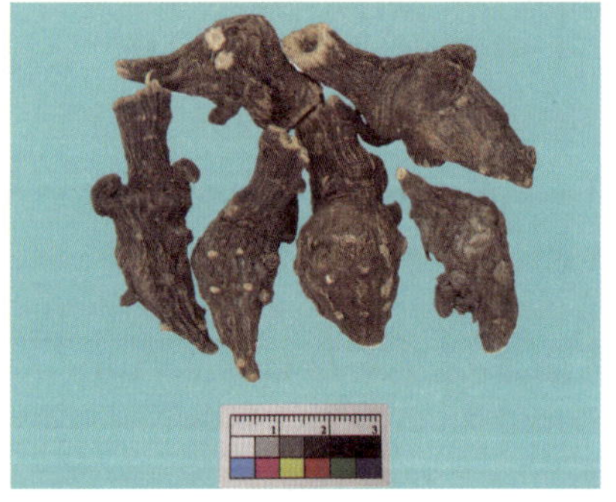
图 11-8　川乌药材

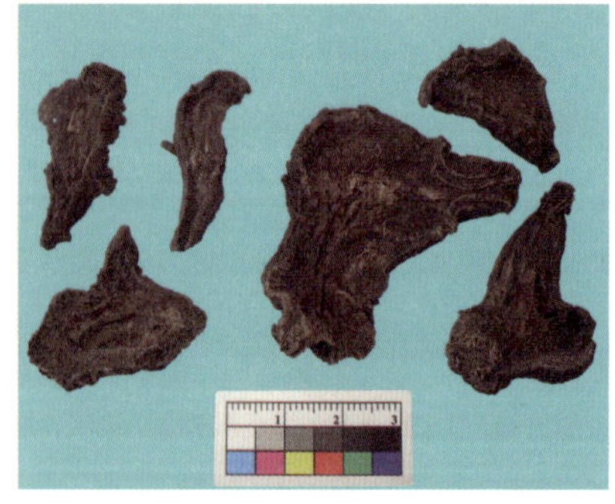
图 11-9　制川乌饮片

[性效特点] 辛、苦，热；有大毒。归心、肝、肾、脾经。功效：祛风湿，温经止痛。

本品药性辛热升散，可散寒祛风；味苦性热可除湿，善于走散，止痛作用良好。

[临床应用]

1. 风寒湿痹，尤宜于寒邪偏盛之风湿痹痛。寒湿侵袭，历节疼痛，不可屈伸者，常配伍麻黄、芍药、甘草等使用（乌头汤）；寒湿瘀血留滞经络，肢体筋脉挛痛、关节屈伸不利、日久不愈者，配伍草乌、地龙、乳香等使用（活络丹）。

2. 心腹冷痛，寒疝疼痛。心痛彻背，背痛彻心者，配伍赤石脂、干姜、蜀椒等使用（乌头赤石脂丸）；寒疝，绕脐腹痛，手足厥冷者，与蜂蜜同煎（大乌头煎）。

3. 跌打损伤，麻醉止痛。跌打损伤，骨折瘀肿疼痛，常配伍自然铜、地龙、乌药等使用（回生续命丹）；麻醉止痛配伍羊踯躅、姜黄等内服（整骨麻药方）或配伍生南星、蟾蜍等外用（外敷麻药方）。

[用量用法] 水煎服，1.5～3g；宜先煎、久煎；外用适量。

[使用注意] 孕妇忌用；不宜与贝母类、半夏、天花粉、瓜蒌类、白及、白蔹同用；内服一般应炮制用，

生品内服宜慎；酒浸、酒煎服易致中毒，应慎用。

[现代研究] 本品主含多种生物碱，如乌头碱、次乌头碱、新乌头碱等，以及乌头多糖 A、B、C、D 等。川乌主含单酯型乌头生物碱类成分：苯甲酰次乌头原碱、苯甲酰新乌头原碱、酯型生物碱及微量双酯型乌头生物碱。本品有明显的抗炎、镇痛及免疫抑制等作用，有强心作用，但剂量加大则引起心律失常，终致心脏抑制；乌头碱可引起心律失常和血压升高，还可增强毒毛旋花苷 G 对心肌的毒性作用，有明显的局部麻醉作用；乌头多糖有显著降低正常血糖作用；注射液对癌细胞有抑制作用。

[附]

草乌 cǎowū （Kusnezoff Monkshood Root）

本品为毛茛科植物北乌头 *Aconitum kusnezoffii* Reichb. 的干燥根（图 11-10～图 11-12）。本品性能、功效、应用、用法用量、使用注意均与川乌相同，而毒性更强。

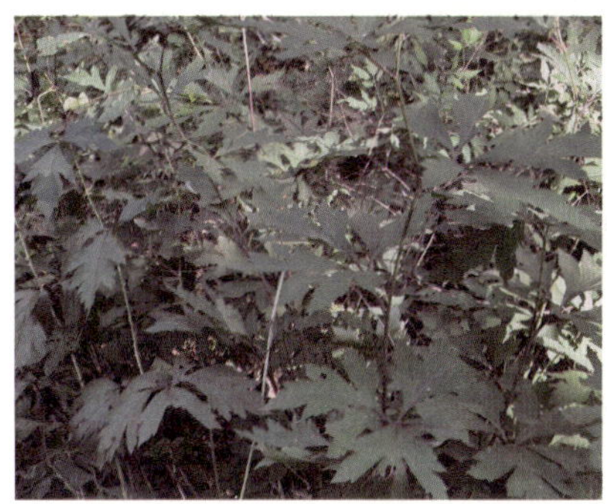

图 11-10 草乌原植物北乌头

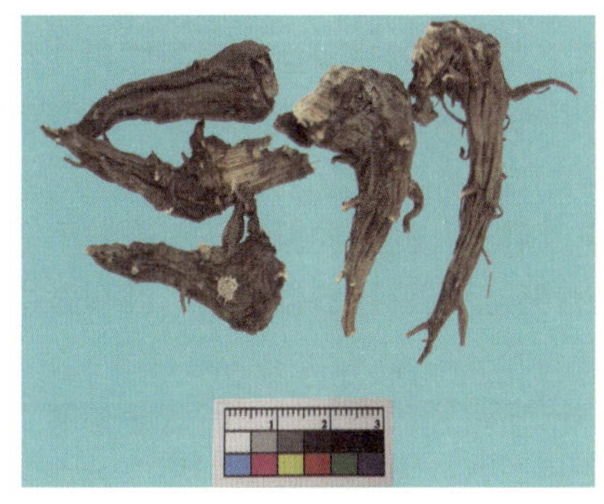

图 11-11 草乌药材

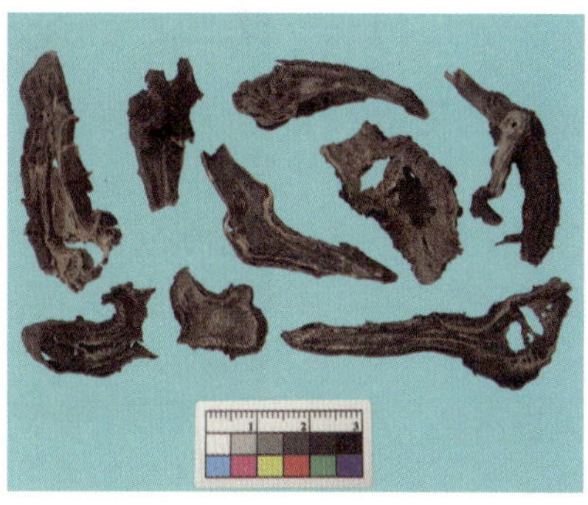

图 11-12 制草乌饮片

蕲蛇 qíshé （Long-nosed Pit Viper）
《雷公炮炙论》

[药物来源] 本品为蝰科动物五步蛇 *Agkistrodon acutus* （Güenther）的干燥体（图 11-13～图 11-15），又称白花蛇，主产于湖北、江西、浙江等地。常于夏秋季捕捉，去内脏，干燥，去头、鳞，切段，以条大、头尾整齐、花纹斑块明显、内壁洁净者为佳，生用或酒炙用，或黄酒润透后去鳞、骨用。

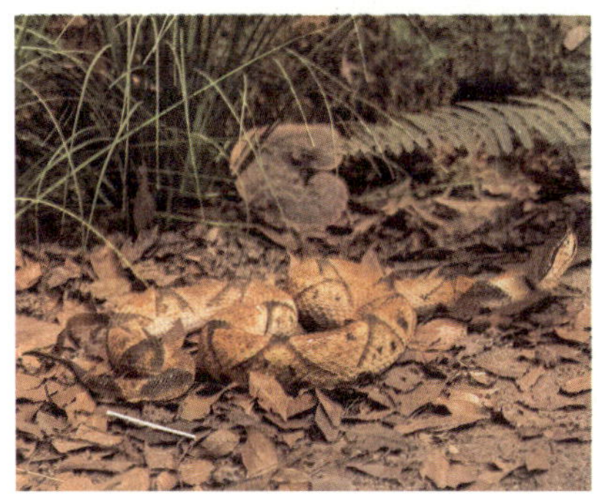

图 11-13 蕲蛇原动物五步蛇

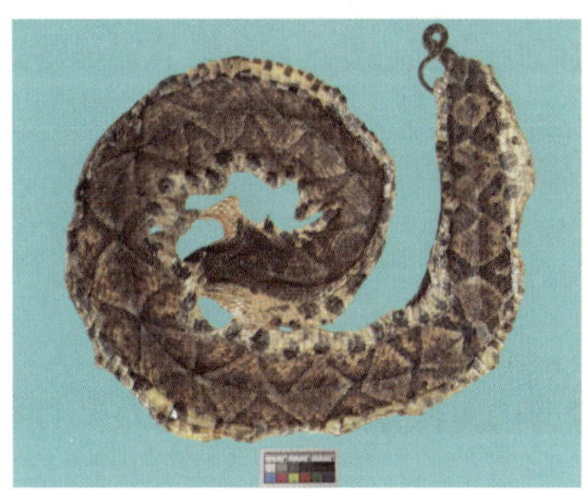

图 11-14 蕲蛇药材

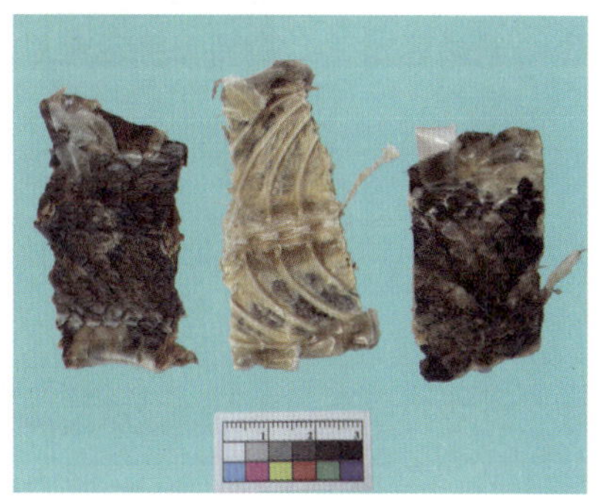

图 11-15 蕲蛇饮片

[性效特点] 甘、咸，温。有毒。归肝经。功效：祛风，通络，止痉。

本品性善走窜，可透骨搜风、通经络，又可攻毒，定惊止痉，善治内外风毒侵袭血分之疾，为祛风要药。《本草纲目》载“取其内走脏腑、外彻皮肤，无处不到也”。

[临床应用]

1. 风湿顽痹、中风半身不遂等；祛内外之风邪，为截风要药。风湿顽痹之经络不通，麻木拘挛，或中风之口眼㖞斜，半身不遂者，常配伍防风、羌活、当归等使用（白花蛇酒）。

2. 小儿惊风、破伤风，为治疗抽搐痉挛常用药。小儿急慢惊风、破伤风之抽搐痉挛常配伍乌梢蛇、蜈蚣等使用（定命散）。

3. 麻风、疥癣。麻风常配伍大黄、蝉蜕、皂角刺等使用（追风散）；疥癣配伍荆芥、薄荷、天麻等使用（驱风膏）。

[用量用法] 水煎服，3～9g；研末吞服，每次 1～1.5g，1 日 2～3 次。或酒浸、熬膏、入丸散服。

[使用注意] 阴虚内热者忌服，血虚生风者慎服。

[现代研究] 本品含蛋白质、脂肪、皂苷，具有镇静、催眠及镇痛作用，并能直接扩张血管而降血压。

[附]

金钱白花蛇 jīnqiánbáihuāshé（Coin-like White-banded Snake）

本品为眼镜蛇科动物银环蛇的幼蛇干燥体（图 11-16、图 11-17）。其性能、功效、应用与蕲蛇相似而力较强。煎服，2～5g，研末每次 1～1.5g。

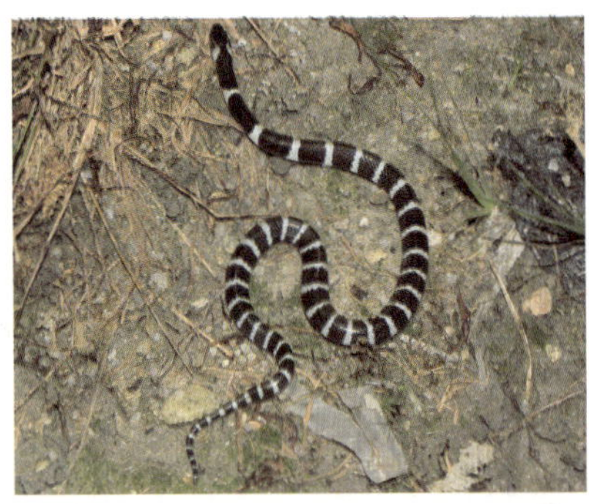

图 11-16　金钱白花蛇原动物银环蛇

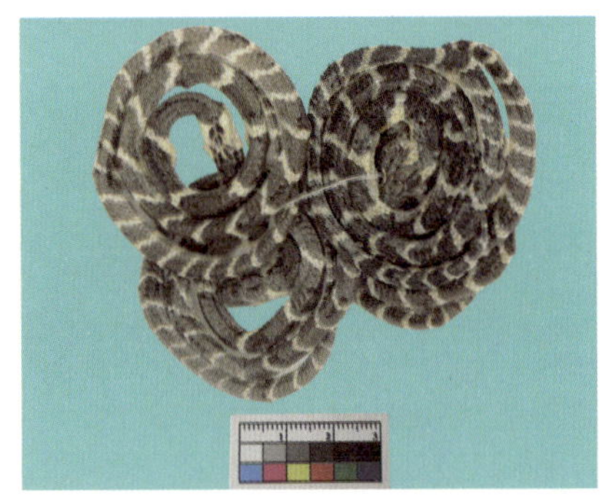

图 11-17　金钱白花蛇药材

乌梢蛇 wūshāoshé（Black-Tail Snake）
《药性论》

[药物来源] 本品为游蛇科动物乌梢蛇 *Zaocys dhumnades*（Cantor）除去内脏的干燥全体（图 11-18、图 11-19），全国大部分地区均有产。常于夏秋季捕捉，去内脏，去头及鳞片，切段，以身干、皮黑褐色、肉黄白色、脊背有棱、质削者为佳，生用或酒炙用，或黄酒闷透，去皮、骨用。

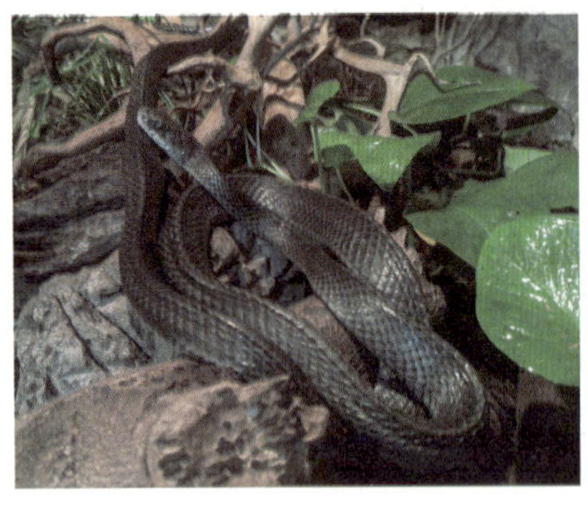

图 11-18　乌梢蛇原动物乌梢蛇

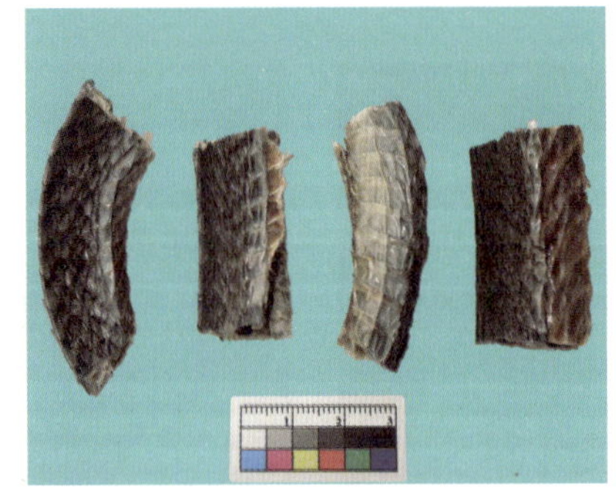

图 11-19　乌梢蛇饮片

[性效特点] 甘，平；无毒。归肝经。功效：祛风，通络，止痉。

本品性走窜，可搜风邪，利关节，通经络；入肝经能祛风定惊搐，尚可祛风止痒。《本草纲目》载其“功与白花蛇同，而性善，无毒”，功似白花蛇而药力较弱。

[临床应用]

1. 风湿顽痹、中风半身不遂等，尤宜于风湿顽痹，日久不愈者。风痹之手足缓弱，麻木拘挛，不能伸举者，常配伍全蝎、天南星、防风等使用（乌蛇丸）。

2. 小儿惊风、破伤风。小儿急慢惊风常配伍麝香、皂荚等使用（乌蛇散）；破伤风之抽搐痉挛常配伍蕲蛇、蜈蚣等使用（定命散）。

3. 麻风、疥癣。麻风配伍白附子、大风子、白芷等使用（乌蛇丸）；干湿癣证配伍枳壳、荷叶使用（三味乌蛇散）。

[用量用法] 水煎服，6～12g；研末，每次 2～3g；或入丸剂、酒浸服。外用，适量。

[使用注意] 血虚生风者慎服。

[现代研究] 本品含多种氨基酸、蛋白质及脂肪类成分，有抗炎、镇痛、镇静及调节免疫等作用。其血清有对抗五步蛇毒作用。

[药物比较] 金钱白花蛇，味甘、咸，性温，主归肝经。蕲蛇，味甘、咸，性温，主归肝经。乌梢蛇，味甘，性平，主归肝经。三者均能祛风、通络、止痉，用于治疗风湿顽痹，中风半身不遂；风毒壅于肌肤之麻风、疥癣；小儿惊风，破伤风。不同之处：金钱白花蛇性偏温燥，毒性强，作用最强；蕲蛇次之；乌梢蛇性平无毒，力最缓。

[附]

蛇蜕 shétuì（Snake Slough）

本品为游蛇科动物王锦蛇 *Elaphe carinata*（Güenther）、红点锦蛇 *Elaphe rufodorsata*（Cantor）和黑眉锦蛇 *Elaphe taeniurus* Cope 等多种蛇脱下的皮膜（图 11-20～图 11-23）。全年可收集，除去泥沙，晾干。本品味甘、咸，性平，归肝经。功效：祛风定惊，退翳，解毒止痒。本品主要用于治疗惊风癫痫、翳障、喉痹、口疮、痈疽疔毒、瘰疬、皮肤瘙痒、白癜风等。煎服，2～3g；研末，每次 0.3～0.6g。外用适量。孕妇忌服。

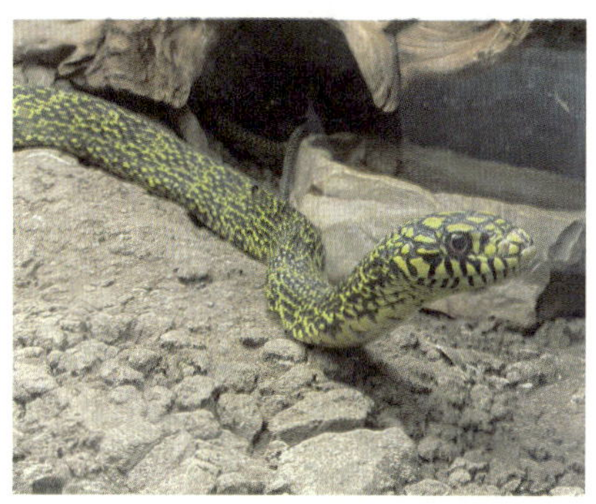
图 11-20　蛇蜕原动物王锦蛇

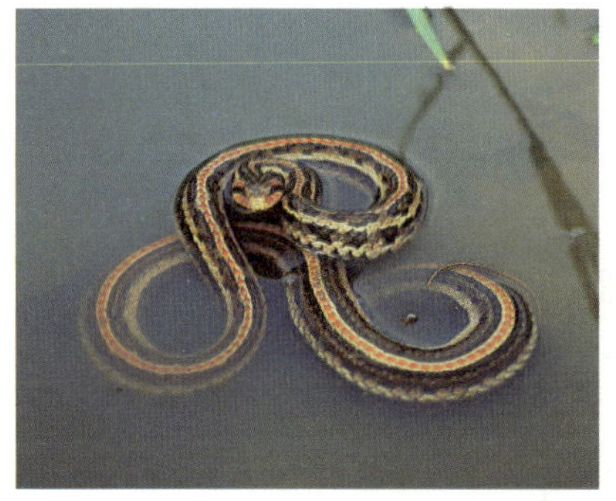
图 11-21　蛇蜕原动物红点锦蛇

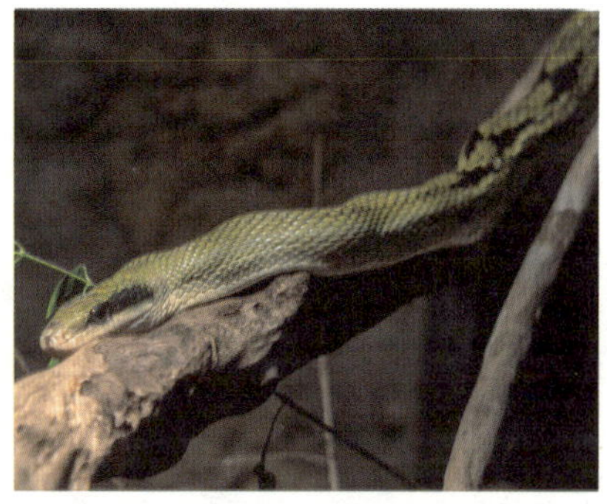
图 11-22　蛇蜕原动物黑眉锦蛇

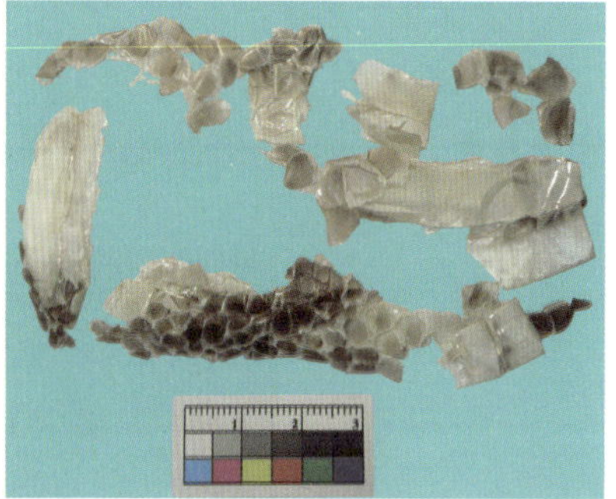
图 11-23　蛇蜕饮片

木瓜 mùguā（Common Floweringqince Fruit）
《名医别录》

[药物来源] 本品为蔷薇科植物贴梗海棠 *Chaenomeles speciosa*（Sweet）Nakai 的干燥近成熟果实（图 11-24、图 11-25），习称皱皮木瓜，主产于安徽、四川、湖北等地。安徽宣城产者称宣木瓜，质量较好。夏秋二季果实绿黄时采收，置沸水中烫至外皮灰白色，对半纵剖，晒干，切片，以外皮皱缩、肉厚、坚实、内外紫红色味酸者为佳，生用。

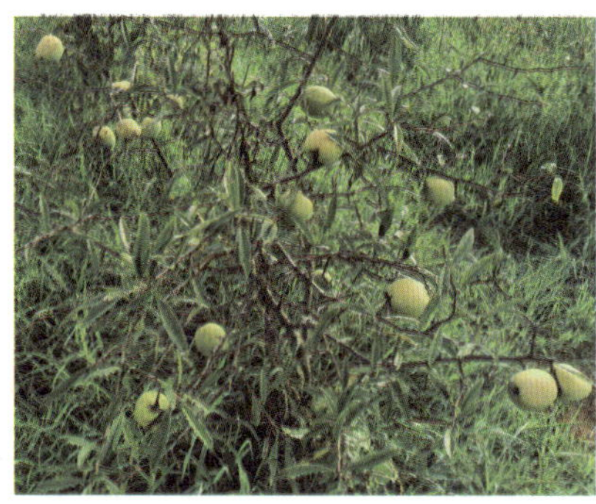
图 11-24　木瓜原植物贴梗海棠

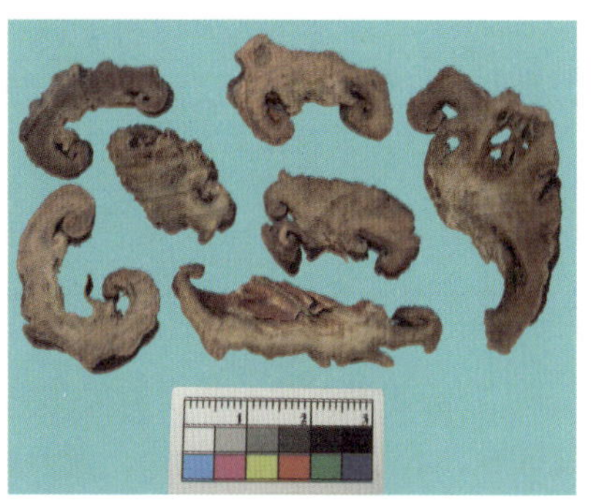
图 11-25　木瓜饮片

[性效特点] 酸，温。归肝、脾经。功效：舒筋活络，和胃化湿。

本品温香为用，化湿为功，善祛筋络之湿，长于疗转筋；又可和中。

[临床应用]

1. 风湿痹证，为治湿痹、筋脉拘挛要药。筋急项强，不可转侧，常配伍乳香、没药、生地黄等使用（木瓜煎）；脚膝疼重，不能远行久立者，常配伍羌活、独活、附子等使用（木瓜丹）。

2. 感受风湿，脚气肿痛不可忍，可配伍吴茱萸、槟榔、紫苏叶等使用（鸡鸣散）。

3. 吐泻转筋。湿阻中焦之腹痛吐泻转筋，偏寒者，常配伍吴茱萸、茴香、紫苏等使用（木瓜汤），偏热者，常配伍蚕沙、薏苡仁、黄连等使用（蚕矢汤）。

4. 尚能消食，用于消化不良；生津止渴，用于津伤口渴。

[用量用法] 水煎服，6～9g。

[使用注意] 内有郁热，小便短赤者忌服。胃酸过多者不宜服用。

[现代研究] 本品主含三萜类成分，如齐墩果酸、熊果酸、白桦脂酸等；有机酸类成分，如苹果酸、枸橼酸、酒石酸、琥珀酸、苯甲酸等。本品可镇痛、保肝、抑菌，对关节炎有明显消肿作用，对腓肠肌痉挛及吐泻所致的抽搐有缓解作用。

伸筋草 shēnjīncǎo（Common Clubmoss Herb）
《本草拾遗》

[药物来源] 本品为石松科植物石松 *Lycopodium japonicum* Thunb. 的干燥全草（图 11-26、图 11-27），主产于东北、华北、华中等地。夏秋二季茎叶茂盛时采收，晒干，切段，以茎长、色黄绿者为佳，生用。

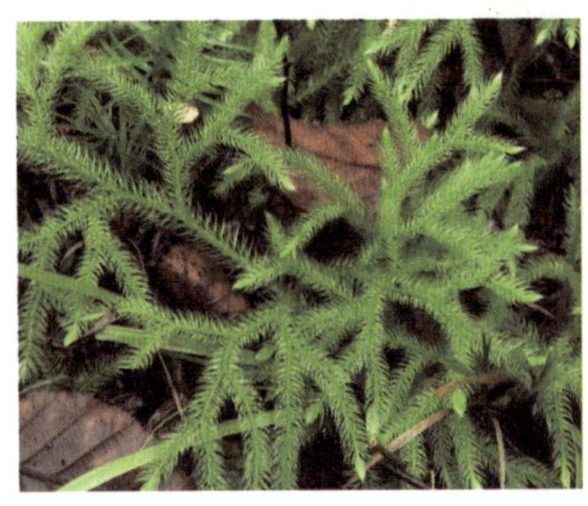

图 11-26　伸筋草原植物石松

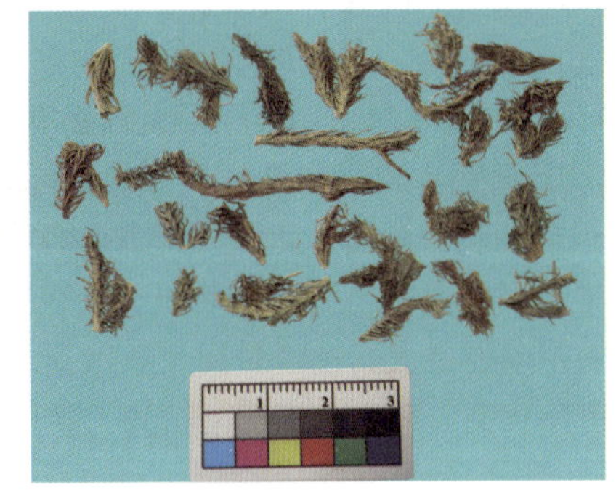

图 11-27　伸筋草饮片

[性效特点] 微苦、辛，温。归肝、脾、肾经。功效：祛风湿，舒筋活络。

本品药性辛散、苦燥、温通，主入肝经，能祛除风湿，入肝尤善通经络、舒筋缓急；常用于风寒湿痹、肢软麻木、跌打损伤。

[临床应用]

1. 风寒湿痹，肢软麻木。风寒湿痹，关节酸痛，屈伸不利者，配伍羌活、独活、桂枝、白芍等使用；肢体软弱，肌肤麻木者，配伍松节、威灵仙等使用。

2. 跌打损伤，瘀肿疼痛，常配伍苏木、土鳖虫、红花、桃仁等活血通络药，内服外洗均可。

[用量用法] 水煎服，3～12g；外用适量。

[使用注意] 孕妇慎用。

[现代研究] 本品主含石松碱、棒石松宁碱等生物碱，石松三醇、石松四醇酮等萜类化合物，β- 谷甾醇等甾醇，香草酸，阿魏酸等。本品有抗炎、镇痛、调节免疫及镇静等作用。其透析液对实验性硅沉着病有良好的疗效；所含石松碱对小肠及子宫有兴奋作用。

海风藤 hǎifēngténg（Kadsura Pepper Stem）
《本草再新》

［药物来源］ 本品为胡椒科植物风藤 *Piper kadsura*（Choisy）Ohwi 的干燥藤茎（图 11-28～图 11-30），主产于广东、福建、台湾等地。夏秋二季采割，去根、叶，晒干，切厚片，以茎条粗壮、均匀、气香者为佳，生用。

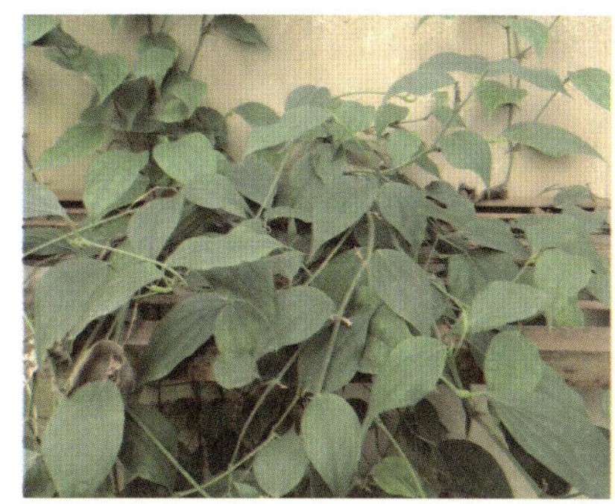
图 11-28　海风藤原植物风藤

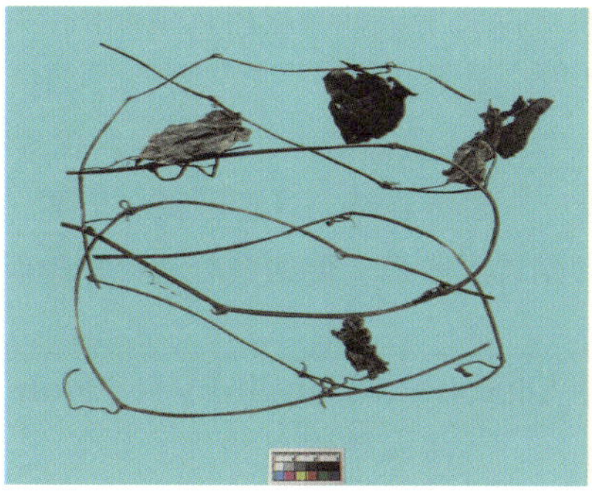
图 11-29　海风藤药材

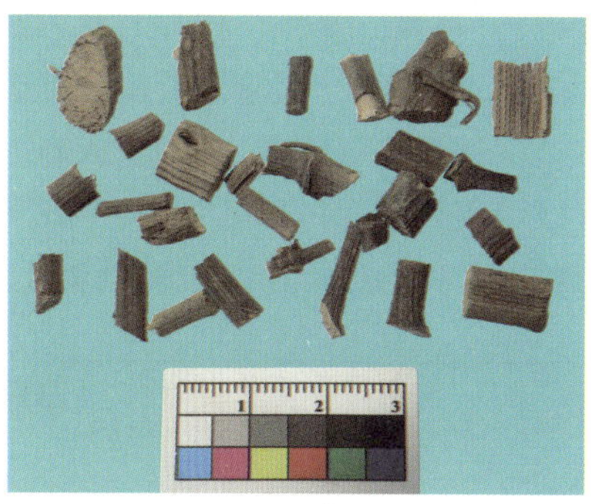
图 11-30　海风藤饮片

［性效特点］ 辛、苦，微温。归肝经。功效：祛风湿，通络止痛。

本品药性辛散、苦燥、温通，能祛除风湿，温通经络；兼可疗伤通络以止痛。《本草再新》载本品"行经络，和血脉，宽中理气，下湿除风，理腰脚气，治疝，安胎"。

［临床应用］

1. 风寒湿痹，肢节疼痛，筋脉拘挛，屈伸不利，配伍羌活、独活、桂心、当归等使用（蠲痹汤）；亦可入膏药方中外用。

2. 跌打损伤，瘀肿疼痛，配伍三七、土鳖虫、红花等使用。

［用量用法］ 水煎服，6～12g。外用适量。

［使用注意］ 阴虚火旺者慎用，病性属热者及孕妇禁用。

［现代研究］ 本品主含木脂素类成分，如海风藤酮、海风藤酚、甲基海风藤酚等；挥发油。其挥发油有抗炎、镇痛作用，木脂素类成分及其水、醇提取物有抑制血小板活化、抗脑缺血等作用。其主要成分海风藤酮有抑制肿瘤转移等作用。

青风藤 qīngfēngténg（Orientvine Stem）
《本草纲目》

［药物来源］ 本品为防己科植物青藤 *Sinomenium acutum*（Thunb.）Rehd. et Wils.、毛青藤 *Sinomenium acutum*（Thunb.）Rehd. et Wils. var. *cinereum* Rehd. et Wils. 的干燥根茎（图 11-31、图 11-32），主产于长江流域及以南各地。秋末冬初采割，晒干，切片，以外皮绿褐色、条均匀者为佳，生用。

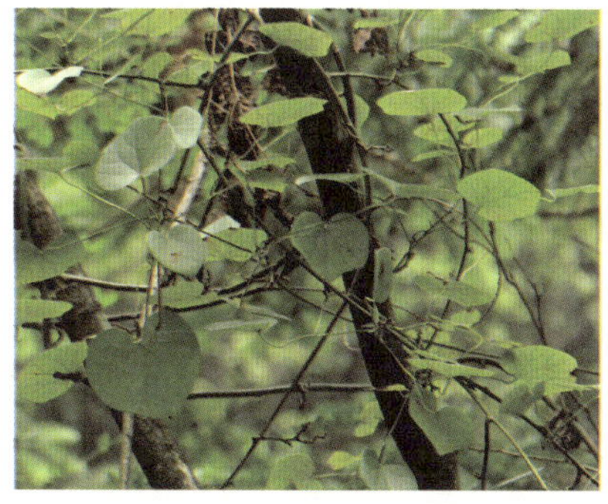
图 11-31　青风藤原植物青藤

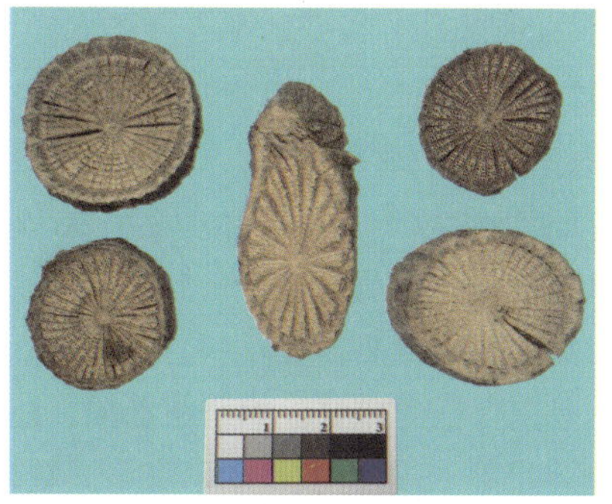
图 11-32　青风藤饮片

[性效特点] 苦、辛，平。归肝、脾经。功效：祛风湿，通经络，利小便。

本品药性味苦能燥湿，味辛能散风，有较强的散风湿通痹之功；入脾经能通利小便而排泄水湿，泻下作用较弱；外用尚可解毒散结以消痈肿。

[临床应用]

1. 风湿痹证。风湿痹痛，关节肿胀，或风湿麻木，单用有效，或配伍防己，加酒煮饮用；或配伍大血藤、防风、桂枝等使用；肩臂痛者配伍姜黄、羌活等使用；腰膝痛者配伍独活、牛膝等使用。

2. 水肿，脚气。水肿单用，或配伍白术使用；脚气单用，或配伍吴茱萸、木瓜等使用。

[用量用法] 水煎服，6～12g。外用，适量。

[使用注意] 本品剂量过大有恶心、泛酸、胃痛等不良反应，脾胃虚寒者慎用。

[现代研究] 本品主含生物碱类成分，如青藤碱、异青藤碱、双青藤碱、四氢表小檗碱等；脂类、甾醇类等。本品有镇痛、抗炎、抑制免疫、抑制胃肠收缩、促组胺释放、中枢神经抑制及抗心律失常等作用。

路路通 lùlùtōng（Beautiful Sweetgum Fruit）
《本草纲目拾遗》

[药物来源] 本品为金缕梅科植物枫香树 *Liquidambar formosana* Hance 的干燥成熟果序（图 11–33、图 11–34）。全国大部分地区均有产。冬季果实成熟后采收，干燥，以个大、黄色、无果梗者为佳，生用。

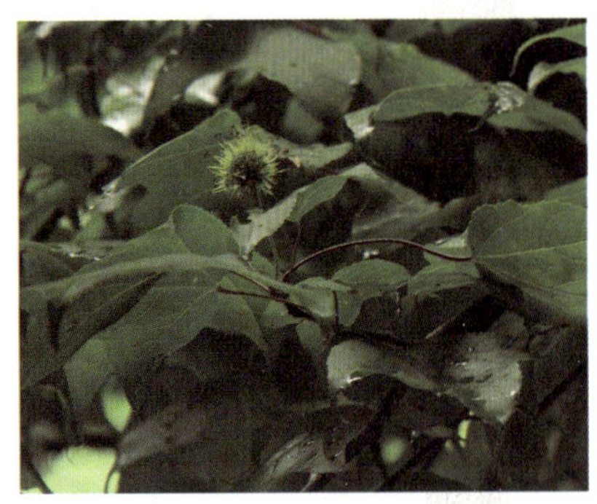

图 11–33　路路通原植物枫香树

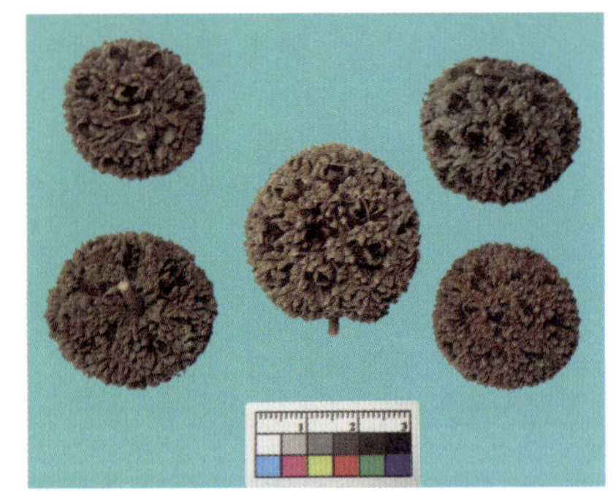

图 11–34　路路通药材

[性效特点] 苦，平。归肝、肾经。功效：祛风活络，利水，通经。

本品能“除湿，舒筋络拘挛，周身痹痛”“其性大能通十二经穴，故《救生苦海》治水肿胀满用之”（《本草纲目拾遗》）。

[临床应用]

1. 风湿痹痛，半身不遂。风湿痹痛，麻木拘挛者，常配伍伸筋草、络石藤、秦艽等使用；气血瘀滞，脉络痹阻，中风后半身不遂者，配伍黄芪、川芎、红花等使用。

2. 跌打损伤，瘀肿疼痛，常配伍桃仁、红花、苏木等使用。

3. 水肿胀满，常配伍茯苓、猪苓、泽泻等使用。

4. 气滞血瘀之经少不畅或经闭，小腹胀痛，常配伍当归、川芎、茺蔚子等使用。

5. 乳汁不通，乳房胀痛，或乳少者，常配伍王不留行、青皮等使用。

6. 风疹瘙痒，常配伍地肤子、刺蒺藜、苦参等，内服或外洗。

[用量用法] 水煎服，5～10g。外用，适量。

[使用注意] 月经过多及孕妇忌服。

[现代研究] 本品主含萜类成分，如路路通酸、路路通内酯、齐墩果酮、熊果酸等；挥发油、黄酮类成分、环烯醚萜类成分、甾醇等。路路通水煎剂和路路通酸有抗炎、镇痛等作用。其甲醇提取物白桦脂酮酸有明显的抗肝细胞损伤作用。

附：其他祛风寒湿药

表 11-1　其他祛风寒湿药

药名	药性	功效	主治证	用法用量
徐长卿	辛，温；归肝、胃经	祛风除湿，止痛，止痒	风湿痹证、腰膝酸痛，胃痛胀满，牙痛，腰痛，跌仆损伤，痛经等各种疼痛；风疹、湿疹、顽癣	水煎服，3～12g，宜后下
蚕沙	甘、辛，温；归肝、脾、胃经	祛风湿，和胃化湿	风湿痹证，吐泻转筋，风疹，湿疹	水煎服，5～15g，宜布包入煎；外用适量
油松节	苦、辛，温；归肝、肾经	祛风湿，通络止痛	风寒湿痹，跌打损伤	水煎服，9～15g；外用适量
松花粉	甘，温；归肝、脾经	收敛止血，燥湿敛疮	外伤出血，湿疹，黄水疮，皮肤糜烂，脓水淋漓	外用适量，撒敷患处
丁公藤	辛，温，有小毒；归肝、脾、胃经	祛风湿，消肿止痛	风湿痹痛，半身不遂，跌打损伤	水煎服，3～6g；或配制酒剂，内服或外搽。本品有强烈的发汗作用，虚弱者慎用，孕妇忌服
昆明山海棠	苦、辛，微温，有大毒；归肝、脾、肾经	祛风湿，祛瘀通络，续筋接骨	风湿痹证，跌打损伤，骨折，尚有止血、解毒杀虫作用，用于产后出血过多、癌肿、顽癣等	水煎服，6～15g；宜先煎；或酒浸服。外用适量，研末敷，或煎水涂，或鲜品捣敷
穿山龙	甘、苦，温；归肝、肾、肺经	祛风除湿，舒筋通络，活血止痛，止咳平喘	风湿痹证，跌仆损伤，闪腰岔气，咳嗽气喘，胸痹，痈肿疮毒等	水煎服，9～15g；或酒浸服。外用适量

第二节　祛风湿热药

祛风湿热药（herbs that expel wind-damp-heat）多辛苦寒，入肝、脾、肾经，具有良好的祛风除湿、通络止痛、清热消肿之功，主要适用于风湿热痹、关节红肿热痛等病证。本类药物经配伍亦可用于风寒湿痹。

掌握层次：A. 秦艽、防己、桑枝。B. 豨莶草、臭梧桐、海桐皮、络石藤、雷公藤。

秦艽 qínjiāo（Largeleaf Gentian Root）
《神农本草经》

[药物来源] 本品为龙胆科植物秦艽 *Gentiana macrophylla* Pall.、麻花秦艽 *Gentiana straminea* Maxim.、粗茎秦艽 *Gentiana crassicaulis* Duthie ex Burk. 或小秦艽 *Gentiana dahurica* Fisch. 的干燥根（图 11-35～图 11-40），主产于陕西、甘肃、内蒙古等地。春秋二季采挖，秦艽及麻花艽晒软，堆置“发汗”至表面呈红黄色或灰黄色时，摊开晒干，或不经“发汗”直接晒干；小秦艽趁鲜时挫去黑皮，晒干，切段或片。以质坚实、棕黄色、气味浓者为佳，生用。

[性效特点] 辛、苦，平。归胃、肝、胆经。功效：祛风湿，通络止痛，退虚热，清湿热。

本品味辛可散风，味苦可除湿，性微寒清热，善入肝经，祛筋脉中风湿而舒筋活络止痛；质润不燥而寒，可退阴虚之热；又可清肝胆湿热。《本草备要》记载其“风药中之润剂，散药中之补剂”。

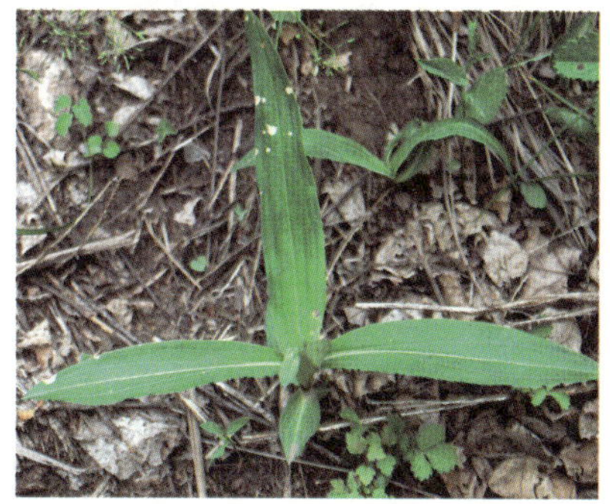

图 11-35　秦艽原植物秦艽

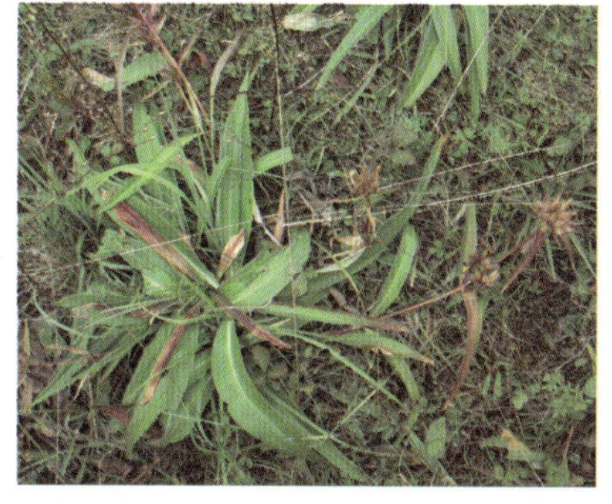

图 11-36　秦艽原植物麻花秦艽

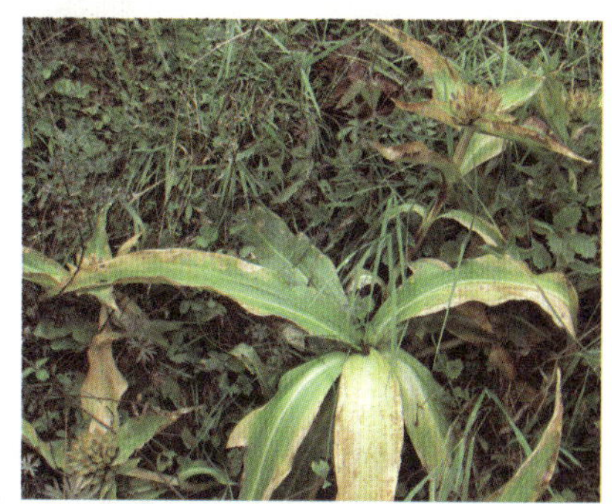

图 11-37　秦艽原植物粗茎秦艽

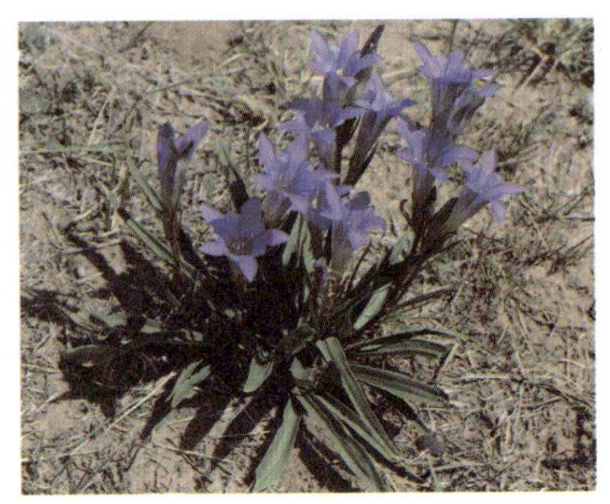

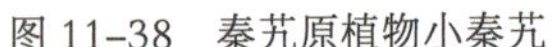

图 11-38　秦艽原植物小秦艽

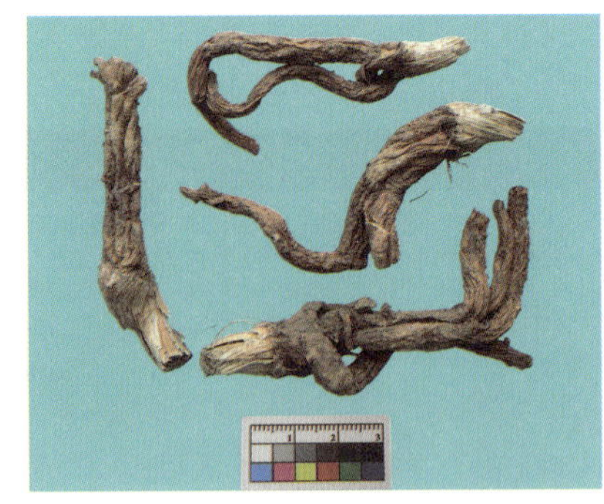

图 11-39　秦艽药材

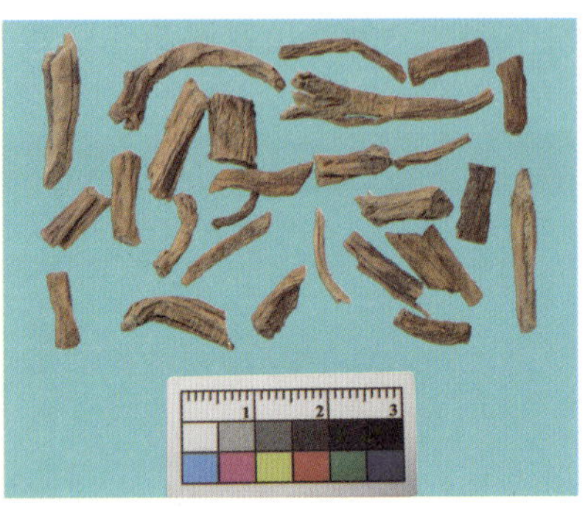

图 11-40　秦艽饮片

[临床应用]

1. 风湿痹证，为风中之润剂，尤其适宜于热痹。热痹常配伍防己、牡丹皮、络石藤、忍冬藤等使用；风寒湿痹配伍天麻、羌活、当归、川芎等使用（秦艽天麻汤）。

2. 中风不遂。中风口眼㖞斜，言语不利，恶风恶寒者，常配伍升麻、葛根、防风、芍药等使用（秦艽升麻汤）；血虚中风者配伍当归、熟地黄、白芍、川芎等使用（秦艽汤）。

3. 骨蒸潮热，疳积发热，治虚热要药。骨蒸日晡潮热者常配伍青蒿、地骨皮、知母等使用（秦艽鳖甲散）；肺痿骨蒸劳嗽常配伍人参、鳖甲、柴胡等（秦艽扶羸汤）；小儿疳积发热常配伍薄荷、炙甘草等使用（秦艽散）。

4. 湿热黄疸，常配伍茵陈蒿、栀子、大黄等使用（山茵陈丸）。

[用量用法] 水煎服，3～10g。

[使用注意] 体弱便溏者慎用。

[现代研究] 本品主含环烯醚萜类成分，如龙胆苦苷、獐牙菜苦苷、秦艽苷、当药苷、马钱苷酸等；生物碱类成分，如龙胆碱（秦艽碱甲）、龙胆次碱（秦艽碱乙）等；有机酸类成分，栎瘿酸；糖类及挥发油等。本品有抗炎镇痛、免疫调节、降压和保肝等作用。

防己 fángjǐ（Fourstamen Stephania Root）
《神农本草经》

[药物来源] 本品为防己科植物粉防己 *Stephania tetrandra* S. Moore 的干燥根（图 11-41～图 11-43），习称汉防己，主产于安徽、浙江、江西、福建等地。秋季采挖，去粗皮，切段，粗根纵切两半，晒干，切厚片，以质坚实、断面白色、粉性足者为佳，生用。

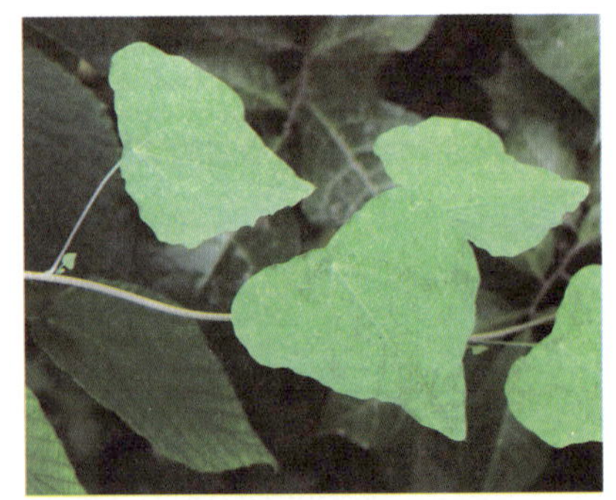

图 11-41　防己原植物粉防己

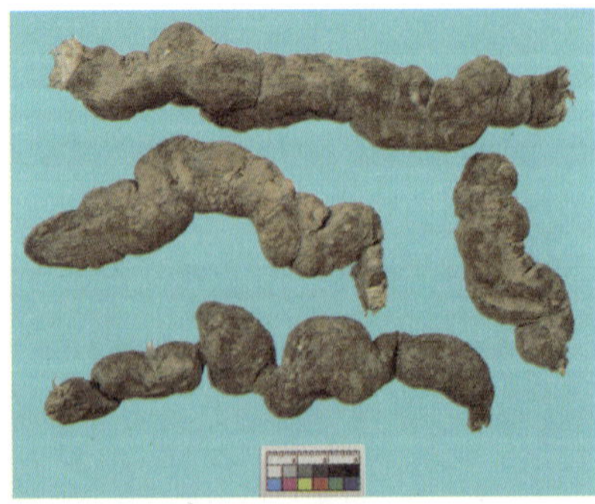

图 11-42　防己药材

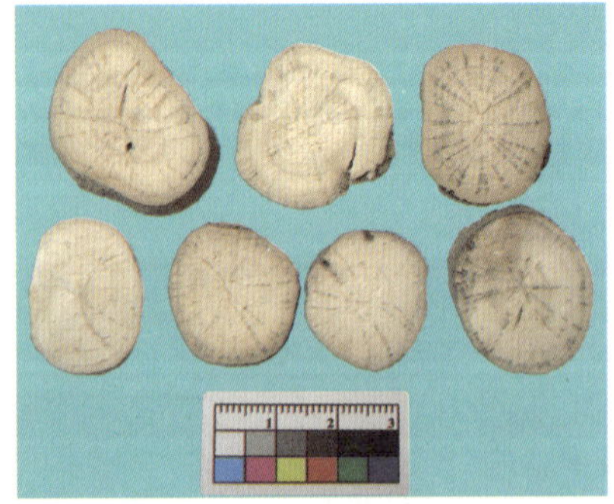

图 11-43　防己饮片

[性效特点] 苦，寒。归膀胱、肺经。功效：祛风湿，止痛，利水消肿。

本品味苦性寒可降泄，既能祛风除湿止痛，又能清热利水；且苦以燥湿，寒以清热，善下行而泄下焦膀胱湿热。

［临床应用］

1. 风湿痹证。风湿痹证之湿热偏盛，肢体酸重，关节红肿疼痛及湿热身痛者，常配伍滑石、薏苡仁、蚕沙、栀子等使用（宣痹汤）；风寒湿痹，四肢挛急者，配伍麻黄、肉桂、茯苓等使用（防己饮）。

2. 水肿，小便不利，脚气。风水脉浮，身重汗出恶风者，常配伍黄芪、白术、甘草等使用（防己黄芪汤）；一身悉肿，小便短少者，配伍茯苓、黄芪、桂枝等使用（防己茯苓汤）；湿热腹胀水肿者配伍椒目、葶苈子、大黄等使用（己椒苈黄丸）；脚气足胫肿痛、重着、麻木者常配伍吴茱萸、槟榔、木瓜等使用，或配伍木瓜、牛膝、枳壳等使用。

3. 湿疹疮毒常配伍苦参、金银花等使用。

4. 亦有降血压作用，用于治疗高血压病。

［用量用法］ 水煎服，5～10g。

［使用注意］ 本品大苦大寒易伤胃气，胃纳不佳及阴虚体弱者慎用。

［现代研究］ 本品主含生物碱类成分，如粉防己碱、防己诺林碱、轮环藤酚碱、氧防己碱、防己斯任碱等，有解热镇痛、抗炎、抗过敏、松弛肌肉、降低血压、抑制血小板聚集、抗菌等作用。马兜铃科植物广防己的根，习称木防己，因含有马兜铃酸，用量过大可导致肾衰竭，故国家食品药品监督管理局《关于加强广防己等6种药材及其制剂监督管理的通知》（国食药监注［2004］379号）中取消了广防己的药用标准，将其移出《中华人民共和国药典》。

桑枝 sāngzhī（Mulberry Twig）
《本草图经》

［药物来源］ 本品为桑科落叶乔木植物桑 *Morus alba* L. 的干燥嫩枝（图11-44～图11-46），主产于江苏、河南、山东等地。春末夏初采收，去叶，晒干，或趁鲜切片，晒干，以质嫩、断面黄白色者为佳，生用或炒用。

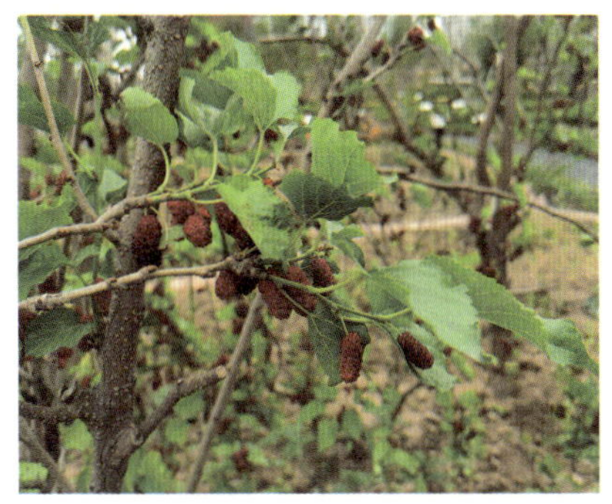

图11-44　桑枝原植物桑

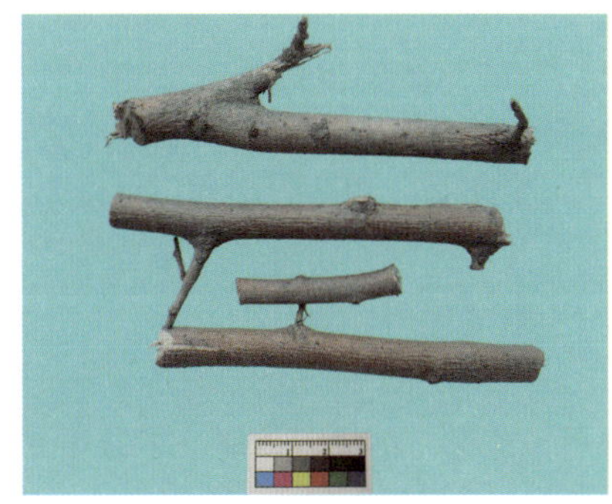

图11-45　桑枝药材

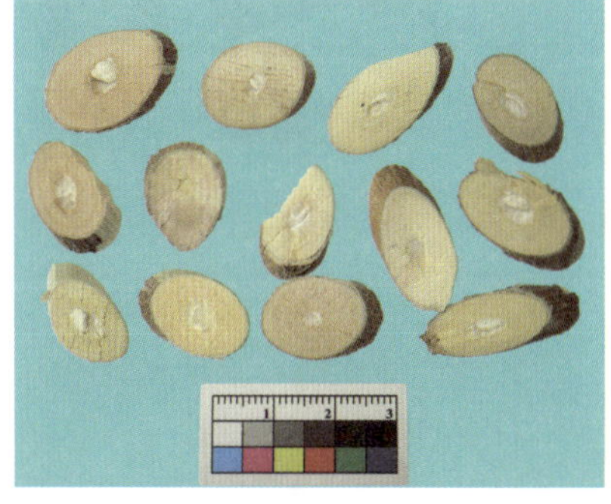

图11-46　桑枝饮片

［性效特点］ 微苦，平。归肝经。功效：祛风湿，利关节。

本品多作为辅助性引经药使用，性平偏凉，偏行上肢；尤宜风湿热痹。《本草正义》载其“利关节，养津液，行水祛风”。

［临床应用］

1. 风湿痹证，痹证新久、寒热均可应用。风热痹痛者单用煎服；筋骨酸痛，四肢麻木者，单味熬膏用；风湿痹证，偏寒者配伍桂枝、威灵仙等使用，偏气血虚者常配伍黄芪、鸡血藤、当归等使用；风毒攻手足疼痛，皮肤不仁者，配伍柳枝、杉枝、槐枝等外洗（桑枝汤）。

2. 亦能利水，治水肿；祛风止痒，治白癜风、皮疹瘙痒；生津液，治消渴。

［用量用法］ 水煎服，9～15g。外用，适量。

［使用注意］ 孕妇慎用；一次性服用不宜过多。

［现代研究］ 本品主含黄酮类成分，如桑酮、桑素、桑色素、桑色稀素、环桑素、环桑色稀素、槲皮素、

山柰酚等；生物碱、多糖及香豆素等。本品有抗炎、降血糖、降血脂等作用。

豨莶草 xīxiāncǎo（Siegesbeckia Herb）
《新修本草》

［药物来源］ 本品为菊科植物豨莶 *Siegesbeckia orientalis* L.、腺梗豨莶 *Siegesbeckia pubescens* Makino 或毛梗豨莶 *Siegesbeckia glabrescens* Makino 的干燥地上部分（图 11-47～图 11-50），主产于湖南、湖北、江苏等地。夏秋二季花开前及花期均可采割，晒干，切段，以叶多、绿色、质嫩者为佳，生用或黄酒蒸制用。

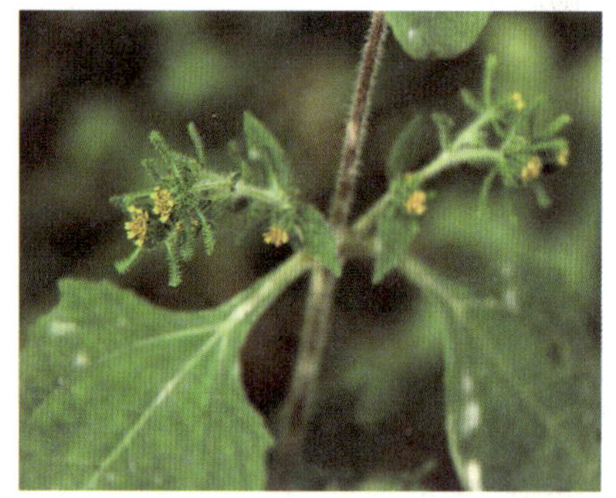
图 11-47　豨莶草原植物豨莶

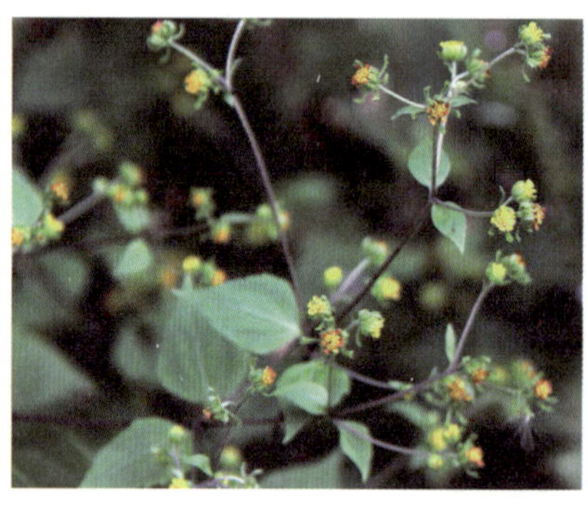
图 11-48　豨莶草原植物腺梗豨莶

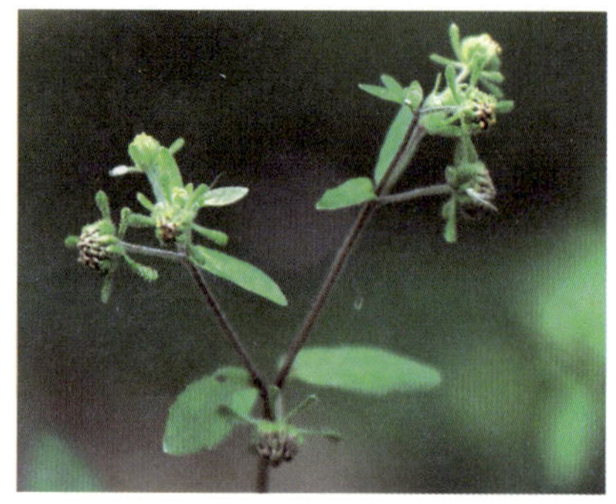
图 11-49　豨莶草原植物毛梗豨莶

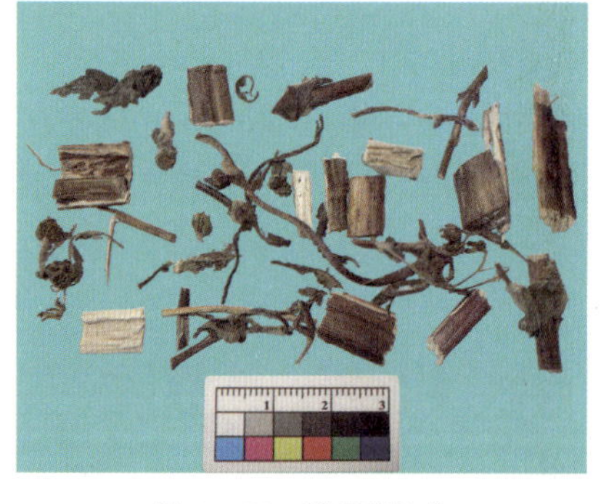
图 11-50　豨莶草饮片

［性效特点］ 辛、苦，寒。归肝、肾经。功效：祛风湿，利关节，解毒。

本品药性辛散苦燥，生用性寒，善清热解毒，化湿热除风痒；酒蒸制后转为甘温，祛风除湿之中寓有补益肝肾之功；单用作用缓慢。

［临床应用］

1. 风湿痹痛，中风半身不遂。风热痹痛者可单用为丸服（豨莶散、豨莶丸），或配伍臭梧桐使用（豨桐丸）；中风口眼㖞斜，半身不遂者，配伍蕲蛇、黄芪、当归、威灵仙等使用。

2. 风疹，湿疮，疮痈。风疹湿疮单用内服或外洗，或常配伍白蒺藜、地肤子、白鲜皮等使用；疮痈肿毒红肿热痛配伍蒲公英、野菊花等使用；发背、疔疮配伍五爪龙、小蓟、大蒜等使用。

3. 亦能降血压，治疗高血压病。

［用量用法］ 水煎服，9～12g。外用，适量。治风湿痹痛、半身不遂宜制用，治风疹湿疮、疮痈宜生用。

［使用注意］ 无风湿者慎用。过量使用，易导致呕吐。

［现代研究］ 本品主含萜类（如奇壬醇、豨莶精醇、豨益酸、豨莶糖苷等）、内酯类、甾醇类等成分。本品对金黄色葡萄球菌、大肠埃希菌、铜绿假单胞菌、伤寒杆菌、肠炎杆菌、鼠疟原虫、单纯疱疹病毒等有抑制作用。此外，本品还可抑制免疫、抗疟、镇痛、扩张血管、抑制血栓形成等。

臭梧桐 chòuwútóng（Clerodendron Leaf）
《本草图经》

［药物来源］ 本品为马鞭草科植物海州常山 *Clerodendrum trichotomum* Thunb. 的干燥嫩枝及叶（图 11-51～图 11-53），主产于江苏、安徽、浙江等地。夏季尚未开花时采收，晒干，切段，以花枝干燥，带有绿色的叶，无杂质者为佳，生用。

［性效特点］ 辛、苦、甘，凉。归肝经。功效：祛风湿，通经络，平肝。

本品辛散苦燥，辛能散风，燥可除湿，能祛除风湿，疏通经络，除湿止痒；味甘性凉可泻热，入肝经可凉肝、平肝。

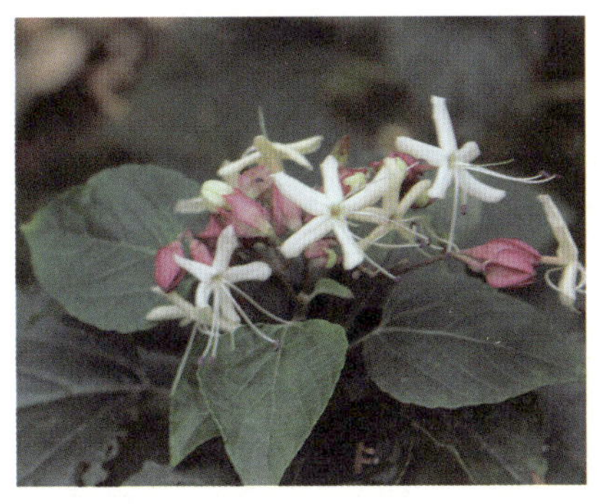
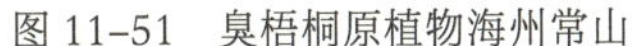
图 11-51　臭梧桐原植物海州常山

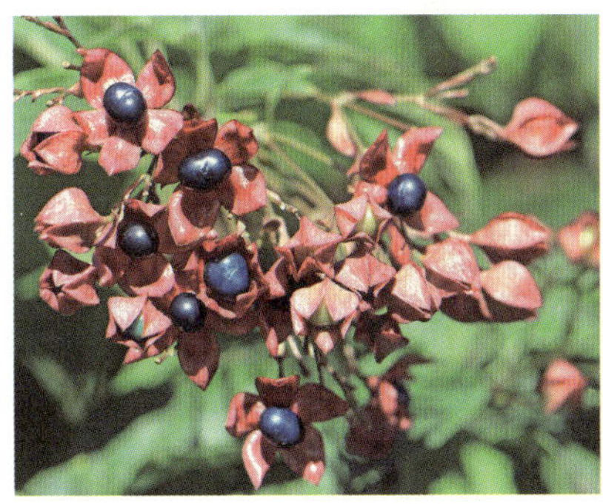
图 11-52　臭梧桐原植物海州常山

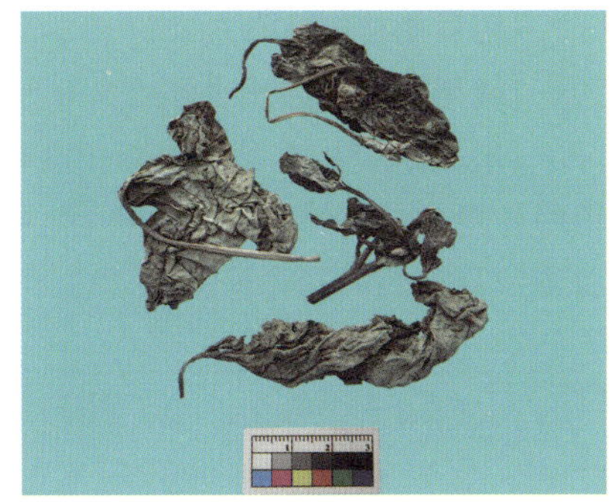
图 11-53　臭梧桐药材

[临床应用]

1. 风湿痹证。风湿痹痛，四肢麻木，半身不遂者，配伍豨莶草使用（豨桐丸）；风湿热痹配伍忍冬藤、秦艽、络石藤等使用。

2. 风疹等皮肤瘙痒、湿疮可单用煎洗或外敷。

3. 肝阳偏亢，头痛眩晕者单用，或配伍豨莶草使用，或配伍钩藤、菊花、夏枯草等使用。

4. 亦可用于治疗高血压病。

[用量用法] 水煎服，5～15g；研末服，每次 3g；外用适量。

[使用注意] 用于治疗高血压病时，不宜久煎。

[现代研究] 本品主含黄酮类成分，如刺槐素 -α- 二葡萄糖醛酸苷等；臭梧桐糖苷，海棠山苦素，海州常山素 A、B 等。本品有抗炎、镇痛及降压等作用。

海桐皮 hǎitóngpí （Erythrina Bark）
《海药本草》

[药物来源] 本品为豆科植物刺桐 *Erythrina variegata* Linn. 或乔木刺桐 *Erythrina arborescens* Roxb. 的干燥干皮或根皮（图 11-54～图 11-56）。刺桐主产于广东、广西、福建等地；乔木刺桐主产于云南、四川、贵州等地。夏秋二季剥取树皮，晒干，切丝，以皮张大、钉刺多者为佳，生用。

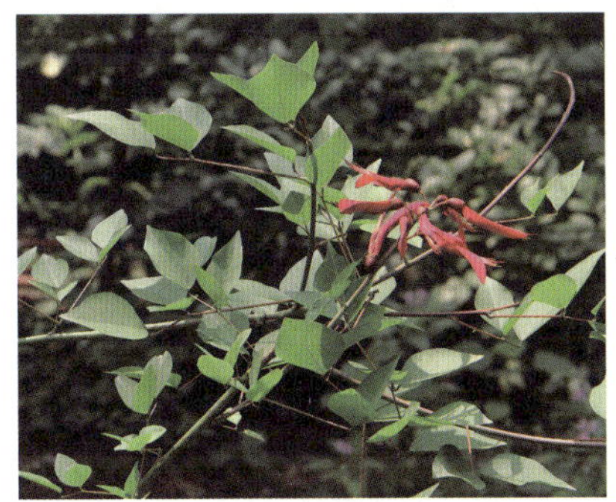
图 11-54　海桐皮原植物刺桐

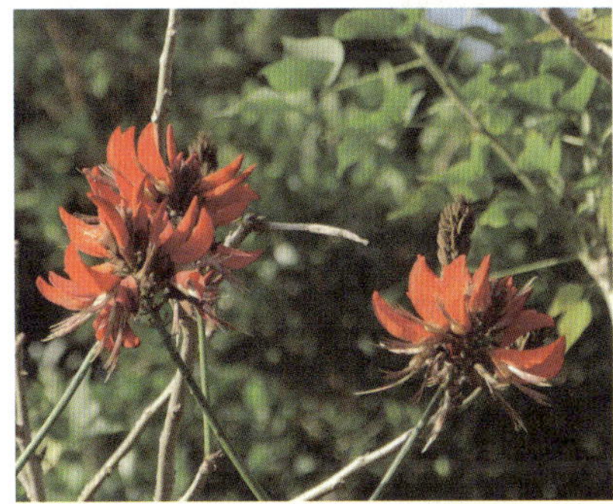
图 11-55　海桐皮原植物乔木刺桐

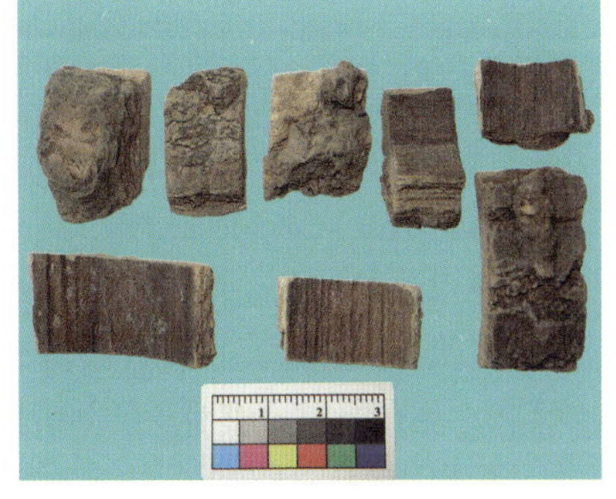
图 11-56　海桐皮饮片

[性效特点] 苦、辛，平。归肝经。功效：祛风湿，通络止痛，杀虫止痒。

本品辛能散风，苦能燥湿，主入肝经，能祛除风湿，行通经络，止疼痛，达病所；入血分能祛风燥湿，又能杀虫。

[临床应用]

1. 风湿痹证，尤善治下肢关节痹痛。风湿痹痛，四肢拘挛，腰膝酸痛，或麻痹不仁者，配伍薏苡仁、牛膝、五加皮、生地黄等使用（海桐皮酒）；或配伍丹参、肉桂、附子、防己等使用（海桐皮汤）。

2. 疥癣、湿疹瘙痒者，单用或配伍蛇床子、苦参、土茯苓、黄柏等煎汤外洗或内服。

[用量用法] 水煎服，5～15g；或酒浸服；外用适量。

[使用注意] 血虚者慎用；非风湿所导致的腰痛患者，不宜使用。

[现代研究] 本品主含刺桐文碱、水苏碱等多种生物碱；黄酮、氨基酸和有机酸等。本品有抗炎、镇痛、镇静作用；并能增强心肌收缩力；且有降压作用；对金黄色葡萄球菌有抑制作用，对堇色毛癣菌等皮肤真菌亦有不同程度的抑制作用。

络石藤 luòshíténg（Chinese Starjasmine Stem）
《神农本草经》

[药物来源] 本品为夹竹桃科植物络石 *Trachelospermum jasminoides*（Lindl.）Lem. 的干燥带叶藤茎（图 11-57、图 11-58），主产于浙江、江苏、湖北等地。冬季至次春采割，晒干，切段，以叶多、色绿者为佳，生用。

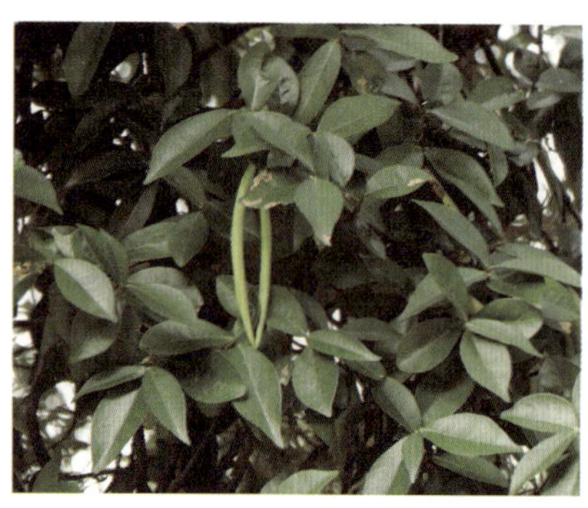

图 11-57　络石藤原植物络石

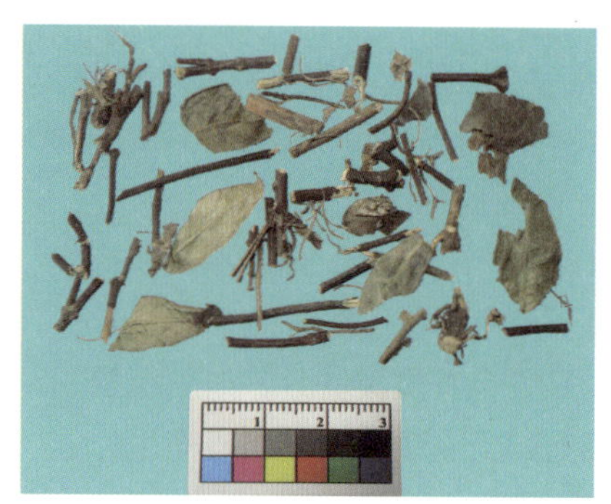

图 11-58　络石藤饮片

[性效特点] 苦，微寒。归心、肝、肾经。功效：祛风通络，凉血消肿。

本品味苦燥湿，善于祛风湿通经络；微寒可清热，尤宜于风湿热痹证；入肝经血分尚可凉血、利咽消肿而止痛。《要药分剂》记载："络石之功，专于舒筋活络，凡病人筋脉拘挛不易伸屈者，服之无不获效。"

[临床应用]

1. 风湿热痹，筋脉拘挛，腰膝酸痛者，单用酒浸服，或配伍忍冬藤、秦艽、地龙等使用。
2. 喉痹，痈肿。热毒之咽喉肿痛、痹塞，单用煎水，慢慢含咽；痈肿疮毒配伍皂角刺、瓜蒌、乳香、没药等使用（止痛灵宝散）。
3. 跌打损伤，瘀滞肿毒，可配伍伸筋草、透骨草、红花、桃仁等使用。

[用量用法] 水煎服，6～12g。外用适量，鲜品捣敷。

[使用注意] 阳虚，便溏及瘦弱者禁用。

[现代研究] 本品主含黄酮类成分，如牛蒡苷、络石苷等；二苯丁酸内酯类木质素、三萜及紫罗兰酮衍生物等。本品有抗炎、镇痛及抗肿瘤作用。

[药物比较] 络石藤，味苦，性微寒，主归心、肝、肾经。海风藤，味辛、苦，性微温，主归肝经。二者均能祛风通络，用于治疗风湿所致的关节屈伸不利，筋脉拘挛及跌打损伤等。不同之处：络石藤性偏微寒，尤宜于风湿热痹，筋脉拘挛，腰膝酸痛等。海风藤性微温，宜用于风寒湿痹，筋脉拘挛，屈伸不利者。

雷公藤 léigōngténg（Common Threewingnut Root）
《本草纲目拾遗》

[药物来源] 本品为卫矛科植物雷公藤 *Tripterygium wilfordii* Hook. f. 的干燥根或根的木质部（图 11-59、图 11-60），主产于福建、浙江、安徽等地。秋季采挖根部，去净泥土，晒干，或去皮，晒干，切厚片，以根条粗壮均匀、切面皮部棕紫色、木部黄白色者为佳，生用。

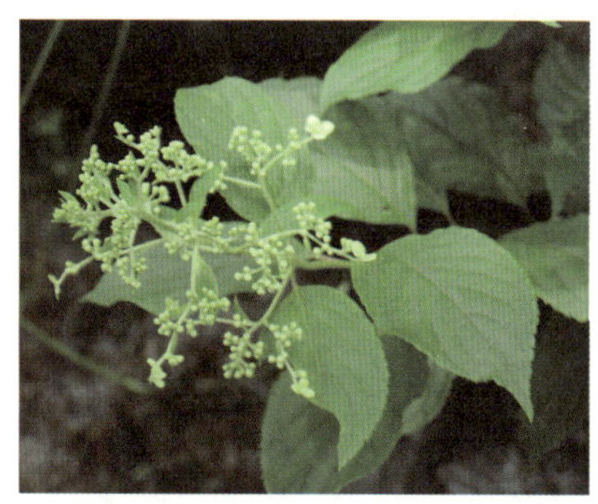

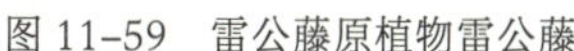

图 11-59　雷公藤原植物雷公藤

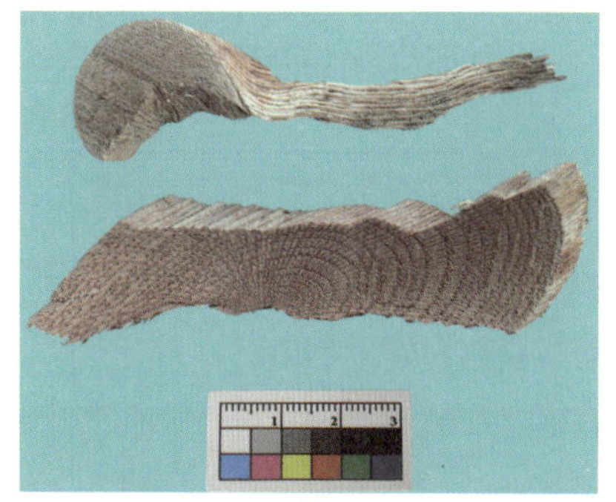

图 11-60　雷公藤饮片

[性效特点] 苦、辛，寒；有大毒。归肝、肾经。功效：祛风湿，活血通络，消肿止痛，杀虫解毒。

本品具较强的祛风湿通经络之功，且能活血；苦寒清热力强，消肿止痛功效显著；苦燥又可除湿止痒，杀虫攻毒。

[临床应用]

1. 风湿顽痹，为治风湿顽痹之要药。风湿顽痹见关节红肿热痛、肿胀难消、晨僵、功能受限，甚至关节变形者，单用内服或外敷，或配伍威灵仙、独活、防风，或配伍黄芪、党参、当归、鸡血藤等补气养血药使用。

2. 麻风、顽癣、湿疹、疥疮。麻风病单用煎服，或配伍金银花、黄柏、当归等使用；顽癣单用或配伍防风、荆芥、刺蒺藜等祛风止痒药内服或外用。

3. 热毒所致痈肿疔疮，常配伍蟾蜍等使用。

[用量用法] 水煎服，1～3g（带根皮者减量）；文火煎煮1～2小时，研粉，每日1.5～4.5g（每次0.5～1.5g，每日3次）；外用适量。

[使用注意] 本品有大毒，内服宜慎用。内脏器质性病变及白细胞减少者慎服；孕妇忌用。外敷不得超过半小时，否则容易起疱。

[现代研究] 本品主含生物碱类成分，如雷公藤碱、雷公藤次碱、雷公藤新碱、雷公藤碱乙、雷公藤碱丁、雷公藤碱戊等；二萜类成分，如雷公藤甲素（雷公藤内酯醇）、雷公藤乙素、雷公藤酮、雷公藤内酯乙、雷公藤三萜酸等；脂肪油、挥发油、蒽醌及多糖等。毒性成分：二萜类与生物碱类成分等。本品有调节免疫、抗炎、改善血液流变学、抗肿瘤及抗生育等作用。

附：其他祛风湿热药

表 11-2　其他祛风湿热药

药名	药性	功效	主治证	用法用量
老鹳草	辛、苦，平；归肝、肾、脾经	祛风湿，通经络，清热毒，止泻痢	风湿痹证，泄泻，痢疾，疮疡	水煎服，9～15g；或熬膏、酒浸服；外用适量
丝瓜络	甘，平；归肺、胃、肝经	祛风，通络，活血，下乳	风湿痹证，胸胁胀痛，乳汁不通，乳痈	水煎服，5～12g；外用适量

第三节　祛风湿强筋骨药

祛风湿强筋骨药（herbs that expel wind-damp and strengthen the sinew and bone）主入肝、肾经，除祛风湿外，兼有一定的补肝肾、强筋骨的作用，主要用于风湿日久，肝肾虚损，腰膝酸软，脚弱无力等。风湿日久，易损肝肾；肝肾虚损，风寒湿邪又易犯腰膝部位；本类药扶正祛邪、标本兼顾。本类药物经配伍亦可用于肾虚腰痛，骨痿，软弱无力者。

掌握层次：A. 五加皮、桑寄生、狗脊。

五加皮 wǔjiāpí（Slenderstyle Acanthopanax Root-Bark）
《神农本草经》

[药物来源] 本品为五加科植物细柱五加 *Acanthopanax gracilistylus* W. W. Smith 的干燥根皮（图 11-61、图 11-62），习称南五加皮，主产于湖北、河南、安徽等地。夏秋二季采挖根部，剥取根皮，晒干，切厚片，以皮厚、气香、断面灰白色为佳，生用。

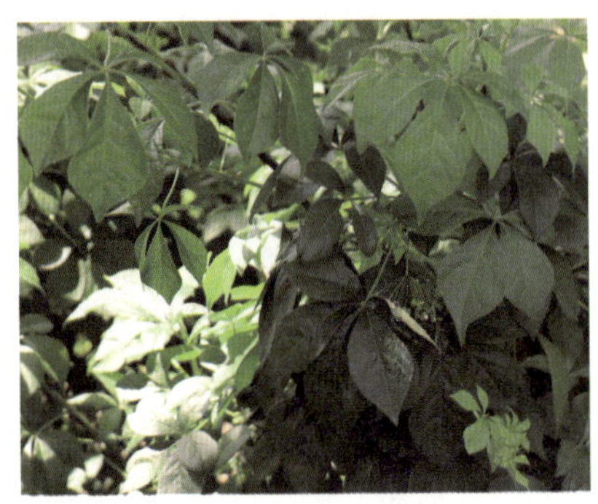
图 11-61　五加皮原植物细柱五加

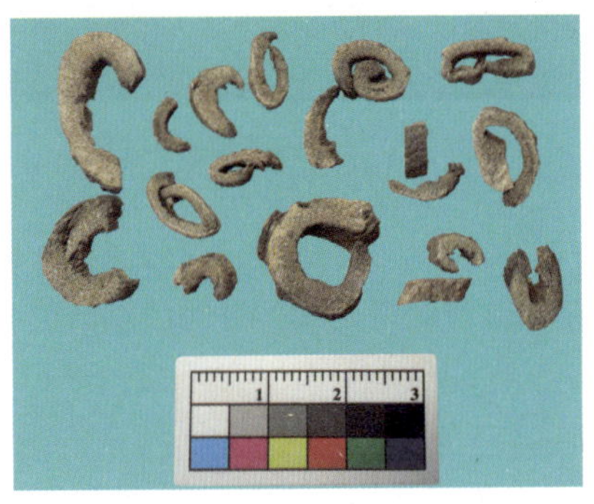
图 11-62　五加皮饮片

[性效特点] 辛、苦，温。归肝、肾经。功效：祛风湿，补肝肾，强筋骨，利水。

本品辛能散风，苦能除湿，温能祛寒，且兼补肝肾之功，可通经络而止痛，又可强壮筋骨，温肾而除湿利尿；为强壮性祛风湿药。

[临床应用]

1. 风湿痹证，尤宜于老人及久病体虚者。风湿痹证，腰膝疼痛，筋脉拘挛者单用，或配伍当归、牛膝等使用（五加皮酒），或配伍木瓜、松节等使用（五加皮散）。

2. 筋骨痿软，小儿行迟，体虚乏力。肝肾不足，筋骨痿软者常配伍杜仲、牛膝等使用（五加皮散）；小儿行迟配伍龟甲、牛膝、木瓜等使用（五加皮散）。

3. 水肿，脚气。水肿，小便不利常配伍茯苓皮、大腹皮、生姜皮、地骨皮等使用（五皮散）；风寒湿壅滞之脚气肿痛常配伍远志使用（五加皮丸）。

[用量用法] 水煎服，5～10g；或酒浸、入丸散服。

[使用注意] 阴虚火旺者当慎用。

[现代研究] 本品主含苯丙醇苷类成分，如紫丁香苷，刺五加苷 B，无梗五加苷 A～D、K_2、K_3；萜类成分，如 16α- 羟基 -（-）- 贝壳松 -19- 酸，左旋对映贝壳松烯酸；多糖、脂肪酸及挥发油等。本品具有抗疲劳、兴奋性腺、降低血糖、抗炎、抗利尿和镇咳祛痰作用。亦有用北五加皮入药者，此为萝藦科杠柳的根皮，有类似毒毛旋花子苷 K 的作用，为强心药，对心源性水肿有一定疗效，但过量或长时间服用容易中毒。

桑寄生 sāngjìshēng（Chinese Taxillus Herb）
《神农本草经》

[药物来源] 本品为桑寄生科植物桑寄生 *Taxillus chinensis*（DC.）Danser 的干燥带叶茎枝（图 11-63、图 11-64），主产于广东、广西等地。冬季至次春采割，切段，干燥，或蒸后干燥，切厚片，以红褐色、枝细嫩、叶多者为佳，生用。

[性效特点] 苦、甘，平。归肝、肾经。功效：祛风湿，补肝肾，强筋骨，安胎。

本品苦燥除湿，甘能补益，性质平和，质偏润补，祛风湿又长于补肝肾、强筋骨，且有养血之功；为强壮性祛风湿药。

[临床应用]

1. 风湿痹证。痹证日久，伤及肝肾，腰膝酸软，筋骨无力者，配伍独活、杜仲、牛膝、桂心等使用（独活寄生汤）。

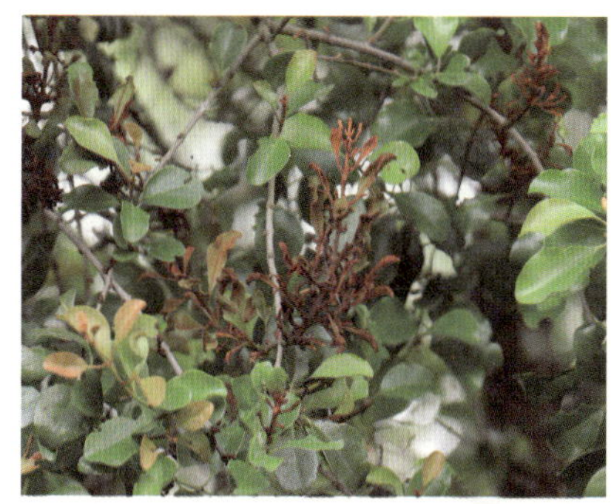
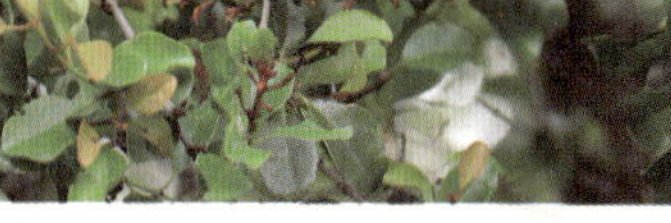

图 11-63　桑寄生原植物桑寄生

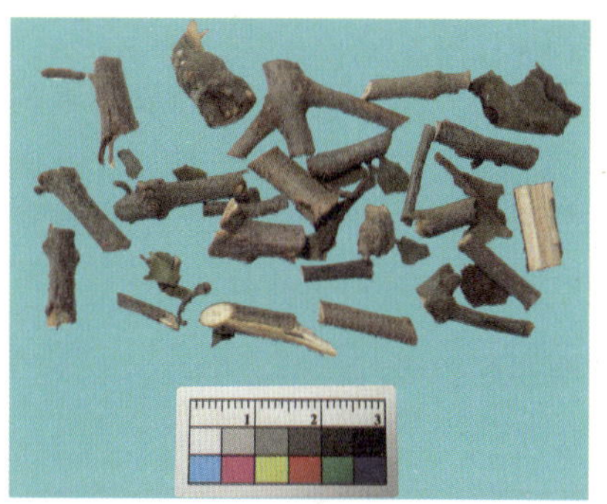

图 11-64　桑寄生饮片

2. 崩漏经多，妊娠漏血，胎动不安。肝肾亏虚，月经过多，崩漏，妊娠下血，胎动不安者，配伍阿胶、续断、当归、香附、菟丝子等使用（桑寄生散、寿胎丸）。

3. 本品尚能降血压，可用于治疗高血压病。

[用量用法] 水煎服，9～15g。

[使用注意] 过量服用后偶有头痛、目眩、胃不适、食欲不振、腹胀、口干等不适。

[现代研究] 本品主含黄酮类成分，如广寄生苷、槲皮素、金丝桃苷、槲皮苷等；挥发油，如苯甲酰、苯二烯、芳姜黄烯，桉树脑等，有抗炎、镇痛、减慢心率、降血压、利尿、扩张冠状动脉和降血脂等作用。

狗脊 gǒujǐ（Cibot Rhizome）
《神农本草经》

[药物来源] 本品为蚌壳蕨科植物金毛狗脊 *Cibotium barometz*（L.）J. Sm. 的干燥根茎（图 11-65～图 11-67），主产于云南、福建、四川等地。秋冬二季采挖，切厚片，干燥，为“生狗脊片”；蒸后，切厚片，干燥，为“熟狗脊片”。本品以质坚实、体重、绒毛金色者为佳，原药或生狗脊片砂烫后用。

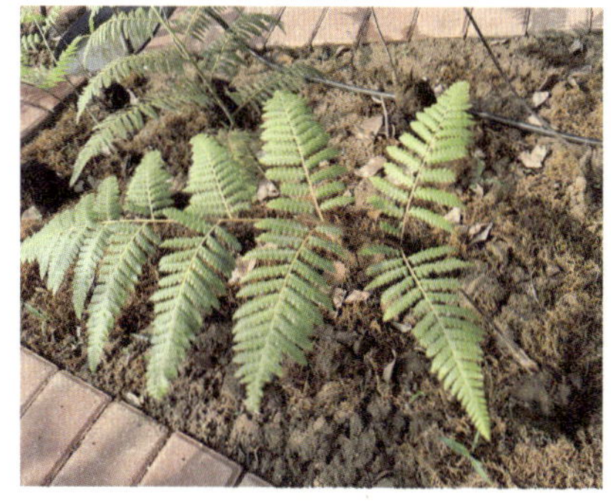

图 11-65　狗脊原植物金毛狗脊

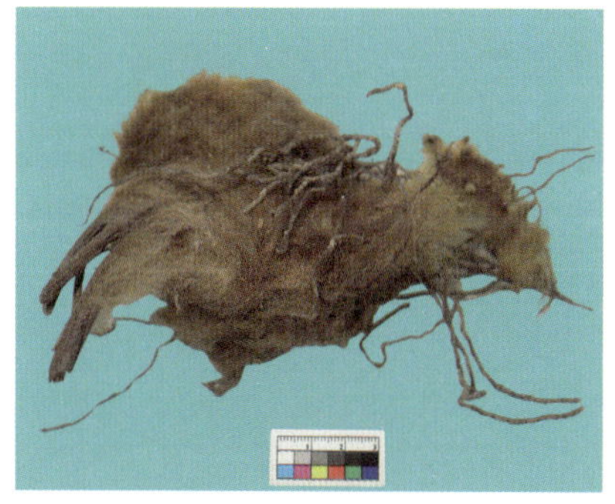

图 11-66　狗脊药材

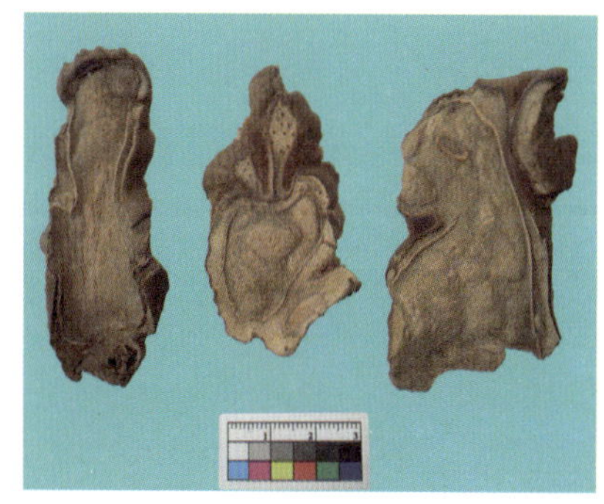

图 11-67　狗脊饮片

[性效特点] 苦、甘，温。归肝、肾经。功效：祛风湿，补肝肾，强腰膝。

本品苦温能温散风寒湿邪，甘温以补肝肾、强腰膝、坚筋骨，能行能补；尚有温补固涩之功。《神农本草经》载其“主腰背强，关机缓急，周痹，寒湿膝痛。颇利老人”。

[临床应用]

1. 风湿痹证。肝肾不足兼有风寒湿邪之腰痛脊强，不能俯仰者最为适宜，可配伍杜仲、续断、海风藤等使用（狗脊饮），或配伍萆薢、菟丝子等使用（狗脊丸）。

2. 腰肝肾虚损，腰膝酸软，下肢无力者，配伍杜仲、牛膝、熟地黄、鹿角胶等使用。

3. 遗尿，白带过多。尿频、遗尿配伍益智仁、茯苓、杜仲等使用；冲任虚寒，带下过多清稀者，常配伍鹿茸、白蔹、艾叶等使用（白蔹丸）。

4. 狗脊的绒毛有止血作用，外敷可用于金疮止血。

[用量用法] 水煎服，6～12g。

[使用注意] 肾虚有热，小便不利或短涩黄赤者慎服。

[现代研究] 本品主含挥发油，如十六酸、十八碳二烯酸等；蕨素类成分，如金粉蕨素、金粉蕨素-2'-*O*-葡萄糖苷，金粉蕨素-2'-*O*-阿洛糖苷，欧蕨伊鲁苷等；有机酸类成分，如原儿茶酸等；淀粉及绵马酚等。本品有抗炎、镇痛、止血及增加心肌血流量等作用。

附：其他祛风湿强筋骨药

表 11-3　其他祛风湿强筋骨药

药名	药性	功效	主治证	用法用量
千年健	苦、辛，温；归肝、肾经	祛风湿，强筋骨	风寒湿痹	水煎服，5～10g；或酒浸服
雪莲花	甘、微苦，温；归肝、肾经	祛风湿，强筋骨，补肾阳，调经止血	风湿痹证，阳痿，月经不调，经闭痛经，崩漏带下	水煎服，6～12g。外用适量
天山雪莲花	苦、辛，热；有毒	祛风湿，强筋骨，补肾阳，调经止血	风湿痹证，阳痿，月经不调，崩漏带下，寒饮咳嗽	煎服，0.6～1.5g；或酒浸服。孕妇忌服，过量服用可致中毒

第十二章 化湿药

凡气味芳香，性偏温燥，以化湿运脾为主要作用的药物，称为化湿药（herbs that transform dampness）。

性能：化湿药多辛香温燥，主归脾、胃经；辛能行气，香能通气，能促进脾胃运化，消除湿浊，前人谓之“醒脾”“醒脾化湿”。

功效：化湿、解暑、辟秽、开窍、截疟。

适应证：湿阻中焦证，如湿浊内阻，脾为湿困，运化失常所致的脘腹痞满、呕吐泛酸、大便溏薄、食少体倦、口甘多涎、舌苔白腻等病证。按湿困的不同情况及兼证等不同，可有湿阻气滞、寒湿、脾虚湿阻、湿温、湿热、暑湿之异。

配伍应用：应用化湿药，需根据湿困的情况及兼证的不同，选择相应的化湿药，并做必要的配伍。①湿阻气滞者配伍行气药。②寒湿者配伍温中祛寒药。③脾虚湿阻者配伍补气健脾药。④湿温、湿热、暑湿者配伍清热燥湿、解暑、利湿药。

使用注意：①化湿药物气味芳香，多含挥发油，一般作为散剂服用疗效较好，如入汤剂宜后下，且不应久煎，以免其挥发性有效成分逸失而降低疗效。②本类药物多属辛温香燥之品，易于耗气伤阴，故阴虚血燥及气虚者宜慎用。

药理研究：化湿药大多能刺激嗅觉、味觉及胃黏膜，从而促进胃液分泌，兴奋肠管蠕动，使胃肠推进运动加快，以增强食欲，促进消化，排除肠道积气。

掌握层次：A. 广藿香、厚朴、砂仁、豆蔻、草豆蔻、草果。B. 佩兰、苍术。

广藿香 guǎnghuòxiāng（Cablin Patchouli Herb）
《名医别录》

[药物来源] 本品为唇形科植物广藿香 *Pogostemon cablin*（Blanco）Benth. 的干燥地上部分（图 12-1、图 12-2），主产于广东、海南等地。夏秋季枝叶茂盛时采收，晒干，切段，以灰绿色、叶多、气浓者为佳，生用或鲜用。

[性效特点] 辛，微温。归脾、胃、肺经。功效：化湿，止呕，解暑。

本品微温化湿而不燥，气味芳香，辛而不烈；可以解暑，又善和中止呕；并兼能解表。《本草正义》载其“故为暑湿时令要药”。

[临床应用]

1. 湿阻中焦证，为芳香化湿浊要药。寒湿困脾所致的脘腹痞闷，少食作呕，神疲体倦者，常配伍苍术、厚朴等使用（不换金正气散）。

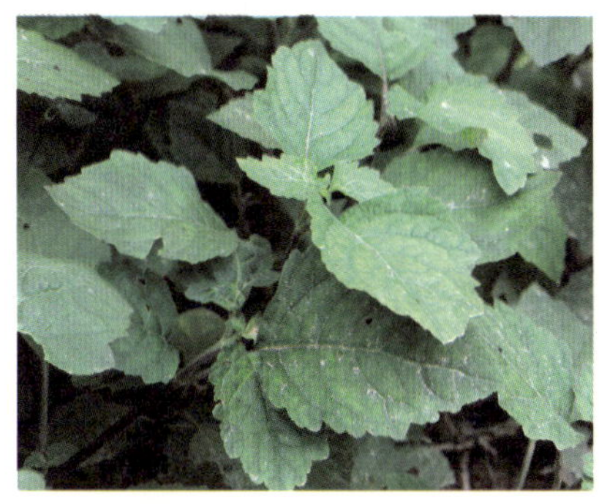

图 12-1 广藿香原植物广藿香

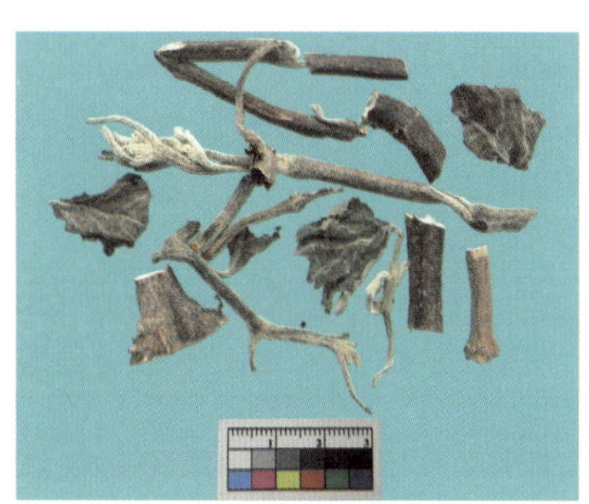

图 12-2 广藿香饮片

2. 呕吐。湿浊中阻所致之呕吐常配伍半夏、丁香等使用（不换金正气散）；湿热中阻偏于湿热，呕吐者常配伍黄连、竹茹等使用；妊娠呕吐配伍砂仁、紫苏梗等使用；脾胃虚弱所致呕吐者配伍党参、白术等使用。

3. 暑湿或湿温初起。暑月外感风寒，内伤生冷而致恶寒发热，头痛脘闷，呕恶吐泻，腹痛之寒湿闭暑证者常配伍紫苏、厚朴、半夏等使用（藿香正气散）；暑湿表证，或湿温病初起，湿热并重，发热倦怠，胸闷不舒者，常配伍黄芩、滑石、茵陈等使用（甘露消毒丹）。

[用量用法] 水煎服，5～10g。鲜品加倍。

[使用注意] 阴虚血燥者不宜用。

[现代研究] 本品主含广藿香醇、广藿香酮、百秋李醇、苯甲醇、丁香油酚、桂皮醛等挥发油及生物碱、黄酮等。其叶中挥发油含量高，对胃肠神经有镇静作用，能促进胃液分泌，增强消化力，还有收敛止泻、扩张毛细血管的作用。

佩兰 pèilán（Fortune Eupatorium Herb）
《神农本草经》

[药物来源] 本品为菊科植物佩兰 *Eupatorium fortunei* Turcz. 的干燥地上部分（图 12-3、图 12-4），主产于江苏、河北、山东等地。夏秋二季分两次采割，晒干，切段，以质嫩、叶多、色绿、香气浓郁者为佳，生用或鲜用。

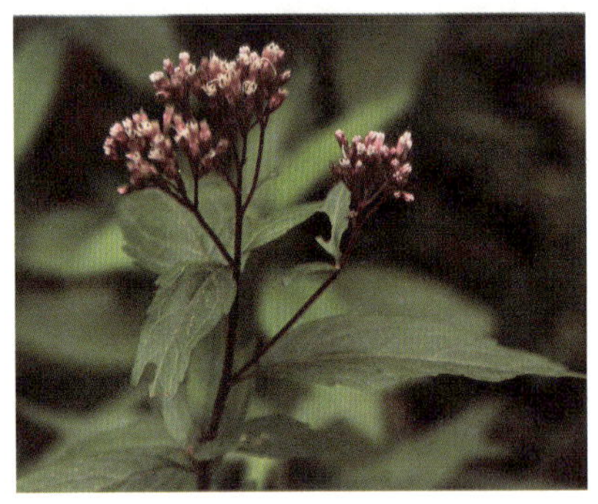
图 12-3 佩兰原植物佩兰

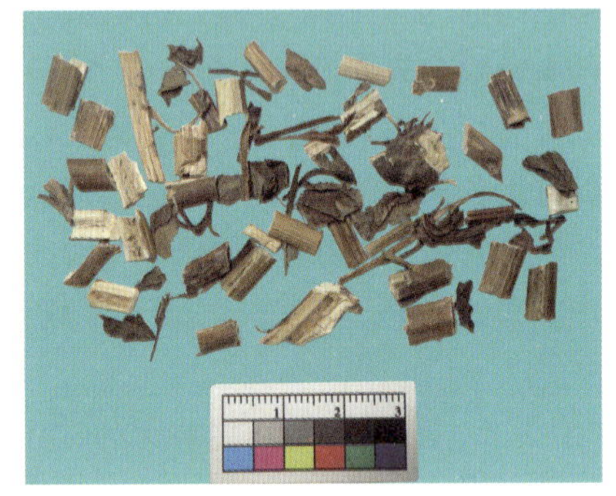
图 12-4 佩兰饮片

[性效特点] 辛，平。归脾、胃、肺经。功效：化湿，解暑。

本品气味芳香，化湿之功与广藿香类似，兼能醒脾开胃，去陈腐；且能解暑湿表证。《神农本草经》载其“主利水道，杀蛊毒，辟不祥。久服益气，轻身不老，通神明”。

[临床应用]

1. 湿阻中焦证。湿阻中焦，脘痞呕恶者常配伍广藿香、苍术、厚朴、白豆蔻等使用；脾经湿热所致口中甜腻、多涎、口臭等脾瘅证单用本品煎汤服（兰草汤）。

2. 暑湿，湿温初起。暑湿表证，发热倦怠，胸闷不舒者，常配伍广藿香、荷叶、青蒿等使用；湿温初起者可配伍滑石、薏苡仁、广藿香等使用。

[用量用法] 水煎服，5～10g。鲜品加倍。

[使用注意] 阴虚血燥者及气虚者不适宜用。

[现代研究] 本品含挥发油、香豆精、蒲公英甾醇、豆甾醇、棕榈酸、延胡索酸等。佩兰挥发油对流感病毒有抑制作用。水煎剂对金黄色葡萄球菌、白喉杆菌、伤寒杆菌等致病菌有抑制作用。

苍术 cāngzhú（Atractylodes Rhizome）
《神农本草经》

[药物来源] 本品为菊科多年生草本植物茅苍术 *Atractylodes lancea*（Thunb.）DC. 或北苍术 *Atractylodes chinensis*（DC.）Koidz. 的干燥根茎（图 12-5～图 12-7）。茅苍术主产于江苏、湖北、河南等地，以产于江苏

茅山者质量最好。北苍术主产于内蒙古、山西、辽宁等地。春秋二季采挖，晒干，切片，以个大、质坚实、断面朱砂点多、香气浓者为佳，生用、麸炒或米泔水炒用。

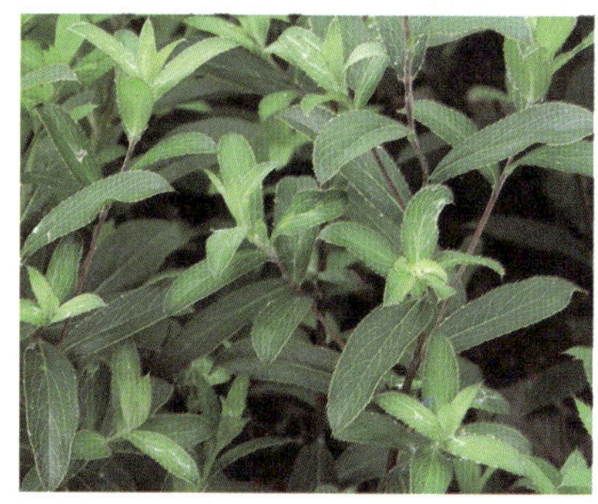

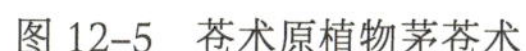

图 12-5　苍术原植物茅苍术

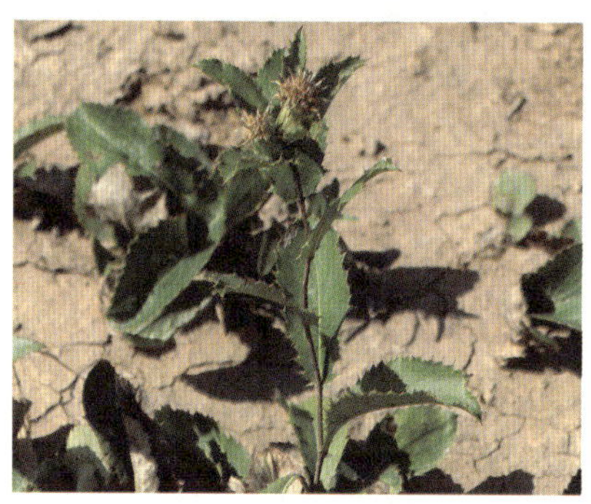

图 12-6　苍术原植物北苍术

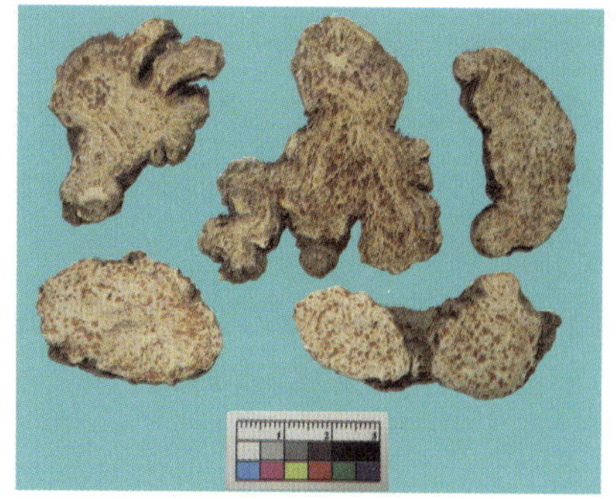

图 12-7　苍术饮片

[性效特点] 辛、苦，温。归脾、胃、肝经。功效：燥湿健脾，祛风散寒，明目。

本品苦温燥湿以祛湿浊，辛香健脾以和脾胃；辛散苦燥，善祛湿，能开腠理而发汗，祛肌表之风寒湿邪；尚能明目。《神农本草经》载其“主风寒湿痹，死肌痉疸。作煎饵久服，轻身延年不饥”。

[临床应用]

1. 湿阻中焦证。湿阻中焦，脾失健运所致脘腹胀闷，呕恶食少，吐泻乏力，舌苔白腻者，常配伍厚朴、陈皮等使用（平胃散）；脾虚湿聚，水湿内停的痰饮或外溢的水肿，常配茯苓、泽泻、猪苓等使用（胃苓汤）；湿热或暑湿证，配伍清热燥湿药使用。

2. 风湿痹证。湿痹者配伍薏苡仁、独活等使用（薏苡仁汤）；湿热痹痛者常配伍石膏、知母等使用（白虎加苍术汤）；湿热痿证配伍黄柏、薏苡仁、牛膝等使用（四妙散）；下部湿浊带下、湿疮、湿疹者配伍龙胆、黄芩、栀子等使用。

3. 风寒表证夹湿者，配伍羌活、白芷、防风等使用（神术散）。

4. 尚能明目，用于夜盲症及眼目昏涩。

[用量用法] 水煎服，5～10g。

[使用注意] 阴虚内热，气虚多汗者忌用。

[现代研究] 本品主含苍术醇、茅术醇、苍术酮、茅苍术醇等挥发油及大量维生素 A、维生素 D 等成分，对夜盲症、皮肤角化症、软骨病者有一定疗效，还有降血糖、排钠、排钾的作用。

[药物比较] 苍术，味辛、苦，性温，主归脾、胃、肝经。藿香，味辛，性微温，主归脾、胃、肺经。佩兰，味辛，性平，主归脾、胃、肺经。三者均能芳香化湿，用于治疗湿阻中焦证。不同之处：苍术可燥湿健脾，不仅用于湿阻中焦，还可用于其他湿邪泛滥之证。藿香、佩兰以化湿醒脾为主，多用于湿邪困脾证。

厚朴 hòupò（Officinal Magnolia Bark）
《神农本草经》

[药物来源] 本品为木兰科乔木厚朴 *Magnolia officinalis* Rehd. et Wils. 或凹叶厚朴 *Magnolia officinalis* Rehd. et Wils. var. *biloba* Rehd. et Wils. 的干燥干皮、根皮、枝皮（图 12-8～图 12-11），主产于四川、湖北、安徽等地。4～6 月剥取，根皮和枝皮直接阴干，干皮置沸水中微煮后，堆置阴湿处“发汗”至内表面变紫褐色或棕褐色时，蒸软，取出卷成筒状，干燥，切丝，均以皮厚、肉细、油性大，断面紫棕色、有小亮星、气味浓厚者为佳，姜汁炙用或生用。

[性效特点] 苦、辛，温。归脾、胃、肺、大肠经。功效：燥湿消痰，下气除满。

本品辛苦温香，苦燥除湿，辛散可行气散满消胀；苦泄入肺可下气止咳平喘；既消有形之积，又散无形气滞。

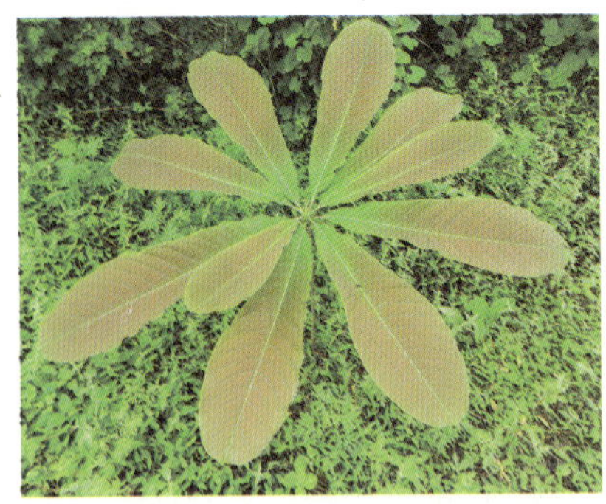
图 12-8　厚朴原植物厚朴

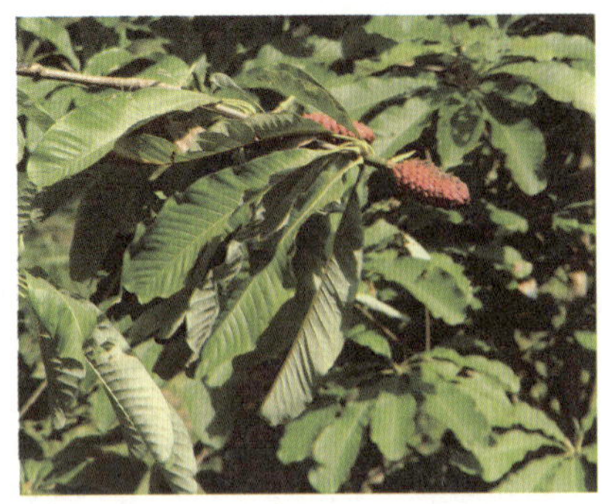
图 12-9　厚朴原植物凹叶厚朴

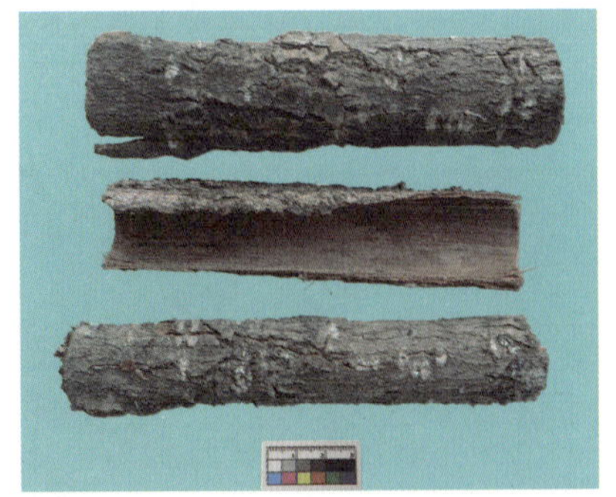
图 12-10　厚朴药材

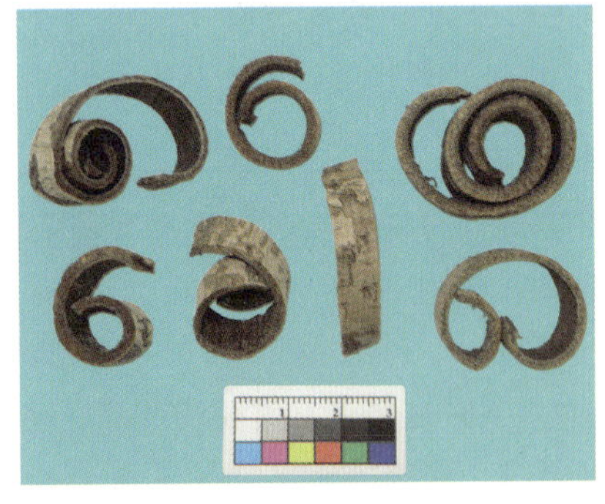
图 12-11　厚朴饮片

[临床应用]

1. 湿阻中焦证，为消除胀满之要药。湿阻中焦，脘腹胀满、呕吐泄泻者，常配伍苍术、陈皮等使用（平胃散）。

2. 食积气滞，腹胀便秘。食积气滞，腹胀便秘者，常配伍大黄、枳实等使用（厚朴三物汤）；热结便秘者配伍大黄、芒硝、枳实等使用（大承气汤）以峻下热结。

3. 痰饮喘咳。痰饮阻肺，肺气不降，咳喘胸闷者，常配伍紫苏子、陈皮、半夏等使用（苏子降气汤）；寒饮化热，胸闷气喘，喉间痰声辘辘，烦躁不安者，配伍麻黄、石膏、杏仁等使用（厚朴麻黄汤）；宿有喘病，因外感风寒而发者，配伍桂枝、杏仁等使用（桂枝和厚朴杏子汤）。

4. 梅核气。七情郁结，痰气互阻，咽中如有物梗阻，咽之不下，吐之不出的梅核气证，配伍半夏、茯苓、紫苏叶、生姜等使用（半夏厚朴汤）。

[用量用法] 水煎服，3～10g；或入丸散。

[使用注意] 本品辛苦温燥湿，易耗气伤津，故气虚津亏者及孕妇当慎用。

[现代研究] 本品含桉醇、β- 桉叶醇等挥发油，木脂素、去甲木脂素、双木脂素、单萜木脂素等。有解痉、健胃、镇痛、平喘等作用，对肺炎球菌、溶血性链球菌、志贺氏痢疾杆菌等有抑制作用。

[药物比较] 苍术，味辛、苦，性温，主归脾、胃、肝经。厚朴，味苦、辛，性温，主归脾、胃、肺、大肠经。二者均能燥湿，用于治疗湿阻中焦证。不同之处：苍术辛散温燥为主，为治湿阻中焦之要药，又可祛风湿。厚朴苦味为重，苦降下气消积除胀满，又下气消痰平喘，既可除无形之湿满，又可消有形之实满，为消除胀满的要药。

[附]

厚朴花 hòupòhuā（Magnolia Flower）

本品为木兰科乔木厚朴 *Magnolia officinalis* Rehd. et Wils. 或凹叶厚朴 *Magnolia officinalis* Rehd. et Wils. var. *biloba* Rehd. et Wils. 的干燥花蕾（图 12-12、图 12-13）。本品味苦，性微温；归脾、胃经。功效：芳香化湿，理气宽中。本品主要用于治疗脾胃湿阻气滞引起的胸脘痞闷胀满，纳谷不香等。水煎服，3～9g。

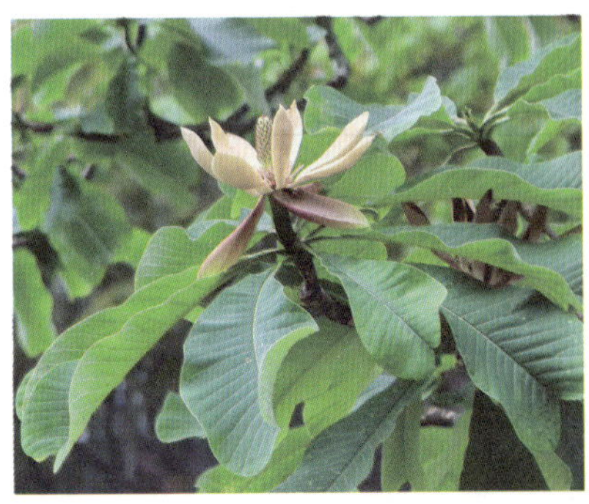
图 12-12　厚朴花原植物凹叶厚朴

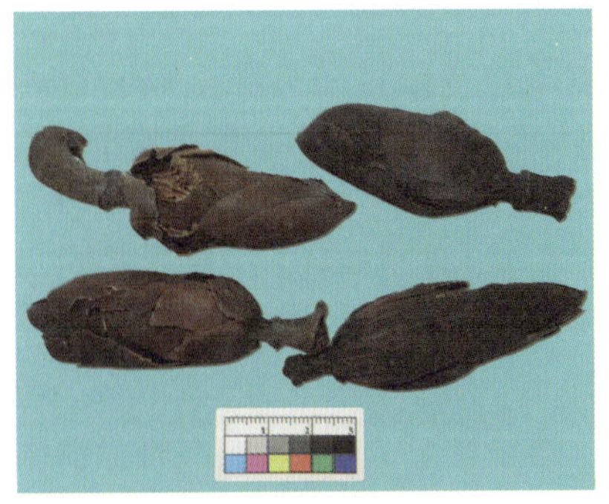
图 12-13　厚朴花饮片

砂仁 shārén（Villous Amomum Fruit）
《药性论》

［药物来源］ 本品为姜科植物阳春砂 *Amomum villosum* Lour.、绿壳砂 *Amomum villosum* Lour. var. *xanthioides* T. L. Wu et Senjen 或海南砂 *Amomum longiligulare* T. L. Wu. 的干燥成熟果实（图 12-14～图 12-20），主产于广东、广西、海南等地。夏秋二季果实成熟时采收，低温干燥或晒干，以个大、坚实、仁饱满、气香浓者为佳。生用，用时打碎。

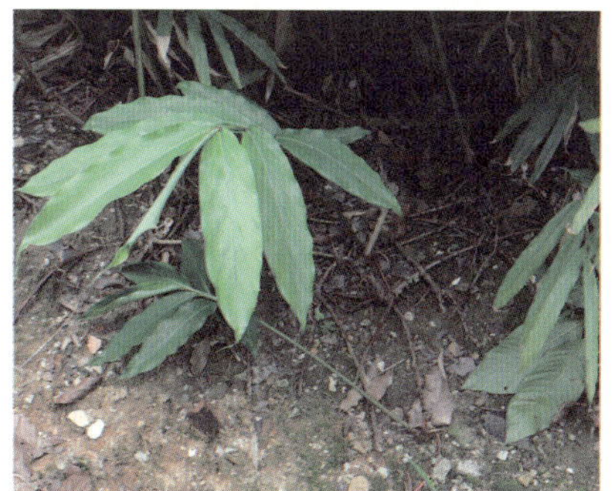
图 12-14　砂仁原植物阳春砂

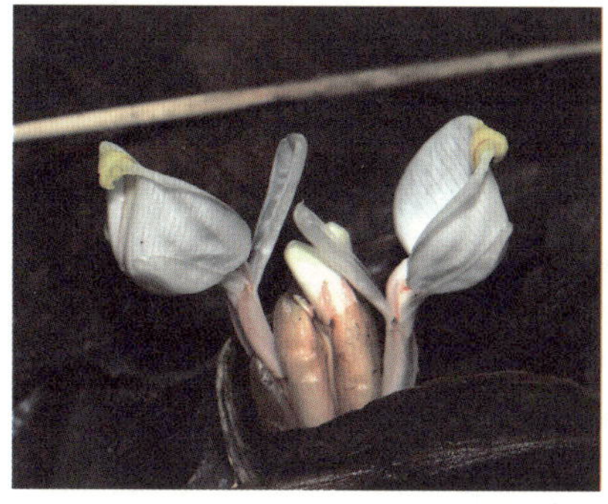
图 12-15　砂仁原植物阳春砂

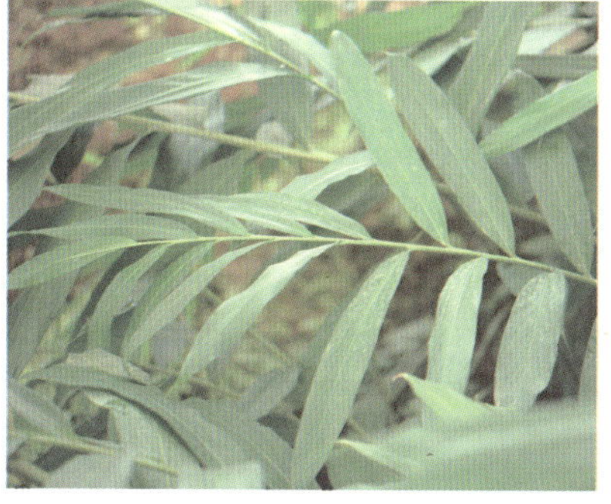
图 12-16　砂仁原植物绿壳砂

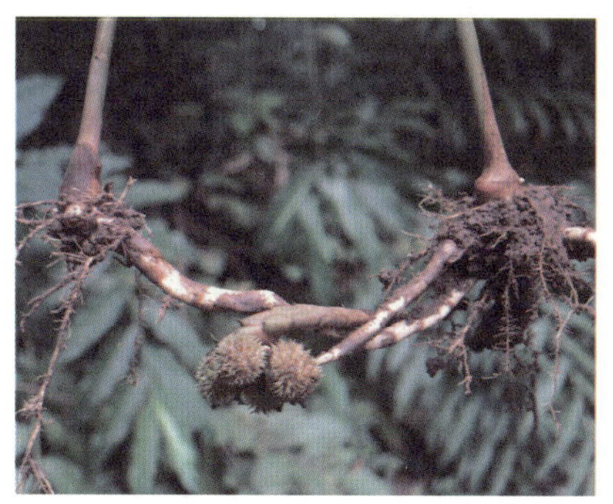
图 12-17　砂仁原植物绿壳砂

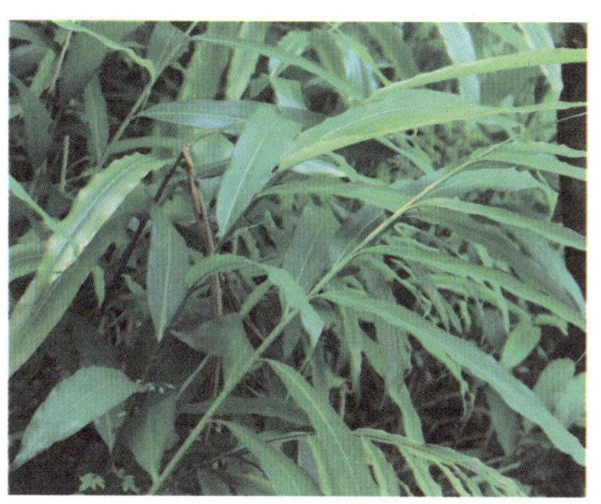
图 12-18　砂仁原植物海南砂

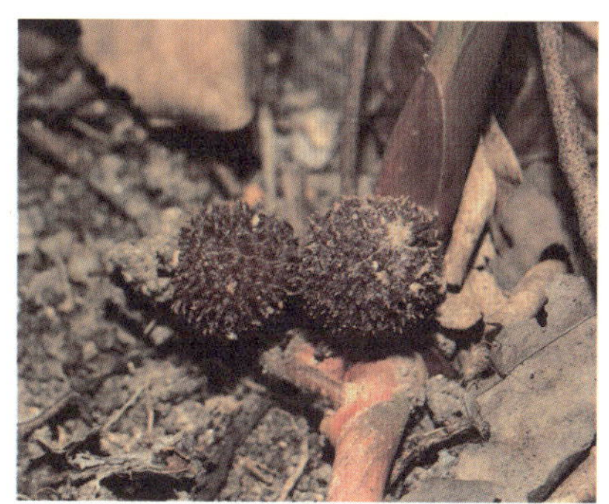
图 12-19　砂仁原植物海南砂

［性效特点］ 辛，温。归脾、胃、肾经。功效：化湿行气，温中止泻，安胎。

本品药性辛散温通，气味芳香，能温中行气而化湿；《本草汇言》称其为"温中和气之药"。其温中偏于温脾；安胎缘于行气；《本草经疏》称其为"开脾胃之要药，和中气之正品"。

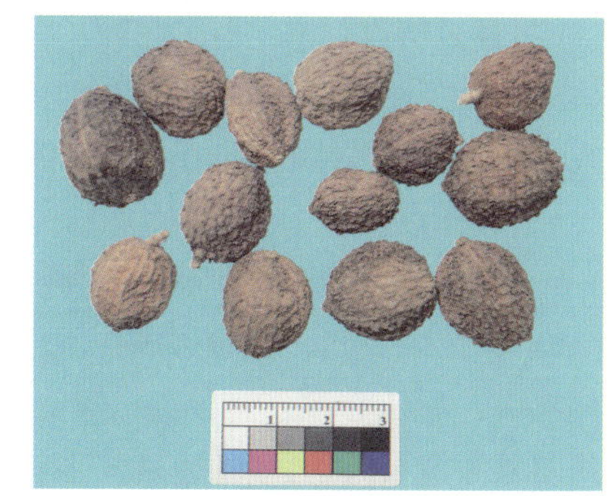
图 12-20　砂仁饮片

［临床应用］

1. 湿阻中焦及脾胃气滞证，寒湿气滞证最为适宜，为醒脾调胃的要药。湿阻中焦，脘腹胀满之脾胃不和者常配伍厚朴、陈皮、枳实等使用；湿阻中焦，脾胃气滞明显者配伍木香、枳实等使用（香砂枳术丸）；脾胃气虚，痰阻气滞证者常配伍党参、白术、茯苓等使用（香砂六君子汤）。

2. 脾胃虚寒，呕吐泄泻者，单用研末吞服，或配伍附子、干姜等使用。

3. 气滞妊娠恶阻及胎动不安。妊娠呕逆不能食者，可单用本品（缩砂散），或配伍紫苏梗、白术等使用；气血不足，胎动不安者，可配伍人参、熟地黄、白术等使用（泰山磐石散）。

［用量用法］ 水煎服，3～6g，入汤剂宜后下。

［使用注意］ 阴虚血燥、火热内炽者慎用。

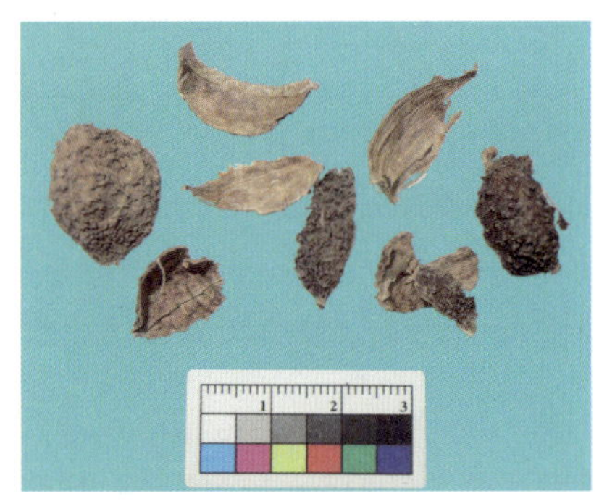
图 12-21　砂仁壳饮片

[现代研究] 本品含挥发油，皂苷，黄酮苷，有机酸，K、Ca、Mn、Zn、Mg等矿物质和微量元素。本品煎剂可促进消化液的分泌，增进肠道运动。砂仁粉混悬液能明显抑制因二磷酸腺苷（ADP）所致家兔血小板聚集，可抗凝血。

[附]

砂仁壳 shārénké（Villous Amomum Pericarp）

本品为姜科植物阳春砂 *Amomum villosum* Lour.、绿壳砂 *Amomum villosum* Lour. var. *xanthioides* T. L. Wu et Senjen 或海南砂 *Amomum longiligulare* T. L. Wu. 的果壳（图 12-21）。其性味及功效与砂仁类似，但温性略减，药力稍薄；主要用于治疗脾胃湿阻气滞引起的脘腹胀痛，呕恶食少等病证。水煎服，3～6g。

豆蔻 dòukòu（Round Cardamon Fruit）
《名医别录》

[药物来源] 本品为姜科植物白豆蔻 *Amomum kravanh* Pierre ex Gagnep. 或爪哇白豆蔻 *Amomum compactum* Soland ex Maton 的干燥成熟果实（图 12-22～图 12-24），又名白豆蔻，主产于柬埔寨、老挝、越南等地。秋季果实由绿色转成黄色时采收，晒干，以个大、饱满、质结实、气味浓者为佳，生用，用时捣碎。

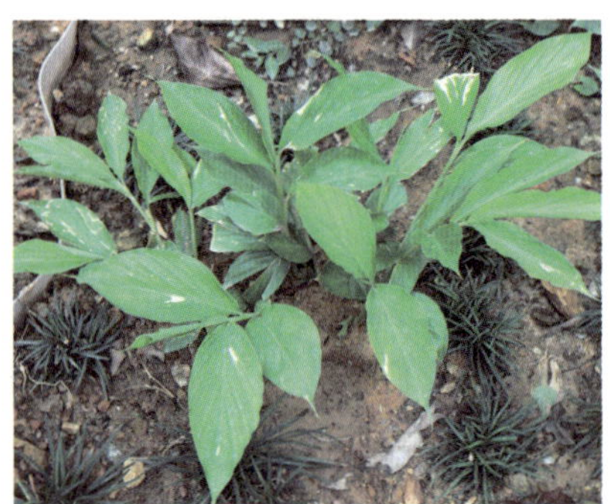
图 12-22　豆蔻原植物白豆蔻

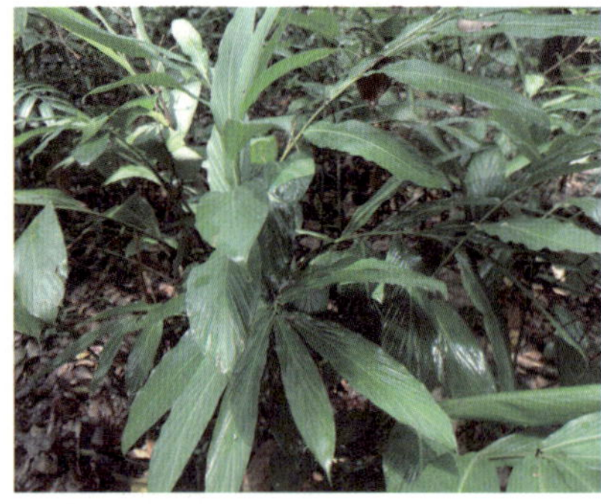
图 12-23　豆蔻原植物爪哇白豆蔻

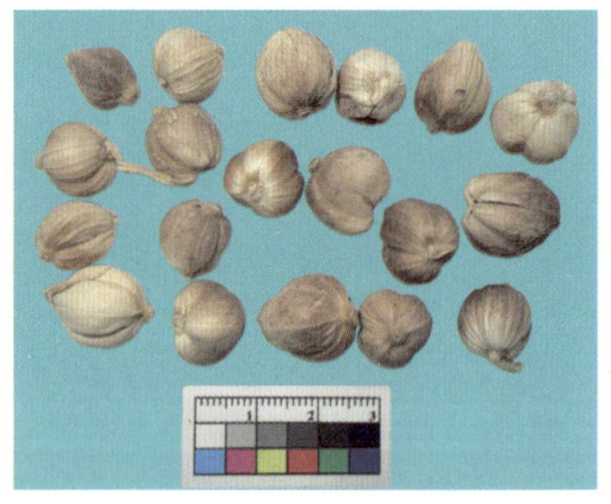
图 12-24　豆蔻药材

[性效特点] 辛，温。归肺、脾、胃经。功效：化湿行气，温中止呕。

本品药性辛温芳香，既可化湿，又可行气；温中偏于温胃而止呕；辛散入肺尚可开宣肺气，宣化湿邪。《本草求真》载："本与缩砂蔤一类，气味既同，功亦莫别。然此另有一种清爽妙气，上入肺经气分，而为肺家散气要药。"

[临床应用]

1. 湿阻中焦及脾胃气滞证。脾虚湿阻气滞之胸腹虚胀，食少无力者，配伍黄芪、白术、人参等使用（白豆蔻丸）；湿阻中焦，脘腹痞满，不思饮食者，常配伍广藿香、佩兰、陈皮等使用；湿温初起，胸闷不饥，湿邪偏重者，配伍薏苡仁、苦杏仁等使用（三仁汤）；湿温初起，胸闷不饥，热重于湿者，常配伍黄芩、滑石等使用（黄芩滑石汤）。

2. 寒湿呕吐。胃寒湿阻气滞之呕吐者，单用本品为末服，或配伍广藿香、半夏等使用（白豆蔻汤）；小儿胃寒，吐乳不食者，常配伍砂仁、甘草等使用，研细末服。

[用量用法] 煎服，3～6g，入汤剂宜后下。

[使用注意] 阴虚血燥者慎用。

[现代研究] 本品主含右旋龙脑、右旋樟脑、松油烯、月桂烯、桃金娘醛等挥发油。本品能促进胃液分泌及胃肠蠕动；磨碎品有良好的芳香健胃作用。本品所含挥发油对豚鼠实验性结核，能增强小剂量链霉素的作用。此外，本品还可镇静。

[药物比较] 豆蔻，味辛，性温，主归肺、脾、胃经。砂仁，味辛，性温，主归脾、胃、肾经。二者均能

化湿行气，温中止呕、止泻，用于治疗湿阻中焦、脾胃气滞证。不同之处：豆蔻化湿行气之力偏中上焦，用于湿温痞闷，温中偏在胃而善止呕。砂仁化湿行气之力偏中下焦，化湿行气力略强，温中重在脾而善止泻。

[附]

豆蔻壳 dòukòuké（Round Cardamon Husk）

本品为姜科植物白豆蔻 *Amomum kravanh* Pierre ex Gagnep. 或爪哇白豆蔻 *Amomum compactum* Soland ex Maton 的果壳（图 12-25）。其性味及功效与豆蔻类似，但温性不强，药力亦较弱；主要用于治疗脾胃湿阻气滞引起的脘腹痞闷，食欲不振，呕吐等。水煎服，3～6g。

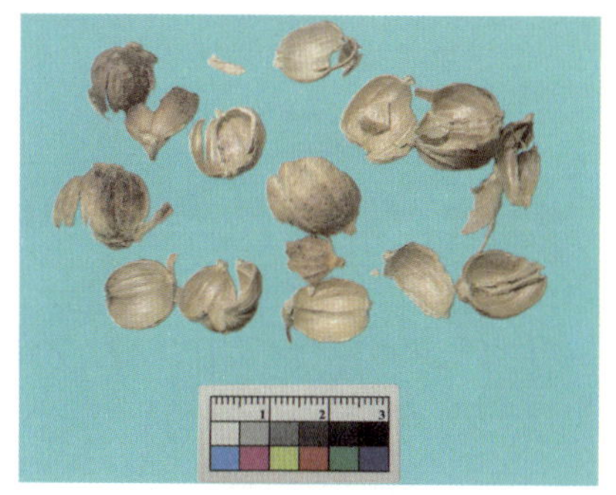

图 12-25　豆蔻壳饮片

草豆蔻 cǎodòukòu（Katsumada Galangal Seed）
《雷公炮炙论》

[药物来源] 本品为姜科植物草豆蔻 *Alpinia katsumadai* Hayata 的干燥近成熟种子（图 12-26～图 12-28），主产于广西、广东等地。夏秋二季采收果实，去果皮，取出种子团，晒干，以种子饱满、坚实、类球形、气浓者为佳，生用，用时捣碎。

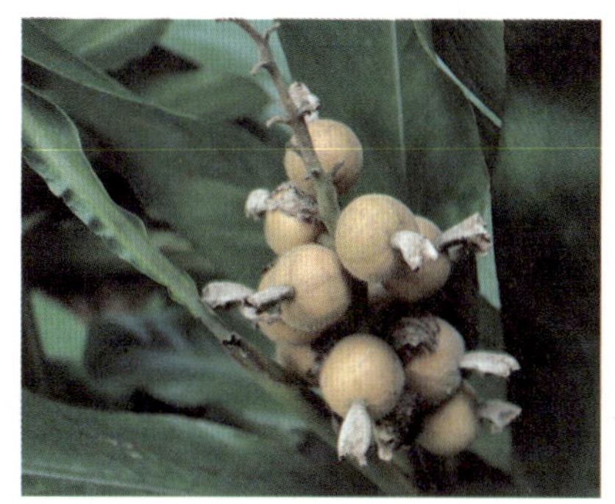

图 12-26　草豆蔻原植物草豆蔻

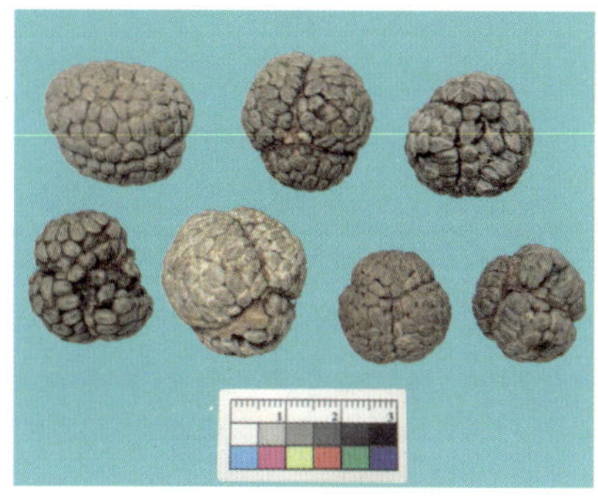

图 12-27　草豆蔻药材

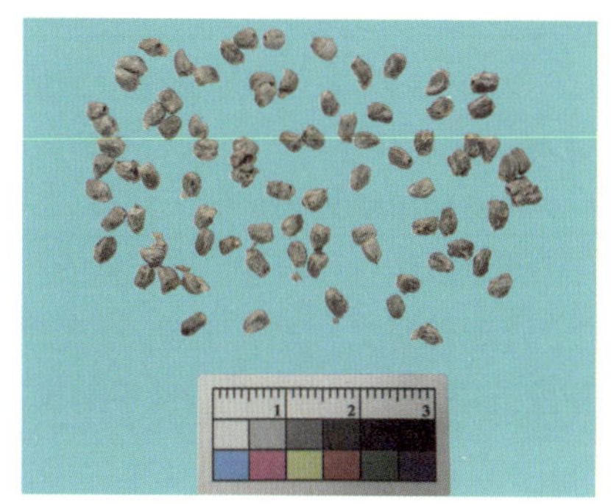

图 12-28　草豆蔻饮片

[性效特点] 辛，温。归脾、胃经。功效：燥湿行气，温中止呕。

本品味辛、芳香而性温，燥性较强，善于燥湿化浊、温中散寒、行气除胀；《名医别录》记载其“主温中，心腹痛，呕吐，去口臭气”。

[临床应用]

1. 寒湿中阻证。脾胃寒湿偏重，气机不畅，脘腹胀满冷痛，不思饮食者，常配伍干姜、厚朴、陈皮等使用（厚朴温中汤）。
2. 寒湿内盛，胃气上逆所致呕吐、呃逆者，配伍肉桂、高良姜、陈皮等使用（草豆蔻散）。
3. 中焦寒湿内盛，清浊不分而腹痛泻痢者，配伍苍术、厚朴、木香等使用。

[用量用法] 水煎服，3～6g，入散剂较佳。入汤剂宜后下。

[使用注意] 阴虚血燥、阴虚血少、津液不足未见寒湿者慎用。

[现代研究] 本品主含挥发油，油中含豆蔻素、芳香醇、樟脑、龙脑；山姜素、乔松素、小豆蔻明等黄酮类；以及桤木酮、皂苷等。水煎剂有调节胃肠功能、抗溃疡、抗病原微生物、抗肿瘤、抗氧化等作用。

草果 cǎoguǒ（Tsaoko Amomum Fruit）
《饮膳正要》

[药物来源] 本品为姜科植物草果 *Amomum tsaoko* Crevost et Lemaire 的干燥成熟果实（图 12-29～图 12-31），主产于云南、广西、贵州等地。秋季果实成熟时采收，晒干或低温干燥，以个大、饱满、色红棕、气味浓行为佳，清炒去壳取仁用，或姜汁炙用，用时捣碎。

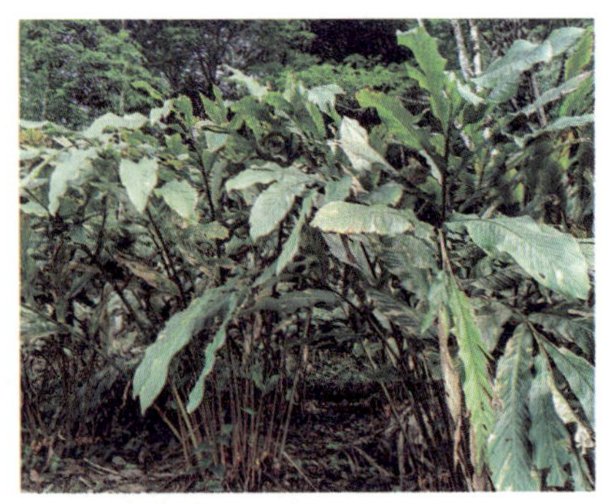

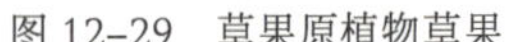

图 12-29　草果原植物草果

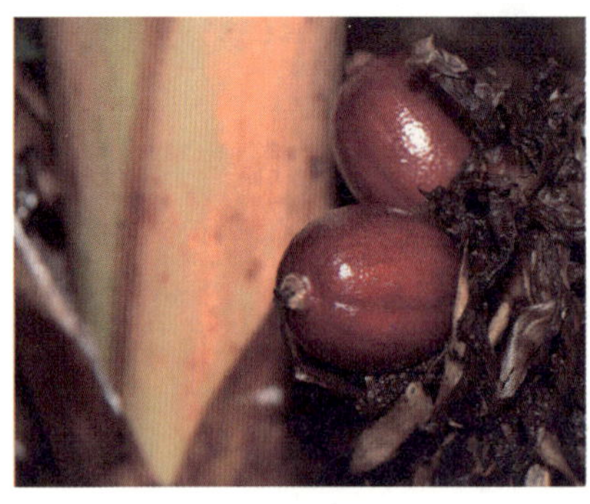

图 12-30　草果原植物草果

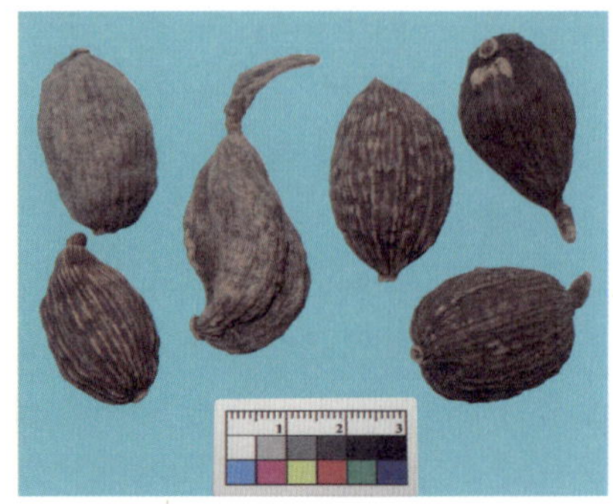

图 12-31　草果药材

[性效特点] 辛，温。归脾、胃经。功效：燥湿温中，除痰截疟。

本品辛温燥烈，气味浓厚，燥湿、温中之功较草豆蔻强；芳香可辟秽浊，具温脾燥湿、除痰截疟之力。《本草纲目》引李杲云："温脾胃，止呕吐，治脾寒湿、寒痰；益真气，消一切冷气膨胀，化疟母，消宿食，解酒毒、果积。兼辟瘴解瘟。"

[临床应用]

1. 寒湿中阻证。寒湿内盛所致脘腹冷痛，呕吐泄泻，舌苔浊腻者，配伍吴茱萸、干姜、砂仁、半夏等使用。

2. 疟疾寒热、瘟疫发热。疟疾寒热往来，配伍常山、知母、槟榔等使用（草果饮）。瘟疫发热配伍青蒿、黄芩、贯众等使用。

[用量用法] 水煎服，3～6g。

[使用注意] 阴虚血燥、阴虚血少者忌用，年老体弱者慎用。

[现代研究] 本品主含α-蒎烯、β-蒎烯、芳香醇、香叶醇等挥发油，以及Zn、Cu等微量元素，可促进胃液分泌、肠道蠕动，有效缓解剖宫术后腹胀，镇咳祛痰。本品所含β-蒎烯有抗炎、抗真菌作用。

第十三章　利水渗湿药

凡以通利水道，渗泄水湿，治疗水湿内停病证为主要作用的药物，称为利水渗湿药（herbs that promote urination and percolate dampness）。

分类：根据利水渗湿药的药性及功效主治差异，可将其分为利水消肿药、利尿通淋药、利湿退黄药三类。

性能：利水渗湿药味多甘淡，性平或寒凉，作用趋向沉降，主归膀胱、肾、小肠、脾经。

功效：利水渗湿药具有利水消肿、利尿通淋、利湿退黄等功效。①利水消肿药，性味多甘、淡，平或微寒，入脾、肾、膀胱经，适用于水湿内停之水肿、小便不利，以及泄泻、痰饮等病证。②利尿通淋药，性味多苦、寒，或甘淡而寒，入肺、肾、膀胱、小肠经，适用于小便短赤、热淋、血淋、石淋及膏淋等下焦湿热证。③利湿退黄药，性味多苦寒，入脾、胃、肝、胆经，适用于湿热黄疸，症见目黄、身黄、小便黄等。部分药物还可用于湿疮痈肿等病证。

适应证：利水渗湿药适用于水湿内停证，包括小便不利、水肿、泄泻、痰饮、淋证、黄疸、湿疮、带下、湿温等。按水湿证的病程、病性、临床表现等不同，可有水肿骤起兼表证、水肿日久兼脾肾阳虚证；寒湿、湿热之别；以及尿血、泄泻、痰饮、湿温、黄疸之异。

配伍应用：应用利水渗湿药，需根据水湿内停证的病程、病性、临床表现等差异，选择相应的利水渗湿药，并做必要的配伍。①水肿骤起有表证者配伍宣肺解表药。②水肿日久，脾肾阳虚者，配伍温补脾肾药。③湿热合邪者配伍清热药。④寒湿相并者配伍温里祛寒药。⑤热伤血络尿血者配伍凉血止血药。⑥泄泻、痰饮、湿温、黄疸者配伍健脾、芳香化湿或清热燥湿药。

使用注意：①本类药物易耗伤津液，对阴亏津少、肾虚遗精遗尿者，宜慎用或忌用。②有些药物有较强的通利作用，孕妇应慎用。

药理研究：利水渗湿药大多具有不同程度的利尿、抗病原体、利胆、保肝、降压、抗肿瘤等作用。部分药物还有降血糖、降血脂及调节免疫功能的作用。

第一节　利水消肿药

利水消肿药（herbs that promote urination to relieve edema）性味甘淡平或微寒，淡能渗泄水湿，服药后能使小便畅利，水肿消退，故具有利水消肿作用，适用于水湿内停之水肿、小便不利，以及泄泻、痰饮等病证。使用本类药物时，宜根据不同病证之病因病机，选择适当配伍。

掌握层次：A. 茯苓、薏苡仁、猪苓、泽泻。B. 冬瓜皮、玉米须、香加皮。

茯苓 fúlíng（Poria）
《神农本草经》

[药物来源] 本品为多孔菌科真菌茯苓 *Poria cocos*（Schw.）Wolf 的干燥菌核（图 13-1～图 13-4），多寄生于松科植物赤松或马尾松等的根上，主产于云南、安徽、湖北等地。每年 7～9 月采挖，阴干，切片或块，以体重坚实、外皮棕褐色、皮纹细、无裂隙、断面白色细腻、黏牙力强者为佳，生用。

[性效特点] 甘、淡，平。归心、脾、肺、肾经。功效：利水渗湿，健脾，宁心。

本品药性平和，味甘而淡，甘则能补，淡则能渗，既能祛邪又能扶正，利水而不伤正气，补而不峻，利而不猛；善渗泄水湿，能健脾渗湿而止泻；益心脾而宁心安神。

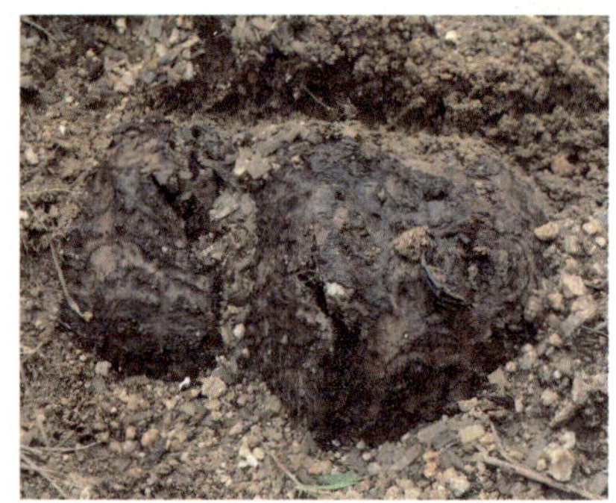
图 13-1 茯苓原真菌茯苓

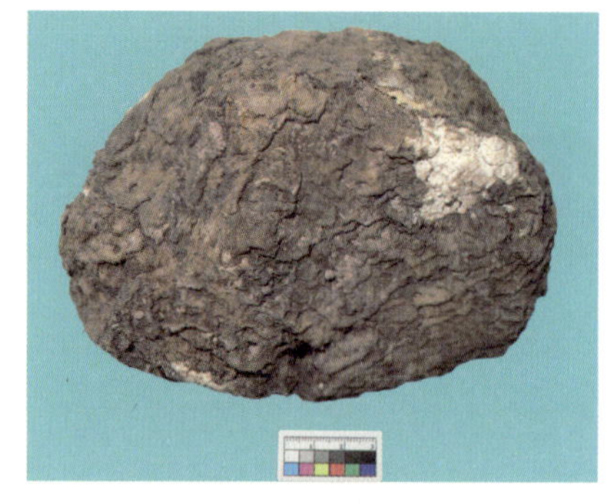
图 13-2 茯苓药材

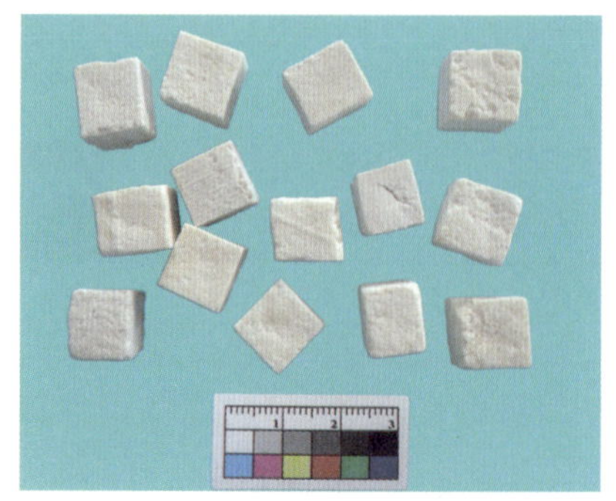
图 13-3 茯苓饮片（茯苓块）

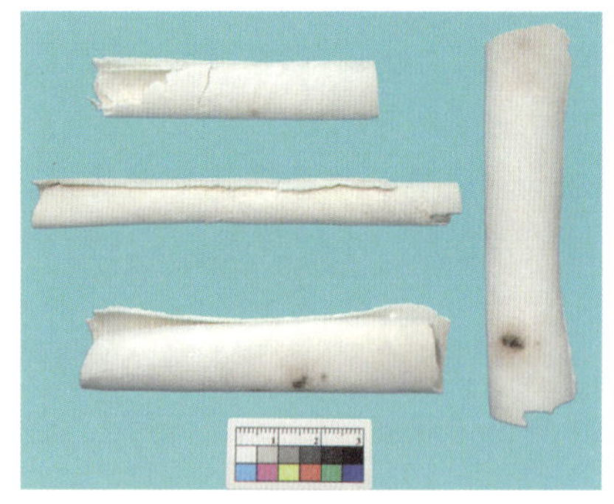
图 13-4 茯苓饮片（茯苓卷）

[临床应用]

1. 寒热虚实各种水肿，为利水消肿要药。水湿内停所致之水肿、小便不利者配伍泽泻、猪苓、白术、桂枝等使用（五苓散）；脾肾阳虚水肿者配伍附子、生姜等使用（真武汤）；水热互结，阴虚小便不利水肿者，可配伍滑石、阿胶、泽泻等使用（猪苓汤）。

2. 痰饮。痰饮之目眩心悸者多配伍桂枝、白术、甘草等使用（苓桂术甘汤）；饮停于胃而呕吐者常配伍半夏、生姜等使用（小半夏加茯苓汤）。

3. 脾虚泄泻。脾虚湿盛泄泻者常配伍山药、白术、薏苡仁等使用（参苓白术散）；脾胃虚弱之倦怠乏力、食少便溏者，常配伍人参、白术、甘草等使用（四君子汤）。

4. 心悸，失眠。心脾两虚、气血不足所致心悸、失眠、健忘者，多配伍黄芪、当归、远志等使用（归脾汤）；心气虚，不能藏神，惊恐而不安卧者，常配伍人参、龙齿、远志等使用（安神定志丸）。

[用量用法] 水煎服，9～15g。

[使用注意] 虚寒精滑者忌服。

[现代研究] 本品含茯苓聚糖、茯苓酸、蛋白质等成分，有利尿作用，能促进钠、钾、氯等电解质的排出，并有镇静、降血糖、提高机体免疫功能的作用。

[附]

1. 茯苓皮 fúlíngpí（Poria Exodermis）

本品为多孔菌科真菌茯苓 *Poria cocos*（Schw.）Wolf 的干燥黑色外皮（图 13-5）。其味甘、淡，性平；归心、肺、脾、肾经。功效：利水消肿。本品应用长于行皮肤水湿，主要用于治疗皮肤水肿、小便不利。水煎服，用量为 15～30g。

2. 茯神 fúshén（Indian Bread with Hostwood）

本品为多孔菌科真菌茯苓 *Poria cocos*（Schw.）Wolf 中间带有松枝或松根的部分（图 13-6）。其味甘、淡，性平；归心、肺、脾、肾经。功效：宁心安神。本品可用于治心神不安、惊悸、失眠健忘等。水煎服，10～15g。

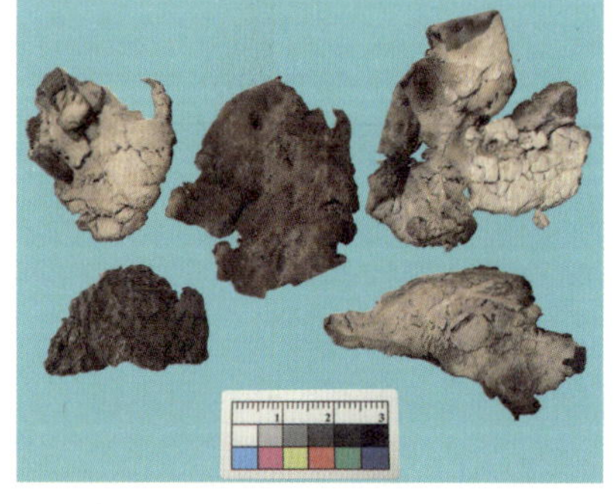
图 13-5 茯苓皮药材

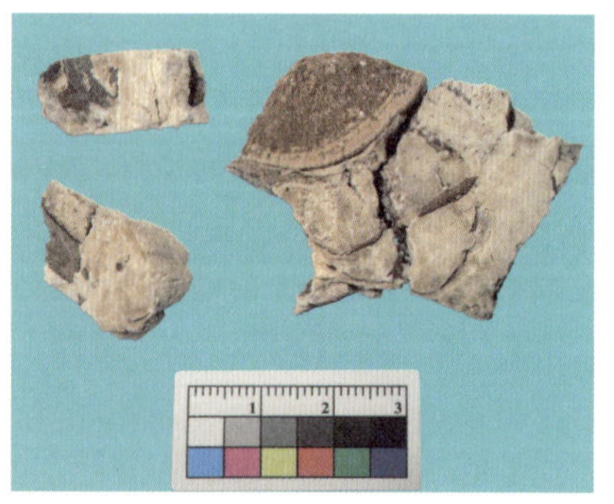
图 13-6 茯神饮片

薏苡仁 yìyǐrén（Coix Seed）
《神农本草经》

[药物来源] 本品为禾本科草本植物薏苡 *Coix lacryma-jobi* L. var. *mayuen.*（Roman.）Stapf 的干燥成熟种仁（图 13-7～图 13-9），主产于河北、福建、辽宁等地。秋季果实成熟时采收，晒干，以粒大充实、色白、无皮碎者为佳，生用或炒用。

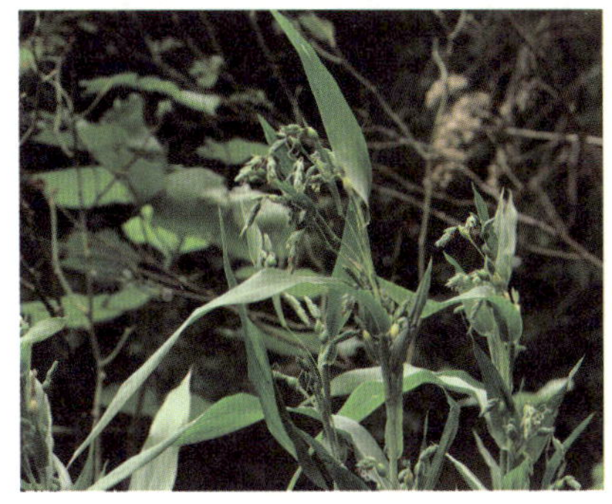
图 13-7　薏苡仁原植物薏苡

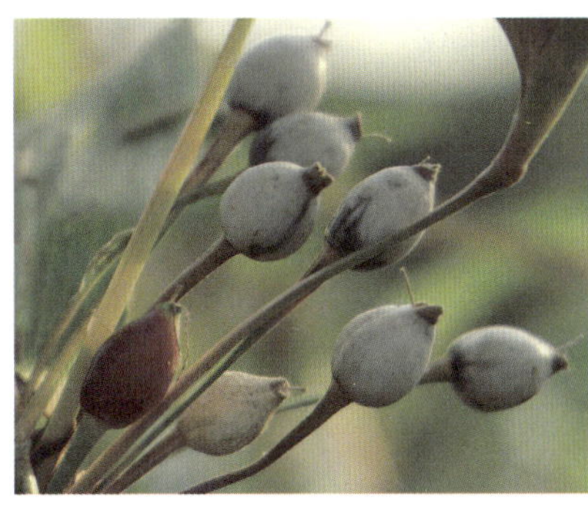
图 13-8　薏苡仁原植物薏苡

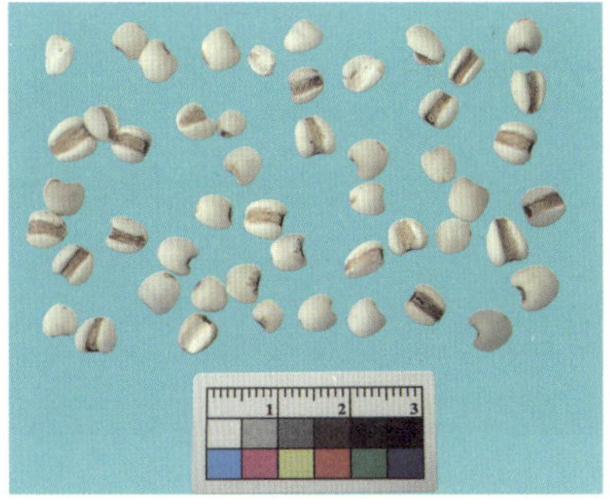
图 13-9　薏苡仁饮片

[性效特点] 甘、淡，凉。归脾、胃、肺经。功效：利水渗湿，健脾止泻，除痹，排脓，解毒散结。

本品药性淡渗甘补，既能利水消肿，又可健脾补中；能渗除脾湿，健脾以止泻；能渗湿除痹，舒经脉，缓和拘挛；性偏凉尚能清肺肠之热，排脓消痈；兼能解热毒、散结。

[临床应用]

1. 水肿，小便不利，脚气。脾虚湿盛所致水肿腹胀、小便不利者常配伍茯苓、白术、黄芪等使用；水肿喘急者配伍郁李仁汁煮饭服食；脚气浮肿者可配伍防己、木瓜、苍术等使用。

2. 脾虚湿盛之泄泻者常配伍人参、茯苓、白术等使用（参苓白术散）。

3. 湿痹拘挛。风湿久痹，筋脉挛急者薏苡仁煮粥服；湿痹而筋脉挛急、疼痛者常配伍独活、防风、苍术等使用（薏苡仁汤）；湿温初起或暑湿邪在气分，头痛、恶寒，胸闷身重者，可配伍苦杏仁、白豆蔻、滑石等使用（三仁汤）。

4. 肺痈，肠痈。肺痈伴胸痛、咳吐脓痰者常配伍苇茎、冬瓜仁、桃仁等使用（苇茎汤）；肠痈配伍附子、败酱草、牡丹皮等使用（薏苡附子败酱散）。

5. 赘疣，癌肿。

[用量用法] 水煎服，9～30g。清利湿热宜生用，健脾止泻宜炒用。

[使用注意] 本品性质滑利，虚寒精滑者忌服，孕妇慎用。

[现代研究] 本品主含脂肪酸及酯类、薏苡多糖、甾醇类化合物、苷类化合物、三萜类化合物、生物碱类化合物，以及丰富的氨基酸与维生素等。本品煎剂对扁平疣有效，并能抑制癌细胞生长。此外，本品对心脏、子宫、肠管、骨骼肌及运动神经末梢有兴奋作用。

[药物比较] 茯苓，味甘、淡，性平，主归心、肺、脾、肾经。薏苡仁，味甘、淡，性凉，主归脾、胃、肺经。二者均能利水消肿、渗湿健脾，用于治疗水肿、小便不利、脾虚泄泻等病证。不同之处：茯苓为平补渗利之品，为利水渗湿首选药，治寒热虚实各种水肿；宁心安神，治疗心悸、失眠。薏苡仁为清补渗利之品，治脾虚水肿及脚气水肿；兼除痹，治疗着痹拘挛；兼清热排脓，治疗肺痈、肠痈。

[相关科普] 康莱特注射液（注射用薏苡仁油）是从中药薏苡仁中提取的有效成分制成，为双相广谱抗癌药；药理研究发现其能高效抑杀癌细胞，并提高机体免疫功能；尚有一定的镇痛效应；且对放疗、化疗有增效减毒作用。其适用于非小细胞肺癌和原发性肝癌的辅助治疗。

猪苓 zhūlíng（Polyporus）
《神农本草经》

[药物来源] 本品为多孔菌科真菌猪苓 *Polyporus umbellatus*（Pers.）Fries 的干燥菌核（图 13-10～图 13-12），多寄生于桦树、枫树、柞树的根上，主产于陕西、河北、河南等地。春秋二季采挖，晒干，切片，以个大、体结、质重、皮黑光亮、肉白、粉性足者为佳，生用。

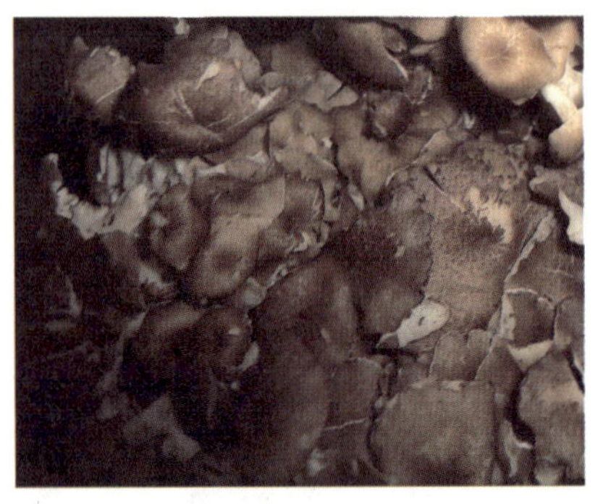

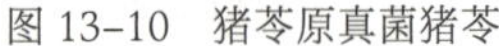

图 13-10　猪苓原真菌猪苓

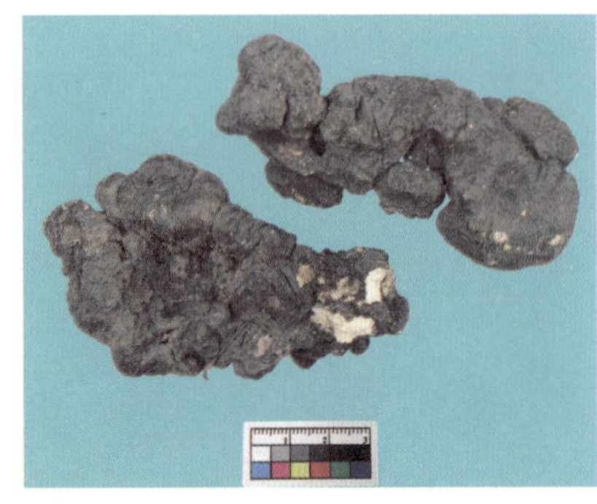

图 13-11　猪苓药材

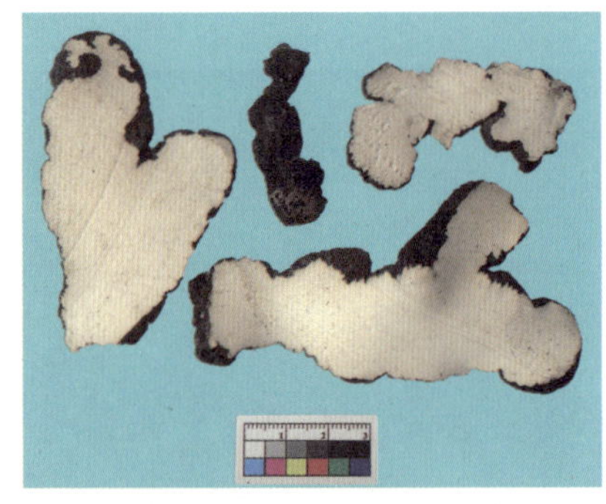

图 13-12　猪苓饮片

[性效特点] 甘、淡，平。归肾、膀胱经。功效：利水渗湿。

本品药性味甘淡渗湿，利水作用强于茯苓；性平微寒、沉降，通利水道，热性水肿较宜。《本草纲目》载其“开腠理，治淋肿脚气，白浊，带下，妊娠子淋，胎肿，小便不利”，并谓“开腠理，利小便，与茯苓同功；但入补药不如茯苓也”。

[临床应用] 水湿停滞的各种水肿、小便不利、泄泻、淋浊、带下等。妊娠从脚至腹肿、小便不利，或通身肿满、小便不利者，可单用一味猪苓为末，热水调服；水湿内停所致之水肿、小便不利者，配伍泽泻、茯苓、白术等使用（四苓散）；肠胃寒湿，濡泻无度者，常配伍肉豆蔻、黄柏等使用（猪苓丸）；热淋，小便不通，淋沥涩痛者，常配伍生地黄、滑石、木通等使用（十味导赤汤）。阴虚有热，小便不利、淋浊证常配伍阿胶、泽泻等使用（猪苓汤）；湿浊带下常配伍泽泻、茯苓等使用（止带方）。

[用量用法] 水煎服，6～12g。

[使用注意] 无水湿内停者禁用。

[现代研究] 本品含麦角甾醇、猪苓多糖等成分，有较强的利尿作用，能促进钠、氯、钾等电解质的排出，还有降血糖、抗肿瘤的作用。

[药物比较] 茯苓，味甘、淡，性平，主归心、脾、肾经。猪苓，味甘、淡，性平，主归肾、膀胱经。二者均能利水消肿、渗湿健脾，用于治疗水肿、小便不利、脾虚泄泻等。不同之处：茯苓有补益之力，偏健脾利湿，利尿力缓；兼宁心安神。猪苓无补益之力，偏利下焦水湿，利尿力强。

泽泻 zéxiè（Oriental Waterplantain Rhizome）
《神农本草经》

[药物来源] 本品为泽泻科植物泽泻 *Alisma orientale*（Sam.）Juzep. 的干燥块茎（图 13-13、图 13-14），主产于福建、四川、江西等地。冬季茎叶开始枯萎时采挖，干燥，去须根及粗皮，切厚片，以块大、黄白色、光滑、质充实、粉性足者为佳，麸炒或盐水炒用。

[性效特点] 甘、淡，寒。归肾、膀胱经。功效：利水渗湿，泄热，化浊降脂。

本品药性甘淡渗湿，性寒泄热，利水之功强于茯苓，不仅能够清膀胱湿热，而且能泄肾经之虚火。《药性论》载其“主肾虚精自出，治五淋，利膀胱热，宣通水道”。

[临床应用]

1. 水肿，小便不利，泄泻。水湿停蓄所致水肿，小便不利者，常配伍茯苓、猪苓、桂枝等使用（五苓散）；

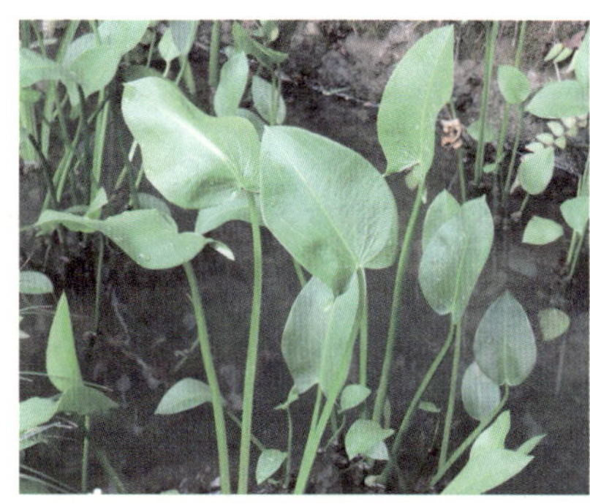

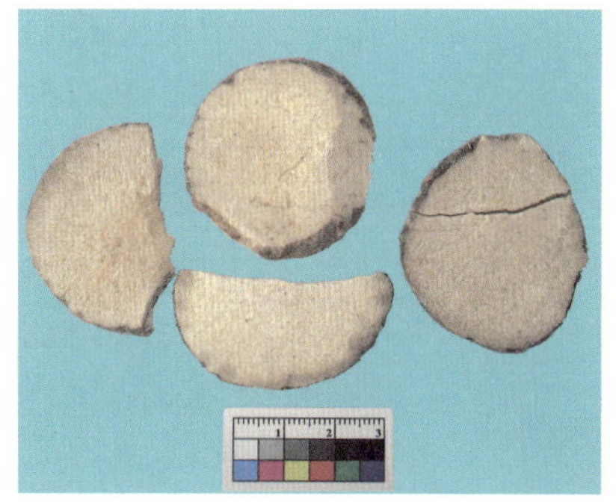

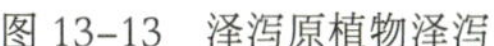

图 13-13　泽泻原植物泽泻　　图 13-14　泽泻饮片

脾胃伤冷，水谷不分，泄泻不止者，配伍厚朴、苍术、陈皮等使用（胃苓汤）；痰饮停聚，清阳不升之头目昏眩者，配伍白术等使用（泽泻汤）。

2. 淋证，遗精，尤适宜于下焦湿热者。湿热蕴结之热淋涩痛常配伍木通、车前子等使用；肾阴不足，相火偏亢之遗精、潮热者，常配伍熟地黄、山茱萸、牡丹皮等使用（六味地黄丸）。

[用量用法] 水煎服，5～10g。

[使用注意] 本品性寒通利，虚寒滑精者忌服。

[现代研究] 本品含三萜类化合物、甾醇、生物碱、苷类、黄酮、有机酸、氨基酸、多糖、挥发油、脂肪酸、树脂、蛋白质、淀粉等成分，临床有显著利尿作用，有降胆固醇、降血压、降血糖及抗脂肪肝的作用。

冬瓜皮 dōngguāpí（Chinese Waxgourd Peel）
《开宝本草》

[药物来源] 本品为葫芦科植物冬瓜 *Benincasa hispida*（Thunb.）Cogn. 的干燥外层果皮（图 13-15、图 13-16），全国各地均有产。夏末秋初果实成熟时采收，食用冬瓜时，削取外层果皮，切块或宽丝，晒干，以皮薄、条长，色灰绿、有粉霜，干燥、洁净者为佳，生用。

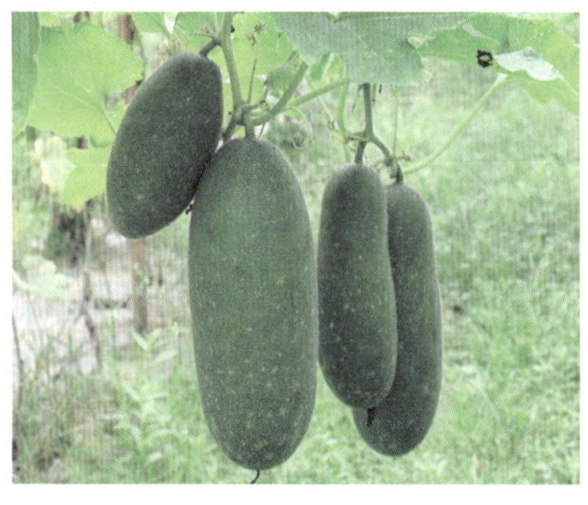

图 13-15　冬瓜皮原植物冬瓜

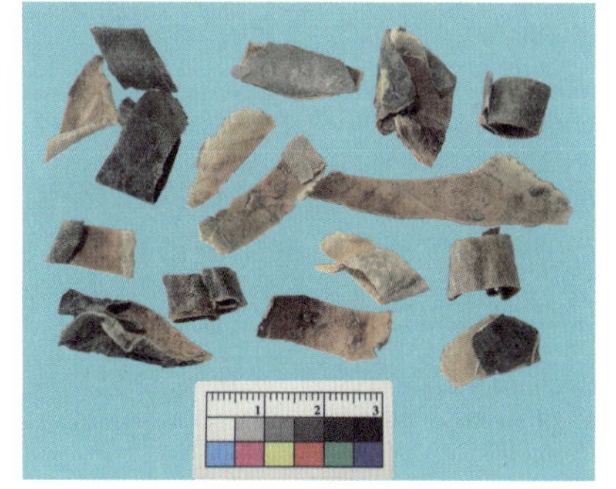

图 13-16　冬瓜皮饮片

[性效特点] 甘，凉。归脾、小肠经。功效：利水消肿，清热解暑。

本品味甘，药性平和，善利水消肿；性凉，能解暑、清热。《滇南本草》载其“止渴，消痰，利小便”。

[临床应用]

1. 水肿。水肿常配伍五加皮、生姜皮等使用；体虚浮肿可配伍赤小豆、红糖使用，煮烂，食豆服汤。

2. 暑热证。夏日暑热口渴，小便短赤者，配伍西瓜皮等使用，煎水代茶饮；暑湿证配伍生薏苡仁、滑石、扁豆花等使用。

[用量用法] 水煎服，9～30g。

[使用注意] 营养不良导致水肿者慎用。

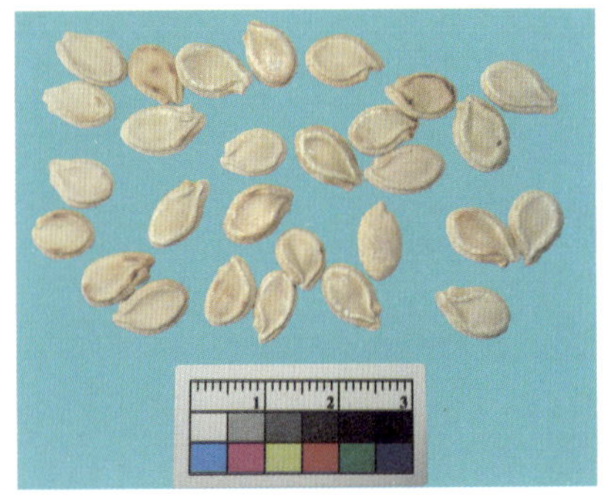
图 13-17　冬瓜子饮片

［现代研究］本品含有多糖类、蜡类、树脂类、挥发性物质（如 E-2 乙烯酶、正己醛、甲酸正醇酯等）、三萜类化合物（乙酸异多花独尾草烯醇脂、黏霉烯醇等）、胆甾醇衍生物、有机酸、盐酸、胡萝卜素等，具有抗氧化、解毒、治疗荨麻疹、降糖、降压、利尿等作用。

［附］

冬瓜子 dōngguāzǐ（Chinese Waxgourd Seed）

本品为葫芦科植物冬瓜 *Benincasa hispida*（Thunb.）Cogn. 的干燥成熟种子（图 13-17）。其味甘，性微寒；归肺、脾、小肠经。功效：清肺化痰，利湿排脓。本品主要用于治疗肺热咳嗽，肺痈，肠痈，带下，白浊等。水煎服，10～15g。

玉米须 yùmǐxū（Corn Stigma）
《滇南本草》

［药物来源］本品为禾本科植物玉蜀黍 *Zea mays* L. 的干燥花柱及柱头（图 13-18、图 13-19），全国各地均有产。玉米上浆时即可采收，常在秋后剥取玉米时收集，除去杂质，以柔软、有光泽者为佳，鲜用或晒干生用。

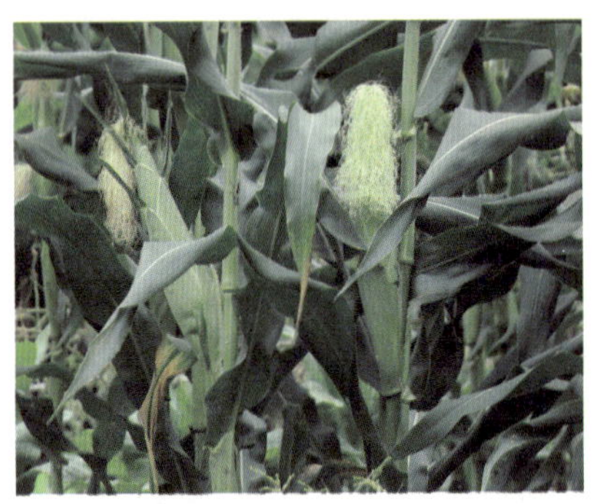
图 13-18　玉米须原植物玉蜀黍

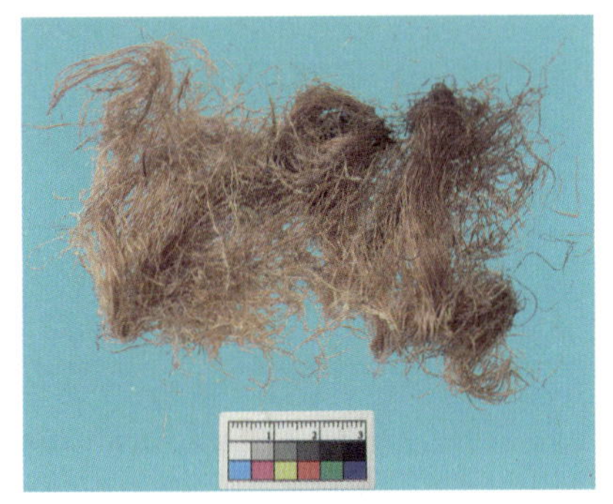
图 13-19　玉米须饮片

［性效特点］甘，平。归膀胱、肝、胆经。功效：利水消肿，利湿退黄。

本品甘淡渗泄，功专利水渗湿消肿；药性较为平和，兼能利湿而退黄。

［临床应用］

1. 水肿。水肿，小便不利者单用玉米须大量煎服，或配伍泽泻、冬瓜皮、赤小豆等使用；脾虚水肿者常配伍白术、茯苓等使用；膀胱湿热之小便短赤涩痛者可单用本品大量煎服，或配伍车前草、珍珠草等使用；石淋可单用本品煎浓汤顿服，或配伍海金沙、金钱草等使用。

2. 黄疸。湿热阳黄可单用本品大剂量煎汤服，或配伍金钱草、郁金、茵陈蒿等使用；寒湿阴黄可配伍附子、干姜、茵陈蒿等使用。

［用量用法］水煎服，15～30g；鲜品加倍。

［使用注意］不宜服用过量；不宜空腹服用。

［现代研究］本品主含黄酮类、多糖类、挥发性成分及微量元素，有利尿、抗尿路结石形成、降血糖、降血脂、抗肿瘤、调节免疫、抑菌、抗氧化及促进胆汁分泌等作用。

香加皮 xiāngjiāpí（Chinese Silkvine Root-bark）
《中药志》

［药物来源］本品为萝藦科植物杠柳 *Periploca sepium* Bge. 的干燥根皮（图 13-20、图 13-21），主产于河北、河南、山西等地。春秋二季采挖，剥取根皮，除去杂质洗净，润透，切片晒干，以条粗、皮厚、呈卷筒状、无木心、香气浓浊、味苦者为佳，生用。

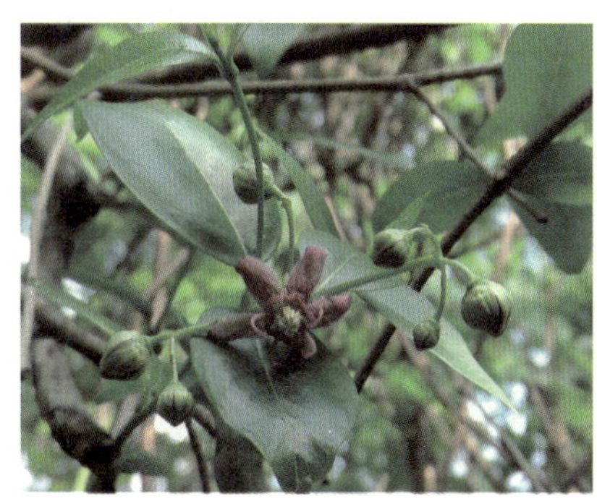

图 13-20　香加皮原植物杠柳

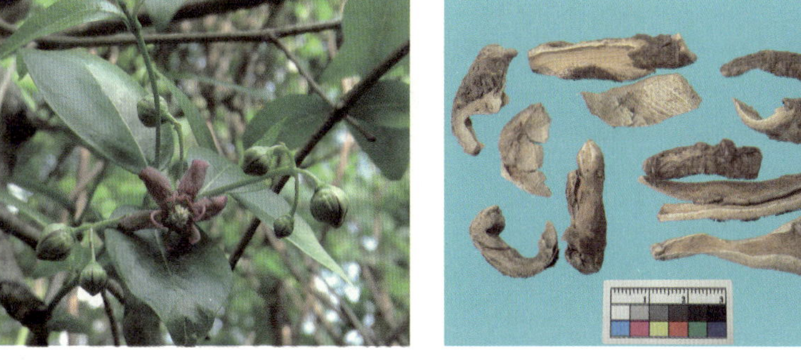

图 13-21　香加皮饮片

[性效特点] 苦、辛，温；有毒。归肝、肾、心经。功效：利水消肿，祛风湿，强筋骨。

本品温助心肾，有利水消肿之效；药性辛散苦燥，具祛风湿、强筋骨之力，治风湿痹证常用。

[临床应用]

1. 水肿，小便不利。水肿，小便不利者配伍陈皮、大腹皮、茯苓皮等使用（五皮饮）；下肢水肿，心悸气短者可配伍葶苈子、黄芪等使用。

2. 风湿痹证。风湿闭阻，关节拘挛、疼痛者常配伍穿山龙、白鲜皮等使用；筋骨痿软行迟者配伍怀牛膝、木瓜、巴戟天等使用。

[用量用法] 水煎服，3～6g；浸酒或入丸散，酌量。

[使用注意] 本品有一定毒性，服用不宜过量。

[现代研究] 本品含 C_2 甾类化合物、强心苷类化合物、萜类化合物、醛类，以及低聚糖、小分子脂肪酸、黄酮等其他类化合物，有强心、抗肿瘤、抗炎、免疫调节、兴奋中枢、拟胆碱及升高白细胞等作用。

[药物比较] 五加皮，味辛、苦，性温，主归肝、肾经。香加皮，味辛、苦，性温，有毒，主归肝、肾、心经。二者均能祛风湿，强筋骨，利水消肿，用于治疗风寒湿痹、水肿等病证。不同之处：五加皮无毒，祛风湿、补肝肾、强筋骨作用较好。香加皮有毒，强心利尿作用较强。

附：其他利水消肿药

表 13-1　其他利水消肿药

药名	药性	功效	主治证	用法用量
葫芦	甘，平；归肺、肾经	利水消肿	水肿，淋证，黄疸	水煎服，15～30g；鲜品加倍
枳椇子	甘、酸，平；归脾经	利水消肿，解酒毒	水肿，酒醉	水煎服，10～15g。脾胃虚寒者忌用

第二节　利尿通淋药

利尿通淋药（herbs that promote urination and relieve strangury）多苦寒，或甘淡而寒，能清利下焦湿热，以利尿通淋为主要功效，主要适用于小便短赤、热淋、血淋、石淋及膏淋等病证。临床应酌情选用适当配伍，以提高药效。

掌握层次：A. 车前子、滑石、木通、萹蓄、地肤子、石韦、萆薢。B. 通草、瞿麦、海金沙。

车前子 chēqiánzǐ（Plantain Seed）
《神农本草经》

[药物来源] 本品为车前科草植物车前 *Plantago asiatica* L. 或平车前 *Plantago depressa* Willd. 的干燥成熟种子（图 13-22～图 13-24）。前者全国各地有产，后者主产于北方等地。夏秋两季果实成熟时采收果穗，晒干，搓出种子，以粒大、均匀饱满、色棕红者为佳，生用或盐水炙用。

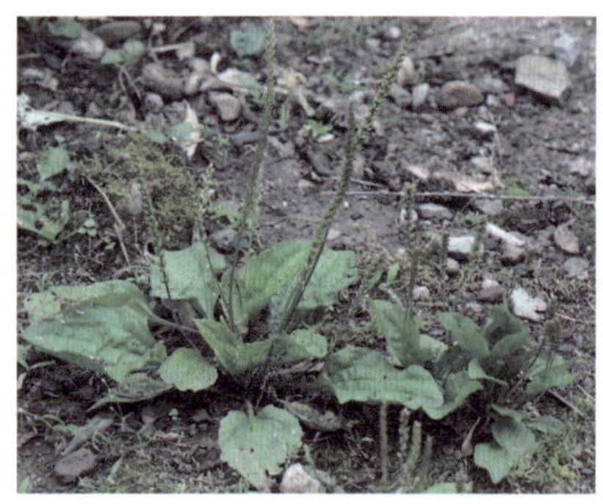
图 13-22　车前子原植物车前

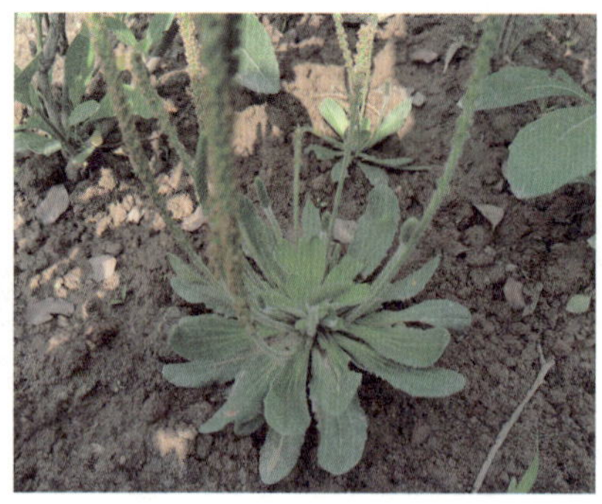
图 13-23　车前子原植物平车前

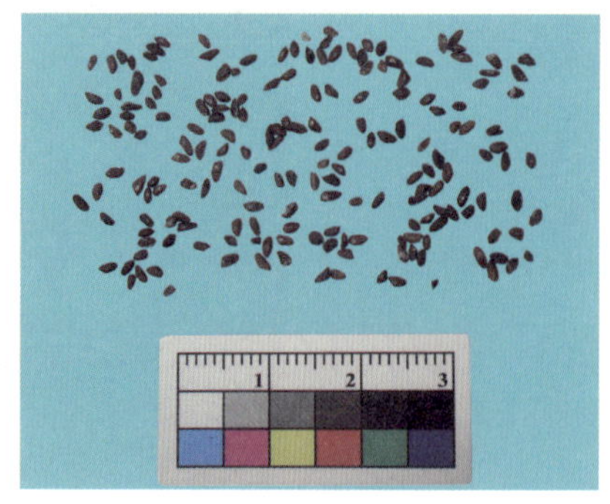

图 13-24　车前子饮片

[性效特点] 甘，微寒。归肝、肾、肺、小肠经。功效：利尿通淋，渗湿止泻，明目，祛痰。

本品甘寒而利，善于通利水道，清膀胱热结；利水湿，分清浊以渗湿止泻，利小便以实大便；且善清肝热而明目，入肺经兼能清肺祛痰止咳。

[临床应用]

1. 淋证，水肿。湿热下注于膀胱所致小便淋沥涩痛者，常配伍木通、滑石、瞿麦等使用（八正散）；水湿停滞所致水肿、小便不利者，可配伍猪苓、茯苓、泽泻等使用；病久肾虚，腰重脚肿者，配伍怀牛膝、熟地黄、山茱萸、肉桂等使用（济生肾气丸）。

2. 泄泻，尤宜于小便不利之水泻。水泻伴小便不利者单用本品研末，米饮送服；脾虚湿盛泄泻常配伍白术等使用；暑湿泄泻配伍香薷、茯苓、猪苓等使用（车前子散）。

3. 目赤肿痛，目暗昏花，翳障。目赤涩痛者常配伍菊花、决明子等使用；肝肾阴虚，两目昏花者，常配伍熟地黄、菟丝子等使用（驻景丸）。

4. 肺热咳嗽痰多者，多配伍瓜蒌、浙贝母、枇杷叶等使用。

[用量用法] 水煎服，9～15g，宜包煎。

[使用注意] 肾虚精滑者慎用。

[现代研究] 本品含车前子酸、桃叶珊瑚苷、琥珀酸、京尼平苷酸、黏液质等成分，有利尿、止咳、祛痰、降血压等作用。

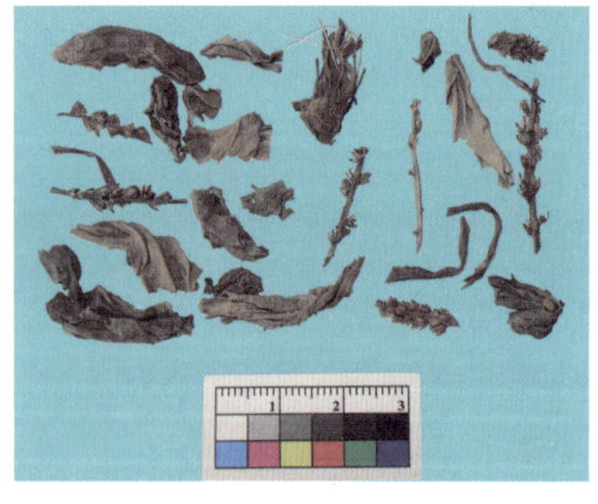

图 13-25　车前草饮片

[附]

车前草 chēqiáncǎo（Plantain Herb）

本品为车前科草植物车前 *Plantago asiatica* L. 或平车前 *Plantago depressssa* Willd. 的干燥全草（图 13-25）。其味甘，性寒；归肝、肾、肺、小肠经。功效：清热利尿通淋，祛痰，凉血，解毒。本品主要用于治疗热淋涩痛，水肿尿少，暑湿泄泻，痰热咳嗽，吐血衄血，热毒痈肿。内服或用鲜草捣烂外敷。水煎服，10～30g；鲜品加倍；外用适量。

滑石 huáshí（Talc）
《神农本草经》

[药物来源] 本品为硅酸盐类矿物滑石族滑石，主含含水硅酸镁 $[Mg_3 \cdot (Si_4O_{10}) \cdot (OH)_2]$（图 13-26～图 13-28），主产于山东、江西、辽宁等地。全年可采，以滑润、色白者为佳，砸成碎块研粉用，或水飞晾干用。

[性效特点] 甘、淡，寒。归膀胱、肺、胃经。功效：利尿通淋，清热解暑，收湿敛疮。

本品性滑利窍，寒可清热，能清膀胱湿热而通利水道；甘淡而寒，又能解暑热，利水分泌清浊，即“分水道，实大肠”；外用尚有清热收湿敛疮之功。

[临床应用]

1. 热淋，石淋，尿热涩痛。湿热下注之小便不利、热淋及尿闭者，常配伍木通、车前子、瞿麦等使用（八正散）；石淋可配伍海金沙、金钱草、木通等使用。

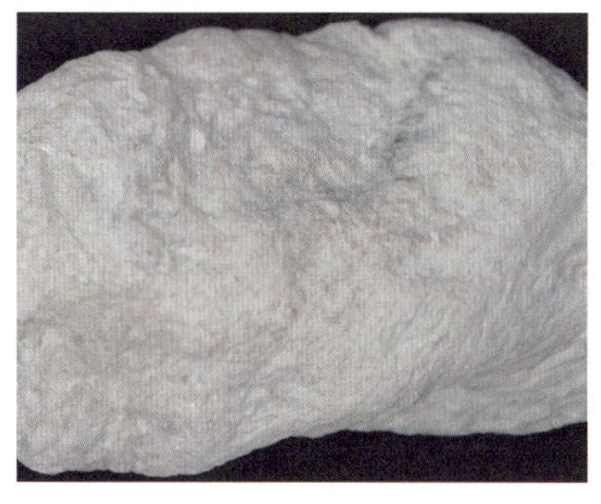
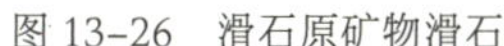
图 13-26　滑石原矿物滑石

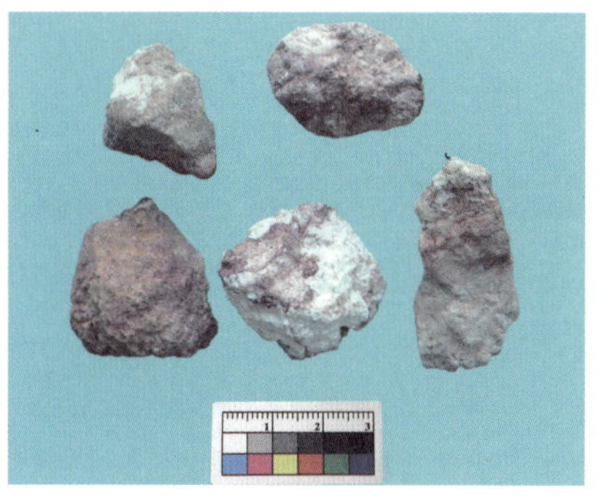
图 13-27　滑石药材

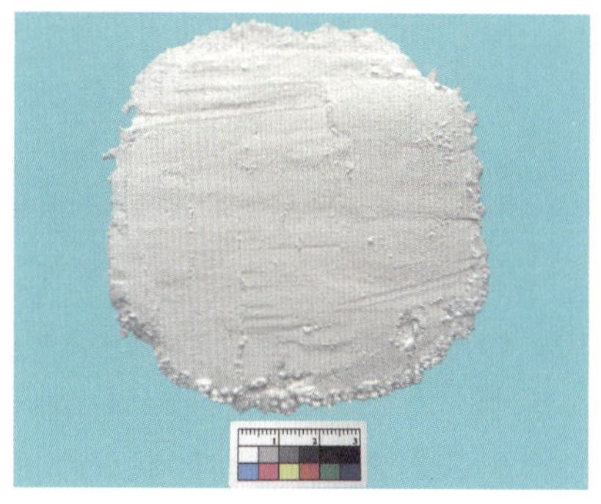
图 13-28　滑石饮片

2. 暑湿，湿温。暑热烦渴，小便短赤者，可配伍甘草使用（六一散）；湿温初起及暑温夹湿，头痛恶寒，身重、胸闷，脉弦细而濡者，常配伍薏苡仁、白豆蔻、苦杏仁等使用（三仁汤）。

3. 湿疮、痱子。湿疮常单用本品，或配伍枯矾、黄柏等使用，研为末，撒布患处；痱子配伍薄荷、甘草等使用，制成痱子粉外用。

[用量用法] 水煎服，10～20g。宜包煎。外用适量。

[使用注意] 脾虚、热病伤津及孕妇忌用。滑石粉使用过量，在腹部、直肠、阴道等可引起肉芽肿。

[现代研究] 本品含含水硅酸镁、氧化铝等成分。硅酸镁有吸附和收敛作用，内服能保护肠壁，止泻而不引起肠胀气；外用滑石粉有保护创面、吸收分泌物、促进结痂的作用。

木通 mùtōng（Akebia Stem）
《神农本草经》

[药物来源] 本品为木通科植物木通 *Akebia quinata*（Thunb.）Decne.、三叶木通 *Akebia trifoliata*（Thunb.）Koidz. 或白木通 *Akebia trifoliata*（Thunb.）Koidz. var. *australis*（Diels）Rehd. 的干燥藤茎（图 13-29～图 13-32）。木通主产于陕西、山东、江苏等地；三叶木通主产于河北、山西、山东等地；白木通主产于西南地区。秋季采收，截取茎部，去细枝，阴干，洗净润透，晒干，以条粗、均匀者为佳，生用。

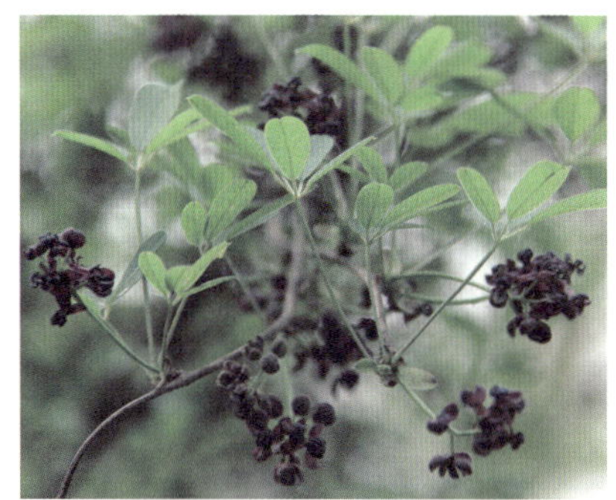
图 13-29　木通原植物木通

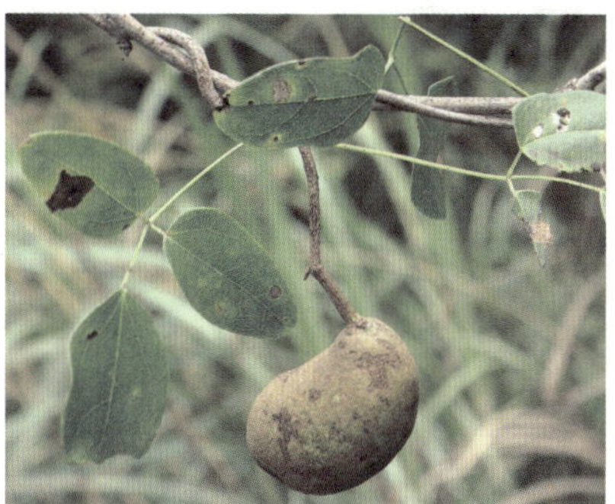
图 13-30　木通原植物三叶木通

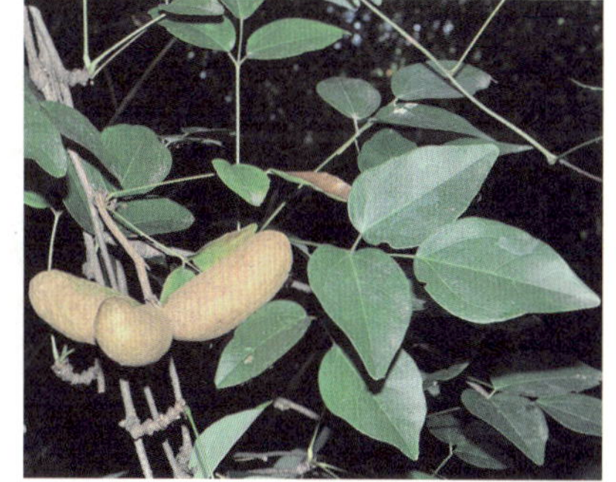
图 13-31　木通原植物白木通

[性效特点] 苦，寒。归心、小肠、膀胱经。功效：利尿通淋，清心除烦，通经下乳。

本品味苦性大寒，性偏通利，上能清心经之火，下利膀胱、小肠之湿热；又可通利血脉关节，利痹、通乳。

[临床应用]

1. 热淋涩痛，水肿。膀胱湿热所致小便短赤，淋沥涩痛者，常配伍车前子、滑石等使用；水肿常配伍猪苓、桑白皮等使用。

2. 心火上炎，口舌生疮或心火下移小肠而致心烦、尿赤者，多配伍生地黄、甘草、竹叶等使用。

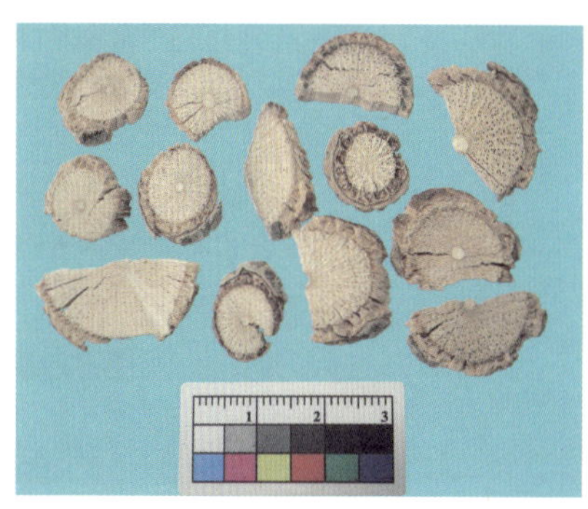
图 13-32　木通饮片

3. 经闭乳少。血瘀经闭可配伍红花、桃仁、丹参等使用；乳汁短少或不通者可配伍王不留行等使用。

4. 湿热痹证，可配伍桑枝、海桐皮、防己、薏苡仁、秦艽等使用。

[用量用法] 水煎服，3～6g。

[使用注意] 本品用量不宜过大、不宜久服；孕妇慎用，津亏、滑精、内无湿热者、儿童与年老体弱者慎用。

[现代研究] 本品含木通皂苷、常青藤皂苷元、齐墩果酸等成分，有利尿、抗炎、抗菌等作用，对痢疾杆菌、伤寒杆菌及某些皮肤真菌有抑制作用。

[附]

1. 关木通 guānmùtōng（Manchurian Dutchmans Pipe Stem）

本品为马兜铃科植物东北马兜铃 *Aristolochia manshuriensis* Kom. 的干燥藤茎（图 13–33、图 13–34）。秋季采收。晒干，切片。其味苦，性寒，有毒；归心、小肠、膀胱经。功效：清心火，利小便，通经下乳。本品主要用于治疗口舌生疮，心烦、尿赤，水肿，热淋涩痛，白带，经闭乳少以及湿热痹痛等。水煎服，3～6g。

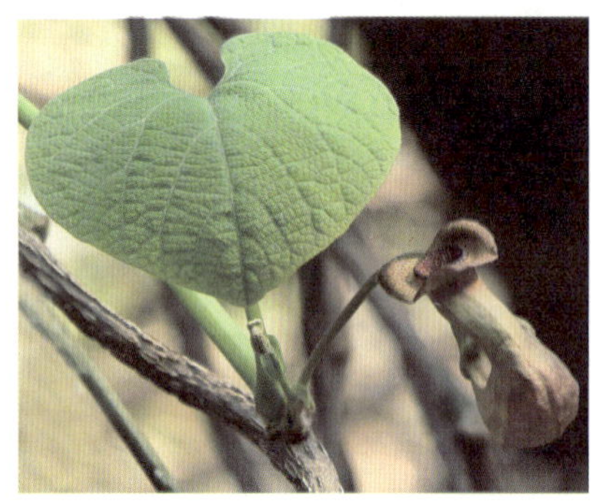

图 13–33　关木通原植物东北马兜铃

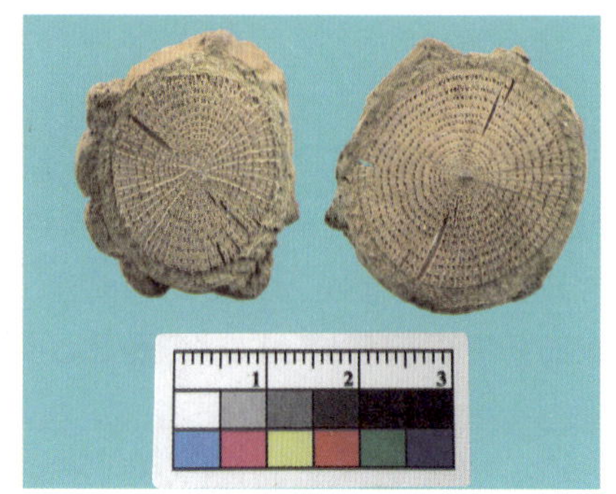

图 13–34　关木通饮片

2. 川木通 chuānmùtōng（Armand Clematis Stem）

本品为毛茛科植物小木通 *Clematis armandii* Franch. 或绣球藤 *Clematis montana* Buch.-Ham. 的干燥藤茎（图 13–35～图 13–38）。生用。其味淡、苦，性寒；归心、肺、小肠、膀胱经。功效：利尿通淋，清心除烦，通经下乳。本品主要用于治疗水肿，淋证，心烦尿赤，口舌生疮，经闭乳少，关节湿热痹痛。水煎服，3～6g。孕妇慎用。

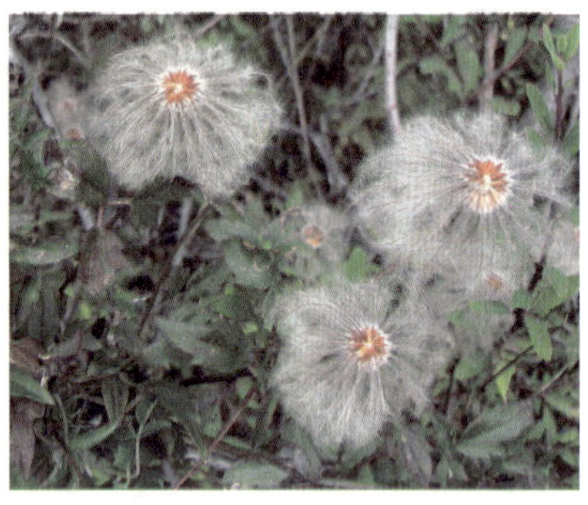

图 13–35　川木通原植物小木通

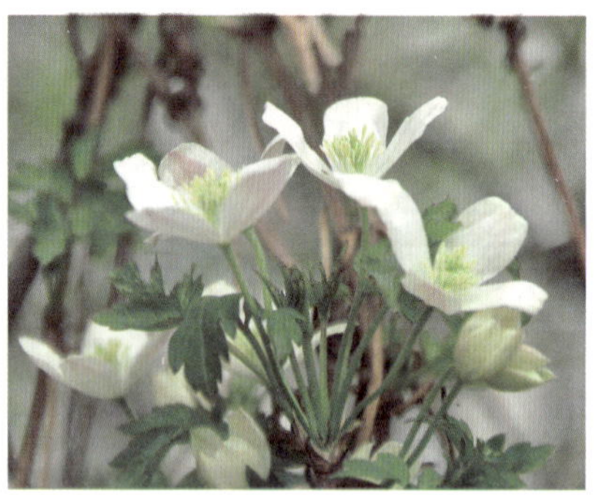

图 13–36　川木通原植物绣球藤

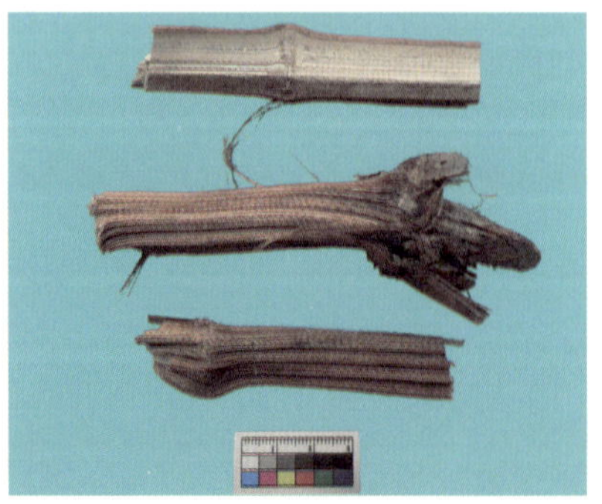

图 13–37　川木通药材

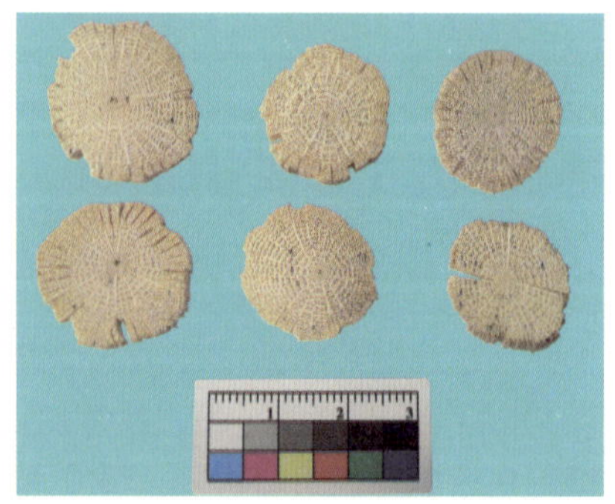

图 13–38　川木通饮片

通草 tōngcǎo（Ricepaperplant Pith）
《本草拾遗》

［药物来源］ 本品为五加科植物通脱木 *Tetrapanax papyrifer*（Hook.）K. Koch 的干燥茎髓（图 13-39、图 13-40），主产于贵州、云南、四川等地。秋季割取茎，截成段，趁鲜取出茎髓，理直，晒干，切片，以条粗壮、色洁白、有弹性、空心有隔膜者为佳，生用。

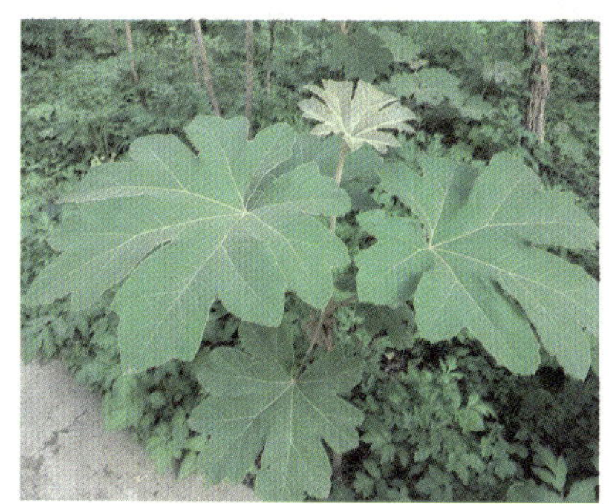
图 13-39　通草原植物通脱木

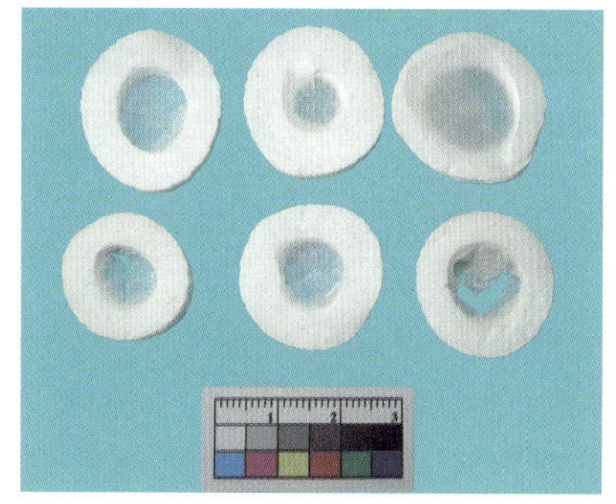
图 13-40　通草饮片

［性效特点］ 甘、淡，微寒。归肺、胃经。功效：利尿通淋，通气下乳。

本品药性微寒、味甘淡而质轻，入肺经能引热下降而利小便，既通淋，又消肿；入胃经能使胃气上达而下乳汁。

［临床应用］

1. 淋证，水肿。热淋之小便不利，淋沥涩痛者，常配伍冬葵子、滑石、石韦等使用（通草饮子）；石淋可配伍金钱草、海金沙等使用；血淋可配伍石韦、白茅根、蒲黄等使用；水湿停蓄之水肿尿少证，配伍猪苓、地龙、麝香等使用，研末，米汤送服（通草散）。

2. 产后乳汁不畅，甚或不下，常配伍甘草、猪蹄等使用（通乳汤）。

［用量用法］ 水煎服，3～5g。

［使用注意］ 孕妇慎用。

［现代研究］ 本品主含三萜类及其三萜皂苷类化合物，此外还含有甾苷、黄酮类、苯衍生物类、神经酰胺类，以及 Zn、Fe、Mn 等 21 种微量元素，有明显利尿作用，并能明显增加尿钾排出量，有促进乳汁分泌等作用，尚有调节免疫、抗氧化、抗炎和解热等作用。

［药物比较］ 木通，味苦，性寒，主归心、小肠、膀胱经。通草，味甘、淡，性微寒，主归肺、胃经。二者均能利水渗湿，用于治疗湿热淋证。不同之处：木通能清心火，治疗口舌生疮、心烦尿赤；兼通经下乳，治疗经闭乳少、湿热痹证。通草通气下乳，治疗产后乳汁不下。

瞿麦 qúmài（Lilac Pink Herb）
《神农本草经》

［药物来源］ 本品为石竹科植物瞿麦 *Dianthus superbus* L. 和石竹 *Dianthus chinensis* L. 的干燥地上部分（图 13-41～图 13-43），主产于河北、河南、辽宁等地。夏秋二季花果期采割，晒干，切段，以色青绿、花未开放者为佳，生用。

［性效特点］ 苦，寒。归心、小肠经。功效：利尿通淋，活血通经。

本品苦寒降泄，能清心与小肠之火，能导热下行，具有利尿通淋之功。《本草备要》载其“降心火，利小肠，逐膀胱邪热，为治淋要药”。《日华子本草》载其“催生，治月经不通，破血块，排脓”。

［临床应用］

1. 淋证，尤善治热淋。热淋涩痛者常配伍萹蓄、木通、车前子等使用（八正散）；小便淋沥有血、涩痛者可配伍栀子、甘草等使用（立效散）；石淋，小便不通者，常配伍石韦、滑石、冬葵子等使用（石韦散）。

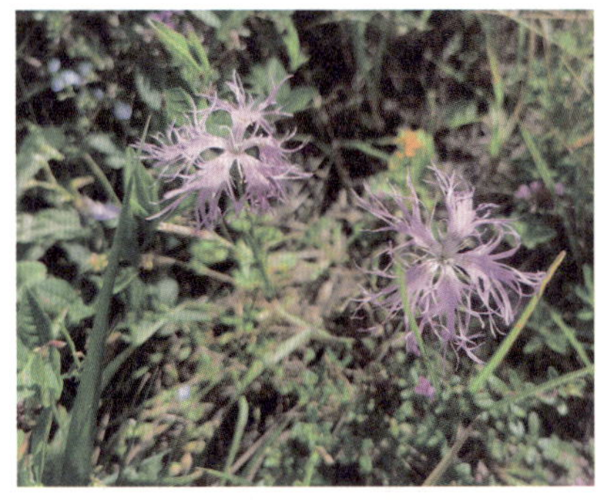
图 13-41　瞿麦原植物瞿麦

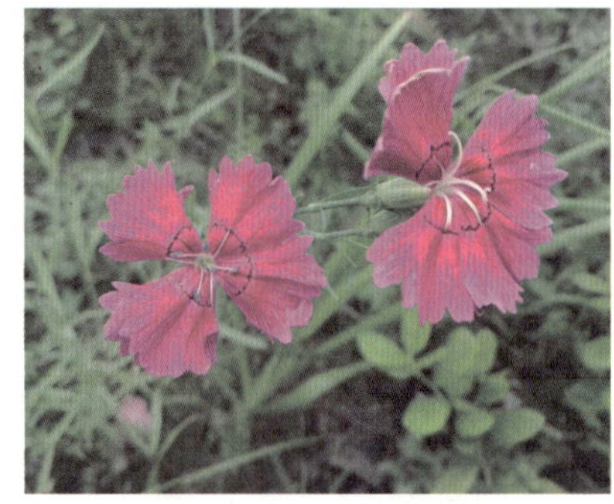
图 13-42　瞿麦原植物石竹

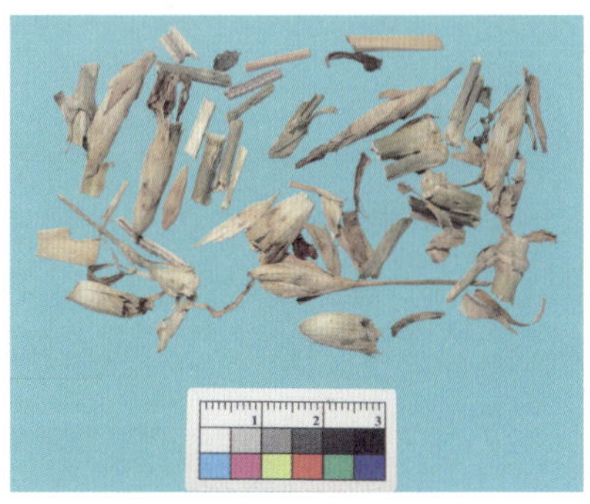

图 13-43　瞿麦饮片

2. 血热瘀阻之经闭或月经不调者，配伍桃仁、红花、丹参、赤芍等使用。

[用量用法] 水煎服，9～15g。

[使用注意] 孕妇慎用。

[现代研究] 本品主含皂苷类、环肽类、黄酮类、蒽醌类、有机酸类成分，还含有少量挥发油类、生物碱类成分，有显著的利尿作用，又能兴奋肠管、降血压，对绿脓杆菌、金黄色葡萄球菌、大肠埃希菌、伤寒杆菌、弗氏痢疾杆菌等有抑制作用，还有杀灭血吸虫的作用。

萹蓄 biǎnxù（Common Knotgrass Herb）
《神农本草经》

[药物来源] 本品为蓼科植物萹蓄 *Polygonum aviculare* L. 的干燥地上部分（图 13-44～图 13-46），主产于河南、四川、浙江等地。夏季叶茂盛时采收，晒干，切段，以色绿、叶多、质嫩、无杂质者为佳，生用。

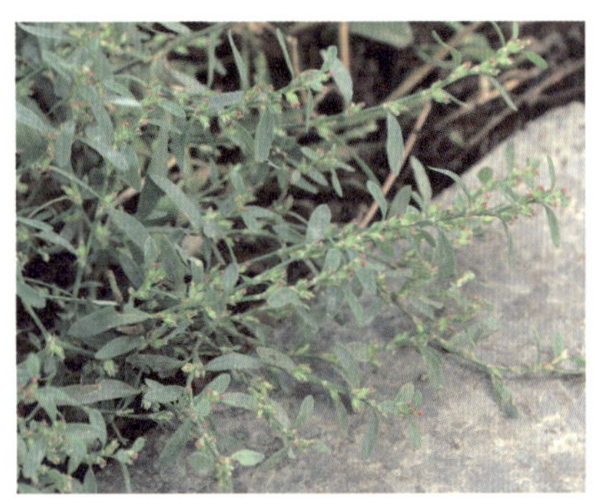
图 13-44　萹蓄原植物萹蓄

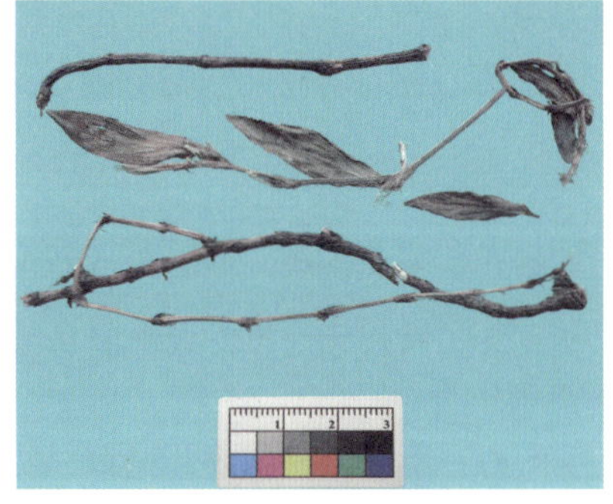

图 13-45　萹蓄药材

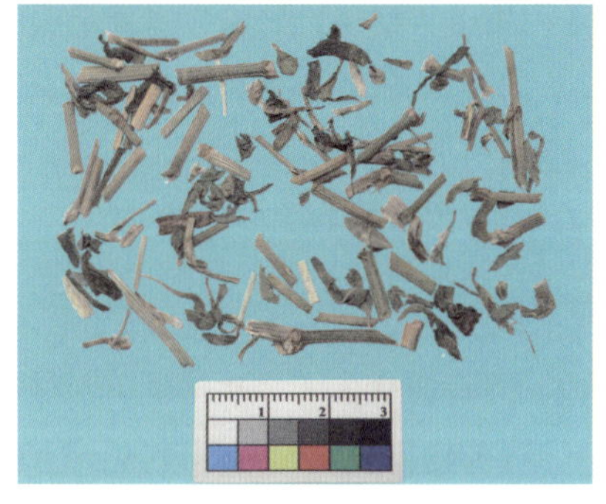

图 13-46　萹蓄饮片

[性效特点] 苦，微寒。归膀胱经。功效：利尿通淋，杀虫止痒。

本品性微寒，主入膀胱经，能清利下焦湿热；苦能燥湿，又善杀蛔虫、蛲虫、钩虫；兼有祛湿止痒之功。《神农本草经》载其“主浸淫疥瘙，疽痔，杀三虫”，《本草汇言》载其“利湿热，通小便之药也”。

[临床应用]

1. 淋证。热淋涩痛、小便短赤及石淋，配伍木通、瞿麦、车前子等使用（八正散）；血淋配伍大蓟、小蓟、白茅根等使用。

2. 虫证、湿疹、阴痒。蛔虫腹痛，面色青，可单用本品浓煎服；小儿蛲虫，下部痒，可单用本品水煎，空腹饮之，或用本品煎汤，熏洗肛门；湿疹、湿疮、阴痒等证可单用本品煎水外洗，或可配伍地肤子、蛇床子、荆芥等煎水外洗。

[用量用法] 水煎服，9～15g；鲜者加倍；外用适量。

[使用注意] 脾虚者慎用。

[现代研究] 本品含萹蓄苷等成分，有明显利尿作用，并对金黄色葡萄球菌、弗氏痢疾杆菌、铜绿假单胞菌、羊毛状小孢子菌、霉菌等有抑制作用。

[药物比较] 瞿麦，味苦，性寒，主归心、小肠经。萹蓄，味苦，性微寒，主归膀胱经。二者均能利水通淋，用于治疗湿热淋证。不同之处：瞿麦偏清心与小肠火，尤适于治热淋；又活血通经，治疗闭经及月经不调。萹蓄又杀虫止痒，治虫积腹痛，湿疹，阴痒。

地肤子 dìfūzǐ（Belvedere Fruit）
《神农本草经》

[药物来源] 本品为藜科植物地肤 *Kochia scoparia*（L.）Schrad. 的干燥成熟果实（图 13-47、图 13-48），大部分地区有产。秋季果实成熟时采收植株，晒干，打下果实，以灰绿色、饱满者为佳，生用。

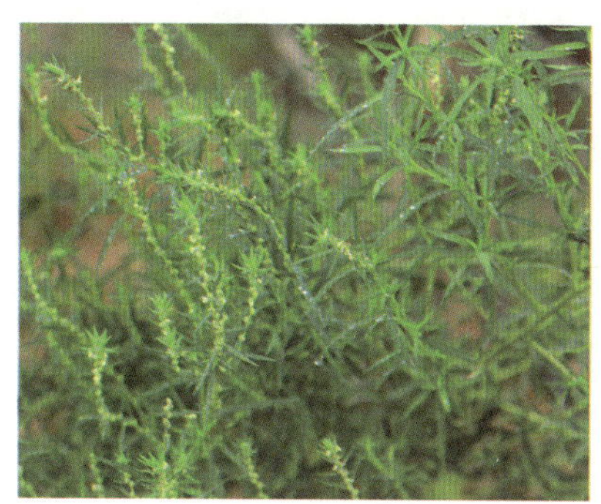

图 13-47　地肤子原植物地肤

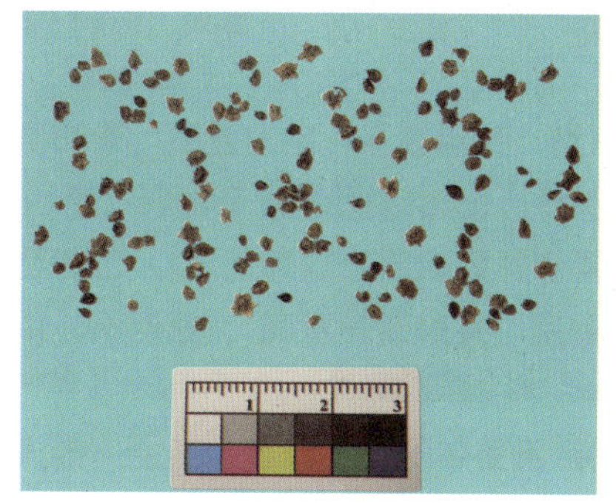

图 13-48　地肤子饮片

[性效特点] 辛、苦，寒。归肾、膀胱经。功效：利尿通淋，清热利湿，止痒。

本品药性苦寒降泄，既能清利下焦之湿热而通淋，又能清除皮肤中之湿热与风邪而止痒。《滇南本草》载其"利膀胱小便积热，洗皮肤之风，疗妇人诸经客热，清利胎热，妇人湿热带下用之良"。

[临床应用]

1. 淋证。膀胱湿热，小便不利，淋沥涩痛者，常配伍木通、瞿麦、冬葵子等使用（地肤子汤）。

2. 阴痒带下、风疹、湿疹。风疹、湿疹、皮肤瘙痒常配伍白鲜皮、蝉蜕、黄柏等使用；下焦湿热，外阴湿痒者，常配伍苦参、龙胆草、白矾等使用，煎汤外洗患处；湿热带下配伍黄柏、苍术等使用。

[用量用法] 水煎服，6～15g。外用，适量。

[使用注意] 多尿及无湿热者忌用。

[现代研究] 本品主含三萜皂苷、黄酮、脂肪油、维生素 A 类物质等，有抑菌、抑制单核巨噬系统的吞噬功能及迟发型超敏反应、抗辐射、升白细胞、增强免疫、溶血及较弱的利尿作用。

海金沙 hǎijīnshā（Japanese Climbing Fern Spore）
《嘉祐本草》

[药物来源] 本品为海金沙科植物海金沙 *Lygodium japonicum*（Thunb.）Sw. 的干燥成熟孢子（图 13-49、图 13-50），主产于广东、浙江等地。秋季孢子未脱落时采割藤叶，晒干，搓揉或打下孢子，去藤叶，以粒细、质轻、有光滑感者为佳，生用。

[性效特点] 甘、咸，寒。归膀胱、小肠经。功效：利尿通淋，止痛。

本品性偏下降，既善清小肠、膀胱湿热，又善止尿道疼痛。《本草纲目》载其"治湿热肿满，小便热淋、膏淋、血淋、石淋、茎痛，解热毒气"。

[临床应用] 淋证，尤善止尿道疼痛，为治诸淋涩痛之要药。热淋急病单用本品研为末，甘草汤送服；血淋单用本品为末，新汲水或砂糖水送服；石淋配伍鸡内金、金钱草等使用；膏淋配伍滑石、麦冬、甘草等使用（海金沙散）；水肿常配伍泽泻、猪苓、防己、木通等使用。

[用量用法] 水煎服，6～15g。宜包煎。

[使用注意] 肾阴亏虚者慎服。

[现代研究] 本品主含脂肪油、海金沙素、高丝氨酸、咖啡酸、香豆酸，有抑菌、排石、利胆等作用。

[附]

海金沙藤 hǎijīnshāténg （Japanese Climbing Fern Herb）

本品为海金沙科植物海金沙 *Lygodium japonicum*（Thunb.）Sw. 的干燥地上部分（图 13–51），性能功效与海金沙相似，兼能清热解毒，主要用于治疗淋证涩痛、疮痈肿毒、痄腮、黄疸等。水煎服，15～30g。外用适量，煎汤外洗或捣敷。

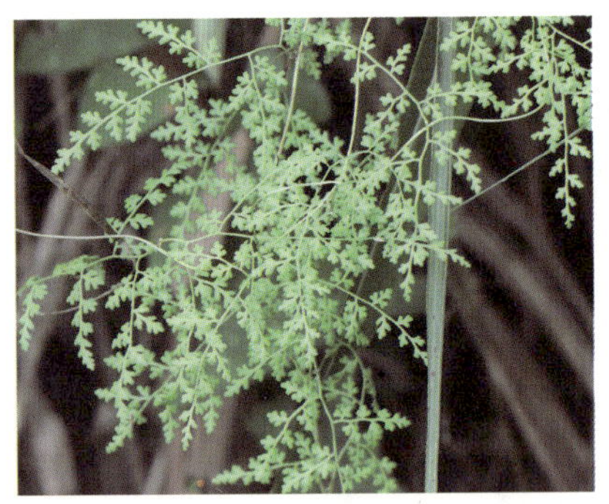
图 13–49　海金沙原植物海金沙

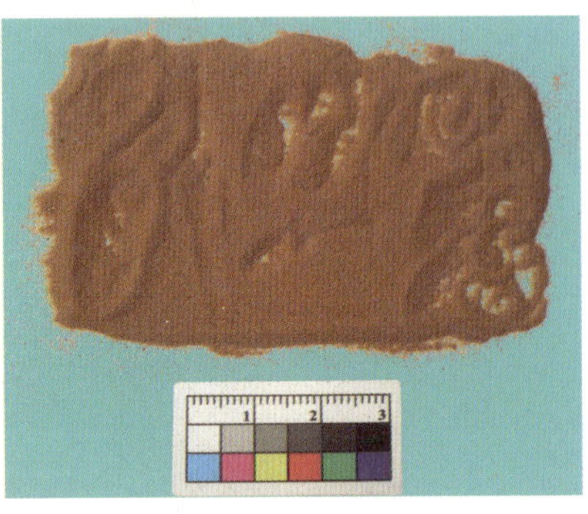
图 13–50　海金沙饮片

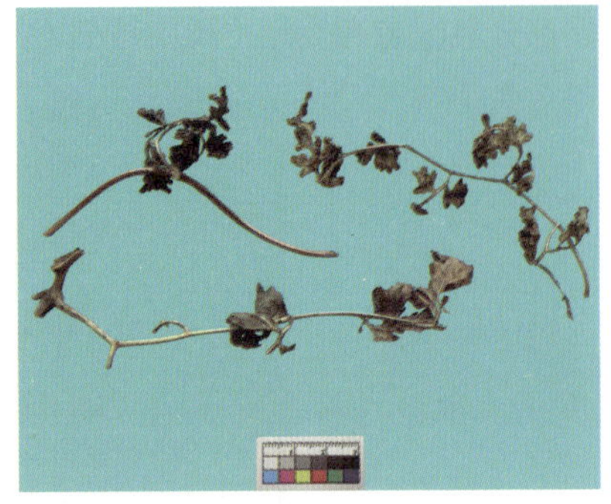
图 13–51　海金沙藤药材

石韦 shíwéi（Pyrrosia Leaf）
《神农本草经》

[药物来源] 本品为水龙骨科植物庐山石韦 *Pyrrosia sheareri*（Bak.）Ching、石韦 *Pyrrosia lingua*（Thunb.）Farwell 或有柄石韦 *Pyrrosia petiolosa*（Christ）Ching 的干燥叶（图 13–52～图 13–55），主产于浙江、湖北、河北等地。全年均可采收，晒干或阴干，切段，以叶片完整、叶厚而大、背面色发红且有小点者为佳，生用。

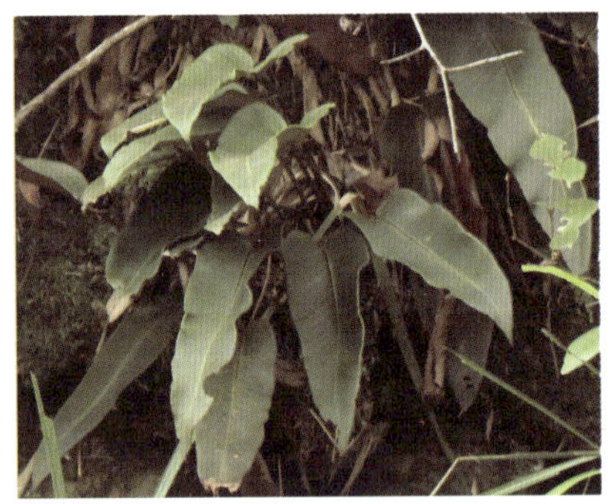
图 13–52　石韦原植物庐山石韦

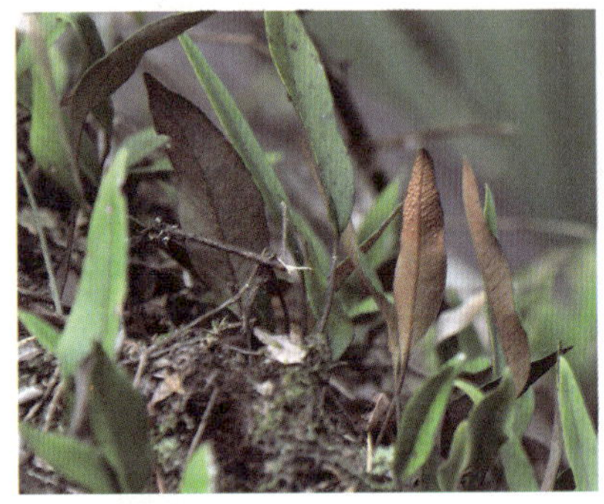
图 13–53　石韦原植物石韦

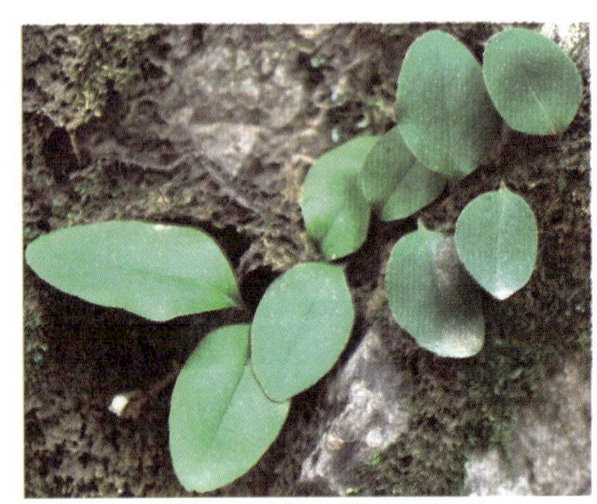
图 13–54　石韦原植物有柄石韦

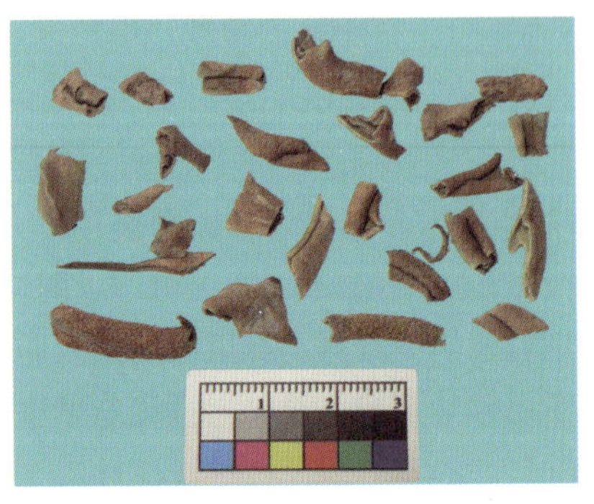
图 13–55　石韦药材

[性效特点] 甘、苦，微寒。归肺、膀胱经。功效：利尿通淋，清肺止咳，凉血止血。

本品药性寒凉，既能清利膀胱而通淋，又能凉血以止血；入肺经兼能清肺热止咳喘。《神农本草经》载其“主劳热邪气，五癃闭不通，利小便水道”。

[临床应用]

1. 淋证，尤宜于血淋。血淋常配伍当归、蒲黄、芍药等使用（石韦散）；热淋多配伍滑石等使用，研末服；石淋配伍滑石为末，用米饮或蜂蜜水冲服（石韦散）。

2. 肺热咳喘气急，可配伍鱼腥草、黄芩、芦根等使用。

3. 血热妄行之吐血、衄血、尿血、崩漏，单用或配伍侧柏叶、栀子、丹参等使用。

[用量用法] 水煎服，6～12g。

[使用注意] 阴虚而无湿热者禁用。

[现代研究] 本品含绿原酸、山柰酚、芒果苷、异芒果苷等成分，有抑制金黄色葡萄球菌、变形杆菌、大肠埃希菌，以及镇咳、祛痰、抗癌、促进白细胞生长的作用。

萆薢 bìxiè（Hypoglaucous Collett Yam Rhizome）
《神农本草经》

[药物来源] 本品为薯蓣科植物绵萆薢 *Dioscorea septemloba* Thunb.、福州薯蓣 *Dioscorea futschauensis* Uline ex R. Knuth 或粉背薯蓣 *Dioscorea hypoglauca* Palibin 的干燥根茎（图 13-56～图 13-59）。前两种称绵萆薢，主产于浙江、福建等地；后一种称粉萆薢，主产于浙江、安徽、江西等地。春秋二季采挖，去须根，切片，晒干，绵萆薢以片大而薄、切面灰白色者为佳。粉萆薢以片大而薄、切面黄白色者为佳，生用。

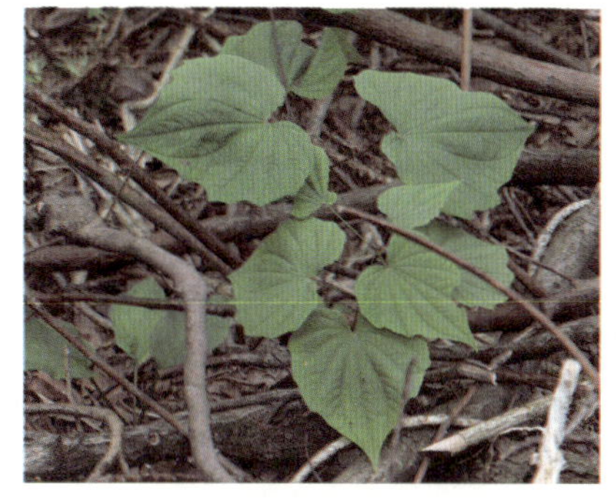

图 13-56　萆薢原植物绵萆薢

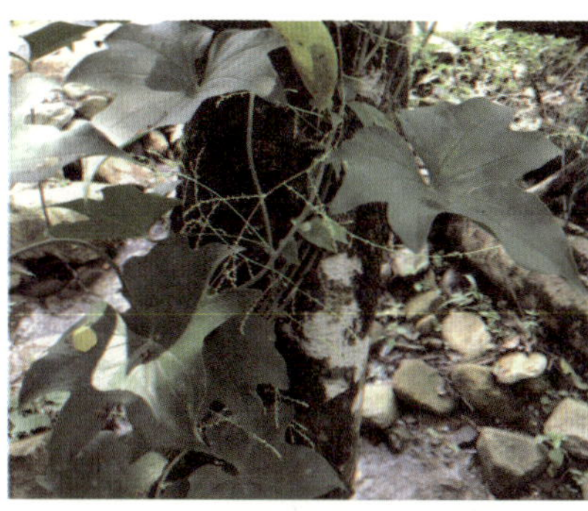

图 13-57　萆薢原植物福州薯蓣

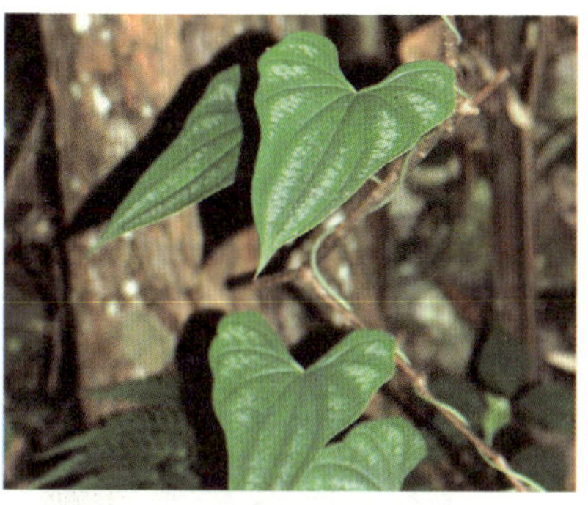

图 13-58　萆薢原植物粉背薯蓣

[性效特点] 苦，平。肾、胃经。功效：利湿去浊，祛风除痹。

本品味苦性平，善利湿而分清去浊，且有祛风除湿，通络止痛之功。《神农本草经》载其“主腰背痛，强骨节，风寒湿周痹，恶疮不瘳，热气”。

[临床应用]

1. 膏淋，白浊，为膏淋之要药。膏淋，小便浑浊，白如米泔，常配伍乌药、益智仁、石菖蒲等使用（萆薢分清饮）；妇女白带属湿盛者常配伍猪苓、白术、泽泻等使用。

2. 风湿痹痛。腰膝痹痛，筋脉屈伸不利，偏于寒湿者，配伍附子、怀牛膝等使用（萆薢丸）；腰膝痹痛，筋脉不利，属湿热者，可配伍黄柏、忍冬藤、防己等使用。

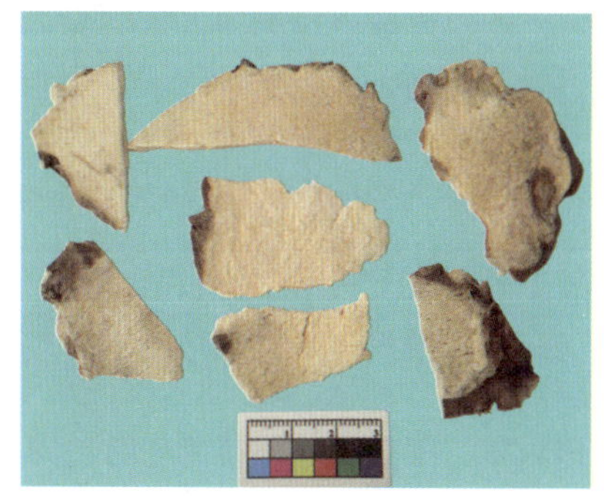

图 13-59　萆薢饮片

[用量用法] 水煎服，9～15g。

[使用注意] 肾阴亏虚遗精滑泄者慎用。

[现代研究] 本品含薯蓣皂苷、粉萆皂苷及鞣质、淀粉、蛋白质等成分，有抗痛风、抗骨质疏松、抗心肌缺血、抗肿瘤、抗菌等作用，现代临床常用于治疗急性肾炎、乳糜尿、尿酸性关节炎和腰脊痛等病。

附：其他利尿通淋药

表 13-2　其他利尿通淋药

药名	药性	功效	主治证	用法用量
冬葵子	甘、涩，凉；归大肠、小肠、膀胱经	利尿通淋，下乳，润肠	淋证，乳汁不通，乳房胀痛，便秘	水煎服，3～9g。脾虚便溏者与孕妇慎用
灯心草	甘、淡，微寒；归心、肺、小肠经	利尿通淋，清心降火	淋证，心烦失眠，口舌生疮。	水煎服，1～3g；外用适量

第三节 利湿退黄药

利湿退黄药（herbs that clear damp-heat and relieve jaundice）性味多苦寒，主入脾、胃、肝、胆经。苦寒则能清泄湿热，以利湿退黄为主要作用，症见目黄、身黄、小便黄等。部分药物还可用于湿疮痈肿等病证。临证可根据阳黄、阴黄之湿热寒湿偏重之不同，选择适当配伍治疗。

掌握层次：A. 茵陈、金钱草、虎杖。

茵陈 yīnchén（Virgate Wormwood Herb）
《神农本草经》

［药物来源］ 本品为菊科植物滨蒿 *Artemisia scoparia* Waldst. et Kit. 或茵陈蒿 *Artemisia capillaris* Thunb. 的干燥地上部分（图 13–60～图 13–62），主产于陕西、山西、安徽等地。春季幼苗高 6～10cm 时采收，或秋季花蕾长成时采割。春季采收的习称绵茵陈；秋季采收的习称茵陈蒿。除去杂质及老茎，以质嫩、绵软、色灰白、香气浓者为佳，晒干生用。

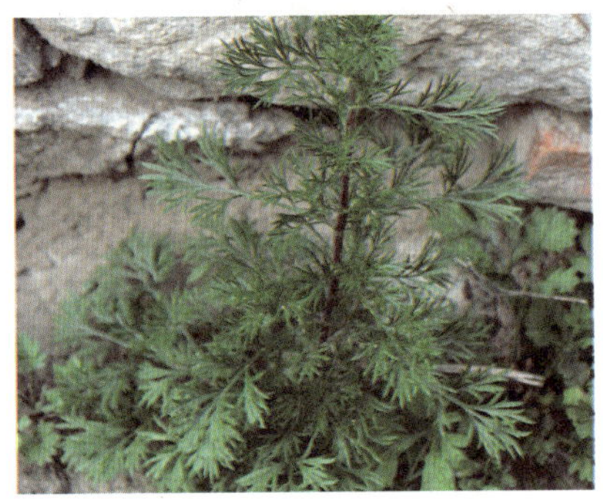
图 13–60 茵陈原植物滨蒿

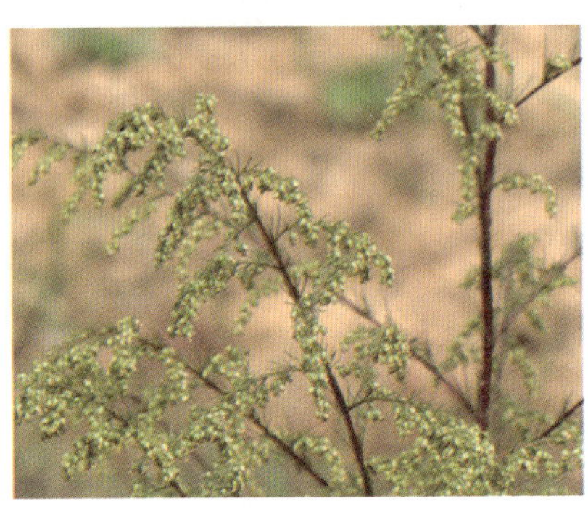
图 13–61 茵陈原植物茵陈蒿

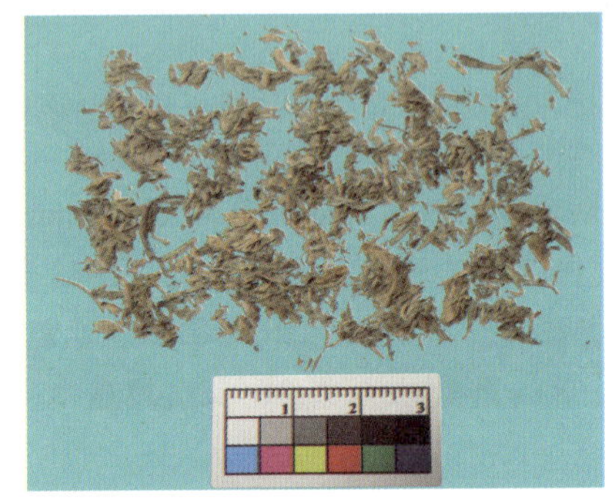
图 13–62 茵陈饮片

［性效特点］ 苦、辛，微寒。归脾、胃、肝、胆经。功效：清利湿热，利胆退黄。

本品药性苦泄下降，性寒清热，善清利脾胃肝胆湿热，使之从小便而去，利胆退黄效佳，尚有一定清湿热止痒之效。《名医别录》载本品有治“通身发黄，小便不利，除头痛，去伏瘕”之功。

［临床应用］

1. 黄疸尿少，为治疗黄疸之要药。身目发黄，小便短赤之阳黄证者，常配伍栀子、黄柏、大黄等使用（茵陈蒿汤）；黄疸湿重于热者配伍茯苓、猪苓等使用（茵陈五苓散）；脾胃寒湿郁滞，阳气不得宣运之阴黄者，配伍附子、干姜等使用（茵陈四逆汤）。

2. 湿疮瘙痒。湿热内蕴之风痒隐疹，湿疮瘙痒，单用本品煎汤外洗，或配伍黄柏、苦参、地肤子等使用。

3. 湿温暑湿。外感湿温或暑湿，身热倦怠，胸闷腹胀，小便不利者，常配伍滑石、黄芩、木通等使用（甘露消毒丹）。

［用量用法］ 水煎服，6～15g。外用，适量。煎汤熏洗。

［使用注意］ 蓄血发黄者及血虚萎黄者慎用。

［现代研究］ 本品主含挥发油及香豆素，尚含黄酮、有机酸、呋喃类等成分，有显著利胆作用，并对结核分枝杆菌、伤寒杆菌、流感病毒及多种皮肤真菌有较强的抑制作用，还有较强的解热和降血压的作用。

金钱草 jīnqiáncǎo（Christina Loosestrife）
《本草纲目拾遗》

［药物来源］ 本品为报春花科草本植物过路黄 *Lysimachia christinae* Hance 的干燥全草（图 13–63、图 13–64），

江南各地均有产，主产于四川。夏秋二季采收，晒干，切段，以叶大、色绿者为佳，生用。

[性效特点] 甘、咸，微寒。归肝、胆、肾、膀胱经。功效：利湿退黄，利尿通淋，解毒消肿。

本品味甘咸性寒，既能清肝胆之热，又能除下焦湿热，具清热利湿退黄之效；可清肝胆湿热、利尿以助除结石，故善排结石；尚有解毒退肿之力。

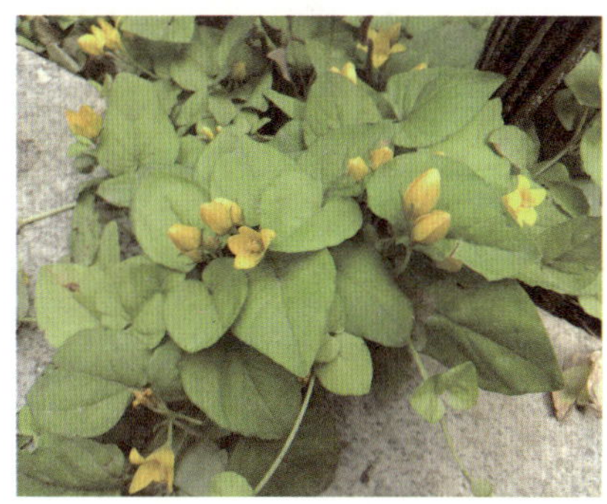

图 13-63　金钱草原植物过路黄

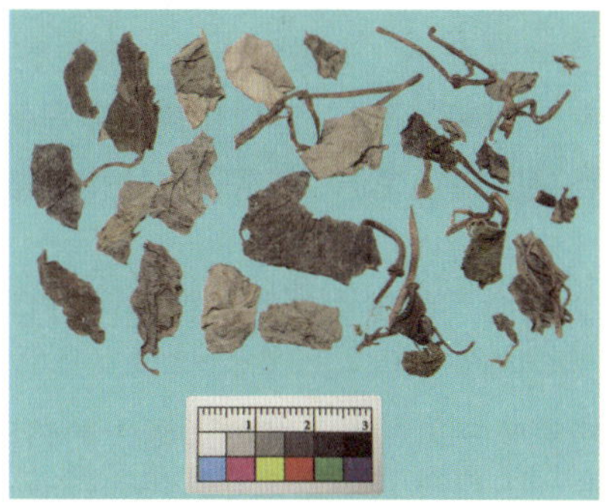

图 13-64　金钱草饮片

[临床应用]

1. 湿热黄疸，胆胀胁痛。湿热黄疸常配伍茵陈蒿、栀子、虎杖等使用；肝胆结石，胆胀胁痛者，可配伍茵陈蒿、黄芩、大黄、郁金等使用（利胆排石片）。

2. 石淋，热淋。石淋单用本品大剂量煎汤代茶饮，或配伍海金沙、鸡内金、滑石等使用；热淋常配伍车前子、萹蓄等使用。

3. 痈肿疔疮，毒蛇咬伤，鲜品捣汁内服或捣烂外敷，或配伍蒲公英、野菊花等使用。

[用量用法] 水煎服，15～60g；鲜品加倍；外用适量。

[使用注意] 阴疸及脾虚泄泻者忌内服本药鲜品所捣汁液。

[现代研究] 本品主含酚性成分、黄酮类及甾醇、氨基酸、鞣质、挥发油、胆碱、钾盐等，尚含多糖及多种微量元素，能促进胆汁分泌与排泄，有溶解结石的作用。

[附]

1. 连钱草 liánqiáncǎo（Long Tube Ground Ivy）

本品为唇形科植物活血丹 *Glechoma longituba*（Nakai）Kupr. 的干燥地上部分（图 13-65、图 13-66），又名江苏金钱草。其味辛、微苦，性微寒；归肝、肾、膀胱经。功效：利湿通淋，清热解毒，散瘀消肿。本品主要用于治疗热淋、石淋、湿热黄疸、疮痈肿痛、跌打损伤等。水煎服，15～30g。外用适量，煎汤外洗。

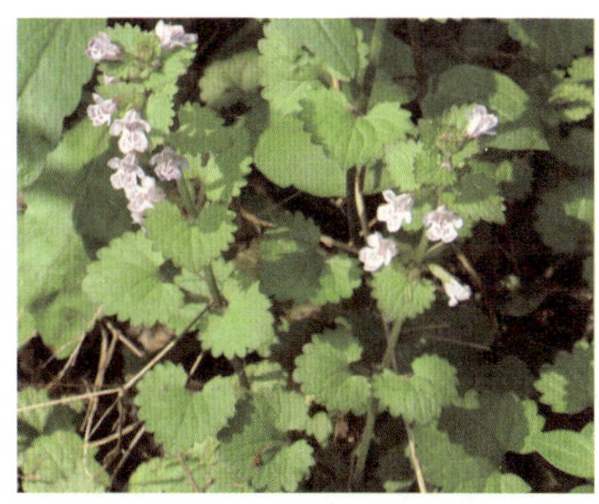

图 13-65　连钱草原植物活血丹

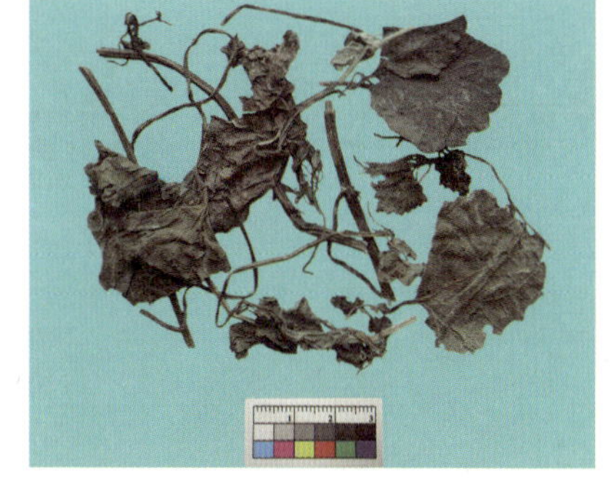

图 13-66　连钱草饮片

2. 广金钱草 guǎngjīnqiáncǎo（Snowbell Leaf Tickclover）

本品为豆科植物广金钱草 *Desmodium styracifolium*（Osb.）Merr. 的干燥地上部分（图 13-67、图 13-68）。其味甘、淡，性凉；归肝、肾、膀胱经。功效：利湿退黄，利尿通淋。本品主要用于治疗黄疸尿赤、热淋、石淋、小便涩痛、水肿尿少等。水煎服，15～30g。

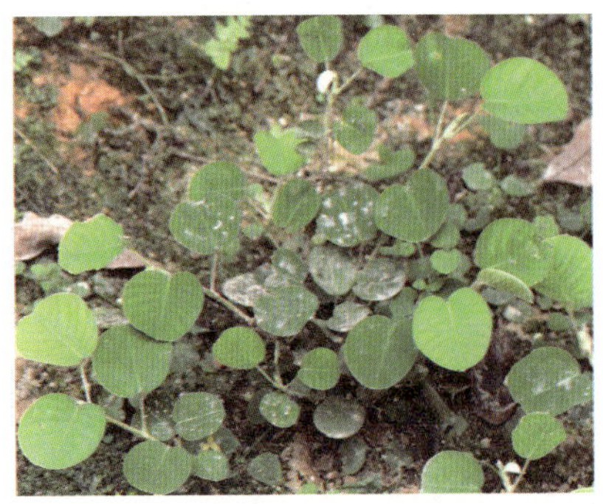

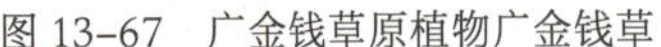

图 13-67 广金钱草原植物广金钱草

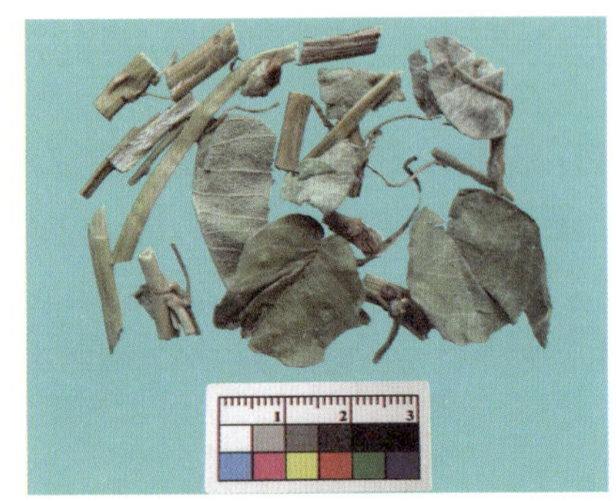

图 13-68 广金钱草饮片

3. 江西金钱草 jiāngxījīnqiáncǎo（Batrachium-like Lawn Pennywort Herb）

本品为伞形科植物白毛天胡荽 *Hydrocotyle sibthorpiodes* Lam. var. *batrachium*（Hance）Hand.-Mazz. 的干燥地上部分（图 13-69、图 13-70）。其味甘、淡、微辛，性凉；归肝、胆、肾经。功效：清热利湿，解毒消肿。本品主要用于治疗湿热黄疸，痢疾，淋证等。水煎服，10～15g。

4. 小金钱草 xiǎojīnqiáncǎo（Creeping Dichondra Herb）

本品为旋花科植物马蹄金 *Dichondra repens* Forst. 的干燥地上部分（图 13-71）。其味苦、辛，性凉；归肺、肝、胆经。功效：清热利湿，利水消肿，活血解毒。本品主要用于治疗湿热黄疸，湿热下痢，热淋，水肿，小便不利，疔疮肿毒，跌打损伤等。水煎服，10～30g。

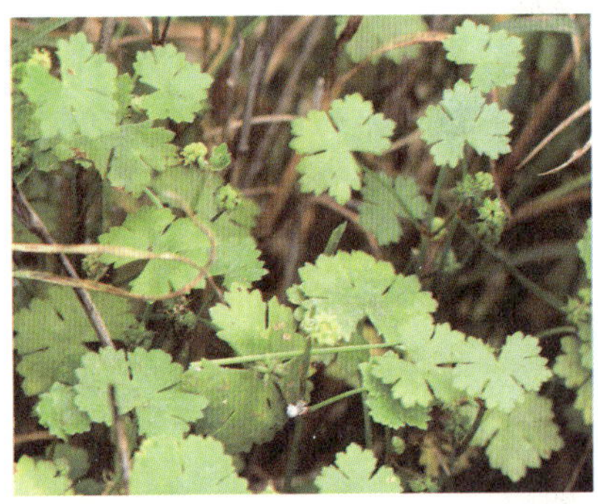

图 13-69 江西金钱草原植物白毛天胡荽

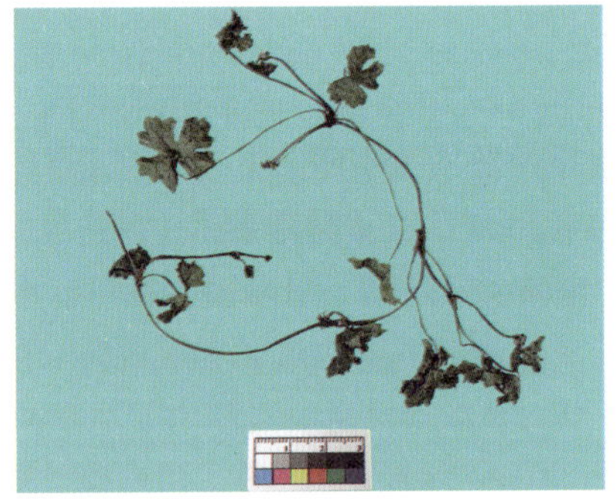

图 13-70 江西金钱草药材

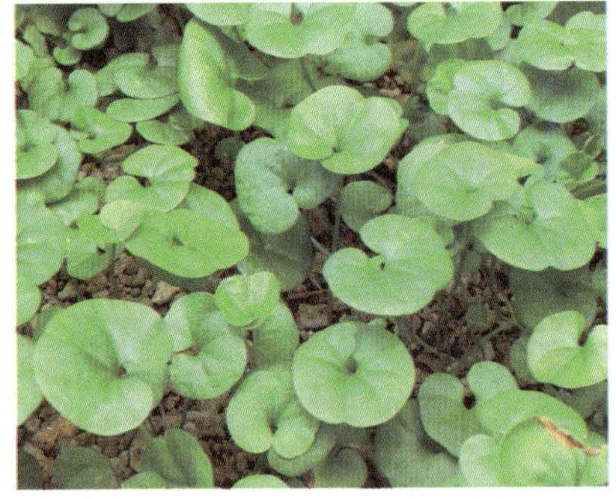

图 13-71 小金钱草原植物马蹄金

虎杖 hǔzhàng（Giant Knotweed Rhizome）
《名医别录》

[药物来源] 本品为蓼科植物虎杖 *Polygonum cuspidatum* Sieb. et Zucc. 的干燥根茎和根（图 13-72～图 13-74），主产于江苏、江西、山东等地。春秋二季采挖，去须根，趁鲜切段或厚片，晒干，以粗壮、坚实、断面色黄者为佳，生用或鲜用。

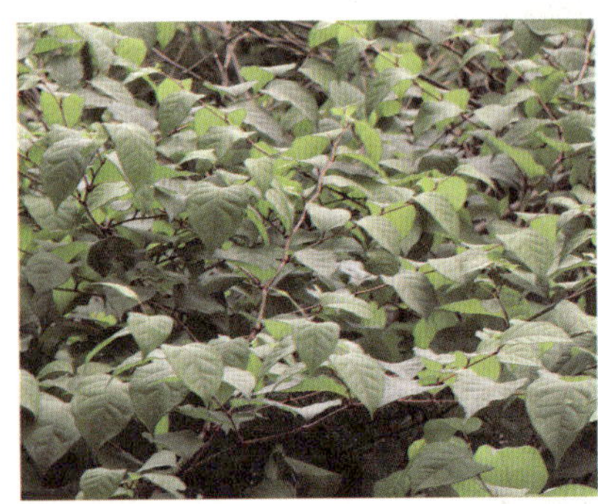

图 13-72 虎杖原植物虎杖

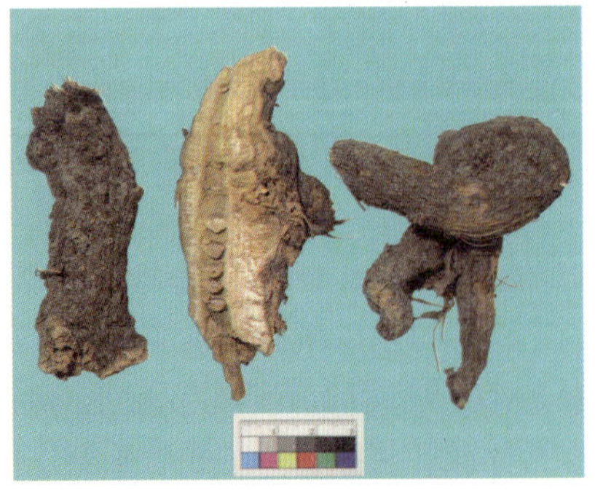

图 13-73 虎杖药材

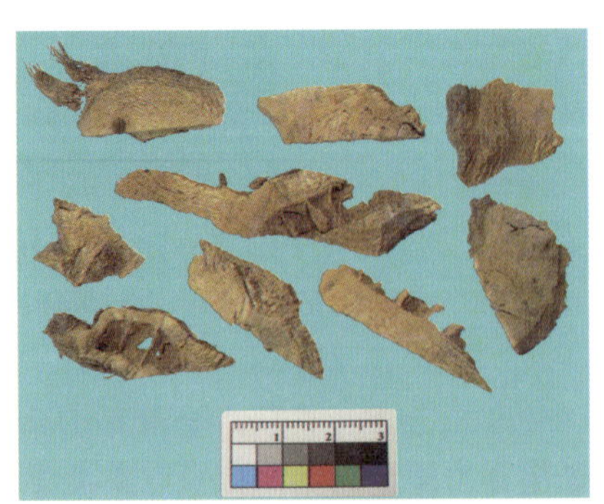

图 13-74 虎杖饮片

[性效特点] 微苦，微寒。归肝、胆、肺经。功效：利湿退黄，清热解毒，散瘀止痛，化痰止咳。

本品药性苦寒，具清热利湿之效；入血分可凉血清热解毒；且有活血化瘀止痛之功；其性苦降泄热，又能化痰热以止咳和泄热通便。

[临床应用]

1. 湿热黄疸，淋浊，带下。湿热黄疸，单用本品煎服，或配伍茵陈、黄柏、栀子等使用；湿热蕴结膀胱之小便涩痛，淋浊带下等，单用本品研为末，米饮送下；或配伍车前子、泽泻、猪苓等使用；五淋配伍利尿通淋药使用。

2. 水火烫伤，痈肿疮毒，毒蛇咬伤。湿毒蕴结肌肤所致痈肿疮毒，以虎杖根烧灰贴，或煎汤洗患处；水火烫伤而致肌膝灼痛或溃后流黄水者，单用本品研末，香油调敷，或配伍地榆、冰片共研末，调油敷患处；毒蛇咬伤可用本品鲜品捣烂敷患处，或煎浓汤内服。

3. 经闭，癥瘕，跌打损伤，风湿痹痛。经闭、痛经常配伍桃仁、延胡索、红花等使用；跌打损伤疼痛可配伍当归、乳香、没药、三七等使用；风湿痹痛可配伍威灵仙、徐长卿、络石藤等使用；癥瘕配伍土瓜根、川牛膝等使用。

4. 肺热咳嗽，单用本品煎服，或配伍浙贝母、枇杷叶、苦杏仁等使用。

5. 热结便秘。

[用量用法] 水煎服，9～15g；外用适量。

[使用注意] 孕妇慎用。

[现代研究] 本品主含蒽醌及蒽醌苷，主要为大黄素、大黄素甲醚等，尚含虎杖苷、黄酮类、白藜芦醇，以及多糖、氨基酸、维生素、微量元素等。本品有泻下、祛痰、止咳、镇痛、降压、降脂、抑菌、抗病毒、抗氧化、抗肿瘤等作用。

附：其他利湿退黄药

表 13-3　其他利湿退黄药

药名	药性	功效	主治证	用法用量
地耳草	苦、甘，凉；归肝、胆经	利湿退黄，清热解毒，活血消肿	黄疸，痈肿，跌打损伤	水煎服，15～30g；外用适量
垂盆草	甘、淡，凉；归肝、胆、小肠经	利湿退黄，清热解毒	湿热黄疸，小便不利，痈肿疮疡，喉痛，蛇伤，烫伤	水煎服，15～30g；鲜品可用至250g。脾胃虚寒者慎用
鸡骨草	甘、微苦，凉；归肝、胃经	利湿退黄，清热解毒，疏肝止痛	黄疸，乳痈，胁肋不舒，胃脘胀痛	水煎服，15～30g。种子有毒，为免中毒，用前应将种仁取出
珍珠草	甘、苦，凉；归肝、肺经	利湿退黄，清热解毒，明目，消积	湿热黄疸，泻痢，淋证，疮疡肿毒，蛇犬咬伤，目赤肿痛，小儿疳积	水煎服，15～30g；鲜品用30～60g；外用适量。阳虚体弱者慎用

第十四章　温里药

凡以温里祛寒为主要作用，常用以治疗里寒证的药物，称为温里药（herbs that warm the interior），又名祛寒药。

性能：温里药味辛而性温热，主归脾、胃、肾经，部分兼入肝、心、肺经。温里药能温散在里之寒，即《黄帝内经》"寒者热之"、《神农本草经》"疗寒以热药"之意。

功效：温里药具有温里祛寒、温经止痛等功效。

适应证：温里药适用于里寒实证或亡阳证，脾胃虚寒、肺寒痰饮、寒疝腹痛、厥阴头痛、肾阳不足、心肾阳虚、亡阳厥逆等病证。

配伍应用：应用温里药，需根据证候差异，选择相应的温里药，并做必要的配伍。①外寒入里，表寒仍未解者，配伍辛温解表药。②寒凝经脉，气滞血瘀者，配伍行气活血药。③寒湿内阻者配伍芳香化湿或温燥祛湿药。④脾肾阳虚者配伍温里祛寒药。⑤亡阳气脱者配伍大补元气药。

使用注意：①本类药物多辛热燥烈，易耗阴动火，故天气炎热时或素体火旺者当减少用量。②热伏于里，热深厥深，真热假寒证禁用。③凡实热证、阴虚火旺、津血亏虚者忌用。④孕妇慎用。

药理研究：温里药一般具有不同程度的镇静、镇痛、健胃、祛风、抗血栓形成、抗溃疡、抗腹泻、抗凝、抗血小板聚集、抗缺氧、扩张血管等作用。部分药物还有强心、抗休克、抗惊厥、调节胃肠运动、促进胆汁分泌等作用。

掌握层次：A. 附子、干姜、肉桂、吴茱萸。B. 小茴香、丁香、高良姜。C. 花椒。

附子 fùzǐ（Prepared Common Monkshood Daughter Root）
《神农本草经》

[药物来源] 本品为毛茛科植物乌头 *Aconitum carmichaelii* Debx. 的子根的加工品（图 14–1、图 14–2），主产于四川、湖北、湖南等地。每年 6 月下旬至 8 月上旬采挖，去母根、须根，习称泥附子。炮制加工成盐附子、黑附片（黑顺片）及白附片后用。盐附子以个大、坚实、灰黑色、表面起盐霜者为佳。黑顺片以偏大、薄厚均匀、质硬而脆、表面油润光泽者为佳。白附片以片大、色白、半透明者为佳。

[性效特点] 辛、甘，大热。有毒。归心、肾、脾经。功效：回阳救逆，补火助阳，散寒止痛。

本品大辛大热，禀纯阳之性，走而不守；甘能补益，上助心阳，中温脾阳，下补肾阳，外能护卫阳；其性辛散温煦，温通经络，具良好散寒止痛之效；以其"火性迅发"，尤善回阳救逆。

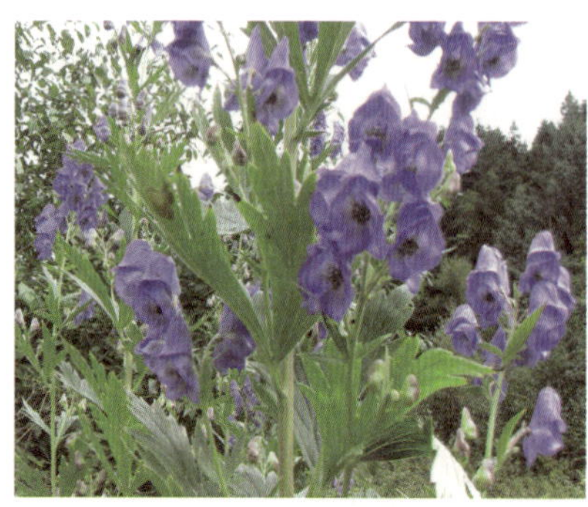

图 14–1　附子原植物乌头

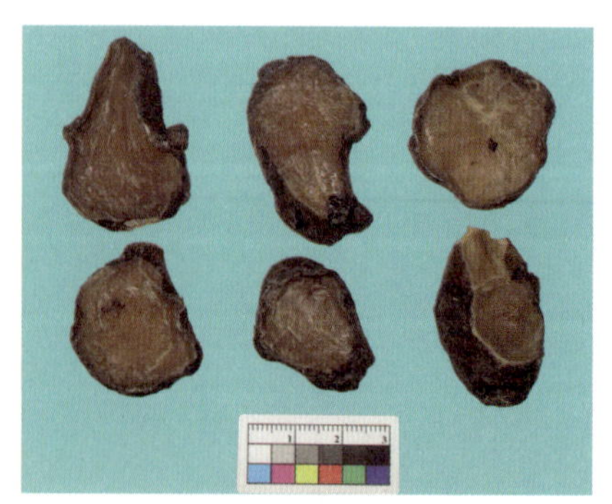

图 14–2　附子饮片（黑附片）

[临床应用]

1. 亡阳虚脱、肢冷脉微，为回阳救逆第一品药。久病体虚，阳气衰微，阴寒内盛，恶寒，四肢拘急，手足厥冷，或大汗、大吐、大泻所致亡阳证，脉微欲绝者，配伍干姜、甘草等使用（四逆汤）；亡阳兼气脱者配伍人参等使用（参附汤）；寒邪入里，直中三阴而见四肢厥冷，恶寒蜷卧，吐泻腹痛，脉沉迟无力或无脉者，配伍干姜、肉桂、人参等使用（回阳急救汤）。

2. 阳虚证，凡肾、脾、心诸脏阳气衰弱者均可应用。肾阳不足，命门火衰所致阳痿滑精、宫寒不孕、腰膝冷痛、夜尿频多者，常配伍肉桂、山茱萸、熟地黄等使用（右归丸）；脾肾阳虚、寒湿内盛所致脘腹冷痛、大便溏泄或呕吐者，配伍党参、白术、干姜等使用（附子理中汤）；脾肾阳虚，水气内停所致小便不利、肢体浮肿者，配伍茯苓、白术等使用（真武汤）；心阳衰弱，心悸气短、胸痹心痛者，配伍人参、桂枝等使用；阳虚兼外感风寒者常配伍麻黄、细辛等使用（麻黄附子细辛汤）。

3. 寒痹证，尤善治寒痹痛剧者。风寒湿痹周身骨节疼痛者常配伍桂枝、白术、甘草等使用（甘草附子汤）。

[用量用法] 水煎服，3～15g；本品有毒，宜先煎 0.5～1 小时，至口尝无麻辣感为度。

[使用注意] 孕妇及阴虚阳亢者忌用；不宜与半夏、瓜蒌、贝母、白蔹、白及同用；生品外用、内服均须炮制；若内服过量，或炮制、煎煮方法不当，可引起中毒。

[现代研究] 本品主含乌头碱、新乌头碱、次乌头碱等生物碱，有强心、镇痛、抗炎、抗溃疡等作用，过用可引起中毒，出现心律失常，严重者可致死亡。

干姜 gānjiāng（Dried Ginger Rhizome）
《神农本草经》

[药物来源] 本品为姜科植物姜 *Zingiber officinale* Rosc. 的干燥根茎（图 14-3、图 14-4），主产于四川、湖北、广东等地。冬季采收，切厚片，晒干或低温烘干，以质坚实、断面色黄白、粉性足、气味浓者为佳，生用或炒炭用。

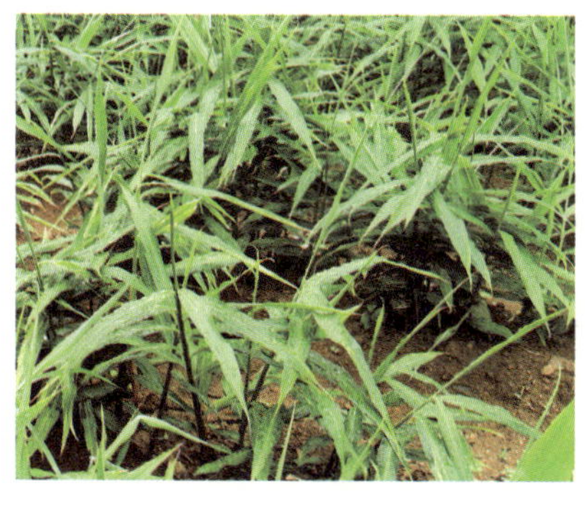

图 14-3　干姜原植物姜

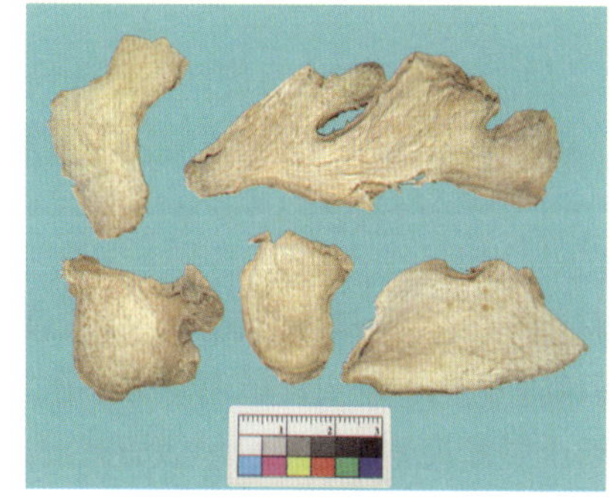

图 14-4　干姜饮片

[性效特点] 辛，热。归脾、胃、肾、心、肺经。功效：温中散寒，回阳通脉，温肺化饮。

本品辛热质燥，主入脾胃经，为温中首选；善温散胃寒、温补脾阳；入心经可回阳以通脉；入肺经善于温散肺寒而化饮。张锡纯指出本品“为补助上焦、中焦阳分之要药”，其性能走能守。

[临床应用]

1. 脘腹冷痛、呕吐、泄泻，为温暖中焦之主药。脾胃虚寒，脘腹冷痛者，常配伍党参、白术等使用（理中丸）；寒邪直中脏腑所致腹痛可单用本品研末吞服；胃寒呕吐者常配伍高良姜使用（二姜丸）；上热下寒，寒热格拒，食入即吐者，可配伍黄连、黄芩、人参等使用（干姜黄芩黄连人参汤）；中寒水泻可单用本品为末服，或可配伍党参、白术、甘草等使用。

2. 亡阳证，肢冷脉微。心肾阳虚，阴虚内盛所致亡阳厥逆，脉微欲绝者，常配伍附子等使用（四逆汤）。

3. 寒饮喘咳，形寒背冷，痰多清稀者，常配伍细辛、五味子、麻黄等使用（小青龙汤）。

[用量用法] 水煎服，3～10g。

[使用注意] 本品辛热燥烈，阴虚内热、血热妄行者忌用。

[现代研究] 本品含姜辣素、挥发油等成分，能反射性地兴奋血管运动中枢和交感神经，升血压，并有抗胃溃疡、调节胃肠运动、镇吐、抗炎等作用。

[药物比较] 附子，味辛、甘，性大热，有毒，主归心、肾、脾经。干姜，味辛，性热，主归脾、胃、肾、心、肺经。二者均能回阳救逆、温中散寒，用于治疗亡阳证、脾胃虚寒证。不同之处：附子为回阳救逆的第一品药；又补火助阳，治各种阳虚证；散寒止痛又治寒痹证。干姜善温暖脾胃，为治脾胃寒证的要药；回阳救逆力弱于附子，治亡阳证（附子无姜不热）；兼温肺化饮，治寒饮喘咳。

肉桂 ròuguì（Cassia Bark）
《神农本草经》

[药物来源] 本品为樟科植物肉桂 *Cinnamomum cassia* Presl 的干燥树皮（图 14-5～图 14-7），主产于广东、广西、云南等地。多于秋季剥取，以完整不碎、皮厚体重、外表面具细皱纹，油性大、香气浓者为佳，切片或捣碎生用。

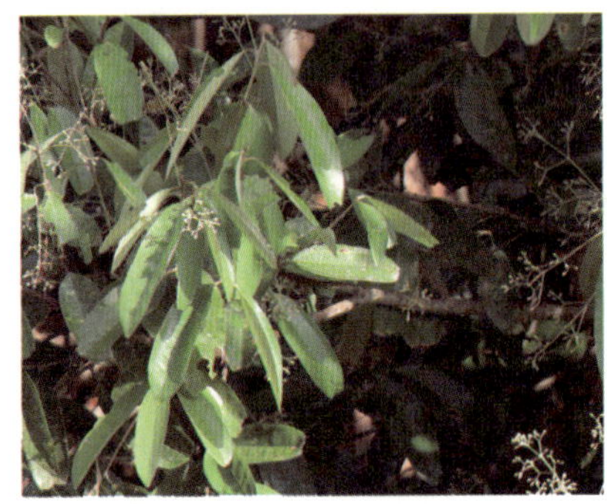

图 14-5　肉桂原植物肉桂

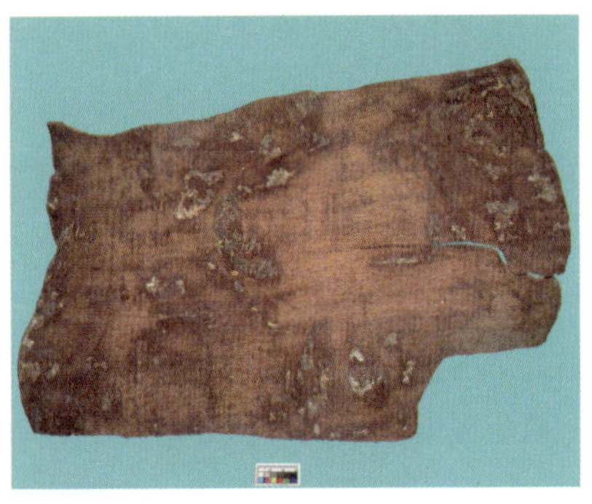

图 14-6　肉桂药材

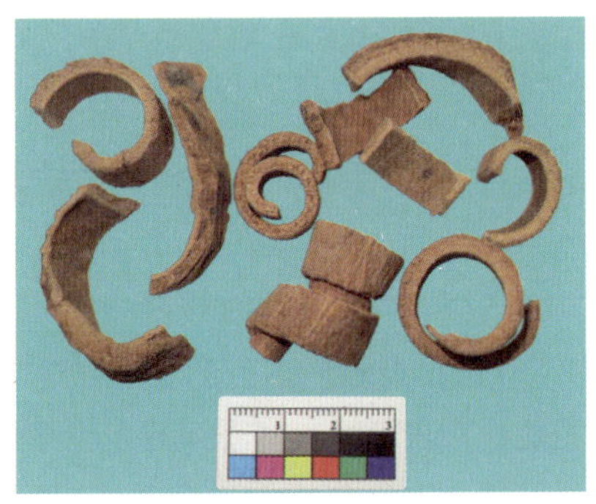

图 14-7　肉桂饮片

[性效特点] 辛、甘，大热。归肾、脾、心、肝经。功效：补火助阳，散寒止痛，温经通脉，引火归原。

本品甘温助阳，辛温散寒，可补肾阳温脾阳，散肝经及经脉寒邪而止痛；辛温而走，有通经脉之功；其性下行走里；尚兼温补阳气，可鼓舞气血生长，下行可引火归原。

[临床应用]

1. 阳痿宫冷，为治命门火衰之要药。肾阳不足，命门火衰所致阳痿宫冷，腰膝冷痛，夜尿频多，滑精、遗尿者，常配伍附子、熟地黄、山茱萸等使用（肾气丸、右归饮）。

2. 心腹冷痛，寒疝。寒邪内侵或脾胃虚寒的脘腹冷痛者，可单用本品酒煎服，或配伍干姜、高良姜、荜茇等使用（大已寒丸）；寒疝腹痛者多配伍吴茱萸、小茴香等使用。

3. 腰痛、胸痹、阴疽、闭经、痛经。风寒湿痹，尤宜于寒痹腰痛，常配伍独活、桑寄生、杜仲等使用（独活寄生汤）；胸阳不振，寒邪内侵所致胸痹心痛，单用或配伍附子、干姜、川椒等使用（桂附丸）；阳虚寒凝，血滞痰阻之阴疽、流注者，常配伍鹿角胶、炮姜、麻黄等使用（阳和汤）；冲任虚寒，寒凝血滞的闭经、痛经等可配伍当归、川芎、小茴香等使用（少腹逐瘀汤）。

4. 肾虚作喘，虚阳上浮，面赤，眩晕目赤，虚喘，汗出，心悸，失眠，脉微弱者，常配伍山茱萸、五味子、人参、牡蛎等使用。

5. 本品尚能鼓舞气血生长，宜用于久病体虚气血不足者。

[用量用法] 水煎服，1～4.5g，宜后下或焗服；研末冲服，每次 1～2g。

[使用注意] 阴虚火旺者忌用，里有实热，血热妄行出血或有出血倾向者及孕妇慎用。不宜与赤石脂同用。

[现代研究] 本品含桂皮油、香豆素、桂皮醛、鞣质等成分，对胃肠有缓和刺激作用，能增强消化功能、缓解胃肠痉挛、抗消化性溃疡，还有止泻、镇痛、抗血小板聚集等作用。

[药物比较]

肉桂与桂枝：肉桂，味辛、甘，性大热，主归肾、脾、心、肝经。桂枝，味辛，性甘，主归心、肺、膀胱经。二者同出桂枝，均能温经散寒，用于治疗寒凝血瘀诸证（胸痹、经闭、风寒湿痹证）。不同之处：肉桂为树皮入药；长于温里寒，用于里寒证；又补火助阳，引火归原，用于命门火衰证。桂枝为嫩枝入药；长于散表寒，用于表寒证；又助阳化气，用于痰饮、蓄水等病证。

肉桂与附子、干姜：肉桂，味辛、甘，性大热，主归肾、脾、心、肝经。附子，味辛、甘，性大热，有毒，主归心、肾、脾经。干姜，味辛，性热，主归脾、胃、肾、心、肺经。三者均能温中散寒止痛，用于治疗脾胃虚寒之脘腹冷痛及大便溏泄等。不同之处：肉桂散寒止痛力强，又能补火助阳，引火归原。附子散寒止痛、回阳救逆力强。干姜主入脾胃，长于温中散寒、健运脾阳而止呕，尚可回阳救逆、温肺化饮。

吴茱萸 wúzhūyú（Medicinal Evodia Fruit）
《神农本草经》

[药物来源] 本品为芸香科植物吴茱萸 *Euodia rutaecarpa*（Juss.）Benth.、石虎 *Euodia rutaecarpa*（Juss.）Benth var. *officinalis*（Dode）Huang 或疏毛吴茱萸 *Euodia rutaecarpa*（Juss.）Benth. var. *bodinieri*（Dode）Huang 的干燥近成熟果实（图 14-8～图 14-10），主产于贵州、广西、湖南等地。8～11 月果实尚未开裂时，剪下果枝，去枝叶、果梗，晒干或低温干燥，以绿色、粒小、饱满坚实、香气浓者为佳，生用或用甘草汤制过后用。

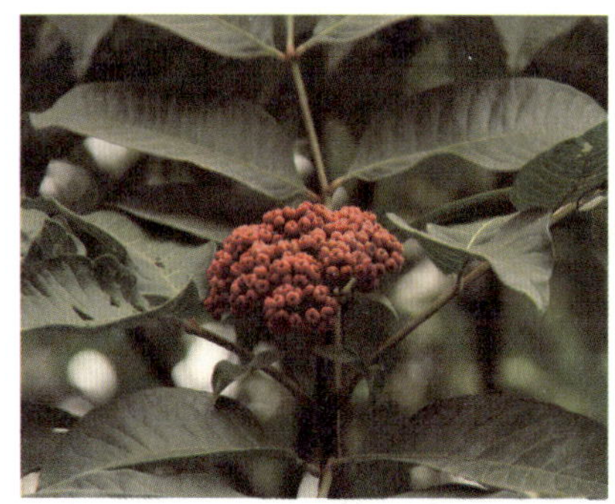

图 14-8　吴茱萸原植物吴茱萸

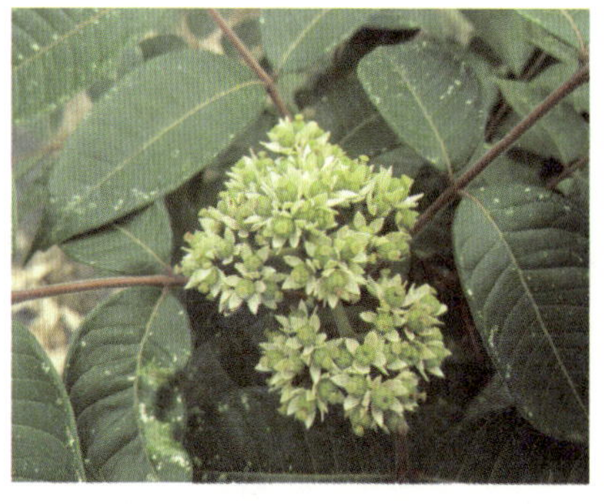

图 14-9　吴茱萸原植物疏毛吴茱萸

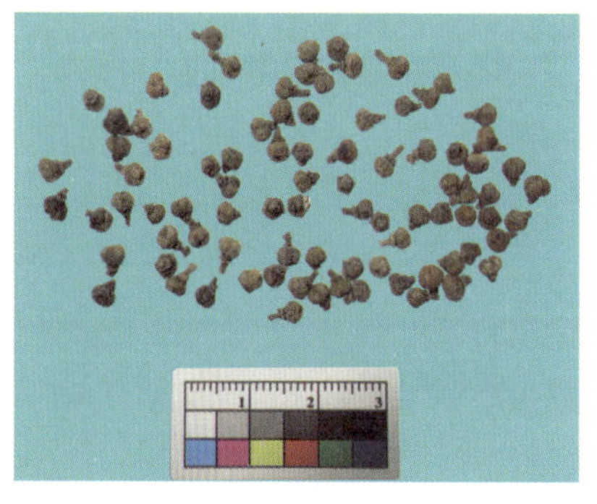

图 14-10　吴茱萸饮片

[性效特点] 辛、苦，热；有小毒。归肝、脾、胃、肾经。功效：散寒止痛，降逆止呕，助阳止泻。

本品辛散苦泄，性热祛寒，主入肝经，既可散肝经之寒邪，又能疏肝气郁滞；善于散寒止痛，兼降气逆以止呕，还能制酸止痛；味辛性热能温脾益肾，助阳以止泻。

[临床应用]

1. 寒凝疼痛，为治肝寒气滞诸痛之主药。厥阴头痛，干呕吐涎沫，苔白脉迟者，常配伍生姜、人参等使用（吴茱萸汤）；寒疝腹痛常配伍小茴香、川楝子、木香等使用（导气汤）；冲任虚寒，瘀血阻滞之痛经配伍桂枝、当归、川芎等使用（温经汤）；寒湿脚气肿痛，或上冲入腹，配伍木瓜、紫苏叶、槟榔等使用（鸡鸣散）。

2. 脘腹胀痛，胃寒呕吐。寒凝气滞，脘腹胀痛，可配伍小茴香、川楝子、木香等使用；霍乱心腹痛，呕吐不止，常配伍干姜、甘草等使用（吴茱萸汤）；外寒内侵、胃失和降之呕吐配伍半夏、生姜等使用；肝郁化火，肝胃不和所致胁痛口苦，呕吐吞酸，常配伍黄连使用（左金丸）。

3. 脾肾阳虚，五更泄泻，常配伍补骨脂、肉豆蔻、五味子等使用（四神丸）。

[用量用法] 水煎服，2～5g；外用适量。

[使用注意] 本品辛热燥烈，易耗气动火，且有小毒，故不宜多用、久服。阴虚有热者忌用，孕妇慎用。

[现代研究] 本品含挥发油及生物碱，如吴茱萸碱、吴茱萸次碱、吴茱萸新碱、吴茱萸烯等，有抑制胃肠运动、收缩子宫等作用，煎剂对金黄色葡萄球菌及皮肤真菌有抑制作用。

小茴香 xiǎohuíxiāng（Fennel）
《新修本草》

[药物来源] 本品为伞形科植物茴香 *Foeniculum vulgare* Mill. 的干燥成熟果实（图 14–11、图 14–12）。全国各地均有产。秋季果实初熟时采收，晒干，以粒大饱满、黄绿色、香气浓者为佳，生用或盐水炙用。

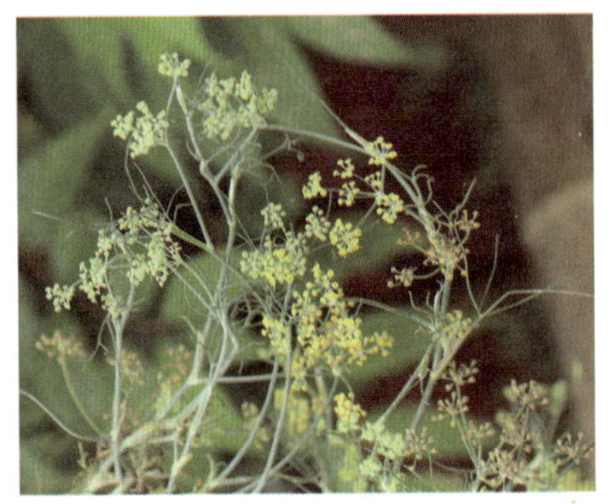

图 14–11　小茴香原植物茴香

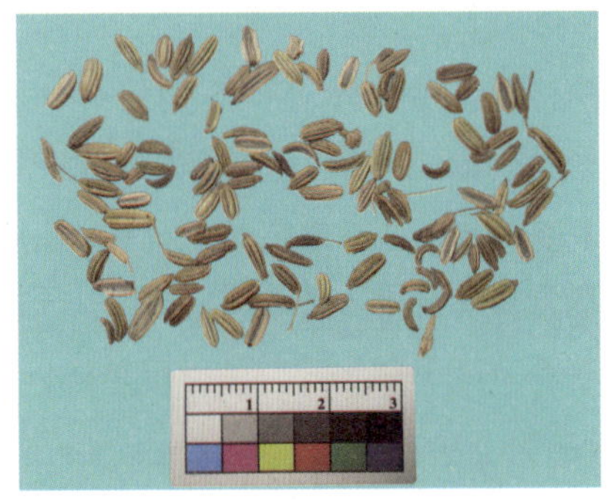

图 14–12　小茴香饮片

[性效特点] 辛，温。归肝、肾、脾、胃经。功效：散寒止痛，理气和胃。

本品味辛性温，能温肾暖肝，温中散寒止痛，并善理脾胃之气而开胃、止呕。

[临床应用]

1. 寒疝腹痛，睾丸偏坠胀痛，少腹冷痛，痛经。寒疝腹痛单用炒热，布裹温熨腹部，或配伍乌药、青皮、高良姜等使用（天台乌药散）；肝气郁滞，睾丸偏坠胀痛，配伍橘核、山楂等使用（香橘散）；肝经受寒之少腹冷痛，或冲任虚寒之痛经，可配伍当归、川芎、肉桂等使用。

2. 中焦虚寒气滞证。胃寒气滞之脘腹胀痛配伍高良姜、香附、乌药等使用；脾胃虚寒的脘腹胀痛、呕吐食少者，配伍白术、陈皮、生姜等使用。

[用量用法] 水煎服，3～6g；外用适量。

[使用注意] 阴虚火旺者慎用。

[现代研究] 本品主含挥发油，如反式茴香脑、苯甲醚、小茴香酮等；脂肪油。本品有镇痛、促进胆汁分泌、保肝、抗菌等作用。

[附]

八角茴香 bājiǎohuíxiāng（Chinese Star Anise）

本品为木兰科植物八角茴香 *Illicium verum* Hook. F. 的干燥成熟果实（图 14–13、图 14–14），又名大茴香、八角，主产于亚热带地区。生用或盐水炒用。其味辛，性温；归肝、肾、脾、胃经。功效：温阳散寒，理气止痛；较小茴香功力弱。本品主治寒疝腹痛，肾虚腰痛，胃寒呕吐，脘腹冷痛等。水煎服，3～6g。现主要用作食物调味品。

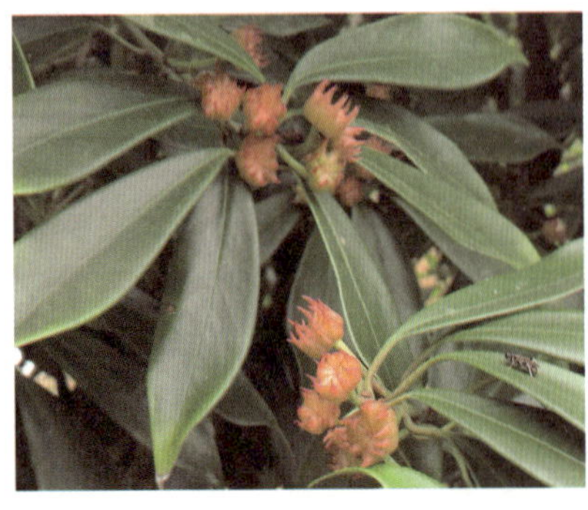

图 14–13　八角茴香原植物八角茴香

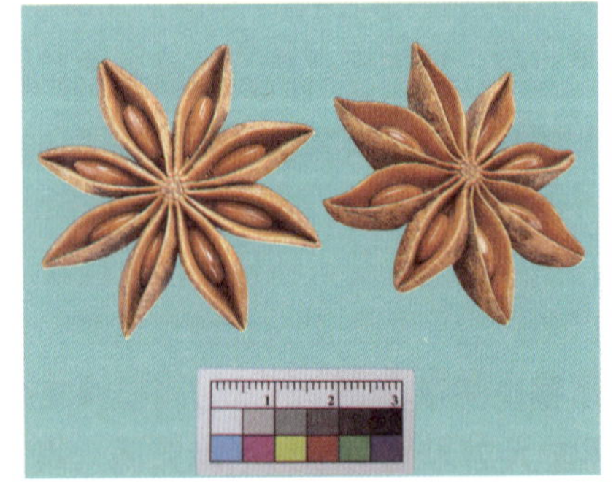

图 14–14　八角茴香饮片

丁香 dīngxiāng（Clove Bud）
《雷公炮炙论》

［药物来源］ 本品为桃金娘科植物丁香 *Eugenia caryophyllata* Thunb. 的干燥花蕾（图 14-15、图 14-16），习称公丁香，主产于坦桑尼亚、马来西亚、印度尼西亚等地。常于 9 月至次年 3 月间花蕾由绿转红时采收，晒干，以个大、粗壮、鲜紫棕色、香气强烈、油多者为佳，生用或炒用。

［性效特点］ 辛，温。归脾、胃、肺、肾经。功效：温中降逆，散寒止痛，温肾助阳。

本品芳香辛温，可暖脾胃行气滞，善降逆；辛散温通，能温中散寒止痛；入肾经可温肾助阳起痿。《日华子本草》载其“治口气，反胃，疗肾气，奔豚气，阴痛，壮阳，暖腰膝”。

［临床应用］

1. 胃寒呕吐，呃逆，为胃寒呕逆之要药。虚寒呕逆，常配伍柿蒂、党参、生姜等使用（丁香柿蒂汤）；脾胃虚寒之吐泻、食少，常配伍白术、砂仁等使用（丁香散）；妊娠恶阻配伍人参、藿香等使用。

2. 心腹冷痛。胃寒脘腹冷痛常配伍延胡索、五灵脂、橘红、干姜、高良姜等使用；胸痹心冷痛可配伍附子、薤白、川芎等使用。

3. 肾虚阳痿，宫冷不孕，可配伍附子、肉桂、淫羊藿等使用。

［用量用法］ 水煎服，1～3g；外用适量。

［使用注意］ 热证及阴虚内热者忌用；不宜与郁金使用。

［现代研究］ 本品能促进胃液分泌，增强消化力，缓解腹部气胀，减轻恶心呕吐；挥发油中的丁香酚可局部麻醉止痛、抗惊厥。本品煎剂对多种致病菌如葡萄球菌、链球菌、痢疾杆菌、伤寒杆菌均有抑制作用。此外，本品还有抗凝、抗血栓形成、利胆等作用。

［附］

母丁香 mǔdīngxiāng（Anthophyllus）

本品为桃金娘科植物丁香 *Eugenia caryophyllata* Thunb. 的干燥近成熟果实（图 14-17），又名鸡舌香。其性味、功效与公丁香相似，但气味较淡，功力较逊，用法用量与公丁香同。

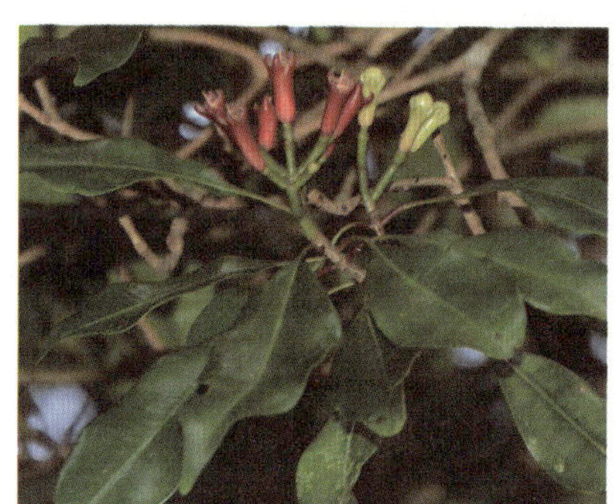
图 14-15　丁香原植物丁香

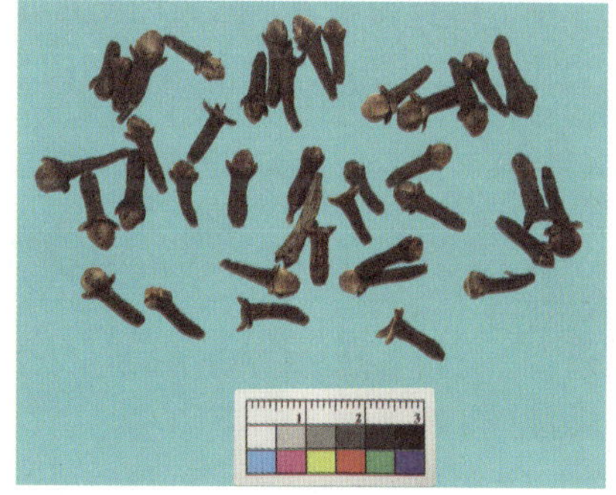
图 14-16　丁香饮片

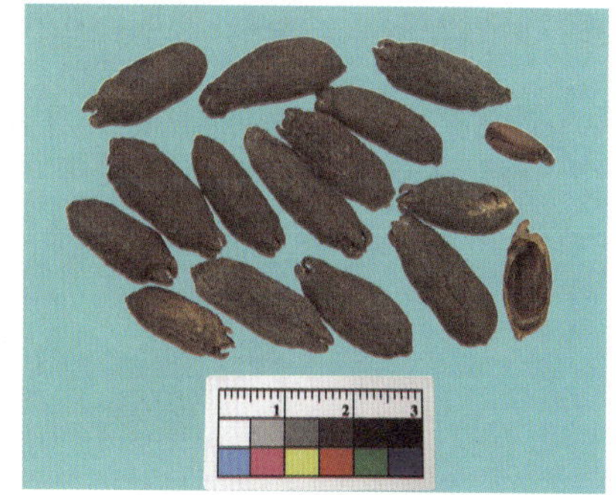
图 14-17　母丁香饮片

高良姜 gāoliángjiāng（Lesser Galangal Rhizome）
《名医别录》

［药物来源］ 本品为姜科植物高良姜 *Alpinia officinarum* Hance 的干燥根茎（图 14-18～图 14-20），主产于广东、广西、台湾等地。夏末秋初采挖，晒干，以气香味辣、分枝少、红棕色者为佳，生用。

［性效特点］ 辛，热。归脾、胃经。功效：散寒止痛，温中止呕。

本品辛散温通，性热，能温散寒邪。《本草汇言》载其“祛寒湿、温脾胃之药也。若老人脾肾虚寒，泄泻自利，妇人心胃暴痛……除一切沉寒痼冷，功与桂、附同等。苟非客寒犯胃，胃冷呕逆，及伤生冷饮食，致成霍乱吐泻者，不可轻用”。

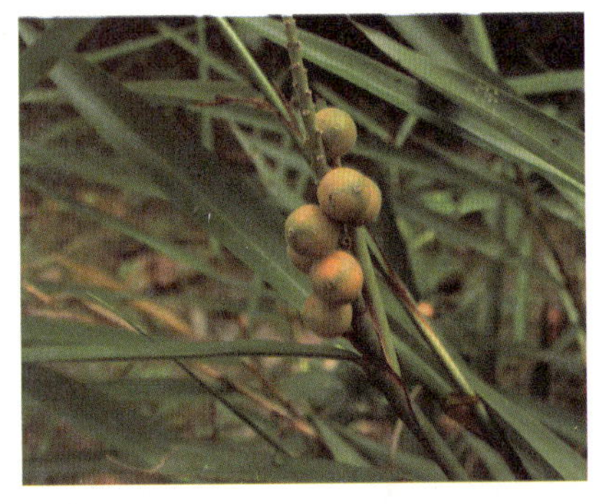
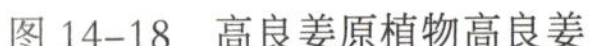
图 14-18　高良姜原植物高良姜

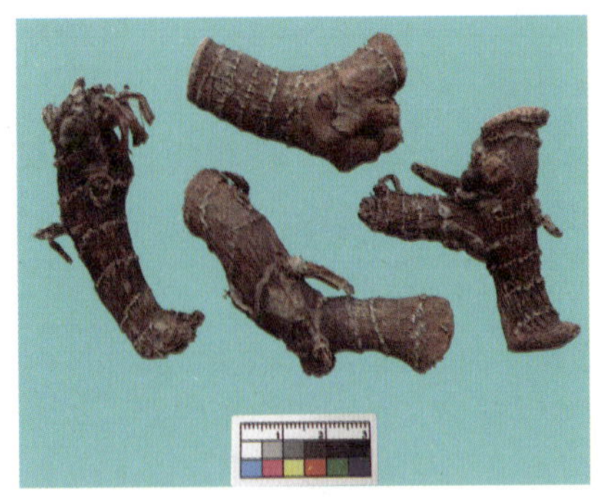
图 14-19　高良姜药材

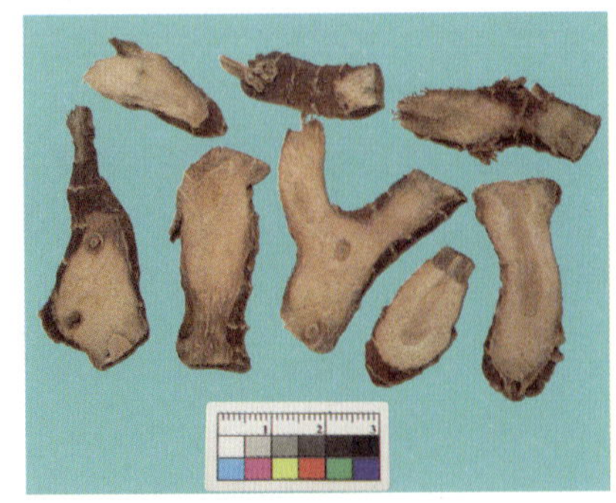
图 14-20　高良姜饮片

［临床应用］

1. 胃寒脘腹冷痛。胃寒脘腹冷痛常配伍炮姜使用（二姜丸）；胃寒肝郁，脘腹胀痛常配伍香附使用（良附丸）；卒心腹绞痛如剧，两胁支满，烦闷不可忍，配伍厚朴、当归、桂心等使用（高良姜汤）。

2. 胃寒呕吐，嗳气吞酸。胃寒呕吐，嗳气、吞酸水等常配伍半夏、生姜等使用；虚寒呕吐配伍党参、茯苓、白术等使用。

［用量用法］ 水煎服，3～6g；研末服，每次 3g。

［使用注意］ 阴虚内热者禁用。

［现代研究］ 本品主含挥发油、高良姜素、槲皮素、异鼠李素等，有镇痛、抗炎、抗腹泻、抗血栓形成等作用。

［附］

红豆蔻 hóngdòukòu（Galanga Galangal Seed）

本品为姜科植物大高良姜 *Alpinia galangal*（L.）willd 的干燥成熟果实（图 14-21、图 14-22）。其味辛性温；归脾、胃经。功效：温中散寒，行气止痛，解酒毒。本品主要用于治疗寒湿所致的脘腹冷痛，或饮酒过度所致的呕吐泄泻，不欲饮食；亦可研末掺牙，治疗风寒牙痛。生用，水煎服，3～6g。阴虚有热者忌用。

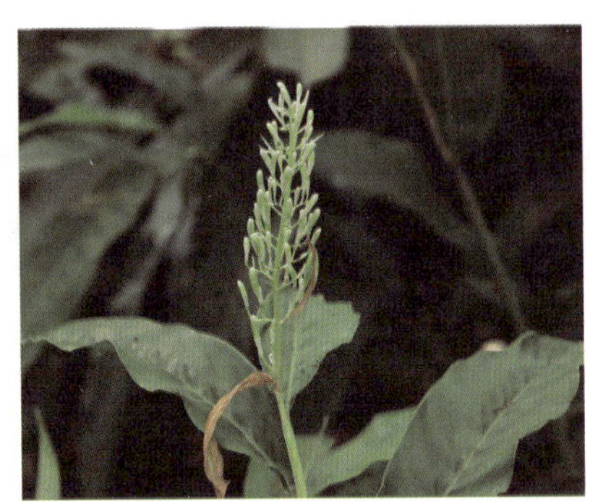
图 14-21　红豆蔻原植物大高良姜

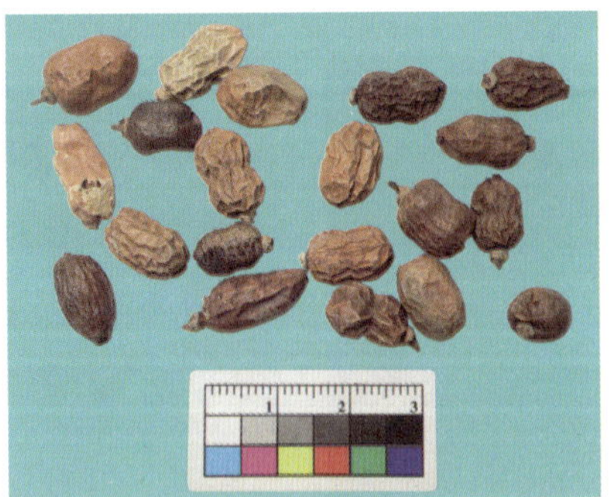
图 14-22　红豆蔻饮片

花椒 huājiāo（Pricklyash Peel）
《神农本草经》

［药物来源］ 本品为芸香科植物青椒 *Zanthoxylum schinifoliun* Sieb. et Zucc. 或花椒 *Zanthoxylum bungeanum* Maxim. 的干燥成熟果皮（图 14-23～图 14-25），全国大部分地区有产，以四川产者为佳。秋季采收，以紫红色、粒大、油性足、香气浓者为佳，生用或炒用。

［性效特点］ 辛，温。归脾、胃、肾经。功效：温中止痛，杀虫止痒。

本品辛散温燥，入脾胃经善于温中燥湿，散寒止痛；兼有驱蛔杀虫止痒之功。《神农本草经》载其“主邪气咳逆，温中，逐骨节皮肤死肌，寒湿痹痛，下气”。

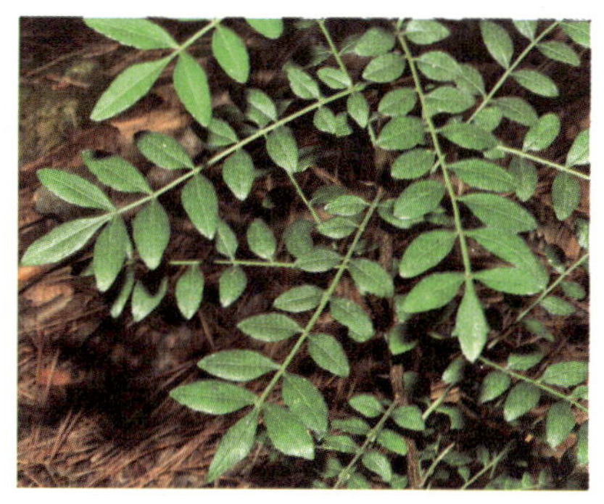
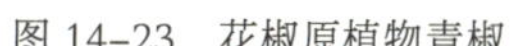
图 14-23　花椒原植物青椒

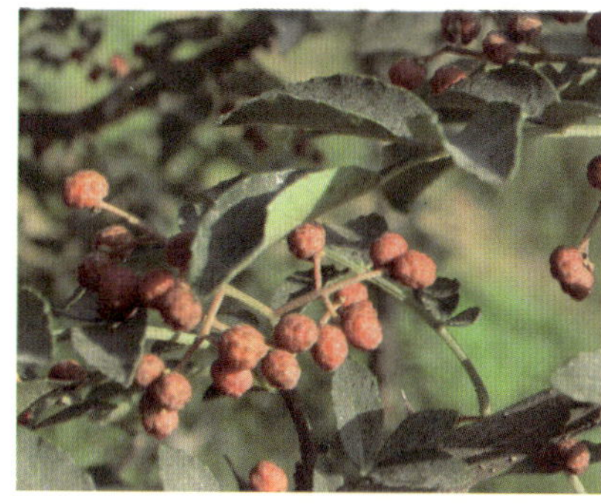
图 14-24　花椒原植物花椒

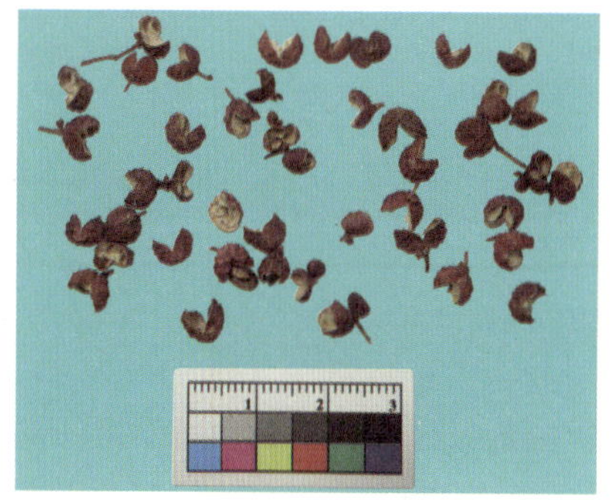
图 14-25　花椒饮片

[临床应用]

1. 中寒腹痛、寒湿吐泻。外寒内侵所致胃寒腹痛、呕吐等常配伍生姜、白豆蔻等使用；脾胃虚寒所致脘腹冷痛、呕吐、不思饮食等，常配伍干姜、人参等使用（大建中汤）；夏伤湿冷，泄泻不止者可配伍肉豆蔻使用（川椒丸）。

2. 虫积腹痛、湿疹、阴痒。虫积腹痛，手足厥逆，烦闷吐蛔常配伍乌梅、干姜、黄柏等使用（乌梅丸）；小儿蛲虫病，肛周瘙痒，单用本品，煎液作保留灌肠；妇人阴痒不可忍，非以热汤泡洗不能已者可配伍吴茱萸、蛇床子、藜芦、陈茶、烧盐等使用，水煎熏洗（椒茱汤）；湿疹瘙痒可单用本品，或配伍苦参、蛇床子、地肤子、黄柏等使用，煎汤外洗。

[用量用法] 水煎服，3～6g；外用适量，煎汤熏洗。

[使用注意] 阴虚火旺者禁用。孕妇慎用。

[现代研究] 本品主含挥发油柠檬烯、1,8- 桉叶素、月桂烯、α- 蒎烯、β- 藏烯、香桧烯、芳樟醇等，有调节胃肠运动、抗溃疡、抗炎、镇痛、抗菌等作用。

[附]

椒目 jiāomù（Pricklyash Seed）

本品为芸香科植物青椒 *Zanthoxylum schinifoliun* Sieb. et Zucc. 或花椒 *Zanthoxylum bungeanum* Maxim. 的种子（图 14-26）。其味苦，性寒；归脾、肾、膀胱经。功效：利水消肿，降气平喘。本品主要用于治疗水肿胀满、痰饮咳喘等。水煎服，3～10g。

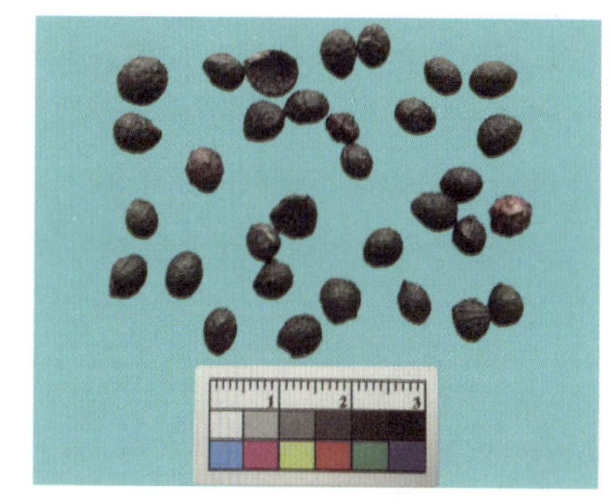
图 14-26　椒目饮片

附：其他温里药

表 14-1　其他温里药

药名	药性	功效	主治证	用法用量
胡椒	辛，热；归胃、大肠经	温中散寒，下气消痰	胃寒腹痛，呕吐泄泻，食欲不振，癫痫痰多；用作调味品，有开胃进食的作用	水煎服，2～4g；研末服，每次 0.6～1.5g；外用适量
荜茇	辛，热；归胃、大肠经	温中散寒，下气止痛	胃寒腹痛，呕吐，呃逆，泄泻，寒凝气滞，胸痹心痛，头痛等；配胡椒研末填塞龋齿孔，尚能治龋齿疼痛	水煎服，1～3g；外用适量
荜澄茄	辛，温；归脾、胃、肾、膀胱经	温中散寒，行气止痛	胃寒腹痛，呕吐，呃逆，寒疝腹痛，小便不利	水煎服，1～3g

第十五章　理气药

凡以疏理气机为主要作用，常用以治疗气机不畅之气滞或气逆证的药物，称为理气药（herbs that rectify qi），又名行气药。其中行气力强者，又称为破气药（herbs that break stagnant qi）。

性能：理气药味多偏辛香苦温，辛香行散，味苦降泄，性温通行，主归脾、胃、肝、肺经，善于调畅气机，以行气为主。

功效：理气药具有理气健脾、疏肝解郁、理气宽胸、行气止痛、破气散结等功效。

适应证：理气药适用于气滞证，脾胃气滞、肝气郁滞、肺气壅滞等。

配伍应用：应用理气药，需根据气滞证的病位等差异，选择相应的理气药，并做必要的配伍。①脾胃气滞者配伍消导药。②脾胃气滞，因脾胃气虚者配伍补中益气药。③脾胃气滞，因湿热阻滞者配伍清热除湿药。④脾胃气滞，因寒湿困脾者配伍苦温燥湿药。⑤肝气郁滞，因肝血不足者配伍养血柔肝药。⑥肝气郁滞，因肝经受寒者配伍暖肝散寒药。⑦瘀血阻滞者配伍活血祛瘀药。⑧肺气壅滞，因外邪客肺者配伍宣肺解表药。⑨痰饮阻肺者配伍祛痰化饮药。

使用注意：应用理气药时当注意本类药物性多辛温香燥，易耗气伤阴，故气阴不足者慎用。

药理研究：大部分理气药具有抑制或兴奋胃肠平滑肌的作用，或促进消化液的分泌，或利胆等作用；部分理气药具有舒张支气管平滑肌、中枢抑制、调节子宫平滑肌、兴奋心肌、增加冠状动脉血流量、升压或降压、抗菌等作用。本类药物现代多用于治疗胃炎、肠炎、消化道溃疡、多种肝病、胆结石、胆囊炎及慢性支气管炎等。

掌握层次：A. 陈皮、枳实、木香、川楝子、乌药、香附、佛手、薤白、大腹皮。B. 青皮、沉香、檀香、荔枝核、甘松。C. 刀豆、柿蒂。

陈皮 chénpí（Aged Tangerine Peel）
《神农本草经》

[药物来源] 本品为芸香科植物橘 *Citrus reticulata* Blanco 及其栽培变种茶枝橘 *Citrus reticulata* 'Chachi'（广陈皮）、大红袍 *Citrus reticulata* 'Dahongpao'、温州蜜橘 *Citrus reticulata* 'Unshiu'、福橘 *Citrus reticulata* 'Tangerina' 的干燥成熟果皮（图 15-1～图 15-6），主产于广东、福建、四川等地。秋季果实成熟时采收果皮，干燥，切丝，以皮张大、完整、色鲜艳油润、香气浓者佳，生用。

[性效特点] 辛、苦，温。归脾、肺经。功效：理气健脾，燥湿化痰。

本品辛散走窜，苦燥温通，具苦降之性，善调理脾胃，理气健脾，和中降逆；其性温燥，可化中焦湿浊，可入肺经化痰，长于燥湿化痰。

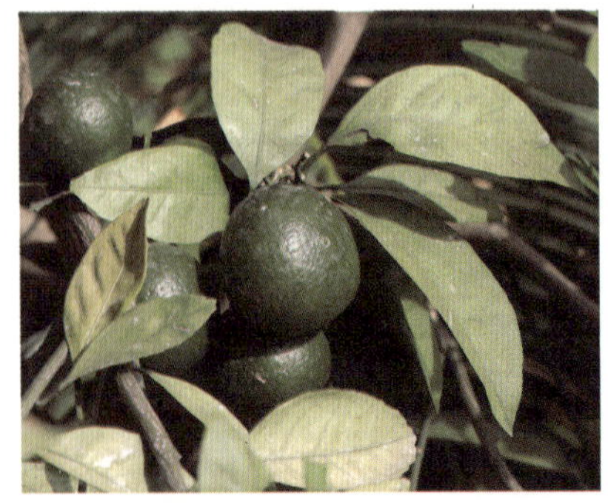

图 15-1　陈皮原植物橘

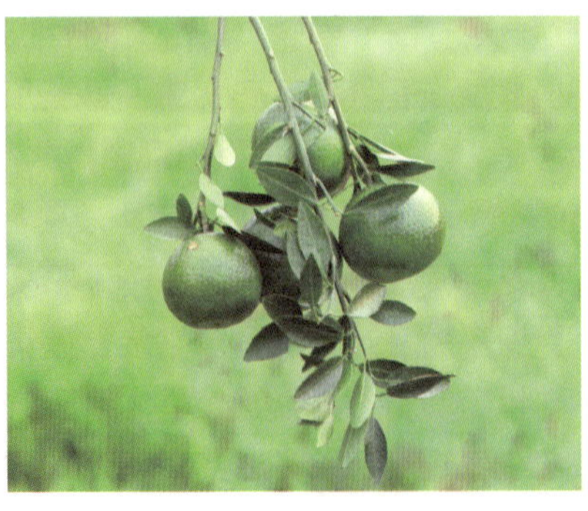

图 15-2　陈皮原植物茶枝橘

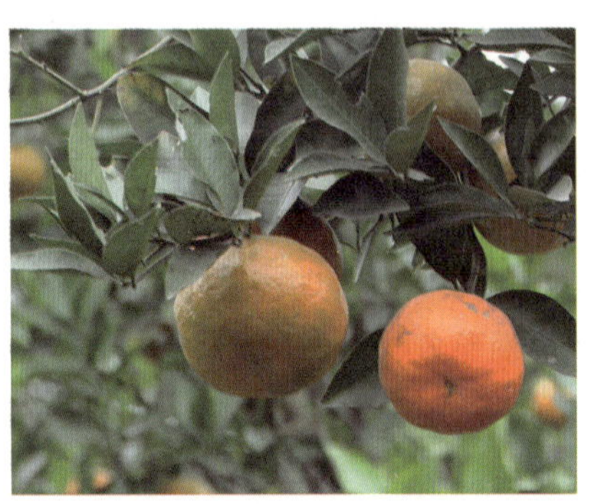

图 15-3　陈皮原植物大红袍

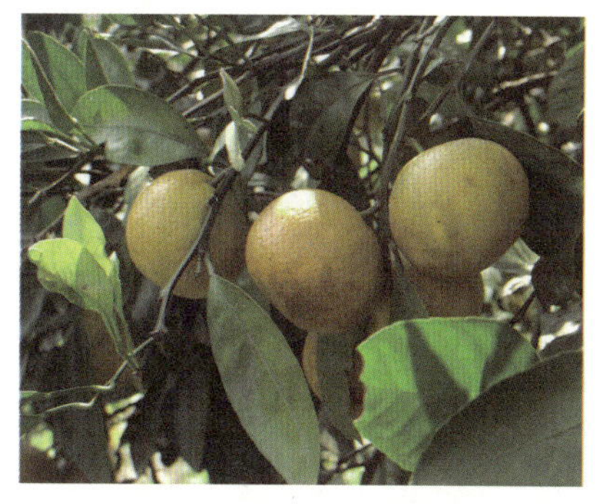
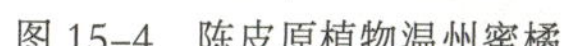
图 15-4　陈皮原植物温州蜜橘

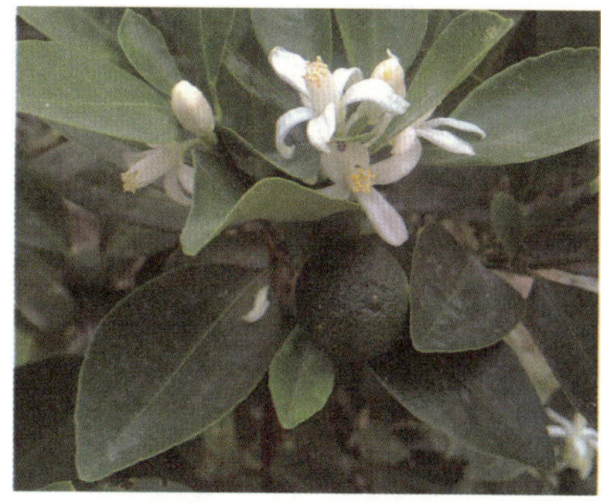
图 15-5　陈皮原植物福橘

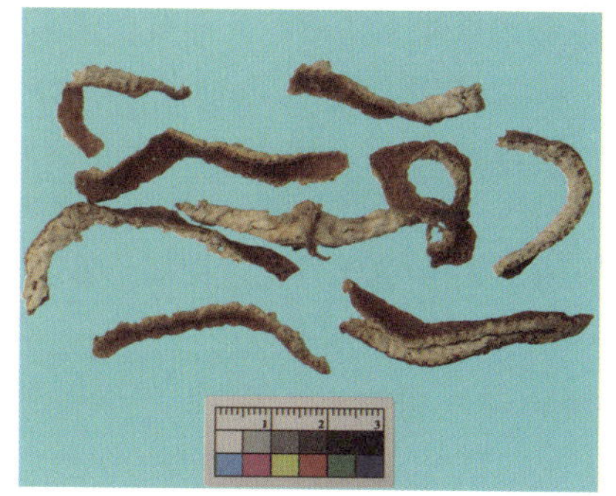
图 15-6　陈皮饮片

[临床应用]

1. 脾胃气滞证，寒湿中阻之气滞最宜。中焦寒湿脾胃气滞，脘腹胀痛、恶心呕吐、泄泻者，常配伍苍术、厚朴等使用（平胃散）；食积气滞，脘腹胀痛者，常配伍山楂、神曲等使用（保和丸）；外感风寒，内伤湿滞所致腹痛、呕吐、泄泻者，常配伍藿香、紫苏叶等使用（藿香正气散）；脾虚气滞所致腹痛喜按、不思饮食、食后腹胀、便溏、舌淡者，常配伍党参、白术、茯苓等使用（异功散）；脾胃气滞较甚，脘腹胀痛较剧者常配伍木香、枳实等使用。

2. 呕吐，呃逆。呕吐、呃逆属虚实错杂有热者配伍人参、生姜、竹茹、大枣等使用（橘皮竹茹汤）；脾胃寒冷，呕吐不止者配伍生姜、甘草等使用（姜橘汤）。

3. 湿痰、寒痰咳嗽，为治湿痰、寒痰之要药。湿痰咳嗽者配伍半夏、茯苓等使用（二陈汤）；寒痰咳嗽者常配伍干姜、细辛、五味子等使用（苓甘五味姜辛汤）；脾虚失运而致痰湿犯肺者配伍党参、白术等使用（六君子汤）。

4. 胸痹。痰气交阻之胸痹胸中气塞、短气者，配伍枳实、生姜等使用（橘皮枳实生姜汤）。

[用量用法] 水煎服，3～9g。

[使用注意] 气阴两虚致干咳者不宜用；吐血者慎用。

[现代研究] 本品含挥发油、橙皮苷等成分，对消化道有缓和的刺激作用，有利于胃肠积气的排除；能促进胃液分泌，有助于消化；还能扩张支气管、刺激呼吸道，使黏膜分泌增加，痰液稀释，易于咳出。

[附]

1. 橘红 júhóng（Red Tangerine Peel）

本品为芸香科植物橘 *Citrus reticulata* Blanco 及其栽培变种大红袍 *Citrus reticulata*‘Dahongpao’、福橘 *Citrus reticulata*‘Tangerina’的干燥外层果皮（图 15-7）。其味辛、苦，性温；归脾、肺经。功效：理气宽中，燥湿化痰。本品主要适用于治疗咳嗽痰多、食积伤酒、呕恶痞闷等。水煎服，3～10g。

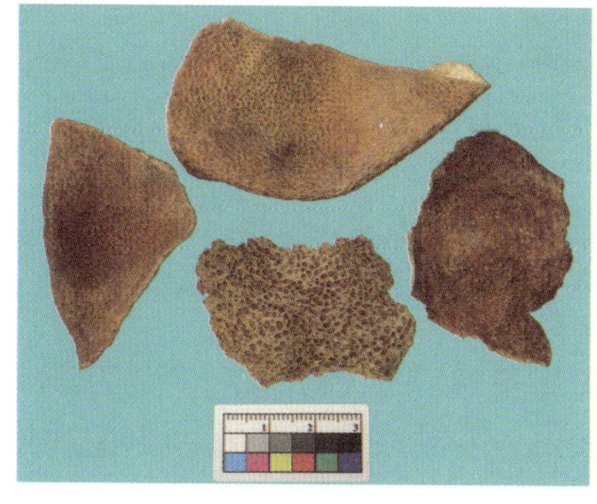
图 15-7　橘红饮片

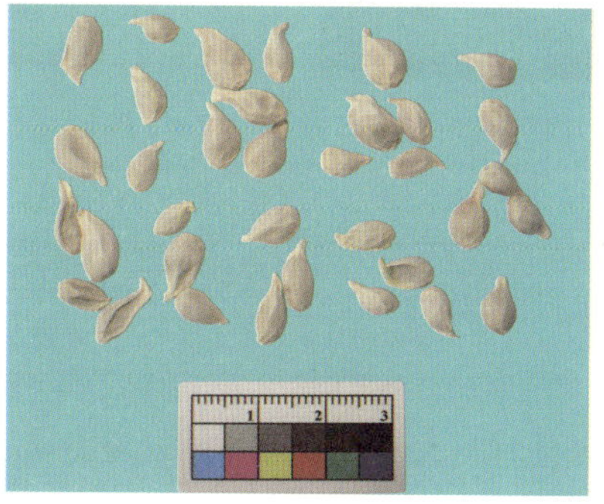
图 15-8　橘核饮片

2. 橘核 júhé（Tangerine Seed）

本品为芸香科植物橘 *Citrus reticulata* Blanco 及其栽培变种大红袍 *Citrus reticulata*‘Dahongpao’、福橘 *Citrus reticulata*‘Tangerina’的干燥成熟种子（图 15-8）。其味苦，性平；归肝、肾经。功效：理气散结，止痛。

本品主要用于治疗疝气疼痛、睾丸肿痛及乳房结块等。水煎服，3～10g。

3. 橘络 júluò（Tangerine Pith）

本品为芸香科植物橘 *Citrus reticulata* Blanco 及其栽培变种大红袍 *Citrus reticulata* ‘Dahongpao’、福橘 *Citrus reticulata* ‘Tangerina’ 的中果皮及内果皮之间的纤维束群（图 15–9）。其味甘、苦，性平；归肝、肺经。功效：行气通络，化痰止咳。本品主要用于治疗痰滞经络之胸痛、咳嗽痰多。水煎服，3～5g。

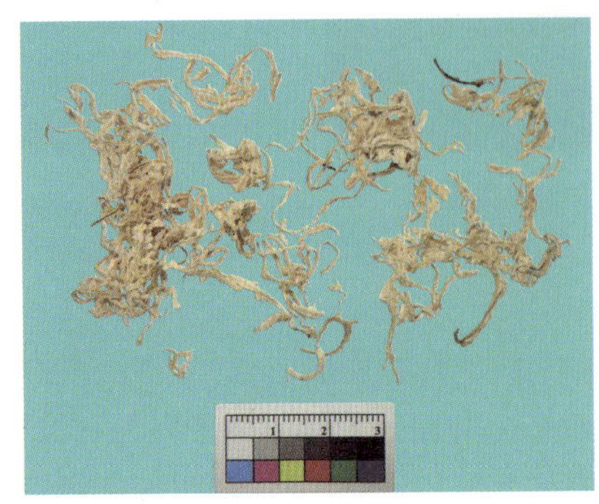

图 15–9　橘络饮片

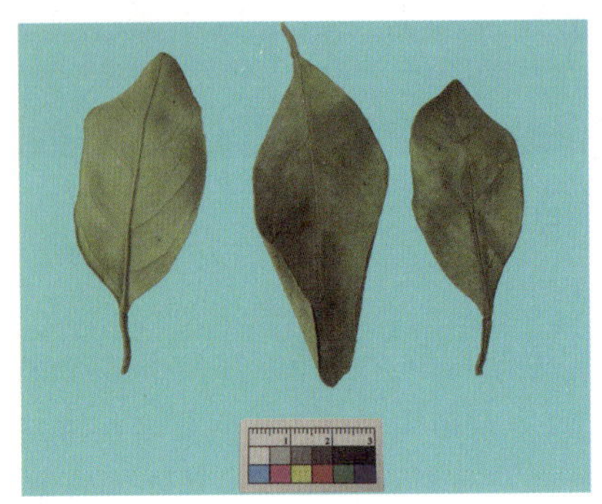

图 15–10　橘叶药材

4. 橘叶 júyè（Tangerine Leaf）

本品为芸香科植物橘 *Citrus reticulata* Blanco 及其栽培变种大红袍 *Citrus reticulata* ‘Dahongpao’、福橘 *Citrus reticulata* ‘Tangerina’ 的叶（图 15–10）。其味辛、苦，性平；归肝经。功效：疏肝行气，散结消肿。本品主要用于治疗胁肋作痛、乳痈、乳房结块等。水煎服，6～10g。

5. 化橘红 huàjúhóng（Pummelo Peel）

本品为芸香科植物化州柚 *Citrus grandis*（L.）Osbeck var. tomentosa Hort.（*Citrus grandis* ‘Tometosa’）（毛橘红）或柚 *Citrus grandis*（L.）Osbeck（光七爪、光五爪）的未成熟或接近成熟外层果皮（图 15–11～图 15–13）。其味辛、苦，性温；归肺、脾经。功效：理气宽中，燥湿化痰。本品主要适用于治疗湿痰或寒痰咳嗽痰多，食积伤酒，呕恶，胸闷等。水煎服，3～10g。

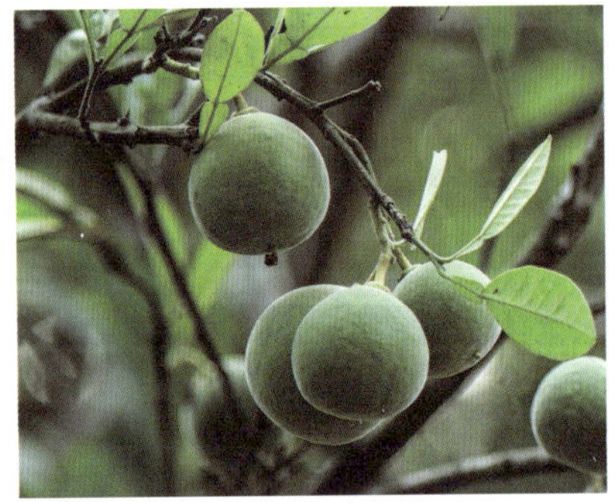

图 15–11　化橘红原植物化州柚

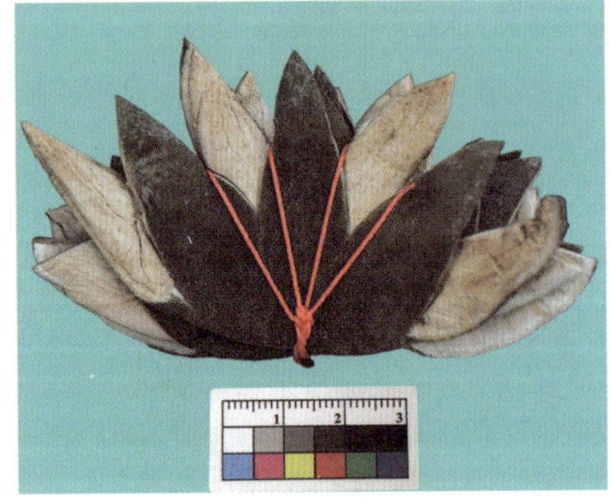

图 15–12　化橘红药材

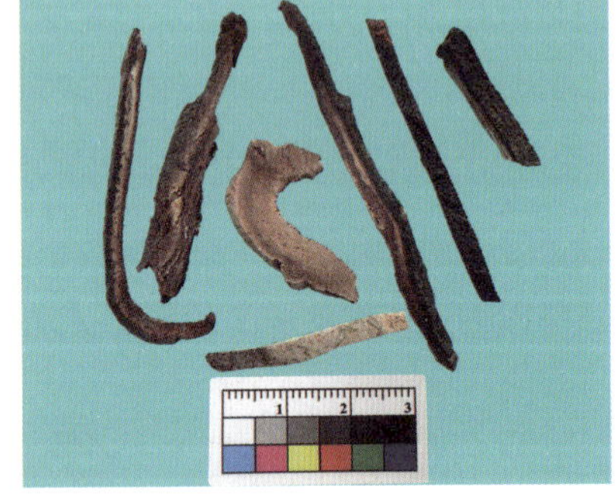

图 15–13　化橘红饮片

青皮 qīngpí（Green Tangerine Peel）
《本草图经》

［药物来源］ 本品为芸香科植物橘 *Citrus reticulata* Blanco 及其栽培变种的幼果或未成熟果实的干燥果皮（图 15–14、图 15–15），主产于广东、福建、四川等地。5～6 月间自动脱落的幼果称为“个青皮”；7～8 月间未成熟的果实，在果实上纵剖四瓣保留基部，称为“四花青皮”。晒干，四花青皮以外皮青、内面白、皮厚、香气浓者为佳。个青皮以个匀、外皮黑绿色、质硬、体重、肉厚、瓤小、香气浓者为佳，生用或醋炙用。

［性效特点］ 苦、辛，温。归肝、胆、胃经。功效：疏肝破气，消积化滞。

本品药性苦泄辛行温通，沉降下行，药力猛烈，善于疏理肝胃气滞；既能消积行气化滞，又能破气散结止痛。

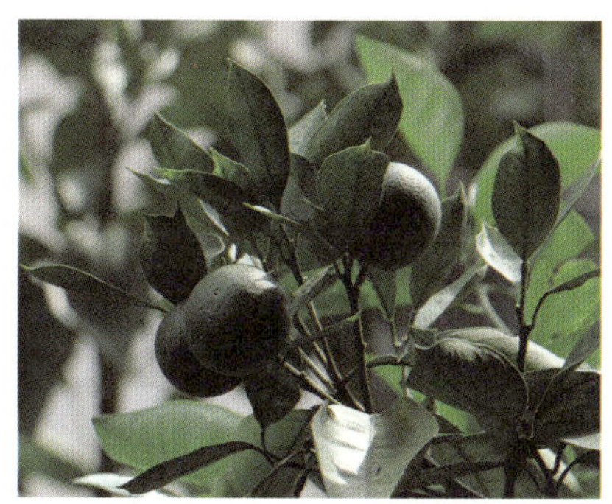

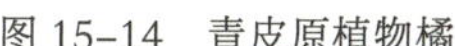
图 15-14　青皮原植物橘

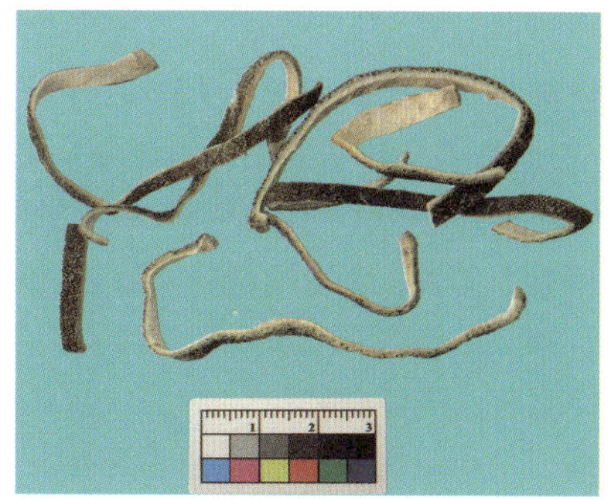

图 15-15　青皮饮片

[临床应用]

1. 肝郁气滞、胸胁胀痛，疝气疼痛，乳癖乳痈。肝郁气滞所致胸胁胀痛、乳房胀痛者，常配伍柴胡、郁金、香附等使用；乳房肿块或结块、胀痛（乳癖）者可单用本品或配伍柴胡、浙贝母、橘叶等使用；乳痈肿痛者可配伍瓜蒌、金银花、漏芦、蒲公英等使用；寒疝疼痛者可配伍乌药、小茴香、木香等使用（天台乌药散）。

2. 食积腹痛、气滞脘腹疼痛。食积气滞所致脘腹胀痛者常配伍山楂、六神曲、麦芽等使用（青皮丸）；气滞脘腹胀痛者可配伍大腹皮使用（青皮散）；气滞较甚、三焦气胀者可配伍枳壳、大腹皮使用（枳壳青皮饮）；或配伍木香、槟榔或枳实、大黄等使用；气滞脘腹冷痛者可配伍桂枝、陈皮等使用（三皮汤）。

3. 气滞血瘀之癥瘕积聚，久疟痞块，可配伍三棱、莪术、丹参、鳖甲等使用。

[用量用法] 水煎服，3～10g。醋炙疏肝止痛力强。

[使用注意] 体质虚弱、肝脾气虚及多汗者慎用。

[现代研究] 本品与陈皮类似，但所含成分的量不同，如对羟福林含量较高，还含天冬氨酸、谷氨酸、脯氨酸等多种氨基酸。本品有调节胃肠运动功能、祛痰、平喘、扩张支气管、舒张胆囊平滑肌等作用。

[药物比较] 陈皮，味辛、苦，性温，主归脾、肺经。青皮，味苦、辛，性温，主归肝、胆、胃经。二者均能理气健脾，用于治疗脾胃气滞之脘腹胀痛、食积不化等。不同之处：陈皮长于行气健脾、燥湿化痰，多用于脾胃气滞证及寒痰、湿痰。青皮偏入肝胃，长于疏肝破气，消积化滞，多用于肝气郁滞及食积腹痛，癥瘕积聚。

枳实 zhǐshí（Immature Bitter Orange）
《神农本草经》

[药物来源] 本品为芸香科植物酸橙 *Citrus aurantium* L. 及其栽培变种或甜橙 *Citrus sinensis* Osbeck 的干燥幼果（图 15-16～图 15-18），主产于四川、江西、福建等地。5～6月间采收，横切成两半，晒干或低温干燥，切薄片，以皮青黑、果肉厚色白、囊小、坚实者为佳，生用或麸炒用。

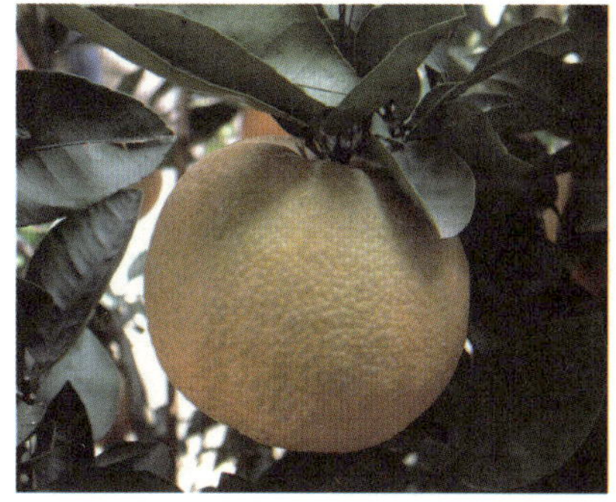

图 15-16　枳实原植物酸橙

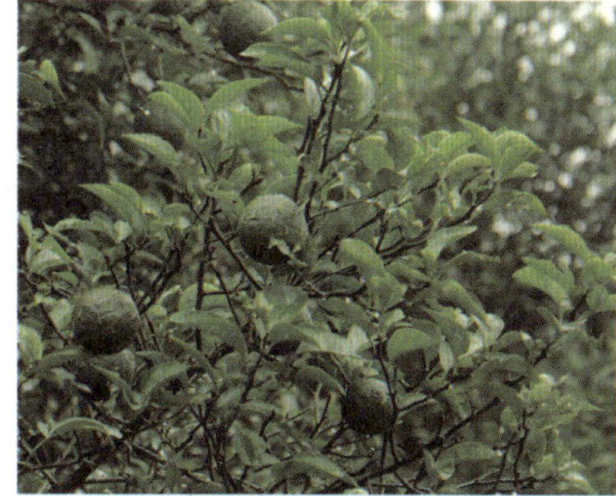

图 15-17　枳实原植物甜橙

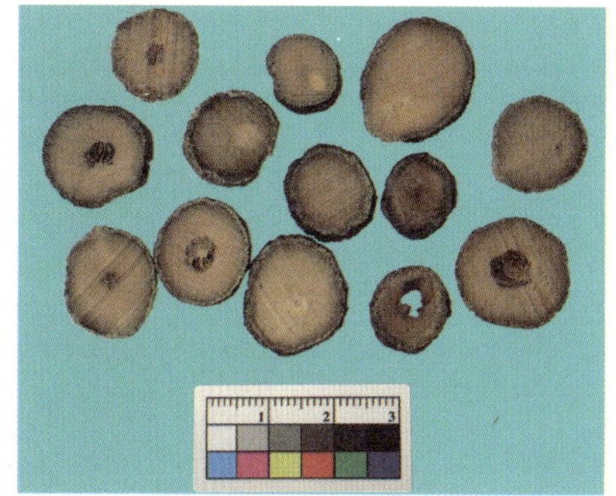

图 15-18　枳实饮片

[性效特点] 苦、辛、酸，微寒。归脾、胃经。功效：破气除痞，化痰消积。

本品苦泄消积，辛散行气，性锐力猛，其气下行；入脾胃经，既能破脾胃气滞、消胃肠积滞，又能化痰湿消痞；治实邪积滞，脘腹胀满。

[临床应用]

1. 胃肠积滞，痞满胀痛，泻痢后重，大便不通。食积气滞，脘腹痞满胀痛，常配伍山楂、麦芽、神曲等使用（曲麦枳术丸）；胃肠积滞，热结便秘，腹满胀痛者，可配伍大黄、芒硝、厚朴等使用（大承气汤）；湿热泻痢，里急后重者，可配伍黄芩、黄连等使用（枳实导滞丸）。

2. 痰阻气滞，胸痹，结胸。胸阳不振，痰阻胸痹之胸中满闷、疼痛者，常配伍薤白、桂枝、瓜蒌等使用（枳实薤白桂枝汤）；痰热结胸可配伍黄连、瓜蒌、半夏等使用（小陷胸加枳实汤）；心下痞满，食欲不振者可配伍半夏曲、厚朴等使用（枳实消痞丸）。

3. 气滞胸胁疼痛。气血阻滞之胸胁疼痛者常配伍川芎等使用（枳芎散）；寒凝气滞胸胁痛者配伍桂枝等使用（桂枳散）。

4. 产后瘀滞腹痛、烦躁者，可配伍芍药等份为末服（枳实芍药散），或配伍当归、益母草等使用。

5. 胃扩张、胃下垂、子宫脱垂、脱肛等脏器下垂者，可单用本品，或配伍黄芪、白术等使用。

[用量用法] 水煎服，3～10g，大量可用至30g。麸炒后性较平和。

[使用注意] 孕妇慎用。

[现代研究] 本品含挥发油、橙皮苷等成分，能兴奋胃肠功能，使胃肠蠕动节律增加，能使子宫收缩、肌张力增强，并有强心、升血压、抗溃疡、降血糖、降血脂、抗过敏等作用。

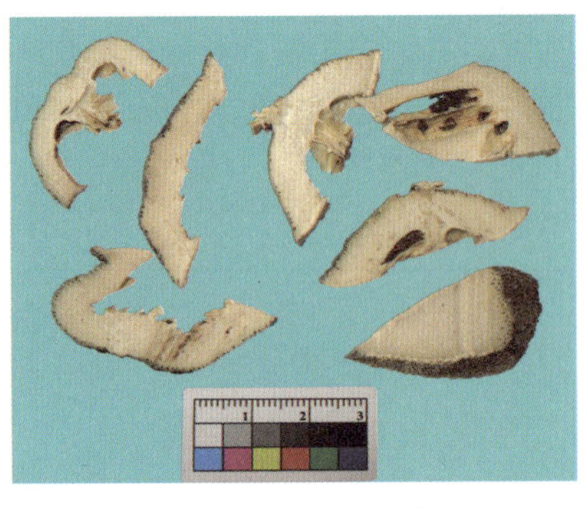

图 15-19　枳壳饮片

[附]

枳壳 zhǐqiào（Bitter Orange）

本品为芸香科植物酸橙 *Citrus aurantium* L. 及其栽培变种的干燥未成熟的果实（去瓤），生用或麸炒用（图 15-19）。其性味、归经与枳实同，但作用较缓和，长于行气开胸，宽中除胀。本品主治胸胁气滞，胀满疼痛，食积不化，痰饮内停，脏器下垂。水煎服，3～10g。孕妇慎用。

木香 mùxiāng（Common Aucklandia Root）
《神农本草经》

[药物来源] 本品为菊科植物木香 *Aucklandia lappa* Decne. 的干燥根（图 15-20、图 15-21），原产于印度、缅甸、巴基斯坦，从广州进口，称广木香，云南、广西引种者名云木香。秋冬二季采挖，晒干或烘干，以条匀、质坚实、油性足、香气浓郁者为佳，生用或煨用。

[性效特点] 辛、苦，温。归脾、胃、大肠、胆、三焦经。功效：行气止痛，健脾消食。

本品辛行苦泄温通，芳香气烈，通理三焦，善行脾胃、大肠气滞，兼可疏肝理气，有良好止痛作用，并可消食健胃。《本草纲目》载其可“散滞气，调诸气，和胃气，泄肺气”；朱丹溪谓其“行肝经气，煨熟实大肠”。

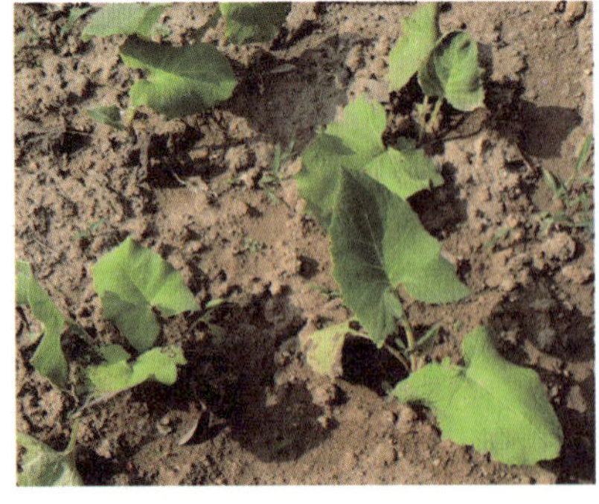

图 15-20　木香原植物木香

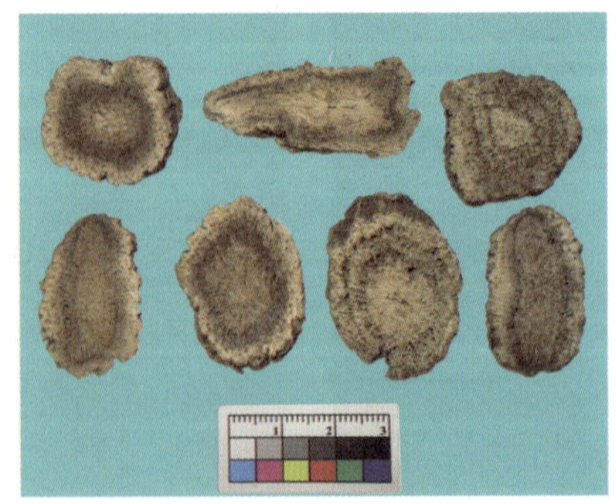

图 15-21　木香饮片

[临床应用]

1. 脾胃气滞证，为行气止痛之要药。脾胃气滞，脘腹胀痛，可单用本品磨汁或配伍砂仁、藿香等使用（木香调气散）；脾虚气滞，脘腹胀满、食少便溏者，配伍党参、茯苓、白术、陈皮等使用（香砂六君子汤、健脾丸)；脾虚食少，兼食积气滞者，可配伍砂仁、枳实、白术等使用（香砂枳术丸）；食滞中焦，脘痞腹痛者，可配伍陈皮、半夏、枳实等使用（木香化滞丸）；寒凝中焦，食积气滞，可配伍干姜、枳实、白术等使用（木香干姜枳术丸）。

2. 泻痢，为治湿热泻痢里急后重之要药。湿热痢疾，里急后重者，常配伍黄连等使用（香连丸）；饮食积滞之脘腹胀满、大便秘结或泻而不爽者，可配伍槟榔、青皮、大黄等使用（木香槟榔丸）。

3. 腹痛胁痛、黄疸、疝气疼痛。寒疝腹痛及睾丸偏坠疼痛者，配伍川楝子、小茴香等使用（导气汤）；脾失运化、肝失疏泄而致湿热郁蒸、气机阻滞之脘腹胀痛、胸胁胀痛、黄疸口苦，常配伍郁金、大黄、茵陈等使用。

4. 胸痹。寒凝气滞心痛者常配伍赤芍、姜黄、丁香等使用（二香散）；气滞血瘀之胸痹者配伍郁金、甘草等使用（颠倒木金散）。

5. 本品芳香能醒脾开胃，在补益方剂中，可减轻补益药的腻胃、滞气之弊端，如归脾汤中配伍木香即有此意。

[用量用法] 水煎服，1.5～6g。生用行气力强，煨用行气力缓而实肠止泻，用于泄泻腹痛。

[使用注意] 阴虚及津液不足者慎用；发热、心痛、脏躁者不宜使用。

[现代研究] 本品含香烃内酯、去氢香烃内酯等成分，其煎液能促进胃肠蠕动、促进胃排空，可以缓解胃肠胀气；还有抗消化性溃疡、促进胆囊收缩、抑菌、抗肿瘤、扩张血管等作用。

[附]

1. 川木香 chuānmùxiāng（Common Vladimiria Root）

本品为菊科植物川木香 *Vladimiria souliei*（Franch.）Ling 或灰毛川木香 *Vladimiria souliei*（Franch.）Ling var. *cinerea* Ling 的干燥根（图 15-22～图 15-24），主产于四川、西藏等地。其味辛、苦，性温；归脾、胃、大肠、胆经。功效：行气止痛。本品主要用于治疗胸胁、脘腹胀痛，肠鸣腹泻，里急后重等。水煎服，3～9g。

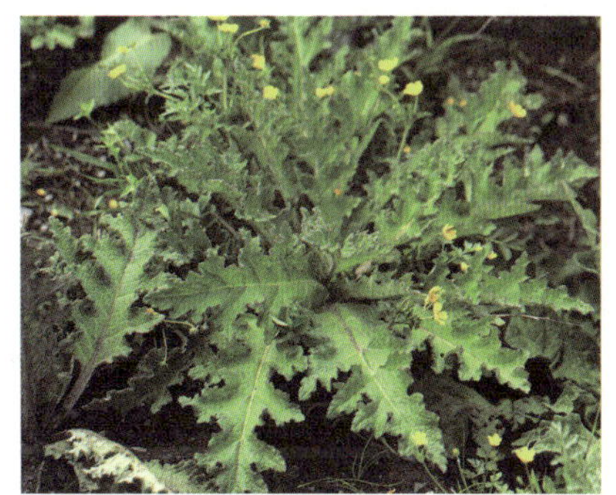

图 15-22　川木香原植物川木香

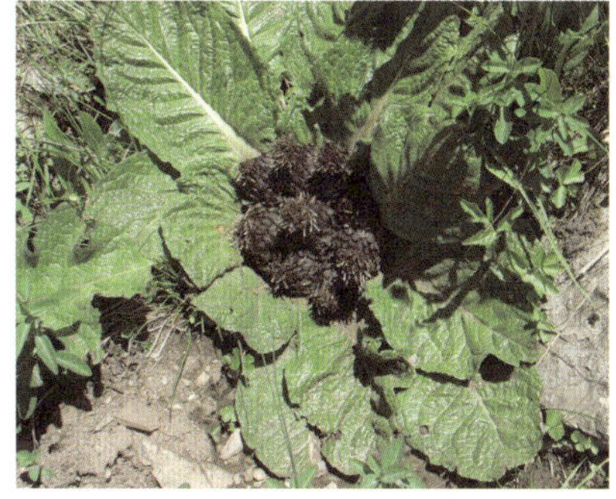

图 15-23　川木香原植物灰毛川木香

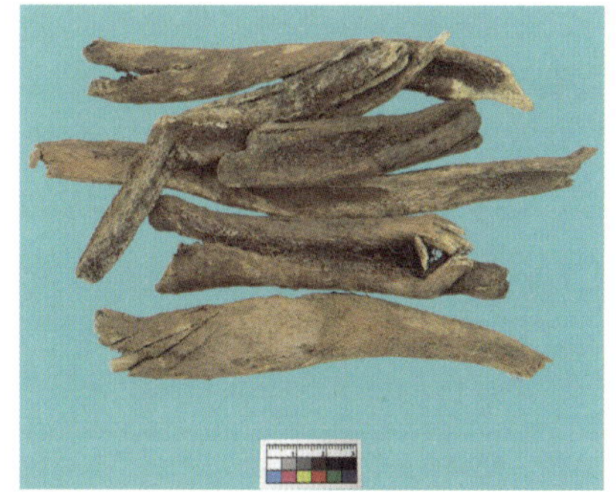

图 15-24　川木香药材

2. 土木香 tǔmùxiāng（Inula Root）

本品为菊科植物土木香 *Inula helenium* L. 的干燥根（图 15-25、图 15-26）。其味辛、苦，性温；归肝、脾经。功效：健脾和胃，行气止痛，安胎。本品主要用于治疗胸胁、脘腹胀痛，呕吐泻痢，胸胁挫伤，岔气作痛，胎动不安等。3～9g，多入丸散服。

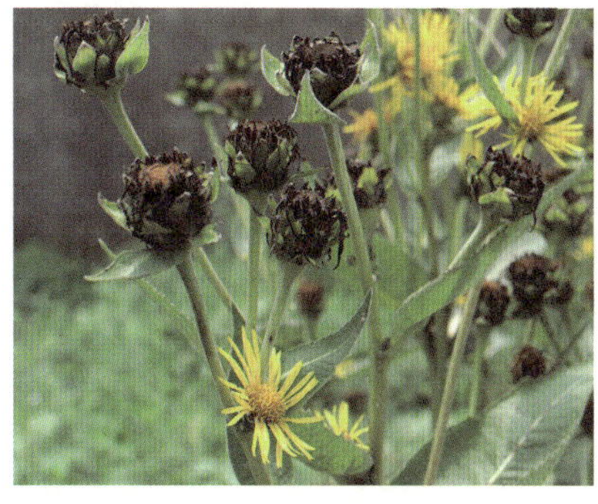

图 15-25　土木香原植物土木香

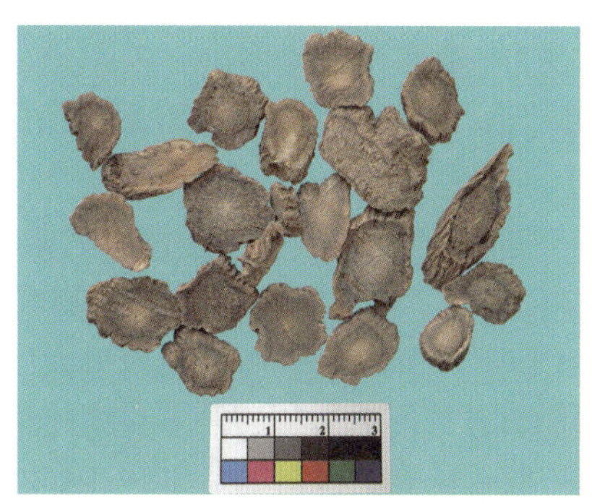

图 15-26　土木香饮片

沉香 chénxiāng（Chinese Eaglewood Wood）
《名医别录》

［药物来源］ 本品为瑞香科植物白木香 *Aquilaria sinensis*（Lour.）Gilg. 含有树脂的木材（图 15-27、图 15-28）。沉香主产于东南亚、印度等地；白木香主产于海南、广东、台湾等地。全年可采收，割取含有树脂的木材，除去不含树脂的部分，阴干，挫末或磨粉，以体重、色棕黑油润，燃之有油渗出、香气浓烈者为佳，生用。

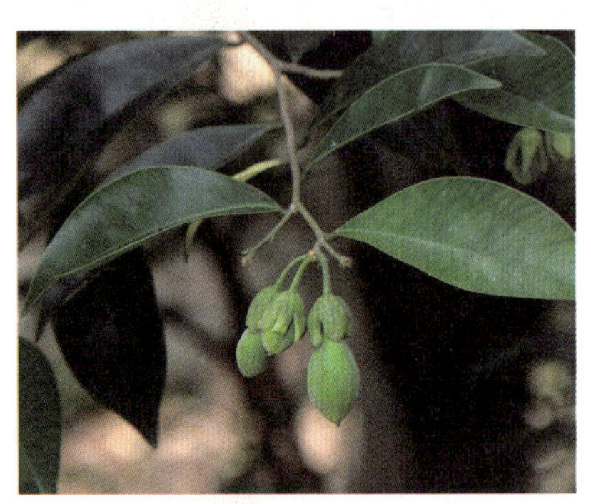

图 15-27　沉香原植物白木香

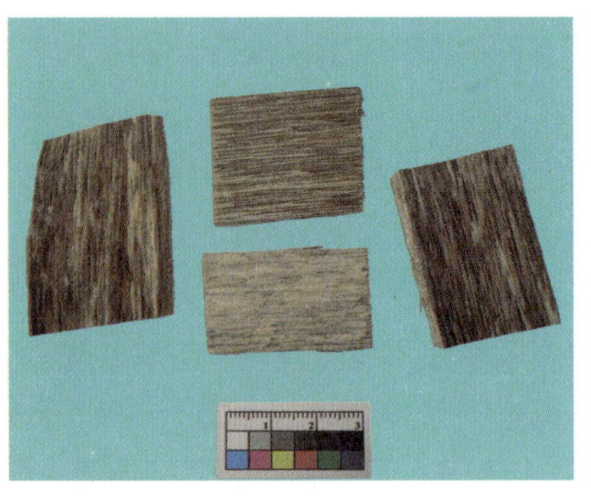

图 15-28　沉香饮片

［性效特点］ 辛、苦，微温。归脾、胃、肾经。功效：行气止痛，温中止呕，纳气平喘。

本品辛香走窜而散，性温祛寒，入脾胃经善于行气散寒止痛；味苦质重，性善沉降，可温中降气而止呕；性降而又可温肾纳气平喘。

［临床应用］

1. 胸腹胀闷疼痛。寒凝气滞所致胸腹胀痛者，常配伍乌药、木香、槟榔等使用（沉香四磨汤）；脾胃虚寒之脘腹冷痛，常配伍肉桂、干姜、附子等使用（沉香附桂丸）。

2. 胃寒呕吐。寒邪犯胃，呕吐清水者，常配伍陈皮、荜澄茄、胡椒等使用（沉香丸）；脾胃虚寒，呕吐呃逆，经久不愈者，可配伍丁香、白豆蔻、柿蒂等使用。

3. 虚喘气逆证。下元虚冷，肾不纳气所致虚喘证，常配伍肉桂、附子、补骨脂等使用（黑锡丹）；上盛下虚之痰饮喘嗽，配伍紫苏子、半夏、厚朴等使用（苏子降气汤）。

［用量用法］ 水煎服，1～5g，宜后下；或磨汁冲服，或入丸散剂，每次 0.5～1g。

［使用注意］ 阴虚火旺及气陷证者慎用。

［现代研究］ 本品主含白木香酸、白木香醛、白木香醇、沉香螺旋醇、呋喃白木香醛、呋喃白木香醇、苄基丙酮、对甲氧基苄基丙酮等，有抑制小肠运动、促进消化液分泌、促进胆汁分泌、镇痛、抗炎、抑菌等作用。

檀香 tánxiāng（Sandalwood）
《名医别录》

［药物来源］ 本品为檀香科植物檀香 *Santalum album* L. 树干的木质干燥心材（图 15-29、图 15-30），主产于海南、广东、云南等地。全年可采伐，以夏季采伐为佳，镑片或锯成小段或劈碎，晾干，以体重、坚实、显油迹、香气浓者为佳，生用。

［性效特点］ 辛，温。归脾、胃、心、肺经。功效：行气止痛，散寒调中。

本品味芳香而辛，性温，行散温通，善于理脾胃、调肺气、利膈宽胸、止痛。《本经逢原》载其“善调膈上诸气……兼通阳明之经，郁抑不舒、呕逆吐食宜之”。

［临床应用］ 胸腹寒凝气滞疼痛等病证。寒凝气滞，胸膈不舒或胸腹冷痛者常配伍白豆蔻、砂仁、丁香等使用（沉香磨脾散）；寒凝气滞之胸痹心绞痛者可配伍荜茇、延胡索、高良姜等使用；胃脘寒痛，呕吐食少者可单用本品研末，干姜汤泡服，或配伍沉香、白豆蔻、砂仁等使用。

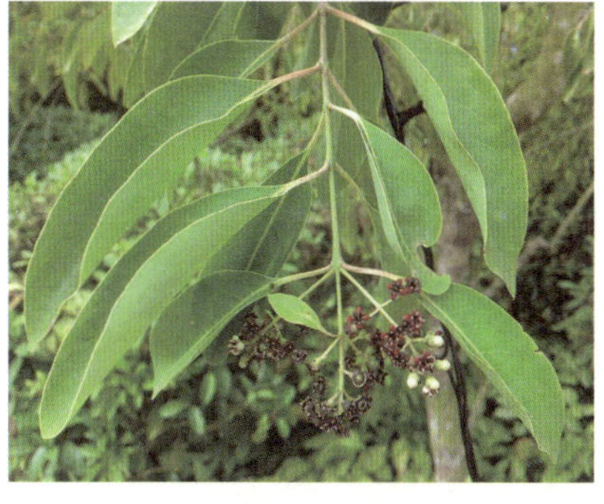

图 15-29　檀香原植物檀香

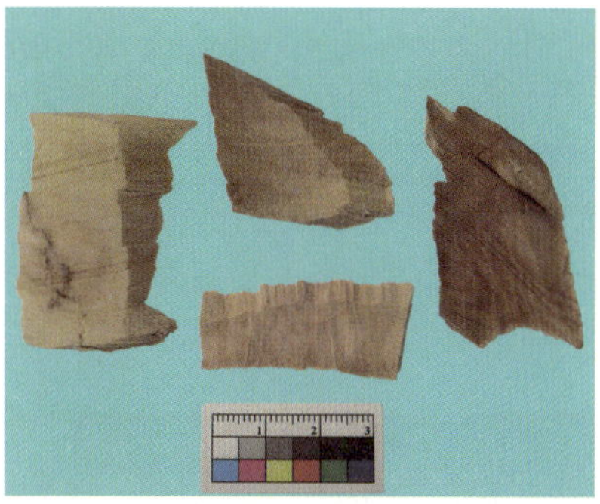

图 15-30　檀香药材

[用量用法] 水煎服，2～5g，宜后下。入丸散，1～3g。

[使用注意] 阴虚火旺，实热吐衄者慎用。

[现代研究] 本品主含挥发油，如 α- 檀香萜醇、β- 檀香萜醇、檀萜烯、檀萜烯酮等，有抗心律不齐、镇静、利尿、抑菌等作用。

川楝子 chuānliànzǐ（Szechwan Chinaberry Fruit）
《神农本草经》

[药物来源] 本品为楝科乔木植物川楝树 *Melia toosendan* Sieb. et Zucc. 的干燥成熟果实（图 15-31、图 15-32），主产于四川等地。冬季采收，干燥，以个大、饱满、外皮金黄色、果肉黄白色者为佳，生用或炒用。用时打碎。

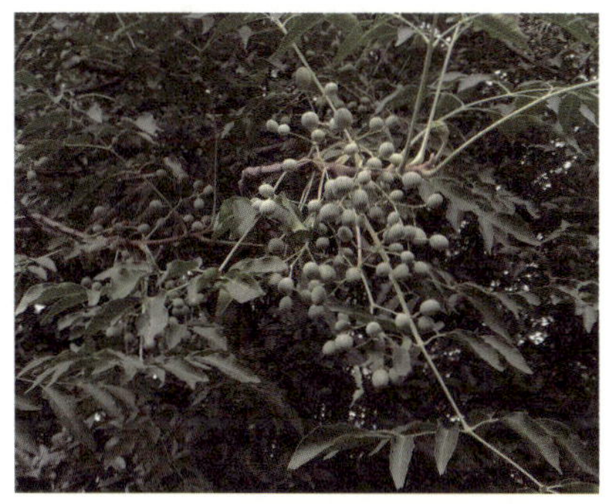

图 15-31　川楝子原植物川楝树

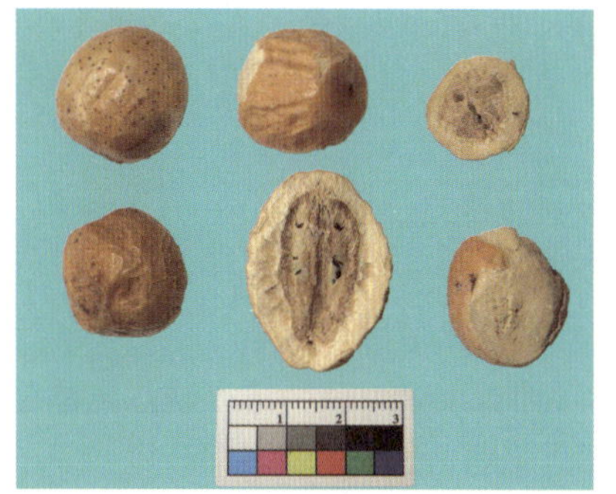

图 15-32　川楝子饮片

[性效特点] 苦，寒。有小毒。归肝、胃、小肠、膀胱经。功效：行气止痛，杀虫，疏肝泄热。

本品苦寒性降清泄，善入肝经而行气止痛，兼能泻肝火；味苦杀虫；苦寒尚能清热燥湿，故可疗癣疾。《本经逢原》载其“人但知其有治疝之功，而不知其荡热止痛之用”。

[临床应用]

1. 肝郁化火诸痛证，胸胁脘腹胀痛，疝气疼痛。肝胃不和或肝郁化火胸腹诸痛，常配伍延胡索使用（金铃子散）；疝气痛，热疝者可配伍延胡索、香附、橘核、芒果核等使用；寒疝腹痛者常配伍小茴香、木香、吴茱萸等使用（导气汤）。

2. 蛔虫等所致虫积腹痛配伍槟榔、使君子使用。

3. 本品尚能清热燥湿，杀虫疗癣，可单用焙黄研末，油调膏外涂，用于治疗头癣、秃疮。

[用量用法] 水煎服，5～10g。外用，适量。炒用寒性减低。

[使用注意] 本品有毒，不宜过量或持续服用，以免中毒；又因性苦寒，脾胃虚寒者忌用，孕妇慎用。

[现代研究] 本品主含川楝素、楝树碱、山柰醇及脂肪油等，有驱虫、杀虫、松弛奥狄括约肌、收缩胆囊、促进胆汁排泄、兴奋肠管平滑肌、抑菌、抗炎、抗癌等作用。

乌药 wūyào（Combined Spicebush Root）
《本草拾遗》

[药物来源] 本品为樟科植物乌药 *Lindera aggregata*（Sims）Kosterm. 的干燥块根（图 15-33、图 15-34），主产于浙江、安徽、江西等地。全年可采挖，切片，晒干，以浅棕色、个大、肥壮、质嫩、香气浓者为佳，生用或麸炒用。

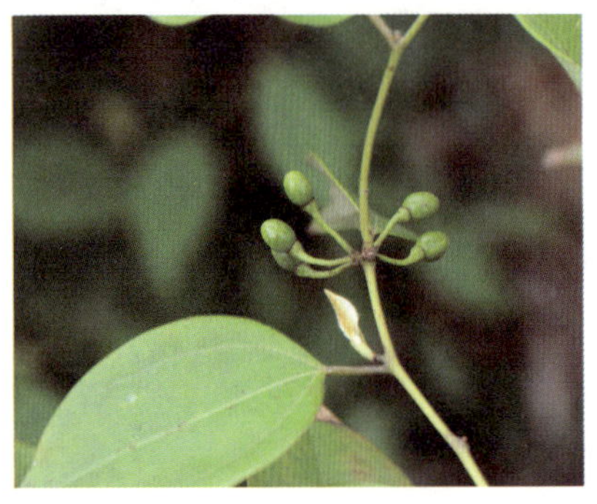
图 15-33　乌药原植物乌药

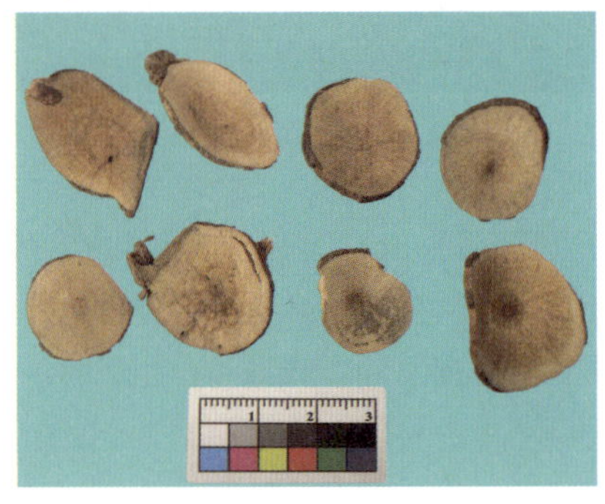
图 15-34　乌药饮片

[性效特点] 辛，温。归肺、脾、肾、膀胱经。功效：行气止痛，温肾散寒。

本品辛散温通，能疏理气机，上入脾、肺而疏畅胸腹气滞，行气止痛；下抵肾、膀胱而除下焦寒气，暖肾散寒，缩尿止遗。其功以顺气、降气为两端，散寒为特点，以治下腹胀痛为佳。

[临床应用]

1. 寒凝气滞胸腹诸痛证。胸腹胁肋闷痛者可配伍香附、甘草等使用（小乌沉汤），或配伍薤白、瓜蒌皮、延胡索等使用；脘腹胀痛者配伍木香、青皮、莪术等使用（乌药散），或配伍香附、木香、陈皮等使用；寒疝腹痛者配伍小茴香、青皮、高良姜等使用（天台乌药散）；寒凝气滞痛经者配伍当归、香附、木香等使用（乌药汤）；寒郁气滞，气逆喘急者可配伍麻黄、小茴香、沉香等使用。

2. 肾阳不足，膀胱虚冷之小便频数、小儿遗尿者，配伍益智仁、山药等使用（缩泉丸）。

[用量用法] 水煎服，6～10g。

[使用注意] 气虚发热者禁用。

[现代研究] 本品含挥发油、呋喃倍半萜及内酯生物碱成分，包括乌药醚内酯、去甲异波尔定碱，能调节胃肠运动、促进呼吸、兴奋心肌、升血压等。

荔枝核 lìzhīhé（Lychee Seed）
《本草衍义》

[药物来源] 本品为无患子科荔枝 *Litchi chinensis* Sonn. 的干燥成熟种子（图 15-35、图 15-36），主产于福建、广东、广西等地。夏季果实成熟时采收，以干燥，粒大，饱满者为佳，生用或盐水炙用。用时打碎。

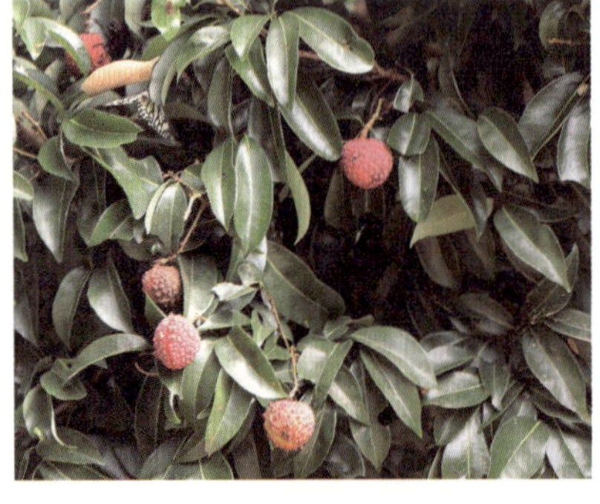
图 15-35　荔枝核原植物荔枝

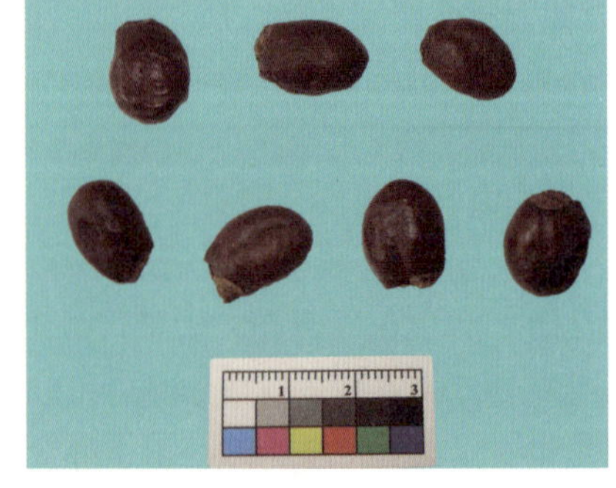
图 15-36　荔枝核饮片

[性效特点] 辛、微苦，温。归肝、肾经。功效：行气散结，散寒止痛。

本品辛行苦泄，性温可祛寒，主入肝经，具有疏肝理气，散结消肿，祛寒止痛之功；兼能疏肝和胃。《本草备要》载其“入肝肾，散滞气，辟寒邪，胃脘痛，妇人血气痛”。

[临床应用]

1. 寒凝气滞之疝气痛、睾丸肿痛，常配伍小茴香、青皮等同用（荔枝散），或配伍小茴香、橘核、吴茱萸等同用（疝气内消丸）。

2. 胃脘久痛、痛经、产后腹痛。肝气郁结，肝胃不和之胃脘胀痛久者，可配伍木香同用，研末吞服（荔香散）；肝郁气滞血瘀之痛经及产后腹痛者，配伍香附研末服（蠲痛散），或配伍川芎、当归、益母草等同用。

[用量用法] 水煎服，5～10g；或入丸、散用。

[使用注意] 无寒湿及气滞者不宜用。

[现代研究] 本品主含皂苷、鞣质、α- 亚甲基环丙基甘氨基酸及挥发油等，有降血糖、调血脂、抗氧化、抑制病毒、抗肿瘤、抗肝损伤、提高免疫力等作用。

香附 xiāngfù（Nutgrass Galingale Rhizome）
《名医别录》

[药物来源] 本品为莎草科植物莎草 *Cyperus rotundus* L. 的干燥根茎（图 15-37、图 15-38），主产于广东、河南、四川等地。秋季采挖，燎去须毛，置沸水中略煮或蒸透后晒干，或燎后直接晒干，以个大、坚实、气香、毛须去净者为佳，生用，或醋炙用。用时碾碎。

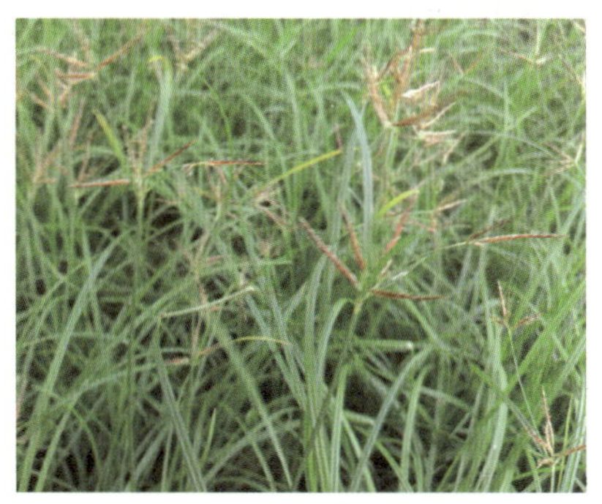

图 15-37　香附原植物莎草

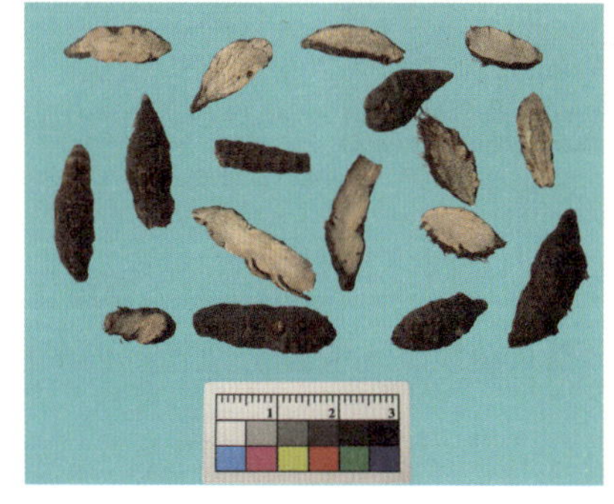

图 15-38　香附饮片

[性效特点] 辛、微苦、微甘，平。归肝、脾、三焦经。功效：疏肝解郁，调经止痛，理气调中。

本品味辛香行散肝郁，味苦疏泄降肝逆，味甘缓肝急，善于疏肝理气止痛；古人谓其可行三焦气机，调达气机则气血通畅，可调经止痛。《本草纲目》谓其“乃气病之总司，女科之主帅”。

[临床应用]

1. 肝郁气滞胁痛、腹痛，为疏肝解郁之要药。肝气郁结之胁肋胀痛常配伍柴胡、川芎、枳壳等使用（柴胡疏肝散）；寒凝气滞，肝气犯胃之胃脘疼痛者，可配伍高良姜使用（良附丸）；寒疝腹痛配伍小茴香、乌药、吴茱萸等使用。

2. 月经不调，痛经，乳房胀痛，为妇科调经之要药。乳房胀痛常配伍柴胡、青皮、瓜蒌皮等使用；肝郁气滞之月经不调、经闭痛经，可单用本品，或配伍柴胡、川芎、当归等使用（香附归芎汤）。

3. 脾胃气滞，脘腹痞闷，胀满腹痛。脘腹胀痛、胸膈噎塞、噫气吞酸、纳呆者，常配伍砂仁、甘草使用（快气汤），或前方再加乌药、紫苏叶使用（缩砂香附汤）；气、血、痰、火、湿、食六郁所致的胸膈痞满、脘腹胀痛、呕吐吞酸、饮食不化者，配伍川芎、苍术、栀子等使用（越鞠丸）；外感风寒兼脾胃气滞者可配伍紫苏叶、陈皮等使用（香苏散）。

[用量用法] 水煎服，6～9g。醋炙止痛力增强。

[使用注意] 气虚、无气滞及阴虚血热者禁用。

[现代研究] 本品含挥发油等成分，对子宫有抑制收缩、缓解痉挛的作用。其水煎剂可明显增加胆汁分泌，并可护肝。此外，香附尚有强心、降血压、抗炎、镇痛、抗肿瘤的作用。

[药物比较] 木香，味辛、苦，性温，主归脾、胃、大肠、胆、三焦经。香附，味辛、微苦、微甘，性平，主归肝、脾、三焦经。二者均能理气止痛、宽中消食，用于治疗脾胃气滞、脘腹胀痛、食少等诸病证。不同之处：木香药性偏燥，主入脾胃，治脾胃气滞证；兼治胁痛、黄疸、疝气痛、胸痹心痛，为理气止痛之要药。香附药性平和，主入肝经，长于疏肝解郁、调经止痛，用于肝气郁滞之胁痛、乳房胀痛、月经不调、癥瘕疼痛，为妇科调经之要药。

佛手 fóshǒu（Finger Citron）
《滇南本草》

[药物来源] 本品为芸香科植物佛手 *Citrus medica* L. var. *sarcodactylis* Swingle 的干燥果实（图 15-39～图 15-41），主产于广东、福建、云南等地。秋季果实尚未变黄或刚变黄时采收，纵切成薄片，晒干，以片大而薄、黄皮白肉（广佛手）或绿皮白肉（川佛手）、气香甜者为佳，生用。

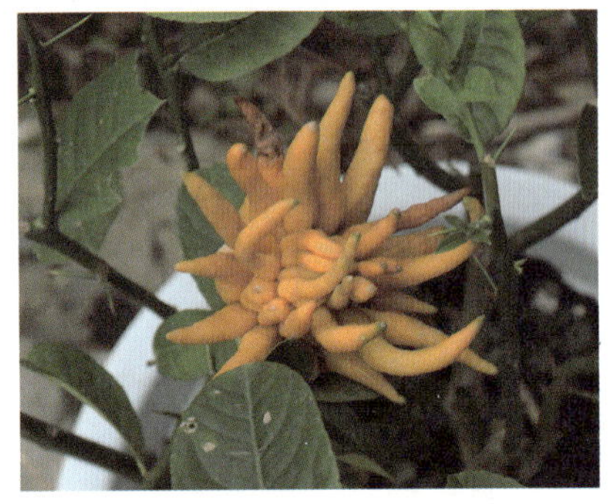

图 15-39　佛手原植物佛手

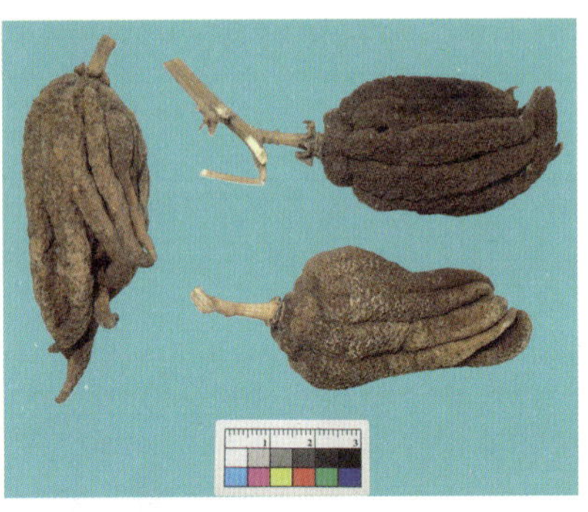

图 15-40　佛手药材

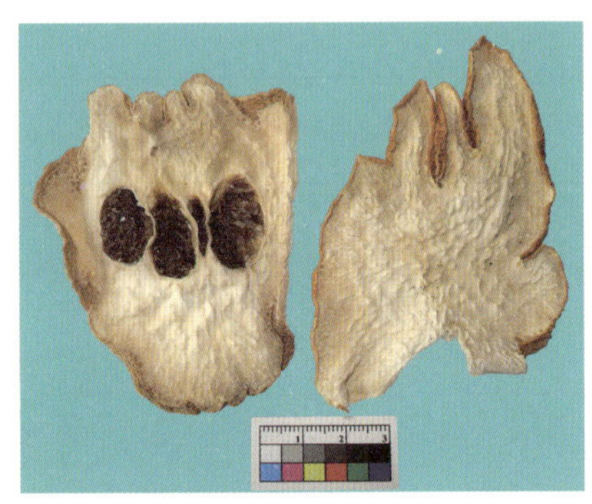

图 15-41　佛手饮片

[性效特点] 辛、苦，温。归肝、脾、胃、肺经。功效：疏肝解郁，理气和中，燥湿化痰。

本品辛香行散，味苦疏泄，功善疏肝理气，和胃止痛；苦温燥湿而化痰；其性温和不峻，有理气而不伤阴之长。

[临床应用]

1. 肝郁气滞及肝胃不和之胸胁胀痛，脘腹痞满等，可配伍柴胡、香附、郁金等使用。
2. 脾胃气滞之胃脘痞满、腹胀痛、呕恶食少等，可配伍木香、香附、砂仁等使用。
3. 湿痰咳嗽，日久痰多，胸膺作痛者，可配伍丝瓜络、瓜蒌皮、陈皮等使用。

[用量用法] 水煎服，3～9g。

[使用注意] 阴虚者、火盛者及无气滞者慎用。

[现代研究] 本品主含黄酮类、香豆素类、挥发油类及多糖等，有抑制肠道平滑肌、扩张冠状动脉血管、增加冠脉血流量、抑制心肌收缩力、减缓心律、降低血压、平喘、祛痰、抗应激、调节免疫、抗肿瘤等作用。

薤白 xièbái（Longstamen Onion Bulb）
《神农本草经》

[药物来源] 本品为百合科植物小根蒜 *Allium macrostemon* Bge. 或薤 *Allium chinense* G. Don 的干燥地下鳞茎（图 15-42～图 15-44），全国各地有产，以江苏、浙江产者为佳。夏秋二季采挖，蒸透或沸水中烫透，晒干，均以个大、饱满、质坚、黄白色、半透明者为佳，生用。

[性效特点] 辛、苦，温。归心、肺、胃、大肠经。功效：通阳散结，行气导滞。

本品辛温散寒，苦泄痰湿，善于散阴寒之寒痰湿浊而通胸中阳气，长于宽胸；辛行苦降，下可入胃肠而导行积滞、消胀止痛。

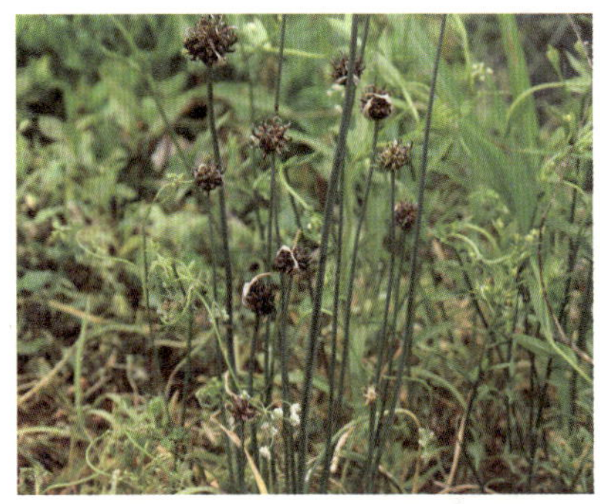

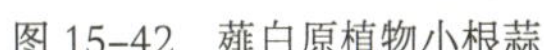
图 15-42　薤白原植物小根蒜

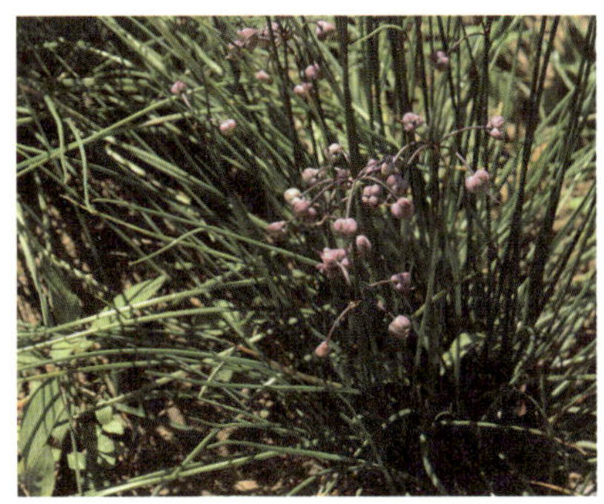
图 15-43　薤白原植物薤

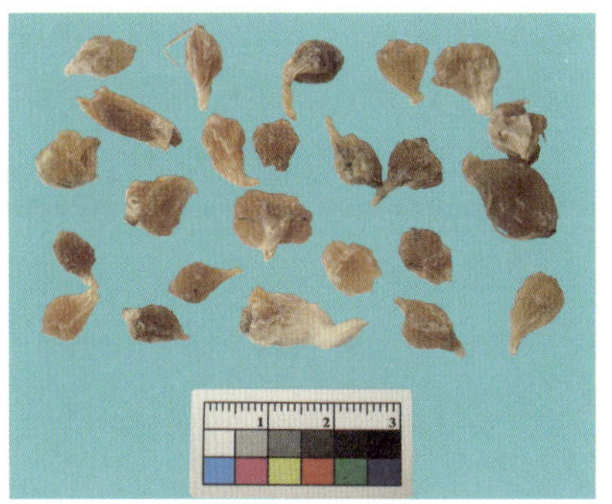
图 15-44　薤白饮片

[临床应用]

1. 胸痹心痛，为治胸痹之要药。寒痰阻滞、胸阳不振所致胸痹证，常配伍瓜蒌、半夏、枳实等使用（瓜蒌薤白白酒汤、瓜蒌薤白桂枝汤、枳实薤白桂枝汤）；痰凝血瘀之胸痹者可配伍丹参、川芎、瓜蒌皮等使用。

2. 脘腹痞满胀痛，泻痢里急后重。胃寒气滞所致之脘腹痞满胀痛者可配伍高良姜、砂仁、木香等使用；胃肠气滞，泻痢里急后重者单用本品或配伍木香、枳实等使用。

[用量用法] 水煎服，5～10g。

[使用注意] 气虚无滞、胃弱纳呆及阴虚发热者不宜用。

[现代研究] 本品主含挥发油，如二甲基二硫、二甲基三硫等；还含薤白苷甲等多种甾体皂苷、前列腺素 PGA 和 PGB、有机酸、大蒜氨酸、甲基大葱氨酸、大蒜糖等。本品有扩张血管、抗心肌缺血、抗血栓形成等作用，并对痢疾杆菌、溶血性金黄色葡萄球菌有抑制作用。

大腹皮 dàfùpí（Areca Peel）
《开宝本草》

[药物来源] 本品为棕榈科植物槟榔 *Areca catechu* L. 的干燥成熟果皮（图 15-45、图 15-46），又名槟榔皮，主产于海南、广西、云南等地。冬季至次春采收未成熟果实，煮后干燥，纵剖两瓣，剥取果皮，习称大腹皮；春末至秋初采收成熟果实，煮后干燥，剥取果皮，打松，晒干，习称大腹毛。以色黄白、质柔韧、无杂质者为佳，生用。

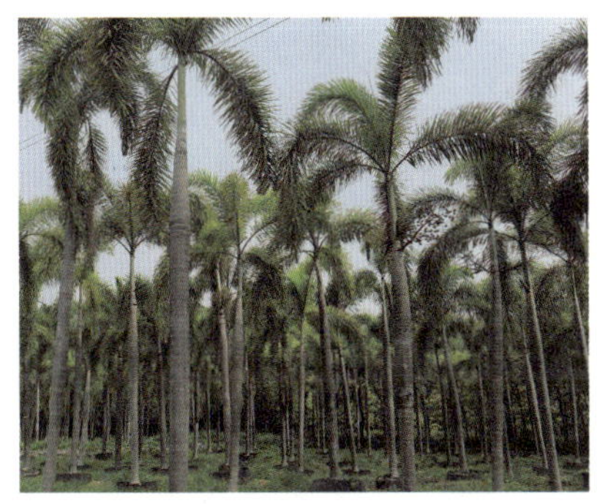
图 15-45　大腹皮原植物槟榔

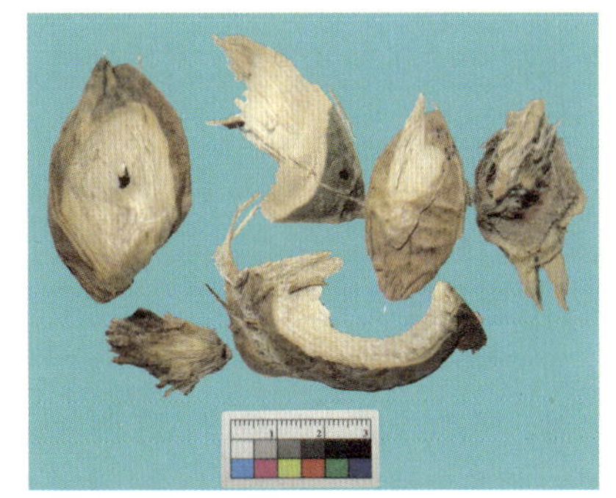
图 15-46　大腹皮饮片

[性效特点] 辛，微温。归脾、胃、大肠、小肠经。功效：行气宽中，利水消肿。

本品辛散，能行气导滞、宽中利气；兼行气利水以消肿。《本草纲目》载其“降逆气，消肌肤中水气浮肿，脚气壅逆，瘴疟痞满，胎气恶阻胀闷”。

[临床应用]

1. 胃肠气滞，脘腹胀闷，大便不爽，为宽中利气之捷药。食积气滞之脘腹痞胀，嗳气吞酸、大便秘结或泻而不爽者，可配伍山楂、麦芽、枳实等使用；湿阻气滞之脘腹胀满者常配伍广藿香、陈皮、厚朴等使用。

2. 水肿胀满，脚气浮肿，小便不利。水湿外溢，皮肤水肿，小便不利者，常配伍茯苓皮、五加皮等使用（五皮饮）；脚气肿满、肿痛，二便不利者，可配伍桑白皮、木通、牵牛子、紫苏叶等使用（大腹皮散）。

[用量用法] 水煎服，5～10g。

[使用注意] 气虚及体虚者慎用。

[现代研究] 本品主含槟榔碱、槟榔次碱、α- 儿茶素等，有兴奋胃肠道平滑肌、促进胃肠动力、促进纤维蛋白溶解、抗凝血酶、杀绦虫等作用。

甘松 gānsōng（Nardostachys Root）
《本草拾遗》

[药物来源] 本品为败酱科植物甘松 *Nardostachys jatamansi* DC. 的干燥根及根茎（图 15-47、图 15-48），主产于四川、甘肃、青海等地。春秋二季采挖，晒干或阴干，切段，以条长、根粗、香气浓者为佳，生用。

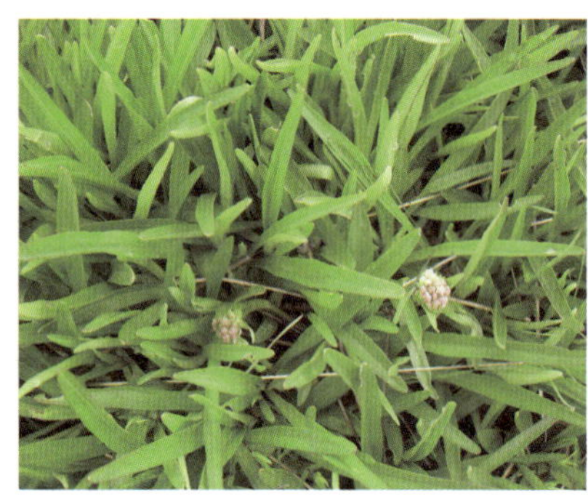

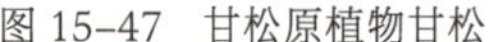

图 15-47　甘松原植物甘松

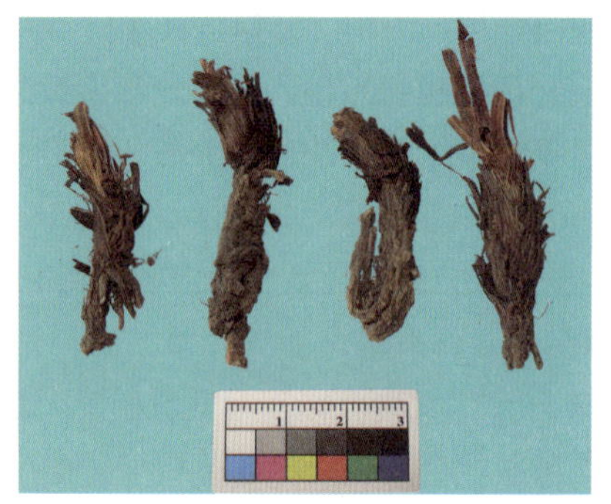

图 15-48　甘松药材

[性效特点] 辛、甘，温。归脾、胃经。功效：行气止痛，开郁行脾，外用祛湿消肿。

本品辛温芳香，专入脾胃经，能行气消胀，醒脾开胃，散寒止痛；外用兼有祛湿消肿之功。《本草纲目》记载："甘松芳香，甚开脾郁，少加入脾胃药中，甚醒脾气。"

[临床应用]

1. 脘腹闷胀疼痛，思虑伤脾不思饮食。寒湿凝聚，气滞不畅所致脘腹胀痛，不思饮食，恶心呕吐者，常配伍木香、砂仁、陈皮、厚朴等使用；思虑伤脾，气机阻滞所致胸闷腹胀，食欲不振，纳呆者，可配伍柴胡、郁金、白豆蔻等使用。

2. 湿脚气者，配伍荷叶、藁本等使用，煎汤外洗。

3. 牙痛，单用泡汤漱口。

[用量用法] 水煎服，3～6g。外用适量，泡汤漱口、煎汤洗脚或研末敷患处。

[使用注意] 气虚血热者禁用。

[现代研究] 本品主含多种倍半萜类成分，如缬草萜酮、甘松新酮、甘松醇、青木香酮、广藿香醇、β- 广藿香烯、甘松香醇、β- 橄榄烯、甘松环氧化物、甘松香酮、异甘松新酮、甘松新酮二醇、甘松呋喃、去氧甘松香醇；还含甘松二脂、齐墩果酸、熊果酸、乙基 -β-D- 吡喃葡萄糖苷、β- 谷甾醇等。本品有抗组胺、5- 羟色胺、乙酰胆碱作用，还具有镇静、抗癫痫、抗惊厥、促神经生长、改善认知能力、抗抑郁、抗心律不齐、抗心肌缺血、降压、抗菌等作用。

刀豆 dāodòu（Sword Bean）
《救荒本草》

[药物来源] 本品为豆科植物刀豆 *Canavalia gladiata*（Jacq.）DC. 的成熟种子（图 15-49、图 15-50），主产于江苏、安徽、湖北等地。秋季种子成熟时采收荚果，剥取种子，晒干，以粒大饱满、色淡红者为佳，生用。

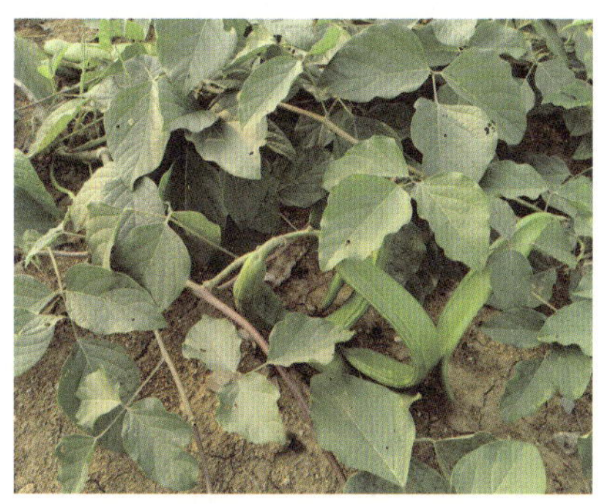
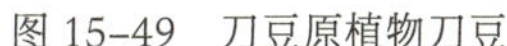
图 15-49　刀豆原植物刀豆

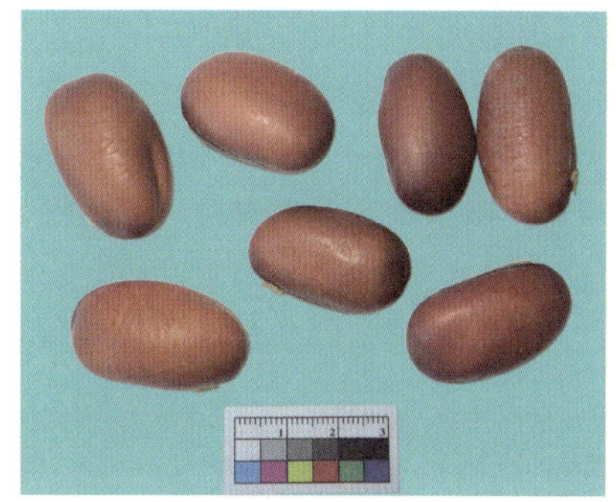
图 15-50　刀豆饮片

[性效特点] 甘，温。归胃、肾经。功效：降气止呕，温肾助阳。

本品药性偏温而沉降，入胃经能温中、降气、止呃；性甘温，入肾经兼能温助肾阳。《本草纲目》载其能“温中下气，利肠胃，止呃逆，益肾补元”及“主治胸脘滞气，脾肾亏损，壮元阳”。

[临床应用]

1. 中焦虚寒之呕吐、呃逆者，常配伍丁香、柿蒂等使用。
2. 肾阳虚腰痛者，单用本品，以刀豆二粒，包于猪腰内烧熟食，或配伍杜仲、桑寄生、牛膝等使用。

[用量用法] 水煎服，6～9g。

[使用注意] 胃热甚者慎用。

[现代研究] 本品主含尿素酶、红细胞凝集素、刀豆氨酸、淀粉、蛋白质、脂肪等，有免疫调节、抗肿瘤等作用。

柿蒂 shìdì（Persimmon Calyx）
《本草拾遗》

[药物来源] 本品为柿树科植物柿 *Diospyros kaki* Thunb. 的干燥宿萼（图 15-51、图 15-52），主产于四川、广东、广西、福建等地。冬季果实成熟时采摘或食用时收集，晒干，以个大而厚、质硬、色黄褐者为佳，生用。

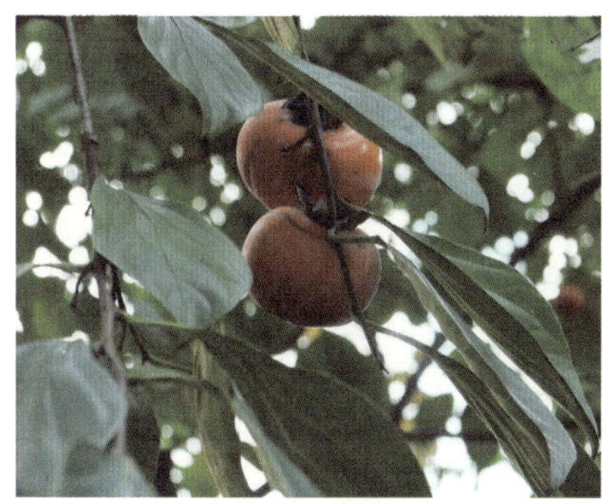
图 15-51　柿蒂原植物柿

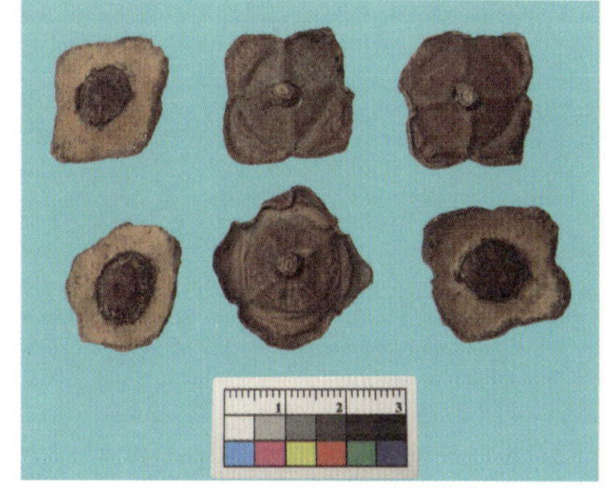
图 15-52　柿蒂饮片

[性效特点] 苦、涩，平。归胃经。功效：降气止呕。

本品药性味苦降泄，专入胃经，善于降胃气而止呃逆。《本草求真》记载：“柿蒂味苦性平，虽与丁香同为止呃之味，然一辛热一苦平，合用兼得寒热兼济之妙。”

[临床应用] 呃逆，为止呃逆之要药。胃寒呃逆者常配伍丁香、生姜等使用（柿蒂汤）；虚寒呃逆者常配伍人参、丁香等使用（丁香柿蒂汤）；胃热呃逆者可配伍黄连、竹茹等使用；痰浊内阻之呃逆者常配伍半夏、陈皮、厚朴等使用；命门火衰，元气暴脱，上逆作呃者，当配伍附子、人参、丁香等使用。

[用量用法] 水煎服，5～10g。

[使用注意] 中气下陷及肾气不足者慎用。

[现代研究] 本品主含羟基三萜酸，如齐墩果酸、白桦脂酸、熊果酸；还含有机酸，如硬脂酸、棕榈酸、琥珀酸、丁香酸、香草酸、没食子酸等；还含无羁萜、β- 谷甾醇、β- 谷甾醇葡萄糖苷、三叶豆苷、槲皮素、葡萄糖、果糖、脂肪油、鞣质等。本品有抗心律失常、镇静、抗生育等作用。

附：其他理气药

表 15-1 其他理气药

药名	药性	功效	主治证	用法用量
香橼	辛、苦、酸，温；归肝、脾、胃、肺经	疏肝解郁，理气和中，燥湿化痰	肝郁胸胁胀痛，气滞脘腹疼痛，痰饮咳嗽，胸膈不利	水煎服，3～10g
玫瑰花	甘、微苦，温；归肝、脾经	疏肝解郁，活血止痛	肝胃气痛，月经不调，经前乳房胀痛，跌打伤痛	水煎服或泡服，3～6g
梅花	微酸、涩，平；归肝、胃、肺经	疏肝解郁，和中，化痰	肝胃气痛，梅核气，瘰疬疮毒	水煎服，3～5g
娑罗子	甘，温；归肝、胃经	疏肝解郁，和胃止痛	胸闷胁痛，脘腹胀痛，妇女经前乳房胀痛	水煎服，3～9g
天仙藤	苦，温；归肝、脾、肾经	行气活血，通络止痛	胃脘痛，疝气痛，产后腹痛，妊娠水肿，风湿痹痛，癥瘕积聚	水煎服，3～6g；外用适量，泡汤漱口、煎汤洗脚或研末敷患处
九香虫	咸，温；归肝、脾、肾经	理气止痛，温肾助阳	胸胁，脘腹胀痛，阳痿，腰膝冷痛，尿频	水煎服，3～9g；入丸、散剂服，1.5～3g

第十六章　消食药

凡以消化食积，用于治疗饮食积滞病证为主要作用的药物，称为消食药（herbs that promote digestion），又称消导药。

性能：消食药多味甘，性平或温；作用趋向于沉降，主归脾、胃二经。

功效：消食药具有健脾开胃，消食和中等功效；部分消食药兼有行气、活血、祛痰等功效。

适应证：消食药适用于饮食积滞所致的各种病证。①食积内停证，饱食过度，致脘腹胀满、嗳腐吞酸、恶心呕吐、大便失常等。②脾胃虚弱，消化不良证，食欲不振、疲倦乏力、大便溏，动辄成积。

配伍应用：食积者多有兼证，临床应根据不同病情予以适当的配伍。①宿食内停，气机阻滞，配伍理气药。②积滞化热，配伍苦寒清热或轻下之品。③寒湿困脾或胃有湿浊，配伍芳香化湿药。④中焦虚寒，配伍温中健脾之品。⑤脾胃虚弱，运化无力，食积内停，配伍健脾益气之品。⑥兼有表证，配伍解表药。⑦肝郁气滞而致食积，配伍疏肝理气药。⑧便秘或大便不爽，配伍轻下之品。

使用注意：①本类药物虽作用缓和，但部分药物也有耗气之弊，故气虚而无积滞者慎用。②对于病情急重者，消食药缓不济急，应用其他药物或方法予以治疗。

药理研究：消食药一般具有不同程度的助消化作用；个别药尚具有降血脂、强心、增加冠脉流量、抗心肌缺血、降压及抗菌等作用。

掌握层次：A. 山楂、六神曲、鸡内金。B. 麦芽、稻芽、莱菔子。

山楂 shānzhā（Chinese Hawthorn Fruit）
《本草经集注》

[药物来源] 本品为蔷薇科植物山里红 *Crataegus pinnatifida* Bge. var. *major* N. E. Br. 或山楂 *Crataegus pinnatifida* Bge. 的干燥成熟果实（图 16-1～图 16-4），主产于河南、山东、河北等地，以山东产量大、质量优。秋季果实成熟时采收，切片，干燥，以果大、肉厚、核少、皮红者为佳，生用或炒黄、炒焦用。

[性效特点] 酸、甘，微温。归脾、胃、肝经。功效：消食健胃，行气散结，化浊降脂。

本品味酸甘，性微温，入脾、胃经，长于消食化积，健脾开胃，又能行气，善消化油腻肉食积滞；入肝经血分，又善活血化瘀，但化瘀血而不伤新；兼能止泻止痢；又能化浊降脂。

[临床应用]

1. 肉食积滞，胃脘胀满；为消化油腻肉食积滞之要药。食肉不消可用单味山楂煎服，或配伍莱菔子、神曲、麦芽等使用（大山楂丸）；积滞胃脘胀痛常配伍木香、青皮等使用（匀气散）。

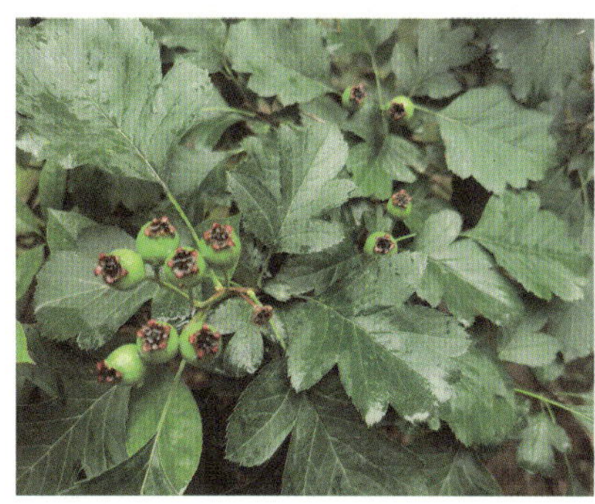
图 16-1　山楂原植物山里红

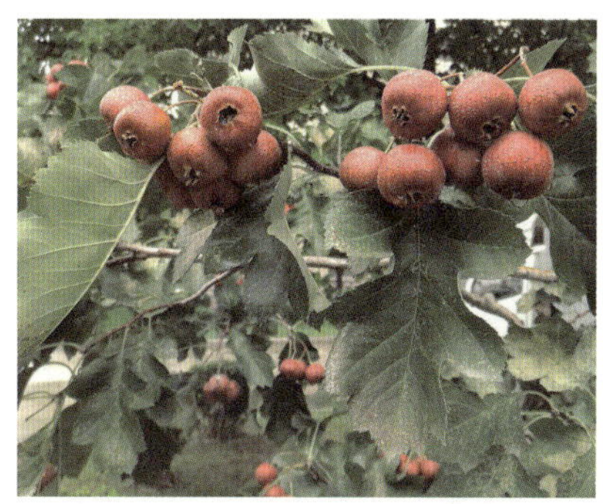
图 16-2　山楂原植物山楂

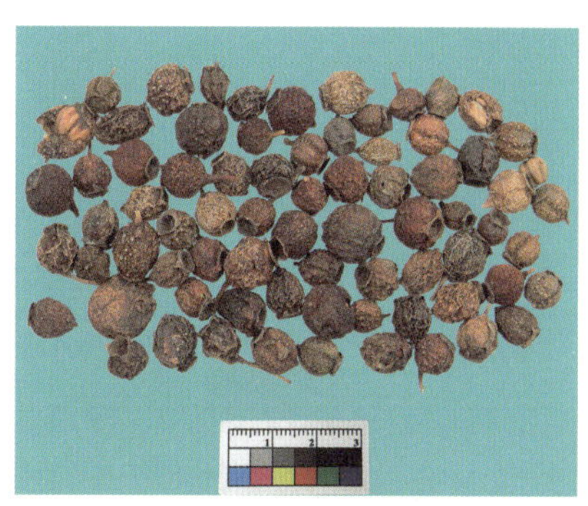
图 16-3　山楂鲜药材

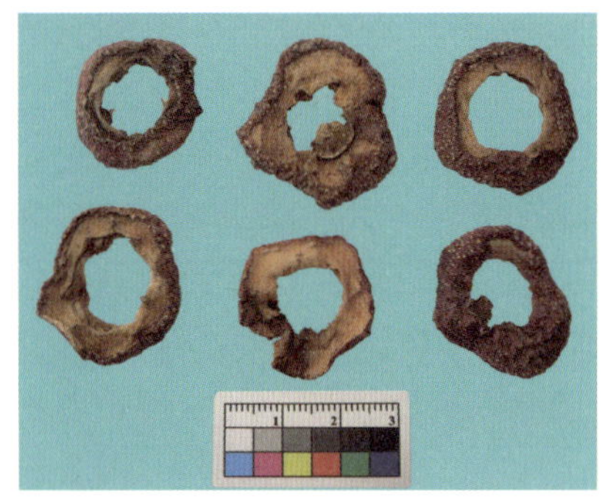
图 16-4 山楂饮片

2. 泻痢腹痛，疝气疼痛。泻痢腹痛可单用本品研细粉，加糖冲服，亦可配伍木香、槟榔等使用；疝气疼痛常配伍橘核、荔枝核等使用；脾虚食滞，纳少体倦，腹痛腹泻，便下稀薄如水，或嗳腐吞酸，腹胀腹痛，便溏秽臭者，常配伍人参、白术、茯苓等使用（启脾丸）；痢疾初起，或红或白、里急后重，身热腹痛者，常配伍黄连、苦参等使用。

3. 血瘀经闭，产后瘀阻，心腹刺痛，胸痹心痛。产后瘀阻腹痛、恶露不尽或痛经、经闭，可单用本品加糖水煎服，亦可配伍当归、香附、红花使用（通瘀煎）；胸痹心痛配伍川芎、桃仁、红花等使用。

4. 高脂血症、冠心病、高血压病，可单用生山楂，或配伍丹参、三七、葛根等使用。

［用量用法］ 水煎服，9～12g；大剂量可用至 30g。生山楂、炒山楂多用于消食散瘀；焦山楂消食导滞功效增强，多用于止泻止痢。

［使用注意］ 脾胃虚寒而无积滞者或胃酸分泌过多者均须慎用。

［现代研究］ 本品含黄酮类、萜类、有机酸类、枸橼酸等成分，具有强心、降血压、降胆固醇、降甘油三酯等作用，可用于消化不良、心功能不全、冠心病、高血压病等。

六神曲 liùshénqǔ（Medicated Leaven）
《药性论》

［药物来源］ 本品为面粉和其他药物（麸皮、杏仁泥、赤小豆粉、鲜青蒿、鲜苍耳、鲜辣蓼自然汁）混合后经发酵而成的加工品（图 16-5～图 16-8）。全国各地均有产。其制法为取较大量面粉或麸皮，与杏仁泥、赤小豆粉，以及鲜青蒿、鲜苍耳、鲜辣蓼自然汁，混合拌匀，使干湿适宜，放入筐内，复以麻叶或楮叶，保温发酵一周，长出黄菌丝时取出，切成小块，晒干即成。以身干、陈久、无虫蛀、杂质少者为佳，生用或炒用。

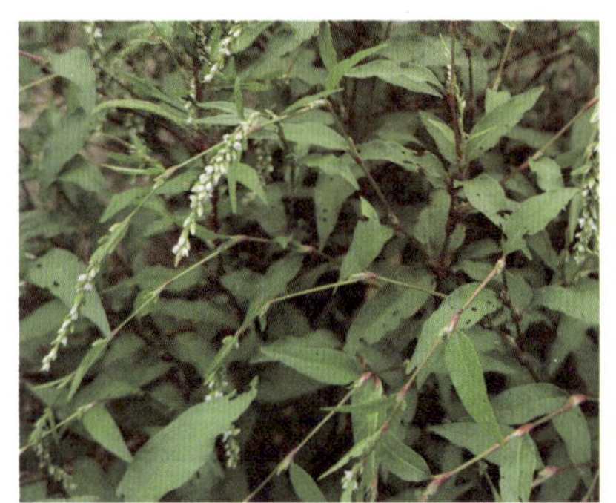
图 16-5 六神曲所含原植物辣蓼

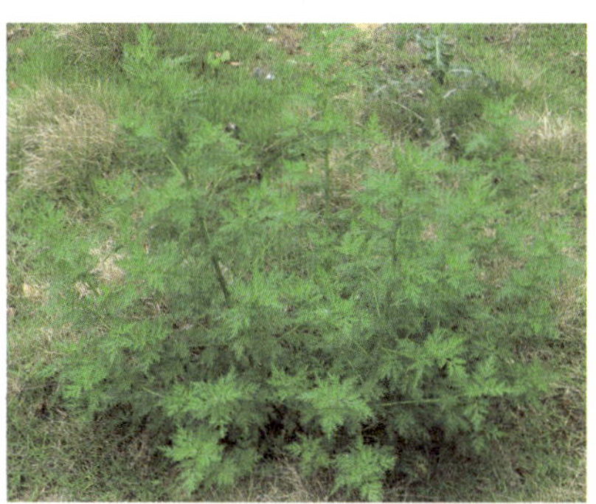
图 16-6 六神曲所含原植物黄花蒿

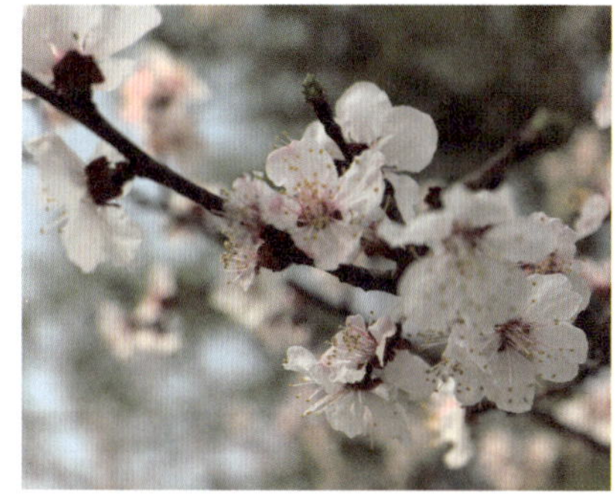
图 16-7 六神曲所含原植物杏

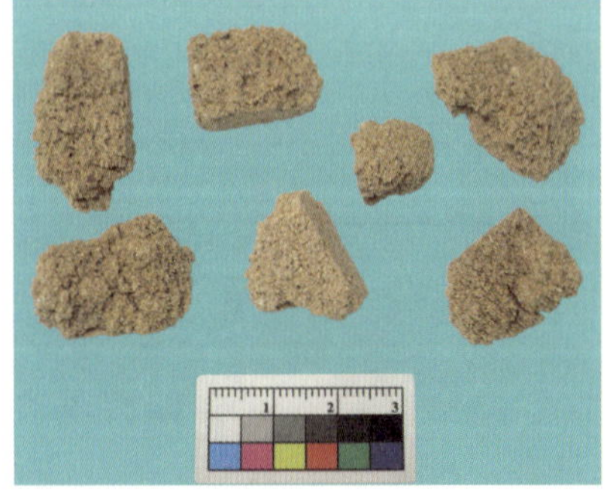
图 16-8 六神曲饮片

［性效特点］ 甘、辛，温。归脾、胃、肝经。功效：消食和胃。

本品为发酵制品，甘而不壅，温而不燥，辛而微散，主入脾、胃经，功善消食化积；炒焦气香，长于健脾开胃；又略兼解表之功，对伤食发热泄泻，或食滞兼外感者，尤为适宜。

［临床应用］

1. 饮食积滞证，尤宜食滞兼外感表证者。食积不化，脘腹胀满，食少纳呆，肠鸣腹泻者，常配伍麦芽、山楂、莱菔子等使用（保和丸）；脾胃虚弱者常配伍党参、白术等使用（健脾丸）；积滞日久，脘腹攻痛胀满，常配伍木香、厚朴、三棱等使用（木香神曲丸）。

2. 凡丸剂中有金石、贝壳类药物者，可用本品糊丸以护脾胃、助消化，如磁朱丸。

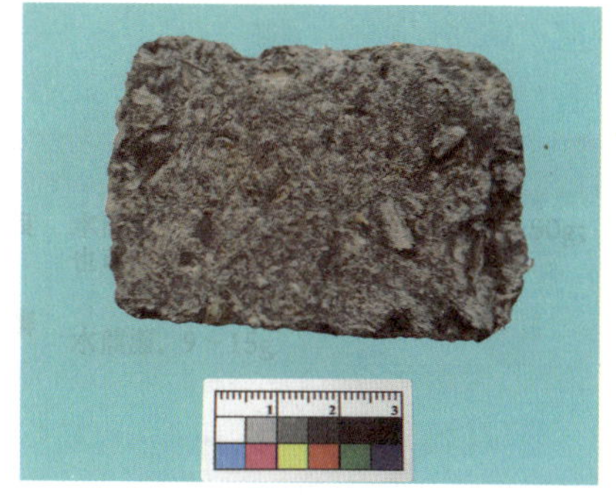
图 16-9　建神曲饮片

[用量用法] 水煎服，5～15g。消食宜炒焦用。

[使用注意] 妇女哺乳期、脾阴虚、胃火炽盛、无食积者不宜使用；孕妇慎用。

[现代研究] 本品主含酵母菌、淀粉酶、维生素 B 复合体、麦角甾醇、蛋白质及脂肪、挥发油等，具有提高胃液分泌量的作用。

[附]

建神曲 jiànshénqǔ（Fujian Medicated Leaven）

本品为面粉、麸皮和紫苏、荆芥、防风、厚朴、白术、木香、枳实、青皮等四十多种药物，经混合发酵而成（图 16-9），又名泉州神曲、范志曲，简称建曲。本品性味苦微温，消食化积功效与六神曲相似，兼理气化湿，发散风寒，适用于治疗食滞不化，或兼风寒表证者。水煎服，5～15g。

麦芽 màiyá（Germinated Barley）
《药性论》

[药物来源] 本品为禾本科植物大麦 *Hordeum vulgare* L. 的成熟果实经发芽干燥的炮制加工品（图 16-10、图 16-11），全国各地均有产。将大麦洗净，浸泡 4～6 小时后，捞出，保持适宜温、湿度，待幼芽长至约 0.5cm 时，晒干或低温干燥，以淡黄色、胚芽完整者为佳，生用、炒黄或炒焦用。

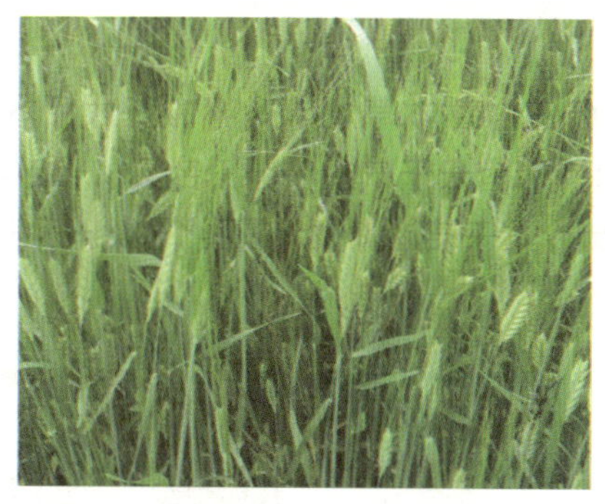
图 16-10　麦芽原植物大麦

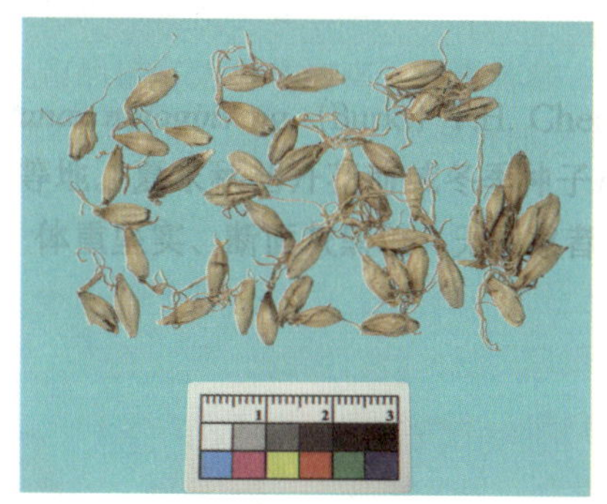
图 16-11　麦芽饮片

[性效特点] 甘，平。归脾、胃、肝经。功效：行气消食，健脾开胃，回乳消胀。

本品益脾养胃、促进消化，善消淀粉类食物积滞；又可回乳消胀，用于断乳、乳汁郁积之乳房胀痛或乳痈；也可用于肝郁气滞、肝胃不和的胁肋脘腹胀痛。

[临床应用]

1. 食积不化，脘闷腹胀，脾虚食少，尤宜于米面薯芋等淀粉类食积。米面薯芋等淀粉类食积，脘腹胀满，常配伍山楂、神曲、鸡内金等使用；小儿乳食停滞单用本品煎服或研末服均可；脾虚食少，食后脘胀，常配伍白术、陈皮等使用（健脾丸）。
2. 乳汁郁积，乳房胀痛，妇女断乳，可单用生麦芽或炒麦芽 120g（或生、炒麦芽各 60g）煎服。
3. 肝气郁滞或肝胃不和，胁肋、脘腹疼痛，常配伍柴胡、香附、川楝子等使用。

[用量用法] 水煎服，10～15g；回乳炒用 60g。生麦芽健脾和胃，疏肝行气，用于脾虚食少，乳汁郁积；炒麦芽行气消食回乳，用于食积不消，妇女断乳；焦麦芽消食化滞，用于食积不消，脘腹胀痛。

[使用注意] 哺乳期妇女不宜使用。

[现代研究] 本品主含多糖类、酶类、生物碱及维生素等多种活性成分。多糖类成分主要是麦芽糖，麦芽中成分较多的是酶类，包含 α- 及 β- 淀粉酶、蛋白水解酶等。其所含淀粉酶能助消化；煎剂促进胃酸及胃蛋白酶分泌；水煎剂中有胰淀粉酶激活剂。本品有催乳和回乳的双向作用，小剂量催乳，大剂量回乳。大麦芽碱还有类似麻黄碱的作用，其中大麦芽胍碱 A 和 B 还有抗真菌作用。麦芽尚有降血糖作用。

[药物比较] 麦芽，味甘，性平，主归脾、胃、肝经。谷芽，味甘，性温，主归脾、胃经。二者均能消食和中、健脾开胃，用于治疗米面薯芋类食滞证及脾虚食少证。不同之处：麦芽消食健胃力较强；谷芽消食健胃力较弱，更宜于轻证，或病后脾虚者。

稻芽 dàoyá（Rice Grain Sprout）
《名医别录》

[药物来源] 本品为禾本科植物稻 *Oryza sativa* L. 的成熟果实经发芽干燥的炮制加工品（图 16-12、图 16-13），全国大部分地区均有产。将稻谷用水浸泡后，保持适宜的温湿度，待须根长至约 1cm 时，干燥，以身干、粒饱满、大小均匀、色黄、无杂质者为佳，生用、炒黄或炒焦用。

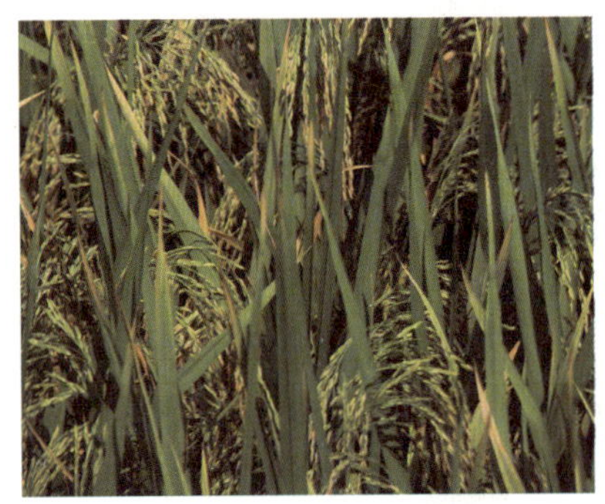
图 16-12　稻芽原植物稻

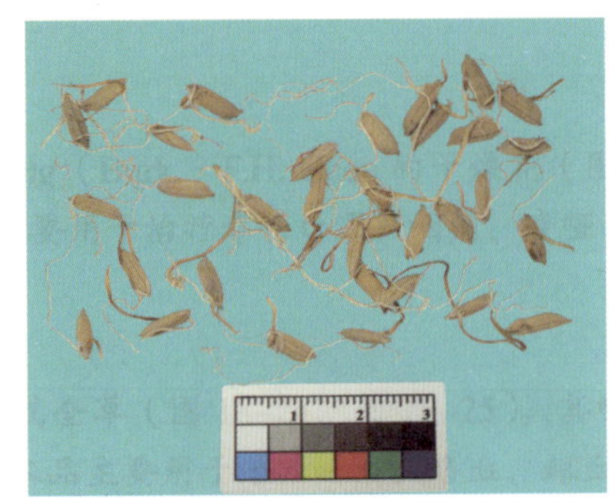
图 16-13　稻芽饮片

[性效特点] 甘、温。归脾、胃经。功效：消食和中，健脾开胃。

本品甘温，入脾胃经，专于消食和中，健脾开胃，但作用缓和，助消化而不伤胃气。

[临床应用] 治疗食积不消，腹胀口臭，脾胃虚弱，不饥食少。食积不消，腹胀口臭，常配伍麦芽使用，或配伍其他消食药和理气药；脾胃虚弱，不饥食少，常配伍砂仁、白术、炙甘草等使用（谷神丸）。

[用量用法] 水煎服，9～15g。生稻芽长于和中；炒稻芽偏于消食，用于不饥食少；焦稻芽善化积滞，用于积滞不化。

[使用注意] 胃下垂患者不宜使用。

[现代研究] 本品主含淀粉酶，含量低于麦芽，尚含蛋白质、脂肪油、淀粉、麦芽糖、腺嘌呤、胆碱及 18 种氨基酸等，所含淀粉酶能帮助消化。本品尚有抗过敏作用。

[附]

谷芽 gǔyá（Millet Sprout）

本品为禾本科植物粟 *Setaria italica*（L.）Beauv. 的成熟果实经发芽干燥的炮制加工品（图 16-14、图 16-15），主产于华北地区。生用、炒黄或炒焦用。谷芽的性能、功效、应用、用法用量均与稻芽相似，北方地区多习用。胃下垂患者不宜使用。

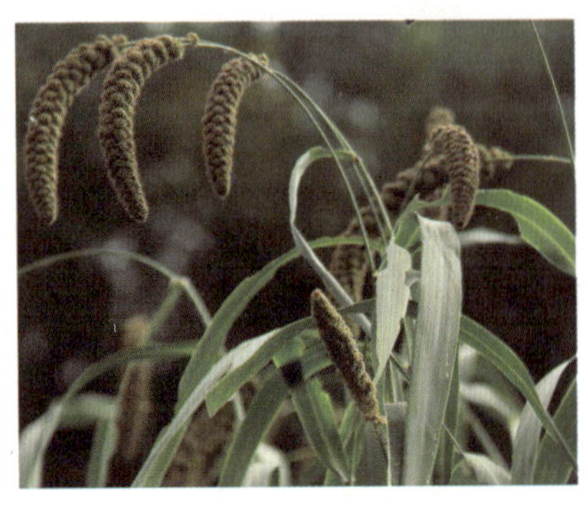
图 16-14　谷芽原植物粟

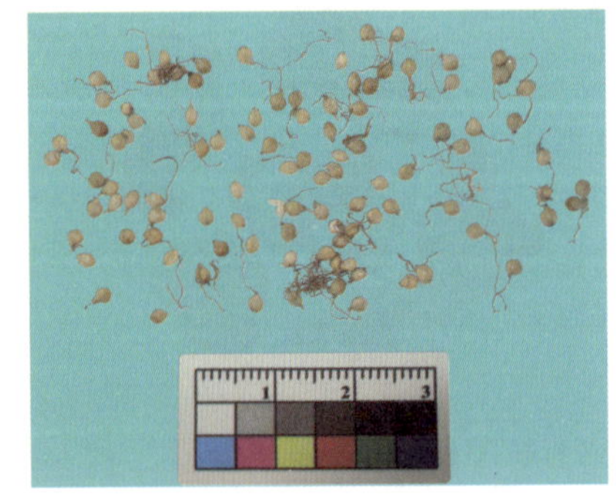
图 16-15　谷芽饮片

莱菔子 láifúzǐ（Radish Seed）
《日华子本草》

[药物来源] 本品为十字花科植物萝卜 *Raphanus sativus* L. 的干燥成熟种子（图 16–14、图 16–15），全国各地均有产。夏季果实成熟时采摘植株，晒干，搓出种子，再晒干，以饱满粒大、坚实、红棕色者为佳，生用或炒用，用时捣碎。

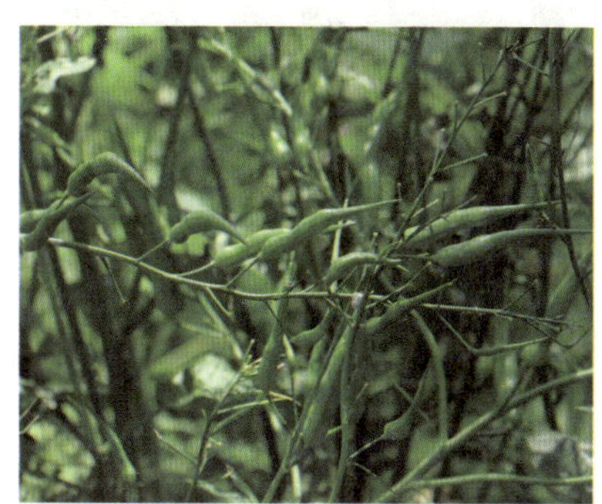

图 16–16 莱菔子原植物萝卜

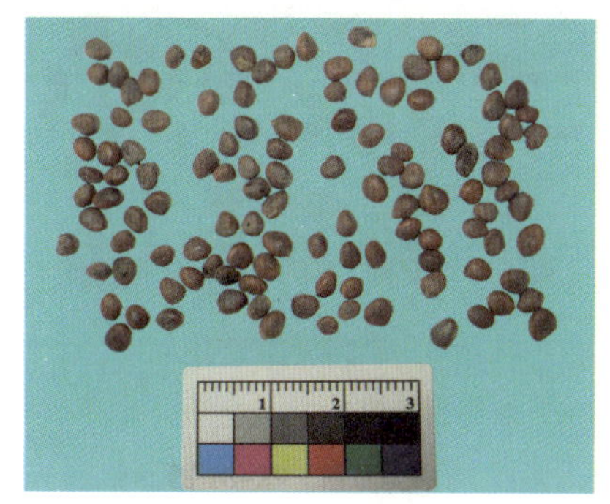

图 16–17 莱菔子饮片

[性效特点] 辛、甘，平。归脾、胃、肺经。功效：消食除胀，降气化痰。

本品味辛行散，味甘和中，入脾胃经，善消食化积，并长于行气除胀；又入肺经，兼能降气化痰，止咳平喘。

[临床应用]

1. 食积气滞证，饮食停滞，脘腹胀痛，大便秘结，积滞泻痢。食积气滞所致脘腹胀痛或疼痛，嗳气吞酸，大便秘结，或积滞泻痢者，常配伍山楂、六神曲、陈皮等使用（保和丸）；食积气滞兼脾虚者常配伍白术等使用（大安丸）；食积气滞兼有热者常配伍黄连、连翘等使用；食积气滞兼有湿者常配伍茯苓等使用。

2. 痰壅气逆，喘咳痰多，胸闷食少不舒者，可单用本品研末服用，或配伍芥子、紫苏子等使用（三子养亲汤）。

3. 古方中有单用本品生品研末服以涌吐风痰者，但现代临床少用。

[用量用法] 水煎服，5～12g。生用长于祛痰；炒用长于消食除胀。

[使用注意] 本品辛散耗气，气虚及无食积、痰滞者慎用；脾虚而无食积者不宜服用。不宜与人参同用。

[现代研究] 本品主含莱菔素、芥子碱、脂肪油、β– 谷甾醇、糖类及多种氨基酸、维生素等，对链球菌、葡萄球菌、肺炎双球菌、大肠埃希菌及常见皮肤真菌均有抑制作用。

[药物比较] 莱菔子，味辛、甘，性平，主归脾、胃、肺经。山楂，味酸、甘，性微温，主归脾、胃、肝经。二者均能消食化积，用于治疗食积证。不同之处：莱菔子长于消食化滞，主治肉食积滞，尚有降气化痰、止咳平喘作用，适宜于咳喘痰壅胸闷兼食积者。山楂尤善消食行气消胀，主治食积气滞证，性温兼入肝经血分，有行气散瘀之功，用治瘀阻胸腹痛、痛经等。

鸡内金 jīnèijīn（Chicken Gizzard Lining）
《神农本草经》

[药物来源] 本品为雉科动物家鸡 *Gallus gallus domesticus* Brisson 的干燥砂囊角质内壁（图 16–18、图 16–19），俗称鸡肫皮，全国各地均有产。杀鸡后，取出鸡肫，趁热剥取内壁，干燥，以完整少破碎、黄色者为佳，生用、炒用或醋制入药。

[性效特点] 甘，平。归脾、胃、小肠、膀胱经。功效：消食健胃，固精止遗，通淋化石。

本品味甘性平，主入脾胃经善于消食磨积，为强有力的消食药；味甘可健脾，可止泻痢；性涩，入小肠、膀胱经可止遗固精；磨积消坚可消石化坚。

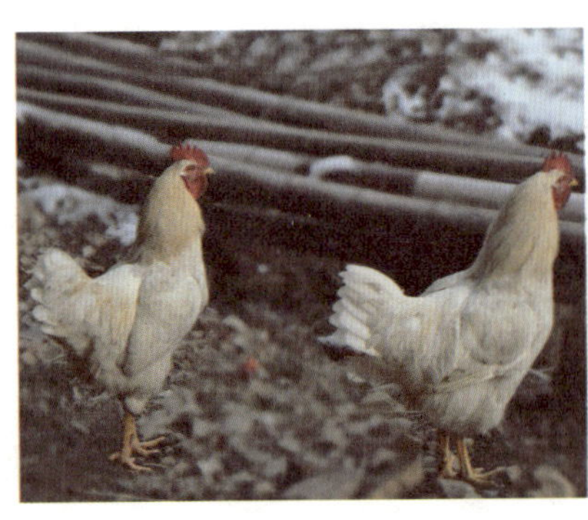

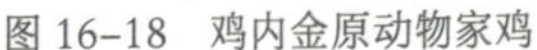

图 16-18　鸡内金原动物家鸡

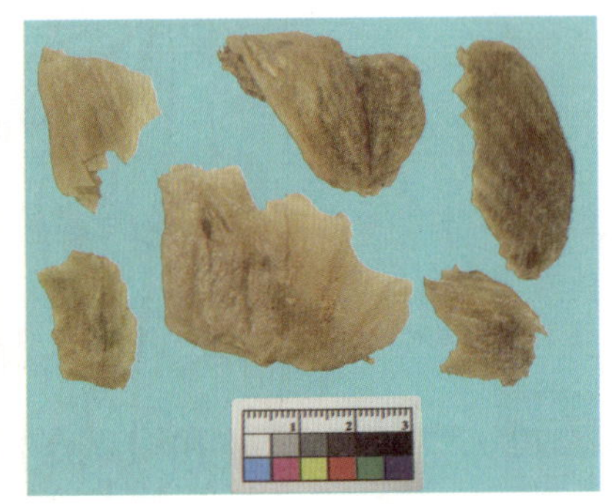

图 16-19　鸡内金饮片

［临床应用］

1. 食积不消，呕吐泻痢，小儿疳积。食积不化所致反胃吐食、病情较轻者，可单用本品研末服；食积较重者常配伍山楂、麦芽等使用；脾胃虚寒，食少泄泻，常配伍白术、干姜等健脾温胃药使用；小儿脾虚疳积常配伍白术、山药、使君子等使用。

2. 遗精、遗尿。肾虚遗精单用本品炒焦研末，温酒送服，或配伍菟丝子、芡实、莲子等补肾固涩药使用；肾虚遗尿常配伍菟丝子、桑螵蛸等使用（鸡肶胵散）。

3. 石淋涩痛，胆胀胁痛。砂淋、石淋伴小便涩痛用本品烧灰存性，配伍金钱草、海金沙、车前子等使用；肝胆结石之胁肋胀痛配伍金钱草、郁金、茵陈、虎杖等使用。

［用量用法］ 水煎服，3～10g；研末服，每次 1.5～3g，效果优于煎剂。

［使用注意］ 脾虚无积滞者慎用。

［现代研究］ 本品主含胃激素、角蛋白、微量胃蛋白酶、淀粉酶、多种维生素和微量元素，以及 18 种氨基酸等，有提高胃液分泌量，调节胃肠功能等作用。

第十七章　驱虫药

凡以驱除或杀灭人体内寄生虫，治疗虫证为主要作用的药物，称为驱虫药（herbs that expel parasites）。

性能：驱虫药多苦，或有毒；入脾、胃、大肠经。

功效：驱虫药对人体内的寄生虫，特别是肠道寄生虫虫体有杀灭（破坏、分解虫体物质，使其死亡）或麻痹作用（麻痹虫体，使其失去活动功能），促使其排出体外，而起到驱虫作用。部分药兼能健脾和胃、消积化滞。

适应证：驱虫药适用于各种虫证。①蛔虫病、蛲虫病、绦虫病、钩虫病等肠道寄生虫证。②对机体其他部位的寄生虫，如血吸虫、阴道滴虫等，某些驱虫药物亦有驱杀作用。③毒性反应类病证，如异嗜症、梦中磨牙、低热等。按症状分，还可适用于机械损伤性病证［腹胀、腹痛、呕吐（吐虫）、腹泻等］和脾胃虚弱类病证（面黄肌瘦、萎靡不振、腹大而青筋暴露、浮肿等）。

配伍应用：应用驱虫药时，应根据寄生虫的种类及患者体质强弱、证情缓急，选用适宜的驱虫药物，并视患者的不同兼证进行相须用药及恰当配伍。①大便秘结者配伍泻下药。②兼有积滞者配伍消食导滞药。③脾胃虚弱者配伍健脾和胃之品。④低热者配伍清虚热药。⑤腹痛腹胀者配伍行气止痛药。⑥兼体虚者配伍补虚药，以攻补兼施，或先补后攻。

使用注意：①应早晨空腹时服用，使药物充分作用于虫体而保证疗效。②发热或腹痛较剧时，先退热或安虫止痛，等症状缓解后再用驱虫药。③部分有毒药控制剂量，防止中毒或损伤正气，孕妇、老弱者慎用。

药理研究：消食药对寄生虫体有麻痹作用，使其瘫痪以致死亡。部分驱虫药有抗真菌、抗病毒及抗肿瘤等作用。某些驱虫药物还有促进胃肠蠕动、兴奋子宫、减慢心率、扩张血管、降低血压等作用。

掌握层次：A. 使君子、苦楝皮、槟榔。B. 鹤草芽、雷丸。C. 榧子。

使君子 shǐjūnzǐ（Rangooncreeper Fruit）
《开宝本草》

［药物来源］ 本品为使君子科植物使君子 *Quisqualis indica* L. 的干燥成熟果实（图 17-1～图 17-3），主产于广东、广西、云南等地。9～10 月果皮变紫黑时采收，晒干，去壳，以个大、表面具紫褐色光泽、仁饱满、色白者为佳。取种仁生用或炒用。

［性效特点］ 甘，温。归脾、胃经。功效：杀虫消积。

本品味甘性缓益脾，更能杀虫，善于驱蛔虫。《本草纲目》载：“此物味甘气温，既能杀虫，又益脾胃，所以能敛虚热而止泻痢，为小儿诸病要药。”

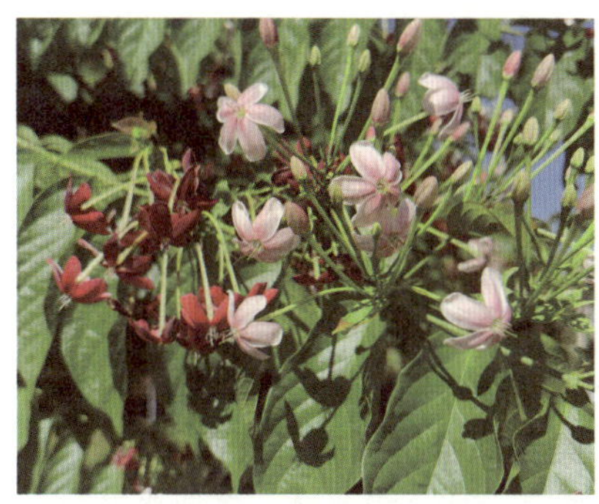
图 17-1　使君子原植物使君子

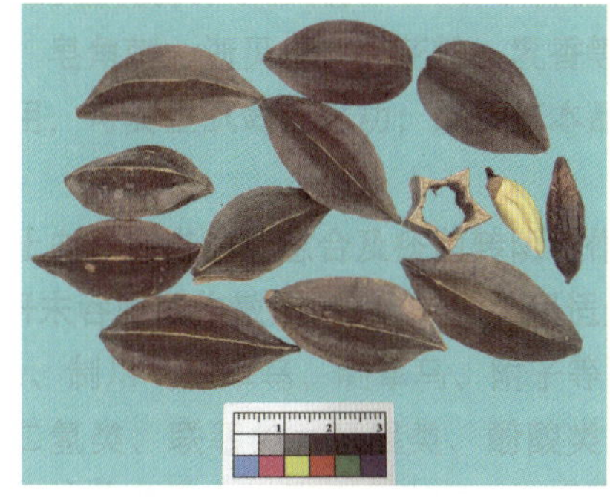
图 17-2　使君子药材

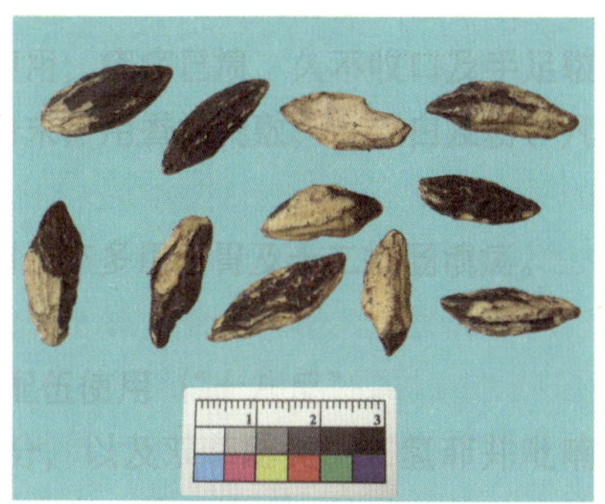
图 17-3　使君子饮片

［临床应用］

1. 蛔虫病，蛲虫病，虫积腹痛，尤宜于小儿蛔虫病，为驱虫要药。虫积腹痛轻证可单用本品炒香嚼服；虫积腹痛重证常配伍苦楝皮、槟榔等使用（使君子散《证治准绳》）；蛲虫病常配伍百部、槟榔、大黄等使用。

2. 小儿疳积，为小儿诸病要药。小儿疳积，面色萎黄、形瘦腹大、腹痛有虫者，常配伍槟榔、神曲、麦芽等使用（肥儿丸）；小儿五疳，心腹膨胀，不进饮食，常配伍厚朴、川芎等使用（使君子散《太平惠民和剂局方》）；兼有气滞腹胀者常配伍陈皮、厚朴等使用；兼有食积者常配伍鸡内金、麦芽等使用。

［用量用法］ 使君子 9～12g，捣碎入煎剂；使君子仁 6～9g，多入丸散或单用，分 1～2 次服用。小儿每岁 1～1.5 粒，炒香嚼服，1 日总量不超过 20 粒。空腹服用，每日 1 次，连服 3 日。

［使用注意］ 本品不宜大量服食，否则可能引起呃逆、眩晕等反应；也有认为不可与茶汁同服的，据称也可引起呃逆；如服使君子引起呃逆，可饮开水、米汤或嚼食甘草，以及用丁香泡汤频饮，或以使君子壳水煎频饮，有解除呃逆的作用。

［现代研究］ 本品主含有机酸类、脂肪酸类、生物碱类、氨基酸等成分。有机酸类成分包括使君子酸、柠檬酸、苹果酸等；脂肪酸类成分包括油酸、棕榈酸、硬脂酸、肉豆蔻酸等；生物碱类成分主要包括葫芦巴碱。本品可麻痹蛔虫及蛲虫虫体，尚有抑制皮肤真菌、抗阴道滴虫等作用。

苦楝皮 kǔliànpí（Sichuan Chinaberry Bark）
《名医别录》

［药物来源］ 本品为楝科植物川楝树 *Melia toosendan* Sieb. et Zucc. 或楝 *Melia azedarach* L. 的干燥树皮及根皮（图 17-4～图 17-6）。前者全国大部分地区均有产，后者主产于四川、湖北、贵州等地。多于春秋两季采收，剥取根皮或干皮，刮去栓皮，鲜用或切片生用。以干燥、皮厚、条大、无槽朽、去栓皮者为佳。

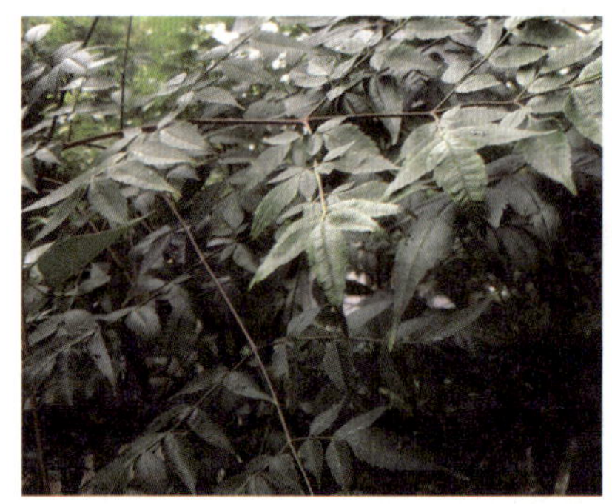

图 17-4　苦楝皮原植物川楝树

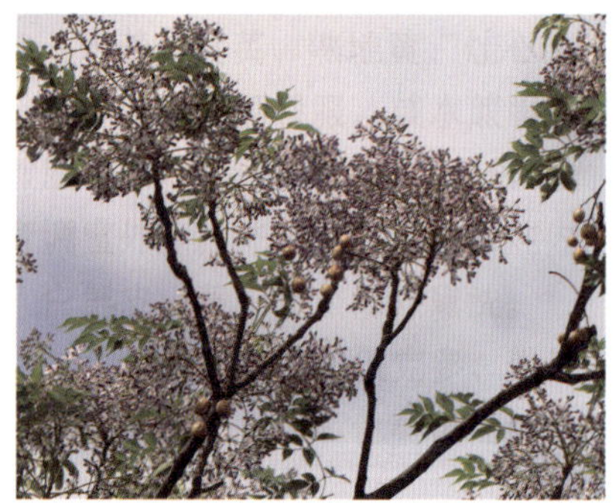

图 17-5　苦楝皮原植物楝

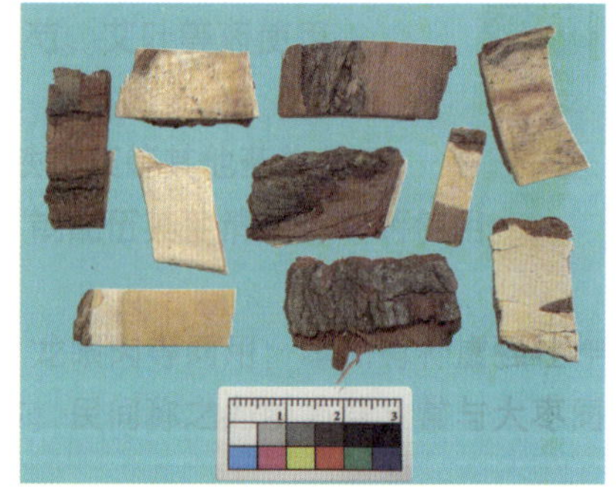

图 17-6　苦楝皮饮片

［性效特点］ 苦、寒；有毒。归肝、脾、胃经。功效：杀虫，疗癣。

本品苦可杀虫，苦寒可清热燥湿，故能疗癣。临床将其用于治疗肠道寄生虫病，尤宜于驱杀蛔虫；又可用于治疗疥疮、头癣、阴痒等，多外用。

［临床应用］

1. 蛔虫病，蛲虫病，虫积腹痛。蛔虫病可单用本品水煎、煎膏或制成片剂、糖浆服用，亦可配伍使君子、槟榔、大黄等使用（化虫丸）；蛲虫病常配伍百部、乌梅同煎，取浓煎液于晚间作保留灌肠，连用 2～4 天；钩虫病常配伍石榴皮同煎服之（楝榴二皮饮）。

2. 疥疮、头癣、湿疮、湿疹瘙痒，可单用本品研末，用醋或猪脂调涂患处。

3. 本品煎汤外洗可治脓疱疮；煎浓汁含漱治虫牙疼痛。

［用量用法］ 水煎服，3～6g；鲜品 15～30g。外用适量，研末，用猪脂调敷患处。

［使用注意］ 本品有毒，不宜过量或持续久服。孕妇及肝肾功能不正常者慎用。有效成分难溶于水，需文火久煎。禁用于肝病，慎用于肾病、肺结核（活动型）、严重心脏病、胃溃疡、贫血及体弱者。中毒解救：洗

胃、催吐、导泻、补液及对症治疗；轻者用绿豆 120g、龙眼肉 60g、甘草 15g 煎水频服。

[现代研究] 本品主含川楝素、异川楝素、苦楝萜醇内酯、苦楝皮萜酮、苦楝萜酸甲酯、苦楝酸、柠檬苦素等。本品的煎剂或醇提物具有很强的驱虫效果，能麻痹蛔虫、蛲虫及钩虫虫体。本品尚有抗菌、抗病毒、镇痛、抗癌等作用。另，川楝素对肉毒中毒有治疗作用。

槟榔 bīnglánɡ（Areca Seed）
《名医别录》

[药物来源] 本品为棕榈科植物槟榔 *Areca catechu* L. 的干燥成熟种子（图 17-7～图 17-9），主产于海南、福建、云南等地。春末至秋初采收成熟果实，以果大体重、坚实、不破裂者为佳。水煮后，干燥，去果皮，取出种子，晒干，浸透切片，生用、炒黄或炒焦用。

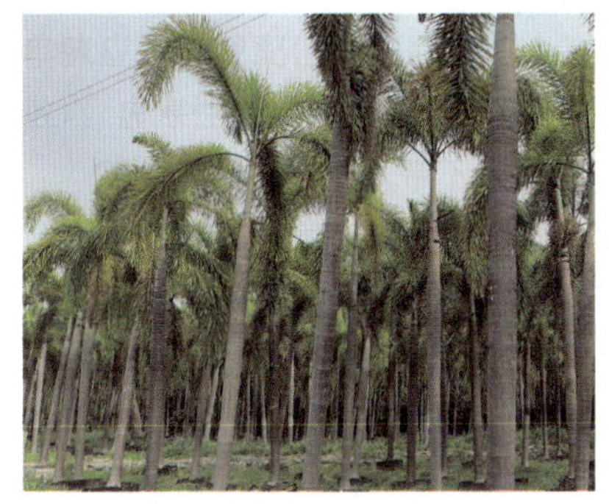

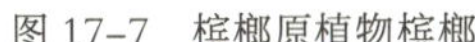

图 17-7　槟榔原植物槟榔

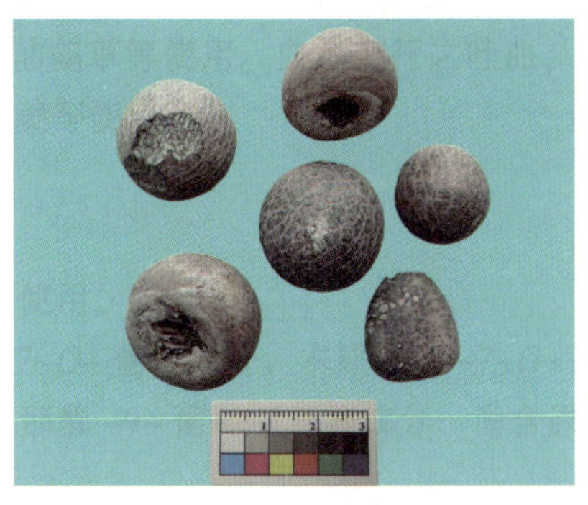

图 17-8　槟榔药材

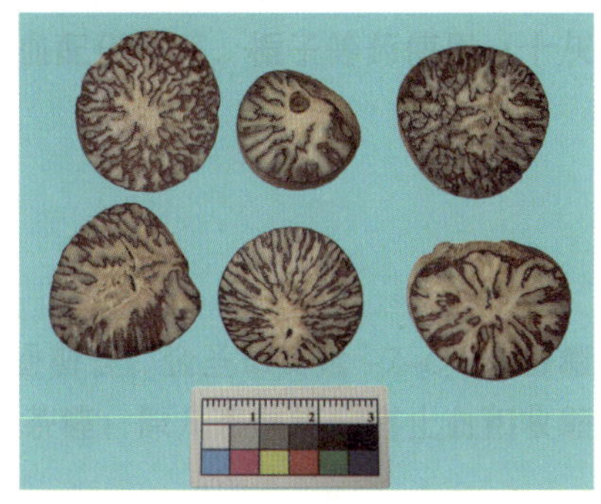

图 17-9　槟榔饮片

[性效特点] 苦、辛，温。归胃、大肠经。功效：杀虫消积，行气，利水，截疟。

本品味苦可杀虫，性辛又能行气，能够消虫、食、水、气诸积，以下行为作用趋势；善杀绦虫。槟榔豁痰而逐水，杀寸白虫。

[临床应用]

1. 绦虫病、蛔虫病、姜片虫病等多种肠道寄生虫病，尤治绦虫病效果最佳。绦虫证可单用本品或配伍木香使用（圣功散），亦可配伍南瓜子使用（南瓜子 60～120g，研粉，冷开水调服两小时后，服槟榔 60～120g 的水煎剂，再过半小时，服玄明粉 15g，促使泻下，以利虫体排出）；蛔虫病、蛲虫病常配伍使君子、苦楝子使用；姜片虫病常配伍乌梅、甘草等使用，或配伍牵牛子研末服；钩虫病常配伍贯众、榧子使用。

2. 食积气滞、脘腹胀痛、泻痢后重。食积气滞，腹胀便秘及泻痢后重等病证，常配伍木香、青皮、大黄等使用（木香槟榔丸）；湿热痢疾常配伍木香、黄连、芍药等使用（芍药汤）。

3. 脚气肿痛、水肿。水肿实证，二便不利，常配伍商陆、泽泻、木通等使用（疏凿饮子）；寒湿脚气肿痛配伍木瓜、吴茱萸、陈皮等使用（鸡鸣散）。

4. 疟疾，常配伍常山、草果等使用（截疟七宝饮）。

[用量用法] 水煎服，3～10g；驱绦虫、姜片虫 30～60g。焦槟榔功效消食导滞，用于食积不消，泻痢后重。

[使用注意] 脾虚便溏、气虚下陷者忌用；孕妇慎用。服用过量可致中毒，出现恶心、呕吐、腹痛腹泻、头昏、心悸，少数可致消化性溃疡，呕血、流涎、昏睡、惊厥等。又据研究显示，长期嚼食槟榔可诱发口腔癌。

[现代研究] 本品主含槟榔碱、槟榔次碱、去甲基槟榔碱、去甲基槟榔次碱等生物碱，以及脂肪油、鞣质、槟榔红色素等，以生物碱为主要活性成分。本品可麻痹驱杀绦虫、蛔虫、蛲虫、血吸虫等寄生虫，具有抑制皮肤真菌、抗流感病毒、抗炎、抗氧化等作用。槟榔碱能兴奋胆碱受体，从而导致血压降低、肠蠕动增加、汗腺及唾液分泌增加等。

鹤草芽 hècǎoyá（Hairyvein Agrimonia Bud）
《中华医学杂志》

［药物来源］ 本品为蔷薇科植物龙芽草（仙鹤草）*Agrimonia pilosa* Ledeb. 的干燥冬芽（图 17-10、图 17-11），全国各地均有产。春季新株萌发前挖取根茎，去老根及棕褐色绒毛，留取幼芽，晒干，以芽完整者为佳。研粉用。

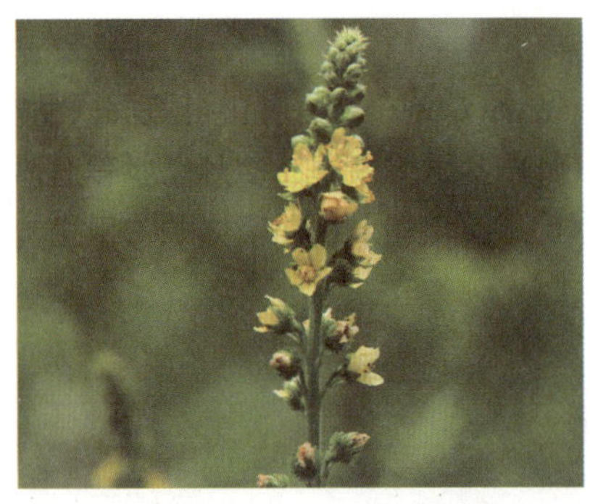
图 17-10　鹤草芽原植物龙牙草

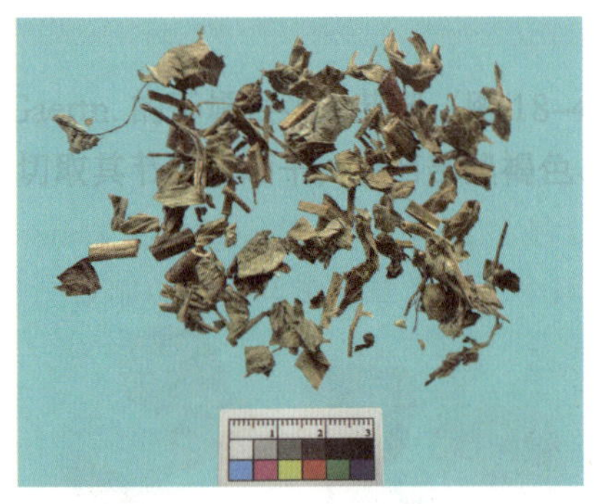
图 17-11　鹤草芽饮片

［性效特点］ 苦、涩，凉。归肝、小肠、大肠经。功效：杀虫。

本品专驱绦虫，又能导泻，以利虫体排出，是驱绦虫的有效药物。

［临床应用］

1. 绦虫病，可单用本品研粉，晨起空腹顿服即效，一般在服药后 5～6 小时可排出虫体。临床上有仙鹤草牙浸膏、鹤草酚胶囊及鹤草酚的衍生物等多种制剂治疗此病。

2. 本品制成栓剂，尚可用于治疗滴虫性阴道炎，有一定的疗效。

［用量用法］ 研末吞服，每次 30～45g，小儿 0.7～0.8g/kg。每日 1 次，早起空腹服。

［使用注意］ 本品有效成分几乎不溶于水，故不宜入煎剂。部分患者服药后可见恶心、呕吐、腹泻、头晕、汗出等反应。

［现代研究］ 本品主含鹤草酚、仙鹤草内酯、仙鹤草醇、儿茶酚、鞣质、芹黄素等。其中鹤草酚是杀绦虫的有效成分，可抑制绦虫虫体细胞代谢，促进动物体内血吸虫转移及虫体萎缩退化；尚有兴奋蛔虫虫体，抑杀阴道滴虫、疟原虫、囊虫等作用。

雷丸 léiwán（Fruiting Body of Omphalia）
《神农本草经》

［药物来源］ 本品为白蘑科真菌雷丸 *Omphalia lapidescens* Schroet. 的干燥菌核（图 17-12、图 17-13），又名雷实、竹苓，主产于四川、贵州、云南等地。秋季采挖，晒干，以个大、饱满、质坚、外紫褐色、内白色、无泥沙者为佳。生用。

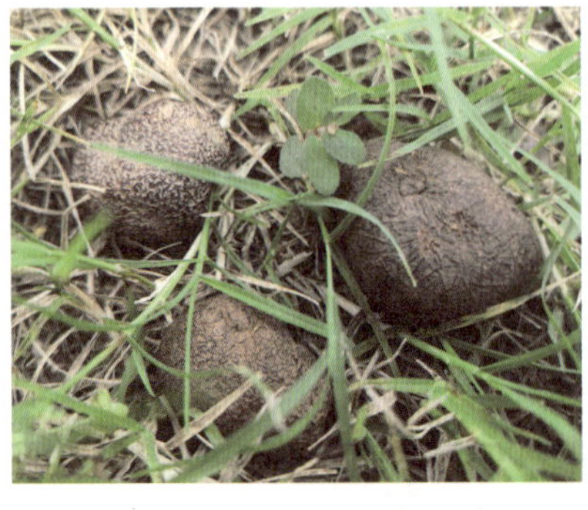
图 17-12　雷丸原真菌雷丸

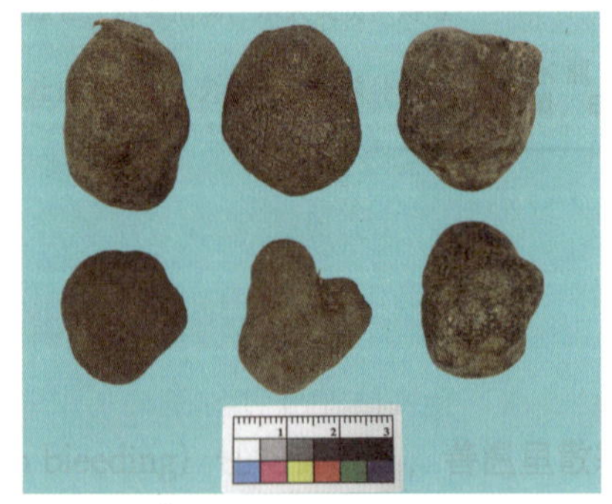
图 17-13　雷丸药材

［性效特点］微苦，寒。归胃、大肠经。功效：杀虫消积。

本品驱虫谱广，可杀绦虫、钩虫、蛔虫等，对绦虫尤效；入药用散剂，含蛋白酶，煎煮60℃则失效。

［临床应用］

1. 绦虫、钩虫、蛔虫病，虫积腹痛。绦虫病单用每次20g研末吞服，1日3次治疗；蛔虫病、钩虫病常配伍槟榔、牵牛子、木香、苦楝皮等使用（追虫丸）；蛲虫病常配伍大黄、牵牛子使用；脑囊虫病常配伍半夏、茯苓等使用。

2. 小儿疳积，常配伍使君子、鹤虱、榧子肉、槟榔各等份，为末，乳食前温米饮调下（雷丸散）；亦可配伍使君子、苍术，另以鸡蛋入药蒸食。

［用量用法］入丸、散，15～21g。一般研粉服，1次5～7g，饭后用温开水调服，1日3次，连服3天。

［使用注意］因本品含蛋白酶，加热60℃左右即易于破坏而失效，故不宜入煎剂。脾胃虚寒者慎服。

［现代研究］本品主含雷丸素、雷丸多糖、甾醇等。本品主要通过雷丸蛋白酶分解绦虫蛋白质从而破坏绦虫虫体，尚有驱杀蛔虫、钩虫，抗阴道毛滴虫的作用。雷丸多糖有抗炎、抗氧化作用，还可增强机体非特异性和特异性免疫功能。

榧子 fěizǐ（Grand Torreya Seed）
《名医别录》

［药物来源］本品为红豆杉科植物榧 *Torreya grandis* Fort. 的干燥成熟果实（图17–14、图17–15），又名玉榧、榧实、香榧，主产于安徽、福建、江苏等地。秋季种子成熟时采收，除去肉质假种皮，晒干，以个大、壳薄、种仁黄白色、不泛油、不破碎者为佳。生用或炒用。

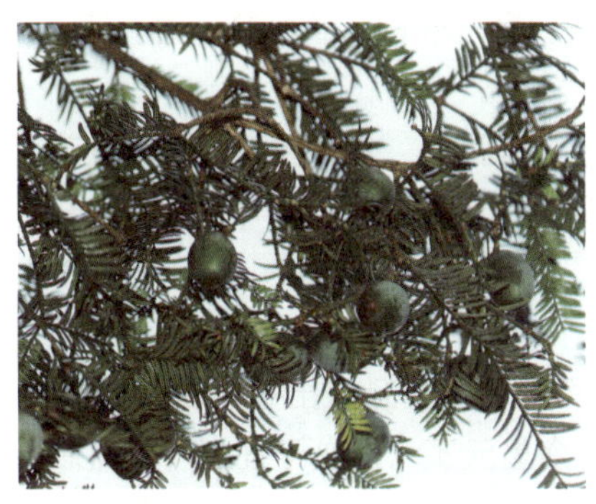

图17–14　榧子原植物榧

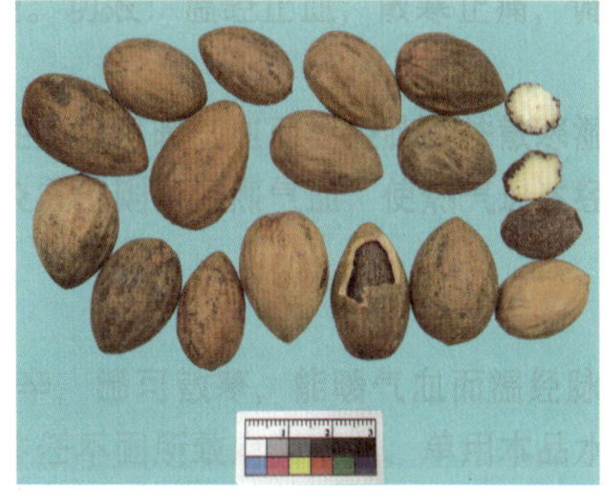

图17–15　榧子药材

［性效特点］甘，平。归肺、胃、大肠经。功效：杀虫消积，润肺止咳，润燥通便。

本品甘缓性润气平，为有效、安全、方便的广谱驱虫药，又可润肺止咳、润肠通便。

［临床应用］

1. 钩虫病，蛔虫病，绦虫病，虫积腹痛。蛔虫病常配伍使君子、苦楝皮使用；钩虫病单用本品，或配伍槟榔、贯众使用；绦虫病常配伍槟榔、南瓜子使用；蛔、蛲、钩、绦等肠道寄生虫病，取榧子30g、使君子30g、大蒜30g，水煎去渣，1日3次，食前空腹时服。

2. 小儿疳积，面色萎黄、形瘦腹大、腹痛幼虫者，常配伍使君子、槟榔、木香等使用。

3. 肺燥咳嗽轻证者可单用嚼服，或配伍沙参、桑叶、川贝母等滋阴润肺止咳之品使用。

4. 肠燥便秘。痔疮便秘单用本品炒熟嚼服；肠燥便秘常配伍大麻仁、郁李仁、瓜蒌仁等润燥通便之品使用。

［用量用法］水煎服，9～15g；炒熟嚼服，一次15g。

［使用注意］入煎剂宜生用。大便溏薄、肺热咳嗽者不宜使用。服榧子时，不宜食绿豆，以免影响疗效。

［现代研究］本品主含脂肪油，还含草酸、葡萄糖、多糖、挥发油、鞣质等，其中脂肪油含棕榈酸、硬脂酸、油酸等。榧子对钩虫、绦虫等寄生虫有驱杀作用；榧子油可抗氧化、降血脂。

附：其他驱虫药

表 17-1　其他驱虫药

药名	药性	功效	主治证	用法用量
南瓜子	甘，平；归胃、大肠经	杀虫	绦虫证，尚可用治血吸虫病	研粉，60～120g，冷开水调服。生用、鲜用效果更良。治血吸虫病，须较大剂量（120～200g），长期服用
鹤虱	苦、辛，平，有小毒；归脾、胃经	杀虫消积	蛔虫病，蛲虫病，绦虫病，虫积腹痛，小儿疳积	水煎服，3～9g
芜荑	辛、苦，温；归脾、胃经	杀虫消积	虫积腹痛，小儿疳积，疥癣瘙痒，皮肤恶疮	水煎服，3～10g；入丸散，每次 2～3g；外用适量研末调敷

第十八章　止血药

凡以制止体内外出血为主要作用，用以治疗各种出血病证的药物，称为止血药（herbs that stanch bleeding）。

分类：根据止血药的药性及功效主治差异，止血药分为凉血止血药、化瘀止血药、收敛止血药、温经止血药四类。

性能：止血药味苦、甘、酸（涩），性偏寒、温，作用趋向偏沉降，归肝、心、脾经，尤以归心、肝二经者为多。

功效：止血药具有凉血止血、收敛止血、化瘀止血、温经止血等功效。①凉血止血药，味多苦、甘，性寒凉，入心肝经，适用于血热妄行所致之出血病证。②化瘀止血药，味多苦，性温或寒，入肝经，适用于瘀血内阻，血不循经之出血病证。③收敛止血药，味多涩，性多平，入肝、脾经，适用于内无实邪之各种出血证。④温经止血药，味多辛，性温热，入肝、脾经，适用于脾不统血，冲脉失固之虚寒性出血。

适应证：止血药适用于血证之体内外各种出血。①根据部位分为内出血［吐血、咯血、便血、尿血（血淋）、崩漏等］和外出血［创伤出血，皮下出血及口、牙龈、鼻、耳、目等出血（统称“衄血”）］。②根据病因病机分为血热出血、虚寒出血、瘀血出血、创伤出血。

配伍应用：应用止血药，需根据出血证的病因病机和出血部位的不同，选择相应的止血药，并做必要的配伍。①血热出血者配伍清热药。②虚寒出血者配伍益气温阳药。③瘀血出血者配伍行气活血药。④急暴出血者配伍益气固脱药。⑤下部出血者配伍益气升阳药。⑥上部出血（如吐衄）者配伍降气药。

使用注意：①凉血止血药和收敛止血药，易凉遏敛邪，有“止血留瘀”之弊，故出血兼有瘀滞者不宜单独使用；宜酌配行气活血药。②对实热亢盛或有瘀滞的出血证，不宜用收敛性强的止血药。③出血过多，气随血脱者，当急投大补元气之药，以挽救气脱危候。④止血药是否炒炭，应视具体药物而定，不可一概而论。炒炭止血问题，古人云“烧灰诸黑药，皆能止血”“红见黑即止”。部分药炒炭后性转涩，可增加吸附、收敛性质，能增强或产生止血作用，但也有些药止血须生用，甚至鲜用效果才佳。

药理研究：止血药的药理作用机制有增加血液凝血因子，促进凝血过程、缩短凝血时间；收缩血管，降低毛细血管通透性，改善血管壁功能；抑制纤维蛋白溶酶活性。

第一节　凉血止血药

凉血止血药（herbs that cool the blood and stanch bleeding）性偏寒凉，味多甘苦，入血分，能止血兼清血热，适用于血热妄行引起的各种出血证；以止血为主要功效，虽有凉血之功，但清热作用不强，故在治疗血热出血病证时，常与清热凉血药配伍使用。若治血热夹瘀之出血，当配伍化瘀止血药或少量活血化瘀药同用。本类药物性偏寒凉，不宜用于虚寒性出血。又因其寒凉易于凉遏留瘀，不宜过量久服。

掌握层次：A. 小蓟、地榆。B. 大蓟、槐花、侧柏叶、白茅根。C. 苎麻根。

小蓟 xiǎojì（Field Thistle Herb）
《名医别录》

［药物来源］ 本品为菊科植物刺儿菜 *Cirsium setosum*（Willd.）MB. 的干燥地上部分（图 18-1、图 18-2），全国大部分地区均有产。夏秋花期采集，晒干，以灰绿色、叶多者为佳。生用或炒炭用。

［性效特点］ 甘、苦，凉。归心、肝经。功效：凉血止血，散瘀解毒消痈。

本品药性偏于寒凉，长于清解血分之热而凉血止血；有止血不留瘀的特点；其味苦则可泄热，能清热解毒，散瘀消肿；兼可利尿通淋，入心经可清心火，尤善治血尿、血淋。

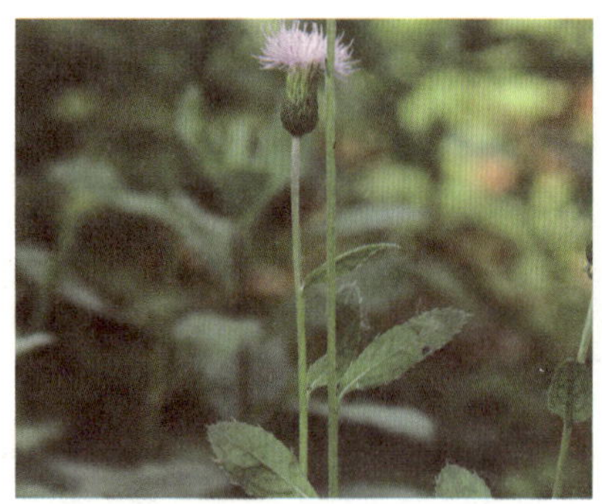

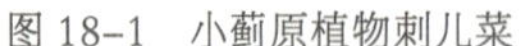
图 18-1　小蓟原植物刺儿菜

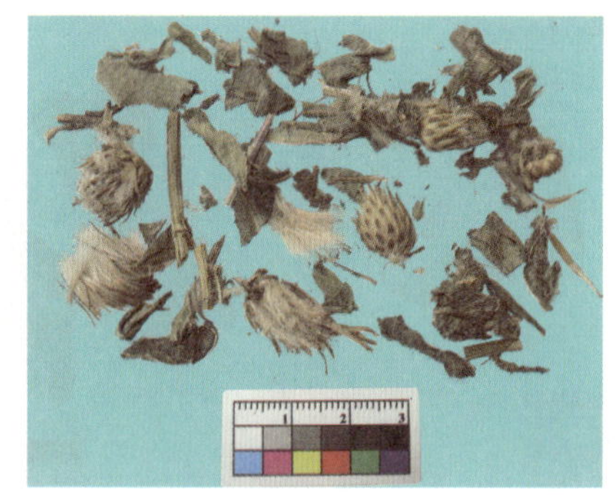
图 18-2　小蓟饮片

[临床应用]

1. 血热出血证。吐血、衄血、尿血、便血、血淋、崩漏下血、外伤出血等血热妄行所致者。多种出血证常配伍大蓟、侧柏叶、茅根、茜草等使用（十灰散）；九窍出血单用本品煎服或捣汁服；金疮出血单用本品捣烂外涂；尿血、血淋可单用或配伍生地黄、栀子、滑石、淡竹叶等（小蓟饮子）。

2. 热毒痈肿疮毒。单用鲜品捣烂外敷患处，或配伍乳香、没药等使用（神效方），或配伍蒲公英、紫花地丁等使用。

[用量用法] 水煎服：5～12g；鲜品加倍。外用适量，捣敷患处。

[使用注意] 脾胃虚寒而无瘀滞者不宜使用。

[现代研究] 本品主含蒙花苷、芸香苷、原儿茶酸、绿原酸、咖啡酸、蒲公英甾醇、蒲公英甾醇乙酸酯、β- 谷甾醇、豆甾醇等成分，有止血、抗菌、抗肿瘤、降脂、利胆、利尿、强心、升压等作用。

大蓟 dàjì（Japanese Thistle Herb）
《名医别录》

[药物来源] 本品为菊科植物蓟 *Cirsium japonicum* Fisch. ex DC. 的干燥地上部分（图 18-3～图 18-5），全国大部分地区均有产。夏秋季花开时割取地上部分，晒干，地上部分以灰绿色、叶多者为佳。根以条粗、干燥者为佳。生用或炒炭用。

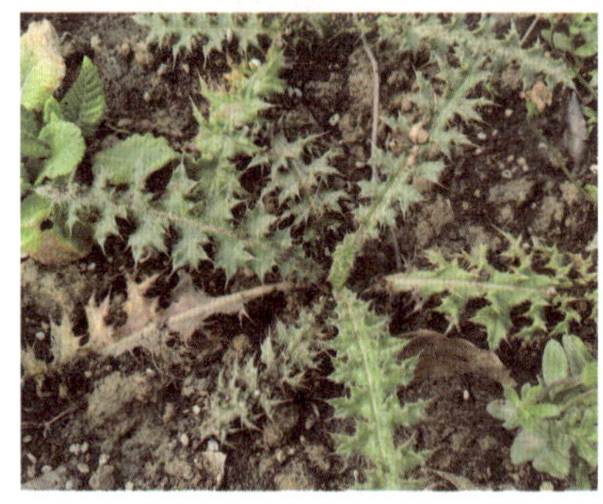
图 18-3　大蓟原植物蓟

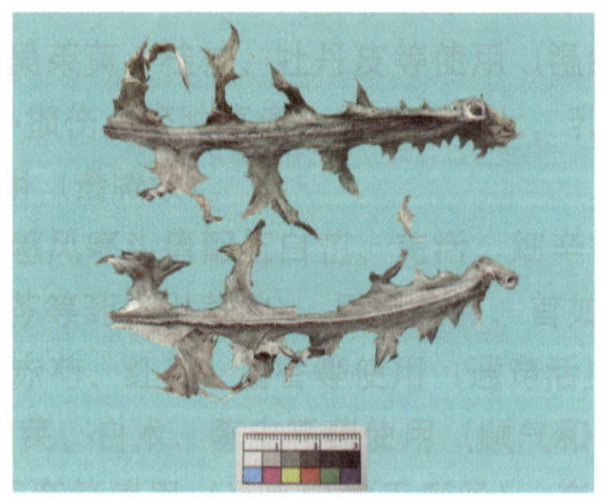
图 18-4　大蓟药材

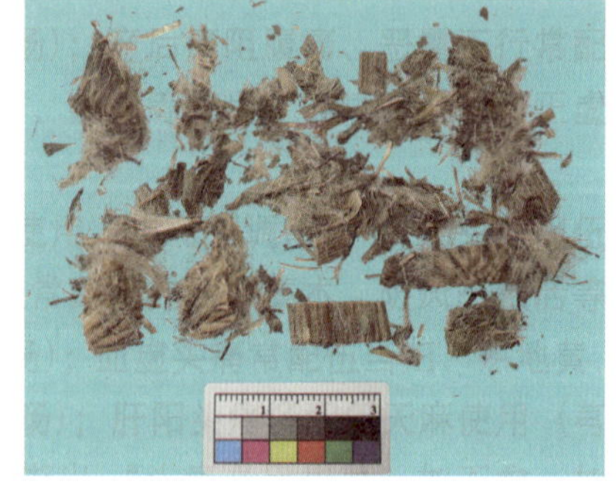
图 18-5　大蓟饮片

[性效特点] 甘、苦，凉。归心、肝经。功效：凉血止血，散瘀解毒消痈。

本品药性偏寒凉，入血分能凉血止血；其性凉降，具有较强散瘀消痈之力；且凉血解毒，散瘀消肿，具有止血不留瘀的特点。

[临床应用]

1. 血热吐衄血、尿血、血淋、便血、崩漏下血等血热妄行所致者；外伤出血。尤其多用于吐血、咯血、衄血之上部出血及妇女肝经血热之崩漏下血。内伤出血用鲜大蓟根或叶捣汁内服；血热出血常配伍小蓟相须为用（十灰散）；外伤出血用本品研末外敷。

2. 痈肿疮毒，单用鲜品捣烂外敷或配伍其他清热解毒药同用。

[用量用法] 水煎服，9～15g；鲜品，可用至30～60g；外用适量，捣烂外敷患处。大蓟炭性味苦、涩、凉，作用偏于凉血止血，主治衄血、吐血、尿血、便血、崩漏、外伤出血。

[使用注意] 脾胃虚寒所致腹泻而无瘀滞者不宜使用。

[药物比较] 大蓟、小蓟，味甘、苦，性凉，主归心、肝经，二者均能凉血止血、散瘀解毒消痈，用于治疗血热出血证、热毒痈肿等。不同之处：大蓟散瘀消痈之力强，善治全身各部位血热出血病证，多用于吐血、咯血及崩漏下血。小蓟散瘀、解毒消肿之力略逊于大蓟，兼利尿通淋，尤善治尿血、血淋。

[现代研究] 本品主含柳穿鱼叶苷、蒲公英甾醇乙酸酯、豆甾醇、挥发油等成分，有止血、降压、抗菌、抗肿瘤等作用。

地榆 dìyú（Garden Burnet Root）
《神农本草经》

[药物来源] 本品为蔷薇科植物地榆 *Sanguisorba officinalis* L. 或长叶地榆 *Sanguisorba officinalis* L. var. *longifolia*（Bert.）Yü et Li 的干燥根（图18-6～图18-9），前者主产于华南华北各地，后者习称绵地榆，主产于安徽、浙江、江苏等地。春季将发芽时或秋季植株枯萎后采挖，去须根，晒干，以质硬、条粗、断面红色者为佳。生用或炒炭用。

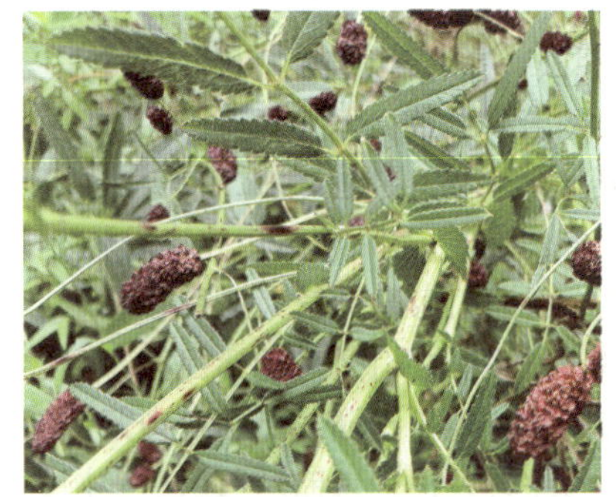
图18-6　地榆原植物地榆

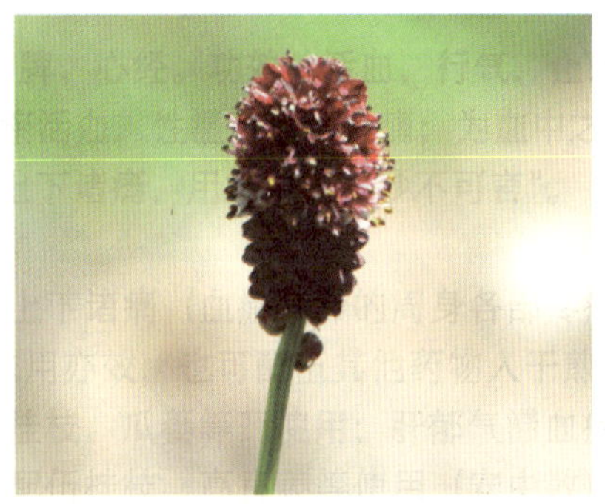
图18-7　地榆原植物地榆

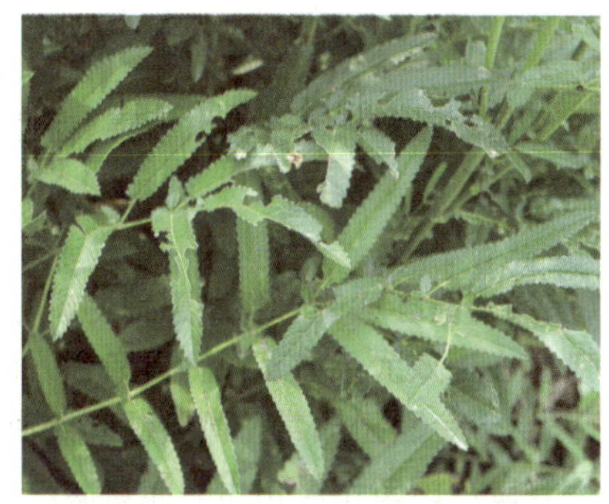
图18-8　地榆原植物长叶地榆

[性效特点] 苦、酸、涩，微寒。归肝、大肠经。功效：凉血止血，解毒敛疮。

本品味苦沉降，酸涩收敛，微寒清热；入肝经血分而凉血、收敛以奏止血之功；沉降下行，以善泄血中之热而止下焦血热出血为长；苦寒可泻火解毒，味酸涩能敛疮，尤为烧烫伤要药。

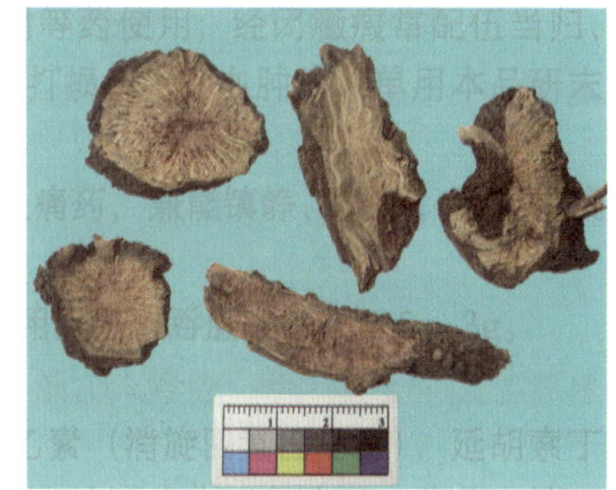
图18-9　地榆饮片

[临床应用]

1. 血热出血证，尤善治下焦之便血、痔血、血痢及崩漏下血等。血热便血多配伍生地黄、白芍、黄芩、槐花等使用（约营煎）；痔疮出血、血色鲜红配伍槐角、防风、黄芩、枳壳等使用（槐角丸）；血热崩漏下血配伍生地黄、黄芩、牡丹皮、茜草、苎麻根等（治崩极验方）；血痢配伍甘草、马齿苋、仙鹤草、当归使用。

2. 水火烧烫伤、湿疹、疮疡痈肿，为治中小面积水火烧烫伤要药。中小面积水火烧烫伤配伍大黄粉、紫草、煅石膏、冰片等使用；湿疹及皮肤溃烂浓煎外洗或配伍白鲜皮、土茯苓等使用；热毒疮疡痈肿鲜品外敷或配伍金银花、连翘等使用。

[用量用法] 水煎服，9～15g。外用适量，研末涂敷患处。止血多炒炭用，解毒敛疮多生用。

[使用注意] 本品药性偏寒酸涩，凡虚寒性出血或有瘀者慎用。对于大面积烧烫伤患者，不宜使用地榆制剂外涂，以防其所含鞣质被大量吸收而引起中毒性肝炎。

[现代研究] 本品主含鞣质、右旋儿茶素、地榆糖苷、地榆皂苷A～E等成分，有止血、提高免疫、抗氧化、抗过敏、抗溃疡、抗菌、抗炎、抗肿瘤、促进造血等作用。

槐花 huáihuā（Pagodatree Flower）
《日华子本草》

[药物来源] 本品为豆科植物槐 *Sophora japonica* L. 的干燥花及花蕾（图 18–10、图 18–11），主产于黄土高原和华北平原地区。夏季花未开放时采收其花蕾，称为槐米；花开放时采收，称为槐花。采收后，去花序的枝、梗及杂质，及时干燥，以黄绿色、粒大、紧实者为佳。生用、炒黄或炒炭用。

[性效特点] 苦，微寒。归肝、大肠经。功效：凉血止血，清肝泻火。

本品性偏寒凉，入肝经血分而凉血止血；苦降下行，入大肠经而以善清泻大肠之火热为长；味苦性寒，而长于清肝泻火。

[临床应用]

1. 血热便血、痔血、血痢、崩漏、吐血、衄血等各种出血之证；对大肠火盛之便血、痔血、血痢最为适宜。新久痔血多配伍黄连、地榆等使用（榆槐脏连丸）；血热便血常配伍荆芥穗、枳壳等使用（槐花散）。

2. 肝火上炎之目赤肿痛、头痛眩晕单用本品煎汤代茶饮，或配伍夏枯草、菊花等药使用。

[用量用法] 水煎服，5～10g。外用适量。止血多炒炭用，清热泻火多生用。

[使用注意] 脾胃虚寒及阴虚发热而无实火的患者须慎用。

[药物比较] 槐花，味苦，性微寒，主归肝、大肠经。地榆，味苦、酸、涩，性微寒，主归肝、大肠经。二者均能凉血止血，用于治疗血热妄行之出血证（下部出血）。不同之处：槐花无收涩之性，其止血之功在大肠，以治便血和痔血为佳；能清泻肝火，治疗肝热目赤，头痛眩晕。地榆凉血之中兼能收涩，凡下部血热出血之便血、痔血、崩漏、血痢等皆宜。

[现代研究] 本品主含槲皮素、芸香苷、异鼠李素及三萜皂苷类成分等，有止血、抗炎、抗病毒、保护肠胃、保护心功能、降血压、降血糖、抗肿瘤、扩张冠状动脉、增加冠脉血流量等作用。

[附]

槐角 huáijiǎo（Japanese Pagodatree Pod）

本品为豆科植物槐 *Sophora japonica* L. 的干燥成熟果实（图 18–12），原名槐实。其味苦，性寒；归肝、大肠经。功效：清热泻火，凉血止血。本品主要用于治疗肠热便血，痔疮肿痛出血，肝热头痛眩晕，目赤肿痛。水煎服，6～9g。孕妇慎用。

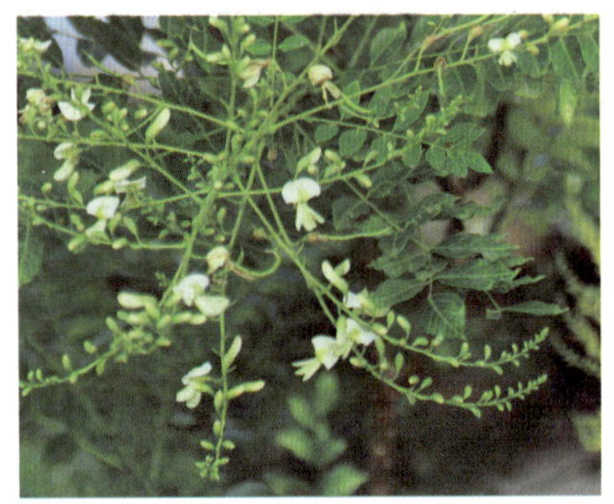
图 18–10　槐花原植物槐

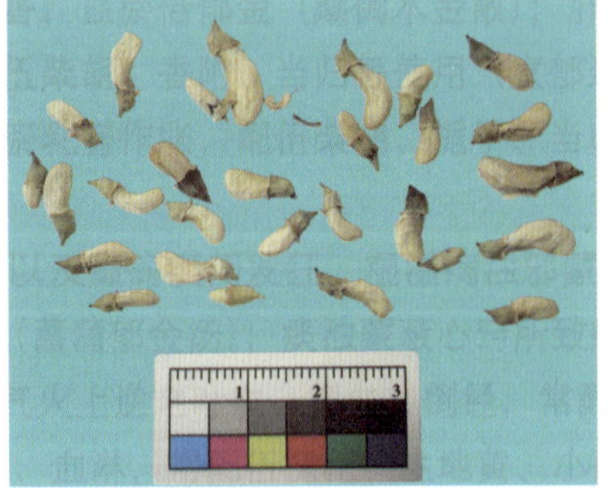
图 18–11　槐花饮片

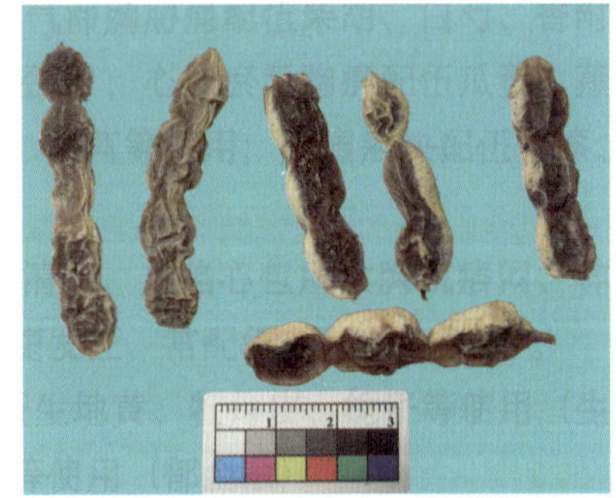
图 18–12　槐角药材

侧柏叶 cèbǎiyè（Chinese Arborvitae Twig and Leaf）
《名医别录》

[药物来源] 本品为柏科小乔木植物侧柏 *Platycladus orientalis*（L.）Franco 的干燥嫩枝梢及叶（图 18–13、图 18–14），全国各地均有产。常于夏秋二季采收，去粗梗及杂质，阴干，以叶嫩、青绿色，无碎末者为佳。生用或炒炭用。

[性效特点] 苦、涩，寒。归肺、肝、脾经。功效：凉血止血（敛血），化痰止咳，生发乌发。

本品苦寒善于清血热，味涩兼能收敛止血；入肝经血分既凉血又敛血，共奏止血之功；入肺经长于清肺热、化痰止咳；味苦入肝经燥湿而止带，入肺经降逆而止咳。

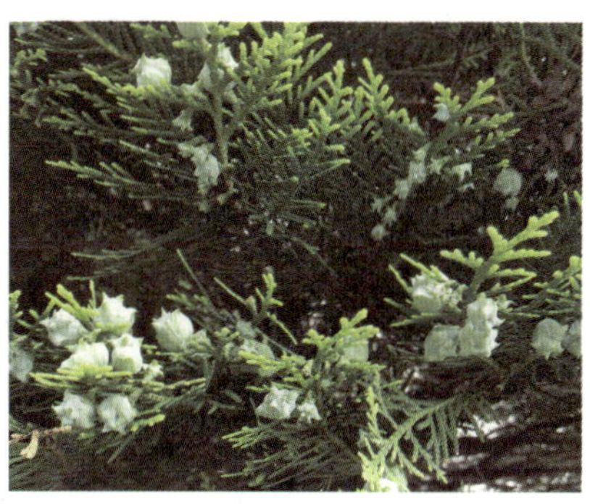
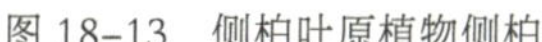

图 18-13　侧柏叶原植物侧柏

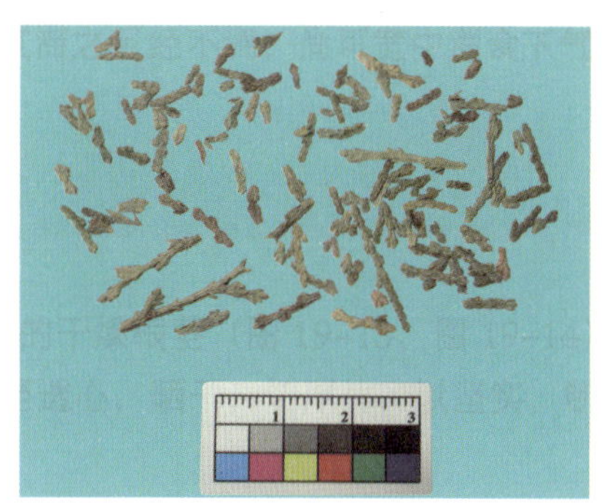

图 18-14　侧柏叶饮片

[临床应用]

1. 吐血、衄血、咯血、便血、崩漏下血等各种血热出血证，为治各种出血证之要药。其性兼收敛，配伍温经止血药亦可用于虚寒出血。血热吐血、衄血多配伍荷叶、生地黄、艾叶使用，均取鲜品捣汁服之（四生丸）；尿血、血淋配伍蒲黄、小蓟、白茅根等使用；肠风下血、痔血或血痢配伍槐角、地榆使用；崩漏下血配伍芍药等使用；下焦虚寒便血配伍川续断、鹿茸、阿胶等使用；中气虚寒吐血配伍干姜、艾叶等使用（柏叶汤）。

2. 肺热咳喘，咯痰黄稠难咯，单用本品或配伍浙贝母、瓜蒌、制半夏等。

3. 血热脱发，须发早白。头发不生多外用，为末，和麻油涂之；须落发焦、枯燥不荣配伍生地黄、黄精、制首乌等药使用。

4. 其他如脂溢性脱发、带下、风湿性关节炎疼痛、烫火伤、高血压等亦可辨证选用。

[用量用法] 水煎服，6～12g。外用适量。凉血止血、化痰止咳多生用，收敛止血宜炒炭。

[使用注意] 口服不宜过量。

[现代研究] 本品主含槲皮苷、槲皮素、山柰酚、挥发油及鞣质等成分，有止血、抗炎、抗菌、抗氧化、抗肿瘤、促进毛发生长、镇咳、祛痰、平喘及保护神经等作用。

白茅根 báimáogēn（Lalang Grass Rhizome）
《神农本草经》

[药物来源] 本品为禾本科多年生草本植物白茅 *Imperata cylindrica* Beauv. var. *major*（Nees）C. E. Hubb. 的干燥根茎（图 18-15～图 18-17），主产于华北地区。春秋二季采挖，去须根及膜质叶鞘，晒干，切段，以条粗、色白、味甜者为佳。生用、鲜用、捣汁或炒炭用。

[性效特点] 甘，寒。归肺、胃、膀胱经。功效：凉血止血，清热利尿，清肺胃热。

本品药性偏寒可清热，入血分能清血分之热而凉血止血；善清肺胃之热，降泻火逆；性甘淡渗利，入膀胱经能利尿通淋；甘寒尚能生津止渴。

[临床应用]

1. 咯血、吐血、衄血、尿血等多种血热出血证，尤宜于下焦血热之尿血、血淋。上部血热之吐血、咯血可

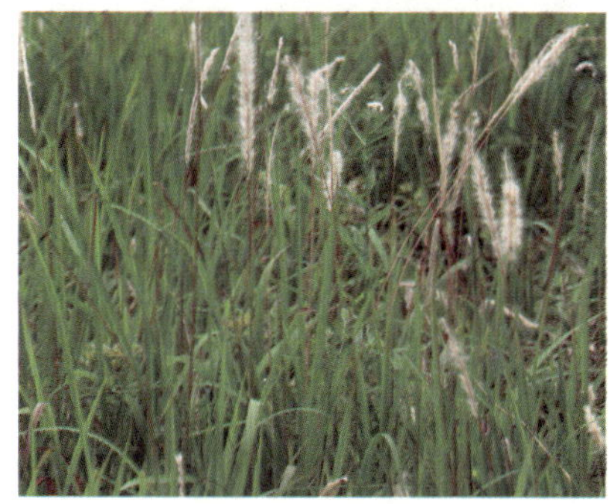

图 18-15　白茅根原植物白茅

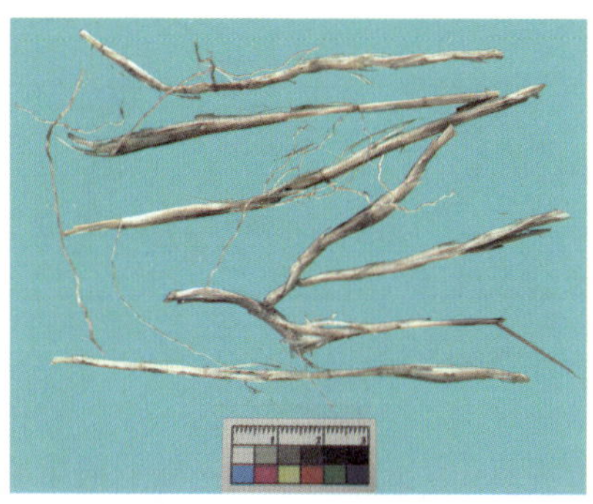

图 18-16　白茅根药材

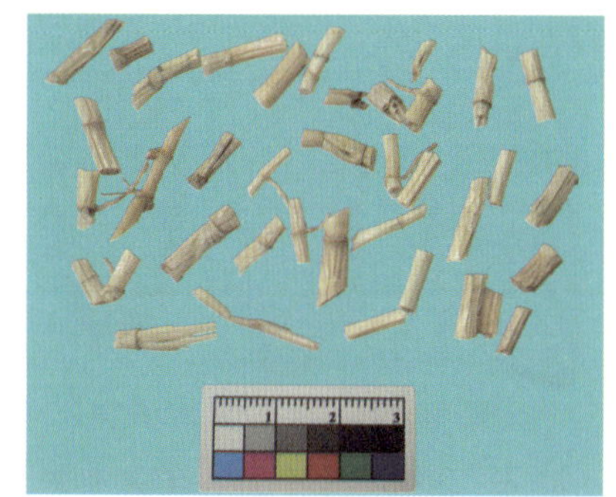

图 18-17　白茅根饮片

单用鲜品捣汁服或配伍其他凉血止血药使用；尿血、血淋单用本品水煎服或配伍小蓟、血余炭、黄芩等使用；血尿时发，属虚而有热，配伍人参、生地黄、茯苓等使用（茅根饮子）。

2. 热淋涩痛、水肿尿少、湿热黄疸。热淋、水肿，小便不利，常配伍车前子、滑石等使用；湿热黄疸常配伍茵陈、栀子等使用。

3. 胃热呕吐、肺热咳嗽、热病烦渴。胃热呕吐常配伍麦冬、竹茹、半夏、葛根等使用（茅根汤）；肺热咳喘常配伍桑白皮、地骨皮等使用（如神汤）；热病烦渴常配伍芦根、天花粉等使用。

[用量用法] 水煎服，9～30g；鲜品加倍；单用可用至60～250g，甚至500g。清热利尿多生用，止血多炒炭用。

[使用注意] 脾胃虚寒之尿多不渴者不宜用。

[现代研究] 本品主含芦竹素、白茅素、印白茅素、薏苡素、白头翁素，尚含有机酸、甾醇及糖类等成分，有止血、利尿、抗炎、抗氧化、降血压、增强免疫等作用。

[药物比较] 芦根，味甘，性寒，主归肺、胃、膀胱经。白茅根，味甘，性寒，主归肺、胃、膀胱经。二者均能清热利小便、清泄肺胃，用于治疗肺热咳嗽、胃热呕吐、热淋等病证。不同之处：芦根偏入气分，以清热生津为主；白茅根偏入血分，以清热凉血止血见长。

苎麻根 zhùmágēn（Ramie Root）
《名医别录》

[药物来源] 本品为荨麻科草本植物苎麻 *Boehmeria nivea*（L.）Gaud. 的干燥根和根茎（图18-18、图18-19），主产于江苏、浙江、安徽等地。冬春季采挖，晒干，切段，以色灰棕、无空心者为佳。生用。

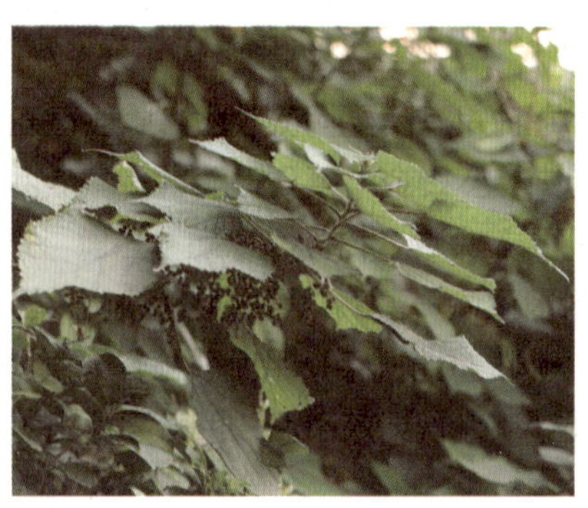

图18-18　苎麻根原植物苎麻

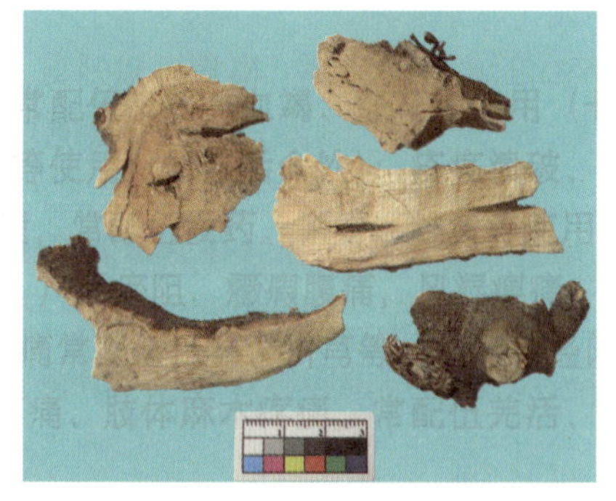

图18-19　苎麻根饮片

[性效特点] 甘，寒。归心、肝经。功效：凉血止血，安胎，清热解毒。

本品药性偏寒，入血分，既能清血分之热而凉血止血，又具清泄之功而善于清热安胎；尚有清解热毒之力。

[临床应用]

1. 血热出血证，宜于血热出血所致的咯血、吐血、衄血、崩漏、紫癜，以及外伤出血。血热出血单用本品或配伍侧柏叶、小蓟、茜草等使用。

2. 热盛胎动不安，胎漏下血，为安胎之要药。妊娠胎动下血腹痛可用单味苎麻根煎汤服；劳损动胎，腹痛下血配伍生地黄、当归、阿胶等使用。

3. 痈肿疮毒，痈疽发背、乳痈初起微赤，单用本品捣烂外敷；丹毒单用本品煎浓汁外洗。

4. 其他如尿路感染、肾炎水肿、孕妇水肿等，亦可辨证应用。

[用量用法] 水煎服，10～30g；外用适量，煎汤外洗或捣烂敷。

[使用注意] 无实证患者慎用。

[现代研究] 本品主含绿原酸、咖啡酸、奎宁酸、19-α-羟基熊果酸，尚含黄酮、生物碱等，有止血、抗菌、抗肿瘤、保胎等作用。

附：其他凉血止血药

表 18-1　其他凉血止血药

药名	药性	功效	主治证	用法用量
羊蹄	苦、涩，寒；归心、肝、大肠经	凉血止血，解毒杀虫，泻下通便	血热出血证，疥癣（为治癣、疥之良药），疮疡，烧烫伤，热结便秘	水煎服，10～15g；鲜品加倍至30～50g；也可绞汁去渣服用；外用适量
土大黄	苦、辛，性凉；归心、肺经	凉血止血，杀虫，通便	衄血、咯血、便血，崩漏下血，疥癣瘙痒，大便秘结	水煎服，9～15g

第二节　化瘀止血药

化瘀止血药（herbs that dissolve stasis and stanch bleeding）既能止血，还可化瘀，有止血不留瘀之特点，主治瘀血内阻，血不循经之出血病证。通过随证配伍亦可用于其他各种出血证。部分药物尚可消肿止痛，用于治疗跌打损伤、心腹瘀阻疼痛、经闭等病证。

因本类药物具有行散之性，对于出血而无瘀血者及孕妇须慎用。

掌握层次：A. 三七、茜草。B. 蒲黄。C. 花蕊石。

三七 sānqī（Pseudoginseng Root）
《本草纲目》

［药物来源］ 本品为五加科多年生草本植物三七 *Panax notoginseng*（Burk.）F.H. Chen 的干燥根和根茎（图 18-20～图 18-22），又名田七，主产于云南、广西等地。夏末秋初开花前或冬季种子成熟后采挖，去泥土，洗净，切片，晒干，以个头圆大饱满、身干、个大、体重坚实、断面灰黑色、无裂隙者为佳。生用，或捣碎，或研细粉用。

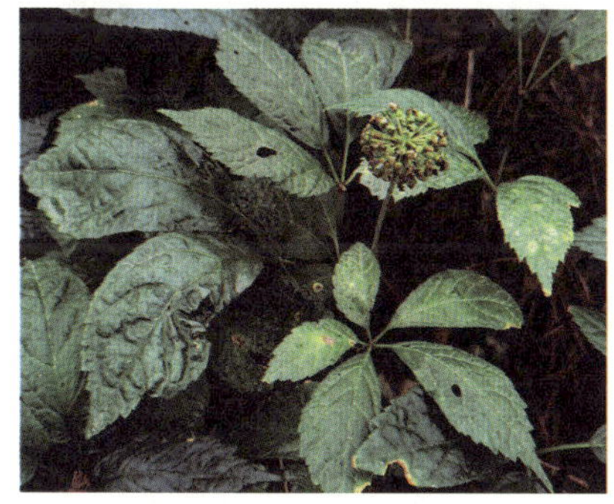

图 18-20　三七原植物三七

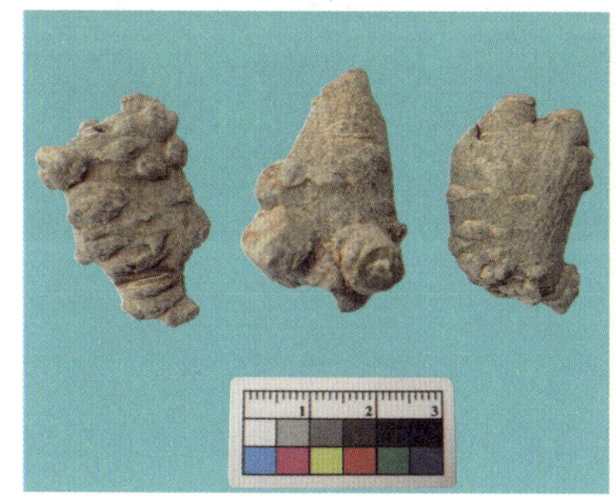

图 18-21　三七药材

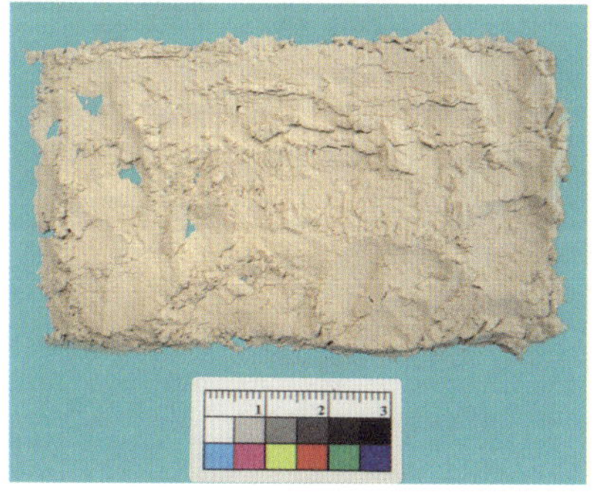

图 18-22　三七饮片（三七粉）

［性效特点］ 甘、微苦，温。归肝、胃经。功效：散瘀止血，消肿定痛。

本品药性甘缓温通，苦泄化瘀；入肝经血分，功善止血（收敛）；又能活血祛瘀，因而能和血，血和则肿消痛止，止痛力强，且有止血不留瘀、化瘀而不伤正之长；既善止痛，又善疗伤。《本草新编》记载："三七根，止血之神药也。"

［临床应用］

1. 咯血、吐血、衄血、便血、尿血、崩漏，外伤出血等人体内外各种出血证。本品止血作用广泛，药效卓著；止血不留瘀，化瘀不伤正，止血又定痛，几乎无毒副作用，故有"止血神药"之说。对人体内外各种出血，无论寒热、有无瘀滞均可应用，尤以属实夹瘀者为宜。单味药内服、外用或配伍皆可。吐血、衄血、崩漏（《濒湖集简方》）单用本品，米汤调服；咯血、吐血、衄血、尿血及便血（《医学衷中参西录》）配伍花蕊石、血余炭等止血药使用（化血丹）；外伤出血单用研末外掺伤口，或配龙骨、血竭、象皮等使用（七宝散）。

2. 各种瘀滞疼痛与跌打伤痛，为治瘀血诸证之佳品，尤为伤科要药。凡跌打损伤，或筋骨折伤，瘀血肿痛，本品皆为首选药物。常单独应用，以三七为末，黄酒或白开水送服，或配伍活血、理气等药使用；皮破者可用三七粉外敷；血滞胸腹刺痛常配伍延胡索、川芎、郁金等使用；痈疽破烂配伍乳香、没药、儿茶等使用（腐尽生肌散）。

3. 其他方面如冠心病心绞痛、疮痈肿痛、慢性肝炎、气血亏虚等亦可辨证选用。

[用量用法] 水煎服，3～9g；多研粉吞服，每次1～3g；亦入丸散。外用适量，研末外掺或调敷患处。

[使用注意] 孕妇慎用；阴虚血热之出血不宜单独使用。

[现代研究] 本品主含人参皂苷Rb_1、Rd、Re、Rg_1、Rg_2、Rh_1，三七皂苷R_1、R_2、R_3、R_4、R_6、R_7，七叶胆苷，三七皂苷A、B、C、D、E、G、H、I、J，尚含三七素、槲皮素及多糖等成分。本品有促凝血和抗凝血的双向调节作用；尚有抗血栓形成、抗脑缺血、抗心肌损伤、抗心律失常、抗炎、改善学习记忆、抗疲劳、抗衰老、调节免疫、抗肿瘤等作用；此外，还有降血压、降血脂、抗氧化及镇痛作用。

[附]

1. 三七花 sānqīhuā（Pseudoginseng Flower）

本品为五加科多年生草本植物三七 *Panax notoginseng*（Burk.）F.H. Chen 的干燥花（图18-23）。其味甘，性凉；归心、肝经。功效：清热生津，平肝降压。本品主要用于治疗津伤口渴、咽痛、音哑、高血压病。适量，开水泡服。

2. 景天三七 jǐngtiānsānqī（Aizoon Stonecrop）

本品为景天科植物景天三七 *Sedum aizoon* L. 的根或全草（图18-24、图18-25）。其味甘、微酸，性平；归心、肝经。功效：散瘀止血，养血安神，解毒消肿。本品主要用于治疗吐血、咯血、衄血、尿血、便血、紫癜、崩漏、外伤出血、跌打伤痛、心悸失眠、烦躁不安、疮肿、蜂蝎蜇伤。水煎服，15～30g。外用适量。

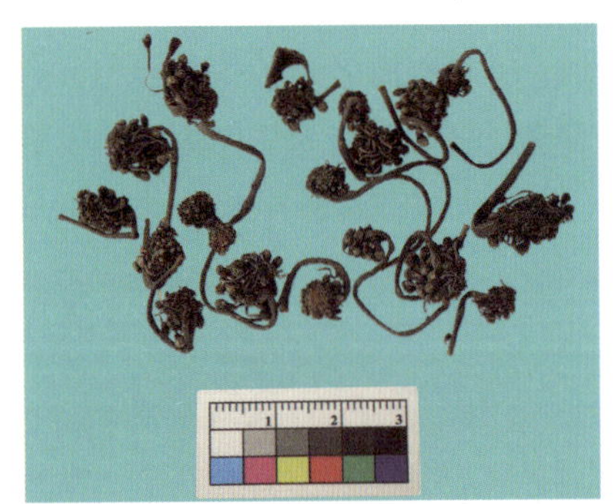
图18-23 三七花饮片

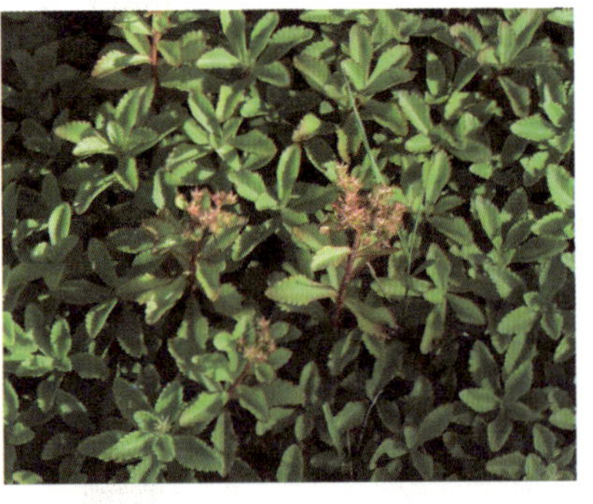
图18-24 景天三七原植物景天三七

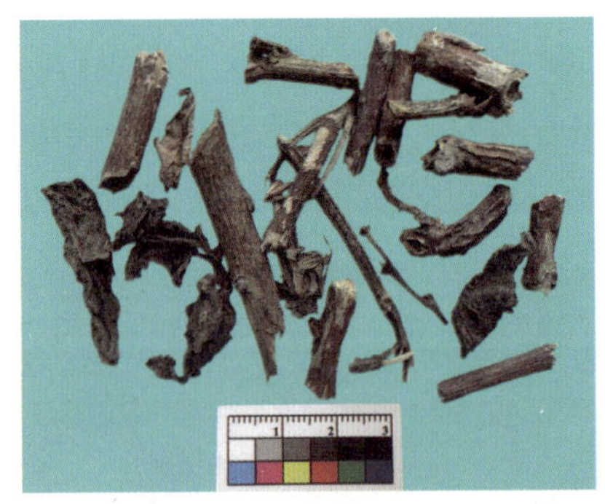
图18-25 景天三七饮片

3. 菊叶三七 júyèsānqī（Gynura Root）

本品为菊科植物菊三七 *Gynura segetum*（Lour.）Merr. 的根或全草（图18-26、图18-27），民间习称土三七。其味甘、微苦，性平；归肝、胃经。功效：散瘀止血，解毒消肿。本品主要用于治疗吐血、衄血、外伤出血、跌打伤痛、痈肿疮疡、蛇虫咬伤等。水煎服，3～10g。外用适量。景天三七与菊叶三七功效近三七，均可化瘀止血，消肿定痛，唯药力薄弱。菊叶三七兼能解毒疗疮；景天三七又可养血安神，为其不同之处。

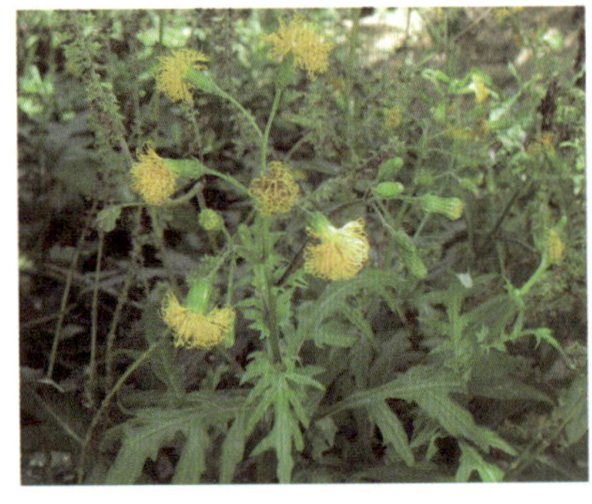
图18-26 菊叶三七原植物菊三七

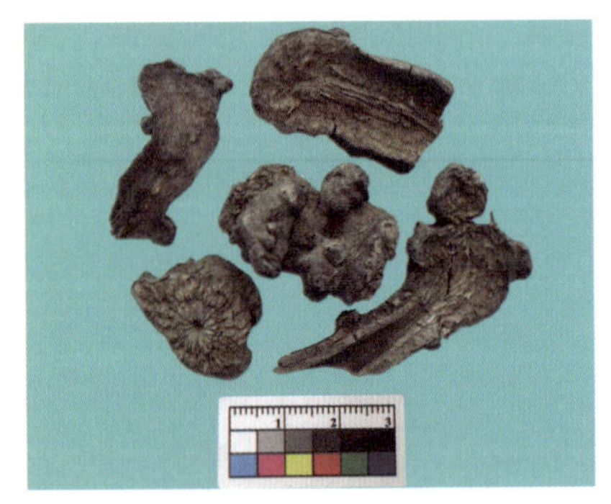
图18-27 菊叶三七饮片

茜草 qiàncǎo（Indian Madder Root）
《神农本草经》

[药物来源] 本品为茜草科植物茜草 *Rubia cordifolia* L. 的干燥根及根茎（图 18–28、图 18–29），主产于安徽、江苏、山东等地。春秋二季采挖，去茎苗及须根，晒干，一般以秋季采者为佳。生用或炒炭用。

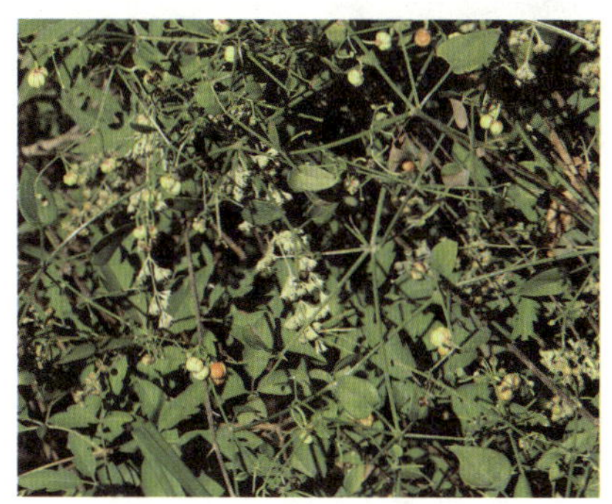

图 18–28 茜草原植物茜草

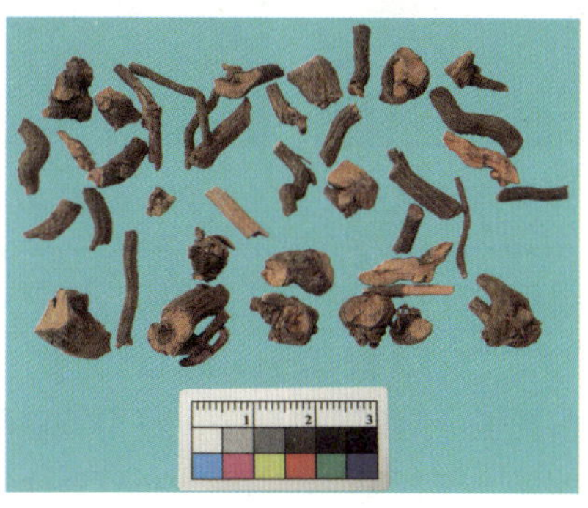

图 18–29 茜草饮片

[性效特点] 苦，寒。归肝经。功效：凉血止血，祛瘀通经。

本品味苦性寒，善走血分，可凉血止血；苦泄可活血化瘀；其性偏于下行。《本草经疏》载："茜根，行血凉血之要药。"《本草汇言》载："茜草治血，能行能止。"

[临床应用]

1. 吐血、衄血、崩漏、外伤出血等各种出血，尤宜于血热夹瘀之出血。血热崩漏下血多配伍生地黄、生蒲黄、侧柏叶等使用；气虚崩漏下血配伍黄芪、白术、山茱萸等（固冲汤）；吐血不止可单用为末水煎服；衄血配伍艾叶、乌梅（茜梅丸）或黄芩、侧柏叶等使用；血热尿血配伍小蓟、白茅根等使用。

2. 妇女瘀阻经闭，月经不调，产后恶露不下及跌仆损伤肿痛，风湿痹痛，尤为妇科调经要药。血瘀经闭可单用本品加酒煎服，或配伍桃仁、红花、当归等使用；跌打损伤可单味泡酒服，或配伍三七、乳香、没药等使用；风湿痹证可单用浸酒服，或鸡血藤、延胡索、海风藤等使用。

[用量用法] 水煎服，6～10g。止血多炒炭用；活血通经多生用或酒炒用。

[使用注意] 孕妇慎用或忌用。

[现代研究] 本品主含大叶茜草素、茜草萘酸、茜草萘酸苷Ⅰ、茜草萘酸苷Ⅱ、茜草双酯、羟基茜草素、异羟基茜草素、伪羟基茜草素、茜草素，以及萜类、多糖及环肽化合物等，有止血、抗炎、抗菌、抗肿瘤、抗氧化、神经保护、护肝、调节免疫等作用。

蒲黄 púhuáng（Cattail Pollen）
《神农本草经》

[药物来源] 本品为香蒲科植物水烛香蒲 *Typha angustifolia* L.（狭叶香蒲）、东方香蒲 *Typha orientalis* Presl（香蒲）或同属植物的干燥雄花花粉（图 18–30～图 18–32），主产于浙江、江苏、安徽等地。夏季采收蒲棒上部的黄色雄性花序，晒干，碾轧，筛取细粉，以色鲜黄，润滑感强，纯净者为佳。生用或炒炭用。

[性效特点] 甘，平。归肝、心包经。功效：止血，化瘀，利尿通淋。

本品甘平不峻，专入血分，药势下行；生则能行，可化瘀止痛；炒则性涩，长于收敛止血，有止血不留瘀之特点；又可利尿通淋。

[临床应用]

1. 吐血、衄血、咯血、崩漏、外伤出血等体内外各种出血（无论寒热、有无瘀滞），尤宜于妇科出血。生、炒均可，炒后尤佳；属实夹瘀者更宜。吐血、衄血、咯血、尿血、崩漏等单用冲服，或配伍其他止血药使用；鼻衄不止配伍黄芩、竹茹使用；月经过多，漏下不止配伍艾叶、侧柏叶、山茱萸等药使用；外伤出血单用外掺伤口。

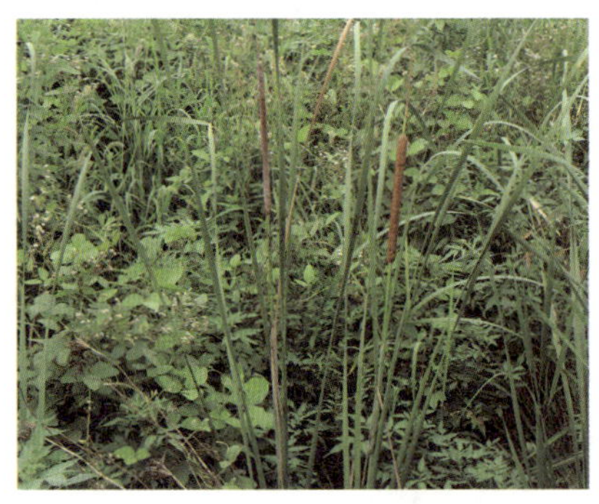
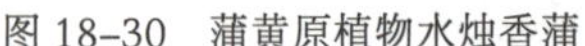
图 18-30　蒲黄原植物水烛香蒲

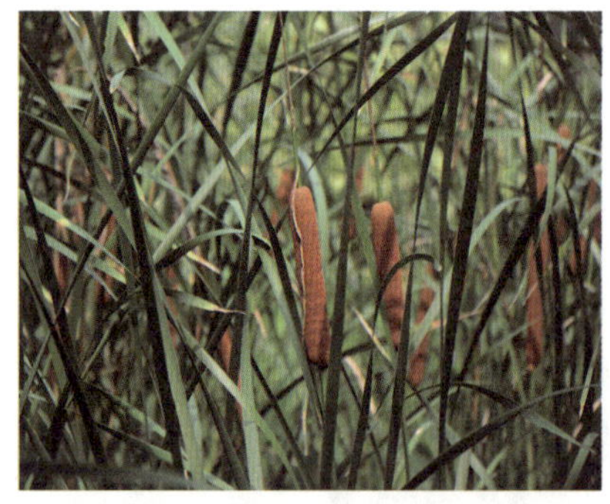
图 18-31　蒲黄原植物东方香蒲

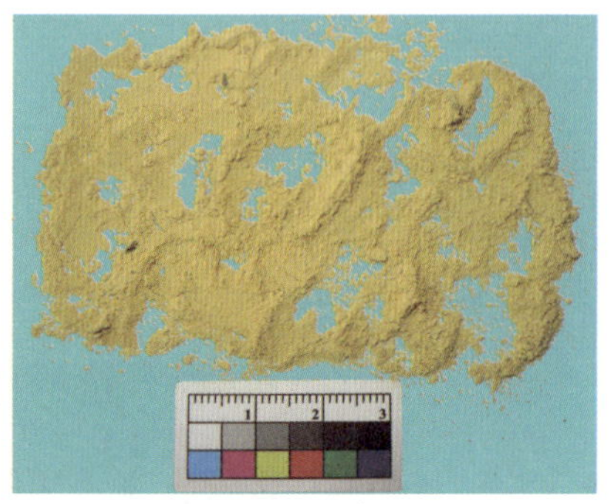
图 18-32　蒲黄饮片

2. 瘀血经闭、痛经、产后瘀痛，胸腹刺痛，跌仆肿痛，尤为妇科所常用。心腹刺痛，产后瘀阻腹痛、痛经常配伍五灵脂使用（失笑散）；跌打损伤单用蒲黄末，温酒送服。

3. 血淋涩痛，常配伍生地黄、冬葵子、石韦等使用（蒲黄散）。

4. 其他如高脂血症、高血压、冠心病、非特异性结肠炎、口腔溃疡等亦可辨证选用。

[用量用法] 水煎服，5～10g，包煎。外用适量，敷患处。止血多炒炭用；化瘀、利尿多生用。

[使用注意] 孕妇慎用或忌用。

[现代研究] 本品主含柚皮素、异鼠李素-3-*O*-新橙皮苷、香蒲新苷、槲皮素、异鼠李素，以及甾类、挥发油、多糖、酸类、烷类等，有止血、抗血栓形成、抗心肌缺血、抗脑缺血、抗炎、镇痛、收缩子宫、降血脂等作用。

花蕊石 huāruǐshí（Ophicalcite）
《嘉祐本草》

[药物来源] 本品为变质岩类岩石蛇纹大理岩的石块（图 18-33、图 18-34），主产于陕西、河南、河北等地。全年可采，去杂石，干燥，以块整齐、夹有黄绿色斑纹者为佳。砸成碎块用或火煅研细水飞用。

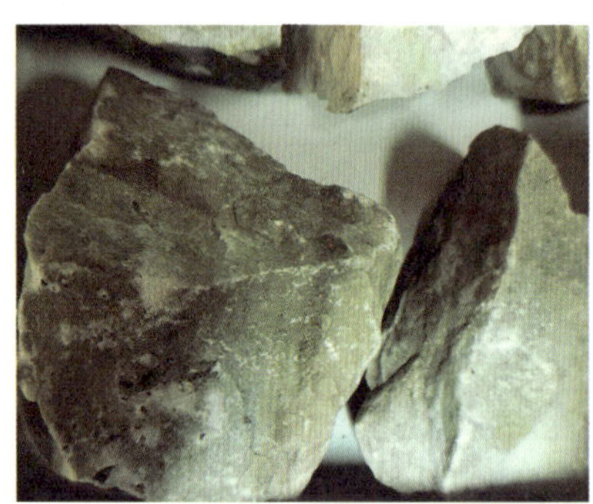
图 18-33　花蕊石原矿物蛇纹大理岩

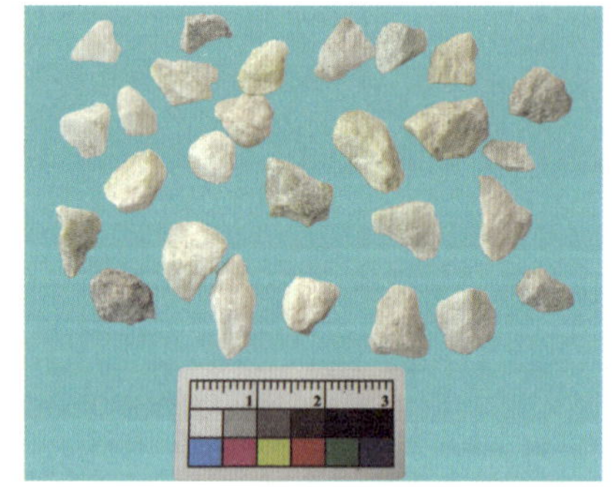
图 18-34　花蕊石饮片

[性效特点] 酸、涩，平。归肝经。功效：化瘀止血。

本品味酸涩性平，入肝经血分既能收敛止血，又能化瘀行血。

[临床应用]

1. 咯血、吐血、外伤出血等兼有瘀滞的多种出血证。瘀滞吐血单用本品煅为细末，用酒或醋和服；咯血常配伍白及、血余炭等使用；外伤出血单味研末外敷伤口。

2. 跌打损伤，瘀血肿痛，配伍三七、刘寄奴、血竭等使用。

[用量用法] 多研末吞服，4.5～9g。外用适量，研末外掺或调敷。

[使用注意] 孕妇慎用。

[现代研究] 本品主含有钙、镁的碳酸盐，并含少量铁盐、铅盐，以及锌、铜、钴、铅、镉、镍等元素，

有止血作用，其水煎剂可缩短小鼠凝血时间和出血时间，减少出血量，炮制后本品止血作用略有增强。

第三节 收敛止血药

收敛止血药（herbs that astringe and stanch bleeding）多数味偏涩，或为炭类，或质地偏黏，因而能够收敛止血，适用于治疗各种出血病证而无瘀滞者。

因本类药物之性收涩，有留瘀恋邪的弊端，因而临证时多与化瘀止血药或活血化瘀药配伍使用。对于出血伴瘀血或出血初期邪气实者，须慎用。

掌握层次：A. 白及。B. 仙鹤草。C. 棕榈炭、血余炭、藕节。

白及 báijí（Common Bletilla Tuber）
《神农本草经》

[药物来源] 本品为兰科植物白及 *Bletilla sfriata*（Thunb.）Reichb. f. 的干燥块茎（图 18-35、图 18-36），主产于贵州、四川、湖南等地。夏秋二季采挖，去须根，晒干，以个大、饱满、色白、半透明、质坚实者为佳。生用。

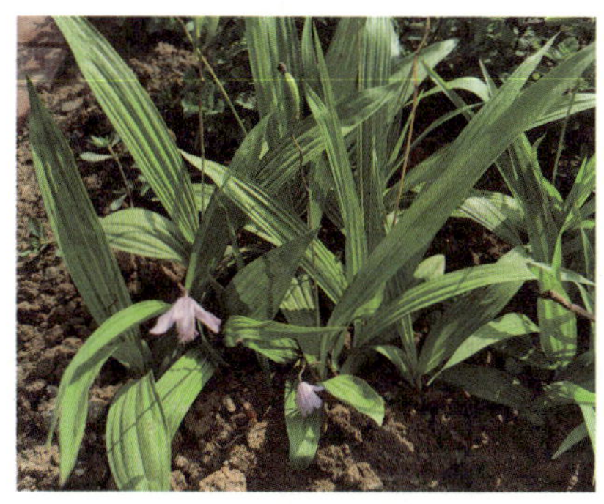

图 18-35 白及原植物白及

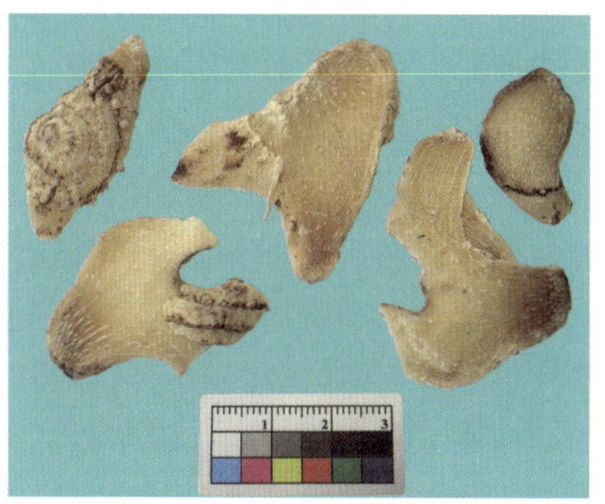

图 18-36 白及饮片

[性效特点] 苦、甘、涩，微寒。归肺、胃、肝经。功效：收敛止血，消肿生肌。

本品质黏味涩，功专收敛，入肝经血分，可收敛止血；微寒而苦泄，可入血分可泄血中壅滞、泄热而消肿；甘而兼补，可走肌肉生肌。

[临床应用]

1. 咯血、吐血、外伤出血等体内外多种出血证，尤为治疗肺胃出血之要药。肺阴不足、咯血配伍枇杷叶、阿胶等（白及枇杷丸）；胃出血之吐血、便血配伍海螵蛸（乌及散）或配伍茜草、生地黄等；外伤或金创所致出血不止，单味研末或水调外敷，或配伍白蔹、黄芩、龙骨等研细末掺创口外用。

2. 疮疡肿痛，溃疡久不收口，手足皮肤皲裂，烧烫伤。白及又有消肿生肌之功，用治疮疡，不论已溃未溃均可应用。疮疡初起未溃配伍金银花、皂角刺、浙贝母、天花粉、乳香等使用；疮疡已溃、久不收口及手足皲裂配伍黄连、浙贝母、轻粉等研粉外用，可奏生肌敛疮之功；烧烫伤本品研末，用香油调敷，或以白及粉、凡士林调膏外用，能促进生肌。

3. 现常用治肺结核空洞咯血，有止血、促进病灶愈合及痰菌转阴等作用；亦多用于胃及十二指肠溃疡。

[用量用法] 水煎服，6～15g；研末吞服或作散剂，3～6g。外用适量。

[使用注意] 不宜与乌头类（川乌、制川乌、草乌、制草乌、附子等）配伍使用（“十八反”）。

[现代研究] 本品主含联苄类、二氢类、联菲类、蒽醌类、酚酸类成分，以及双菲醚类、二氢菲并吡喃类、菲类糖苷、苄类化合物，具螺内酯的菲类衍生物等，有止血、促进伤口愈合、抗胃溃疡、抗菌、抗肿瘤等作用。

仙鹤草 xiānhècǎo（Hairyvein Agrimonia Herb）
《图经本草》

[药物来源] 本品为蔷薇科多年生草本植物龙芽草 *Agrimonia pilosa* Ledeb. 的干燥地上部分（图 18-37～图 18-39），主产于浙江、江苏、湖南等地。夏秋二季茎叶茂盛时采割，晒干，以梗紫色、叶青绿、多而完整、无杂质者为佳。生用或炒炭用。

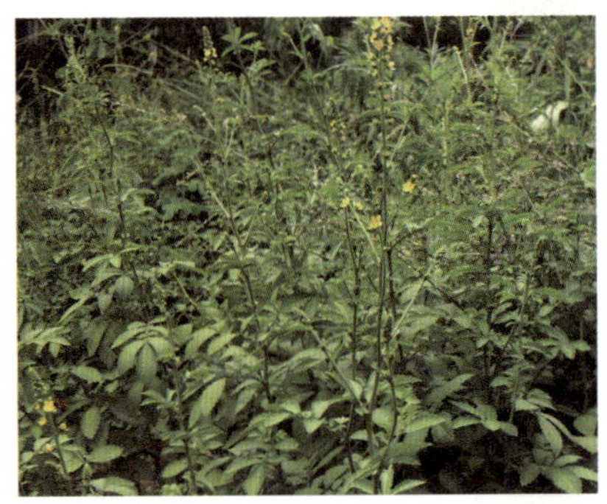
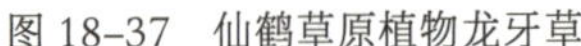
图 18-37 仙鹤草原植物龙牙草

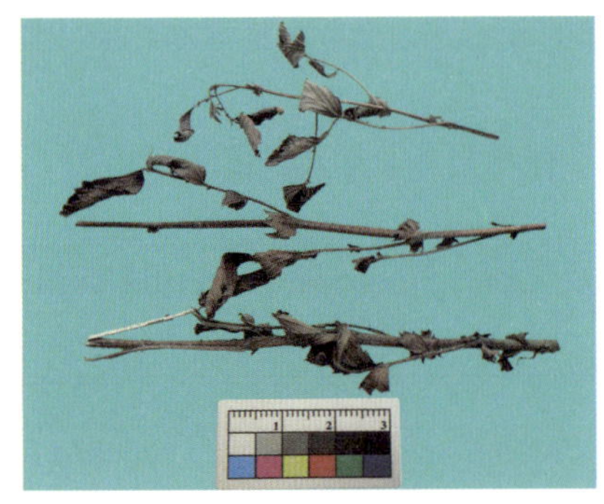
图 18-38 仙鹤草药材

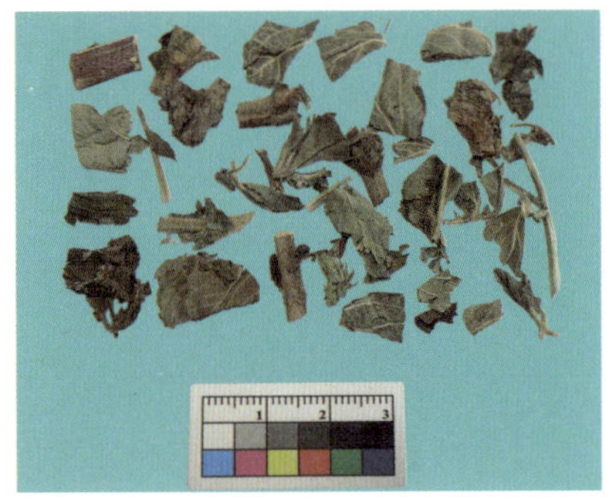
图 18-39 仙鹤草饮片

[性效特点] 苦、涩，平。归心、肝经。功效：收敛止血，截疟止痢，解毒补虚。

本品味涩性收敛可固脱，入肝经血分可收敛止血；尚有补虚强壮之功；性偏涩敛可涩肠止泻痢；味苦可解毒杀虫止痒。

[临床应用]

1. 咯血、吐血、尿血、便血、崩漏下血等多种出血证。仙鹤草功能止血，其作用广泛，可适用于身体各部出血之证，且无论寒、热、虚、实者均可应用。属于血热妄行者配伍鲜生地黄、牡丹皮、侧柏叶、藕节、赤芍等药使用；属于虚寒性出血者配伍党参、炮姜、黄芪、熟地黄、灶心土、白芍、艾叶等药使用。

2. 疟疾寒热，单用研末，于发作前两小时用烧酒吞服，或水煎服。

3. 血痢、久病泻痢，单用本品水煎服（《岭南采药录》），或配伍地榆、铁苋菜等其他药物使用。

4. 痈肿疮毒，单用仙鹤草茎叶熬膏调蜜外涂，并以之与酒、水炖内服，或配伍其他清热解毒药使用。

5. 阴痒带下常配伍苦参、地肤子、白鲜皮、黄柏等煎汤外熏洗。

6. 脱力劳伤。气血亏虚、神疲乏力、头晕目眩，多配伍党参、熟地黄、龙眼肉等同用；本品有补虚强壮作用，用治劳力过度所致脱力劳伤之证，症见神疲乏力、面色萎黄而纳食正常；民间称之为脱力草，常与大枣同煎服，食枣饮汁。

[用量用法] 水煎服，6～12g；大剂量可用至 30～60g。外用适量。

[使用注意] 出血不止者不宜使用。

[现代研究] 本品主含木犀草素-7-葡萄糖苷、芹菜素-7-葡萄糖苷、槲皮素、芸香苷、仙鹤草酚 A～G 等成分；尚含仙鹤草内酯及鞣质等，有止血、抗炎、镇痛、抗肿瘤、降糖、降压等作用。

棕榈炭 zōnglǘtàn（Charred Fortune Windmillpalm Petiole）
《本草拾遗》

[药物来源] 本品为棕榈科植物棕榈 *Trachycarpus fortunei*（Hook. f.）H. Wendl. 的干燥叶柄（图 18-40、图 18-41），主产于广东、福建、云南等地。多于 9～10 月间采收，采收时，割取叶柄下延部分及鞘片，去纤维状棕毛，晒干，以陈久者为佳。切成小片，煅炭用。

[性效特点] 苦、涩，平。归肝、肺、大肠经。功效：收敛止血。

本品药性平和，味苦而涩，入肝经血分可收敛止血；且收敛之性较强，为作用良好的收敛止血药，可用于身体各部一切出血而无瘀者。

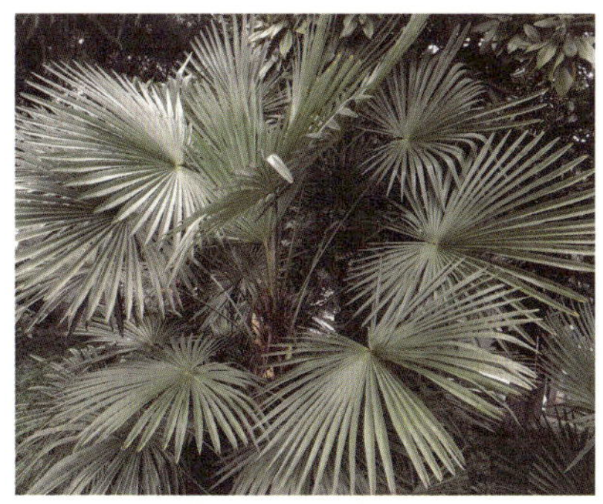

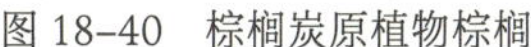
图 18-40　棕榈炭原植物棕榈

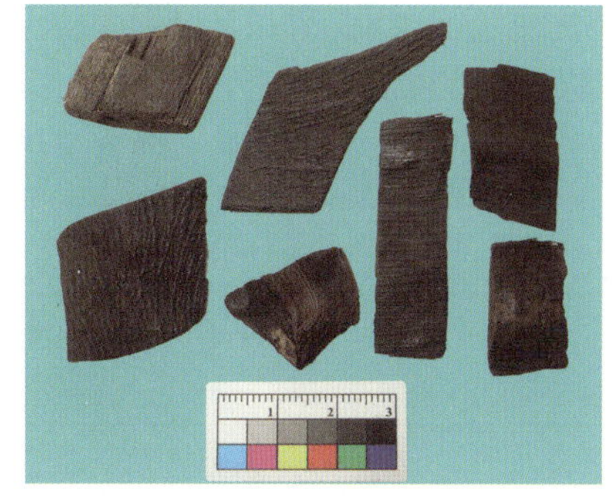
图 18-41　棕榈炭饮片

[临床应用]

1. 吐血、衄血、尿血、便血、崩漏下血等各种出血证（出血而无瘀滞者为宜）；尤其多用于治疗崩漏。可单味应用，或配伍侧柏叶、血余炭、仙鹤草等使用。血热妄行之吐血、咯血配伍小蓟、栀子等药使用（十灰散）；虚寒性崩漏下血常配伍艾叶、炮姜等使用。

2. 久泻久痢、妇人带下等病证。

[用量用法] 水煎服，3～9g。

[使用注意] 出血兼有瘀滞者不宜使用。

[现代研究] 本品主含木犀草素 -7-*O*- 葡萄糖苷、木犀草素 -7-*O*- 芸香糖苷、金圣草黄素 -7-*O*- 芸香糖苷、芹黄素 -7-*O*- 芸香糖苷、特罗莫那醇 -9- 葡萄糖苷等成分，尚含原儿茶醛、原儿茶酸等，有止血和收缩子宫等作用。

血余炭 xuéyútàn（Charred Hair）
《神农本草经》

[药物来源] 本品为人发制成的炭化物（图 18-42、图 18-43）。全国各地均有产。收集头发，去杂质，用碱水洗去油垢，清水漂净，晒干，以色黑、发亮、质轻者为佳。焖煅成炭用。

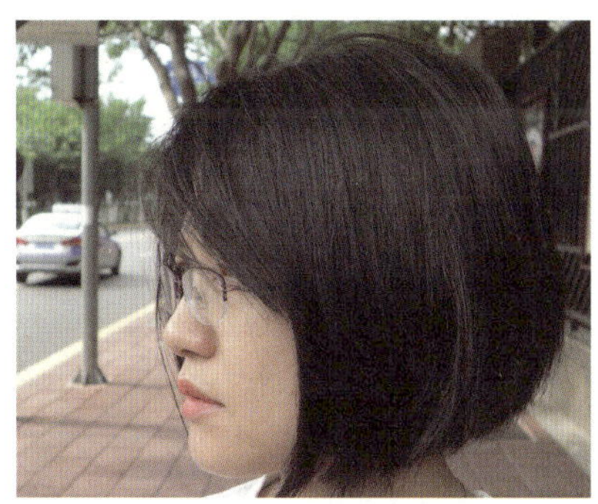
图 18-42　血余炭来源人发

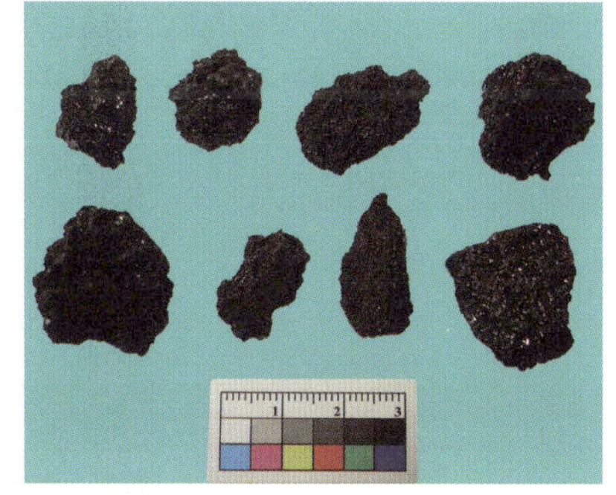
图 18-43　血余炭饮片

[性效特点] 苦，平。归肝、胃经。功效：收敛止血，化瘀，利尿。

本品以炭入药，善入血分，既可收敛止血，又可化瘀，有止血不留瘀之长；苦降下行兼能利尿。

[临床应用]

1. 吐血、咯血、衄血、血淋、尿血、便血、崩漏下血、外伤出血等多种出血证，尤多用于尿血、崩漏，且无论寒、热、虚、实者均可应用。咯血、吐血常配伍花蕊石、三七等药使用（化血丹）；血淋多配伍蒲黄、生地黄、甘草等使用；便血可配伍地榆、槐花等使用；崩漏可单用本品或配伍艾叶、藕节等使用。

2. 小便不利，常配伍滑石、白鱼等药使用（滑石白鱼散）。

3. 其他如疮疡溃后不敛、带状疱疹等亦可辨证选用。

[用量用法] 水煎服，5～10g；外用适量。

[使用注意] 脾胃虚弱者须慎用。

[现代研究] 本品主含优角蛋白、脂肪，尚含黑色素，有止血、抗菌、抗炎、促进疮面愈合、促进毛发生长等作用。

藕节 ǒujié（Lotus Rhizome Node）
《药性本草》

[药物来源] 本品为睡莲科植物莲 *Nelumbo nucifera* Gaertn. 的干燥根茎的节部（图 18-44、图 18-45），主产于湖南、湖北、浙江等地。秋冬二季采挖根茎（藕），切取其节部，晒干，以节部黑褐色、两头白色、干燥、无须根泥土者为佳。生用、炒炭用或捣汁鲜用。

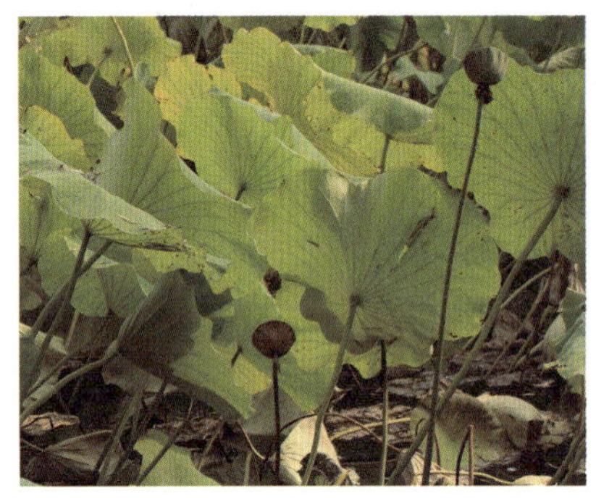

图 18-44　藕节原植物莲

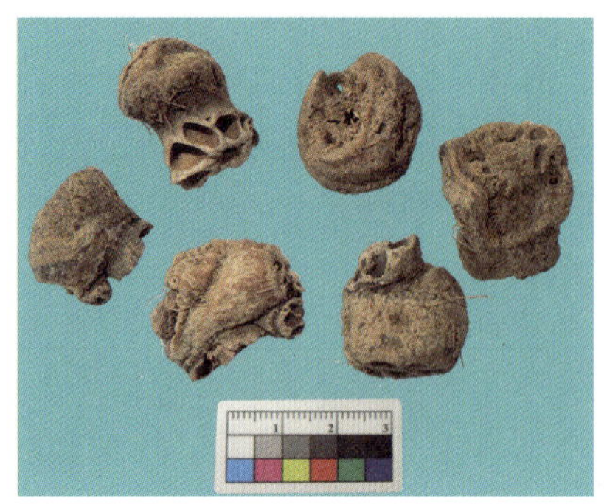

图 18-45　藕节饮片

[性效特点] 甘、涩，平。归肝、肺、胃经。功效：收敛止血，化瘀。

本品味涩质黏而性收敛，入肝经血分可收敛止血；又可散瘀血；止血而不留瘀。

[临床应用] 吐血、咯血、衄血、尿血、崩漏等多种出血证，尤善治疗咯血、衄血、吐血等上部出血证。本品药力较弱，常于复方中使用。吐血、衄血可单用鲜藕捣汁饮用；血淋、尿血配伍小蓟、通草、滑石等使用（小蓟饮子）。

[用量用法] 水煎服，9～15g。生用化瘀止血，炒炭收敛止血。

[使用注意] 避免使用铁器皿煎煮。

[现代研究] 本品主含山柰苷、苋菜红苷、苋菜红素、松醇等成分，有止血、抗氧化、延缓衰老、抗疲劳、增强免疫、抗肿瘤等作用。

附：其他收敛止血药

表 18-2　其他收敛止血药

药名	药性	功效	主治证	用法用量
紫珠叶	苦、涩，凉；归肝、肺、胃经	凉血收敛止血，散瘀解毒消肿	衄血、咯血、吐血、便血、崩漏下血、外伤出血等各种内外伤引起的出血证（血热为宜）；尤其多用于治疗肺、胃出血证，热毒疮疡，水火烫伤，痔疮	水煎服，3～15g；研末吞服，1.5～3g。外用适量敷于患处
大叶紫珠	辛、苦，平；归肝、肺、胃经	散瘀止血，消肿止痛	衄血、咯血、吐血、便血，外伤出血，跌仆肿痛	水煎服，15～30g；外用适量，研末敷于患处

第四节　温经止血药

温经止血药（herbs that warm the channels and stanch bleeding）性均偏温热，善温里散寒，可以温暖脾阳，固冲脉而统摄血液，有温经止血之效，适用于脾不统血，冲脉失固之各种虚寒性出血病证。临证处方时，辨证属脾不统血者，应配伍补气健脾药使用；辨证为肝肾亏虚、冲脉不固者，当配伍益肾暖宫补摄之品使用。因本类药物性偏温热，故血热妄行所致出血证不宜使用。

掌握层次：A. 艾叶、炮姜。

艾叶 àiyè（Argy Wormwood Leaf）
《名医别录》

［药物来源］ 本品为菊科植物艾 *Artemisia argyi* Lévl. et Vant. 的干燥叶（图 18-46～图 18-48），全国大部分地区均有产，以湖北蕲春产者为佳，称蕲艾。夏季花未开时采摘，晒干或阴干，以叶厚、色青、背面灰白色、绒毛多、质柔软、香气浓郁者为佳。生用，捣绒，或炒炭用。

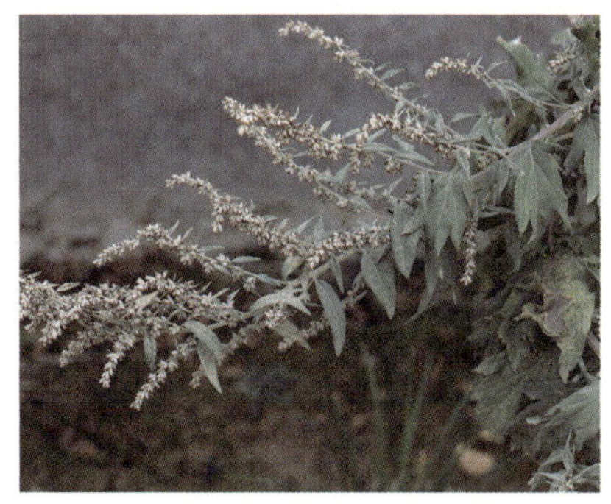

图 18-46　艾叶原植物艾

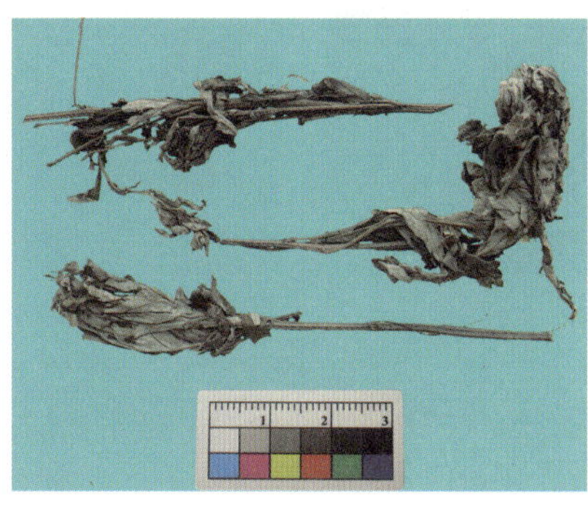

图 18-47　艾叶药材

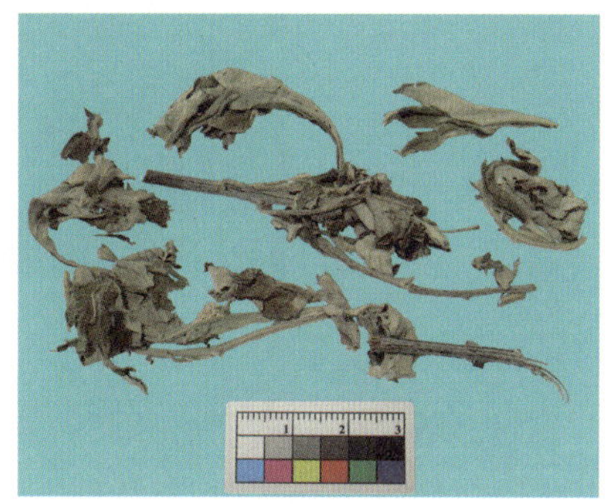

图 18-48　艾叶饮片

［性效特点］ 辛、苦，温；有小毒。归肝、脾、肾经。功效：温经止血，散寒止痛，调经，安胎，外用祛湿止痒。

本品气味芳香，苦燥辛散，性趋升散，生性温，熟性热；可暖气血而温经脉，祛散寒湿以止冷痛；炒炭则性涩以收敛而止血；味苦而性温，可杀虫祛湿止痒；烧灸穴位则可温煦气血，使热气透达经络，为温灸的主要原料。

［临床应用］

1. 虚寒性吐血、衄血、崩漏等出血证。本品气香味辛，温可散寒，能暖气血而温经脉，为温经止血之要药，适用于虚寒性出血病证，尤宜于崩漏。下元虚冷、冲任不固所致崩漏下血，单用本品水煎服或与阿胶、芍药、干地黄配伍使用（胶艾汤）；血热妄行之出血配伍生地黄、生荷叶、生侧柏叶使用（四生丸）。

2. 月经不调、痛经，经寒不调，宫冷不孕，脘腹冷痛。本品能温经脉、逐寒湿、止冷痛，尤善调经，为治妇科下焦虚寒或寒客胞宫之要药。下焦虚寒，月经不调，经行腹痛，宫冷不孕，带下清稀等病证，配伍香附、吴茱萸、当归等（艾附暖宫丸）；脾胃虚寒所致脘腹冷痛，单味艾叶水煎服或用本品炒热熨敷脐腹，或配伍温中散寒之品。

3. 胎动不安、胎漏，为妇科安胎之要药。妊娠胎动不安、胎漏下血可单用本品煎服或配伍阿胶、桑寄生等使用。

4. 皮肤瘙痒。煎汤局部外洗可治疗湿疹、阴痒、疥癣等皮肤瘙痒症。

5. 本品捣绒，制成艾条、艾炷等，能温煦气血、透达经络，为温灸的主要原料。其他如艾叶油可镇咳、祛痰、平喘；点燃烟熏可用于空间消毒；湿疹瘙痒、疥疮等亦可辨证选用。

［用量用法］ 水煎服，3～9g。外用适量，供灸治或熏洗用。温经止血宜加醋炒炭用，用于虚寒型出血；其余生用。

［使用注意］ 阴虚血热或失血者慎用。

［现代研究］ 本品主含桉油精、香叶烯、α- 及 β- 蒎烯芳樟醇、樟脑、异龙脑、柠檬烯、奎诺酸、羊齿烯醇、异泽兰黄素等成分，有止血、抗炎、镇痛、镇咳、平喘、抗过敏、抗氧化、抗肿瘤、保肝利胆、免疫调节、降血压、降血糖等作用。

炮姜 páojiāng（Prepared Dried Ginger）
《珍珠囊》

［药物来源］ 本品为姜科植物姜 *Zingiber officinale* Rosc. 的干燥根茎的炮制加工品（图 18–49、图 18–50），又名黑姜，主产于四川、贵州等地。用干姜砂烫至鼓起，表面呈棕褐色；以表面鼓起、棕褐色、内部色棕黄、质疏松者为佳，或炒炭至外表色黑，内至棕褐色入药用。

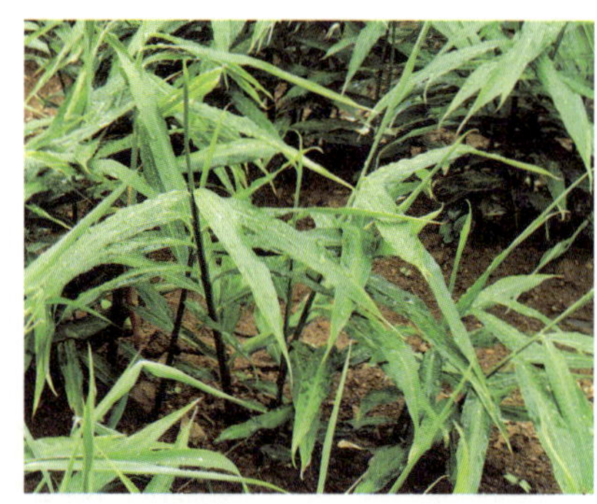

图 18–49 炮姜原植物姜

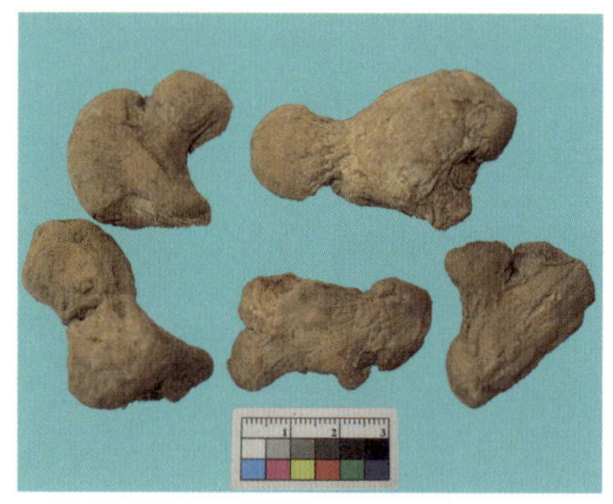

图 18–50 炮姜药材

［性效特点］ 辛，热。归脾、胃、肾经。功效：温经止血，温中止痛。

本品药性守而不走，且性涩，可温补脾阳而益统血之功；又可温暖中焦而止寒痛。

［临床应用］

1. 阳虚失血、吐衄崩漏属虚寒性出血及脾不统血之出血病证。中焦虚寒便血、吐血多用，常配伍人参、黄芪、附子等；冲任虚寒、崩漏下血常配伍乌梅、棕榈炭（如圣散）。

2. 脾胃虚寒，虚寒性腹痛、呕吐、泻痢。中寒水泻单用本品研末吞服或饮服即可；脾虚冷泻配伍附子、厚朴使用；寒凝脘腹冷痛配伍高良姜（二姜丸）；产后血虚寒凝腹痛配伍当归、川芎、桃仁等（生化汤）。

［用量用法］ 水煎服，3～9g。

［使用注意］ 阴虚有热者及孕妇不宜使用。

［现代研究］ 本品主含姜烯、水芹烯、莰烯、6- 姜辣素、姜酮、姜醇等成分，尚含树脂、淀粉等，有止血、抗胃溃疡、抗炎、抗肿瘤、抗氧化等作用。

［药物比较］ 生姜，味辛，性温，主归肺、脾、胃经。干姜，味辛，性热，主归脾、胃、肾、心、肺经。炮姜，味苦、涩，性温，主归脾、肝经。三者同出一物，均能温中散寒，用于治疗脾胃虚寒证。不同之处：生姜长于散表寒，又为呕家之圣药。干姜偏于祛里寒，为温中散寒之要药。炮姜善走血分，长于温经而止血。

附：其他温经止血药

表 18-3 其他温经止血药

药名	药性	功效	主治证	用法用量
灶心土	辛，温；归脾、胃经	温中止血，止呕止泻	虚寒性出血，为温经止血要药，尤善治疗吐血、便血，胃寒呕吐，脾虚久泻	水煎服，15～30g，宜布包先煎；或60～120g，煎汤代水

第十九章　活血化瘀药

凡以通利血脉、促进血行、消散瘀血为主要功效，主要用于治疗瘀血病证的药物，称活血化瘀药（herbs that invigorate blood and dissolve stasis），或活血祛瘀药，简称活血药、祛瘀药或化瘀药。其中活血化瘀作用强者，又称为破血药或逐瘀药。

分类：根据活血化瘀药的药性及功效主治差异，可将其分为活血止痛药、活血调经药、活血疗伤药、破血消癥药四类。

性能：活血化瘀药性味多辛、苦、温或寒，部分动物药如昆虫类药多味咸，主入血分，主归心、肝二经。辛散行滞，行血活血，能使血脉通畅，瘀滞消散，即《素问·阴阳应象大论》“血实者宜决之”之法。

功效：活血化瘀药具有较强的活血化瘀之功，包括活血止痛、活血调经、活血消肿、活血疗伤、活血消痈、破血消癥等。

适应证：活血化瘀药适用于内、外、妇、儿、伤等各科一切瘀血阻滞之证。①多种妇科瘀滞证（血瘀经闭、痛经、月经不调、产后腹痛等）。②内科各种瘀血疼痛（胸、腹、头痛，痛如针刺，痛有定处）、癥瘕积聚、风湿痹证、中风不遂、肢体麻木及关节痹痛等。③外伤科的疮疡肿痛、跌仆损伤、瘀肿疼痛等。

配伍应用：应用活血化瘀药物，除根据各类药物的不同效用特点而随证选用外，尚需针对引起瘀血的原因和具体的病证配伍。①寒凝血滞配伍温里散寒、温通经脉药。②火热疮痈配伍清热凉血、泻火解毒药。③风湿痹痛、络脉不通配伍祛风湿通络药。④痰湿阻滞配伍化痰除湿药。⑤跌打损伤配伍补肝肾、续筋骨药。⑥癥瘕积聚配伍软坚散结药。⑦体虚或久瘀气血虚弱配伍益气补血药。⑧行气药，因血的运行有赖于气的推动，气滞则血凝，故本类药物常需要与行气药配伍同用，以增强活血化瘀的功效。

使用注意：①本类药根据其作用强弱，有活血散瘀及破血逐瘀之分，应注意掌握使用。②活血化瘀药行散走窜，易耗血动血，应注意防其破泄太过，做到化瘀而不伤正。③本类药物行散力强，破血耗血，不宜用于妇女月经过多及其他出血证而无瘀血现象者。④孕妇尤当慎用或禁用。⑤破血逐瘀之品易伤正气，应中病即止，不可过服。

药理研究：活血化瘀药有多种不同的药理作用。①改善血流动力学、血液流变学；改善血液微循环，抗凝血，防止血栓及动脉硬化斑块形成。②改善机体代谢，促使组织的修复和创伤骨折的愈合，促进增生组织软化或吸收，使萎缩的结缔组织康复。③加强子宫收缩。④抗肿瘤，调节机体免疫，抗菌、抑菌、减毒。⑤改善毛细血管的通透性，减轻炎症等反应，促进炎症病灶的消退和吸收。

第一节　活血止痛药

活血止痛药（herbs that invigorate blood and relieve pain）性辛散善行，既入血分又入气分，能活血行气止痛，主治气血瘀滞所致的各种痛证，如头痛、胸胁疼痛、心腹痛、痛经、产后腹痛、肢体痹痛、跌打损伤之瘀滞疼痛等，也可用于其他瘀血病证。

掌握层次：A. 川芎、延胡索、郁金。B. 姜黄、乳香、没药、五灵脂。C. 降香。

川芎 chuānxiōng（Szechwan Lovage Rhizome）
《神农本草经》

［药物来源］本品为伞形科草本植物川芎 *Ligusticum chuanxiong* Hort. 的干燥根茎（图 19-1～图 19-4），

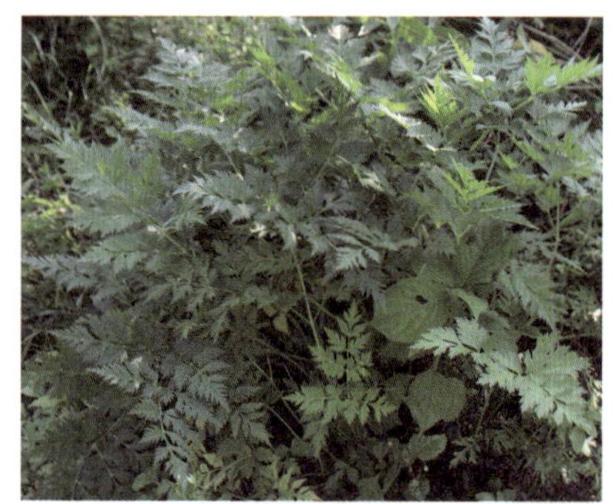
图 19-1　川芎原植物川芎

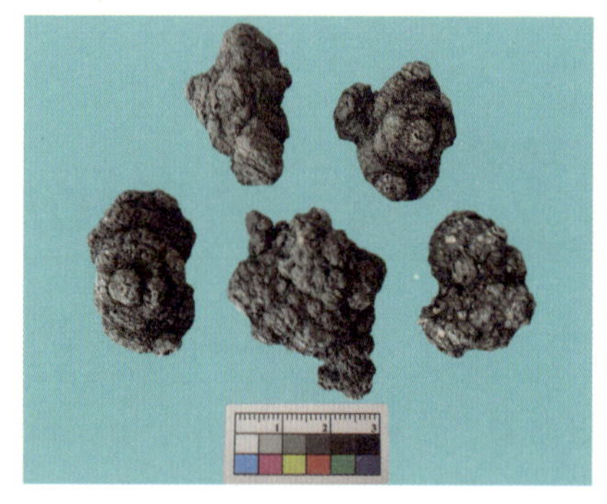
图 19-2　川芎药材

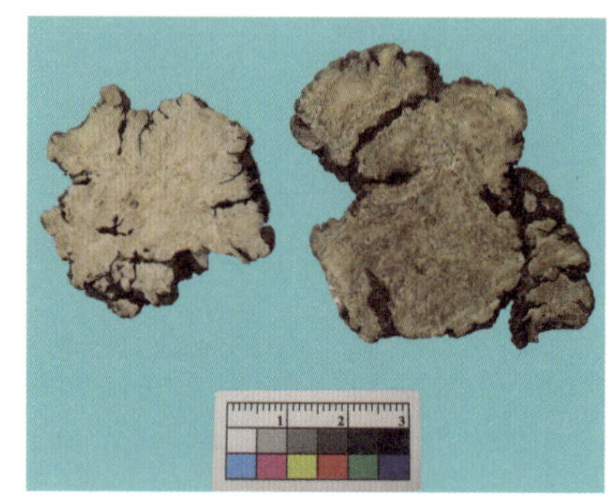
图 19-3　川芎饮片

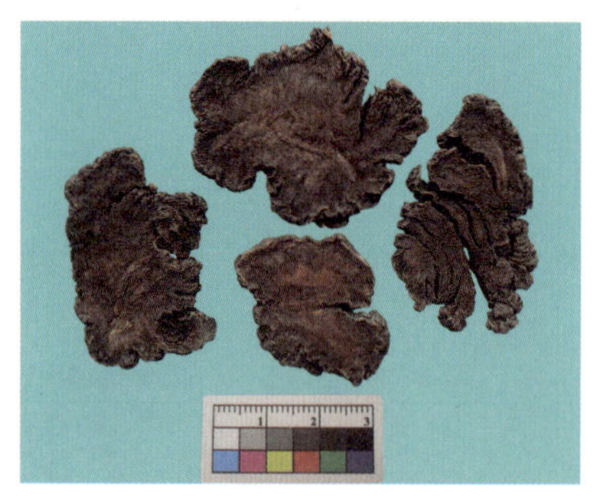
图 19-4　川芎饮片（酒川芎）

主产于四川、贵州、云南等地，以四川产者质量为优。5 月采挖，晒后烘干，再去须根，切片，以个大饱满、质坚实、油性大、香气浓、断面黄白者为佳。生用或酒炙后用。

[性效特点] 辛，温。归肝、胆、心包经。功效：活血行气，祛风止痛。

本品辛香行散气滞，温通血脉。既能活血，又能行气通滞，为“血中气药”；尚能祛风；其性升散，又可沉降；善于祛风止痛；辛散温通，能旁通络脉。古人云其可上行头目，下达血海，或下调经水，中开郁结，旁彻四肢，外透皮毛。

[临床应用]

1. 寒凝血瘀气滞痛证，胸痹心痛，胸胁刺痛，跌仆肿痛，月经不调，经闭痛经，癥瘕腹痛，为治气滞血瘀诸痛证之要药、妇科活血调经之要药。肝郁气滞血瘀之胸胁胀痛常配伍柴胡、白芍、香附等使用（柴胡疏肝散）；头面部瘀血诸疾配伍麝香、桃仁、红花、赤芍等使用（通窍活血汤）；心脉瘀阻，胸痹心痛常配伍丹参、红花、降香等使用；肝血瘀阻，积聚痞块，胸中血瘀，胸胁刺痛等，常配伍桃仁、红花、桔梗、牛膝等使用（血府逐瘀汤）；胁肋部瘀血证配伍牡丹皮、桃仁、乌药、延胡索、五灵脂等使用（膈下逐瘀汤）；少腹部瘀血证常配伍小茴香、蒲黄、延胡索、五灵脂、没药等使用（少腹逐瘀汤）；四肢瘀血证常配伍牛膝、地龙、羌活、秦艽、黄芪等使用（身痛逐瘀汤）；瘀滞痛经、经闭、月经不调常配伍赤芍、桃仁、牛膝等使用（血府逐瘀汤）；寒凝血瘀之痛经、闭经常配伍当归、吴茱萸、桂枝、牡丹皮等使用（温经汤）；产后瘀阻腹痛、恶露不行常配伍当归、桃仁等使用（生化汤）；跌仆损伤，瘀肿疼痛，常配伍三七、乳香、没药等使用；痈疡脓已成，正虚邪滞，配伍黄芪、当归、皂角刺等使用（透脓散）。

2. 头痛，为治头风头痛要药。外感风寒头痛配伍白芷、羌活、细辛等使用（川芎茶调散）；风热头痛配伍菊花、石膏、僵蚕、升麻、藁本、黄芩等药（川芎散）；风湿头痛、首如裹常配伍羌活、藁本、防风、独活等使用（羌活胜湿汤）；血瘀头痛常配伍赤芍、红花、麝香等使用（通窍活血汤）；血虚头痛常配伍当归、熟地黄、白芍使用（四物汤）；气虚头痛配伍黄芪、白术、陈皮等药使用（顺气和中汤）；肝阳头痛多配伍天麻使用（芎麻饮）；痰浊头痛配伍半夏、白术、天麻等使用（半夏白术天麻汤）。李杲指出：“头痛必用川芎，如不愈，加各引经药：太阳羌活，阳明白芷，少阳柴胡，太阴苍术，厥阴吴茱萸，少阴细辛。”

3. 风湿痹阻、肢节疼痛，配伍羌活、当归、姜黄等使用（蠲痹汤）。

[用量用法] 水煎服，3～10g。研末吞服，每次 1.5～3g，炒用佐助补血药；酒炒或醋制偏于止痛。

[使用注意] 本品性偏辛温升散，凡阴虚阳亢之头痛，阴虚火旺，舌红口干，多汗，月经过多，热盛及无瘀之出血证，不宜使用；孕妇当慎用。

[现代研究] 本品主含内酯类成分，如欧当归内酯 A、藁本内酯、3-丁酰内酯、川芎内酯、新蛇床内酯、双藁本内酯等；还含生物碱类成分，如川芎嗪、黑麦草碱等；酚酸类物质，如阿魏酸、咖啡酸等。本品有改善血液流变性、扩血管、抗心肌缺血、抗脑缺血、镇静、解热、抗胃溃疡、促进骨髓造血、抗肾损伤、抗炎、抗菌、神经保护等作用。

延胡索 yánhúsuǒ（Corydalis Rhizome）
《雷公炮炙论》

[药物来源] 本品为罂粟科植物延胡索 *Corydalis yanhusuo* W. T. Wang 的干燥块茎（图 19-5～图 19-7），又名元胡，主产于浙江、江苏、湖北等地。夏初茎叶枯萎时采挖，去须根，置沸水中煮至恰无白心时取出，晒干，切厚片或捣碎，以个大、饱满、质坚、色黄、内色黄亮者为佳。生用或醋炙用。

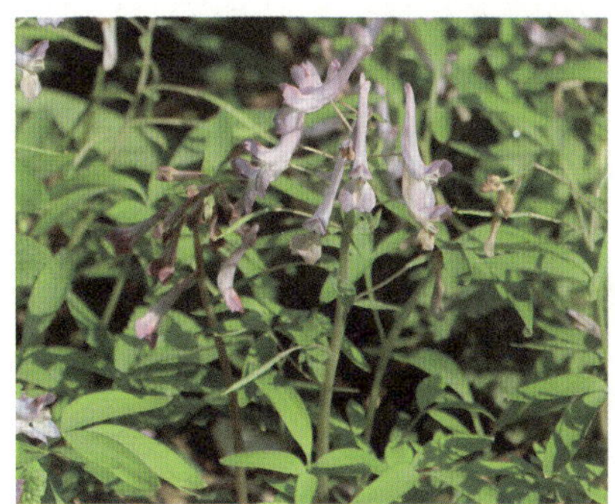

图 19-5　延胡索原植物延胡索

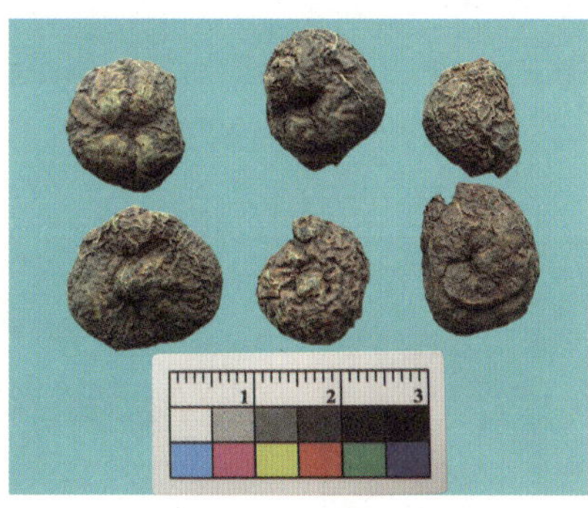

图 19-6　延胡索药材

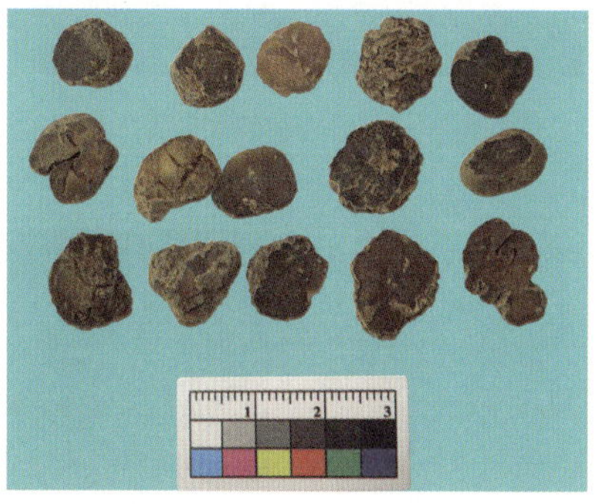

图 19-7　延胡索饮片（醋炙延胡索）

[性效特点] 辛、苦，温。归肝、脾、心经。功效：活血，行气，止痛。

本品味辛可散行气滞，味苦能泄瘀活血，性温可通络止痛；为血中之气药，善于止痛。李时珍谓本品“能行血中气滞，气中血滞，故专治一身上下诸痛，用之中的，妙不可言”。

[临床应用]

1. 寒凝血瘀气滞痛证，能治一身上下诸痛（血瘀气滞的周身各部疼痛，胸胁脘腹疼痛、胸痹心痛、经闭、痛经、产后瘀阻、跌仆肿痛等），单味用亦效，也可配伍其他药物入于煎剂，治疗胃脘痛及痛经尤效。心血瘀阻所致胸痹心痛，配伍丹参、薤白、桂枝、瓜蒌等药使用；肝郁气滞血瘀所致胸胁疼痛，常配伍郁金、柴胡、香附等使用；寒滞胃脘所致胃痛，常配伍桂枝、高良姜等使用（安中散）；热证胃痛配伍川楝子使用（金铃子散）；气滞胃痛常配伍香附、木香、砂仁等药使用；瘀血胃痛常配伍丹参、五灵脂等药使用；中焦气虚胃痛常配伍党参、白术、白芍等药使用；寒疝腹痛、睾丸肿胀配伍小茴香、吴茱萸或橘核、川楝子、海藻等使用（橘核丸）；气滞血瘀痛经、月经不调、产后瘀滞腹痛，配伍当归、红花、香附等药使用；经闭癥瘕常配伍当归、蒲黄、赤芍等使用（延胡索散）；风湿痹痛常配伍秦艽、桂枝等药使用；跌打损伤、瘀血肿痛，单用本品研末调酒服或配伍乳香、没药等药使用。

2. 本品为效果显著、作用部位广泛、作用时间持久、性平无毒的优良止痛药，兼能镇静、催眠、镇吐、抗溃疡等。

[用量用法] 水煎服，3～10g；大剂量可用至 20g。醋炒可增强止痛作用。研末吞服，每次 1.5～3g。

[使用注意] 孕妇忌用；血热气虚者不宜使用。

[现代研究] 本品主含生物碱，有延胡索甲素（右旋紫堇碱）、延胡索乙素（消旋四氢巴马汀）、延胡索丁素（左旋四氢黄连碱）、氢化小檗碱、巴马汀、去氢紫堇碱、原阿片碱、黄连碱等成分，有镇痛、改善血液动力学、改善血液流变性、抗心肌缺血、抗心律失常、抗缺血、抗氧化、抗肝损伤、抗胃溃疡、抗肿瘤等作用。

郁金 yùjīn（Turmeric Root Tuber）
《药性论》

[药物来源] 本品为姜科植物温郁金 *Curcuma wenyujin* Y. H. Chen et C. Ling、广西莪术 *Curcuma kwangsiensis* S. G. Lee et C. F. Liang、姜黄 *Curcuma longa* L. 或蓬莪术 *Curcuma phaeocaulis* Val. 的干燥块根（图 19-8～图 19-12）。温郁金主产于浙江，以温州地区产者最佳，为道地药材；姜黄、蓬莪术主产于四川；广西莪术主产于广西。冬季茎叶枯萎后采挖，摘取块根，去细根，蒸或煮至透心，干燥，切薄片或打碎，以坚实、断面黄色者为佳。生用或醋炙用。

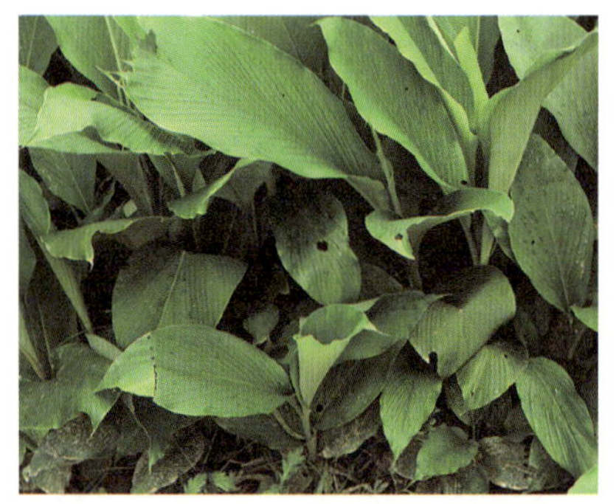
图 19-8　郁金原植物温郁金

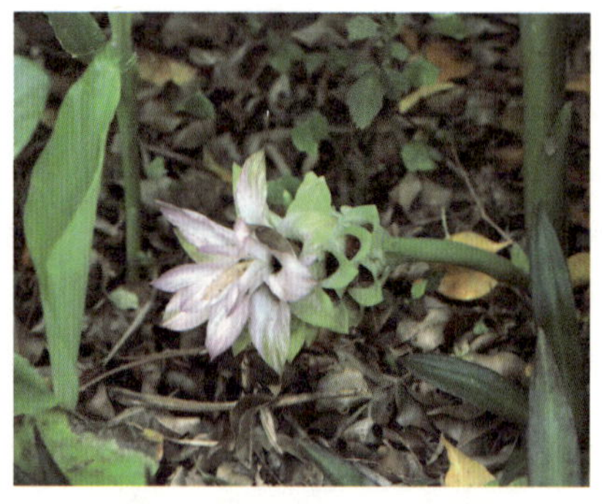
图 19-9　郁金原植物广西莪术

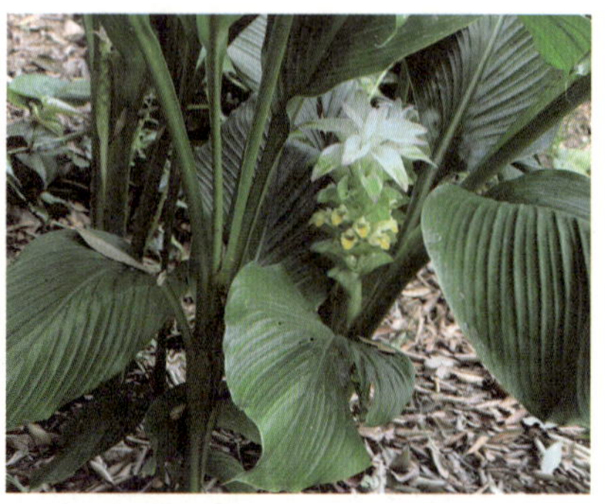
图 19-10　郁金原植物姜黄

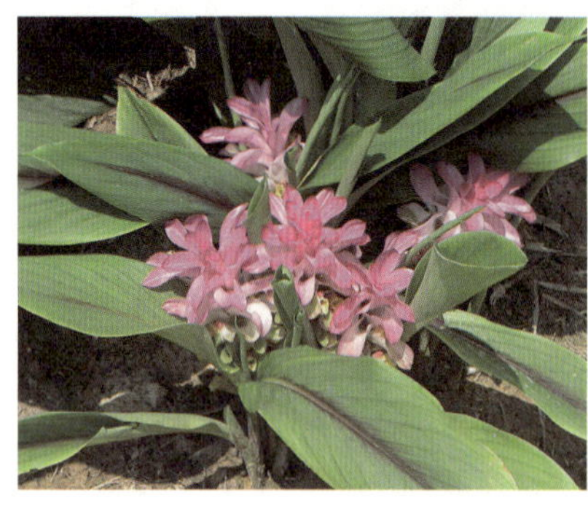
图 19-11　郁金原植物蓬莪术

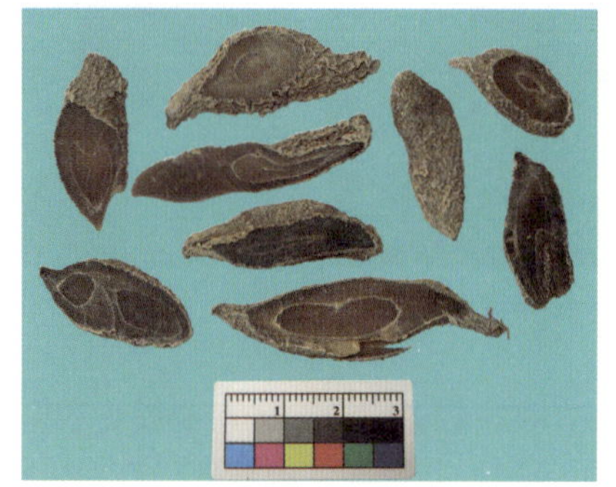
图 19-12　郁金饮片

[性效特点] 辛、苦，寒。归肝、胆、心、肺经。功效：活血止痛，行气解郁，清心凉血，利胆退黄。

本品辛可行气，苦可降泄，寒能清热，其性升扬；为血中之气药，疏肝行气以解郁；入心经而清心解郁开窍；入心肝血分又可化瘀凉血，善于止痛；入胆经则可苦泄利胆，清利湿热以退黄。

[临床应用]

1. 热壅血瘀气滞痛证，胸胁刺痛，胸痹心痛，月经不调，经闭痛经，乳房胀痛。气滞血瘀所致胸痹疼痛、胁肋胀痛，配伍木香使用，气郁倍木香，血瘀倍郁金（颠倒木金散）；肝郁气滞胸胁痛配伍柴胡、白芍、香附等使用；肝郁化热，经前腹痛，常配伍柴胡、香附、当归等使用（宣郁通经汤）；心血瘀阻胸痹配伍瓜蒌、薤白、丹参等使用；肝郁化热、气滞血瘀乳房作胀，配伍柴胡、栀子、当归、川芎等使用；癥瘕痞块配伍干漆、硝石等使用。

2. 湿温病神志不清，热病神昏，以及癫痫痰闭发狂。湿温病浊邪蒙蔽清窍、热陷心包所致胸脘痞闷、神昏，配伍石菖蒲、栀子、竹沥等使用（菖蒲郁金汤）；痰浊蒙蔽心窍所致癫痫发狂，常配伍白矾（白金丸）。

3. 血热吐衄、尿血，妇女倒经。气火上逆之吐血、衄血、倒经，常配伍生地黄、牡丹皮、栀子等使用（生地黄汤）；热结下焦，伤及络脉之尿血、血淋，常配伍槐花、生地黄、小蓟等使用（郁金散）。

4. 肝胆湿热，黄疸尿赤，胆胀胁痛，胆石症。湿热黄疸常配伍茵陈、栀子等使用；肝胆结石，胆胀胁痛配伍金钱草、大黄、虎杖等药使用。

[用量用法] 水煎服，3～10g；研末吞服，2～5g。广郁金偏于行气解郁；川郁金偏于活血散瘀。

[使用注意] 畏丁香；不宜与丁香、母丁香同用。阴虚失血而无瘀滞者不宜使用；孕妇慎用。

[现代研究] 本品主含酚性成分，如姜黄素、脱甲氧基姜黄素、双脱甲氧基姜黄素等；挥发油，如姜黄酮、莪术醇、倍半萜烯醇等；还含生物碱、多糖、木脂素、脂肪酸等。本品有抗凝血、抗肿瘤、抗肝损伤、调节胃肠动力、调节血脂、抗抑郁、抑菌、抗炎、镇痛等作用。

[药物比较] 郁金，味辛、苦，性寒，主归肝、胆、心经。香附，味辛、微苦、微甘，性平，主归肝、脾、三焦经。二者均能疏肝解郁、理气止痛，用于治疗肝气郁结证、气滞痛证。不同之处：郁金药性偏寒，既入血分又入气分，善活血止痛、行气解郁，长于治疗肝郁气滞血瘀之痛证；尚可凉血止血、利胆退黄。香附药性偏

温，专入气分，善疏肝行气、调经止痛，长于治疗肝郁气滞之月经不调；尚可宽中消食下气。

姜黄 jiānghuáng（Common Turmeric Rhizome）
《新修本草》

[药物来源] 本品为姜科植物姜黄 *Curcuma longa* L. 的干燥根茎（图 19-13、图 19-14），主产于四川、福建、广东等地。冬季茎叶枯萎时采挖，去须根，煮或蒸至透心，晒干，切厚片，以坚实、断面金黄色、气香浓者为佳。生用。

[性效特点] 辛、苦，温。归肝、脾经。功效：活血行气，通经止痛，祛风疗痹。

本品味辛性温，温散通滞，既入血分，又入气分，长于止痛；内行气血，外散风寒；辛散苦燥而温，可通经脉，外除风寒湿邪，内破瘀血气滞，尤长于行肢臂而止痛。同科植物温郁金的根茎，选大者纵向切片，为"片姜黄"，长于横行肢臂，治风湿痹痛尤多用。

[临床应用]

1. 血瘀气滞寒凝痛证；胸胁刺痛，胸痹心痛，痛经经闭，癥瘕，跌仆肿痛。气滞血瘀痛经、闭经、产后血瘀腹痛，配伍当归、川芎、红花等使用（姜黄散《妇人良方》）；心脉痹阻之心胸刺痛，常配伍当归、木香、乌药等使用（姜黄散《圣济总录》）；肝胃寒凝气滞所致胸胁痛，常配伍枳壳、肉桂心、炙甘草等使用（推气散）；跌打损伤、瘀肿疼痛常配伍苏木、乳香、没药等使用（姜黄汤）。

2. 风湿痹痛，擅于行肢臂而除痹痛，用于治疗上肢风湿肩臂痛。风湿肩臂疼痛常配伍羌活、防风、细辛、当归等使用（五痹汤或三痹汤）。

3. 本品配伍白芷、细辛研末外用可治牙痛、牙龈肿胀。

[用量用法] 水煎服，3～10g。外用适量，研末油调外敷。

[使用注意] 血虚无气滞血瘀者慎用；孕妇忌用。

[现代研究] 本品主含酚性成分，如姜黄素、脱甲氧基姜黄素、双脱甲氧基姜黄素等；挥发油，如桉叶素、芳樟醇、姜黄烯等。本品有抗心肌缺血、调节血脂、抗肿瘤、抗肺纤维化、抗组织损伤、调节免疫、抗炎、抗菌、抗氧化等作用。

[药物比较] 姜黄，味辛、苦，性温，主归肝、脾经。郁金，味辛、苦，性寒，主归肝、胆、心经。二者均能活血散瘀、行气止痛，用于治疗气滞血瘀证。不同之处：姜黄药用根茎，辛温行散，祛瘀力强，长于治疗寒凝气滞血瘀之证，且能祛风通痹而用于风湿痹痛。郁金药用块根，苦寒降泄，行气力强，可凉血，长于治疗血热瘀滞之证，尚可利胆退黄、清心解郁而用于湿热黄疸、热病神昏等病证。

[附]

片姜黄 piànjiānghuáng（Wenyujin Rhizome）

本品为姜科植物温郁金 *Curcuma wenyujin* Y.H. Chen et C. Ling 的干燥根茎（图 19-15）。其性味辛、苦，温；归脾、肝经。功效：活血行气，通经止痛。本品主要用于治疗胸胁刺痛、胸痹心痛、痛经经闭、癥瘕、风湿肩臂痛、跌仆肿痛。水煎服，3～9g。孕妇慎用。

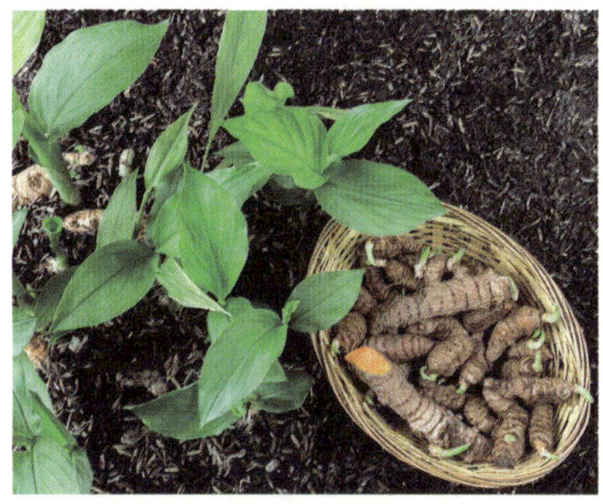
图 19-13　姜黄原植物姜黄

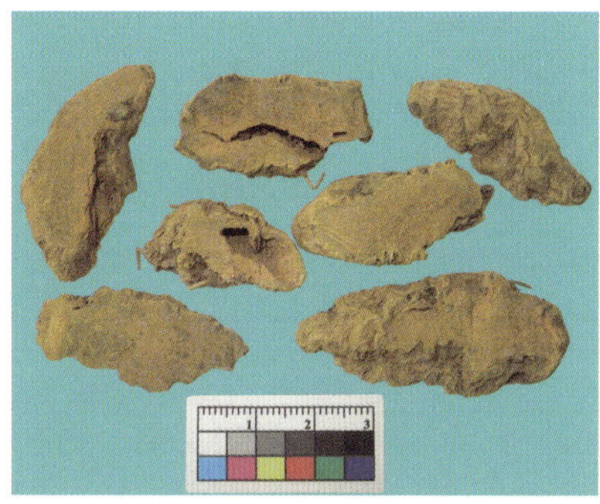
图 19-14　姜黄饮片

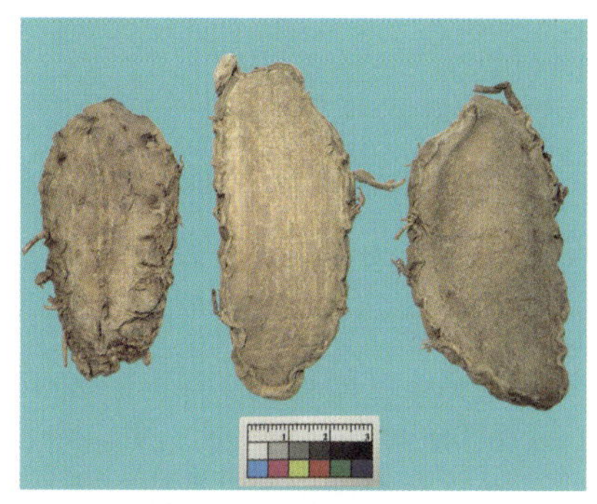
图 19-15　片姜黄饮片

乳香 rǔxiāng（Frankincense）
《名医别录》

[药物来源] 本品为橄榄科植物乳香树 *Boswellia carterii* Birdw. 及其同属植物 *Boswellia bhaw-dajiana* Birdw. 皮部渗出的树脂（图 19-16～图 19-18），主产于非洲索马里、埃塞俄比亚等地。春夏季时将树干的皮部由下向上顺序切伤，使树脂渗出，数天后凝成固体，即可采收。以淡黄色、颗粒状、半透明、无砂石树皮杂质、粉末黏手、气芳香者为佳。打碎生用，或醋炙用。

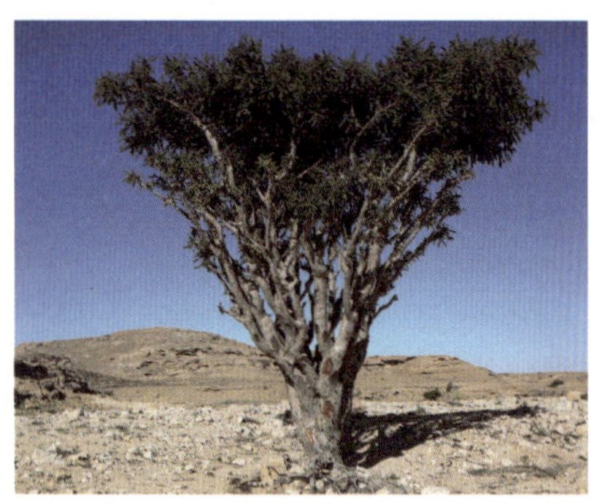
图 19-16 乳香原植物乳香树

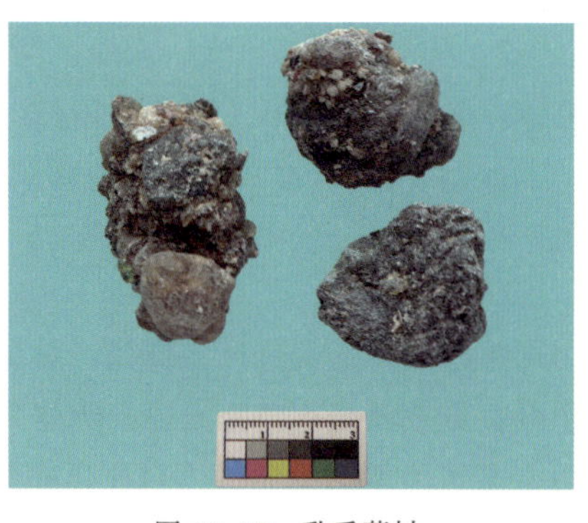
图 19-17 乳香药材

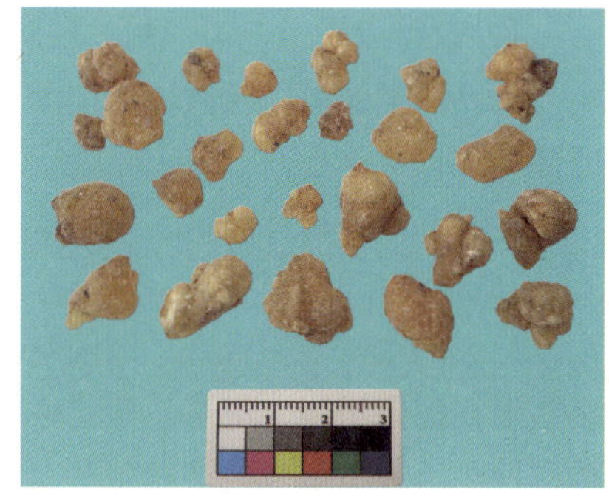
图 19-18 乳香饮片

[性效特点] 辛、苦，温。归心、肝、脾经。功效：活血行气止痛，消肿生肌。

本品辛香则走窜，辛散气滞，苦泄血瘀，温通经络；既入血分，又入气分，行血中气滞，为血中气药，止痛之力较强；《珍珠囊》谓其能“定诸经之痛”；又善伸筋；外用消肿生肌。

[临床应用]

1. 跌打损伤、疮疡痈肿，为外伤科要药。跌打损伤常配伍没药、血竭、红花等使用（七厘散）；疮疡肿毒初起、局部皮肤红肿热痛，常配伍没药、金银花、白芷等使用（仙方活命饮）；疮疡溃破、久不收口，常配伍没药使用，研末外撒；痈疽、瘰疬、痰核，肿块坚硬不消，常配伍没药、麝香、雄黄等使用（醒消丸）。

2. 气滞血瘀痛证，胸痹心痛，胃脘疼痛，痛经闭经，产后瘀阻，癥瘕腹痛，风湿痹痛，筋脉拘挛。胃脘疼痛常配伍没药、延胡索、香附等使用（手拈散）；胸痹心痛常配伍丹参、川芎等；痛经、经闭、产后瘀阻腹痛，常配伍当归、丹参、没药等使用（活络效灵丹）；风湿痹痛、肢体麻木疼痛，常配伍羌活、防风、秦艽、当归等使用（蠲痹汤）。

[用量用法] 水煎服或入丸散，3～5g，宜炮制炒去油用。外用适量，生用或炒用，研末外敷。

[使用注意] 疮痈初起肿硬或脓多未溃者内服，已溃者外用。胃弱者、孕妇及无瘀滞者慎用。

[现代研究] 本品主含挥发油，如乙酸辛酯、α-藏烯、榄香烯等；树脂类成分，如游离 α-乳香脂酸、β-乳香脂酸、香树脂酮、乳香树脂烃等。本品有抗凝血、抗炎、抗胃溃疡、镇痛、抗肿瘤、抗纤维化、抗哮喘、调节糖脂代谢等作用。

没药 mòyào（Myrrh）
《开宝本草》

[药物来源] 本品为橄榄科植物地丁树 *Commiphora myrrha* Engl. 或哈地丁树 *Commiphora molmol* Engl. 的干燥树脂（图 19-19～图 19-21），主产于非洲索马里、埃塞俄比亚与印度等地。11 月至次年 2 月，采集由树皮裂缝处渗出于空气中变成红棕色坚块的油胶树脂，去杂质，以块大、色红棕、半透明、香气浓而持久、杂质少者为佳。打碎生用，清炒或醋炙用。

[性效特点] 辛、苦，平。归心、肝、脾经。功效：散瘀定痛，消肿生肌。

本品辛香则走窜，辛散气滞，苦泄血瘀；既入血分，又入气分，行血中气滞，为血中气药，功善止痛；外用尚可消肿生肌。

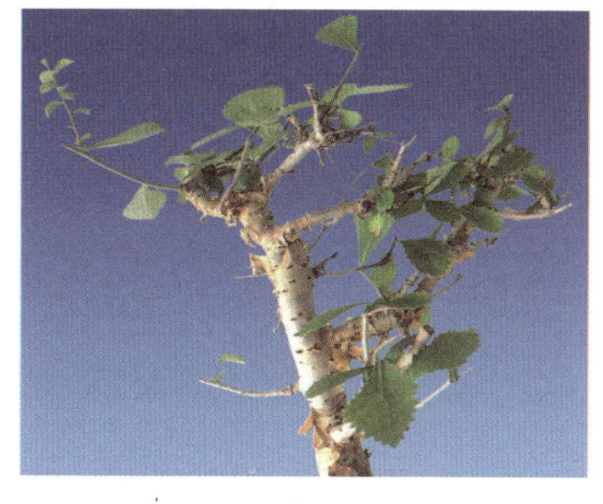
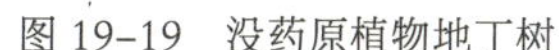
图 19-19　没药原植物地丁树

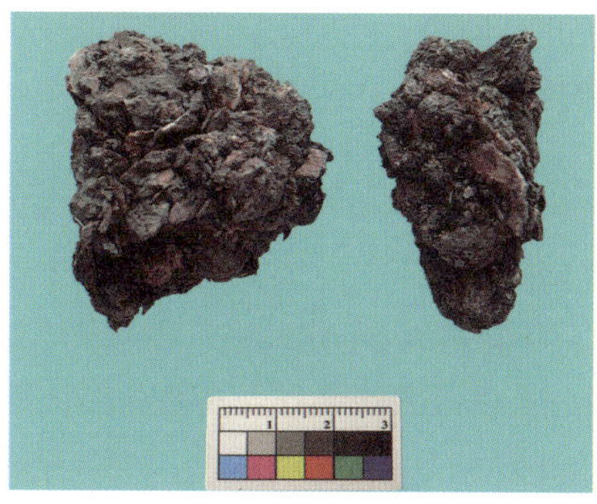
图 19-20　没药药材

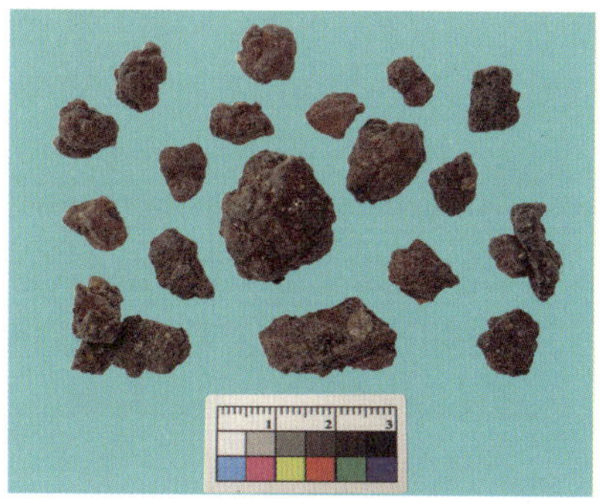
图 19-21　没药饮片

[临床应用] 跌打损伤、瘀滞疼痛、痈疽肿痛、疮疡溃后久不收口，以及多种瘀滞痛证。跌打损伤常配伍乳香、血竭、红花等使用（七厘散）；痈疽肿毒常配伍乳香、金银花、白芷等使用（仙方活命饮）；疮疡溃破、久不收口常配伍乳香研末外用；胃脘瘀痛常配伍乳香、延胡索、香附等使用（手拈散）；痛经、经闭、产后瘀阻腹痛常配伍当归、丹参、乳香等使用（活络效灵丹）。

[用量用法] 水煎服，3～5g；宜炮制炒去油后用，多入丸散服。外用适量，生用或炒用，研末外敷。

[使用注意] 疮痈初起肿硬，或脓多未溃者内服，已溃者外用。孕妇及胃弱者慎用。

[现代研究] 本品主含挥发油，如丁香油酚、间甲苯酚、藏烯、柠檬烯等；树脂类成分，α、β及γ没药酸，没药尼酸、没药萜醇等。本品有抗血栓生成、抗炎、镇痛、抗肿瘤、调节血脂、抗病原微生物、抗肝损伤等作用。

[药物比较] 乳香，味辛、苦，性温，主归心、肝、脾经。没药，味辛、苦，性平，主归心、肝、脾经。二者均能活血止痛、消肿生肌，为外伤科要药；治疗血瘀疼痛诸证之外伤瘀痛、痈肿疼痛、妇科瘀血证、瘀血胃痛、风湿痹痛等。不同之处：乳香偏于辛行，功擅活血行气伸筋，用于一切血瘀气滞之痛证，多用于痹证。没药偏于散血化瘀，功擅活血散瘀，多用于血瘀较重之证。

五灵脂 wǔlíngzhī（Flying Squirrel Faeces）
《开宝本草》

[药物来源] 本品为鼯鼠科动物复齿鼯鼠 *Trogopterus xanthipes* Milne-Edwards 的干燥粪便（图 19-22、图 19-23），主产于河北、山西、甘肃等地。全年可采收，去杂质，晒干。较多粪粒凝结成块者称灵脂块、糖灵脂，质佳；粪粒松散呈米粒状者称灵脂米，质量较次。以黑褐色、块状、有光泽、显油润者为佳。生用，或醋炙、酒炙用。

[性效特点] 苦、咸、甘，温。归肝经。功效：活血止痛，化瘀止血。

本品苦泄血滞，温通经脉，甘能缓急；专入肝经血分，可通利血脉，功善活血散瘀止痛，其止痛作用良好；炒炭用可祛瘀止血。

[临床应用]

1. 瘀血阻滞诸痛，为治疗瘀滞疼痛之要药。瘀血疼痛常配伍蒲黄相须为用（失笑散）；胸胁心腹疼痛常配

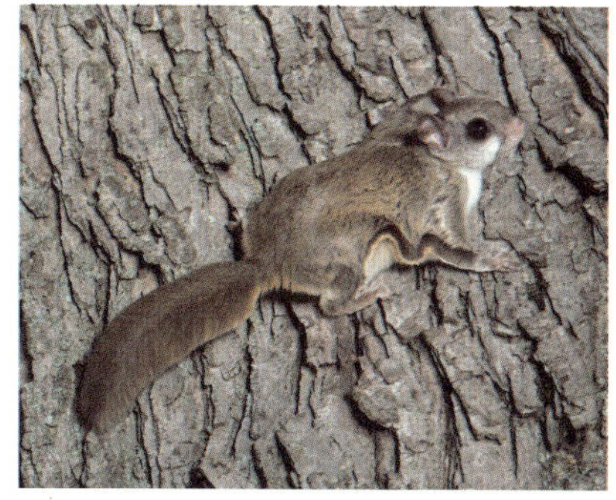
图 19-22　五灵脂原动物复齿鼯鼠

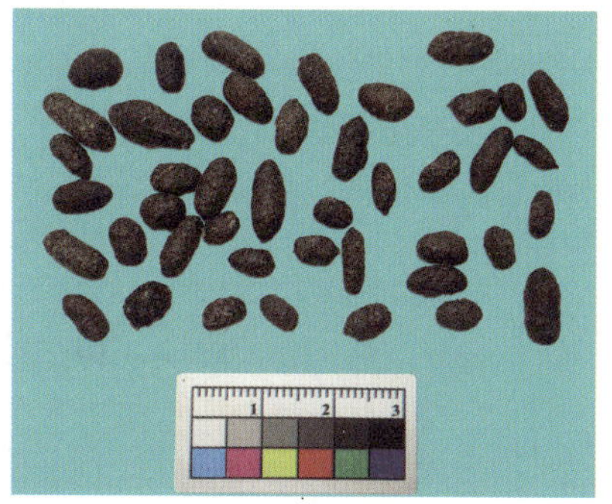
图 19-23　五灵脂饮片

伍香附、没药、川芎、丹参、乳香等使用；痛经、经闭、产后腹痛常配伍当归、益母草等使用；跌打损伤、骨折肿痛常配伍白及、乳香、没药等研末外敷。

2. 崩漏、月经过多等出血兼瘀者。妇女崩漏，月经过多，色紫多块，少腹刺痛等，单味炒后研末，温酒送服，或配伍三七、茜草、蒲黄等使用。

[用量用法] 水煎服，3～10g，宜包煎。

[使用注意] 血虚无瘀及孕妇慎用；不宜与人参同用。

[现代研究] 本品主含尿素、尿酸、维生素 A 类物质及多量树脂，有抗凝血、改善血液流变性、解痉、抗炎、抑菌等作用。

降香 jiàngxiāng（Rosewood）
《证类本草》

[药物来源] 本品为豆科植物降香檀 *Dalbergia odorifera* T. Chen 的树干和根的干燥心材（图 19–24、图 19–25），又名降真香，主产于海南、广东、广西等地。全年均可采收，去边材，劈成小块，阴干，以坚实、富油性、香气浓、紫红色者为佳。生用。

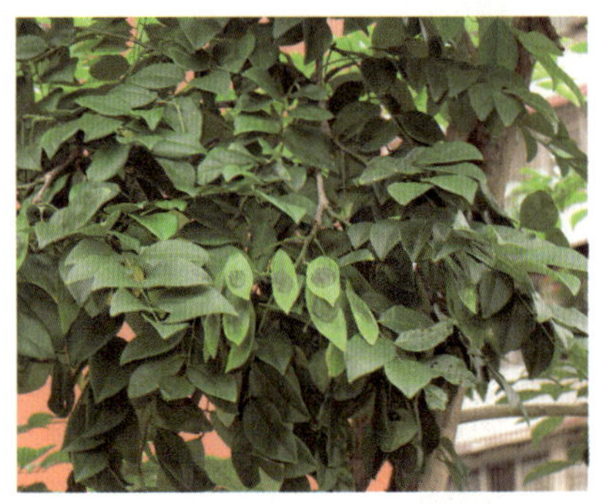

图 19–24　降香原植物降香檀

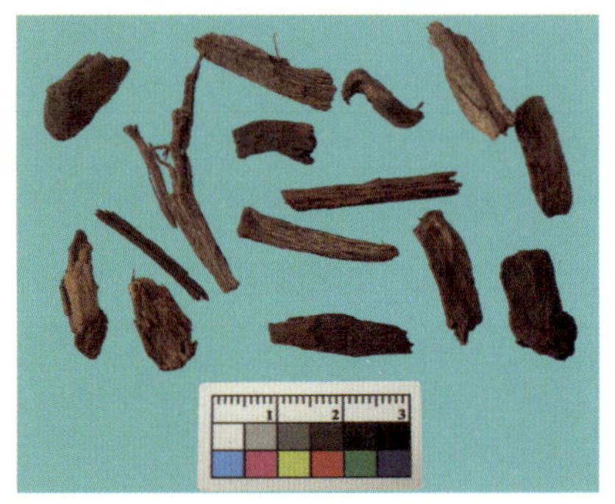

图 19–25　降香饮片

[性效特点] 辛，温。归肝、脾经。功效：化瘀止血，理气止痛。

本品辛散温通行滞，气味芳香，性主沉降；入心肝血分可化瘀止血定痛；入气分可降气止呕辟秽。

[临床应用]

1. 肝郁胁痛，胸痹刺痛，跌仆伤痛。血瘀气滞所致胸胁疼痛，单用本品为末水煎服，或配伍五灵脂、川芎、郁金等使用；跌打损伤、瘀肿疼痛常配伍乳香、没药等研末外敷。

2. 吐血、衄血，外伤出血；瘀血出血——跌打损伤之内外出血尤宜。金刃刀伤出血或跌仆伤损，血流不止，单味研末外敷，或配伍五倍子共研末，捣烂敷患处；内伤吐血、衄血属血瘀或气火上逆所致者，常配伍牡丹皮、郁金等使用。

3. 秽浊内阻、脾胃不和所致呕吐腹痛，常配伍广藿香、木香等药使用。

4. 现临证见冠心病心绞痛等亦常辨证选用本品。

[用量用法] 水煎服，9～15g，后下。外用适量，研细末调敷患处。

[使用注意] 阴虚火旺、血热出血、便秘脉实者不宜使用。

[现代研究] 本品主含橙花椒醇、β- 甜没药烯、异柄花素、木犀草素、甘草素、异甘草素、黄檀素等成分，有抗凝血、抗血栓形成、抗菌、抗炎、抗肿瘤、降血脂、促进血管新生等作用。

第二节　活血调经药

活血调经药（herbs that invigorate blood and regulate menstruation）性辛散苦泄，主入肝经血分，能活血散瘀、通经止痛，长于通血脉而调经水，主治血行不畅、瘀血阻滞所致的月经不调，经行腹痛，量少紫暗或伴血块，经闭不行，以及产后瘀滞腹痛等；亦常用于其他瘀血证，如瘀滞疼痛、癥瘕积聚、跌打损伤、疮痈肿痛等。

掌握层次：A：丹参、桃仁、红花、益母草、牛膝。B：泽兰、鸡血藤。C：王不留行。

丹参 dānshēn（Danshen Root）
《神农本草经》

[药物来源] 本品为唇形科草本植物丹参 *Salvia miltiorrhiza* Bge. 的干燥根及根茎（图 19–26～图 19–28），全国大部分地区均有产，主产于四川、安徽、江苏等地。春秋两季采挖，去茎叶，润透，切成厚片，晒干，以条粗壮、色紫红者为佳。生用或酒炙用。

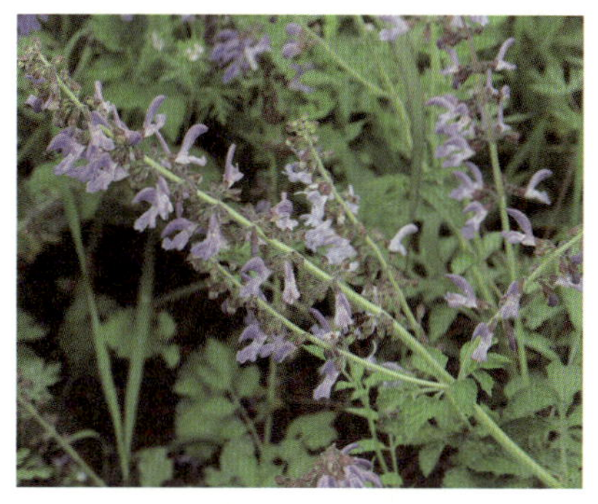

图 19–26　丹参原植物丹参

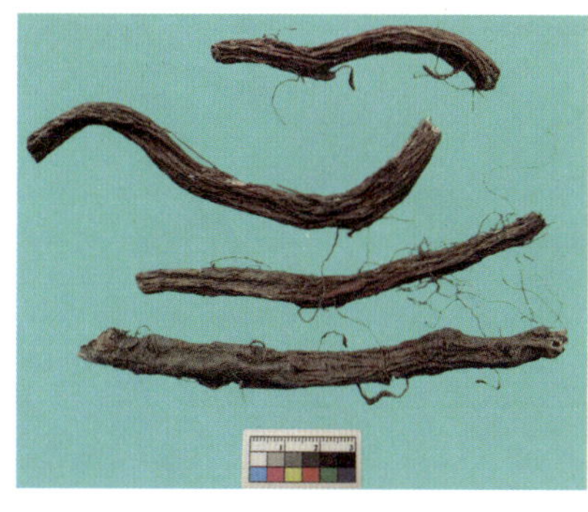

图 19–27　丹参药材

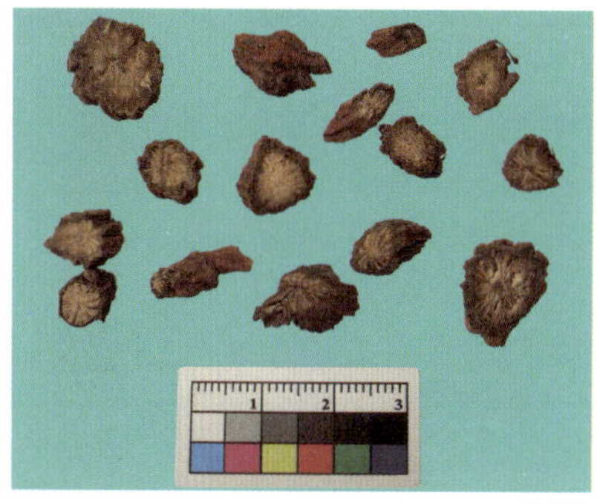

图 19–28　丹参饮片

[性效特点] 苦，微寒。归心、肝经。功效：活血祛瘀，调经止痛，清心除烦，凉血消痈。

本品味苦，能泄血滞；性寒，可清血热；性善通行；入肝经血分，善于化瘀血、调经止痛；《本草纲目》记载其能“破宿血，补新血”；又可凉血，故可消痈；性寒入心经可清心热、养心血而安神除烦。

[临床应用]

1. 妇科瘀血阻滞诸证；常用于月经不调、经闭、痛经、产后瘀滞腹痛等；为治疗血行不畅、瘀血阻滞之经产病之要药。因其性凉，对血热兼瘀滞之证尤宜。妇女月经不调，经期错乱，经量稀少，经行腹痛，经色紫暗或伴血块，产后恶露不下，少腹作痛，可单用研末酒调服（丹参散），或配伍生地黄、香附、川芎、当归、益母草等使用（宁坤至宝丹）。《妇人明理论》指出：“四物汤治妇人病，不问产前产后、经水多少，皆可通用。惟一味丹参散，主治与之相同。盖丹参能破宿血、补新血，安生胎、落死胎，止崩中带下，调经脉，其功大类当归、地黄、川芎、芍药也。”

2. 各种瘀血证，血瘀胸痹心痛、脘腹胁痛、癥瘕积聚、跌打损伤、风湿热痹痛；今为治疗血瘀胸痹疼痛之要药。瘀血阻滞心脉所致心痛胸痹、脘腹疼痛，常配伍檀香、砂仁等使用（丹参饮）；癥瘕积聚常配伍三棱、莪术、皂角刺等使用；跌打损伤常配伍当归、乳香、没药等使用（活络效灵丹）；风湿痹痛常配伍牛膝、杜仲、忍冬藤、桑枝等使用。

3. 热毒所致的疮痈肿痛，常配伍金银花、紫花地丁、连翘等药使用。

4. 温热病热入营血及心悸怔忡、心烦失眠。热入营血、高热神昏，烦躁不寐，身发斑疹以及神昏等，常配伍鲜地黄、玄参等使用（清营汤）；心血不足之心悸失眠常配伍酸枣仁、柏子仁、五味子等使用（天王补心丹）。

5. 其他如急慢性肝炎、急慢性肾炎、支气管哮喘、中风偏瘫、慢性肺心病、鼻炎（鼻黏膜下注射）、耳聋、休克（心源性）等可辨证选用。

[用量用法] 水煎服，10～15g。活血化瘀宜酒炙用。

[使用注意] 不宜与藜芦同用；孕妇慎用。

[现代研究] 本品主含醌类成分，如丹参酮Ⅰ、丹参酮ⅡA、丹参酮ⅡB、丹参酮Ⅲ、异丹参酮、隐丹参酮等；有机酸类成分，如丹参素、丹参酸A、丹参酸B、原儿茶酸、原儿茶醛等。本品有改善血液流变性、抗

凝血、抗心肌缺血、抗脑缺血、抗肝纤维化、抗肿瘤、抗氧化、抗胃溃疡、镇静、镇痛、抗炎、抗过敏、降血压、调节血脂、保肾、改善学习记忆能力、调节免疫等作用。

桃仁 táorén（Peach Kernel）
《神农本草经》

[药物来源] 本品为蔷薇科植物桃 *Prunus persica*（L.）Batsch 或山桃 *Prunus davidiana*（Carr.）Franch. 的干燥成熟种子（图 19–29～图 19–31）。桃全国各地均有产；山桃主产于辽宁、河北、河南等地。6～7 月果实成熟时采摘，去果肉及核壳，取出种子，去皮，晒干，以颗粒均匀、红棕色、饱满者为佳。生用，或照焯法去皮、炒黄用，用时捣碎。

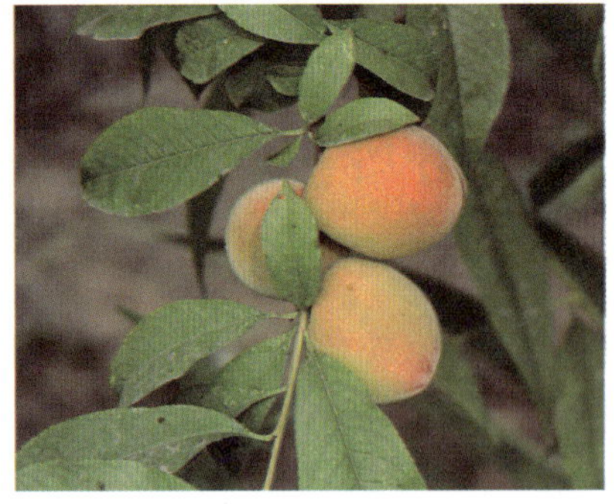
图 19–29　桃仁原植物桃

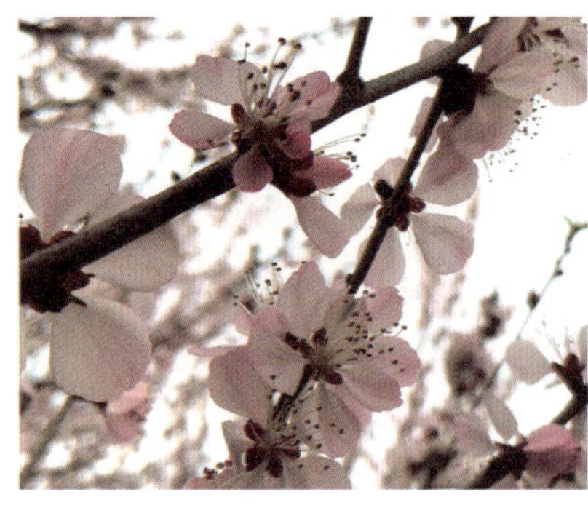
图 19–30　桃仁原植物山桃

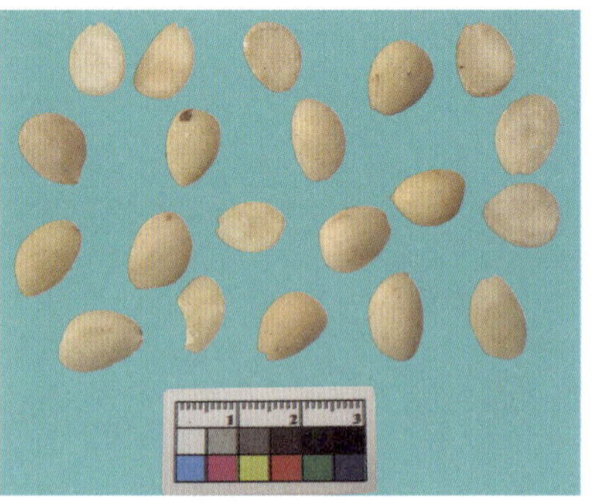
图 19–31　桃仁饮片

[性效特点] 苦、甘，平。归心、肝、大肠经。功效：活血祛瘀，润肠通便，止咳平喘。

本品味苦通泄，入心肝血分，善泄血滞，祛瘀力强，又可降泄肺气止咳喘；其质甘润可润肠通便。

[临床应用]

1. 瘀血阻滞之经闭痛经，产后腹痛，癥瘕痞块，跌仆损伤；为多种瘀血阻滞证之要药。瘀血经闭、痛经，配伍红花、当归、川芎、赤芍等使用（桃红四物汤）；产后瘀滞腹痛常配伍炮姜、川芎等使用（生化汤）；瘀血蓄积日久之癥瘕痞块常配伍桂枝、牡丹皮、赤芍等使用（桂枝茯苓丸），或配伍三棱、莪术等破血药使用；瘀滞较重，或下焦蓄血证，少腹急结，小便自利，其人如狂，甚则烦躁谵语，至夜发热者，常配伍大黄、芒硝、桂枝等使用（桃核承气汤）；跌打损伤，瘀肿疼痛，配伍当归、红花、大黄等使用（复元活血汤）。

2. 肺痈、肠痈。肺痈，身微热，咳嗽痰多，甚则咳吐腥臭脓血，常配伍苇茎、冬瓜仁、薏苡仁等使用（苇茎汤）；肠痈配伍大黄、牡丹皮、冬瓜仁、芒硝等使用（大黄牡丹汤）。

3. 肠燥便秘，常配伍当归、火麻仁、瓜蒌仁等使用（润肠丸）。

4. 咳嗽气喘，单用煮粥食用或配伍苦杏仁使用（双仁丸）。

[用量用法] 水煎服，5～10g，捣碎用。桃仁霜入煎剂宜包煎。

[使用注意] 孕妇及便溏者慎用。本品有一定毒性，不可过量使用。

[现代研究] 本品主含脂类成分，甘油三酯等；苷类成分，苦杏仁苷、野樱苷等；尚含有糖类、蛋白质、氨基酸等。本品有抗凝血、抗血栓形成、抗心肌缺血、抗炎、抗氧化、保护神经、调节免疫、抗肿瘤、促进黑色素合成等作用。另外，苦杏仁苷在苦杏仁酶等葡萄糖苷酶的作用下，可分解出剧毒成分氢氰酸。

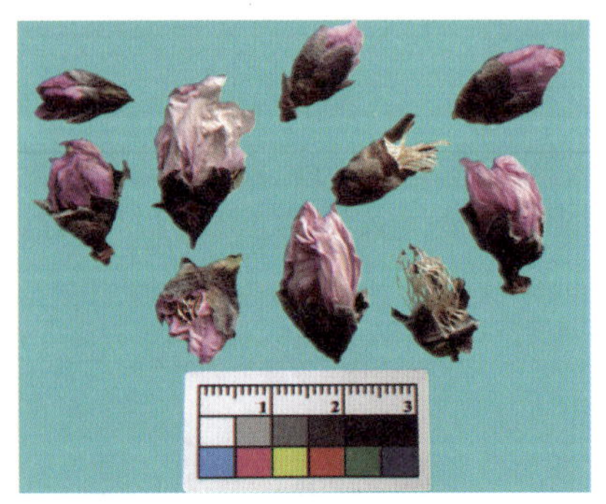
图 19–32　桃花饮片

[附]

桃花 táohuā（Peach Flower）

本品为蔷薇科植物桃 *Prunus persica*（L.）Batsch 或山桃 *Prunus davidiana*（Carr.）Franch. 的干燥花（图 19–32）。其味苦，性平；归心、肝、大肠经。功效：利水通便，活血化瘀。本品主要用于治疗小便不利、水肿、痰饮、脚气、砂石淋、便秘、癥瘕、闭经、癫狂、疮疹、面皯。水煎服，3～6g；研末服，1.5g；外用适量。不宜久服，孕妇忌用。

红花 hónghuā（Safflower）
《新修本草》

[药物来源] 本品为菊科植物红花 *Carthamus tinctorius* L. 的干燥花（图 19-33、图 19-34），主产于河南、湖北、四川等地。夏季采收花，花色由黄转为鲜红时采摘，阴干或微火烘干，以花色红黄、鲜艳、干燥、质柔软者为佳。生用。

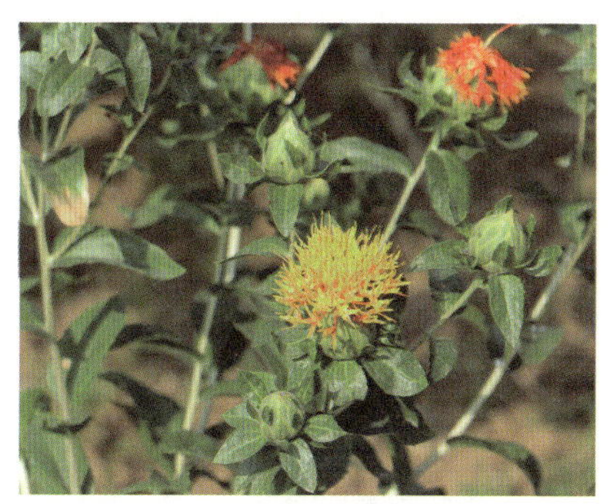

图 19-33　红花原植物红花

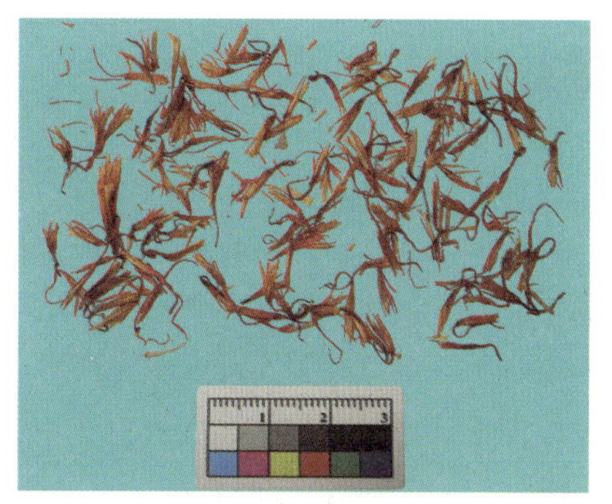

图 19-34　红花饮片

[性效特点] 辛，温。归心、肝经。功效：活血通经，祛瘀止痛。

本品辛散温通，味辛可行散血瘀，性温可通达经脉，入心肝血分，善于走散，常用于妇科疾病的治疗。《本草纲目》载其“能行男子血脉，通女子经水；多则行血，少则养血。尚能消肿止痛，化瘀消斑”。

[临床应用]

1. 血滞经闭、痛经，产后瘀滞腹痛、癥瘕积聚，为活血祛瘀、通经止痛之要药。产后瘀滞腹痛、恶露不行，常配伍丹参、荷叶、蒲黄、牡丹皮等使用（红花散）；癥瘕、积聚常配伍三棱、莪术、香附等使用；妇人腹中血气刺痛单用本品加酒煎服（红蓝花酒）；经闭痛经常配伍桃仁、当归、川芎等使用（桃红四物汤）。

2. 胸痹心痛、胸胁刺痛、血瘀腹痛、癥瘕痞块、胁痛。胸痹心痛常配伍桂枝、瓜蒌、丹参等药使用；瘀滞腹痛常配伍桃仁、川芎、牛膝等使用（血府逐瘀汤）；胁肋刺痛常配伍桃仁、柴胡、大黄等使用（复元活血汤）。

3. 跌打损伤、疮疡肿痛，为治跌打损伤、瘀滞肿痛之要药。跌打伤痛常配伍木香、苏木、乳香、没药、麝香等使用（七厘散），或制成红花油、红花酊等涂搽；疮疡肿痛常配伍当归、赤芍、重楼等使用。

4. 热郁血瘀之斑疹色暗，常配清热凉血透疹的紫草、大青叶、当归、葛根、牛蒡子等使用（当归红花饮）。

[用量用法] 水煎服，3～10g，外用适量。

[使用注意] 孕妇及有出血倾向者慎用。月经过多及其他出血性疾病、溃疡病慎用。

[现代研究] 本品主含黄酮类成分，如羟基红花黄色素 A、山柰酚、红花苷、前红花苷、红花黄色素等；酚类成分，绿原酸、咖啡酸、儿茶酚等；脂肪酸成分，如棕榈酸、肉豆蔻酸、月桂酸等。本品有改善微循环、改善血液流变性、抗血栓形成、抗凝血、抗脑缺血、抗肝纤维化、抗氧化、调节血脂、抗缺氧、抗肿瘤、镇痛、镇静、抗炎、调节免疫等作用。

[药物比较] 桃仁，味苦、甘，性平，有小毒，主归心、肝、大肠经。红花，味辛，性温，主归心、肝经。二者均能活血祛瘀，用于治疗血瘀诸证（妇科瘀血证、癥瘕积聚、胸痹心痛、血瘀腹痛胁痛、外伤瘀痛、痈肿疼痛等）。不同之处：桃仁性沉降，祛瘀力强，治瘀血偏局部有形及下腹部者；兼活血消痈，治乳痈、肺痈；兼润肠通便，治肠燥便秘；又止咳平喘，治咳嗽气喘。红花性升浮，治瘀血偏散在全身无定处，治各种瘀血证偏通经，尤为妇科经产血瘀诸证常用药；兼化瘀消斑，治疗瘀滞之斑疹色暗。

[相关科普] 红花为中国古代常用化妆品的原料，可用以制作胭脂。《图经本草》中有记载：“其花暴干，

以染真红，又作胭脂。”古时胭脂或名燕支、阏氏、焉支、烟支、春红、桃花粉。晋代崔豹《古今注》记载：“燕支，叶似蓟，花似蒲公，出西方。土人以染，名为‘燕支’。中国谓之‘红蓝’。以染粉为面色，谓之‘燕支粉’。”

[附]

西红花 xīhónghuā（Saffron）

本品为鸢尾科植物番红花 *Crocus sativus* L. 的干燥花柱头（图 19–35、图 19–36），又名藏红花、番红花，主产于西班牙。其性味甘，微寒；归心、肝经。功效：活血化瘀，凉血解毒，解郁安神。本品与红花相似而力较峻，临床应用也基本相同，尤宜于温病热入血分及斑疹火热等病证，多用于治疗麻疹初起不透或过于浓密、全身反应强烈者。一般用量 1～3g，水煎服。孕妇慎用。

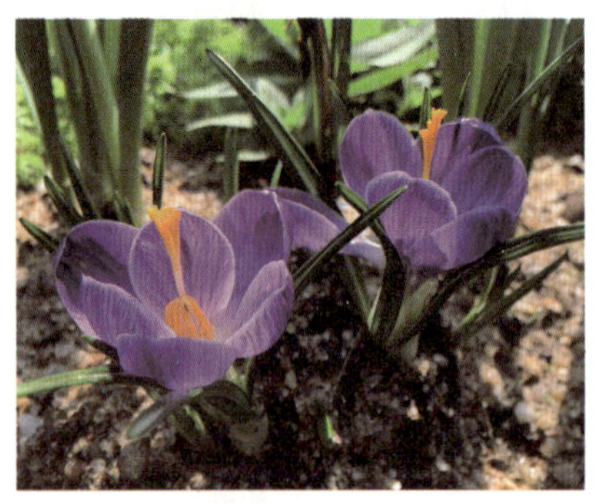

图 19–35 西红花原植物番红花

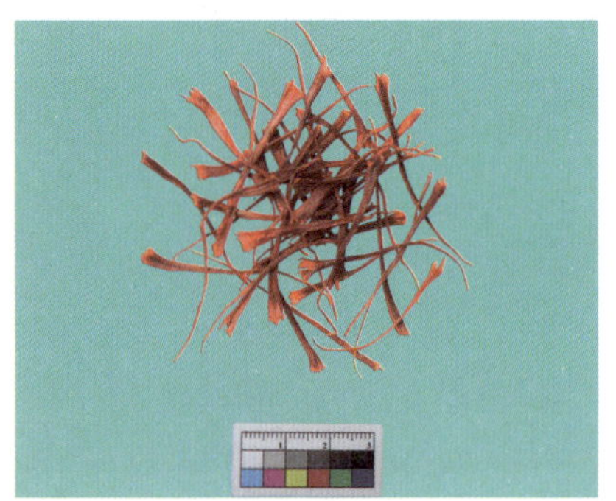

图 19–36 西红花饮片

益母草 yìmǔcǎo（Motherwort Herb）
《神农本草经》

[药物来源] 本品为唇形科植物益母草 *Leonurus japonicus* Houtt. 的新鲜或干燥地上部分（图 19–37～图 19–39），全国大部分地区均有产。常在夏季茎叶茂盛、花未开放时或初开时采割，以枝嫩、黄绿色、带叶花者为佳。去杂质，润透，切段后，干燥，鲜用、生用或熬膏用。

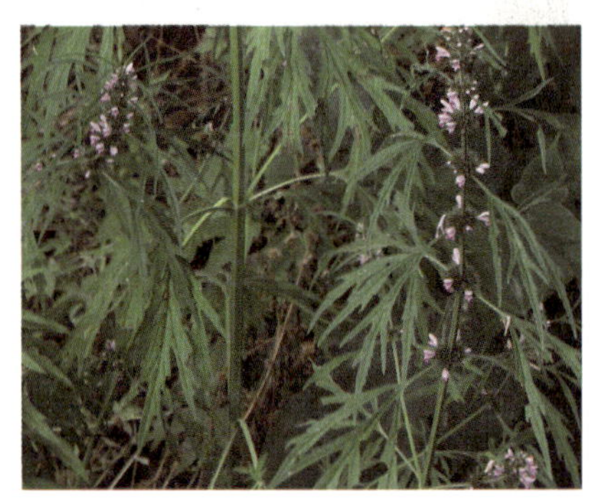

图 19–37 益母草原植物益母草

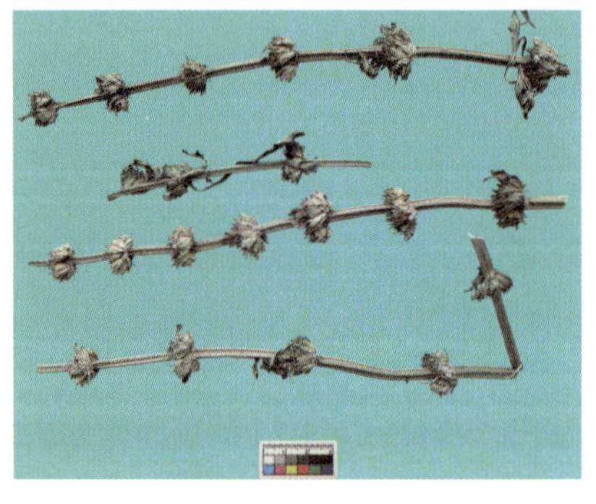

图 19–38 益母草药材

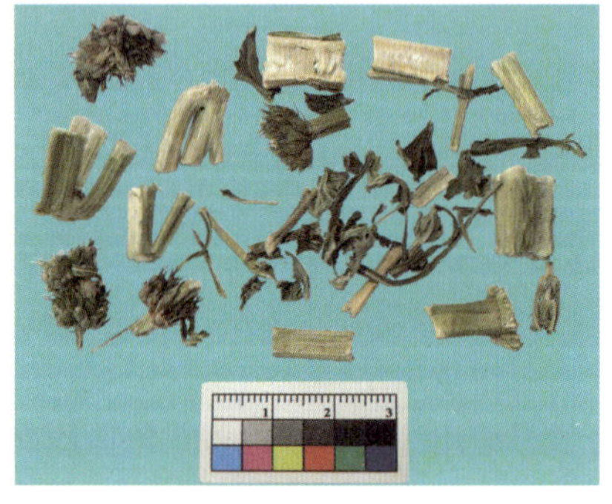

图 19–39 益母草饮片

[性效特点] 苦、辛，微寒。归肝、心包、膀胱经。功效：活血调经，利水消肿，清热解毒。

本品辛散苦泄，寒能清热；入肝经血分，功善活血以调经、祛瘀而通经；入膀胱经，可利水消肿；为妇科经产常用，尤为产后调理要药。

[临床应用]

1. 妇科瘀血诸证，月经不调，痛经经闭，恶露不尽；为妇科经产病之要药。血滞经闭、痛经、月经不调等，可单用本品熬膏（益母草流浸膏、益母草膏）服，或配伍当归、丹参、川芎、赤芍等使用（益母丸）；治产后恶露不尽、瘀滞腹痛，或难产、胎死腹中，单味煎汤或熬膏服用，或配伍当归、川芎、乳香等使用（送胞汤）。

2. 水肿、小便不利，尤宜于水瘀互结之水肿。水瘀互阻所致水肿，单用本品或配伍白茅根、泽兰等使用；

血热瘀滞所致血淋、尿血，配伍车前子、石韦、木通等使用。

3. 跌打损伤、疮痈肿毒、皮肤痒疹。跌打损伤、瘀滞肿痛配伍川芎、当归等使用；疮痈肿毒、皮肤瘾疹瘙痒，单用煎水外洗或外敷，或配伍黄柏、蒲公英、苦参等煎汤内服。

[用量用法] 水煎服，9～30g；鲜品，12～40g；或熬膏，入丸剂。外用适量，捣烂外敷或煎汤外洗。

[使用注意] 无瘀滞、阴虚血少者及孕妇慎用。

[现代研究] 本品主含生物碱类成分，如盐酸益母草碱、水苏碱；还含二萜类、黄酮类及挥发油等。本品有改善血液流变性、改善微循环、抗心肌缺血、抗脑缺血、调节子宫、利尿、抗炎镇痛、抗氧化、抑菌等作用。

[附]

茺蔚子 chōngwèizǐ（Motherwort Fruit）

本品为唇形科草本植物益母草 *Leonurus japonicus* Houtt. 的干燥成熟种子（图 19-40）。其味辛、苦，性微寒；归心包、肝经。功效：活血调经，清肝明目。本品主要用于治疗月经不调、闭经痛经、目赤翳障、头晕胀痛。水煎服，5～10g。孕妇及瞳孔散大者慎用。

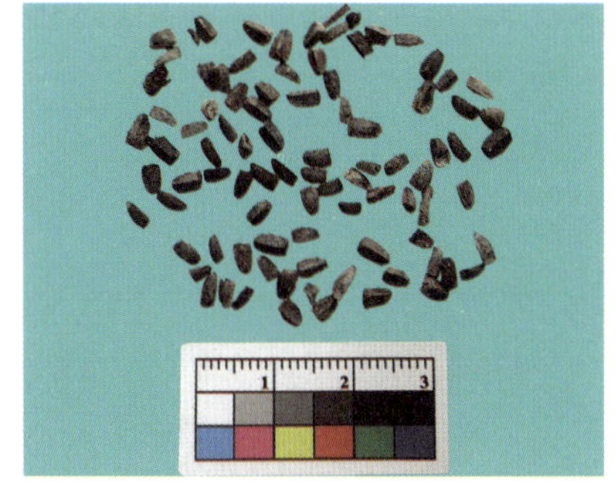

图 19-40　茺蔚子饮片

泽兰 zélán（Hirsute Shiny Bugleweed Herb）
《神农本草经》

[药物来源] 本品为唇形科草本植物毛叶地瓜儿苗 *Lycopus lucidus* Turcz. var. *hirtus* Regel 的干燥地上部分（图 19-41、图 19-42），全国大部分地区均有产。夏秋两季茎叶茂盛时采割，晒干，去杂质，润透，切段干燥后，以身干、质嫩、色绿、叶多、不破碎者为佳。生用。

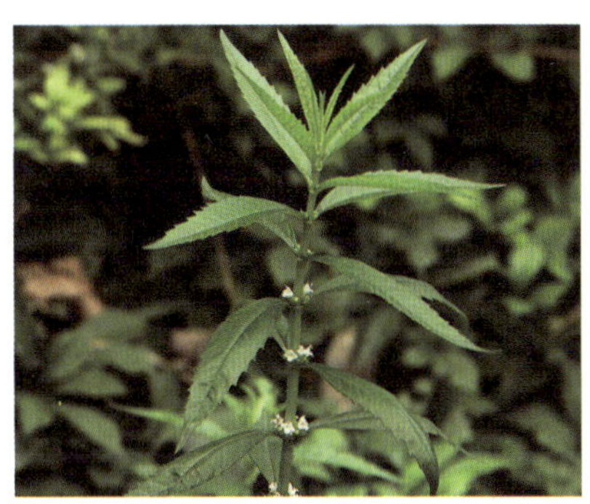

图 19-41　泽兰原植物毛叶地瓜儿苗

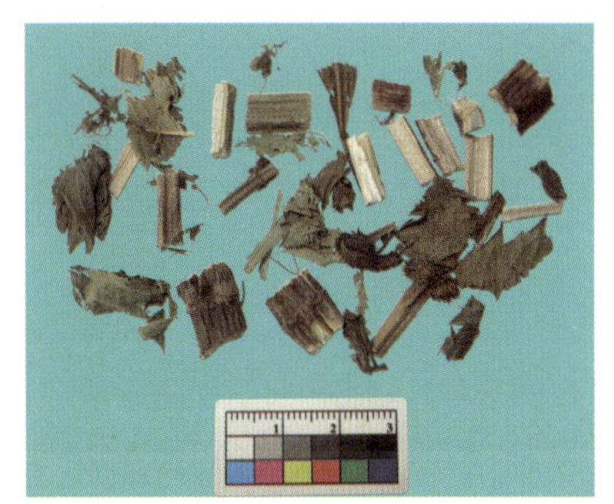

图 19-42　泽兰饮片

[性效特点] 苦、辛，微温。归肝、脾经。功效：活血调经，祛瘀消痈，利水消肿。

本品药性辛散、苦泄、温通行滞；入肝经血分，功善活血以调经；且能活血祛瘀以消肿止痛；其味苦泄利水而消肿，同消停滞之水瘀；其性温和，祛瘀散结而不伤正气。

[临床应用]

1. 妇科血瘀月经不调、经闭痛经、产后瘀阻腹痛，为妇科经产瘀血病证之常用药。血瘀经闭痛经、瘀滞腹痛，常配伍当归、丹参、川芎、赤芍、茺蔚子等使用（泽兰汤）；产后瘀痛常与益母草配伍应用；月经不调因血瘀兼血虚，常配伍当归、白芍等使用。

2. 跌打损伤，疮痈肿毒。跌打损伤、瘀血肿痛可单用捣碎，或常配伍当归、红花、桃仁等使用；胸胁损伤疼痛常配伍丹参、郁金、延胡索等使用；疮痈肿毒单用捣碎外敷或配伍金银花、黄连、赤芍等使用。

3. 水肿、腹水，尤为适宜于瘀血阻滞、水瘀互结之水肿。产后淋痛、身面浮肿、小便不利与防己等份为末，醋汤调敷；大腹水肿常配伍白术、茯苓、防己等使用。

[用量用法] 水煎服，6～12g。外用适量，捣烂外敷。

[使用注意] 血虚无瘀滞者须慎用。

[现代研究] 本品主含三萜类成分，如桦木酸、熊果酸、乙酰熊果酸等；有机酸类，如原儿茶酸、咖啡酸、

迷迭香酸等；还含挥发油、黄酮、鞣质、皂苷等。本品有改善血液流变性、抗凝血、改善微循环、镇痛、抑菌、降血脂、保肝、抗氧化、改善免疫力等作用。

[药物比较] 益母草，味苦、辛，性微寒，主归肝、心包、膀胱经。泽兰，味苦、辛，性微温，主归肝、脾经。二者均能活血调经、祛瘀消痈、利水消肿，用于治疗妇人经产血瘀病证及跌打损伤、瘀肿疼痛、疮痈肿毒、水瘀互结之水肿等。不同之处：益母草辛散苦泄之力较强，又能清热解毒，其活血、解毒、利水作用较泽兰强。

牛膝 níúxī（Twotoothed Achyranthes Root）
《神农本草经》

[药物来源] 本品为苋科植物牛膝（怀牛膝）*Achyranthes bidentata* Bl. 的干燥根（图 19-43、图 19-44），主产于河南等地。冬季苗枯时采挖，晒干，切段，以条长、皮细肉肥、色黄白者为佳。生用或酒炙用。

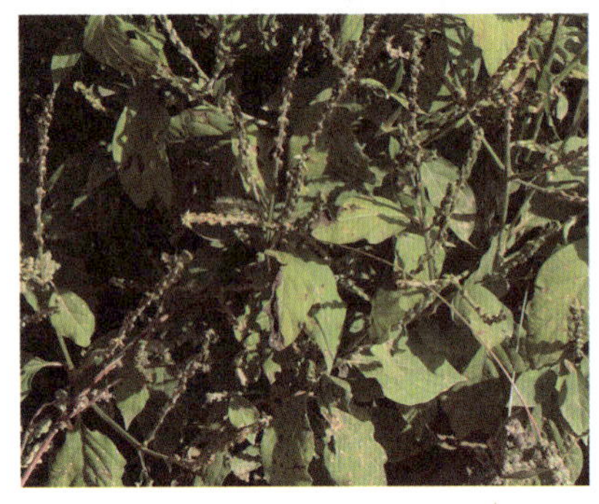

图 19-43 牛膝原植物牛膝

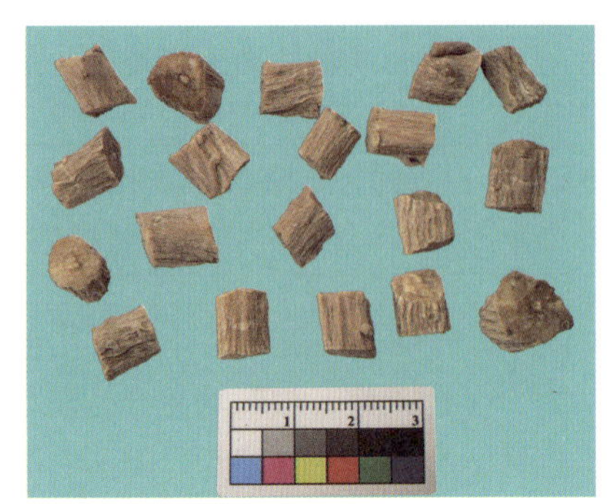

图 19-44 牛膝饮片

[性效特点] 苦、甘、酸，平。归肝、肾经。功效：逐瘀通经，补肝肾、强筋骨，利水通淋，引血下行。

本品味苦可降泄，性善下行，长于散瘀血通经水；尚可疏经脉利关节、破癥瘕；味甘缓，补肝肾强筋骨；入肾经可利尿通淋。因以下行为特长，可引血、引火、引药下行。古代医家朱丹溪指出："牛膝能引诸药下行，筋骨痛风在下者，宜加用之。"

[临床应用]

1. 瘀滞经闭、痛经、产后瘀痛、胞衣不下，尤多用于妇科、伤科瘀血凝滞证。瘀阻经闭、痛经、月经不调、产后腹痛，多配伍当归、桃仁、红花等使用（血府逐瘀汤）；胞衣不下，多配伍当归、瞿麦、冬葵子等使用。

2. 跌仆伤痛。跌打损伤、腰膝瘀痛，常配伍续断、当归、红花、乳香、没药等使用（舒筋活血汤）。

3. 腰膝酸痛，足膝筋骨痿软无力。肝肾亏虚的腰痛酸软，常配伍杜仲、补骨脂、续断等使用（续断丸）；痹痛日久，腰膝酸软，多配伍独活、桑寄生等使用（独活寄生汤）；湿热致足膝痿软常配伍苍术、黄柏使用（三妙丸）。

4. 小便不利、淋沥涩痛、水肿。热淋、血淋、砂淋常配冬葵子、瞿麦、车前子、滑石等使用（牛膝汤）；水肿、小便不利常配伍生地黄、泽泻、车前子等使用（加味肾气丸）。

5. 气火上逆所致的吐血、衄血、口舌生疮、牙龈肿痛，阴虚阳亢之头痛晕眩。上部血热妄行之吐血、衄血常配伍郁金、栀子、生地黄，或侧柏叶、白茅根、小蓟等使用；胃火上炎之牙龈肿痛、口舌生疮，常配伍生地黄、石膏、知母等使用（玉女煎）；阴虚、肝阳上亢之头痛眩晕，常配伍白芍、代赭石、生龙骨、生牡蛎等使用（镇肝熄风汤）。

6. 作为下焦病证的引经药，引诸药下行。

[用量用法] 水煎服，5～12g。活血通经、利水通淋、引血或引火下行宜生用；补肝肾、强筋骨宜酒炒或酒炙用。

[使用注意] 月经过多、滑精、气虚下陷者当忌用，孕妇慎用。

[现代研究] 本品主含甾酮类成分，如β-蜕皮甾酮等；三萜类成分，如人参皂苷R、牛膝皂苷Ⅰ、牛膝皂苷Ⅱ等；黄酮类成分，如芸香苷、异槲皮素等；还含多糖类和氨基酸等。本品有抗凝血、抗心肌缺血、抗衰老、兴奋子宫平滑肌、抗着床、抗早孕、调节血脂、增强免疫、抗肿瘤等作用。

[附]

川牛膝 chuānniúxī（Medicinal Cyathula Root）

本品为苋科植物川牛膝 *Cyathula officinalis* Kuan 的干燥根（图 19-45～图 19-47）。其性味甘、微苦，平；归肝、肾经。功效：逐瘀通经，通利关节，利尿通淋。本品主要用于治疗经闭癥瘕、胞衣不下、跌仆损伤、风湿痹痛、足痿筋挛、尿血血淋等病证。水煎服，5～10g。孕妇慎用。

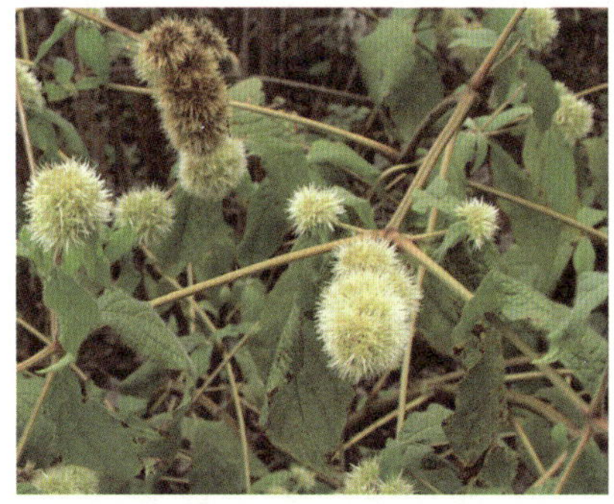

图 19-45　川牛膝原植物川牛膝

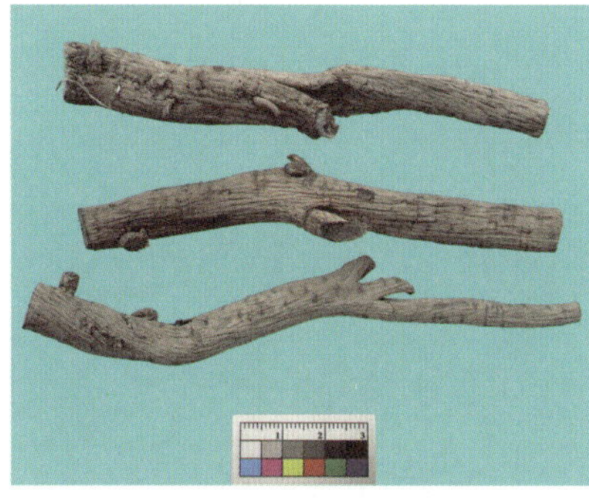

图 19-46　川牛膝药材

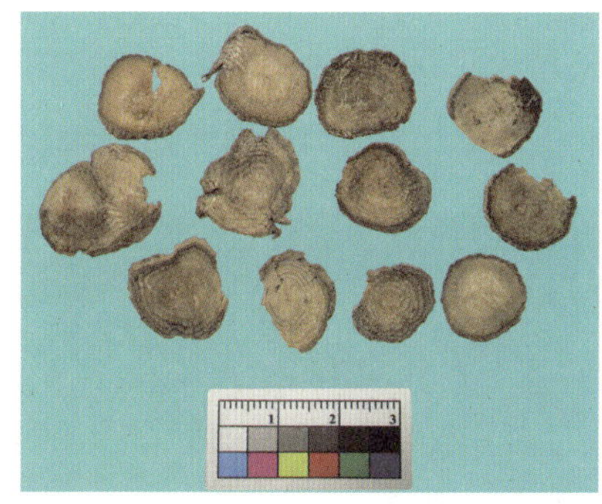

图 19-47　川牛膝饮片

鸡血藤 jīxuèténg（Suberect Spatholobus Stem）
《本草纲目拾遗》

[药物来源] 本品为豆科植物密花豆 *Spatholobus suberectus* Dunn 的干燥藤茎（图 19-48～图 19-50），主产于广西、云南等地。秋冬两季采收藤茎，去枝叶及杂质，润透，切片，晒干，以树脂分泌物多者为佳。生用或熬膏用。

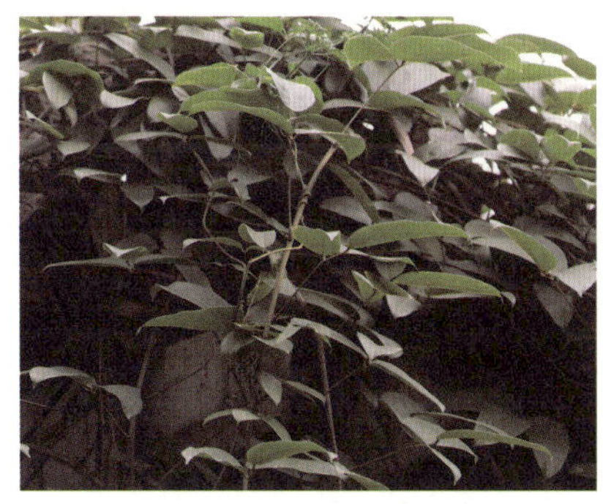

图 19-48　鸡血藤原植物密花豆

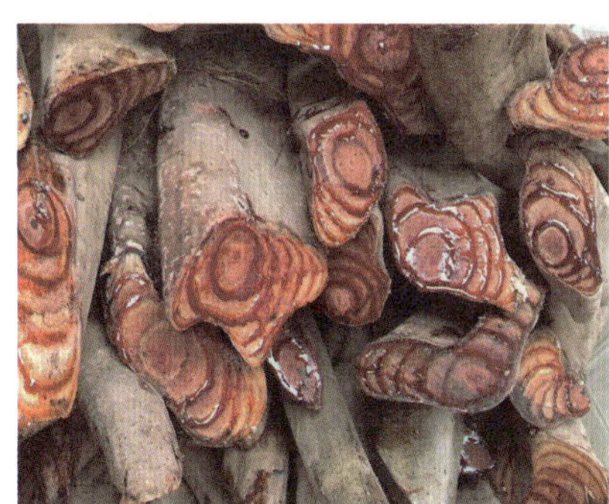

图 19-49　鸡血藤药材

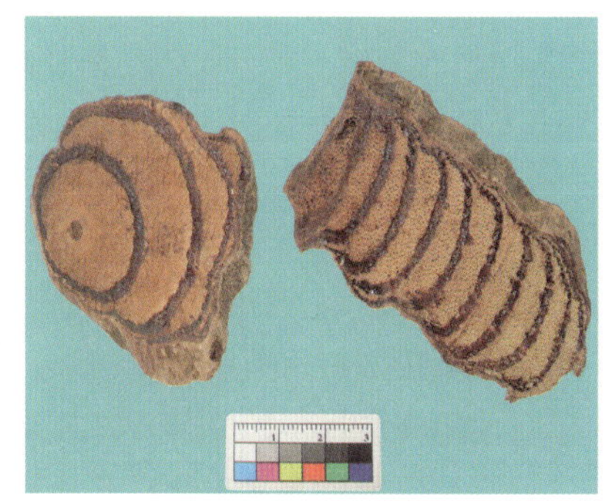

图 19-50　鸡血藤饮片

[性效特点] 苦、甘，温。归肝、肾经。功效：活血补血，调经止痛，舒筋活络。

本品苦泄甘缓，苦可泄血，甘能补血；性温而不烈，能温通筋络；既能活血，又能补血，然以活血为先；具有行血而不伤血、补血而不滞血之特点，尚入肝经养血舒筋活络。

[临床应用]

1. 月经不调、痛经、经闭，尤多用于血瘀血虚之妇科诸证。血瘀所致月经不调、痛经、闭经常配伍当归、川芎、香附等使用；血虚所致月经不调、痛经、闭经常配伍熟地黄、当归、白芍等使用。

2. 风湿痹痛，手足麻木，肢体瘫痪，血虚萎黄，无论血虚、瘀滞均可应用。风湿痹痛、肢体麻木等常配伍独活、桑寄生、威灵仙等使用；中风手足麻木、肢体瘫痪常配伍黄芪、丹参、地龙、当归、桃仁、红花等使用；血虚不能养筋之肢体麻木，血虚萎黄，常配伍黄芪、当归等使用。

［用量用法］ 水煎服，9～15g；大剂量可用至30g；或浸酒服或熬膏服。

［使用注意］ 阴虚火旺者慎用。

［现代研究］ 本品主含黄酮类成分，如芒柄花素、芒柄花苷、樱黄素等；还含萜类及甾醇等。本品有抗血栓、抗肿瘤、促进造血、镇痛、抗病毒、调节血脂、免疫调节等作用。

王不留行 wángbùliúxíng（Cowherb Seed）
《神农本草经》

［药物来源］ 本品为石竹科植物麦蓝菜 *Vaccaria segetalis*（Neck.）Garcke 的种子（图 19-51～图 19-53），主产于江苏、河北、山东等地，以产于河北邢台者质优。夏季果实成熟、果皮尚未开裂时采割植株，晒干后，打下种子并晒干，以粒饱满、黑色者为佳。生用或炒用。

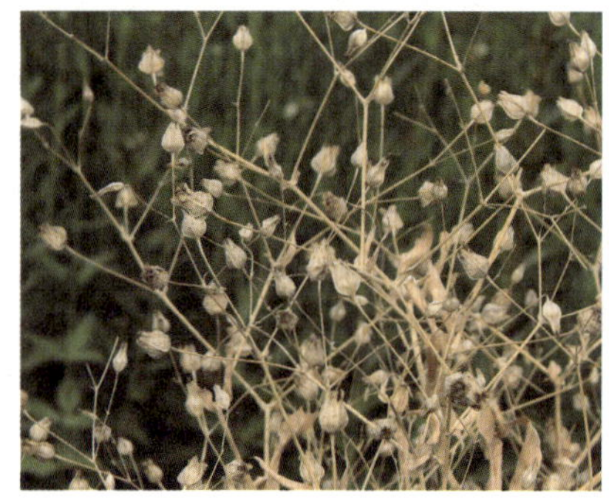
图 19-51　王不留行原植物麦蓝菜

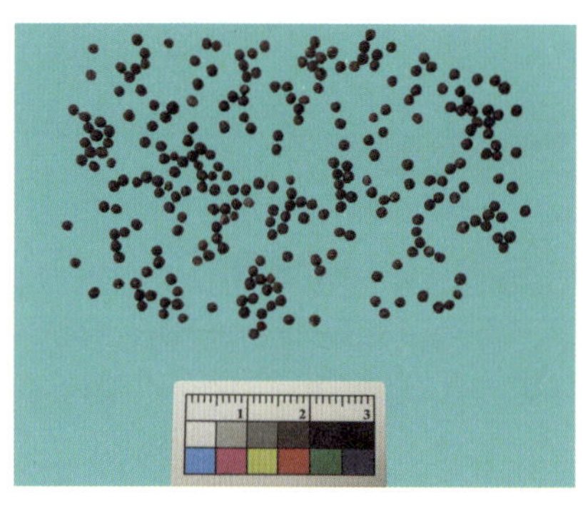
图 19-52　王不留行饮片

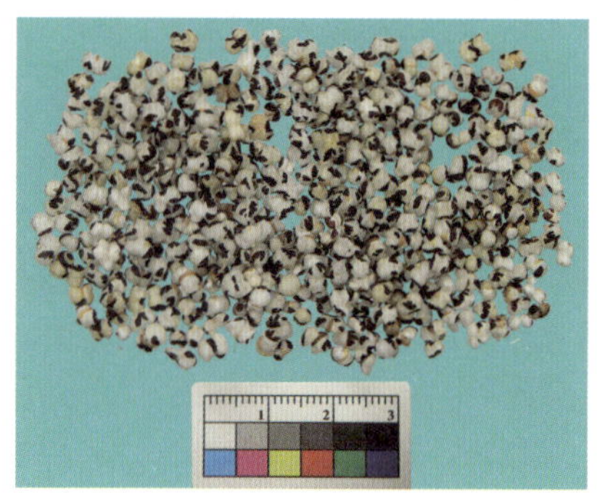
图 19-53　炒王不留行饮片

［性效特点］ 苦，平。归肝、胃经。功效：活血通经，下乳消肿，利尿通淋。

本品苦泄性平，性善通利，走血分，善于通利血脉，活血通经，以行而不留、走而不守为其特点；苦泄宣通，以通利血脉为作用要点；其性善下行，上可下乳，下可通经、利尿通淋。

［临床应用］

1. 血瘀经闭、痛经、难产。瘀滞经行不畅、经闭、痛经，常配伍当归、川芎、香附等使用；妇人难产或胎死腹中，常配伍五灵脂、刘寄奴、酸浆草等使用。

2. 产后乳汁不下、乳痈肿痛。气血不畅，乳汁不通，常配伍龙骨等使用（涌泉散）；产后气血亏虚，乳汁稀少，常配伍黄芪、当归等使用；乳痈肿痛，常配伍蒲公英、夏枯草、瓜蒌等使用。

3. 淋证涩痛，常配伍石韦、瞿麦、冬葵子等使用。

［用量用法］ 水煎服，5～10g。

［使用注意］ 孕妇慎用；失血或崩漏患者不宜使用。

［现代研究］ 本品主含三萜皂苷类成分，如王不留行皂苷 A～D、王不留行次皂苷 A～H 等；黄酮类成分，如异肥皂草苷、芹菜素 -6-C- 阿拉伯糖基葡萄糖苷等；还含甾醇、有机酸等。本品有抗肿瘤、抗早孕、兴奋子宫、抗炎、镇痛等作用。

附：其他活血调经药

表 19-1　其他活血调经药

药名	药性	功效	主治证	用法用量
月季花	甘，温；归肝经	活血调经，疏肝解郁	气滞血瘀，月经不调，痛经闭经，胸胁胀痛，跌打损伤，痈疽肿毒，瘰疬疮疡等	水煎服，3～6g。不宜久煎；亦可泡服，或研末服；外用适量
凌霄花	甘、酸，寒；归肝、心包经	活血通经，凉血祛风	血滞经闭，月经不调，癥瘕，产后乳肿，跌打损伤，风疹发红，皮肤瘙痒，痤疮	水煎服，5～9g；外用适量

第三节　活血疗伤药

活血疗伤药（herbs that invigorate blood and cure injury）味多辛、苦或咸，主入肝、肾经，长于活血化瘀、消肿止痛、续筋接骨、止血生肌敛疮，主治跌打损伤、瘀肿疼痛、骨折筋伤、金创出血等骨科疾患，亦可用于其他血瘀证。

掌握层次：A：土鳖虫、马钱子、自然铜、骨碎补。B：苏木、血竭。

土鳖虫 tǔbiēchóng（Ground Beetle）
《神农本草经》

［药物来源］本品为鳖蠊科昆虫地鳖 *Eupolyphaga sinensis* Walker 或冀地鳖 *Steleophaga plancyi*（Boleny）的雌虫干燥体（图 19-54～图 19-56），主产于湖南、湖北、江苏等地，以江苏产者为佳。夏季捕捉，饲养者可全年捕捉，用沸水烫死，晒干或烘干，以身完整、体肥、紫褐色者为佳。生用。

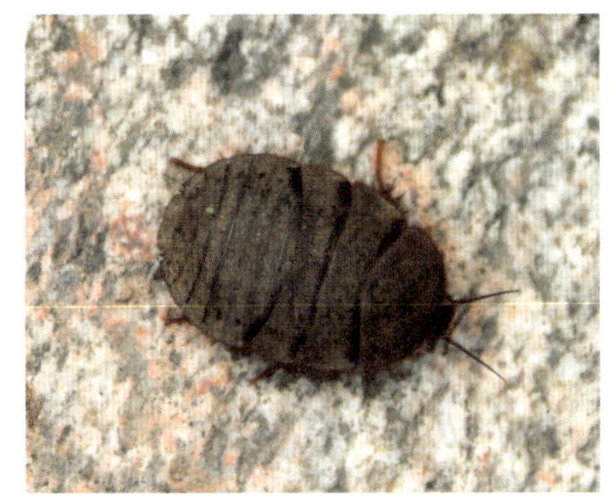
图 19-54　土鳖虫原动物地鳖

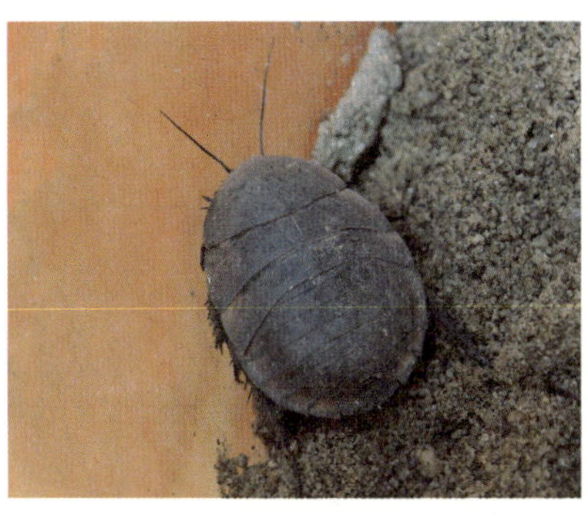
图 19-55　土鳖虫原动物冀地鳖

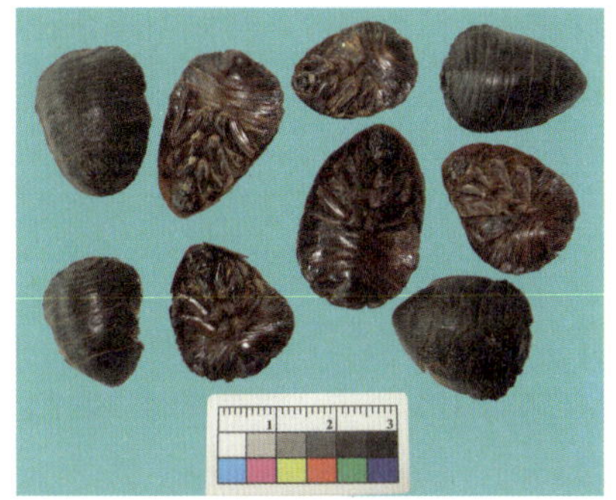
图 19-56　土鳖虫饮片

［性效特点］咸，寒；有小毒。归肝经。功效：破血逐瘀，续筋接骨。

本品味咸性寒，主入肝经血分，性善走窜，活血力著，为强有力破血消癥药，用于瘀血重证；又善续筋接骨，消肿止痛。

［临床应用］

1. 跌打损伤，筋伤骨折，瘀肿疼痛，为伤科之要药。骨折筋伤，局部瘀血肿痛，单用本品研末调敷，或研末黄酒冲服；骨折筋伤后期，筋骨软弱无力等，常配伍乳香、没药、骨碎补等（接骨紫金丹）或续断、杜仲等使用。

2. 血滞经闭，产后瘀滞腹痛，癥瘕积聚痞块。血瘀经闭、产后瘀阻腹痛，常配伍大黄、桃仁等使用（下瘀血汤）；正气虚损，瘀血内停之干血劳，症见形体虚羸，腹满不能食，肌肤甲错，两目暗黑，或妇人经闭不行者，常配伍大黄、水蛭、干地黄、虻虫、桃仁等使用（大黄䗪虫丸）；癥瘕痞块常配伍柴胡、桃仁、鳖甲等使用（鳖甲煎丸）。

［用量用法］水煎服，3～10g；或烘焙后研粉吞服，每次 1～1.5g，黄酒送服；外用适量。

［使用注意］孕妇忌用。

［现代研究］本品主含甘氨酸、谷氨酸、天冬氨酸等多种氨基酸，尚含脂肪酸、生物碱、微量元素、脂溶性维生素等多种化学成分。本品有抗血栓、抗肿瘤、调节血脂、抗氧化、增强免疫、抗菌、镇痛、抗缺血、抗缺氧及保护血管内皮细胞等作用。

马钱子 mǎqiánzǐ（Nux Vomica Seed）
《本草纲目》

［药物来源］本品为马钱科植物马钱 *Strychnos nux-vomica* L. 的成熟种子（图 19-57、图 19-58），主产于

印度、越南、缅甸等地。冬季果实成熟时采收，去果肉，取出种子，晒干，即为生马钱子；用砂烫至鼓起并显棕褐色或深棕色，即为制马钱子。以个大饱满、质坚肉厚、色灰黄有光泽者佳。多炮制后使用。

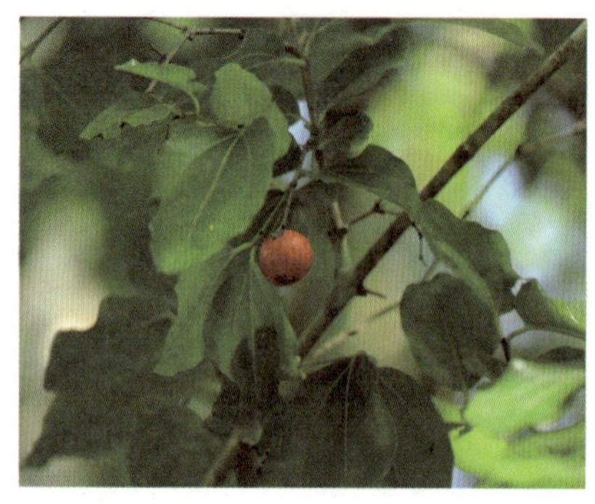

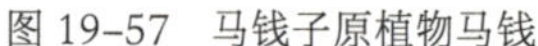

图 19-57　马钱子原植物马钱

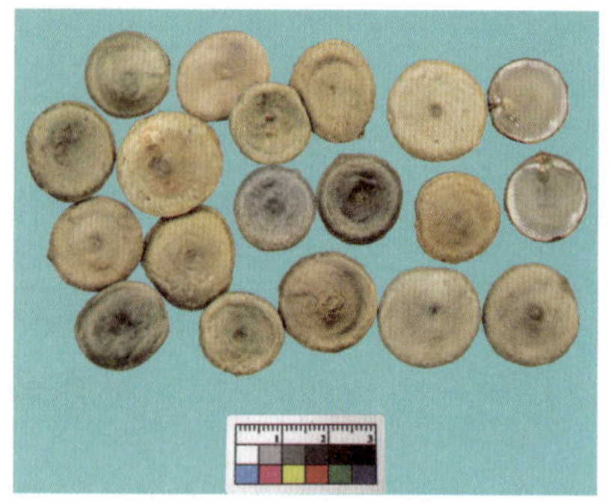

图 19-58　马钱子药材

[性效特点] 苦，温；有大毒。归肝、脾经。功效：散结消肿，通络止痛。

本品性善通行，味苦偏温性，可散血而消肿止痛，又可通经活络，止痛力强；张锡纯谓其“开通经络，透达关节之力，远胜于他药”。

[临床应用]

1. 跌打损伤，骨折肿痛，为伤科疗伤止痛要药。跌打损伤、骨折肿痛常配伍麻黄、乳香、没药等等份为丸用（九分散），或配伍乳香、红花、血竭等使用（八厘散）；碰撞损伤、瘀血肿痛常配伍骨碎补、生半夏、红花等使用，加醋煎汤熏洗患处。

2. 痈疽疮毒，咽喉肿痛。阴疽多配伍草乌、当归、地龙等使用；喉痹、咽喉肿痛多配伍青木香、山豆根等使用，等份为末吹喉（番木鳖散）。

3. 风湿顽痹，肢体麻木瘫痪，为治疗风湿顽痹、拘挛疼痛、麻木瘫痪之常用药。风湿顽痹、肢体麻木不遂，单用有效，亦可配伍麻黄、全蝎、羌活、川乌、乳香、没药等使用。

4. 重症肌无力。此外，近年来对食道癌、胃癌、直肠癌、肺癌、小儿麻痹后遗症、关节结核所致截瘫、脊髓侧索硬化症、阳痿、不射精、神经性疼痛、遗尿、癫痫、神经分裂症、面瘫、手足癣、宫颈糜烂、带状疱疹等亦可辨证选用本品。

[用量用法] 内服 0.3～0.6g，炮制后入丸散用；外用不超过 3g。

[使用注意] 内服不可多服久服，且需砂烫至鼓起并呈棕褐色或深棕色方可入药；有毒成分能经皮肤吸收，外用亦不宜大面积涂敷；服用过量中毒可引起肢体颤动、惊厥、呼吸困难，甚至昏迷、死亡；孕妇禁用、体虚者忌用；运动员慎用。

[现代研究] 本品主含番木鳖碱（士的宁）、马钱子碱、番木鳖次碱、伪番木鳖碱、伪士的宁、异马钱子碱、原番木鳖碱等生物碱。其主要有毒成分为番木鳖碱和马钱子碱。本品有兴奋中枢神经系统、镇痛、抗炎、抗肿瘤、抗血栓等作用。

自然铜 zìrántóng（Pyrite）
《雷公炮炙论》

[药物来源] 本品为天然黄铁矿的矿石，主要成分为二硫化铁（FeS_2）（图 19-59、图 19-60），主产于四川、湖南、云南等地。全年可采收，去杂质，砸碎，以块整齐、色黄而光亮、断面有金属光泽者为佳。生用或以火煅透，煅至暗红、醋淬后用，用时捣碎，研末或水飞用。

[性效特点] 辛，平。归肝经。功效：散瘀止痛，续筋接骨。

本品味辛而散，性平，主入肝经血分，可活血散瘀、续筋接骨，通经止痛，功善促进骨折愈合。

[临床应用] 跌打损伤、骨折筋伤、瘀肿疼痛，为骨伤科之要药，内服外敷均可。跌打伤痛常配乳香、没药、当归等使用（自然铜散），或配伍苏木、乳香、血竭等使用（八厘散）。

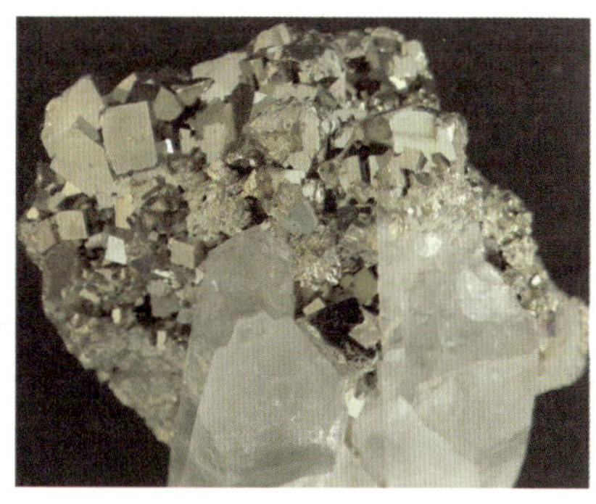

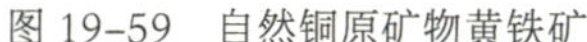
图 19-59　自然铜原矿物黄铁矿

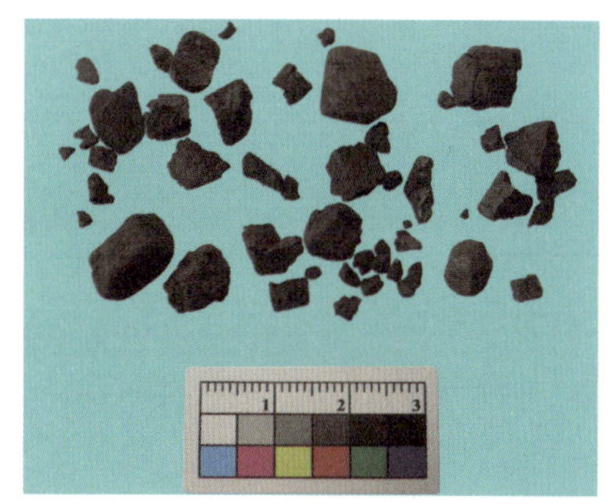
图 19-60　自然铜饮片（煅）

［用量用法］ 水煎服，3～9g；宜先煎；多入丸、散，醋淬研末服，每次 0.3g；外用适量。

［使用注意］ 孕妇慎用；不宜久服；凡阴虚火旺、血虚无瘀者亦须慎用。

［现代研究］ 本品主含二硫化铁，并混有钴、镍、砷及微量等物质。本品能促进骨折愈合，对肺癌骨转移有抑制作用，对多种病原性真菌有一定拮抗作用。

骨碎补 gǔsuìbǔ（Fortune's Drynaria Rhizome）
《药性论》

［药物来源］ 本品为水龙骨科附生蕨类植物槲蕨 *Drynaria fortunei*（Kunze）J. Sm. 的干燥根茎（图 19-61～图 19-63），主产于浙江、湖北、广东等地。全年可采挖，以冬春两季为主，去叶及鳞片，润透，切片，干燥，以条粗大、棕色者为佳。生用或砂烫用。

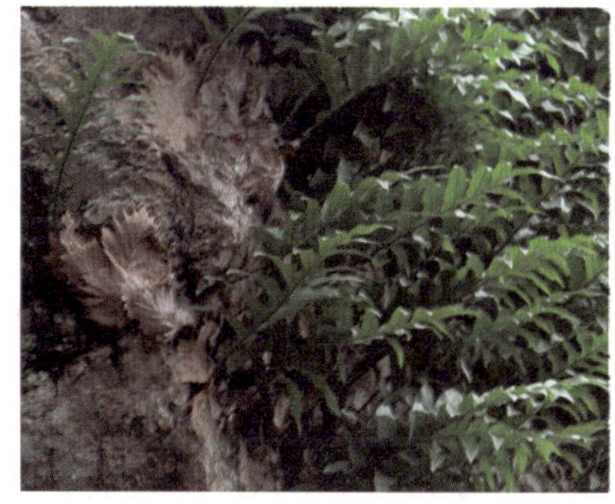
图 19-61　骨碎补原植物槲蕨

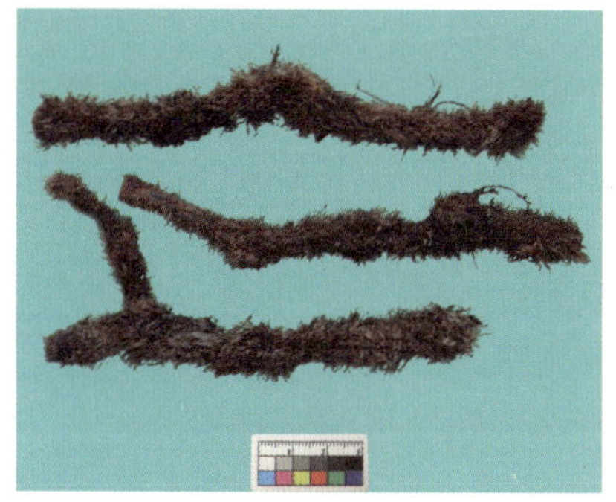
图 19-62　骨碎补药材

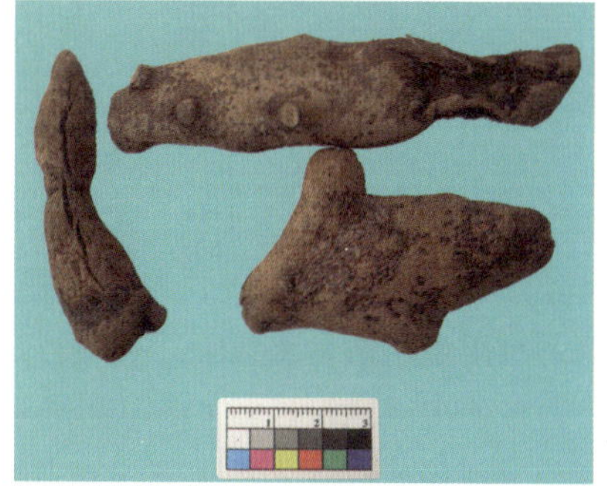
图 19-63　骨碎补饮片

［性效特点］ 苦，温。归肝、肾经。功效：活血疗伤止痛，补筋强骨，外用消风祛斑。

本品苦温而性降，入肝经血分，可行血脉、续筋骨而疗伤止痛；苦性温燥，入肾经，能温补肾阳而强筋健骨、收浮阳。

［临床应用］

1. 跌打损伤或创伤，筋骨损伤，瘀滞肿痛；为伤科要药。跌打损伤单用浸酒服并外敷，或水煎配伍乳香、没药、自然铜等使用（骨碎补散）。

2. 肾虚腰痛脚弱，筋骨痿软，耳鸣耳聋，牙齿松动牙痛，久泻。肾虚腰痛、脚弱常配伍补骨脂、牛膝等使用；肾虚耳鸣耳聋、牙松、牙痛等常配伍熟地黄、山茱萸等使用；肾虚久泻单用入猪肾中煨熟食之，或配伍补骨脂、吴茱萸、益智仁等使用。

3. 斑秃、白癜风。

［用量用法］ 水煎服，3～9g；外用适量；研末调敷或鲜品捣碎敷，或浸酒搽患处。

［使用注意］ 凡阴虚火旺、血虚风燥者，以及孕妇须慎用；大剂量煎服会引起中毒。

［现代研究］ 本品主含柚皮苷、骨碎补双氢黄酮苷、骨碎补酸、淀粉、甾醇等。本品有抗骨质疏松、促增

生分化、促进骨折愈合，以及抗炎、保护牙骨细胞、肾保护、防治药物耳毒性、降血脂等作用。

苏木 sūmù（Sappan Wood）
《新修本草》

[药物来源] 本品为豆科植物苏木 *Caesalpinia sappan* L. 的干燥心材（图 19-64、图 19-65），主产于广西、广东、云南等地，以广西产者为佳。全年均可采伐，取树干，去枝皮及边材，留取中心部分，锯段，晒干，切成薄片或砍成小块、细条状，以坚实、粗大、色黄红者为佳。生用或蒸软切片用。

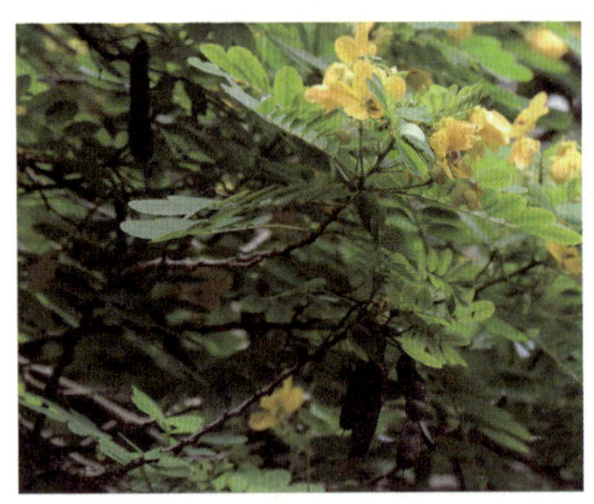

图 19-64　苏木原植物苏木

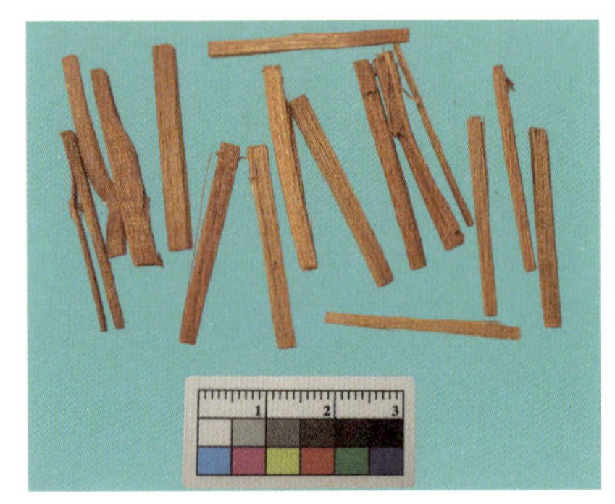

图 19-65　苏木饮片

[性效特点] 甘、咸，平。归心、肝、脾经。功效：活血祛瘀，消肿止痛。

本品味咸入血分，能活血消肿以疗伤止痛，为伤科及妇科多用。

[临床应用]

1. 跌打损伤，骨折筋伤，瘀滞肿痛，为伤科常用药。跌打伤痛、筋骨折伤常配伍乳香、没药、自然铜等药使用（八厘散）。

2. 血滞经闭痛经、产后瘀阻、胸腹刺痛、痈疽肿痛，为妇科瘀滞经产诸证及其他瘀滞证常用药。血瘀经闭、痛经，产后瘀滞腹痛，多配伍川芎、当归、红花等使用；瘀血心腹疼痛常配伍丹参、川芎、延胡索等使用；痈肿疮毒常配伍金银花、连翘、白芷等使用。

[用量用法] 水煎服，3～9g；外用适量。

[使用注意] 月经过多、血虚无瘀者不宜用；孕妇须慎用。

[现代研究] 本品主含巴西苏木素、苏木查尔酮、挥发油及鞣质等成分，具有抗炎、抗肿瘤、免疫抑制、抗菌、舒张血管、抗心脏移植排斥反应、抗氧化、抗病毒等作用。

血竭 xuèjié（Dragon's Blood）
《雷公炮炙论》

[药物来源] 本品为棕榈科藤本植物麒麟竭 *Daemonorops draco* Bl. 果实渗出的树脂经加工制成（图 19-66、图 19-67），又名紫矿，主产于印度尼西亚、马来西亚、伊朗等地。秋季采收，采集果实，置蒸笼内蒸煮，使树脂渗出，或将树干砍破或钻以若干小孔，使树脂自然渗出，凝固而成，以外色黑似铁、研面红似血、火燃呛鼻者为佳。打成碎粒或研成细末用。

[性效特点] 甘、咸，平。归心、肝经。功效：活血定痛，化瘀止血，生肌敛疮。

本品味咸入血分，主归心、肝二经，外用止血生肌敛疮，内服活血散瘀止痛；有止血不留瘀的特点；同时具有祛瘀化腐敛疮之功。

[临床应用]

1. 跌打损伤、心腹瘀痛，为伤科及其他瘀滞痛证之要药。跌打伤痛、筋骨疼痛常配伍乳香、没药、儿茶等药使用（七厘散）；产后瘀滞腹痛、痛经经闭、瘀血心腹刺痛，常配伍当归、莪术、三棱等使用。

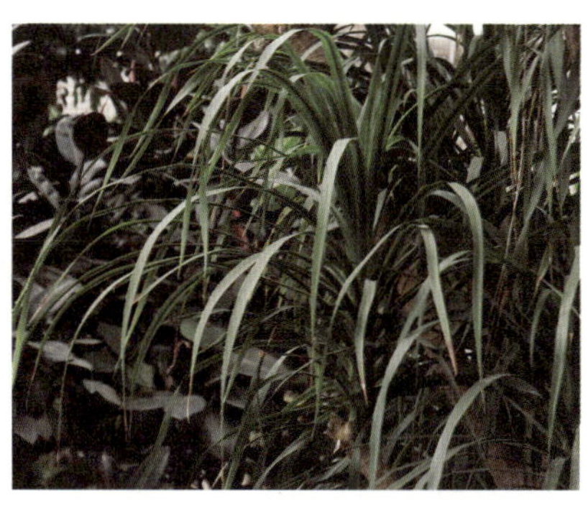
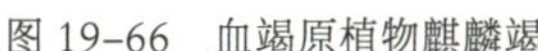
图 19-66　血竭原植物麒麟竭

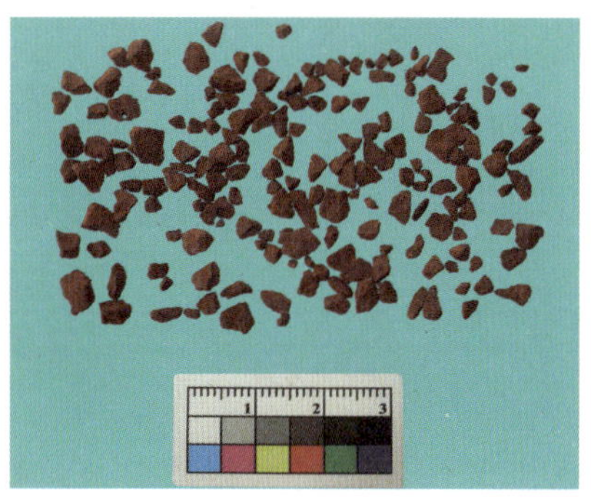
图 19-67　血竭饮片

2. 外伤出血，宜于瘀血阻滞，血不归经之出血，尤宜于外伤出血。外伤出血证多配伍儿茶、乳香、没药等使用。

3. 疮疡久溃不敛，单用本品研末外敷，或配伍乳香、没药等使用。

［用量用法］ 研末服，1～2g，或入丸剂；外用研末撒，或入膏药用。

［使用注意］ 月经期不宜服用；孕妇须慎用。

［现代研究］ 本品主含血竭素、血竭红素、去甲基血竭素、去甲基血竭红素，以及黄烷醇、查耳酮、树脂酸等成分，有活血与止血双向调节作用、降血糖作用，以及抗菌、保护心血管、促进创面愈合、抗肿瘤等作用。

附：其他活血疗伤药

表 19-2　其他活血疗伤药

药名	药性	功效	主治证	用法用量
儿茶	苦、涩，微寒；归心、肺经	活血止痛，止血生肌，收湿敛疮，清肺化痰	跌仆伤痛，外伤出血，吐血，衄血，尤宜于血热出血，疮疡不敛，湿疹湿疮，牙疳，下疳，痔疮，肺热咳嗽	水煎服，1～3g，包煎；多入丸散服；外用适量
刘寄奴	苦，温；归心、肝、脾经	散瘀止痛，疗伤止血，破血通经，消食化积	跌打损伤，瘀滞肿痛，外伤出血；血瘀经闭，产后瘀滞腹痛，食积腹痛，赤白痢疾	水煎服，3～10g；外用适量，研末撒或调敷，亦可鲜品捣烂外敷
北刘寄奴	苦，寒；归脾、胃、肝、胆经	活血祛瘀，通络止痛，凉血止血，清热利湿	瘀血经闭，月经不调，产后腹痛，癥瘕积聚，跌打损伤，血痢，血淋，湿热黄疸，水肿以及带下等病证	水煎服，6～9g

第四节　破血消癥药

破血消癥药（herbs that break up blood stasis and resolve masses）味多辛、苦，虫类药居多，兼有咸味，主入肝经血分。药性峻猛，走而不守，长于破血逐瘀、消癥散积，主治瘀滞时间较长、程度重的癥瘕积聚，亦可用于血瘀经闭、瘀肿疼痛、中风偏瘫等病证。

掌握层次：A. 莪术、三棱。B. 水蛭。

莪术 ézhú（Zedoary Rhizome）
《药性论》

［药物来源］ 本品为姜科植物蓬莪术 *Curcuma phaeocaulis* Val.、温郁金 *Curcuma wenyujin* Y. H. Chen et C. Ling、广西莪术 *Curcuma kwangsiensis* S. G. Lee et C. F. Liang 的干燥根茎（图 19-68～图 19-70）。蓬莪术主产于四川、广东、广西等地；温郁金主产于浙江温州；广西莪术主产于广西。秋冬两季茎叶枯萎后采挖，去地上部分、须根、鳞叶，蒸或煮至透心，晒干，切片，以质坚实、气香者为佳。生用或醋制用。

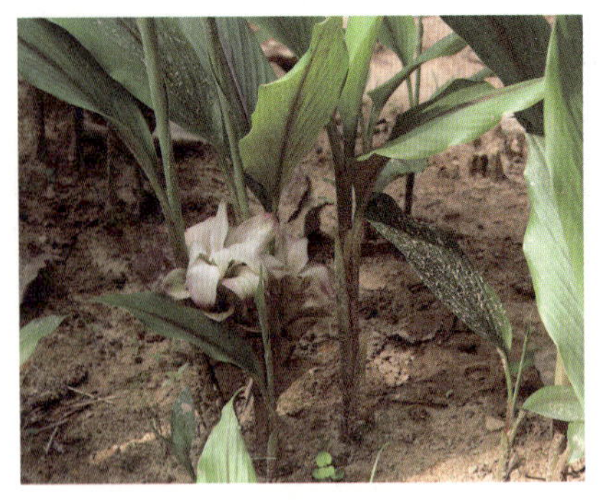

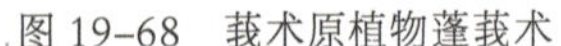
图 19-68　莪术原植物蓬莪术

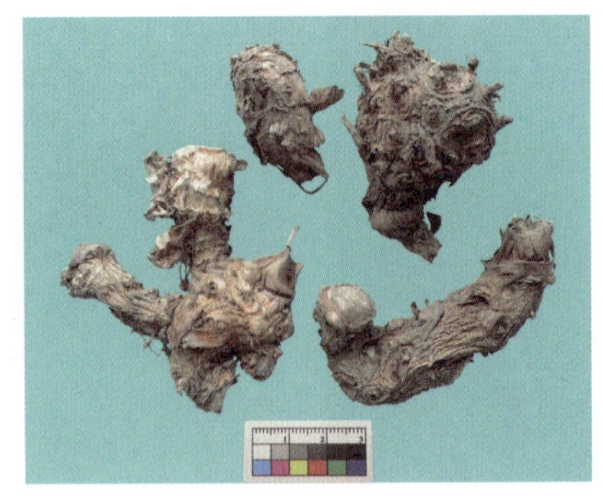
图 19-69　莪术药材

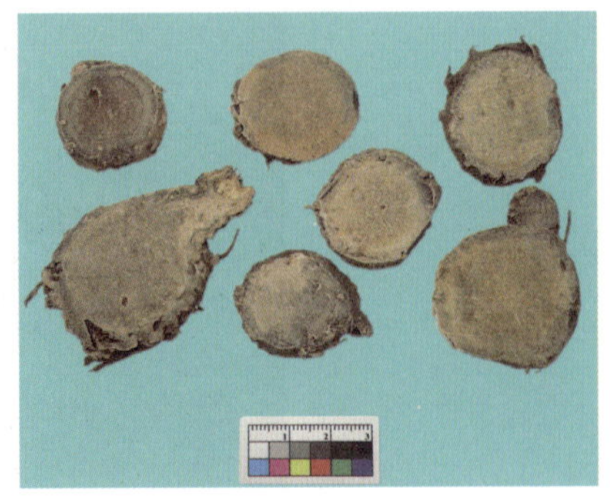
图 19-70　莪术饮片

[性效特点] 辛、苦，温。归肝、脾经。功效：破血行气，消积止痛。

本品辛散苦泄温通，既可入血分破血逐瘀，又可入气分行气止痛，且破气作用较强；入脾经可消食化积；为常用消癥瘕药。

[临床应用]

1. 癥瘕积聚痞块、瘀血经闭、胸痹心痛。气滞血瘀、食积日久之癥瘕积聚，以及气滞血瘀、食积、寒凝之诸般痛证，常配伍三棱相须为用；癥瘕痞块、经闭腹痛常配伍三棱、当归、香附等使用（莪术散）；胁下痞块常配伍丹参、三棱、鳖甲、柴胡等使用；血瘀经闭、痛经常配伍当归、红花、牡丹皮等使用；胸痹心痛常配伍丹参、川芎等使用；体虚而久瘀不消常配伍黄芪、党参等使用。

2. 食积气滞，脘腹胀痛。食积不化之脘腹胀痛常配伍青皮、槟榔等使用（莪术丸）；脾虚食积，脘腹胀痛常配伍党参、白术、茯苓等使用。

3. 跌打损伤、瘀肿疼痛证。

4. 本品现今还用于多种恶性肿瘤如宫颈癌、外阴癌、皮肤癌、胃癌、唇癌等的辨证治疗。

[用量用法] 水煎服，6～9g；醋制后祛瘀止痛力得以加强；外用适量。

[使用注意] 孕妇及月经过多者忌用。

[现代研究] 本品主含挥发油和姜黄素两类成分。挥发油类成分如莪术醇、莪术二酮、吉马酮、β-榄香烯、莪术酮、莪术烯、呋喃二烯等单萜和倍半萜类化合物。姜黄素类成分以二苯基庚烷类化合物为主。本品具有抗肿瘤、抗血小板聚集、抗血栓、调血脂、抗动脉粥样硬化、抗肝肾肺的组织纤维化、抗炎镇痛、抗菌、抗病毒、降血糖、抗氧化等作用，可用于中风的治疗。

三棱 sānléng（Common Burreed Tuber）
《本草拾遗》

[药物来源] 本品为黑三棱科植物黑三棱 *Sparganium stoloniferum* Buch.-Ham. 的干燥块茎（图 19-71～图 19-73），主产于江苏、河南、山东等地。冬季至次春挖取块茎，去茎叶、须根，削取外皮，晒干，切片，以个匀、体重、质坚实、去净外皮、表面黄白色者为佳。生用或醋炙用。

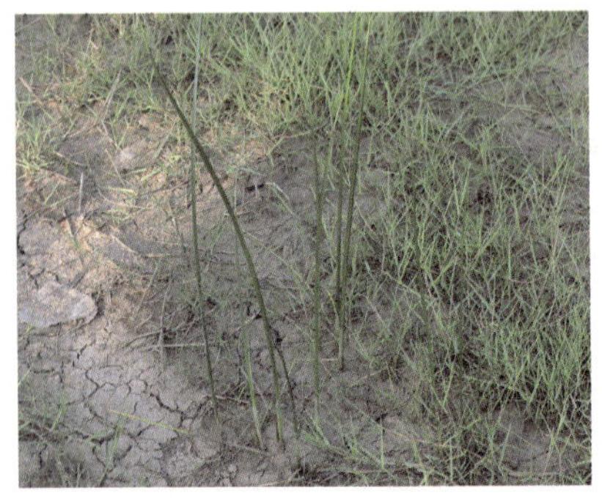
图 19-71　三棱原植物黑三棱

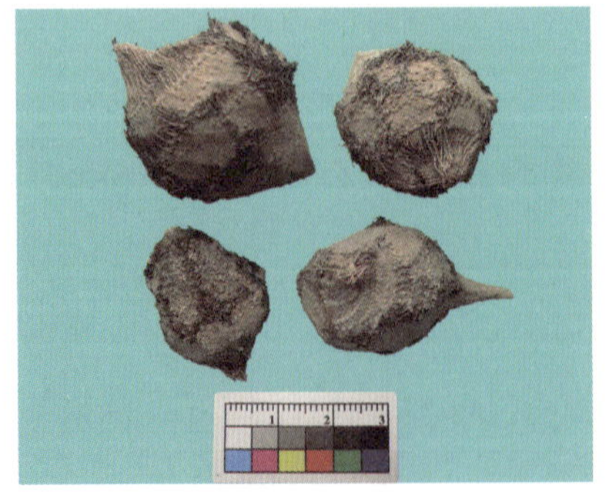
图 19-72　三棱药材

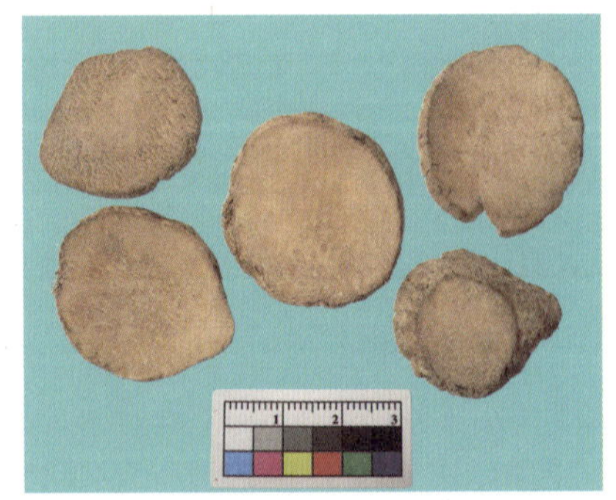
图 19-73　三棱饮片

[性效特点] 辛、苦，平。归肝、脾经。功效：破血行气，消积止痛。

本品辛散，苦可泄血，力峻善消，长于破血中瘀结，又可行气消积止痛。

[临床应用]

1. 瘀血所致经闭、产后瘀痛、癥瘕积聚、胸痹心痛，常与莪术配伍使用。
2. 食积气滞、脘腹胀痛。
3. 现亦用于宫外孕、子宫肌瘤、肝脾大、肝硬化、痞积等病证的辨证治疗。

[用量用法] 水煎服，5～10g。生用消积，醋制破血，且加强止痛作用。

[使用注意] 气虚、月经过多、孕妇忌用；不宜与芒硝、玄明粉同用。

[现代研究] 本品主含挥发油，如苯乙醇、对苯二酚、十六酸、去茎木香内酯及多种有机酸。本品能延长凝血酶凝聚时间、抑制血小板聚集、降低全血黏度，有保护心脑血管、抗炎、镇痛、抗肿瘤、抗氧化、抑制卵巢囊肿、抗纤维化、保护肾脏等作用。

[药物比较] 莪术，味辛、苦，性温，主归肝、脾经。三棱，味辛、苦，性平，主归肝、脾经。二者均能破血行气、消积止痛，用于治疗血瘀气滞重证（癥瘕积聚、经闭、心腹瘀痛）、食积脘腹胀痛等病证。不同之处：莪术偏于行气，三棱偏于破血。

水蛭 shuǐzhì（Leech）
《神农本草经》

[药物来源] 本品为水蛭科动物蚂蟥 *Whitmania pigra* Whitman、水蛭 *Hirudo nipponica* Whitman 或柳叶蚂蟥 *Whitmania acranulata* Whitman 的全体（图 19-74～图 19-78），全国大部分地区均有产。夏秋季捕捉，用沸水烫死，切段，晒干或低温干燥，以条整齐、体小、黑褐色、完整者为佳。生用，或用滑石粉烫后用。

[性效特点] 咸、苦，平；有小毒。归肝经。功效：破血通经，逐瘀消癥。

本品味咸、苦入血通泄，主归肝经，功善破血逐瘀，消癥力强，其力峻效宏；且能通经活络。

[临床应用]

1. 血滞经闭，癥瘕积聚痞块等瘀滞重证。血滞经闭，癥瘕痞块，常配伍桃仁、三棱、莪术、当归等使用（抵当汤）；兼体虚者，可配伍人参、当归等补益气血药使用（化癥回生丹）。

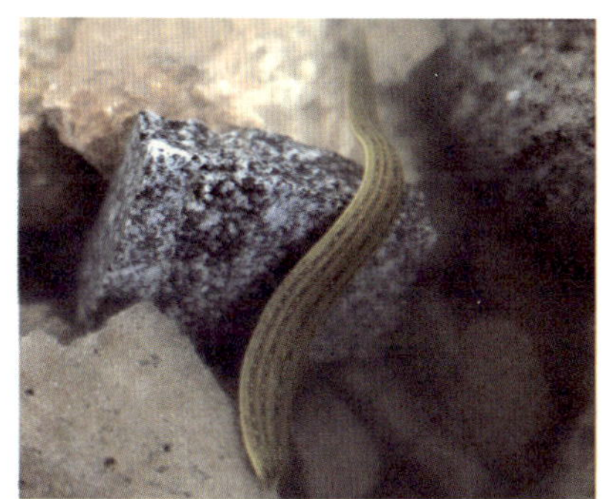
图 19-74　水蛭原动物蚂蟥

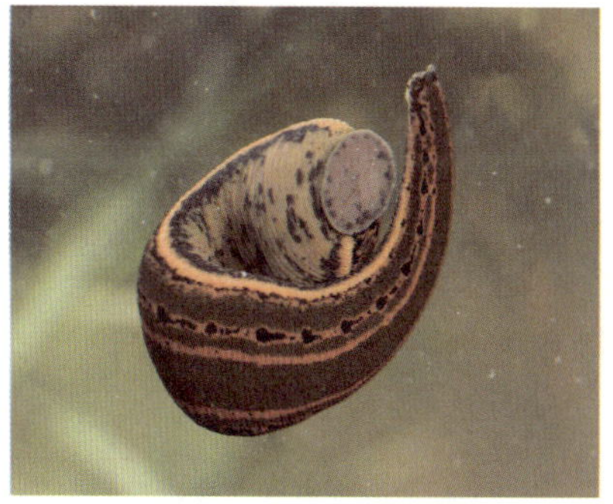
图 19-75　水蛭原动物水蛭

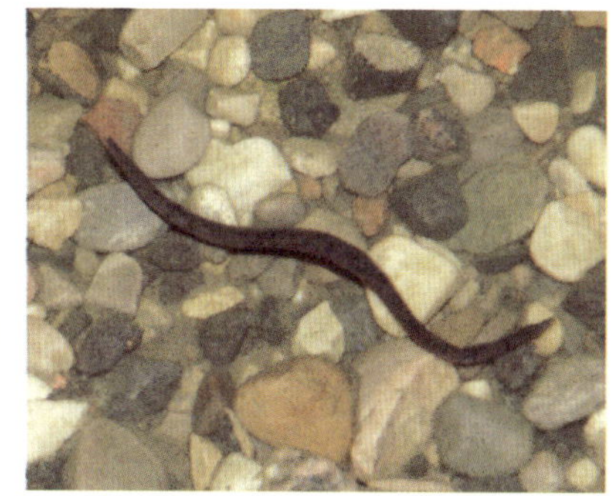
图 19-76　水蛭原动物柳叶蚂蟥

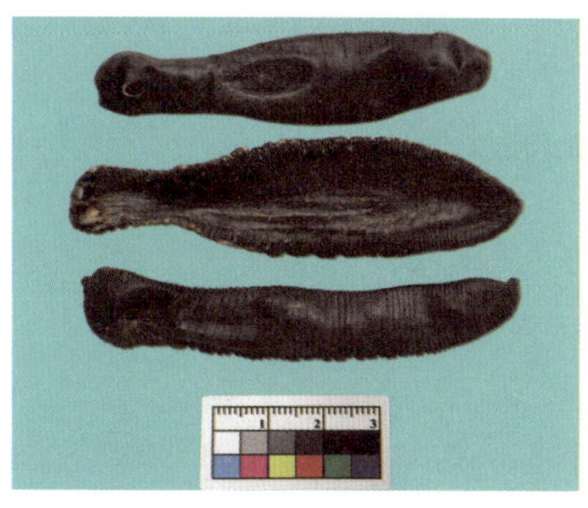
图 19-77　水蛭药材

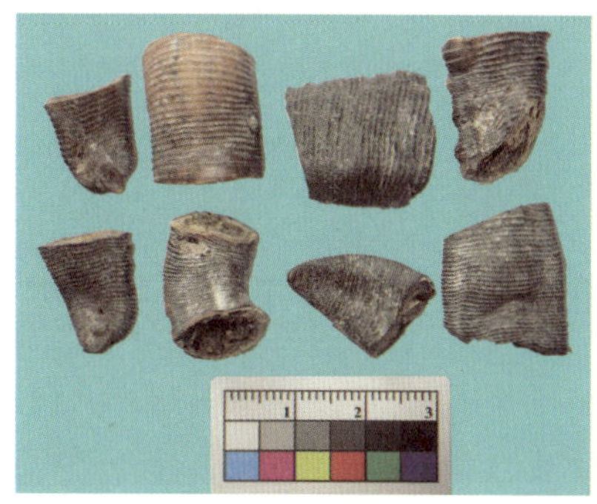
图 19-78　水蛭饮片

2. 中风偏瘫、跌打损伤、瘀血停滞之心腹疼痛。跌打损伤配伍苏木、自然铜、刘寄奴等使用（接骨火龙丹）；瘀血内阻，心腹疼痛，大便不通，常配伍大黄、牵牛子、虎杖等使用（夺命散）；中风偏瘫可配伍地龙、当归、红花等使用。

[用量用法] 生用；滑石粉烫炒。水煎服，1～3g；研末服0.3～0.5g。

[使用注意] 月经过多、孕妇忌用。

[现代研究] 本品主含蛋白质。唾液中含有水蛭素、肝素、抗血栓素及组胺样物质。本品有较强抗凝血作用，可改善血液流变，抑制血小板聚集，抑制血栓形成；能降血脂，消退动脉粥样硬化斑块，并增加心肌营养性血流量。本品尚可促进脑血肿吸收，缓解颅内压升高；降低血清尿素氮、肌酐水平。此外，水蛭水煎剂有终止妊娠的作用。

附：其他破血消癥药

表19-3 其他破血消癥药

药名	药性	功效	主治证	用法用量
斑蝥	辛，热，有大毒；归肝、胃、肾经	破血逐瘀，散结消癥，攻毒蚀疮	癥瘕、血瘀经闭（瘀血重证），痈疽不溃、赘疣，顽癣、瘰疬、恶疮死肌，毒蛇咬伤等；面瘫、风湿痹痛；牛皮癣、神经性皮炎、关节疼痛、黄疸、胃痛等	生用：糯米拌炒。内服：炮制后入丸散，0.03～0.06g。外用适量，研末或浸酒、醋，或制油膏涂敷患处，不宜大面积使用
虻虫	苦，微寒，有小毒；归肝经	破血逐瘀，消癥散积	血滞经闭，癥瘕痞块，跌打损伤，瘀滞肿痛	水煎服，1～1.5g；研末吞服，每次0.3g

第二十章　化痰止咳平喘药

凡能祛痰或消痰，以治疗痰证为主要作用的药物，称化痰药；凡以制止或减轻咳嗽和喘息为主要作用的药物，称止咳平喘药。化痰药每兼止咳、平喘之功，止咳平喘药常兼有化痰之效，且痰、咳、喘病机相互影响，病证相兼，故常合称为化痰止咳平喘药（herbs that dissolve phlegm，relieve cough and calm panting）。

分类：根据化痰止咳平喘药的药性特点及功效主治差异，可将其药分为温化寒痰药、清化热痰药、止咳平喘药三类。

性能：化痰止咳平喘药之味偏辛、苦或甘，性温或寒，药性温燥，或清化；或质润，兼能润燥；部分药物味咸，兼能软坚散结。

功效：化痰止咳平喘药具有温化寒痰、清化热痰、止咳平喘等功效。①温化寒痰药，味多辛苦，性多温燥，主归肺、脾、肝经，温肺祛痰、燥湿化痰，主治寒痰、湿痰证及其所致眩晕、肢体麻木、阴疽流注，疮痈肿毒等病证。②清化热痰药，味多甘、苦、咸，性多寒、凉，主归肺、脾、心经，清化热痰，主治热痰、燥痰，以及痰热癫痫、中风惊厥、瘿瘤、痰火瘰疬等病证。③止咳平喘药，味多辛、苦、甘，药性或偏温或偏寒，主归肺经，止咳平喘、定喘，主治咳嗽、喘息证。

适应证：化痰止咳平喘药适应于各种痰、咳、喘等病证。①化痰药，主治一切痰证。如痰饮犯肺之咳嗽喘息，痰留胃肠之脘闷恶心、呕吐、肠鸣，痰留胸胁之咳嗽痛引胸胁，痰蒙心窍之昏厥、癫痫、痴呆，痰扰心神之睡眠不安，痰浊上犯、清阳不升之眩晕、头痛，痰留肌肤、肌肉、骨节之阴疽流注，痰阻经络之肢体麻木、半身不遂、口眼㖞斜，痰火互结之瘰疬、瘿瘤，肝风夹痰之中风、惊厥。②止咳平喘药，主治外感、内伤所致的各种咳嗽和喘息。

配伍应用：应用化痰止咳平喘药，需根据痰咳喘的不同病因病机而配伍以治病求本，标本兼顾。使用化痰药除分清寒痰、湿痰、热痰、燥痰而选择不同的化痰药外，尚需根据成痰之因，审因论治。①兼表证者配解表药。②热证配清热药。③寒证配温里散寒药。④虚证咳喘配补益药。⑤痰阻心脉配活血通阳药。⑥癫痫狂证配安神、平肝息风药。⑦痰迷心窍配开窍药。⑧瘰疬痰核配活血软坚药。⑨流注经脉配散寒通络药。⑩梅核气配理气药。

使用注意：①某些温燥之性强烈的刺激性化痰药，凡痰中带血等有出血倾向者、咳嗽咯血者宜慎用。②麻疹初起有表邪之咳嗽，不宜用收敛及温燥之药，以免影响麻疹的透发。

药理研究：化痰止咳平喘药的药理作用机制有多种。①祛痰作用，含有皂苷，刺激胃黏膜而恶心性祛痰，作用于呼吸道，促进纤毛运动，降低呼吸道分泌物酸性而使痰黏滞度降低。②镇咳作用，抑制呼吸中枢，末梢性镇咳。③平喘作用，松弛支气管平滑肌，解除其痉挛。

第一节　温化寒痰药

温化寒痰药（herbs that warm and dissolve cold phlegm）味多辛苦，性偏温燥，主归肺、脾、肝经，能温肺祛寒、燥湿化痰；部分药物外用能消肿止痛。温化寒痰药主治寒痰、湿痰证，症见咳嗽气喘、痰多色白、苔腻；寒痰、湿痰所致眩晕、肢体麻木、阴疽流注等。临床运用时，常与温散寒邪、燥湿健脾药同用，以期达到温化寒痰、燥湿化痰之目的。温燥性温化寒痰药不宜用于治疗热痰、燥痰证。

掌握层次：A. 半夏、天南星。B. 白附子、芥子、旋覆花。C. 皂荚、白前。

半夏 bànxià（Pinellia Tuber）
《神农本草经》

[药物来源] 本品为天南星科植物半夏 *Pinellia ternata*（Thunb.）Breit. 的干燥块茎（图 20-1～图 20-5），主产于四川、湖北、江苏等地。夏秋二季采挖，去外皮和须根，晒干，以个大、皮净、色白、质坚实、粉性足者为佳。捣碎生用，或用生石灰、甘草制成法半夏，用生姜、白矾制成姜半夏，用白矾制成清半夏，用竹沥、姜汁制成竹沥半夏后，再入煎剂使用。

姜半夏（prepared pinellia tuber with ginger and alumen）（姜、白矾）：姜矾煮，或腌制，或蒸制，或姜炒。温中化痰、降逆止呕为主。形如清半夏，薄片，表面有光泽，透明，片面呈灰黄色或淡黄色，角质样，质脆，微有辣味，微具姜气。

清半夏（prepared pinellia tuber with alumen）（白矾）：白矾浸泡或煮或腌制。消除了辛辣刺喉的副作用，降低了毒性，以燥湿化痰为主。类圆形或肾形厚片，直径 6～18mm，表面呈乳白色，周边黄棕色，中间隐现黄白色筋脉点，气微辣涩。

法半夏（prepared pinellia tuber with liquorice root and limeliquor）（甘草、石灰）：甘草水煎液、石灰液浸渍半夏。治寒痰、湿痰为主，同时具有调脾和胃的作用。形如生半夏，内外皆呈黄色或淡黄白色，粉性足，质松脆，气微，味淡。

竹沥半夏（prepared pinellia tuber with both bamboo and ginger juice）（竹沥、姜汁）：半夏或法半夏，竹沥拌透阴干。温燥大减，适于胃热呕吐、肺热痰黄稠黏、痰热内闭中风不语。

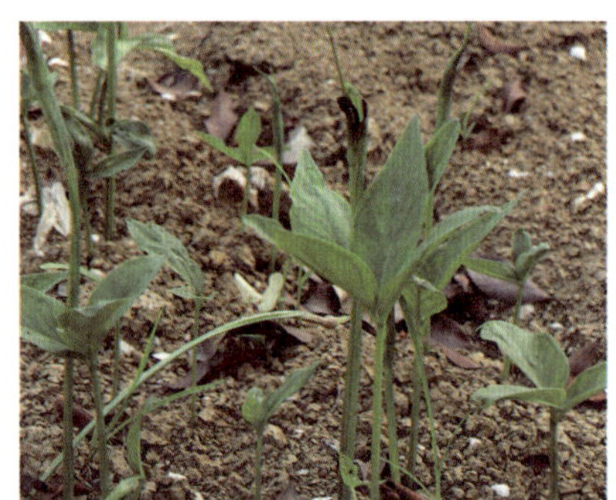

图 20-1　半夏原植物半夏

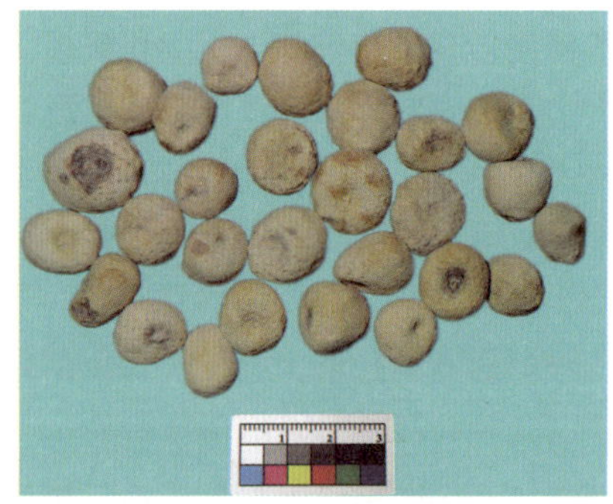

图 20-2　半夏药材

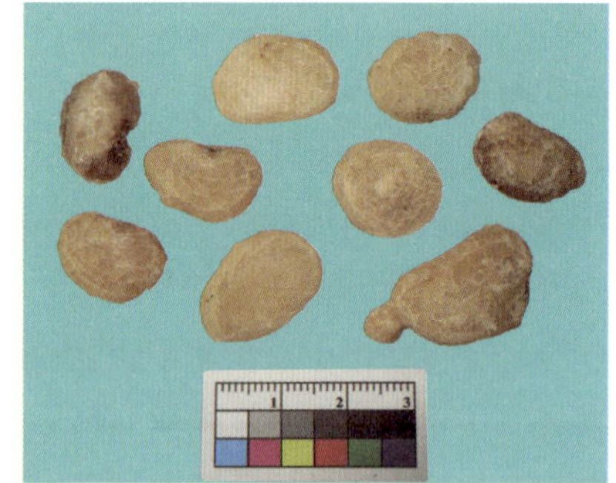

图 20-3　姜半夏饮片

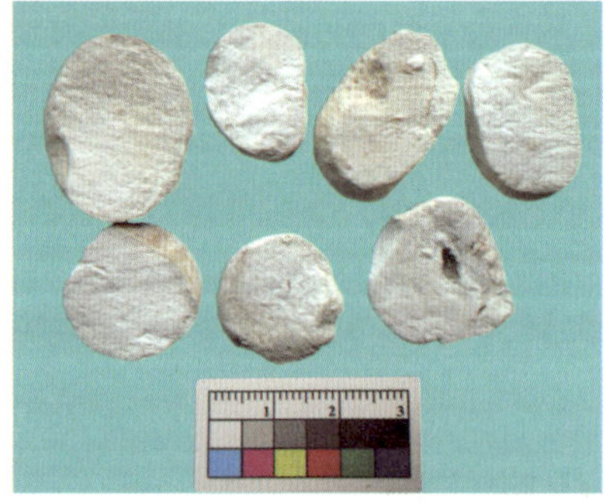

图 20-4　清半夏饮片

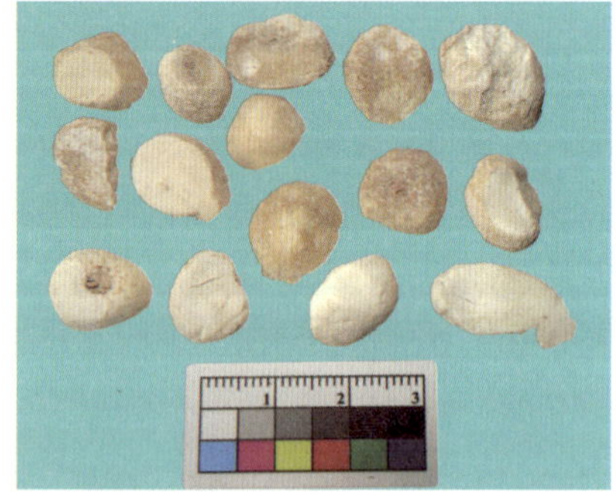

图 20-5　法半夏药材

[性效特点] 辛，温；有毒。归脾、胃、肺经。功效：燥湿化痰，降逆止呕，消痞散结，外用消肿止痛。

本品辛而温燥，善于燥脾湿、化痰浊；性温偏化寒痰；性降入胃经降逆止呕；辛散之性，可散胸中痰阻之气滞，兼能消肿散结。《本草便读》载其“为治呕吐、蠲饮邪之圣药也”。

[临床应用]

1. 寒痰、湿痰证。痰湿壅滞阻肺之咳嗽气逆，吐痰多色白，常配伍陈皮、茯苓等使用（二陈汤）；外感风寒，寒饮伏肺之寒痰咳嗽，痰多而质稀，可配伍干姜、细辛、麻黄等使用（小青龙汤）；湿痰上扰，蒙蔽清窍之眩晕头痛，常配伍天麻、白术等使用以化痰息风（半夏白术天麻汤）；肺热痰多咳嗽可配伍黄芩、天南星、瓜蒌等使用（清气化痰丸）；湿痰内盛，胃气失和而夜寐不安者，常配伍秫米以和胃安神（半夏秫米汤）。

2. 胃气上逆、恶心呕吐，对痰饮或胃寒呕吐尤宜。痰饮呕吐及胃寒呕吐，常配伍生姜使用（小半夏汤）；胃热呕吐常配伍黄连、竹茹等使用（黄连橘皮竹茹半夏汤）；胃阴虚呕吐常配伍麦冬、石斛等使用；胃气虚呕吐常配伍人参、白蜜等使用（大半夏汤）；妊娠呕吐常配伍紫苏梗、砂仁或杜仲、续断、人参、干姜等使用。

3. 心下痞、胸痹、结胸、梅核气。湿热阻滞，脾胃虚弱之心下痞满，寒热互结中焦，升降失常者，可配伍黄芩、黄连、干姜等使用（半夏泻心汤）；痰浊阻滞，胸阳不振，心痛彻背之胸痹疼痛，常配伍瓜蒌、薤白等使用（瓜蒌薤白半夏汤）；痰热互结之胸脘痞闷（结胸），常配伍瓜蒌、黄连等使用（小陷胸汤）；气郁痰凝，咽喉如有物梗阻之梅核气，常配伍茯苓、紫苏、厚朴等使用（半夏厚朴汤）。

4. 瘿瘤瘰疬、疮疡肿痛、毒蛇咬伤。痰湿凝结之瘿瘤、瘰疬、痰核，常配伍浙贝母、海藻、昆布等使用（海藻玉壶汤）；痈疽未溃者，无名肿毒或毒蛇咬伤，可用生半夏配生天南星等同研末调醋外敷，可散结消肿。

5. 其他如子宫颈癌、冠心病、心肌炎、病窦综合征、心动过速、室性早搏等所致心律失常、咽痛、牙痛、鸡眼、带状疱疹等亦可辨证选用。

［用量用法］ 水煎服，3～9g；一般宜制过后使用。制半夏有姜半夏、法半夏等：姜半夏长于降逆止呕；法半夏长于燥湿且温性较弱；半夏曲则有化痰消食之功；竹沥半夏，药性由温变凉，能清化热痰，主治热痰、风痰之证。外用适量生品，磨汁涂或以酒调敷患处。

［使用注意］ 反乌头。其性温燥，阴虚燥咳、血证、热痰、燥痰应慎用；妊娠期慎用，并控制剂量。生半夏中毒表现：口干舌麻、口腔炎后烧灼疼痛、舌头肿胀而活动欠灵、流涎、音哑、张口困难，乃至窒息。生品误食 0.1～2.4g 即可中毒。

［现代研究］ 本品主含挥发油，如茴香脑、柠檬醛、1- 辛烯、β- 榄香烯等成分，尚含生物碱、有机酸等。本品有镇咳、祛痰、镇吐、抑制胃液分泌、促进胆汁分泌、抗肿瘤、抗心律失常、镇静、降血脂、抑菌、抗炎等作用。

［药物比较］ 半夏，味辛，性温，有毒，主归脾、胃、肺经。陈皮，味辛、苦，性温，主归脾、肺经。二者均能燥湿化痰，用于治疗湿痰、寒痰伴咳嗽气逆、痰多清稀、胸脘痞满等病证。不同之处：半夏属化痰药，温燥之性尤强，燥湿化痰之力更著，又能降逆止呕，消痞散结，消肿止痛，用治气逆呕吐、心下痞、结胸、梅核气、瘿瘤痰核等。陈皮属行气药，辛行苦泄，长于理气和中，善治脾胃气滞之脘腹胀痛、食少便溏等。

［附］

1. 半夏曲 bànxiàqū（Fermented Pinellia Mess）

本品为法半夏、赤小豆、苦杏仁、鲜青蒿、鲜苍耳草、鲜辣蓼与面粉经炮制加工发酵而制成（图 20-6）。其味甘、微辛，性温；归脾、胃经。功效：化痰止咳，消食化积。本品主要用于治疗咳嗽痰多、胸脘痞满、呕恶、脾胃虚弱、饮食不消、泄泻、呕吐、腹胀等病证。水煎服，3～9g。

2. 水半夏 shuǐbànxià（Whipformed Typhonium Tuber）

本品为天南星科植物鞭檐犁头尖 *Typhonium flagelliforme*（Lodd.）Blume 的块茎（图 20-7、图 20-8）。其味辛，性温，有毒；归肺、脾经。功效：燥湿化痰，解毒消肿，止血。本品主要用于治疗咳嗽痰多、疮痈肿疖、无名肿痛、蛇虫咬伤、外伤出血等。水煎服，先煎，3～9g；或适量研末外敷患处。孕妇及阴虚干咳者慎用。

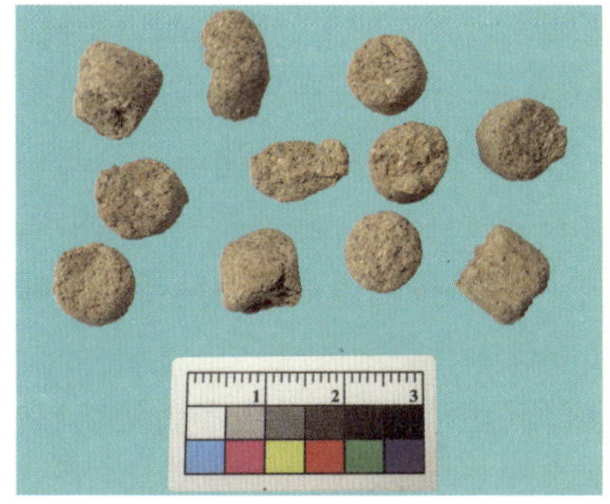

图 20-6 半夏曲饮片

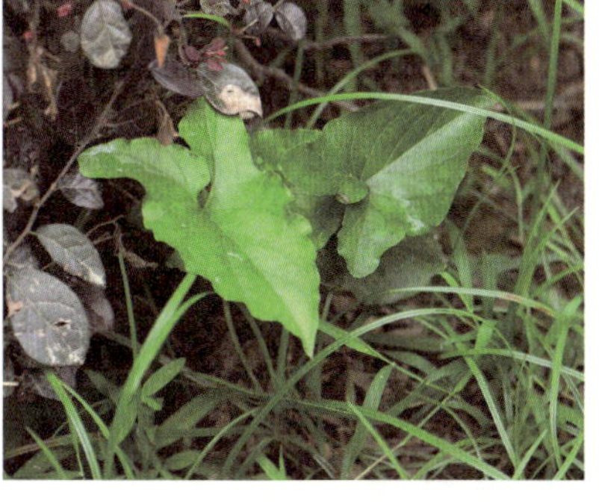

图 20-7 水半夏原植物鞭檐犁头尖

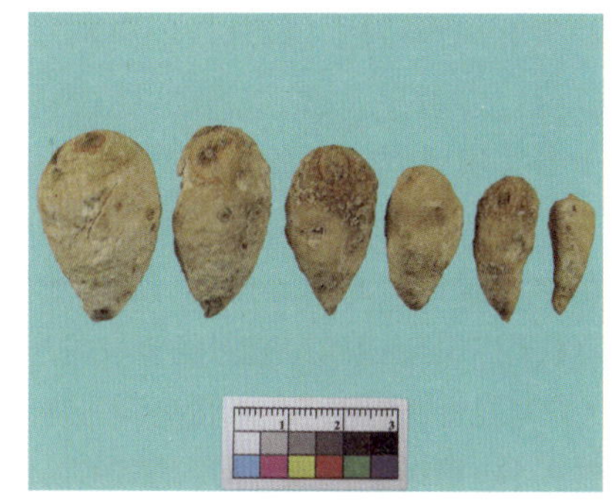

图 20-8 水半夏药材

天南星 tiānnánxīng（Jackinthepulpit Tuber）
《神农本草经》

[药物来源] 本品为天南星科植物天南星 *Arisaema erubescens*（Wall.）Schott、异叶天南星 *Arisaema heterophyllum* Bl. 或东北天南星 *Arisaema amurense* Maxim. 的干燥块茎（图 20-9～图 20-13）。天南星主产于河南、河北、四川等地；异叶天南星主产于江苏、浙江等地；东北天南星主产于辽宁、吉林等地。秋冬二季采挖，以个大，粉性足、色白者为佳。去须根及外皮，干燥，即为生南星，生用；或用白矾水浸泡，再与生姜共煮后，切片，晒干，即为制南星入药用。

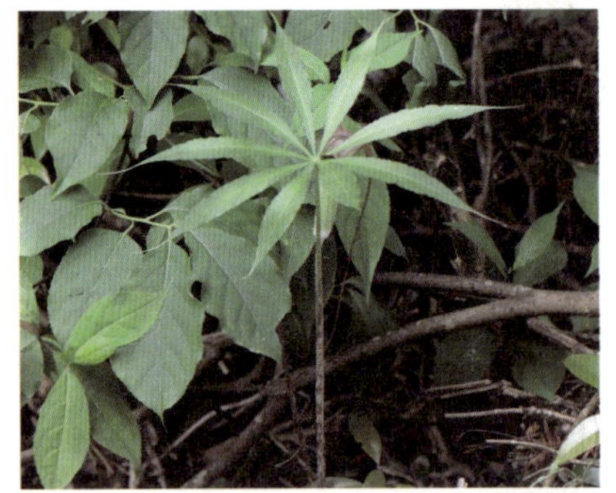

图 20-9 天南星原植物天南星

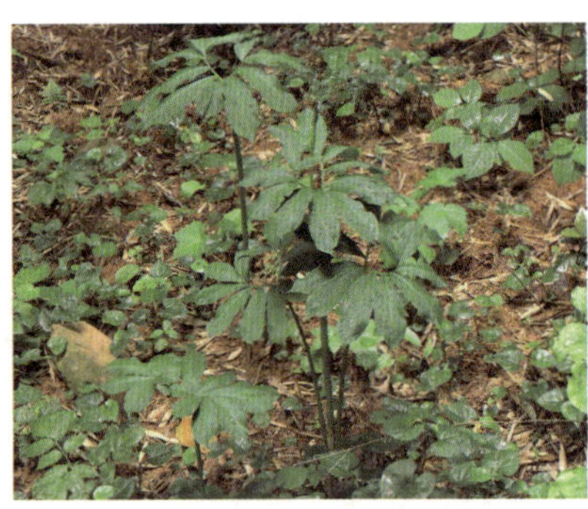

图 20-10 天南星原植物异叶天南星

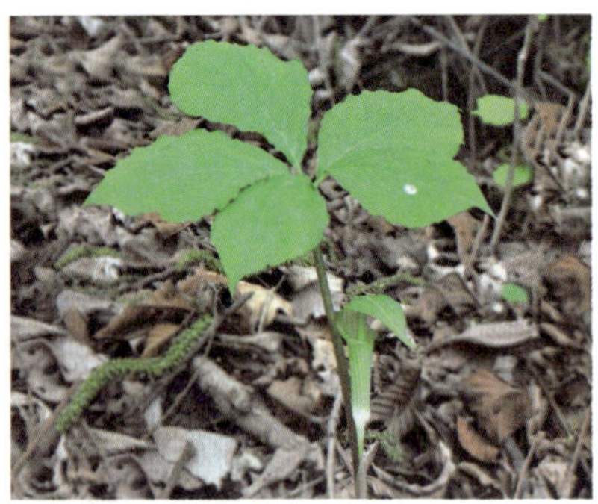

图 20-11 天南星原植物东北天南星

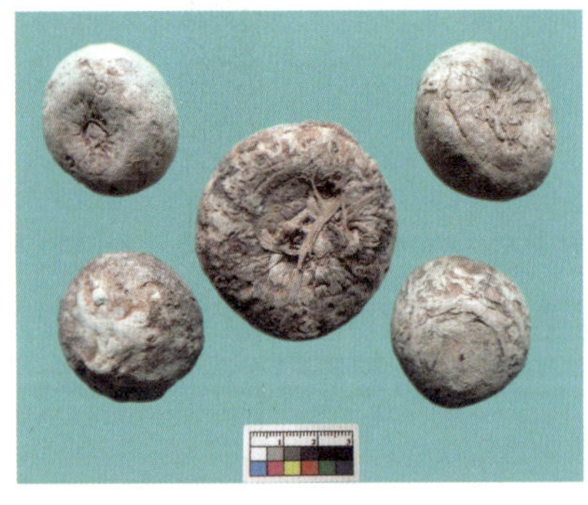

图 20-12 天南星药材

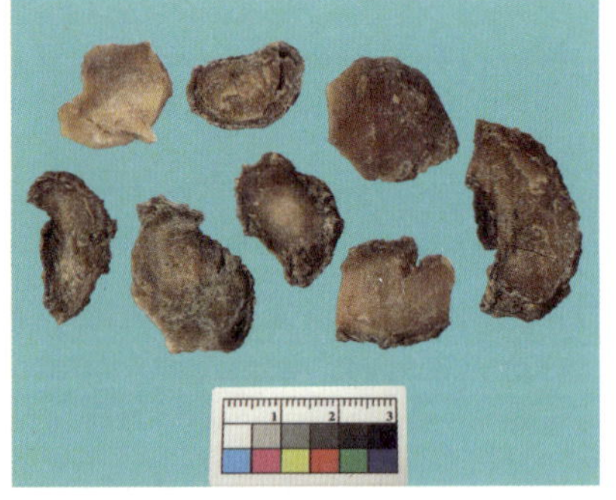

图 20-13 天南星饮片

[性效特点] 苦、辛，温；有毒。归肺、肝、脾经。功效：燥湿化痰，祛风解痉，外用散结消肿。

本品苦温可燥湿化痰；辛温而善走窜，可祛风痰而走经络，为祛风痰之要药。《本草求真》记载：“南星主走经络，故中风麻痹亦得以之为向导。”

[临床应用]

1. 湿痰、寒痰、顽痰咳嗽。寒痰、湿痰阻肺致咳喘痰多，色白清晰，胸膈胀闷，舌苔腻等，常配伍半夏相须为用，或配枳实、橘红等使用（导痰汤）；热痰咳嗽，咯痰黄稠等，配伍黄芩、瓜蒌等使用（小黄丸）。

2. 风痰诸症，如眩晕、中风、破伤风、癫痫、惊风等。风痰眩晕配伍半夏、天麻等使用；癫痫配伍半夏、全蝎、僵蚕等使用（五痫丸）；风痰留滞经络之半身不遂，手足顽麻，口眼㖞斜等，常配伍半夏、川乌、白附子等使用（青州白丸子）；破伤风角弓反张，痰涎壅盛，配伍天麻、白附子、防风等使用（玉真散）。

3. 痈肿瘰疬、毒蛇咬伤、皮肤病、风湿痹证、跌打损伤疼痛等，生品外用。痈疽肿痛，未成脓者，配伍天花粉、黄柏、大黄等使用（如意金黄散）；毒蛇咬伤可配伍雄黄外敷；阴疽肿硬难溃可配伍半夏、草乌、狼毒等使用（四虎散）；瘰疬痰核可研末本品醋调敷，或配伍浙贝母、半夏、川乌等使用（瘰疬膏）。

4. 其他方面，临床如癌肿（宫颈癌、食道癌、肺癌等）及冠心病等亦可辨证选用。

[用量用法] 水煎服，3～10g，多制用；外用生品适量，研末以醋或酒调敷患处。

[使用注意] 阴虚燥咳、阴血亏虚或热盛动风者不宜使用，孕妇慎用。生品毒大，内服宜慎。

[现代研究] 本品主含黄酮类成分，如夏佛托苷、异夏佛托苷、芹菜素 -6-*C*- 阿拉伯糖 -8-*C*- 半乳糖苷等，尚含有没食子酸、氨基酸及微量元素等。本品有祛痰、镇痛、镇静、抗惊厥、抗心律失常、抗肿瘤等作用。

[药物比较] 半夏，味辛，性温，有毒，主归脾、胃、肺经。天南星，味苦、辛，性温，有毒，主归肺、肝、脾经。二者均能燥湿化痰、解毒消肿，用于治疗寒痰、湿痰、痈疽肿毒痰核等病证。不同之处：半夏温入脾胃，偏治脾肺湿痰，又能降逆止呕，治疗痰饮或胃寒呕吐证；消痞散结，治心下痞、结胸、梅核气、瘿瘤等。天南星辛散走经络，温燥之性较半夏更胜，又善祛风止痉，多治脏腑经络风痰而止痉（风痰眩晕、中风、癫痫、破伤风及肢体麻木等病证）。

[附]

胆南星 dǎnnánxīng（Bile Arisaema）

本品为制天南星与牛（猪、羊）胆汁混匀后蒸制，加工而成；或生天南星细粉与牛、羊或猪胆汁经发酵而成（图 20-14）。其毒性及燥烈性减缓，性味苦、微辛，凉；归肺、肝、脾经。本品可清热化痰、息风定惊，主要用于治疗热痰咳喘、咯痰黄稠，中风痰迷及痰热动风、癫狂惊痫。煎服，3～6g。

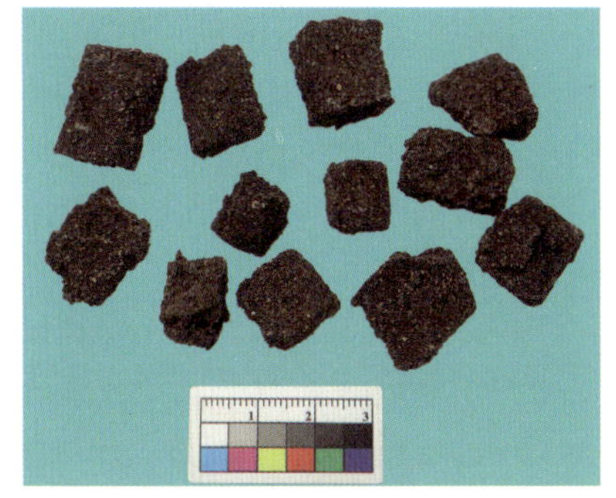
图 20-14　胆南星饮片

白附子 báifùzǐ（Giant Typhonium Rhizome）
《中药志》

[药物来源] 本品为天南星科植物独角莲 *Typhonium giganteum* Engl. 的干燥块茎（图 20-15～图 20-17），又名禹白附，主产于河南、甘肃、湖北等地。秋季采挖，以个大、质坚实，色白、粉性足者为佳。去残茎、须根和外皮，晒干，即生白附子，生用；或用生姜、白矾制过后切片，即制白附子入药用。

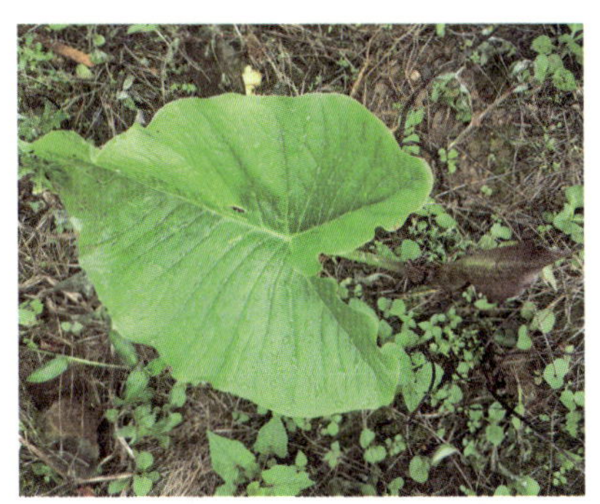
图 20-15　白附子原植物独角莲

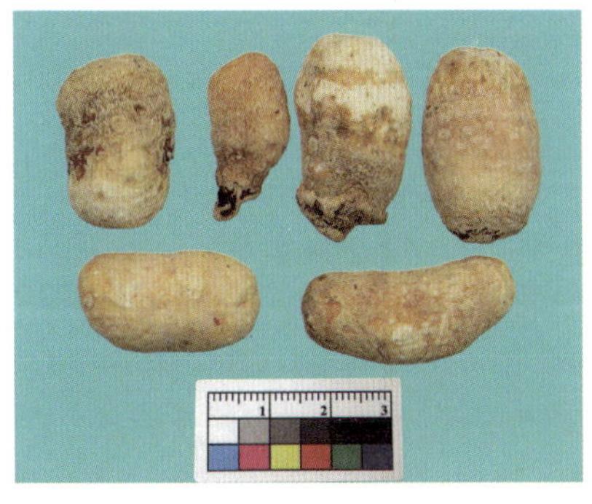
图 20-16　白附子药材

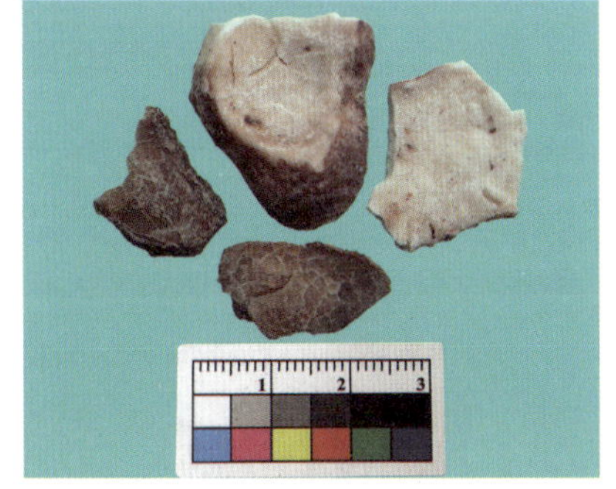
图 20-17　白附子饮片

[性效特点] 辛，温；有毒。归胃、肝经。功效：祛风痰，止痉，止痛，外用散结消肿。

本品辛温燥烈，善祛风痰而解痉止搐；其性升散、走窜，可引药势上行，善逐头面风痰，且具较强止痛之功；生用可解毒散结。《名医别录》记载本品“主心痛血痹、面上百病，行药势”。

[临床应用]

1. 中风痰壅，口眼㖞斜，语言謇涩，惊风、癫痫、破伤风等。中风痰壅所致口眼㖞斜、语言謇涩，常配伍全蝎、僵蚕等使用；风痰壅盛之癫痫、惊风等，常配伍半夏、天南星等使用；破伤风可配伍天麻、防风、天南星等使用。

2. 偏正头痛、痰厥头痛，宜于治疗肝风夹痰上扰头痛、眩晕，偏正头痛。痰厥头痛、眩晕常配伍天南星、半夏等使用；偏头风痛常配伍白芷等使用。

3. 瘰疬痰核、毒蛇咬伤。瘰疬痰核可单用鲜品捣烂外敷；毒蛇咬伤可单用本品磨汁内服，或配伍其他清热解毒药使用。

[用量用法] 水煎服，3～6g；研末，0.5～1g；一般宜炮制后使用；外用生品适量，捣烂，熬膏或研末以酒调敷患处。

[使用注意] 阴血亏虚或热盛动风者不宜使用，孕妇慎用。生品毒性大，内服宜慎。

[现代研究] 本品主含脂肪酸和酯类成分，如油酸、油酸甲酯等；还含β-谷甾醇、氨基酸等。本品有祛痰、镇静、镇痛、抗惊厥、抗炎、抑菌、抗肿瘤等作用。

[药物比较] 天南星，味苦、辛，性温，有毒，主归肺、肝、脾经。白附子，味辛、甘，性温，有毒，主归胃、肝经。二者均属天南星科植物，且辛温燥烈有毒；内服燥湿化痰、祛风止痉，善祛经络风痰，内用散结消肿，用于治疗风痰壅盛等病证；外用治痈疽痰核瘰疬、毒蛇咬伤等。不同之处：天南星燥湿化痰又入肺经，可用治顽痰咳嗽，胸膈痞闷；善治周身风痰。白附子能升能散，引药上行头面，善治头面部风痰。

[附]

关白附 guānbáifù（Korean Monkshood Root）

白附子之名，最早见于《名医别录》。但据考证，历代本草所载白附子来源为毛茛科黄花乌头 *Aconitum coreanum*（Levl.）Raip. 的干燥块根（图 20-18、图 20-19），商品称关白附。天南星科独角莲（禹白附）何时收载入药尚不明确。两者在祛风止痉、散结止痛方面功效相似，但关白附毒性较大，善于散寒祛湿止痛，已少用；禹白附毒性相对较小，又能解毒散结，现已作为白附子正品广泛使用。

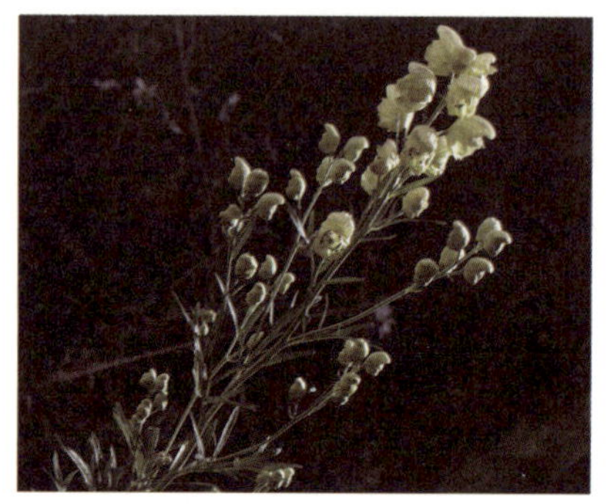

图 20-18　关白附原植物黄花乌头

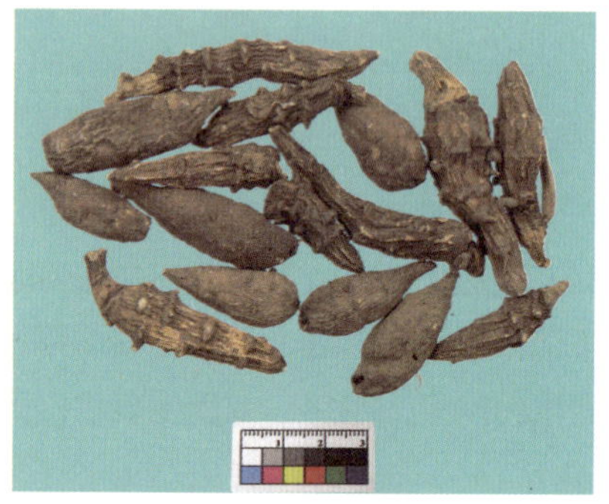

图 20-19　关白附药材

芥子 jièzǐ（Mustard Seed）
《新修本草》

[药物来源] 本品为十字花科植物白芥 *Sinapis alba* L. 或芥 *Brassica juncea*（L.）Czern. et Coss. 的干燥成熟种子（图 20-20～图 20-22），前者习称白芥子，后者习称黄芥子，主产于安徽、河南、四川等地。夏末秋初，果实成熟时割取全株，晒干，打下种子。以籽粒饱满、大小均匀、黄色或红棕色者为佳。生用或炒用。

[性效特点] 辛，温。归肺经。功效：温肺祛痰，利气，散结消肿。

本品辛温力雄，性善走散，能温宣肺气、化寒痰、利气机；又可温通经络，搜逐胁下和皮里膜外之痰而散结、止痛。

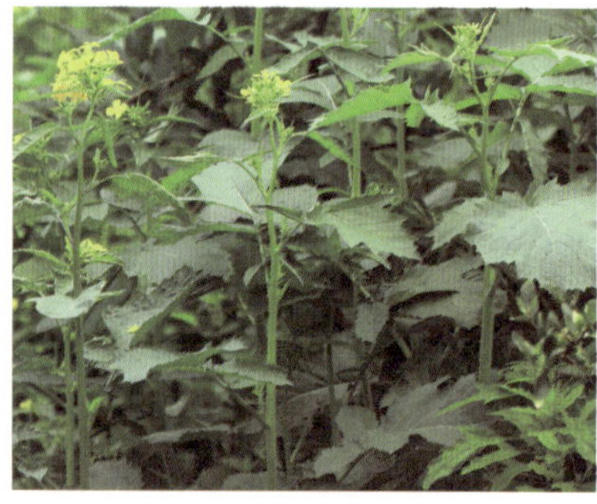

图 20-20　芥子原植物白芥

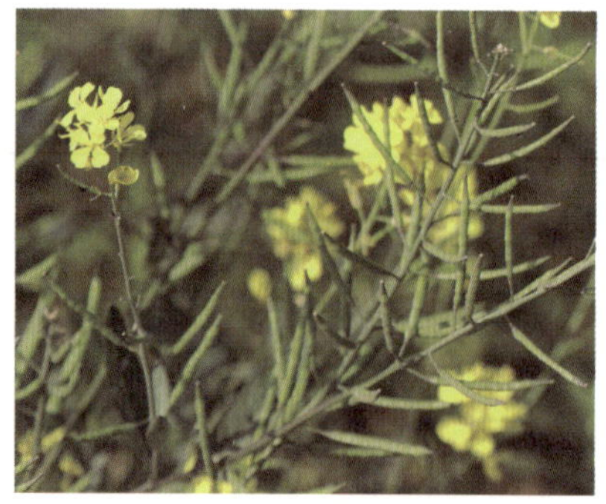

图 20-21　芥子原植物芥

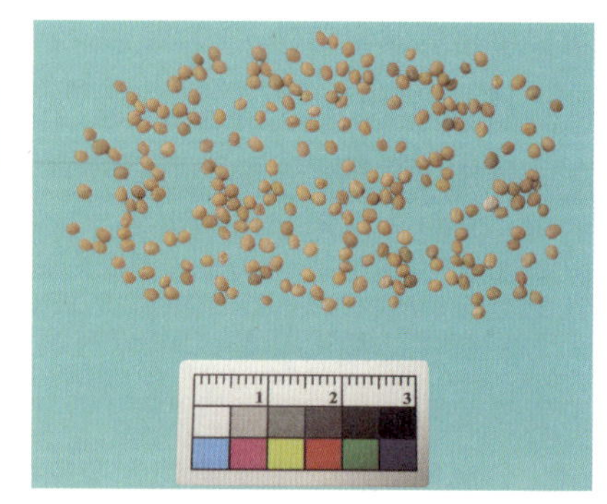

图 20-22　芥子饮片

[临床应用]

1. 寒痰咳喘胸闷、痰多难咯。寒痰壅肺，气逆咳喘，痰多清稀，胸闷，常配伍紫苏子、莱菔子使用（三子养亲汤）。

2. 痰饮停滞胸膈所致胸胁积水，咳喘胸满胁痛者，常配伍甘遂、大戟等使用（控涎丹）。

3. 痰湿流注，阴疽漫肿，常配伍鹿角胶、熟地黄、肉桂等使用以温阳化痰散结（阳和汤）。

4. 痰湿阻滞经络之肢体麻木或疮肿初起及关节疼痛，配伍马钱子、肉桂、没药等使用（白芥子散）；或单用研末，醋调敷患处。

5. 本品配伍细辛、麝香、甘遂等研末，于夏令贴敷肺俞等穴，或用白芥子注射液穴位注射肺俞、膻中、定喘等穴可疗冷哮日久、寒痰咳喘等。

[用量用法] 水煎服，3～9g；外用适量研末敷患处或作发泡用。

[使用注意] 本品辛温走散，耗气伤阴；久咳肺虚、阴虚火旺患者忌用；外敷可使皮肤起泡；用量过大可刺激胃肠道；消化道溃疡、出血、皮肤过敏者须忌用。用量不宜过大，以免引起腹泻。不宜久煎。

[现代研究] 本品主含含氮类成分，如芥子苷、芥子碱等，还含脂肪油等。本品有镇咳、平喘、祛痰、抗炎、抑菌、镇痛等作用。

皂荚 zàojiá（Chinese Honeylocust Fruit）
《神农本草经》

[药物来源] 本品为豆科乔木皂荚树 *Gleditsia sinensis* Lam. 的干燥成熟果实和不育果实（图 20-23～图 20-25）。又名皂角。前者形扁长，习称大皂角；其植株受伤后所结的小型果实，弯曲成月牙形者，习称猪牙皂（小皂荚）。本品主产于四川、河北、陕西等地。秋季采摘成熟果实，晒干，切片，以个小饱满、色紫黑、有光泽、无果柄、质坚硬、肉多而黏、断面淡绿色者为佳。生用或炒用，用时捣碎。

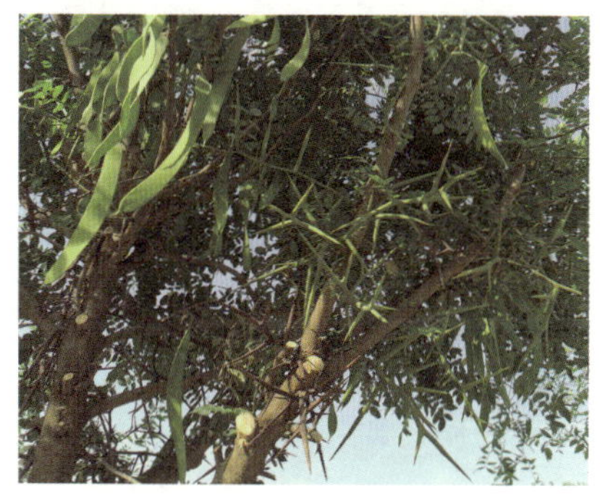

图 20-23　皂荚原植物皂荚树

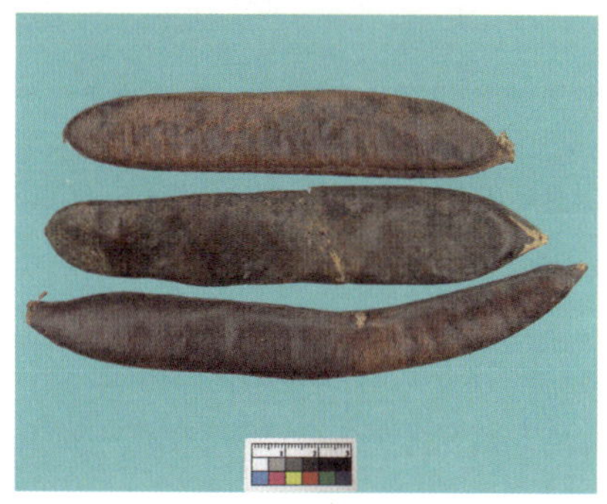

图 20-24　皂荚药材

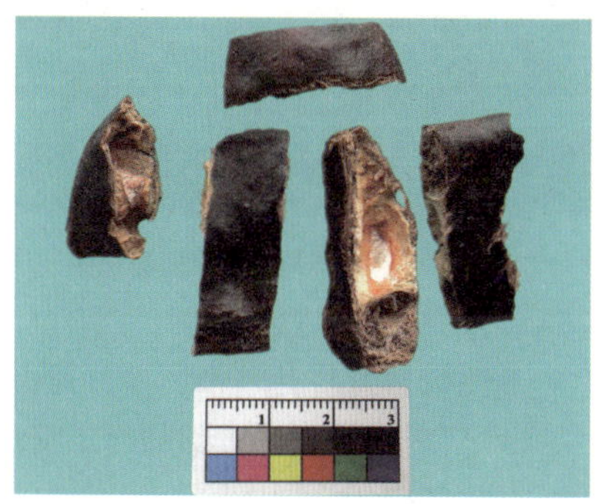

图 20-25　皂荚饮片

[性效特点] 辛，咸，温；有小毒。归肺、大肠经。功效：祛顽痰，通窍开闭，祛风杀虫。

本品辛温走窜，性锐利，咸能软坚，软化胶结之痰，为作用峻烈的祛痰药；辛能通利气道，可开窍、启闭；尚能杀虫。

[临床应用]

1. 顽痰胶结，咳喘胸满。顽痰胶阻于肺所致咳逆上气，胸闷，时吐稠痰，难以平卧者，单味研末，以蜜为丸，枣汤送服（皂荚丸）；咳喘痰多配伍麻黄、猪胆汁制成片剂使用。

2. 中风痰厥，风痰闭窍，癫痫神昏口噤，喉痹，或兼痰声辘辘。中风痰厥、癫痫、喉痹等痰涎壅盛、关窍闭阻者，配伍细辛研末吹鼻（通关散）；或配伍明矾为散，温水调服（稀涎散）。

3. 疮肿未溃、皮肤瘙痒，单用本品熬膏外敷。

4. 大便秘结干燥，可单用本品，或配伍细辛研末加蜂蜜调匀，制成栓剂塞肛。

[用量用法] 多研末入丸散服用，1～1.5g。外用适量，研末吹鼻取嚏或研末调敷患处。

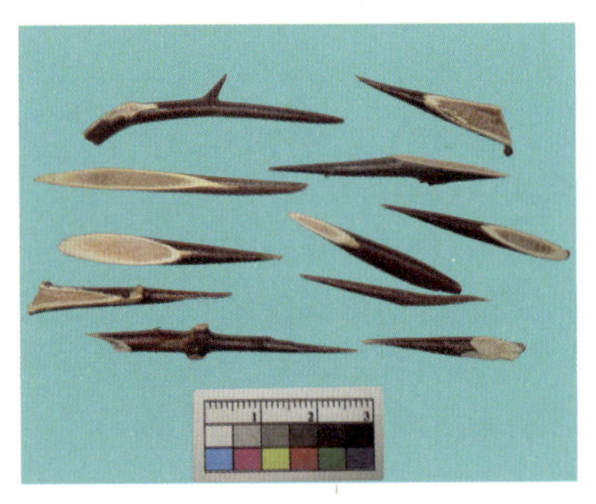
图 20-26　皂角刺饮片

[使用注意] 本品辛散走窜之性强，非顽痰实证体壮者不宜轻投。用量过大会中毒；孕妇、阴亏者，咯血、吐血及出血倾向者忌用。

[现代研究] 本品主含三萜皂苷，还含鞣质、生物碱、有机酸、糖类等成分。本品有祛痰、抗炎、抑菌、抗病毒、抗肿瘤、抗过敏等作用。

[附]

皂角刺 zàojiǎocì（Chinese Honeylocust Spine）

本品为豆科植物皂荚 *Gleditsia sinensis* Lam. 的树枝、树干上的干燥棘刺（图 20-26），又名皂角针。其性味辛，温；归肝、胃经。功效：消肿托毒，排脓，杀虫（长于活血散结、托毒排脓）。本品主要用于治疗痈疽初起或脓成未溃（尤以后者多用）；外用治疗疥癣麻风等。煎服，3～10g。外用适量，醋蒸取汁涂患处。

旋覆花 xuánfùhuā（Inula Flower）
《神农本草经》

[药物来源] 本品为菊科植物旋覆花 *Inula japonica* Thunb. 或欧亚旋覆花 *Inula britannica* L. 的干燥头状花序（图 20-27～图 20-29），主产于河南、河北、江苏等地。夏秋二季花开时采收，去杂质，阴干或晒干，大、金黄色、有白绒毛、无枝梗者为佳。生用或蜜炙用。

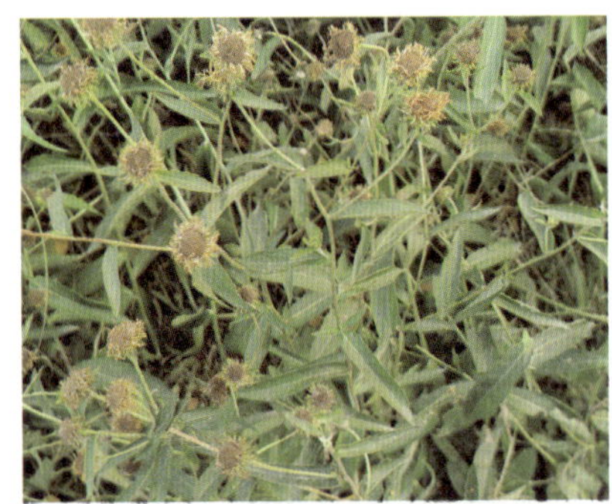
图 20-27　旋覆花原植物旋覆花

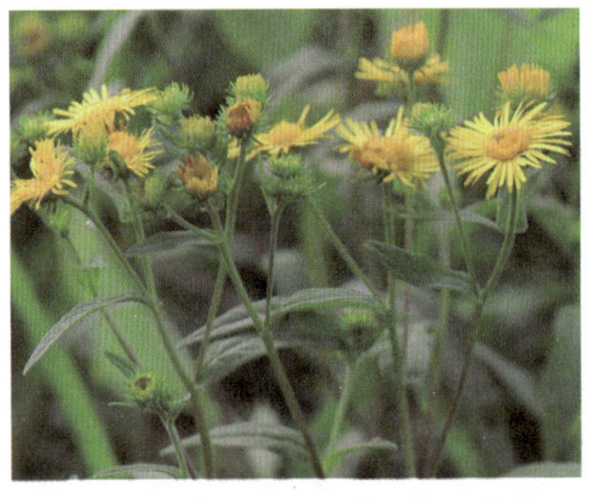
图 20-28　旋覆花原植物欧亚旋覆花

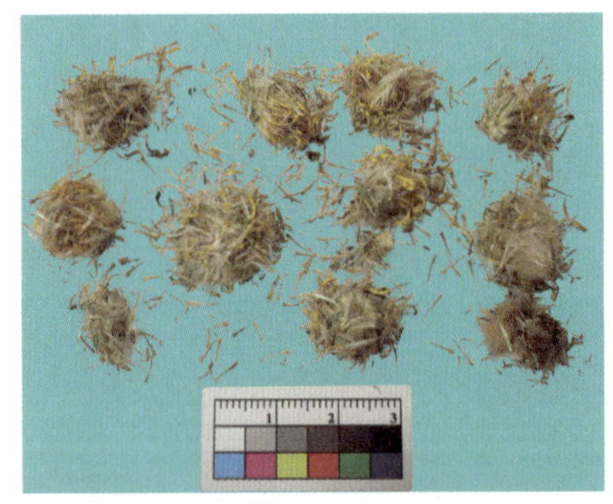
图 20-29　旋覆花饮片

[性效特点] 苦、辛、咸，微温。归肺、脾、胃、大肠经。功效：降气化痰，止咳止呕。

本品辛宣肺气，苦降肺气，又泄痰湿；其气下行，可降胃之逆气而止呕、嗳，且微温不燥。

[临床应用]

1. 风寒咳嗽，喘咳多痰，痰饮蓄结，胸膈痞满，尤宜于痰壅气逆及痰饮蓄结所致的咳嗽痰多。外感风寒，内蕴痰湿之寒痰咳喘，常配伍半夏、麻黄、紫苏子等使用（金沸草散）；痰热咳喘可配伍桑白皮、瓜蒌、黄芩、贝母等使用；痰饮内停，浊阴上犯所致咳喘气促，胸膈痞闷，可配伍桑白皮、槟榔等使用（旋覆花汤）；顽痰胶结，难以咯出，胸闷者，可配伍海浮石、海蛤壳等使用。

2. 噫气，呕吐，心下痞硬。痰浊中阻，胃气上逆所致噫气呕吐，胃脘痞硬者，常配伍代赭石、半夏、生姜等使用（旋覆代赭汤）；胃热呕逆常配伍黄连、竹茹等使用。

3. 肝气郁滞或肝胃不和，胸胁胀痛或兼脘腹胀痛、梅核气等；配伍香附，常用治疗气血不和之胸胁痛（香附旋覆花汤）。

[用量用法] 水煎服，3～9g，包煎；其绒毛入汤不易澄清，每能刺喉作痒。

[使用注意] 阴虚劳嗽、津伤燥咳者不宜使用。

[现代研究] 本品主含倍半萜内酯类成分，如旋覆花素、旋覆花内酯等，含黄酮类成分，如槲皮素、异槲皮素等；还含有机酸等。本品有镇咳、祛痰、平喘、抗溃疡、抗炎、抑菌、保护血管内皮、护肝、调节免疫、调节胃肠运动、脑保护等作用。

[附]

金沸草 jīnfèicǎo（Inula）

本品为菊科植物条叶旋覆花 *Inula linariifolia* Turcz. 或旋覆花 *Inula japonica* Thunb. 的干燥地上部分（图 20–30、图 20–31）。其性味苦、辛、咸，温；归肺、大肠经。功效：降气消痰，行水；尚可散风寒。本品主要用于治疗外感风寒、痰饮蓄积、咳喘痰多、胸膈痞满等。煎服，5～10g。

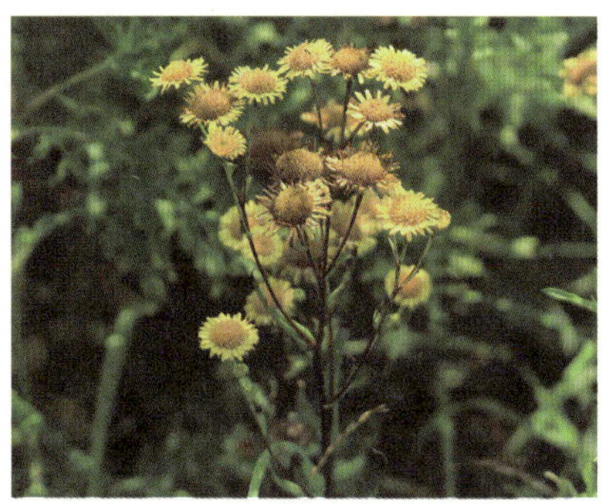

图 20–30　金沸草原植物条叶旋覆花

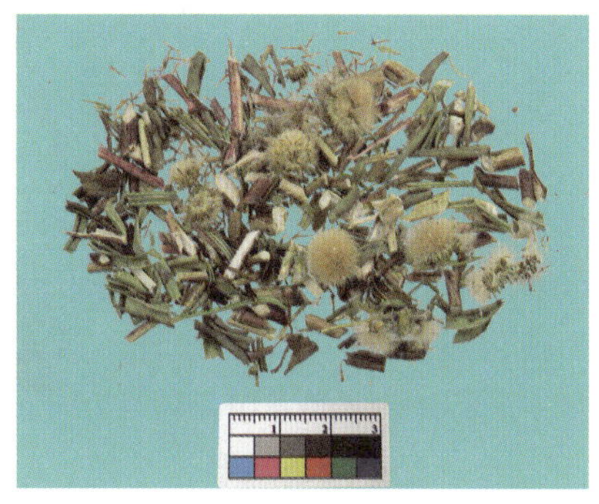

图 20–31　金沸草饮片

白前 báiqián（Willowleaf Swallowwort Rhizome）
《名医别录》

[药物来源] 本品为萝藦科植物柳叶白前 *Cynanchum stauntonii*（Decne.）Schltr. ex Lév1. 或芫花叶白前 *Cynanchum glaucescens*（Decne.）Hand.-Mazz. 的干燥根茎及根（图 20–32～图 20–34），主产于浙江、安徽、江苏等地。秋季采挖，晒干，切段，以根茎粗、须根长、断面粉白色、粉性足者为佳。生用或蜜炙用。

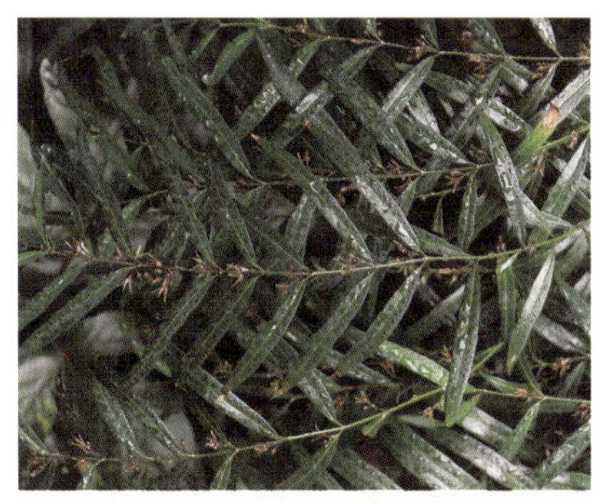

图 20–32　白前原植物柳叶白前

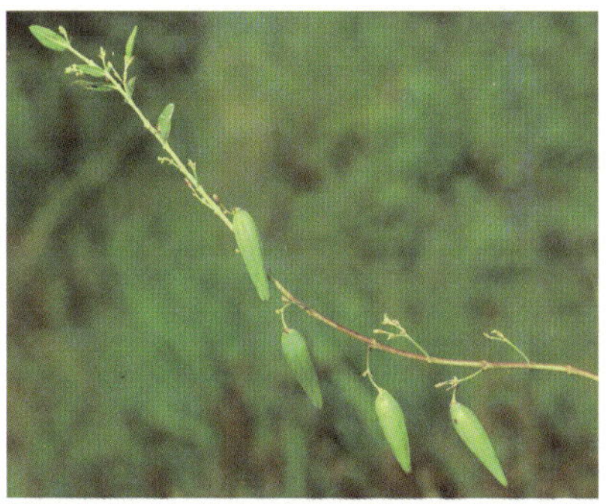

图 20–33　白前原植物芫花叶白前

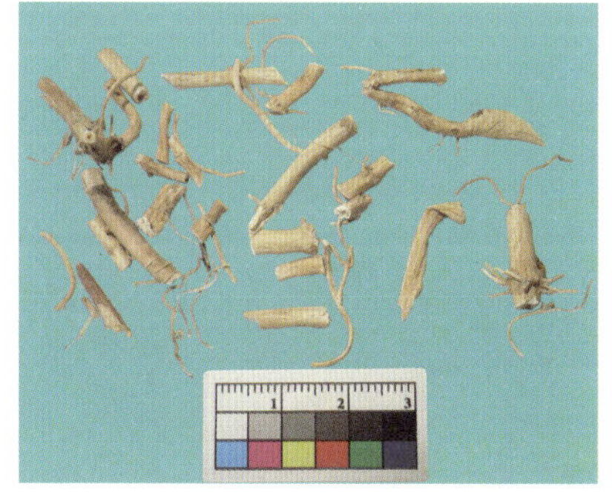

图 20–34　白前饮片

[性效特点] 辛，苦，微温。归肺经。功效：降气化痰止咳。

本品辛宣肺气而长于祛寒痰或湿痰，苦降肺气而止咳喘；性微温而不燥烈，较为平和，被称为"肺家咳嗽要药"。

[临床应用] 肺气壅实，咳嗽痰多，气逆喘促，胸满；无论属寒属热，外感内伤均可用之，尤以湿痰或寒痰阻肺，肺气失降者为宜。外感风寒咳嗽，咯痰不爽，配伍荆芥、桔梗等使用（止嗽散）；咳喘浮肿，喉中痰鸣，不能平卧，常配伍紫菀、半夏、大戟等使用（白前汤）；肺热咳喘配伍桑白皮、葶苈子等使用（白前丸）；久咳肺气阴两虚常配伍黄芪、北沙参等使用。

[用量用法] 水煎服，3～10g；或入丸、散服。

[使用注意] 肺虚喘咳者宜慎用；生品剂量过大，对胃有一定程度刺激。

[现代研究] 本品主含皂苷类成分，如白前皂苷 A～K，白前新皂苷 A、B 等。本品有镇咳、祛痰、平喘、抗炎、镇痛、抗血栓形成、抗溃疡等作用。

附：其他温化寒痰药

表 20-1 其他温化寒痰药

药名	药性	功效	主治证	用法用量
猫爪草	甘、辛，温；归肝、肺经	化痰散结，解毒消肿	瘰疬痰核，疔疮肿毒，蛇虫咬伤	水煎服，15～30g；单味药可用至 120g；外用适量，捣敷或研末调敷

第二节 清化热痰药

清化热痰药（herbs that clear and dissolve hot phlegm）药性寒凉，能清化热痰，部分药质润，可润燥化痰，部分药味咸，可软坚散结；清化热痰药主治热痰证，症见咳嗽气喘、痰黄质稠；痰热癫痫、中风惊厥、瘿瘤、痰火瘰疬等均可选用清化热痰药治疗。燥痰证，症见痰稠难咯，唇舌干燥，宜选用质润的润燥化痰药。临证时，多配伍清热泻火、养阴润燥之品同用。药性寒凉的清化热痰药不宜用于治疗寒痰、湿痰证。

掌握层次：A. 川贝母、浙贝母、瓜蒌、桔梗。B. 竹茹、前胡、胖大海。C. 竹沥、天竺黄、海藻、昆布、黄药子、海蛤壳、瓦楞子。

川贝母 chuānbèimǔ（Tendrilleaf Fritillary Bulb）
《神农本草经》

［药物来源］ 本品为百合科植物川贝母 *Fritillaria cirrhosa* D. Don、暗紫贝母 *Fritillaria unibracteata* Hsiao et K. C. Hsia、甘肃贝母 *Fritillaria przewalskii* Maxim.、梭砂贝母 *Fritillaria delavayi* Franch.、太白贝母 *Fritillaria taipaiensis* P. Y. Li或瓦布贝母 *Fritillaria unibracteata* Hsiao et K. C. Hsia var. *wabuensis*（S. Y. Tang et S. C. Yue）Z. D. Liu，S. Wang et S. C. Chen 的干燥鳞茎（图 20-35～图 20-41）。前三者按性状不同分别习称为“松贝”“青贝”“炉贝”和“栽培品”。本品主产于四川、云南、甘肃等地。夏秋二季或积雪融化时采挖，去须根、粗皮，晒干或低温干燥，以个小、完整、白色、质坚实、粉性足者为佳。生用。

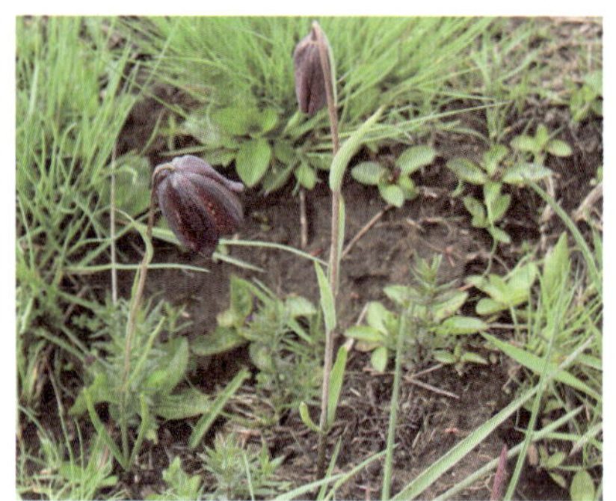
图 20-35 川贝母原植物川贝母

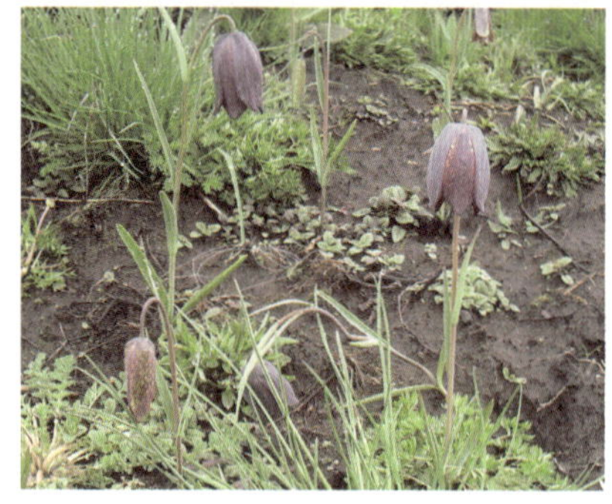
图 20-36 川贝母原植物暗紫贝母

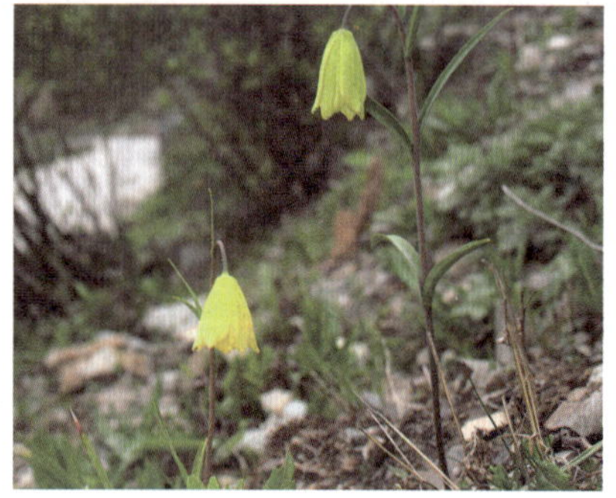
图 20-37 川贝母原植物甘肃贝母

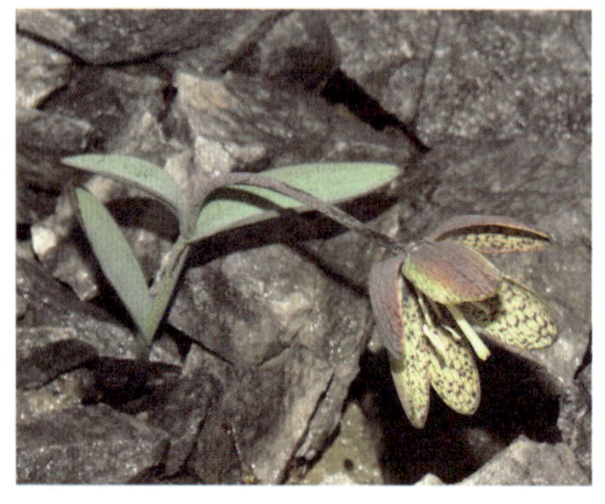
图 20-38 川贝母原植物梭砂贝母

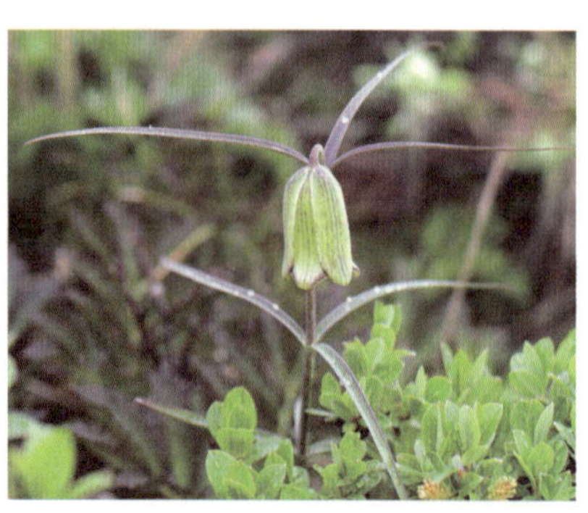
图 20-39 川贝母原植物太白贝母

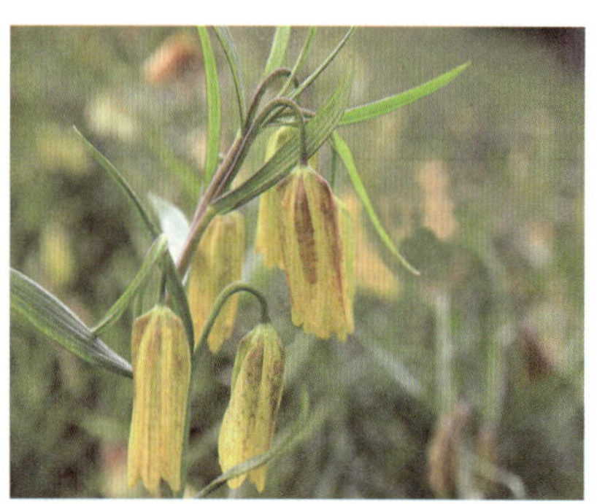
图 20-40 川贝母原植物瓦布贝母

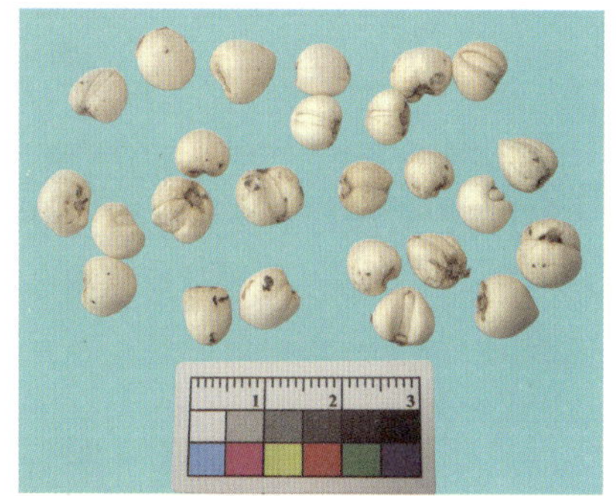
图 20-41 川贝母饮片

[性效特点] 苦、甘，微寒。归肺、心经。功效：清热化痰，润肺止咳，散结消肿。

本品味苦性微寒，苦寒之性可清泄肺热而化痰，并可清化郁热；味甘质润则可润肺止咳；兼能消散壅结。

[临床应用]

1. 痰热咳嗽，干咳少痰，虚劳咳嗽，痰中带血；尤宜于内伤久咳，燥痰、热痰证。阴虚、虚劳咳嗽，久咳有痰，常配伍北沙参、麦冬等使用（贝母散）；肺热、肺燥咳嗽常配伍知母使用（二母丸）。

2. 瘰疬、乳痈、疮痈、肺痈。痰火郁结所致瘰疬，常配伍玄参、牡蛎等使用（消瘰丸）；热毒壅结所致乳痈、疮疡常配伍蒲公英、天花粉、连翘等使用；肺痈咯吐脓血，胸闷咳嗽，常配伍桔梗、紫菀、鱼腥草等使用（四顺汤）。

3. 川贝母尚可解气机郁结。

[用量用法] 水煎服，3～10g；研粉末冲服，每次 1～2g。

[使用注意] 反乌头，不宜与川乌、草乌、附子同用；脾胃虚寒、有湿痰者不宜用。

[现代研究] 本品主含多种生物碱类成分，如西贝母碱、川贝碱、青贝碱、松贝碱甲、松贝碱乙、贝母辛等；还含有皂苷、蔗糖等。本品有祛痰、镇咳、降血压、抗肿瘤、抑菌、抗炎、解痉、兴奋子宫等作用。

[附]

1. 平贝母 píngbèimǔ（Ussuri Fritillary Bulb）

本品为百合科植物平贝母 *Fritillaria ussuriensis* Maxim. 的干燥鳞茎（图 20-42、图 20-43）。其性味苦、甘，微寒；归肺、心经。功效：清热润肺，化痰止咳。本品主要用于治疗肺热燥咳，干咳少痰，阴虚劳嗽，咳痰带血。煎服，3～9g；研粉末冲服，1 次 1～2g。本品不宜与川乌、草乌、附子等同用。

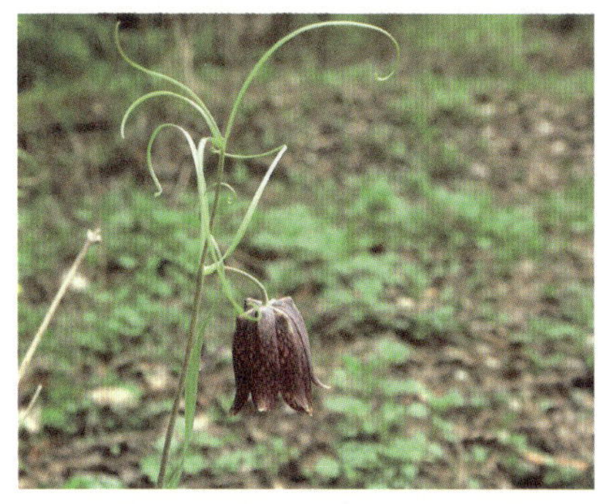
图 20-42 平贝母原植物平贝母

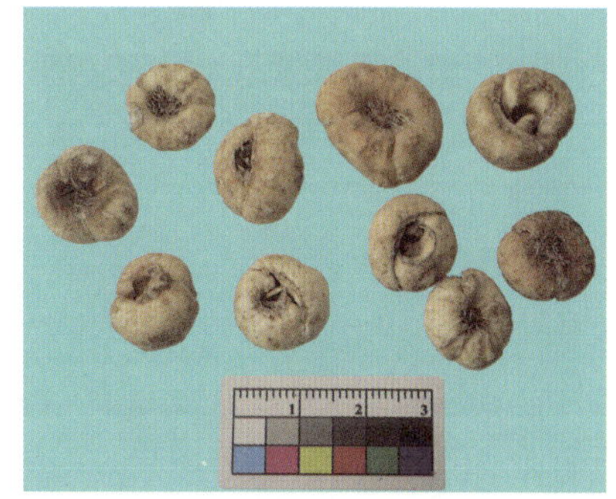
图 20-43 平贝母饮片

2. 伊贝母 yībèimǔ（Sinkiang Fritillary Bulb）

本品为百合科植物新疆贝母 *Fritillaria walujewii* Regel 或伊犁贝母 *Fritillaria pallidiflora* Schrenk 的干燥鳞茎（图 20-44～图 20-46）。其性味苦、甘，微寒；归肺、心经。功效：清热润肺，化痰止咳。本品用于治疗肺热燥咳，干咳少痰，阴虚劳嗽，咳痰带血。水煎服，3～9g。本品不宜与川乌、草乌、附子等同用。

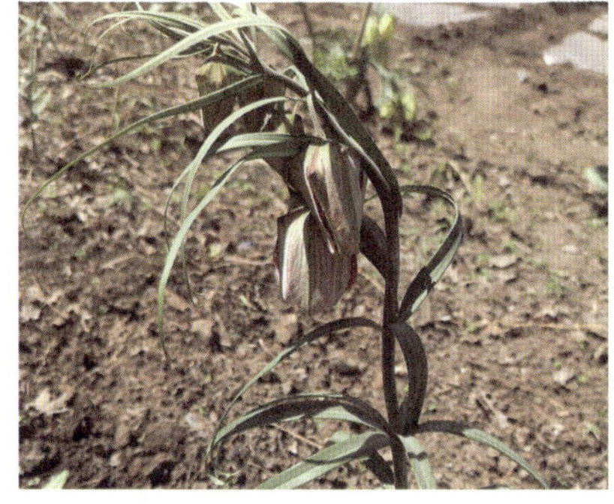
图 20-44 伊贝母原植物新疆贝母

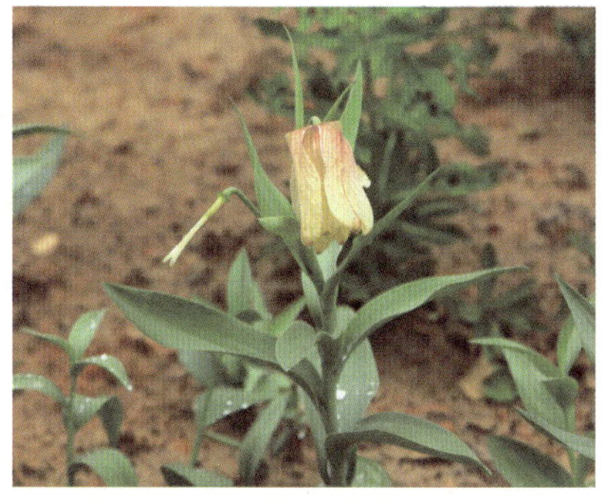
图 20-45 伊贝母原植物伊犁贝母

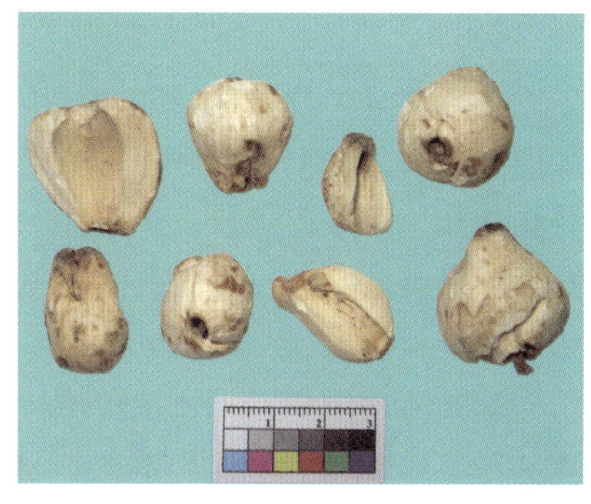
图 20-46 伊贝母饮片

浙贝母 zhèbèimǔ（Thunberg Fritillary Bulb）
《轩岐救正论》

[药物来源] 本品为百合科植物浙贝母 *Fritillaria thunbergii* Miq. 的干燥鳞茎（图 20–47、图 20–48），主产于浙江、江苏、安徽等地。初夏植株枯萎时采挖，擦去外皮，拌以煅过的贝壳粉，吸去浆汁，切厚片，或打成碎块，干燥，以鳞叶肥厚、表面及断面白色、粉性足者为佳。生用。

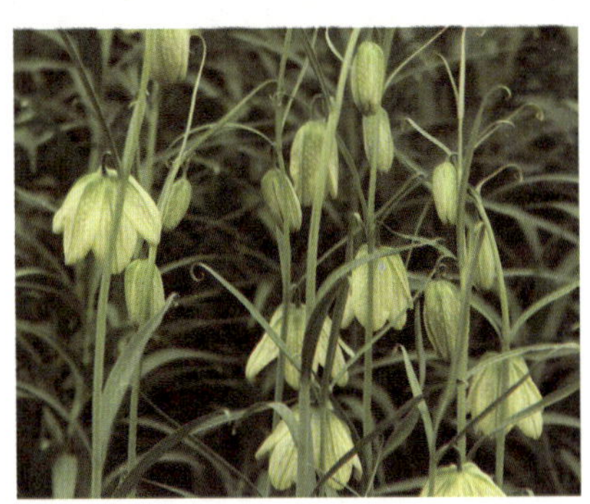

图 20–47 浙贝母原植物浙贝母

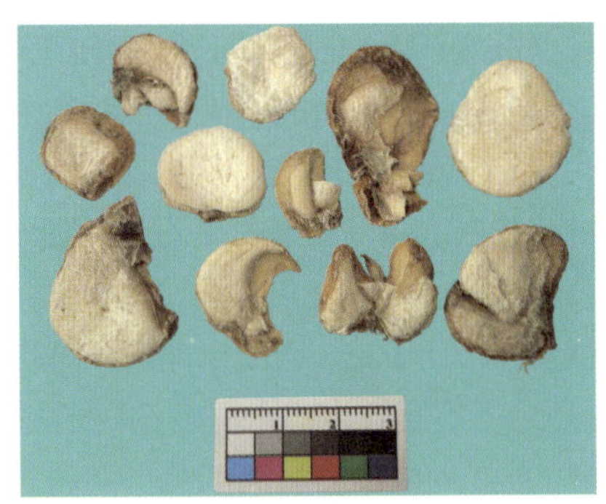

图 20–48 浙贝母饮片

[性效特点] 苦，寒。归肺、心经。功效：清热化痰，散结消痈。

本品味苦性寒，偏苦泄之性，长于清化热痰、降泄肺气；尚能化痰散结以消痈，且能清解热毒。

[临床应用]

1. 风热咳嗽、痰热咳嗽。风热咳嗽常配伍桑叶、牛蒡子等使用；痰热郁肺之咳嗽常配伍瓜蒌、知母等使用。

2. 瘰疬、瘿瘤、疮痈、乳痈、肺痈。痰火郁结所致瘰疬结核可配伍玄参、牡蛎等使用（消瘰丸）；瘿瘤常配伍海藻、昆布等使用；疮毒、乳痈常配伍连翘、蒲公英等使用，内服外用均可；肺痈咯吐脓血常配伍鱼腥草、金荞麦、芦根、桃仁等使用。

3. 尚可用于溃疡病的辨证治疗。

[用量用法] 水煎服，5～10g。

[使用注意] 反乌头，不宜与川乌、草乌、附子同用。

[现代研究] 本品主含生物碱，如贝母素甲、贝母素乙、贝母辛、浙贝宁、浙贝素等成分，以及胆酸、脂肪酸、β- 谷甾醇、淀粉等。本品有镇咳、祛痰、平喘、镇痛、镇静、抗炎、抑菌、抗肿瘤、抗溃疡、抗凝血、扩瞳、溶石、止泻等作用。

[药物比较] 川贝母，味苦、甘，性微寒，主归肺、心经。浙贝母，味苦，性寒，主归肺、心经。二者均能清热化痰、散结消肿，用于治疗肺热咳喘痰多证、瘰疬、瘿瘤、痰核等病证。不同之处：川贝母味甘质润，善润肺止咳，尤宜于阴虚肺燥咳嗽，肺虚久咳，痰少咽干等病证。浙贝母偏苦寒泄热，清热散结，无润肺之功，多用于肺热咳嗽痰稠及痰火郁结之瘰疬、瘿瘤、疮疡等病证。

[附]

1. 湖北贝母 húběibèimǔ（Hupeh Fritillary Bulb）

本品为百合科植物湖北贝母 *Fritillaria hupehensis* Hsiao et K. C. Hsia 的干燥鳞茎（图 20–49、图 20–50）。其味微苦，性凉；归肺、心经。功效：清热化痰，止咳，散结。本品主要用于治疗热痰咳嗽、瘰疬痰核、痈肿疮毒。研粉末冲服，3～9g。本品不宜与川乌、草乌、附子等同用。

2. 土贝母 tǔbèimǔ（Paniculate Bolbostemma Rhizome）

本品为葫芦科植物土贝母 *Bolbostemma paniculatum*（Maxim.）Franquet 的干燥块茎（图 20–51、图 20–52）。其味苦，性微寒；归肺、脾经。功效：解毒，散结，消肿。本品主要用于治疗乳痈、瘰疬、痰核。水煎服，5～10g。

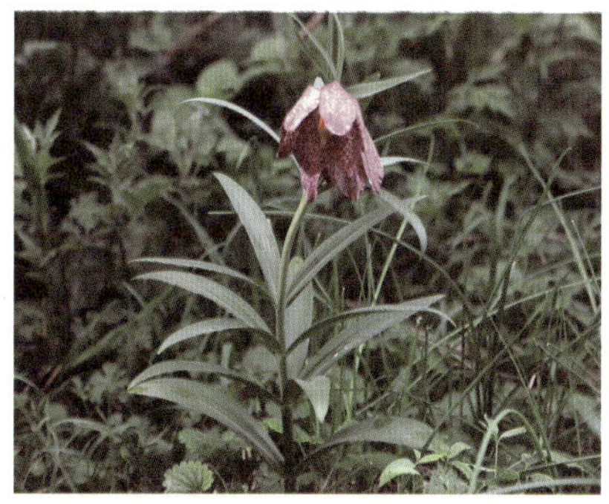
图 20-49　湖北贝母原植物湖北贝母

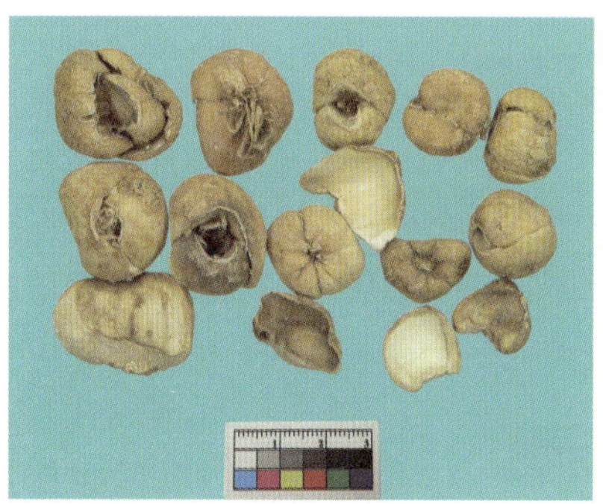
图 20-50　湖北贝母饮片

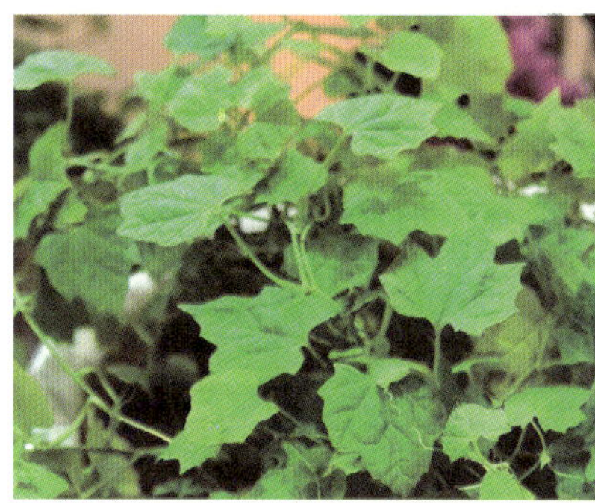
图 20-51　土贝母原植物土贝母

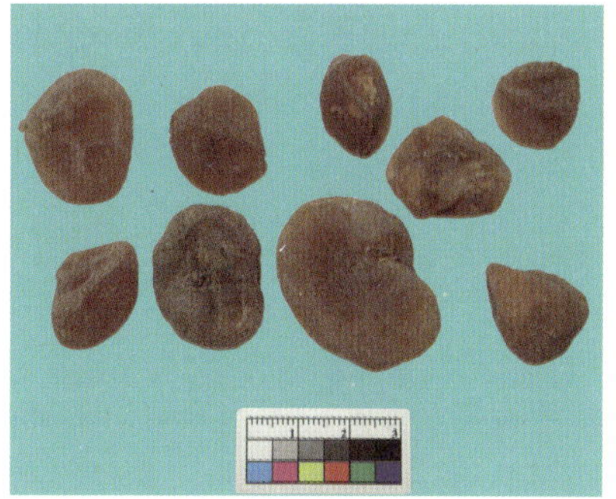
图 20-52　土贝母药材

瓜蒌 guālóu（Snakegourd Fruit）
《神农本草经》

[药物来源] 本品为葫芦科植物栝楼 *Trichosanthes kirilowii* Maxim. 和双边栝楼 *Trichosanthes rosthornii* Harms 的干燥成熟果实（图 20-53～图 20-56），全国大部分地区均有产，主产于河北、河南、安徽等地。秋季采收，以颗粒饱满、淡黄白色、整齐不碎、不出油、无核壳者为佳。将壳与种子分别干燥，生用或以仁制霜使用。

[性效特点] 甘、微苦，寒。归肺、胃、大肠经。功效：清热涤痰，宽胸散结，润肠通便。

本品苦寒泄热，甘寒性润，质轻行散；上则善于清肺热、润肺燥而化痰热、燥痰，下则可清润大肠而通便；化痰而质轻，能利气开郁，导浊痰下行而奏宽胸散结之功；入阳明走肌肉可清热散结消痈肿。其瓜蒌皮偏清肺化痰、利气宽胸；瓜蒌仁质润多脂，偏润肺化痰、润肠通便。

[临床应用]

1. 肺热咳嗽、咯痰黄稠，尤宜于痰热咳嗽，咳痰黄稠，胸膈痞满，大便不畅。痰热阻肺所致咳嗽痰黄，质稠难咯，胸膈痞满，配伍黄芩、胆南星、枳实等使用（清气化痰丸）；燥热伤肺所致干咳无痰，或痰少质黏，咯吐不利者，常配伍川贝母、天花粉、桔梗、桑叶等使用。

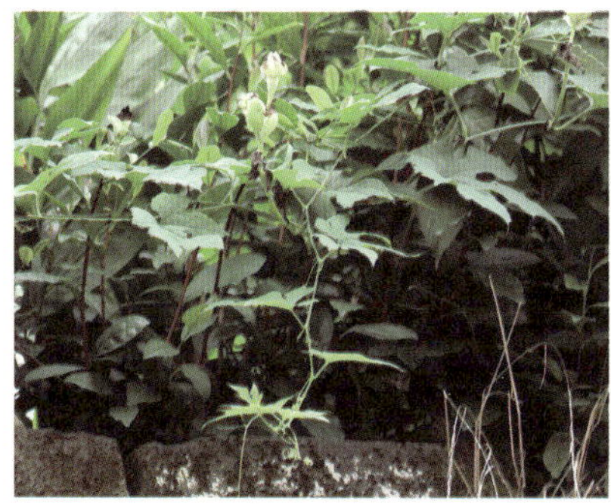
图 20-53　瓜蒌原植物栝楼

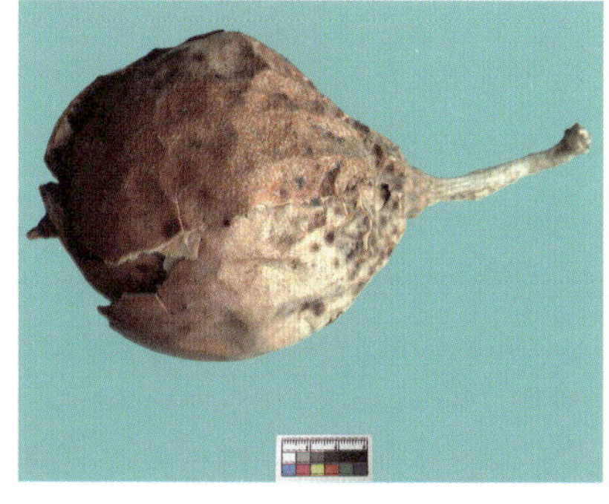
图 20-54　瓜蒌药材

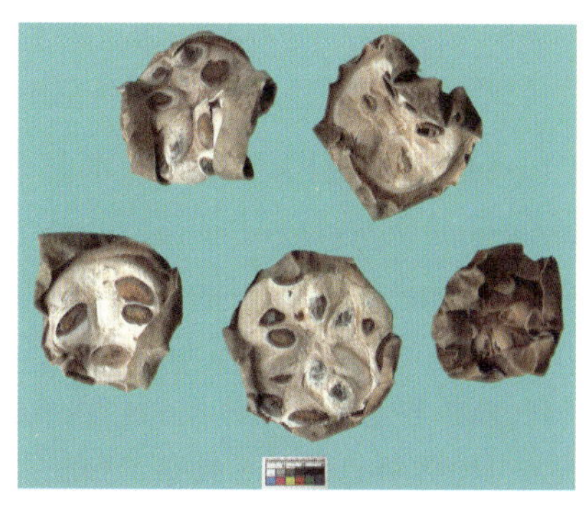
图 20-55　瓜蒌饮片（横切片）

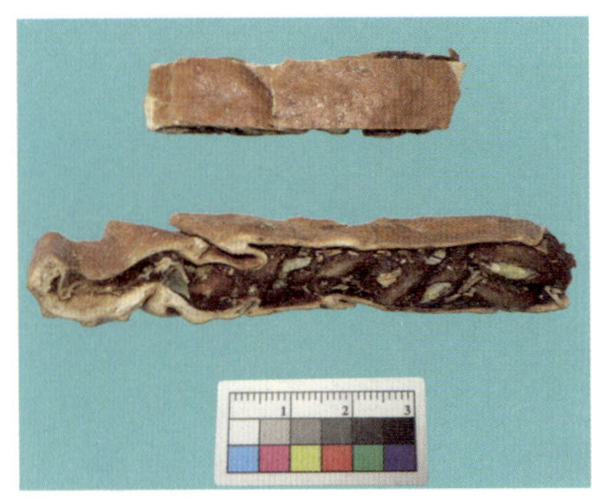
图 20-56 瓜蒌饮片（条状切片）

2. 胸痹，结胸。痰热结胸、胸膈痞满，按之则痛者，配伍黄连、半夏等使用（小陷胸汤）；痰气交阻，胸阳不通之胸痹心痛，喘息咳唾不得卧者，常配伍薤白、半夏使用（栝楼薤白白酒汤、栝楼薤白半夏汤）。

3. 肺痈、肠痈、乳痈。肺痈咳吐脓血常配伍鱼腥草、芦根等使用；肠痈可配伍败酱草、大血藤等使用；乳痈初起，红肿热痛，常配伍当归、乳香、没药等使用（神效瓜蒌散）。

4. 津液不足之肠燥便秘，常配伍火麻仁、郁李仁、生地黄等使用。

[用量用法] 水煎服，全瓜蒌 9～15g，瓜蒌皮 6～10g，瓜蒌仁 10～15g，打碎入煎剂（瓜蒌皮偏清肺化痰，利气宽胸；瓜蒌仁偏润肺化痰，滑肠通便；瓜蒌霜似瓜蒌仁而性缓；全瓜蒌兼具以上功效）。

[使用注意] 脾虚便溏、呕吐泄泻、寒痰及湿痰证忌用；反乌头，不宜与川乌、草乌、附子等同用。

[现代研究] 本品主含油脂、挥发油、氨基酸、微量元素、甾醇类、三萜类、生物碱等成分。其中有机酸类成分为正三十四烷酸、富马酸、琥珀酸；其中萜类成分为栝楼萜二醇。本品具有镇咳、祛痰、扩血管、抗溃疡、抗肿瘤、抑菌、抗缺氧、松弛胃肠平滑肌、抗血小板聚集等作用。

[附]

1. 瓜蒌皮 guālóupí（Snakegourd Peel）

本品为葫芦科植物栝楼 *Trichosanthes kirilowii* Maxim. 和双边栝楼 *Trichosanthes rosthornii* Harms 的干燥成熟果皮（图 20-57）。其味甘，性寒；归肺、胃经。功效：清热化痰，利气宽胸。本品用于治疗热痰咳嗽，胸闷胁痛。水煎服，6～10g。本品不宜与川乌、草乌、附子等同用。

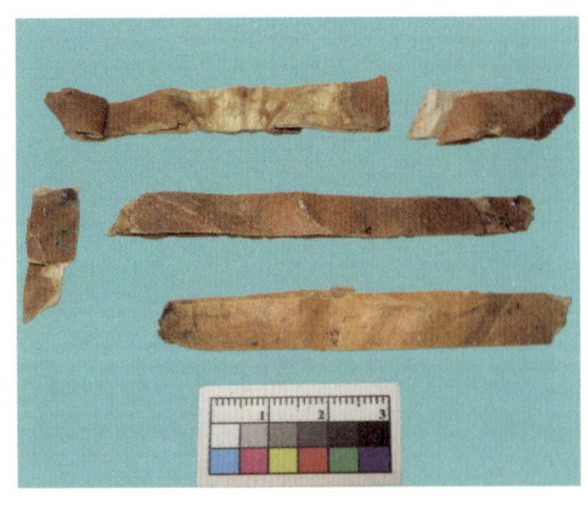
图 20-57 瓜蒌皮饮片

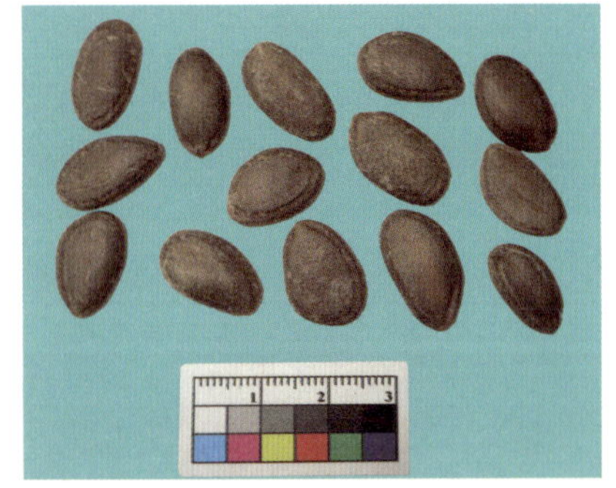
图 20-58 瓜蒌子饮片

2. 瓜蒌子 guālóuzǐ（Snakegourd Seed）

本品为葫芦科植物栝楼 *Trichosanthes kirilowii* Maxim. 和双边栝楼 *Trichosanthes rosthornii* Harms 的干燥成熟种子（图 20-58）。其味甘，性寒；归肺、胃、大肠经。功效：润肺化痰，润肠通便。本品用于治疗燥咳痰黏，肠燥便秘。水煎服，9～15g。本品不宜与川乌、草乌、附子等同用。

竹茹 zhúrú（Bamboo Shavings）
《本草经集注》

[药物来源] 本品为禾本科多年生植物乔木状或灌木状青竿竹 *Bambusa tuldoides* Munro、大头典竹 *Sinocalamus beecheyanus*（Munro）McClure var. *pubescens* P. F. Li 或淡竹 *Phyllostachys nigra*（Lodd.）Munro var. *henonis*（Mitf.）Stapf ex Rendle 的茎杆的干燥中间层（图 20-59～图 20-62），主产于长江流域和南方各地。全年均可采收，取新鲜茎，去外皮，将中间层刮成丝条，或削成薄片，阴干，以身干、黄绿色、细丝均匀、质柔软者为佳。生用、炒用或姜汁炙用。

[性效特点] 甘，微寒。归肺、胃、心、胆经。功效：清热化痰，除烦止呕。

本品甘而微寒，可入肺经而清热化痰，入胃经而清胃止呕；又可开郁除烦；或云可凉血止血，并清热安胎。

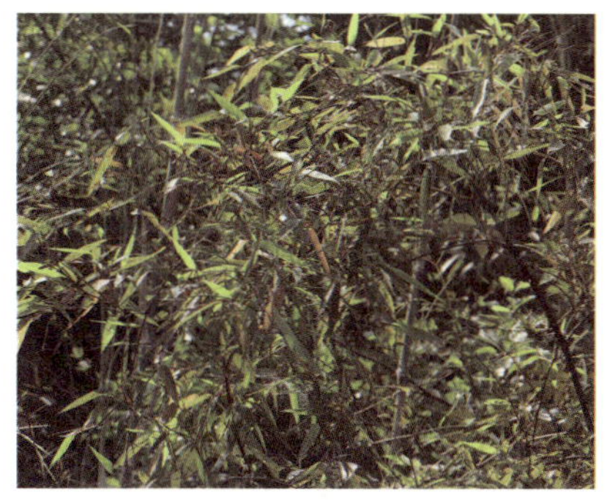
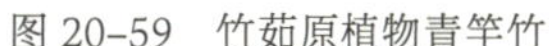
图 20-59　竹茹原植物青竿竹

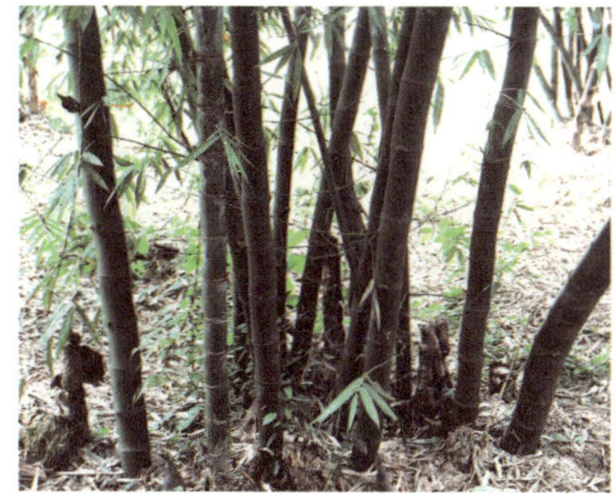
图 20-60　竹茹原植物大头典竹

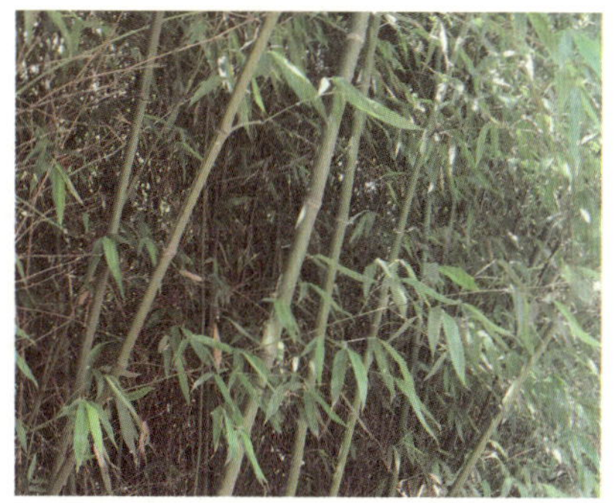
图 20-61　竹茹原植物淡竹

[临床应用]

1. 肺热咳嗽、痰热心烦不寐，尤善清化热痰。肺热咳嗽，痰黄质稠，常配伍黄芩、瓜蒌、桑白皮等使用；痰火内扰所致胸闷痰多，心烦不寐，或惊悸不宁，常配伍枳实、半夏、茯苓等使用（温胆汤）。

2. 胃热呕吐、妊娠恶阻、妊娠烦躁、胎动不安，为热性呕逆之要药。胃热所致呕逆常配伍黄连、黄芩、生姜等使用（竹茹饮）；胃虚有热之呕吐配伍人参、陈皮、生姜等使用（橘皮竹茹汤）；妊娠期间，饮邪上逆而致呕吐不食者，可配伍茯苓、生姜、半夏等使用（青竹茹汤）；怀胎蕴热所致恶阻呕逆，胎动不安，可配伍黄芩、苎麻根、枇杷叶等使用。

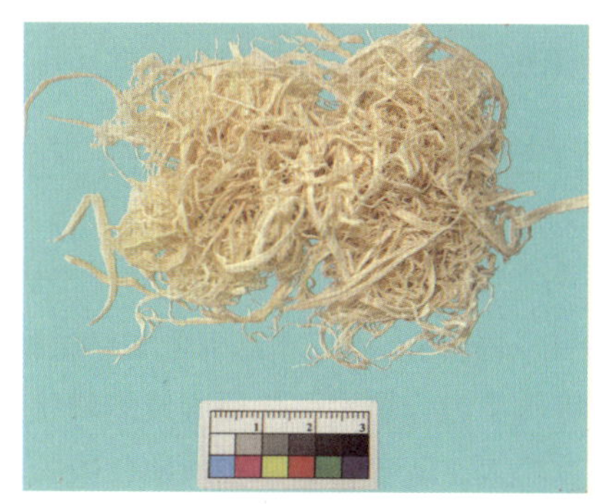
图 20-62　竹茹饮片

3. 血热所致吐血、衄血、尿血、崩漏等。小便出血可单用本品，或配伍其他清热凉血止血药使用；鼻衄配伍生地黄使用（竹茹汤）。

4. 中风痰迷所致舌强不语，可配伍胆南星、生姜汁、牛黄等使用。

[用量用法] 水煎服，5～10g。生用偏于清化痰热，姜汁炙用偏于和胃止呕。

[使用注意] 寒痰咳嗽患者不宜用。

[现代研究] 本品含有 2,5- 二甲氧基 - 对苯醌、对羟基苯甲醛、丁香醛、松柏醛等成分，具有抗氧化、抑菌等作用。

竹沥 zhúlì（Bamboo Juice）
《名医别录》

[药物来源] 本品为新鲜的淡竹 *Phyllostachys nigra*（Lodd.）Munro var. *henonis*（Mitf.）Stapf ex Rendle 和青竿竹 *Bambusa tuldoides* Munro 等竹竿经火烤灼而流出的淡黄色澄清液汁（图 20-63～图 20-65），主产于长江流域及南方各地。本品以色泽透明者为佳，收集不限时节。直接入药用。

[性效特点] 甘，微寒。归心、肺、肝经。功效：清热豁痰，定惊利窍。

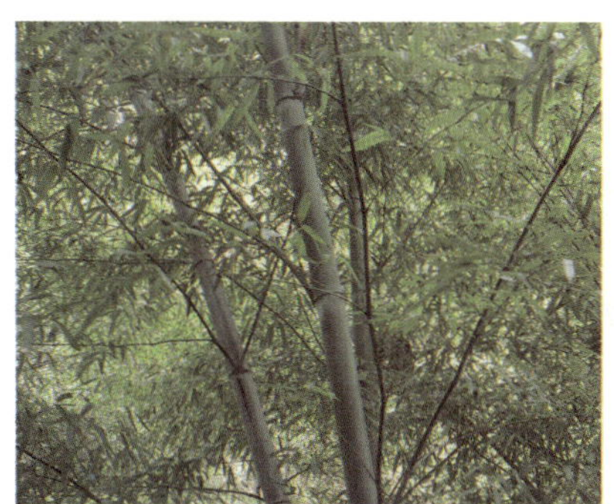
图 20-63　竹沥原植物淡竹

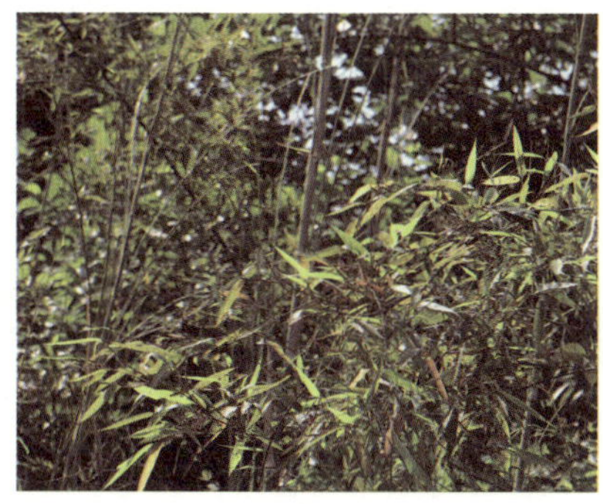
图 20-64　竹沥原植物青竿竹

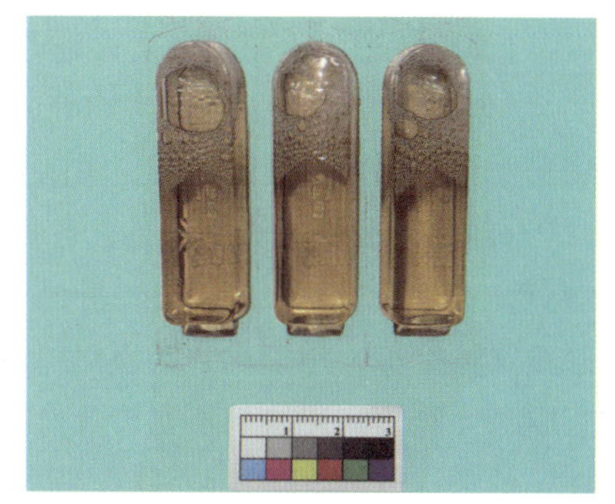
图 20-65　竹沥饮片

本品性甘寒滑利，善清心肝肺三经之火，长于清火化痰，涤痰之力较强；尤善透达经络之痰，尚可通络定惊。

[临床应用]

1. 肺热咳喘，祛痰力强，尤宜治痰热咳喘，痰稠难咯，顽痰胶结。肺热痰壅，咳逆胸闷，咯痰黄稠，单用鲜竹沥，或配伍半夏、黄芩等使用（竹沥达痰丸）。

2. 中风痰迷、惊痫癫狂。中风口噤不开常配伍生姜汁饮用；小儿惊风常配伍胆南星、牛黄等使用；痰火内盛，阳亢化风之癫痫抽搐，常配伍胆南星、黄连等使用（摧肝丸）。

[用量用法] 内服，30～50mL，冲服。不宜久藏，可熬膏瓶贮（竹沥膏）；近年用安瓿瓶密封装可久藏。

[使用注意] 本品性寒滑利，寒痰及便溏者忌用。

[现代研究] 本品主含氨基酸、微量元素、有机酸、葡萄糖、果糖、蔗糖等成分。其中氨基酸主要为天冬氨酸、氮氨酸、亮氨酸等。本品具有镇咳、祛痰、平喘、抑菌、抗炎等作用。

天竺黄 tiānzhúhuáng（Tabasheer）
《蜀本草》

[药物来源] 本品为禾本科植物青皮竹 *Bambusa textilis* McClure 或华思劳竹 *Schizostachyum chinense* Rendle 等竹竿内分泌物干燥后凝成的块状物（图 20-66、图 20-67），主产于云南、广东、广西等地。秋冬二季采收，以块大、灰白色、体轻质硬、吸湿力强者为佳。砍破竹竿，取出生用。

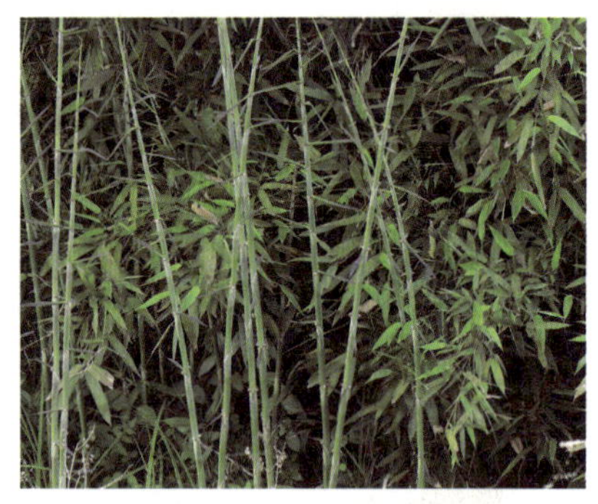

图 20-66 天竺黄原植物青皮竹

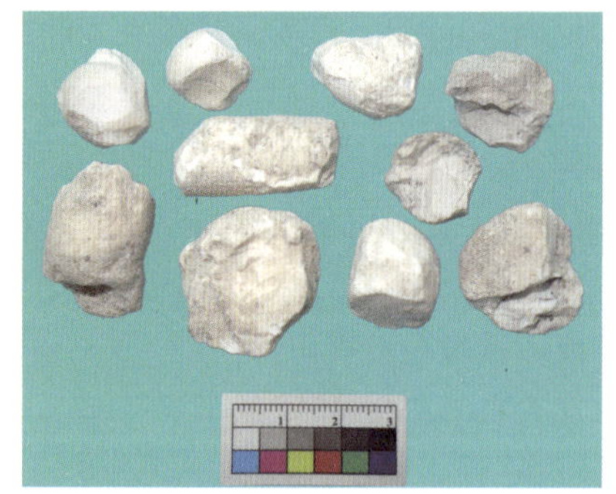

图 20-67 天竺黄饮片

[性效特点] 甘，寒。归心、肝经。功效：清热豁痰，清心定惊。

本品性寒，善于清心肝之火热，能化痰定惊，功用与竹沥相似，但无寒滑之弊；味甘，定惊性缓效佳。

[临床应用] 热病神昏，中风痰迷，小儿痰热惊痫、抽搐、夜啼等；多用于小儿，《本草经疏》称其为“小儿家要药”。热病神昏谵语常配伍连翘、牛黄、竹叶卷心等使用；中风痰壅、痰热癫痫常配伍黄连、郁金、石菖蒲等使用；小儿痰热惊风常配伍麝香、胆南星、朱砂等使用（抱龙丸），或配伍郁金、白矾、白僵蚕等使用（天竺黄散）。

[用量用法] 水煎服，3～9g。

[使用注意] 无湿热或痰火证者慎用；脾胃虚寒便溏者忌用。

[现代研究] 本品主含生物碱、二氧化硅、氨基酸、有机酸、氢氧化钾、氧化铁、糖化酶等成分。其中生物碱类成分为胆碱、甜菜碱。本品具有抗炎、镇痛、祛痰、减慢心率、抗凝血等作用。

[药物比较] 竹茹，味甘，性微寒，主归肺、胃、心、胆经。竹沥，味甘，性寒，主归心、肺、肝经。天竺黄，味甘，性寒，主归心、肝经。三者均来源于竹，性偏寒，善清热化痰，用治肺热咳喘痰多等；竹沥、天竺黄又可定惊，用治火热或痰热所致惊风、癫痫、中风昏迷等。不同之处：竹茹力缓，长于清心除烦，兼清胃止呕，尤宜于痰热心烦不寐，及胃热呕吐。竹沥性寒滑利，清热涤痰力强，尤宜于顽痰胶结者；多用于中风痰迷，惊痫、癫狂等病证；又清心定惊。天竺黄化痰之力较缓，但清心定惊之功较好，多用于小儿惊风，热病神昏抽搐。

前胡 qiánhú（Hogfennel Root）
《雷公炮炙论》

[药物来源] 本品为伞形科植物白花前胡 *Peucedanum praeruptorum* Dunn 或紫花前胡 *Peucedanum decursivum* Maxim. 的干燥根（图 20–68～图 20–70）。前者主产于浙江、湖南、四川等地；后者主产于江西、安徽、湖南等地。冬季至次春茎叶枯萎或未抽花茎时采挖，去须根，晒干或低温干燥，切片，均以条粗壮、质柔软、香气浓者为佳。生用或蜜炙用。

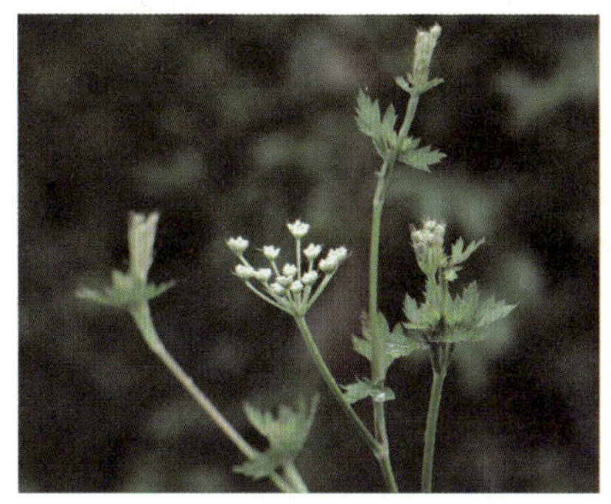
图 20–68　前胡原植物白花前胡

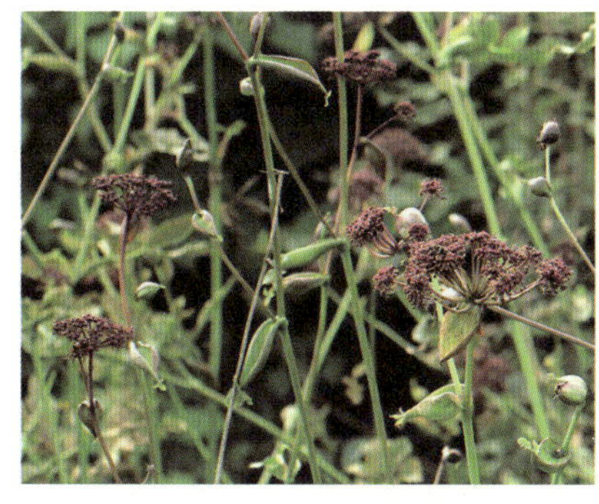
图 20–69　前胡原植物紫花前胡

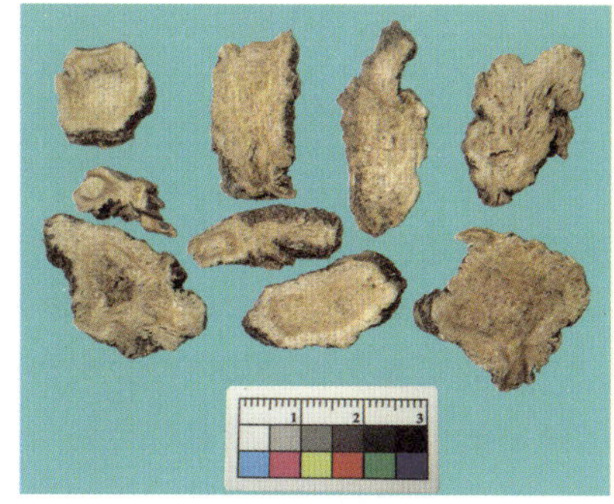
图 20–70　前胡饮片

[性效特点] 苦、辛，微寒。归肺经。功效：降气化痰，疏散风热。

本品辛散苦降，性微寒清热散热，性质平和，有宣不过散、降不过泄之特点；既可消痰降气止咳，又可宣散风热。

[临床应用]

1. 痰热壅肺所致咳喘，肺有郁热所致咳嗽痰多黄稠。痰热阻肺，肺失宣降之咳喘胸满，咯痰黄稠量多，配伍杏仁、桑白皮、浙贝母等使用（前胡散）；寒痰、湿痰证可配伍白前、半夏等使用。

2. 风热外感，咳嗽痰黄、发热咽痛。外感风热，身热头痛，咳嗽痰多，常配伍牛蒡子、桑叶、桔梗等使用；风寒咳嗽配伍辛温发散宣肺的荆芥、紫苏等使用（杏苏散）。

3. 本品配伍温肺化痰之品，可用治寒痰咳喘；蜜炙可用于肺虚久咳及燥咳痰少者。

[用量用法] 水煎服，3～10g。

[使用注意] 阴虚咳嗽或寒饮内停者慎用。

[现代研究] 本品含有香豆素、皂苷、挥发油等成分。其中主要的香豆素类成分为白花前胡甲素、乙素、丙素、丁素等。本品具有祛痰、平喘、镇咳、解热、抗炎、镇痛、抗心肌缺血、抗心力衰竭、抗心律失常、扩血管、抗血小板聚集、改善肺循环等作用。

[药物比较] 前胡，味苦、辛，性微寒，主归肺经。白前，味辛、苦，性微温，主归肺经。二者均能降气祛痰、止咳，用于治疗肺气上逆，痰多喘咳等病证。不同之处：前胡性偏寒，偏降肺气，兼疏散风热，多用于外感风热郁肺或痰热咳喘。白前性温，偏祛痰，多用于内伤痰多咳喘，寒热均可。

桔梗 jiégěng（Platycodon Root）
《神农本草经》

[药物来源] 本品为桔梗科植物桔梗 *Platycodon grandiflorum*（Jacq.）A. DC. 的干燥根（图 20–71～图 20–73），主产于安徽、江苏、山东等地，以华东地区所产质量为优。春秋二季采挖，以秋季采者体重质实，质量较佳。去须根，刮去外皮，置清水中浸泡 2～3 小时，切片，晒干，以条肥大、体坚实、色白者为佳。生用或炒用。

[性效特点] 苦、辛，平。归肺经。功效：宣肺祛痰，利咽排脓。

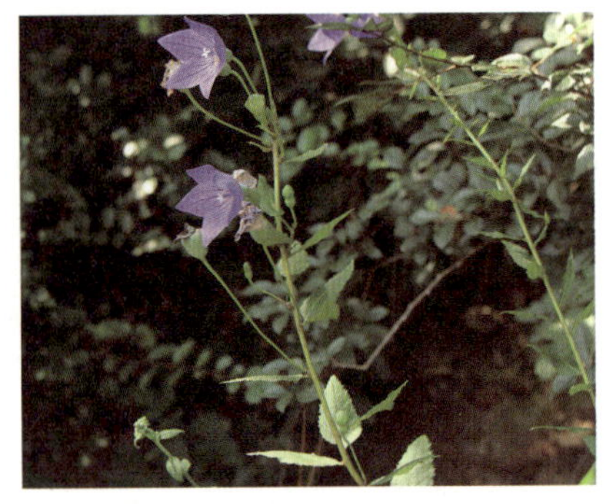

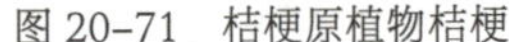

图 20-71 桔梗原植物桔梗

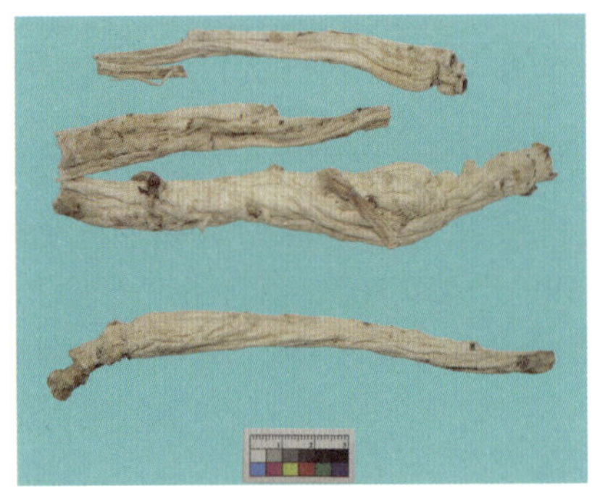

图 20-72 桔梗药材

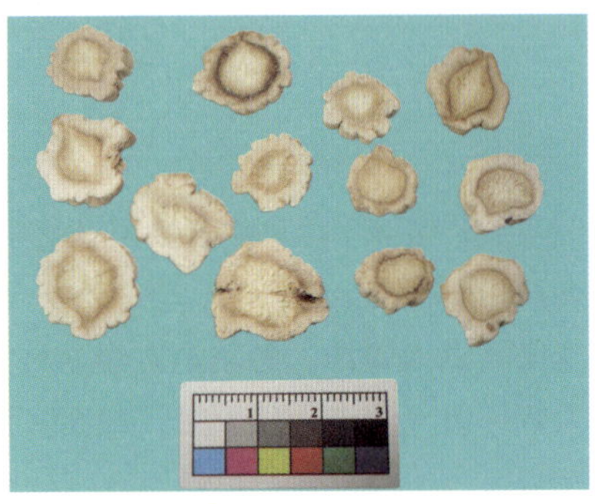

图 20-73 桔梗饮片

本品辛散苦泄，升浮上行，辛可宣肺气，苦可祛痰；开宣肺气之功可排脓、利咽、利胸膈；常为肺经引经药，引药上行，被誉为“舟楫之剂”。张元素言其“与甘草同行，为舟楫之剂。如大黄苦泄峻下之药，欲引至胸中至高之分成功，须以辛甘之剂升之，譬如铁石入江，非舟楫不载，以诸药有此一味，不能下沉也”。

[临床应用]

1. 咳嗽痰多，胸闷不畅，为治疗肺经气分病之要药。对咳嗽痰多，不论肺寒、肺热，俱可用之。外感风寒咳嗽常配伍苦杏仁、紫苏叶等使用（杏苏散）；外感风热咳嗽常配伍桑叶、菊花、苦杏仁等使用（桑菊饮）；痰壅气滞所致胸闷痞满者可配伍枳壳、陈皮、半夏等使用；肺中有寒，痰多质稀，可配伍半夏、干姜、款冬花等使用；肺热咳黄痰、质稠者配伍瓜蒌、浙贝母等使用。

2. 咽喉肿痛，失音、音哑。外邪犯肺，咽痛失音者常配伍甘草、牛蒡子等使用（桔梗汤、加味甘桔汤）；热毒壅盛所致咽喉肿痛者常配伍射干、板蓝根、马勃等使用。

3. 肺痈吐脓。肺痈咳嗽胸痛，咯痰腥臭者，可配伍生薏苡仁、冬瓜子、桃仁、鲜芦根、鱼腥草、甘草等使用（桔梗汤）。

4. 本品尚可宣开肺气以通利二便，用于治疗癃闭、便秘。本品为舟楫之剂，临证中常作为胸部疾病的引经药。其他方面如临证见小便不利、痢疾、便秘、胃溃疡、中气下陷等病证亦可辨证选用。

[用量用法] 水煎服，3～10g；或入丸散服。

[使用注意] 本品性升散，凡气机上逆，呕吐、呛咳、眩晕、阴虚火旺咯血等病证患者不宜使用；胃、十二指肠溃疡者慎服。用量过大可引起恶心呕吐；有可能导致房颤。

[现代研究] 本品含有多种皂苷、多糖、氨基酸、脂肪酸、微量元素、维生素等。其中主要的三萜皂苷类成分为桔梗皂苷 A、D，远志皂苷等。本品具有祛痰、镇咳、平喘、抗炎、抑菌、保肝、利胆、降血脂、降血压、降血糖、抗肿瘤、抗氧化、镇静、镇痛、解热、免疫调节等作用。

胖大海 pàngdàhǎi（Boat-fruited Sterculia Seed）
《本草纲目拾遗》

[药物来源] 本品为梧桐科植物乔木胖大海 *Sterculia lychnophora* Hance 的干燥成熟种子（图 20-74、图 20-75），主产于越南、印度、马来西亚、泰国等地。4～6 月果实成熟开裂时，采收种子，晒干，以个大、坚质、棕色、有细皱纹及光泽者为佳。生用。

[性效特点] 甘，寒。归肺、大肠经。功效：清热润肺，利咽开音，润肠通便。

本品味甘性寒质轻，能轻宣肺气，润肺化痰，利咽疗音哑；且质滑性润，宣上导下，可润肠燥以通便，泄火热。

[临床应用]

1. 肺热声哑，干咳无痰，咽喉干痛。肺热郁闭咽痛，声哑，喉咙干燥，干咳等，常配伍甘草使用（干咳失音方）；外感风热，咳嗽，声音嘶哑，常配伍蝉蜕使用（海蝉散）；肺热津伤，咳嗽痰稠，咯吐不利，或干咳无痰，咽干便燥者，常配伍桑白皮、地骨皮等使用（泻白通海汤）。

2. 肺热肠燥便秘，头痛目赤之轻证，单用本品泡服即可，或配伍清热泻下药使用。

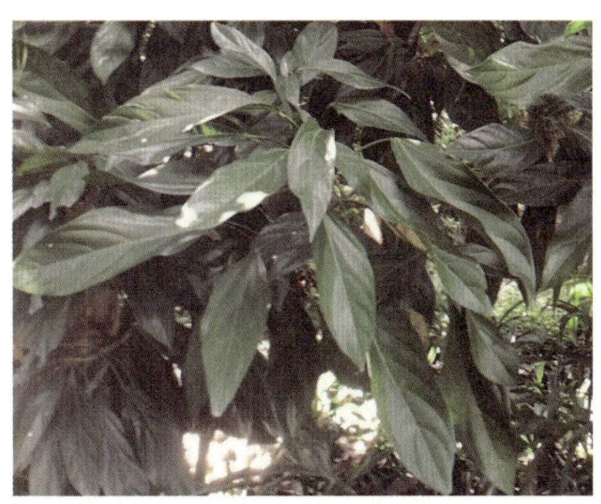
图 20-74　胖大海原植物胖大海

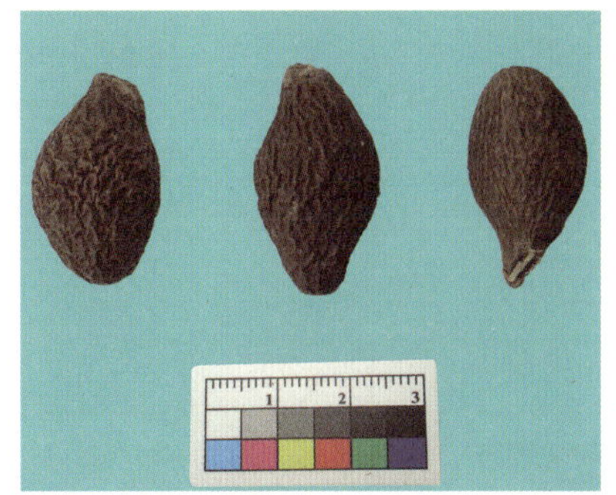
图 20-75　胖大海饮片

[用量用法] 水煎服，2～3 枚；或沸水泡服。

[使用注意] 脾胃虚寒所致腹泻的患者慎用。

[现代研究] 本品主含多糖类成分为 D- 半乳糖、L- 鼠李糖、蔗糖，以及机酸、胡萝卜苷等成分。本品活性成分为胖大海素。本品具有泻下、降血压、抗病毒、利尿、抗炎、镇痛、抑菌等作用。

海藻 hǎizǎo（Seaweed）
《神农本草经》

[药物来源] 本品为马尾藻科植物海蒿子 *Sargassum pallidum*（Turn.）C. Ag.（大叶海藻）或羊栖菜 *Sargassum fusiforme*（Harv.）Setch.（小叶海藻）的干燥藻体（图 20-76～图 20-78），主产于辽宁、山东、福建等地。夏秋二季采捞，去杂质，晒干，以黑褐色、白霜少、枝嫩者为佳。生用。

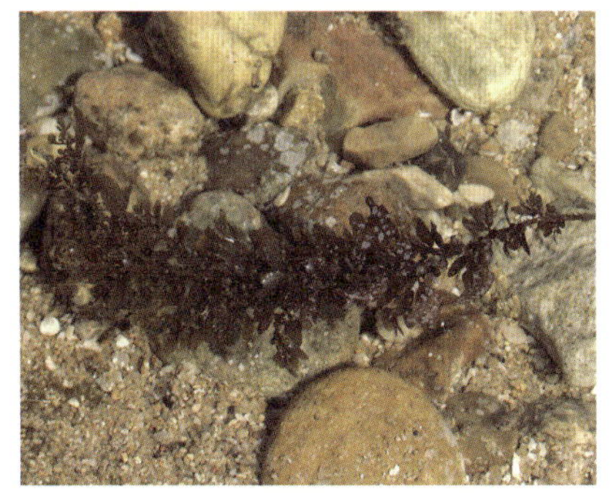
图 20-76　海藻原植物海蒿子

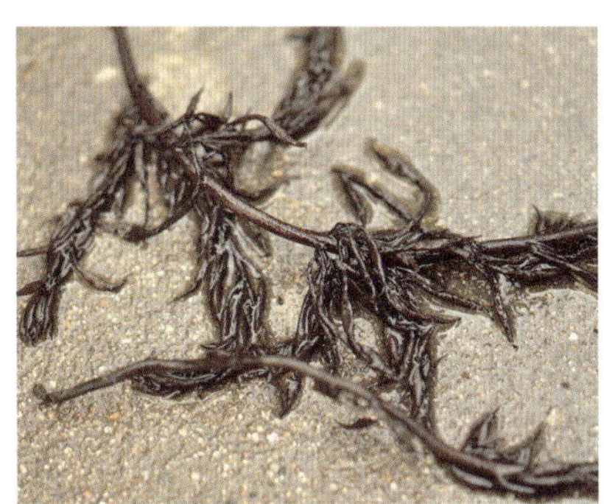
图 20-77　海藻原植物羊栖菜

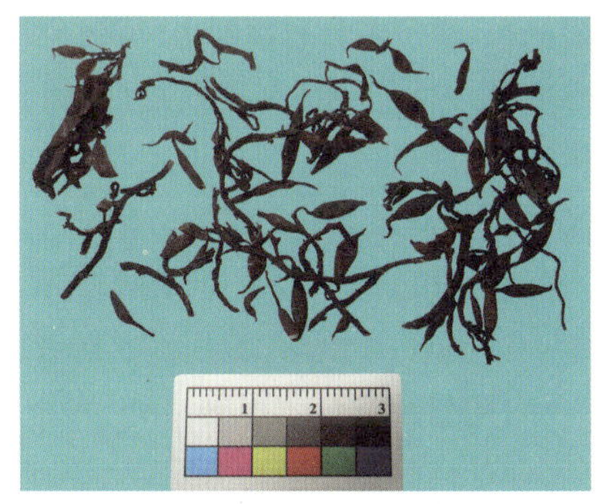
图 20-78　海藻饮片

[性效特点] 苦、咸，寒。归肝、胃、肾经。功效：消痰软坚散结，利水消肿。

本品味咸，功善软坚散结，泄热消痰；尚有一定利水消肿之功，但单用力薄。

[临床应用]

1. 瘿瘤、瘰疬、睾丸肿痛，为治疗瘿瘤瘰疬痰核的常用药。痰湿凝滞，气血瘀阻，项下结块，渐大不痛之瘿瘤，常配伍昆布、浙贝母等使用；亦可配伍青皮、半夏、当归等使用（海藻玉壶汤）；痰火郁结所致瘰疬、结核，常配伍夏枯草、玄参、连翘、牡蛎等使用（内消瘰疬丸）；瘰疬坚而不溃伴热毒偏盛者，常配伍龙胆、柴胡、三棱等使用（散肿溃坚汤）；寒凝气滞所致睾丸肿胀疼痛，常配伍橘核、昆布、川楝子、延胡索、桂心等使用（橘核丸）。

2. 痰饮停聚所致水肿者，常配伍茯苓、猪苓、泽泻等利湿药使用。

[用量用法] 水煎服，6～12g。

[使用注意] 不宜与甘草同用；脾胃虚寒或湿聚者不宜使用。

[现代研究] 本品主含多糖类，如羊栖菜多糖 A、B、C，马尾藻多糖等；以及碘、钾、甘露醇、褐藻酸、褐藻淀粉、多种维生素、氨基酸等成分。本品具有抗肿瘤、增强免疫、抗感染、降血脂、降血糖、抗氧化等作用。

昆布 kūnbù（Kelp）
《名医别录》

［药物来源］ 本品为海带科植物海带 *Laminaria japonica* Aresch. 或翅藻科植物昆布 *Ecklonia kurome* Okam. 的干燥叶状体（图 20-79～图 20-81），主产于山东、辽宁、浙江等地。夏秋二季采捞，去杂质，漂净，切宽丝，晒干，以片大、体厚、青绿色者为佳。生用。

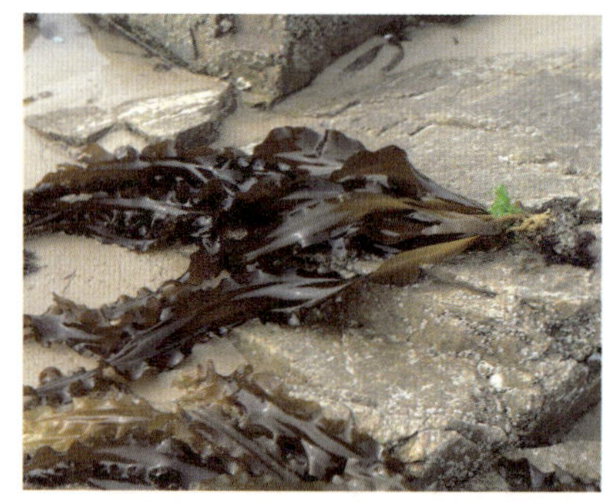
图 20-79　昆布原植物海带

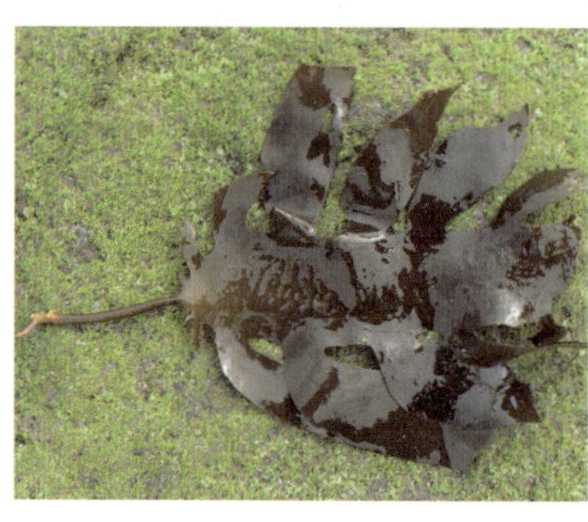
图 20-80　昆布原植物昆布

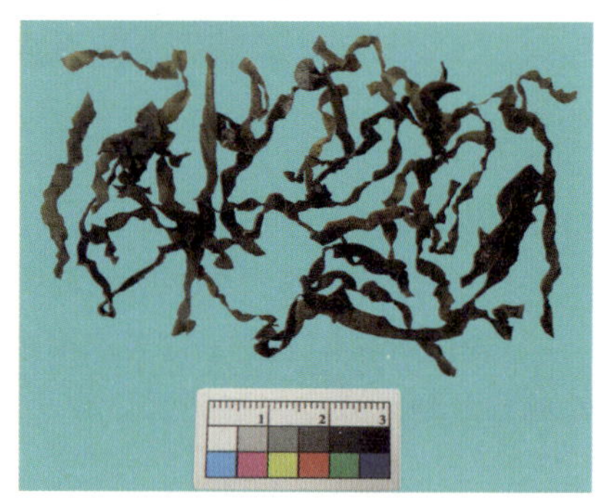
图 20-81　昆布饮片

［性效特点］ 咸，寒。归肝、胃、肾经。功效：消痰软坚散结，利水消肿。

本品味咸性寒，功用与海藻类似，软坚散结，泄热消痰，唯力稍强；尚有一定利水道而消肿之功。

［临床应用］

1. 瘿瘤、瘰疬、睾丸肿痛。瘿瘤初起，或肿或硬，而未溃破者，常配伍海藻、贝母、青皮等使用（海藻玉壶汤）；兼肝火旺者常配伍芦荟、青皮、川芎等使用（清肝芦荟丸）；瘿瘤日久，气血虚弱者，配伍人参、当归、熟地黄等使用（活血散瘿汤）；瘰疬初起，恶寒发热者，配伍羌活、防风、海藻、连翘等使用（防风羌活汤）；瘰疬属肝气郁结，气血不足者，常配伍人参、当归、香附等使用（滋荣散坚汤）；瘰疬遍生下颌至颊车，坚而不溃，热毒偏盛者，常配伍柴胡、龙胆、三棱等使用（消肿溃坚汤）；下焦寒湿，气滞血瘀所致睾丸肿硬疼痛，可配伍橘核、延胡索、桂心等使用（橘核丸）。

2. 痰饮、水湿停聚所致水肿者，常配伍防己、大腹皮、车前子等使用。

［用量用法］ 水煎服，6～12g。

［使用注意］ 脾胃虚寒或湿聚者不宜使用。

［现代研究］ 本品主含有碘、多糖、氨基酸、挥发油、胡萝卜素、维生素等成分。其中多糖化合物为褐藻酸盐、海带淀粉。本品具有镇咳、平喘、降血压、降血脂、抗凝血、抗肿瘤、降血糖、增强免疫等作用。

［药物比较］ 海藻、昆布，均味咸，性寒，主归肝、胃、肾经，均有消痰软坚散结、利水消肿之功效，用于治疗痰火郁结之痰核、瘰疬、瘿瘤，以及水肿、湿热脚气等病证。不同之处：海藻偏味苦，其软坚散结、消痰泄热之力较昆布稍强，昆布效力偏缓。

黄药子 huángyàozǐ（Airpotato Yam）
《滇南本草》

［药物来源］ 本品为薯蓣科草质藤本植物黄独 *Dioscorea* bulbifera L. 的干燥块茎（图 20-82、图 20-83），主产于湖北、湖南、江苏等地。秋冬二季采挖，去根叶及须根，切片，晒干，以身干、片大、外皮灰黑色、断面黄白色者为佳。生用。

［性效特点］ 苦，寒；有毒。归肺、肝、心经。功效：化痰散结消瘿，清热解毒。

本品味苦性寒偏降泄，功善化痰软坚，散结消瘿；苦寒入肝经血分，能凉血降火解毒；《本草汇言》称“解毒凉血最验”；尚可凉血以止血。

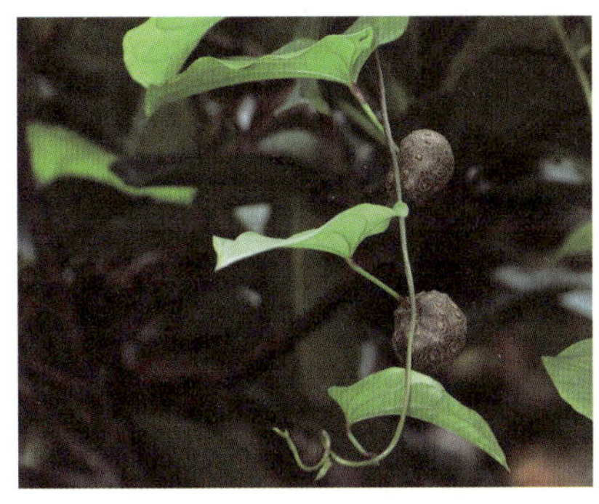
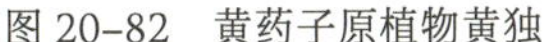
图 20-82　黄药子原植物黄独

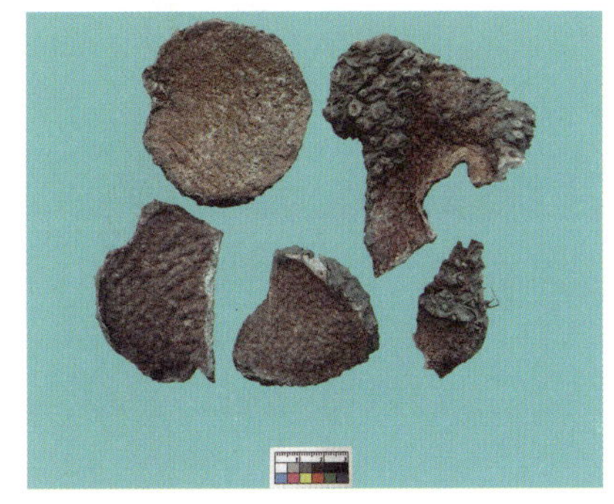
图 20-83　黄药子饮片

[临床应用]

1. 瘿瘤，为治疗痰火互结所致瘿瘤之要药。项下气瘿结肿，单用本品浸酒饮用，或配伍海藻、牡蛎等使用(海药散)；现多用治疗多种甲状腺肿大。

2. 疮疡肿毒，咽喉肿痛，毒蛇咬伤。疮疡肿毒配伍金银花、紫花地丁等使用，亦可单用捣烂外敷；热毒咽喉肿痛常配伍射干、山豆根、大青叶等使用；毒蛇咬伤常配伍半枝莲、白花蛇舌草、重楼等使用内服或外敷。

3. 本品尚可凉血止血，用于治疗血热引起的吐血、衄血、咯血等，兼一定止咳平喘作用，可用来治疗咳嗽、气喘、百日咳等。近年来，常用本品配伍薏苡仁、山慈菇等治疗消化系肿瘤及甲状腺肿瘤有一定效果。

[用量用法] 水煎服，4.5～9g；研末服，1～2g；外用适量，鲜品捣烂外敷，或研末调敷，或磨汁外涂。

[使用注意] 本品有毒，不宜过量；多服、久服可引起口、咽喉及消化道毒性反应（吐泻腹痛等)，并对肝肾有一定损害作用，脾胃虚弱及肝肾功能损害者须慎用。

[现代研究] 本品主含黄药子素 A～H、薯蓣皂苷元、D- 山梨糖醇、香草酸、蔗糖、淀粉、鞣质、微量元素等成分，具有抗甲状腺肿、抑菌、抗病毒、抗炎、抗肿瘤、降血糖等作用。

海蛤壳 hǎigéqiào（Clam Shell）
《神农本草经》

[药物来源] 本品为帘蛤科动物文蛤 *Meretrix meretrix* Linnaeus 或青蛤 *Cyclina sinensis* Gmelin 的贝壳（图 20-84～图 20-88)，主产于江苏、浙江、广东等沿海地区。夏秋二季自海滩泥沙中淘取，去肉，洗净，研碎或水飞，以质坚硬、内面光洁、色白者为佳。生用，或煅用。

[性效特点] 苦、咸，寒。归肺、肾、胃经。功效：清热化痰，软坚散结，制酸止痛，外用收湿敛疮。

本品味咸性寒，入肺经，能清肺热而化痰浊；味咸，化痰软坚；且能制酸以止胃痛；研粉末外用具备收敛之性；兼有一定利尿之功。

[临床应用]

1. 痰火咳嗽，胸胁疼痛，痰中带血。痰热壅肺所致咳喘痰稠色黄，常配伍瓜蒌、浙贝母、胆南星等使用(清膈煎)；痰火内郁，灼伤肺络所致胸胁疼痛，咯吐痰血，常配伍青黛使用（黛蛤散)。

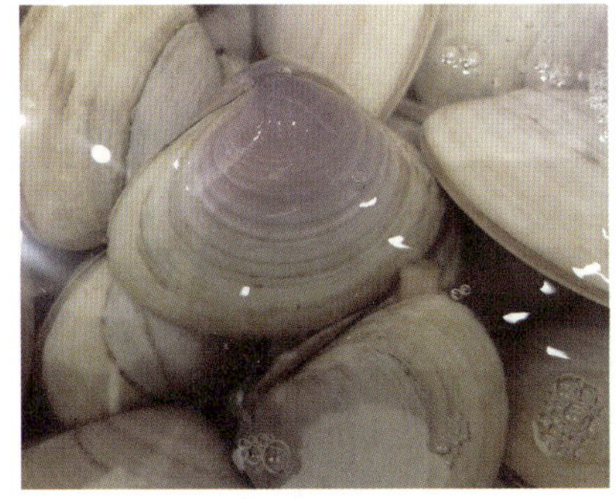
图 20-84　海蛤壳原动物文蛤

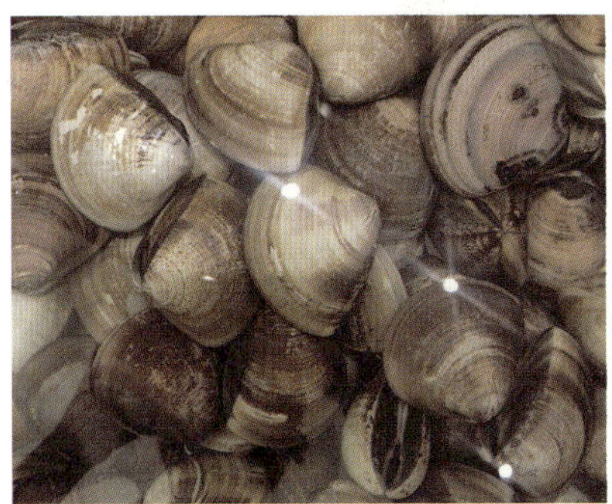
图 20-85　海蛤壳原动物文蛤

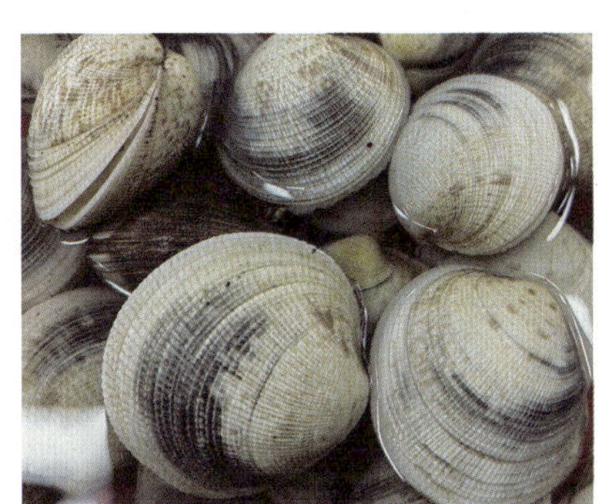
图 20-86　海蛤壳原动物青蛤

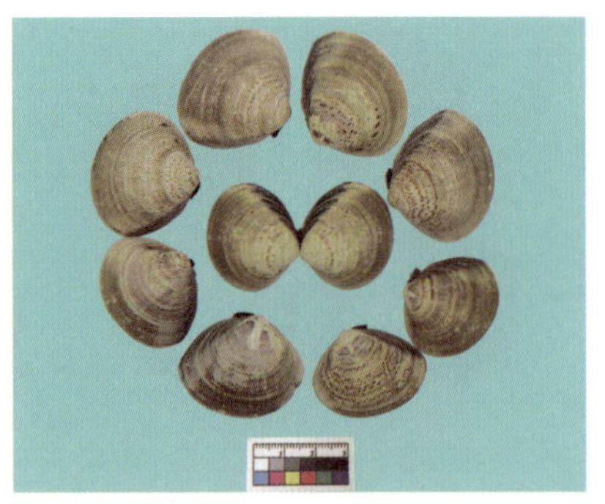
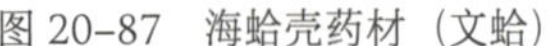

图 20-87 海蛤壳药材（文蛤）

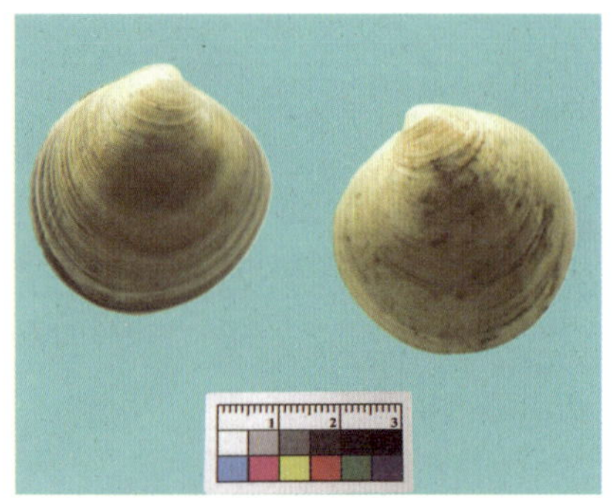

图 20-88 海蛤壳药材（青蛤）

2. 瘰疬、瘿瘤、痰核。痰火或痰浊瘿瘤常配伍海藻、昆布、瓦楞子等使用（含化丸）；痰火凝结之痰核肿块或瘰疬常配伍玄参、牡蛎、夏枯草等使用。

3. 胃痛伴胃酸过多常配伍牡蛎、海螵蛸、延胡索等使用。

4. 湿疮、湿疹、水火烧烫伤，单用本品研末外涂。

5. 水气浮肿，小便不利。

[用量用法] 水煎服，6～15g；先煎，蛤粉包煎。外用适量，研极细粉撒布或油调后敷患处。

[使用注意] 脾胃虚寒者宜慎用。

[现代研究] 本品主含碳酸钙、氨基酸，以及钙、钠、铝、铁、镁等多种微量元素，具有抗衰老、抗炎等作用。

瓦楞子 wǎléngzǐ（Arc Shell）
《本草备要》

[药物来源] 本品为蚶科软体动物毛蚶 *Arca subcrenata* Lischke、泥蚶 *Arca granosa* Linnaeus 或魁蚶 *Arca inflata* Reeve 的贝壳（图 20-89～图 20-93），主产于浙江、江苏、山东等地。秋季至次春捕捞，置沸水中略煮，去肉，干燥，研碎，以整齐，洁净、无残肉、无沙土者为佳。生用或煅用。

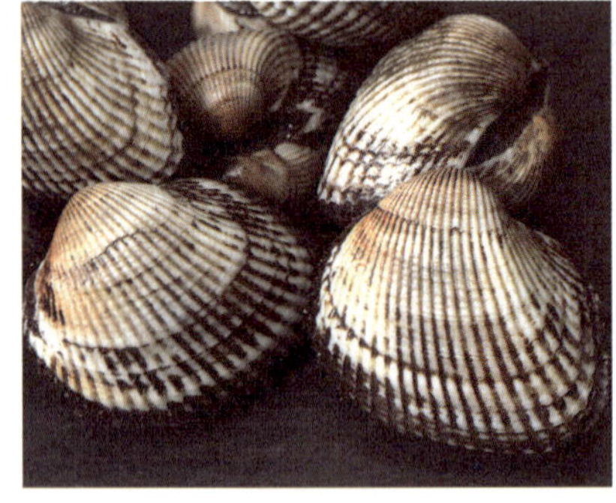

图 20-89 瓦楞子原动物毛蚶

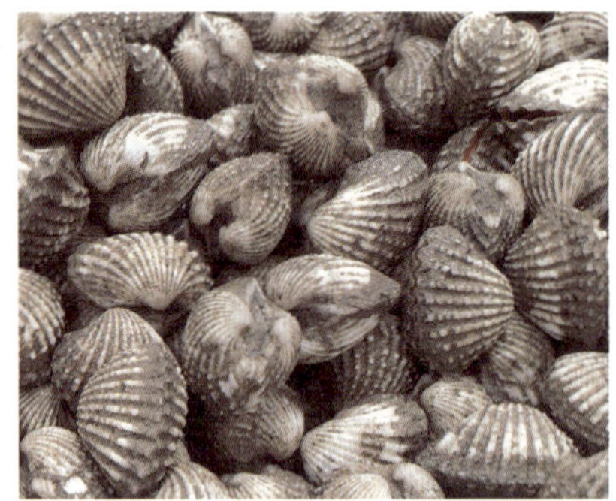

图 20-90 瓦楞子原动物泥蚶

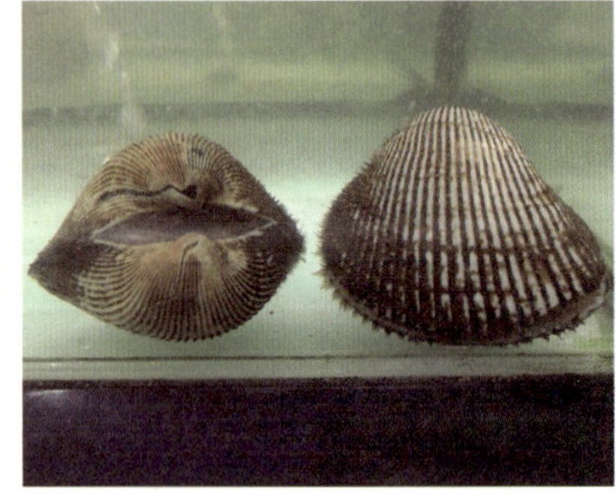

图 20-91 瓦楞子原动物魁蚶

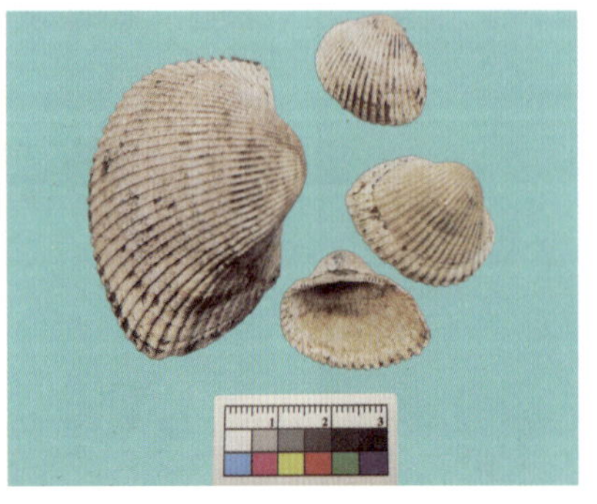

图 20-92 瓦楞子药材

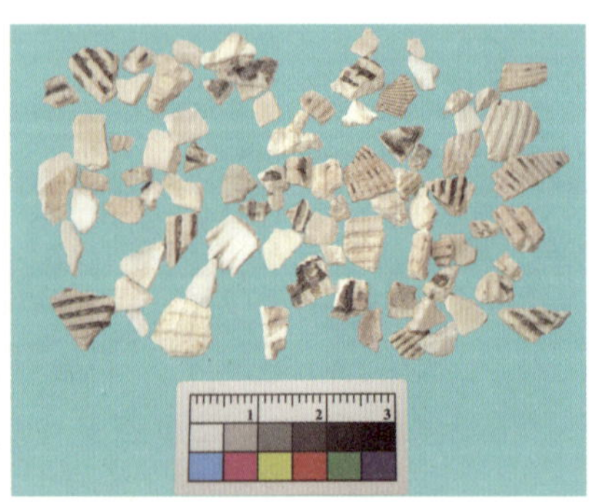

图 20-93 瓦楞子饮片

[性效特点] 咸，平。归肺、胃、肝经。功效：消痰化瘀，软坚散结，制酸止痛。

本品味咸性平，可消顽痰，散郁结；既入肺胃气分，又入肝经血分，消痰之外，又能活血，有化瘀散结之功；煅后可制酸以止胃痛。

[临床应用]

1. 顽痰胶结所致咳嗽痰稠，质黏难咯，常配伍竹沥、瓜蒌、黄芩等使用。

2. 瘿瘤、瘰疬。瘿瘤，常配伍海藻、昆布等使用（含化丸）；痰火凝结之瘰疬，常配伍浙贝母、夏枯草、连翘等使用。

3. 气滞血瘀痰积之癥瘕痞块，单用醋淬为丸服（瓦楞子丸），或配伍三棱、莪术、鳖甲等使用。

4. 胃痛泛酸，今常治上消化道溃疡。肝胃不和，胃痛吐酸者，可单用本品，或配伍甘草、海螵蛸、延胡索等使用。

[用量用法] 水煎服，9～15g；先煎。消痰化瘀、软坚散结宜生用；制酸止痛宜煅用。

[使用注意] 痰凝无瘀血者不宜使用。

[现代研究] 本品主含碳酸钙，以及少量磷酸钙、硅酸盐、有机质等成分；尚含有铁、镁等多种微量元素。本品具有抗消化性溃疡、保肝、降血糖、降血脂等作用。

附：其他清化热痰药

表 20-2　其他清化热痰药

药名	药性	功效	主治证	用法用量
海浮石	咸，寒；归肺、肾经	清肺化痰，软坚散结，利尿通淋	痰热咳喘；瘰疬、瘿瘤；血淋、石淋	水煎服，10～15g；打碎先煎
礞石	甘、咸，平；归肺、心、肝经	坠痰下气，平肝镇惊	顽痰胶结，咳逆喘急；痰火扰心及痰热动风之癫痫狂证，烦躁胸闷，惊风抽搐	多入丸散服，3～6g；煎汤，10～15g，布包先煎

第三节　止咳平喘药

止咳平喘药（herbs that relieve cough and calm panting）主归肺经，味或辛或苦或甘，性或温或寒，质地润燥有异，存宣肺、清肺、润肺、降肺、敛肺、化痰之别。部分药物偏止咳，或偏化痰，或兼而有之。本类药物主治咳喘。部分药物兼能治疗肠燥便秘、水肿、胸腹积水、湿热黄疸、心腹疼痛、癫痫等。咳喘之证，病情复杂，有外感内伤之不同，寒热虚实之异，临证当随证配伍。

掌握层次：A：苦杏仁、紫苏子、百部、紫菀、款冬花、桑白皮、葶苈子。B：枇杷叶、白果。C：罗汉果。

苦杏仁 kǔxìngrén（Bitter Apricot Kernel）
《神农本草经》

[药物来源] 本品为蔷薇科植物山杏 *Prunus armeniaca* L. var. *ansu* Maxim.、西伯利亚杏 *Prunus sibirica* L.、东北杏 *Prunus mandshurica*（Maxim.）Koehne 或杏 *Prunus armeniaca* L. 的干燥成熟种子（图 20–94～图 20–98），主产于东北、西北、华北等地。夏季采收成熟果实，取出种子，晒干，以颗粒均匀、饱满、完整、味苦者为佳。生用，或照燀法去皮用，或炒用，用时捣碎。

[性效特点] 苦，微温；有小毒。归肺、大肠经。功效：止咳平喘，润肠通便。

本品具苦降之性，入肺经，长于降泄上逆之肺气，又略兼宣发壅闭肺气之功，以降为主，降中兼宣；质油润，入大肠经，润肠燥而通便。

[临床应用]

1. 咳嗽气喘，胸满痰多，为治疗咳喘要药。凡咳嗽喘满，无论新久、寒热，均可用之。风寒咳喘，鼻塞胸

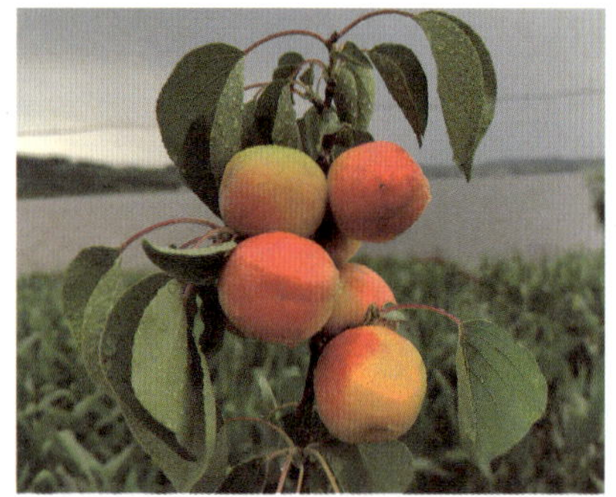
图 20-94　苦杏仁原植物山杏

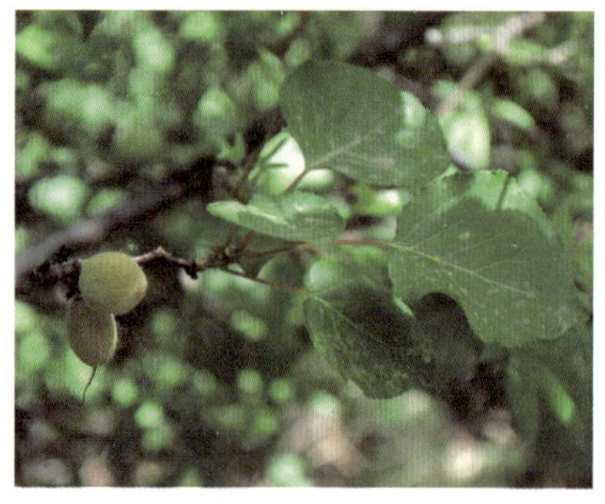
图 20-95　苦杏仁原植物西伯利亚杏

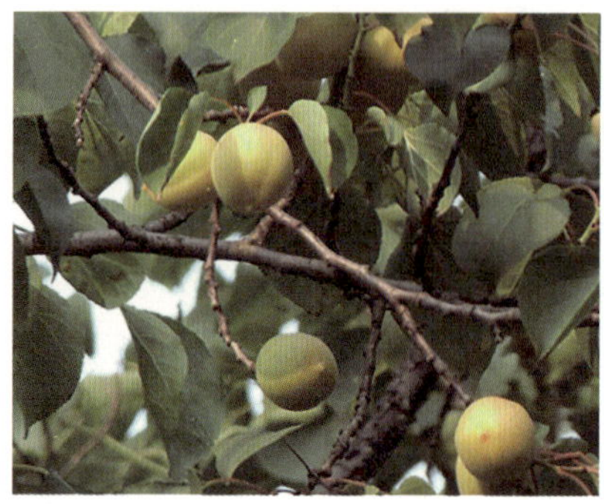
图 20-96　苦杏仁原植物东北杏

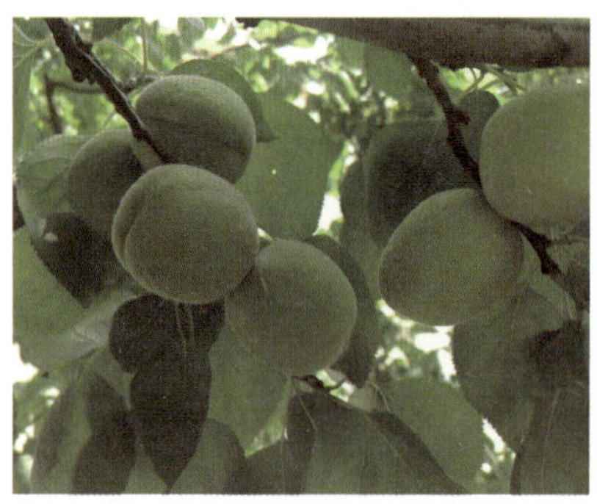
图 20-97　苦杏仁原植物杏

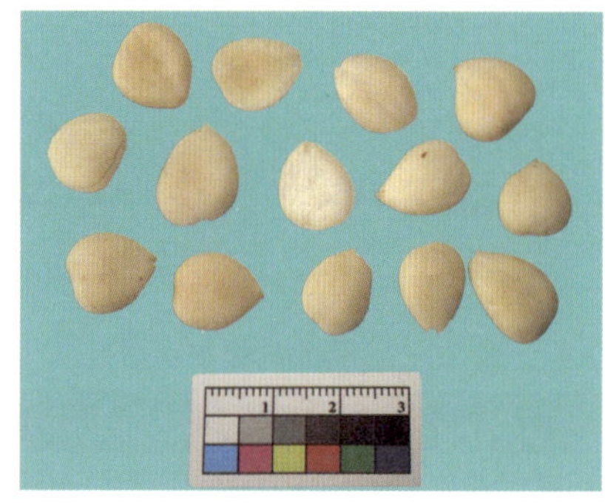
图 20-98　苦杏仁饮片

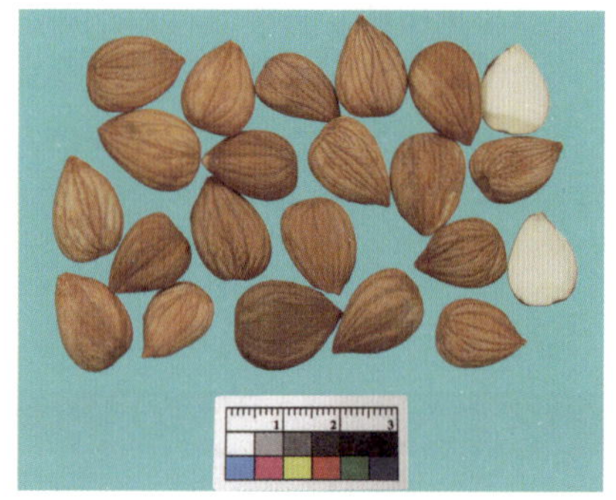
图 20-99　甜杏仁饮片

闷，常配伍麻黄、甘草使用（三拗汤）；风热咳嗽，发热口干，常配伍桑叶、菊花、薄荷等使用（桑菊饮）；外感凉燥，恶寒、咳嗽痰稀，常配伍半夏、紫苏叶、桔梗等使用（杏苏散）；邪热壅肺，发热咳喘，常配伍石膏、麻黄、甘草等使用（麻杏石甘汤）；燥热咳嗽，干咳无痰或少痰之轻证，常配伍桑叶、浙贝母、北沙参等使用（桑杏汤）；燥邪伤肺重证，身热甚，咳逆而喘，常配伍桑叶、石膏、麦冬、北沙参、枇杷叶等使用（清燥救肺汤）。

2. 肠燥便秘。津枯肠燥便秘常配伍柏子仁、郁李仁、桃仁等使用（五仁丸）；血虚便秘常配伍当归、生地黄、桃仁等使用（润肠丸）。

3. 本品取其宣发疏通肺气之功，可用于治疗湿温初起以及暑温夹湿之湿重于热者，常配伍白豆蔻仁、薏苡仁等同用（三仁汤）。此外，临证见胸痹、喉痹、癌症等亦可辨证选用；外用治蛲虫病、外阴瘙痒等。

［用量用法］ 水煎服，5～10g；宜打碎入煎剂；或入丸散服。生品入煎剂宜后下。

［使用注意］ 阴虚咳喘及大便溏泄者忌用；婴儿慎用。用量不宜过大，以免中毒或影响消化功能。

［现代研究］ 本品主含有苦杏仁苷、蛋白酶水解产物及脂肪油等成分。其中苦杏仁苷经肠道微生物酶分解或由杏仁本身所含苦杏仁酶的分解产生微量的氢氰酸，对呼吸中枢呈抑制作用，从而镇咳、平喘；其脂肪油有润肠通便作用。另外还具有抗炎、增强免疫力、镇痛、抗肿瘤作用，对消化系统功能也有一定影响。

［附］

甜杏仁　tiánxìngrén（Sweet Almond）

本品为蔷薇科植物杏 *Prunus armeniaca* L. 及其栽培变种的干燥成熟味甜的种子（图 20-99），又称巴旦杏仁。其味甘，性平；归肺、大肠经。功效：润肺止咳，润肠通便。本品用于治疗虚劳咳嗽，肠燥便秘。水煎服，5～10g。

课程思政元素

苦杏仁为植物杏的成熟种子，是临床广泛应用的化痰止咳平喘药。相传中医的别称“杏林”源于三国时期名医董奉的行医典故。东汉后期伤寒肆虐，百姓十室九空，董奉医术高超，医德高尚，为人治病不收费，治好病后只要求患者在他的住宅周围种杏树。轻证愈后种一棵，重证愈后种五棵，久而久之，杏树成林，可谓"杏林春满"。每年杏果成熟，又采果实换粮食用来赈济穷人，穷人们盛赞董奉仁义。董奉医术高明而不求名利、乐善好施的高尚医德被人们传为佳话，乃大医精诚的典范。行医不仅要有精湛的医术，亦需具高尚的医德，才称得上苍生大医。对于刚踏入中医学殿堂的医学生，漫漫学医之路，更要以为人民服务为宗旨，德才兼修，才能成为合格的医师。

紫苏子 zǐsūzǐ（Perilla Fruit）
《本草经集注》

[药物来源] 本品为唇形科一年生草本植物紫苏 *Perilla frutescens*（L.）Britt. 的干燥成熟果实（图 20–100、图 20–101），主产于江苏、安徽、河南等地。秋季果实成熟时采收，晒干，以均匀饱满、色灰褐、油性足者为佳。生用、炒用或炙用，用时捣碎，亦可制霜使用。

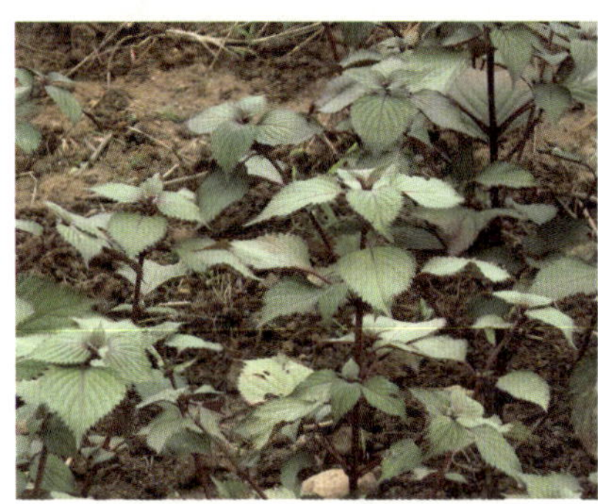

图 20–100　紫苏子原植物紫苏

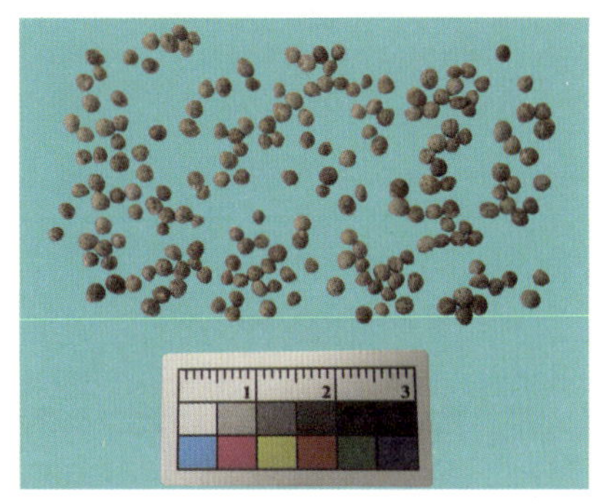

图 20–101　紫苏子饮片

[性效特点] 辛，温。归肺、大肠经。功效：降气化痰，止咳平喘，润肠通便。

本品性降质润，主入肺经，善于降肺气，化痰涎而止咳平喘；以温肺降气为主；富含油脂，能润燥滑肠，且善降泄肺气以助大肠传导。

[临床应用]

1. 痰壅气逆，咳喘痰多。痰壅气逆之咳嗽气喘，食少，痰多胸痞，甚不得卧，配伍白芥子、莱菔子使用（三子养亲汤）；上盛下虚之久咳痰喘，胸膈满闷，常配伍半夏、厚朴、当归、肉桂等使用（苏子降气汤）；风寒外束，痰热内蕴之咳喘，痰多色黄，常配伍麻黄、桑白皮、苦杏仁等使用（定喘汤）。

2. 肠燥便秘，常配伍苦杏仁、火麻仁、瓜蒌仁等使用（紫苏麻仁粥）。

[用量用法] 水煎服，3～10g；煮粥食或入丸散。

[使用注意] 阴虚咳喘及脾虚溏泄者慎用。

[现代研究] 本品主含脂肪油（45.30%）、蛋白质、B 族维生素，以及氨基酸类成分。其中脂肪油成分主要是不饱和脂肪酸、亚油酸及亚麻酸，可降低血脂、软化血管、降低血压、促进微循环、提高记忆力、保护视力等；还能刺激胃肠黏膜，使其蠕动增强、分泌增多，起到润肠作用。

百部 bǎibù（Stemona Root）
《名医别录》

[药物来源] 本品为百部科植物直立百部 *Stemona sessilifolia*（Miq.）Miq.、蔓生百部 *Stemona japonica*（Bl.）Miq. 或对叶百部 *Stemona tuberosa* Lour. 的干燥块根（图 20–102～图 20–106），主产于安徽、江苏、湖北等地。春秋二季采挖，去须根，置沸水中略烫或蒸至无白心，晒干，切厚片，以粗壮、肥润、坚实、色白者为佳。生用或蜜炙用。

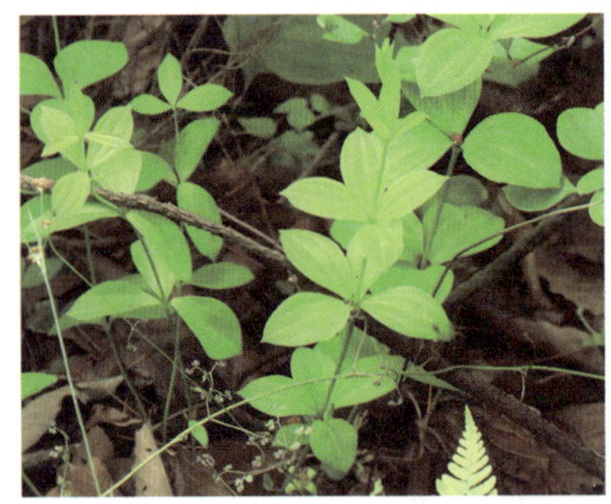
图 20-102　百部原植物直立百部

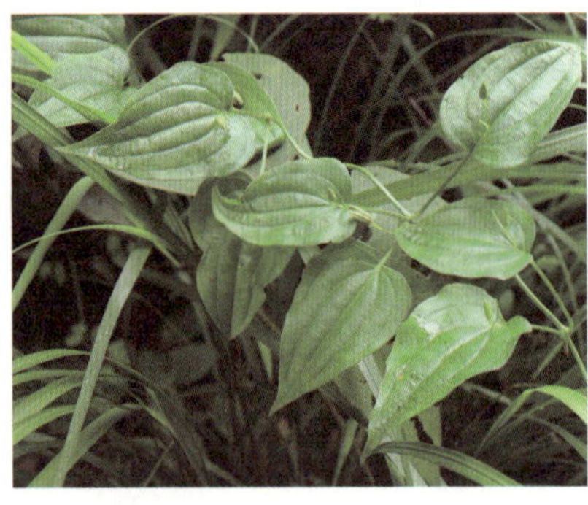
图 20-103　百部原植物蔓生百部

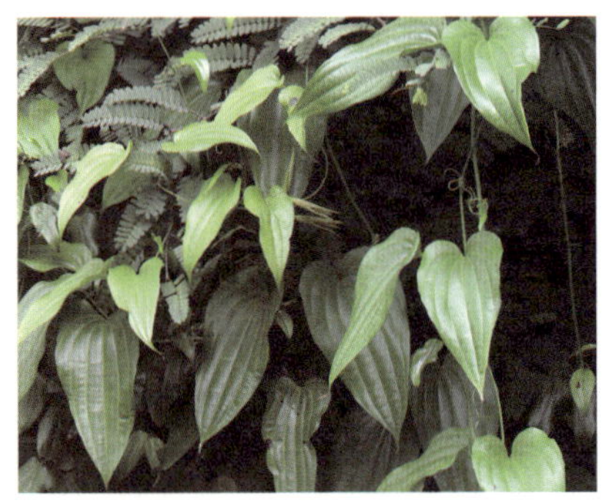
图 20-104　百部原植物对叶百部

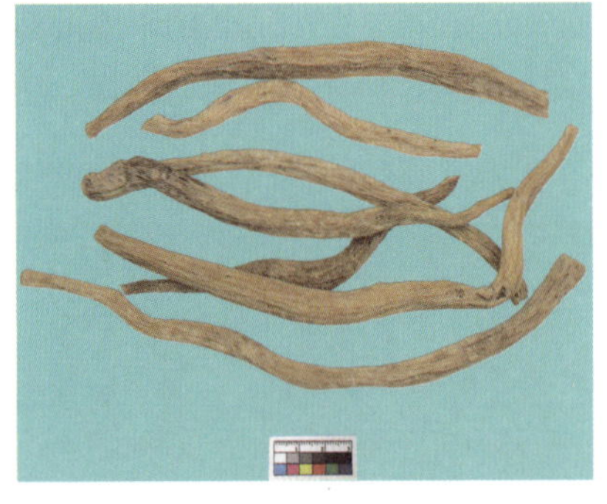
图 20-105　百部药材

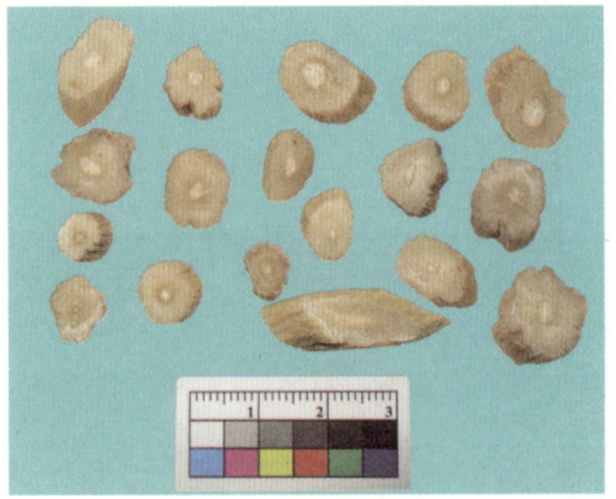
图 20-106　百部饮片

[性效特点] 甘、苦，微温。归肺经。功效：润肺止咳，杀虫灭虱。

本品甘润苦降，甘可润肺，苦可降肺气；其性微温不燥，润而不腻，善于润肺下气止咳；兼能杀虫灭虱。

[临床应用]

1. 新久咳嗽、百日咳及肺痨咳嗽；无论外感、内伤、暴咳、久嗽，皆可用之，尤宜于肺痨咳嗽，小儿顿咳。风寒咳嗽，微恶风、发热，常配伍荆芥、白前、紫菀、桔梗等使用（止嗽散）；风热咳嗽，发热不甚，可配伍菊花、桑叶、桔梗等使用；肺热咳嗽，咳痰黄稠，常配伍石膏、紫菀、浙贝母等使用（百部散）；小儿顿咳，痉咳剧烈，痰涎黏稠，常配伍黄芩、桑白皮、苦杏仁等使用（复方百部止咳糖浆）；肺痨咳嗽，骨蒸潮热，咳嗽咯血，常配伍麦冬、三七阿胶等使用（月华丸）。

2. 蛲虫病、阴道滴虫、头虱及疥癣。头虱、体虱以及疥癣可用本品制成 20% 乙醇液或 50% 水煎液外搽患处；蛲虫病可以单味浓煎，睡前保留灌肠；阴道滴虫病外阴瘙痒，常配伍龙胆、苦参、蛇床子等使用，煎汤坐浴外洗。

[用量用法] 水煎服，3～9g；外用适量，水煎或酒浸。久咳虚嗽宜蜜炙用；杀虫灭虱宜生用。

[使用注意] 咳嗽伴热证或水亏火旺证者不宜使用。过量会中毒，出现胸闷热、口鼻咽发干、头晕、气急，乃至恶心呕吐、头痛、呼吸困难，可因呼吸肌麻痹致死。

[现代研究] 本品主含多种生物碱，如百部碱、百部定碱、直立百部碱、对叶百部碱、蔓生百部碱等，以及蛋白质、脂类、糖类及甲酸、乙酸、琥珀酸等。其中的生物碱有止咳作用，强度与氨茶碱相似，但作用缓慢而持久。体外实验证明对人型结核分枝杆菌、肺炎球菌、葡萄球菌、链球菌、白喉杆菌、痢疾杆菌等均有抑制作用，对流行性感冒病毒及皮肤真菌亦有抑制作用。

紫菀 zǐwǎn（Tatarian Aster Root）
《神农本草经》

[药物来源] 本品为菊科植物紫菀 *Aster tataricus* L.f. 的干燥根及根茎（图 20-107、图 20-108），主产于东北、华北、西北等地。春秋二季采挖，去有节的根茎（习称母根），编成辫状晒干，或直接晒干，以根长、紫红色、无杂质、质柔韧者为佳。生用或蜜炙用。

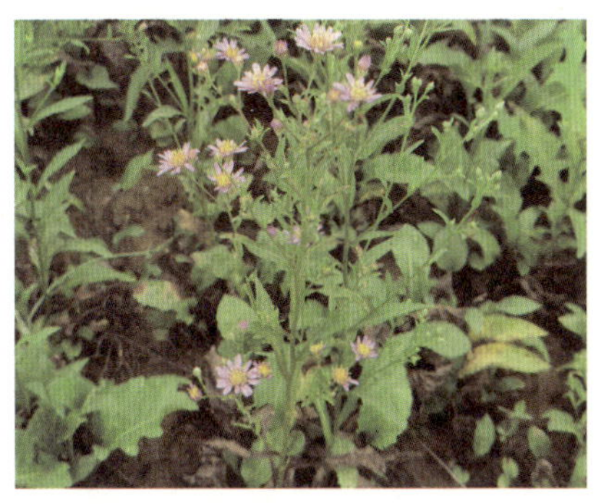

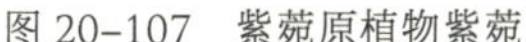

图 20-107　紫菀原植物紫菀

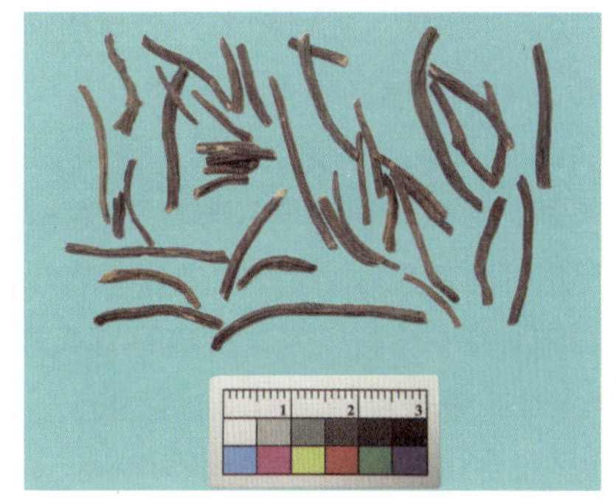

图 20-108　紫菀饮片

[性效特点] 辛、苦，温。归肺经。功效：润肺下气，化痰止咳。

本品辛散苦降，具有温润下气而不燥，甘温润肺而不腻之特点；长于润肺下气，辛开肺郁，化痰浊而止咳，为化痰止咳常用药。

[临床应用]

1. 咳喘痰多，新久咳嗽，劳嗽咯血；无论外感内伤、寒热虚实，均可使用；以肺气壅塞之咳嗽有痰最为适宜。外感风寒犯肺，咳嗽咽痒，咯痰不爽，常配伍荆芥、百部、桔梗、白前等使用（止嗽散）；肺热咳嗽，咯痰黄稠，常配伍浙贝母、桑白皮、黄芩等使用；阴虚劳嗽，痰中带血，常配伍阿胶、知母、川贝母等使用（紫菀汤）；肺气衰弱，寒咳喘息，常配伍党参、黄芪、干姜等使用。

2. 临证见肺痈、胸痹、小便不通等亦可辨证选用本品。

[用量用法] 水煎服，5～10g。蜜炙后用尤善润肺，可用于肺虚久咳、肺燥阴伤；外感暴咳宜生用。

[使用注意] 实热证患者不宜使用。

[现代研究] 本品主含紫菀皂苷 A～G、紫菀酮、紫菀苷、丁基-D-核酮糖苷、紫菀五肽、槲皮素及挥发油等成分，具有祛痰、止咳、抗肿瘤、利尿作用。体外实验证明对大肠埃希菌、痢疾杆菌、伤寒杆菌、副伤寒杆菌、铜绿假单胞菌及霍乱弧菌有一定的抑制作用。

款冬花 kuǎndōnghuā（Common Coltsfoot Flower）
《神农本草经》

[药物来源] 本品为菊科植物款冬 *Tussilago farfara* L. 的干燥花蕾（图 20-109、图 20-110），主产于河南、甘肃、山西等地。12 月或地冻前当花尚未出土时采挖，去花梗，阴干，以 2～3 朵并连、蕾大、身干、色紫红、梗极短、无开放花朵者为佳。生用或蜜炙用。

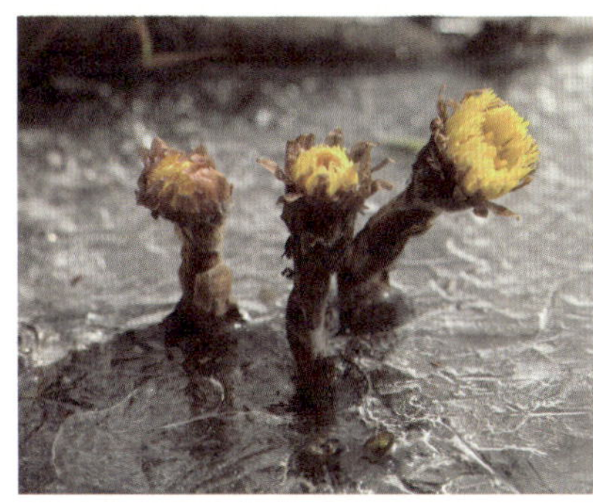

图 20-109　款冬花原植物款冬

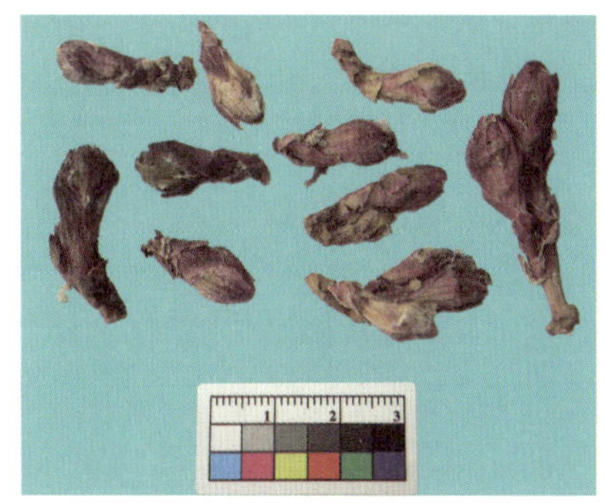

图 20-110　款冬花饮片

[性效特点] 辛、微苦，温。归肺经。功效：润肺下气，化痰止咳。

本品辛苦温润，然温而不热、辛而不燥，长于润肺下气止咳，略兼化痰之功；较之紫菀，化痰力逊而专长止咳。

[临床应用] 一切新久咳嗽，咳喘痰多，劳嗽咯血；无论外感内伤、寒热虚实均可，但相对宜于肺虚久咳、肺寒咳喘。肺寒咳喘或咳嗽偏寒，常配伍干姜、五味子、紫菀等使用（款冬煎）；外感风寒，内停痰饮，气逆喘咳，常配伍麻黄、细辛、半夏等使用（射干麻黄汤）；肺热咳喘常配伍知母、桑叶、浙贝母、桑白皮等使用（款冬花汤）；肺气虚弱之咳嗽不已配伍人参、黄芪等使用；阴虚燥咳常配伍北沙参、麦冬、阿胶等使用；喘咳日久，痰中带血，配伍百合使用（百花膏）；肺痈咳吐脓痰常配伍桔梗、薏苡仁等使用（款花汤）。

[用量用法] 水煎服，5～10g。内伤久咳宜蜜炙用；外感暴咳宜生用。

[使用注意] 肺火旺或劳嗽伴阴虚者不宜使用。

[现代研究] 本品主含生物碱类，如款冬花碱、克氏千里光碱；萜类、精油、氨基酸及鞣质等成分。本品煎剂及乙醇提取物有明显镇咳作用，乙酸乙醇提取物有祛痰作用；其醚提取物可对抗吗啡引起的呼吸抑制，还具有升高血压、抑制胃肠平滑肌、解痉作用。

[药物比较] 紫菀，味苦、辛、甘，性微温，主归肺经。款冬花，味辛、微苦，性温，主归肺经。二者均能润肺下气、化痰止咳，温而不燥，用于治疗咳嗽诸证，不论寒热虚实，病程长短均可。不同之处：紫菀尤善祛痰，款冬花尤善止咳。

枇杷叶 pípáyè（Loquat Leaf）
《名医别录》

[药物来源] 本品为蔷薇科植物枇杷 *Eriobotrya japonica*（Thunb.）Lindl. 的干燥叶（图 20-111～图 20-113），主产于广东、江苏、浙江等地。全年均可采收，晒干，刷去毛，切丝，以完整、叶厚、色绿者佳。生用或蜜炙用。

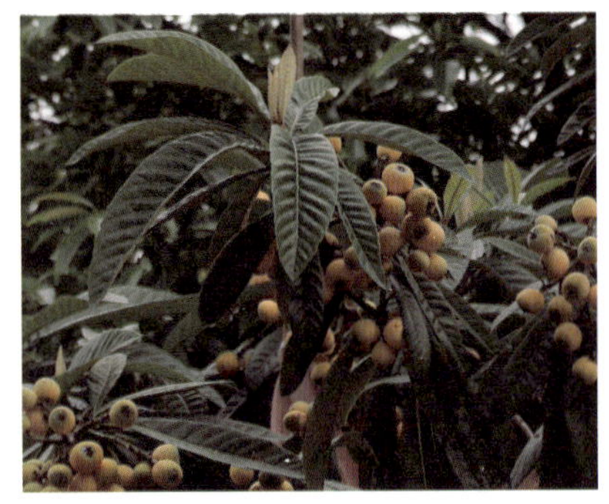

图 20-111　枇杷叶原植物枇杷

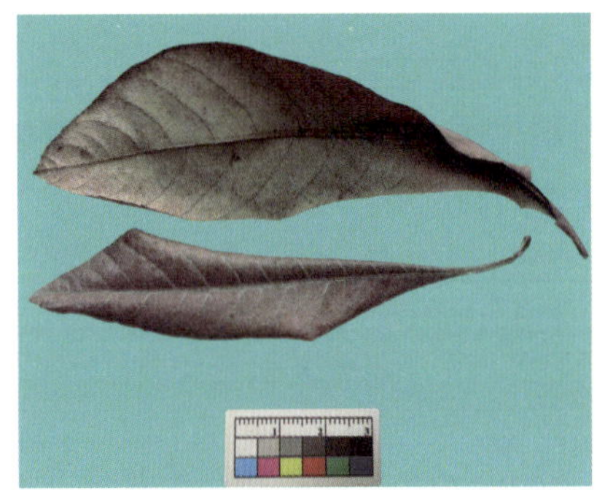

图 20-112　枇杷叶药材

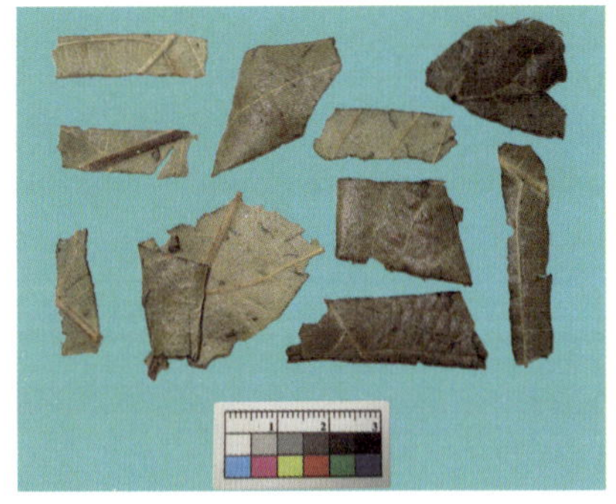

图 20-113　枇杷叶饮片

[性效特点] 苦，微寒。归肺、胃经。功效：清肺止咳，降逆止呕。

本品苦降而性微寒，入肺经长于降泄肺气，清肺化痰以止咳平喘；入胃经长于清胃热，降胃气而止呕逆；即上可清肺热，中可清胃热和胃气，性善清降。

[临床应用]

1. 肺热咳嗽，痰色黄质稠，气逆喘急。肺热咳喘，咯痰黄稠，可单用本品熬膏，或配伍黄芩、桑白皮、前胡、栀子等使用（枇杷清肺饮）；燥热伤肺，咳喘痰少，咯痰不爽，或干咳无痰，口干舌红，常配伍桑叶、麦冬、阿胶、苦杏仁等使用（清燥救肺汤）；阴伤肺燥，干咳气急，或痰中带血，可配伍阿胶、百合等使用，或配伍梨子、白蜜、莲子肉等为膏（枇杷膏）。

2. 胃热呕吐、哕逆，烦热口渴。胃热呕吐呃逆，烦热口渴，常配伍黄连、竹茹、芦根等使用；中寒气逆之呕逆配伍生姜、陈皮、竹茹、甘草等使用（枇杷叶汤）。

[用量用法] 水煎服，6～10g。止咳宜蜜炙用；止呕宜生用。

[使用注意] 胃寒呕吐、风寒咳嗽患者忌用。

[现代研究] 本品主含皂苷、熊果酸、苦杏仁苷、齐墩果酸、鞣质、B 族维生素、维生素 C，鲜叶中含挥发油，主要为橙花叔醇和金合欢醇。本品具有镇咳、平喘、祛痰作用；其煎剂对金黄色葡萄球菌、白色葡萄

球菌、肺炎双球菌及痢疾杆菌均有明显的抑制作用；还具有抗肿瘤、抗病毒、促进胃液分泌、利胆、降血糖作用。

桑白皮 sāngbáipí（White Mulberry Root-bark）
《神农本草经》

[药物来源] 本品为桑科植物桑 *Morus alba* L. 的干燥根皮（图 20–114、图 20–115），主产于安徽、浙江、江苏等地。秋末叶落时至次春发芽前挖根，剥取根皮，晒干，切丝，以色白、皮厚、粉性足者为佳。生用或蜜炙用。

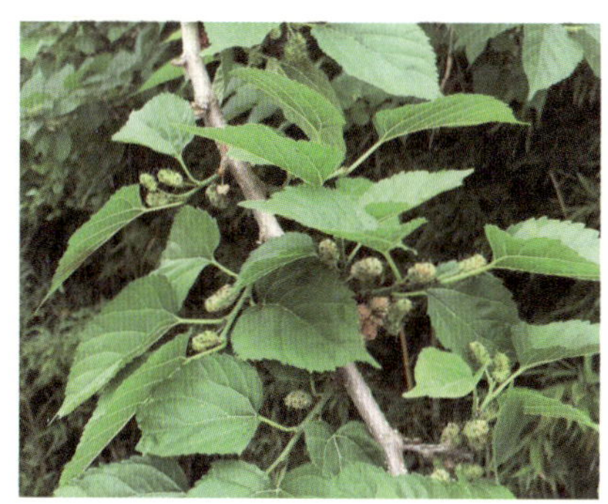
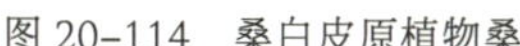

图 20–114　桑白皮原植物桑

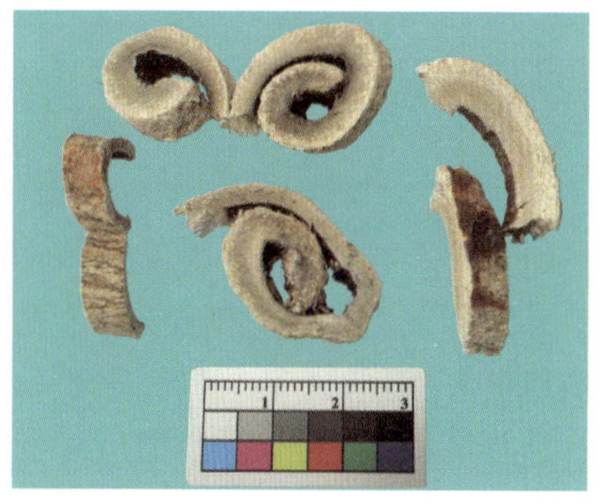

图 20–115　桑白皮饮片

[性效特点] 甘，寒。归肺经。功效：泻肺平喘，利水消肿。

本品甘寒，可清泻肺热（火）、泻痰饮、泻肺中水气而平喘咳；并能肃降肺气，通调水道而利水消肿；尚有清肝降压、止血之功。

[临床应用]

1. 热痰壅肺，肺气上逆咳喘。肺热壅盛之咳喘，痰色黄而稠，常配伍地骨皮、甘草使用（泻白散）；肺虚有热之咳喘气短、日晡潮热、自汗盗汗等，可配伍人参、五味子、熟地黄等使用（补肺汤）；水饮停肺所致胀满喘急，常配伍麻黄、苦杏仁、葶苈子等使用。

2. 水肿胀满尿少、小便不利，面目肌肤浮肿。肺气不宣，水气不行之全身水肿胀满，面目肌肤浮肿，小便不利之风水、皮水等阳水实证者，多配伍茯苓皮、大腹皮、陈皮、生姜皮等使用（五皮散）。

3. 本品可清肝降压，治疗肝阳偏亢之高血压病；尚有止血之功，用于治疗衄血、咯血。

[用量用法] 水煎服，6～12g。肺虚咳嗽气喘宜蜜炙用；泻肺利水、平肝清火宜生用。

[使用注意] 肺虚无火，尿多以及风寒咳嗽患者不宜使用。

[现代研究] 本品主含多种黄酮类衍生物，如桑皮素、桑皮色烯素、桑根皮素等；伞形花内酯、桑根酮、东莨菪素、类似乙酰胆碱的降压成分，以及桑皮呋喃 A、B、C 等。本品具有止咳、利尿、降血压、降血糖作用，对人子宫颈癌病毒 JTC–26 株的抑制率为 70% 左右，尚有诱生干扰素作用，对肺癌细胞亦有抑制作用；近年研究表明还有抗人类免疫缺陷病毒作用。

葶苈子 tínglìzǐ（Pepperweed Seed）
《神农本草经》

[药物来源] 本品为十字花科植物播娘蒿 *Descurainia sophia*（L.）Webb. ex Prantl. 或独行菜 *Lepidium apetalum* Willd. 的干燥成熟种子（图 20–116～图 20–118）。前者习称南葶苈子，主产于江苏、山东、浙江等地；后者习称北葶苈子，主产于河北、辽宁、内蒙古等地。夏季果实成熟时采割植株，晒干，搓下种子，以籽粒充实、均匀、红棕色者为佳。生用或炒用。

[性效特点] 辛、苦，大寒。归肺、膀胱经。功效：泻肺平喘，利水消肿。

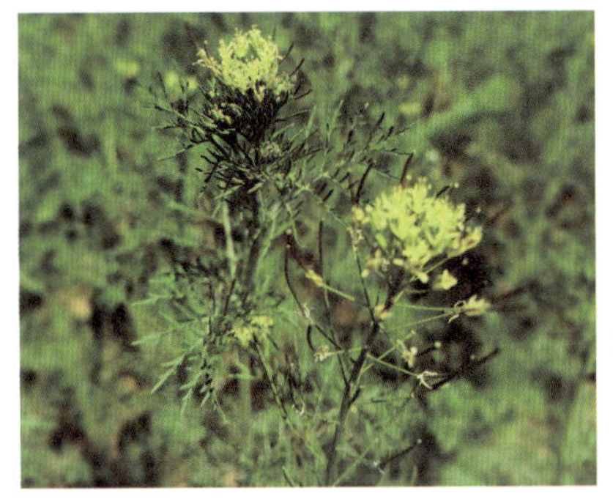

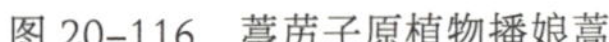
图 20-116　葶苈子原植物播娘蒿

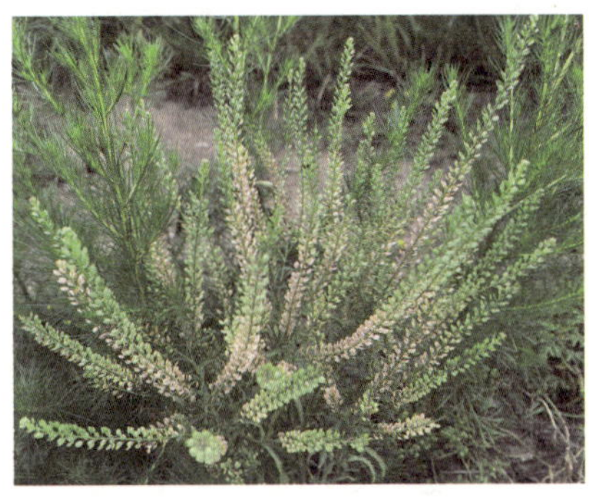
图 20-117　葶苈子原植物独行菜

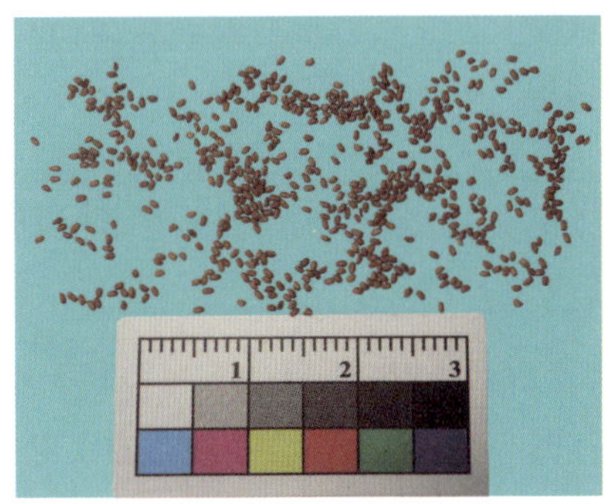
图 20-118　葶苈子饮片

本品苦泄辛散，苦寒沉降而泻肺中痰水，辛可散肺气之壅闭，功专泻肺之实而下气定喘；又可通调水道以利水消肿。李时珍曰："肺中水气贲郁满急者，非此不能除。"

[临床应用]

1. 痰涎壅肺，咳喘胸满，专泻肺中水饮及痰火而平喘。痰涎壅盛所致咳喘痰多，胸胁胀满，不得平卧，常配伍大枣使用（葶苈大枣泻肺汤），或配伍紫苏子、桑白皮、苦杏仁等使用。

2. 悬饮水肿，胸腹积水，小便不利。肺气壅闭，水饮停聚所致水肿胀满，小便不利，可配伍牵牛子、茯苓皮、大腹皮等使用；痰热结胸，饮停胸胁，配伍苦杏仁、大黄、芒硝等使用（大陷胸丸）；湿热蕴阻之腹水肿满常配伍防己、椒目、大黄等使用（己椒苈黄丸）。

3. 今临证常用于慢性阻塞性肺疾病、肺心病心衰及渗出性胸膜炎等病的治疗。

[用量用法] 水煎服，3～10g，宜包煎；研末服，3～6g。

[使用注意] 肺虚咳喘、脾虚肿胀患者不宜使用。

[现代研究] 本品主含强心苷类物质。播娘蒿种子含强心苷类、异硫氰酸类及脂肪油类；独行菜种子含芥子苷、脂肪油、蛋白质及糖类。本品具有强心、增强心肌收缩力，减慢心率，增加衰弱心脏的输出量、降低静脉压的作用；还有止咳、利尿、抗菌、抗癌、降血脂、抗肿瘤作用。

[药物比较] 桑白皮，味甘，性寒，主归肺经。葶苈子，味苦、辛，性大寒，主归肺、膀胱经。二者均能泻肺平喘、利水消肿，用于治疗肺热咳喘实证，水肿及小便不利。不同之处：桑白皮作用力缓，重在清肺热，泻肺火，以及祛肌肤水湿，多治肺热咳喘，肌肤水肿。葶苈子作用力峻，重在泻肺水、痰涎，尤宜于痰涎壅盛，喘息不得平卧，以及悬饮、鼓胀、胸腹积水等实证。

白果 báiguǒ（Ginkgo Seed）
《日用本草》

[药物来源] 本品为银杏科植物银杏 *Ginkgo biloba* L. 的干燥成熟种子（图 20-119、图 20-120），主产于广西、四川、河南等地，以广西产者质量较优。秋季种子成熟时采收，去肉质外种皮，稍蒸或略煮后烘干，用时打碎取种仁，以壳色黄白、种仁饱满，断面色淡黄者为佳。生用或炒用，用时捣碎。

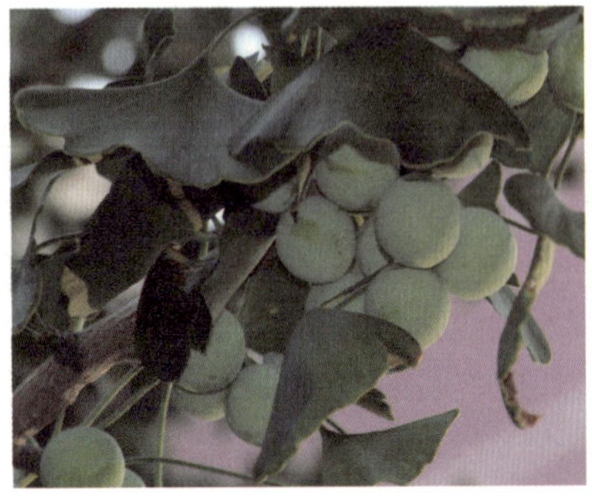
图 20-119　白果原植物银杏

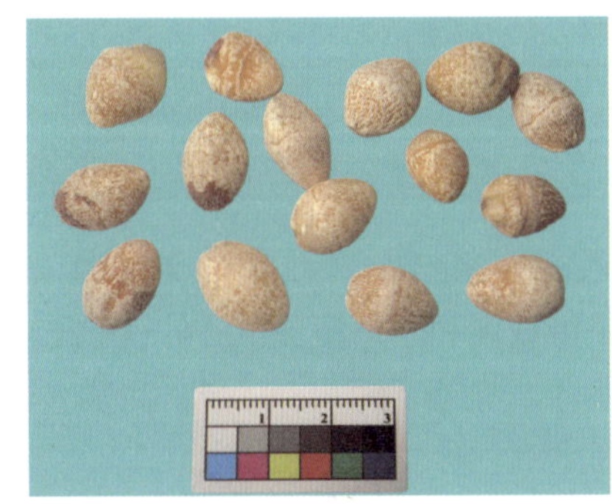
图 20-120　白果饮片

[性效特点] 甘、苦、涩，平；有毒。归肺、肾经。功效：敛肺化痰定喘，止带缩尿。

本品味涩收敛，可敛肺气；苦可降肺气，长于平喘；且有一定化痰之功；苦涩之性又可除湿泄浊，收涩止带、固精缩尿。

[临床应用]

1. 咳嗽痰多气喘，为治哮喘痰嗽之常用药，无论虚实之哮喘痰咳皆可配伍使用。外感风寒引发之寒喘，兼有恶寒发热，常配伍麻黄、甘草使用（鸭掌散）；外感风寒内有蕴热之喘咳痰黄，常配伍桑白皮、麻黄、黄芩、款冬花、半夏等使用（定喘汤）；肺热燥咳，胸闷喘咳无痰，常配伍天冬、麦冬、款冬花等使用；肺肾两虚之虚咳虚喘，呼多吸少，常配伍五味子、核桃仁等使用。

2. 白带、白浊及小便频数、遗尿等症。下元虚衰，脾肾亏虚，带脉失约之妇女带下色清质稀，常配伍山药、莲子等使用；脾虚夹湿热下注之湿热带下，色黄腥臭，常配伍芡实、山药、黄柏、车前子等使用（易黄汤）；肾气不固，肾虚梦遗滑精、小便频数、遗尿等，可单用本品，或配伍熟地黄、山茱萸、覆盆子等使用；小便白浊常配伍萆薢、益智仁等使用。

[用量用法] 水煎服，5～10g，捣碎。

[使用注意] 过食白果可致中毒，不可多用，小儿尤当注意。

[现代研究] 种子主要含淀粉、蛋白质、脂肪、糖类、维生素C、核黄素、胡萝卜素，以及钙、磷、铁、钾、镁等微量元素；外种皮含有毒成分银杏酸、白果酚、白果醇等；肉质外种皮还含有银杏二酚及黄酮类化合物。本品乙醇提取物有一定的祛痰作用；其外种皮水溶性成分可清除超氧自由基，具有抗衰老作用；所含白果酸、白果酚，经实验证明有抑菌和杀菌作用，对多种细菌、真菌及结核分枝杆菌有不同程度的抑制作用；所含银杏二酚、白果双黄酮等，能降低血压和血清胆固醇，扩张冠状动脉。

[附]

银杏叶 yínxìngyè（Ginkgo Leaf）

本品为银杏科植物银杏 *Ginkgo biloba* L.的干燥叶（图20–121、图20–122）。其性味甘、苦、涩，平；归心、肺经。功效：活血化瘀，通络止痛，敛肺平喘，化浊降脂。本品用于治疗瘀血阻络之胸痹心痛，中风偏瘫，肺虚咳喘，高血压、高脂血症。水煎服，9～12g。有实邪患者忌用。

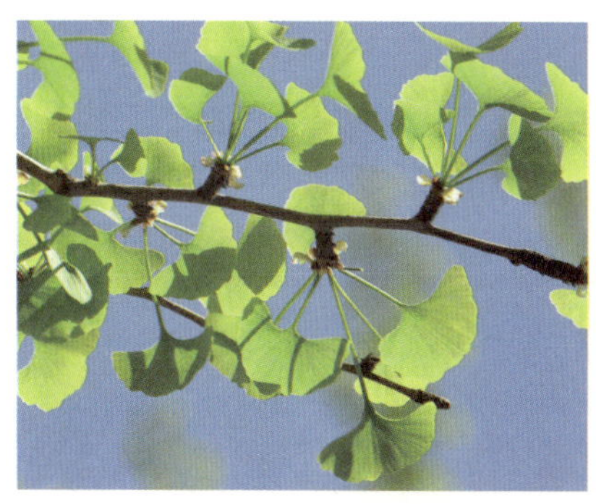

图20–121 银杏叶原植物银杏

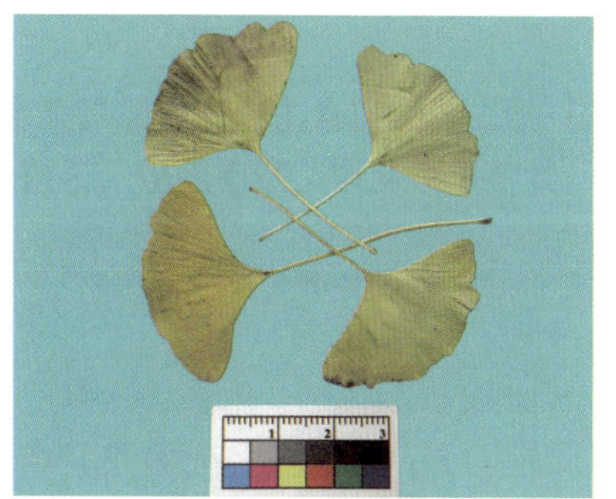

图20–122 银杏叶饮片

罗汉果 luóhànguǒ（Grosvenor's Momordica Fruit）
《岭南采药录》

[药物来源] 本品为葫芦科植物罗汉果 *Siraitia grosvenorii*（Swingle.）C. Jeffrey ex A. M. Lu et Z. Y. Zhang的干燥果实（图20–123、图20–124），主产于广西，尤以广西永福、临桂、融安三地所产罗汉果品质最优。秋季果实由嫩绿变深绿时采收，晾数天后低温干燥，或用火烘干，刷毛，以形圆、个大、坚实、摇之不响、色黄褐者为佳。生用。

[性效特点] 甘，凉。归肺、大肠经。功效：清肺利咽，化痰止咳，润肠通便。

本品味甘性凉，归肺经善清肺热，化痰饮，且可利咽止痛；其质甘润，可生津以润肠通便。

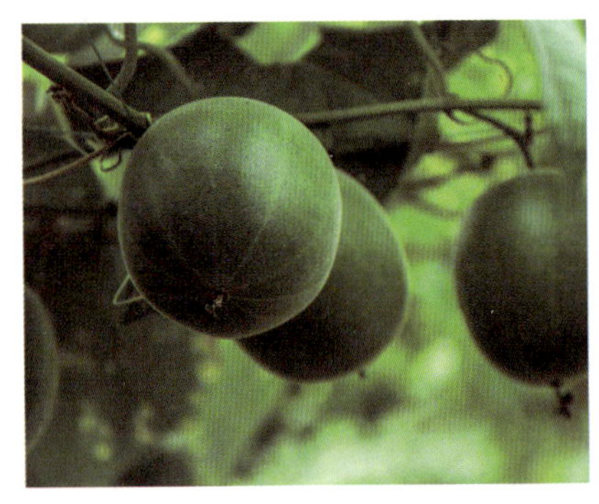
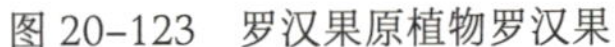

图 20-123　罗汉果原植物罗汉果

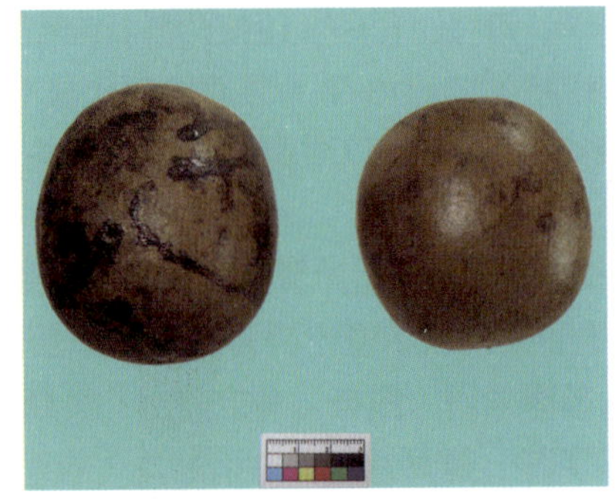

图 20-124　罗汉果药材

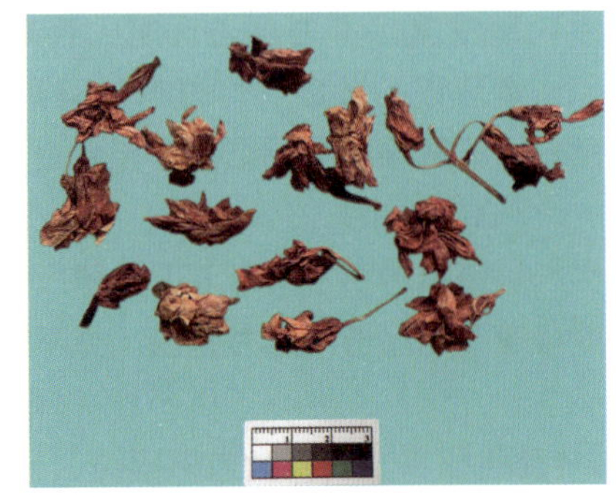

图 20-125　罗汉果花饮片

[临床应用]

1. 咳喘，咽痛。痰咳气喘者可以单味水煎服或配伍桑白皮、百部等使用；咽痛失音者单用本品泡茶饮。

2. 肠燥便秘，可配伍蜂蜜泡饮。

[用量用法] 水煎服，9～15g；或开水泡服。

[使用注意] 外感所致肺寒咳嗽及脾胃虚寒者不宜使用。

[现代研究] 本品主含有三萜苷类，如罗汉果苷Ⅴ、Ⅳ，D- 甘露醇，还含有大量葡萄糖、果糖，锰、铁、镍、硒、锡、碘、钼等 26 种无机元素，以及蛋白质、维生素 C 等。种仁含油脂 41.07%，其中包括亚油酸、棕榈酸等脂肪酸。罗汉果苷Ⅴ是罗汉果果实中含量和甜度均较高的成分，其甜度是蔗糖的 300 倍左右；D- 甘露醇具有止咳作用，还能提高血液渗透压，降低颅内压。罗汉果可增强机体的细胞免疫功能；大剂量的罗汉果可能提高脾特异性玫瑰花环形成细胞的比例。

[附]

罗汉果花 luóhànguǒhuā（Grosvenor's Momordica Flower）

本品为葫芦科植物罗汉果 *Siraitia grosvenorii*（Swingle.）C. Jeffrey ex A. M. Lu et Z. Y. Zhang 的干燥雄花（图 20-125）。其性味甘，平；归肺、肝经。功效：清热解毒，化痰止咳，清肝润肺。本品用于治疗口臭、口腔溃疡、急喉风、喉痹、咽喉肿痛、急或慢乳蛾、色斑、肝斑、暗疮等。水煎服，5～10g。

附：其他止咳平喘药

表 20-3　其他止咳平喘药

药名	药性	功效	主治证	用法用量
马兜铃	苦，微寒；归肺、大肠经	清肺降气，止咳平喘，清肠消痔	肺热咳喘、痰黄质稠、痰中带血；凡一切咳嗽痰喘属肺热、燥热者皆可用之；肠热痔血、痔疮肿痛；高血压病	水煎服，3～9g；外用适量，煎汤熏洗。肺虚久咳宜蜜炙用；其余宜生用
矮地茶	辛、微苦，平；归肺、肝经	化痰止咳，清利湿热，活血化瘀	新久咳嗽，喘满痰多；无论寒热、虚实，皆可配伍使用；湿热黄疸，瘀阻经闭，风湿痹痛，跌打损伤	水煎服，15～30g
洋金花	辛，温，有毒；归肺、肝经	平喘止咳，解痉定痛	哮喘咳嗽，尤宜于寒性哮喘；脘腹冷痛，风湿痹痛，外科麻醉，小儿慢惊风、癫痫	内服，0.3～0.6g，宜入丸、散用；亦可作卷烟分次燃吸（1 日用量不超过 1.5g）；外用适量

第二十一章　安神药

凡以安定神志，治疗心神不宁病证为主要作用的药物，称为安神药（herbs that calm the mind）。

分类：根据安神药的药性及功效主治差异，可将其分为重镇安神药、养心安神药两类。

性能：安神药主入心、肝经，具有镇惊安神或养心安神的功效，即体现了《素问・至真要大论》所谓“惊者平之”与《素问・阴阳应象大论》所谓“虚者补之，损者益之”的治疗法则。

功效：安神药具有重镇安神、养心安神等功效。①重镇安神药：本类药物多为矿石、介类药物，质重沉降，药性多为寒凉或平性，主入心、肝经，适用于心火亢盛、痰火扰心、肝郁化火及惊恐等引起的实证。②养心安神药：本类药物多为植物类种子、种仁，多具甘润滋养之性，性味多甘平，主入心、肝经，适用于阴血不足、心脾两虚、心肾不交等导致的虚证。

适应证：安神药主要用治心悸、怔忡、失眠、多梦、健忘之心神不宁证，亦可用治惊风、癫狂、癫痫等心神失常。部分安神药尚可治肝阳上亢、肾虚气喘、疮疡肿毒、瘀血、自汗盗汗、肠燥便秘、痰多咳喘等病证。①心神不宁实证，由心火亢盛、肝郁化火、肝阳上亢、痰火扰心等引起，症状为烦躁易怒、失眠、神昏谵语等，多兼见惊风抽搐、癫痫狂发作等。②心神不宁虚证，由心气虚、心阴虚、心血虚引起，症状为心悸怔忡、失眠多梦、健忘等，可兼见头晕目眩、面色无华、盗汗、倦怠、手足心热、遗精等。

配伍应用：应用安神药时，应针对导致心神不宁之心肝火炽、心肝阴血亏虚的不同，相应选择适宜的安神药治疗，并进行相应的配伍。心神不宁实证：①火热所致者，配伍清泻心火、清泻肝火药。②肝阳上扰者，配伍平肝潜阳药。③因瘀血所致者，配伍活血化瘀药。④因痰所致者，配伍化痰药。⑤兼血瘀气滞者，配伍活血或疏肝理气药。⑥惊风、癫狂者，应以化痰开窍或平肝息风药为主，本类药物多作为辅药。心神不宁虚证：①血虚阴亏者，配伍补血养阴药。②心脾两虚者，配伍补益心脾药。③心肾不交者，配伍滋阴降火，交通心肾之品。

使用注意：①本类药物多属对症治标之品，特别是矿石类重镇安神药，只宜暂用，不可久服，应中病即止，部分有毒药物，不宜过量。②矿石类安神药，入汤剂时，应打碎先煎、久煎；如作丸散剂服时，须配伍养胃健脾之品，以免伤胃耗气。

药理研究：安神药一般具有不同程度的中枢神经抑制作用，具有镇静、催眠、抗惊厥等作用。部分药物还有祛痰止咳、抗菌防腐、强心、改善冠状动脉血液循环及提高机体免疫功能作用。

第一节　重镇安神药

重镇安神药（herbs that strongly calm the mind with minerals and shells）多为矿石、化石、贝壳类药物，药性多为寒凉或平性，具有质重沉降之性，重则能镇，重可镇怯，故有重镇安神、平惊定志等作用；主要用于治疗心火炽盛、阳气躁动、痰火扰心、肝郁化火及惊吓所致的心悸、失眠、多梦等心神不宁实证，惊风、癫痫、癫狂等亦可选用本类药物。

部分药物兼有平肝潜阳之功，可用于治疗肝阳上亢证；尚有部分药物兼能清热解毒，纳气平喘，收敛固涩，可用于治疗热毒疮疡、虚喘及自汗等病证。

掌握层次：A. 朱砂、磁石、龙骨。B. 琥珀。

朱砂 zhūshā（Cinnabar）
《神农本草经》

[药物来源] 本品为硫化物类矿物辰砂族辰砂，主要含硫化汞（HgS）（图 21–1～图 21–3），主产于湖南、贵州、四川等地，以产于古之辰州（今湖南沅陵）者为道地药材。采挖后，选取纯净者，用磁铁吸净含铁杂质，再用水淘去杂石和泥沙，照水飞法水飞成极细粉末，晾干或 40℃以下干燥后使用。以色鲜红、有光泽、半透明、体重、质脆、无杂质者为佳。

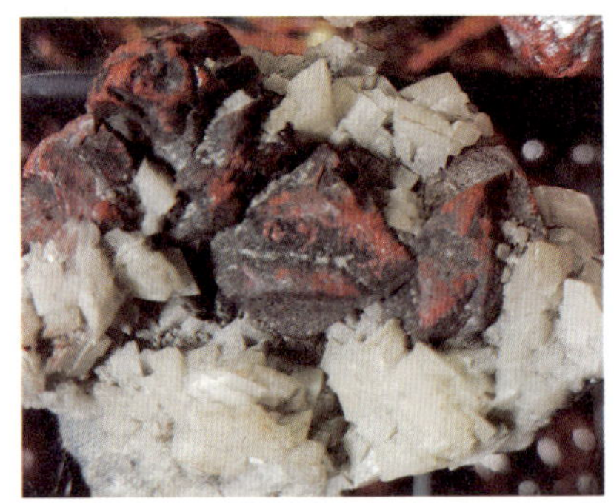

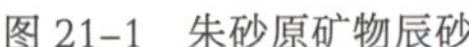
图 21–1　朱砂原矿物辰砂

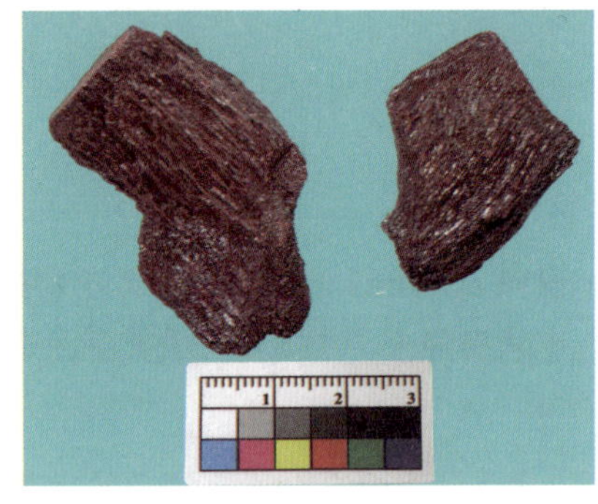
图 21–2　朱砂药材

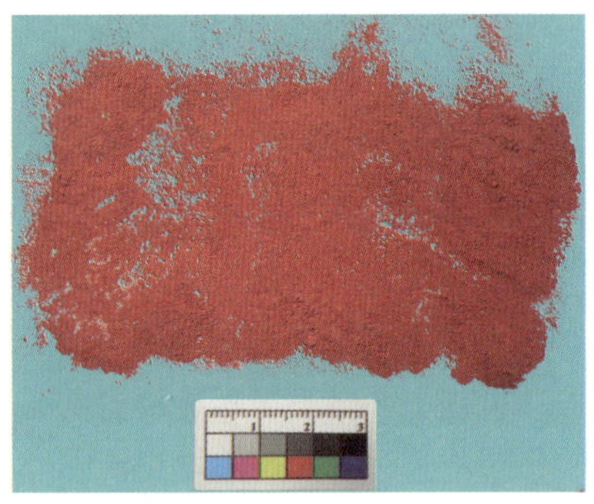
图 21–3　朱砂饮片

[性效特点] 甘，微寒；有毒。归心经。功效：清心镇惊，安神，明目，清热解毒。

本品质重镇怯，性寒清热，以清、镇为功；可重镇安神、清泻心经火热，并可清解热毒。

[临床应用]

1. 心神不宁，心悸怔忡，失眠多梦，尤宜于心火亢盛之心神不宁，为清心、镇惊安神之要药。心火亢盛，内扰神明所致心神不宁、惊悸怔忡、烦躁不眠者，常配伍黄连、生甘草等使用（黄连安神丸）；心火亢盛、阴血不足所致失眠多梦、心中烦热、心悸怔忡，常配伍当归、生地黄等使用（朱砂安神丸）；血虚心悸、失眠，常配伍丹参、熟地黄、当归、柏子仁等使用。

2. 癫痫发狂，小儿惊风。温热病热入心包或痰热内闭，高热烦躁，神昏谵语，惊厥抽搐，常配伍牛黄、麝香等使用（安宫牛黄丸）；癫痫常配伍磁石、神曲使用（磁朱丸）；小儿惊风常配伍牛黄、全蝎、钩藤等使用（牛黄散）；痰热惊痫常配伍天竺黄、胆南星等使用。

3. 心肾不交之视物昏花，耳鸣耳聋，心悸失眠者，常配伍磁石、神曲使用（磁朱丸）。

4. 口疮，喉痹，疮疡肿毒，咽喉肿痛。热毒疮疡肿毒，常配伍雄黄、山慈菇、大戟等使用（太乙紫金锭）；咽喉肿痛，口舌生疮，常配伍冰片、硼砂等外用（冰硼散）；喉痹常配伍牛黄、珍珠、儿茶等吹喉（万应吹喉散）。

5. 本品可与其他药物如茯苓拌制后用（朱茯苓），以增强安神的作用。本品又可作为丸剂的外衣，除加强安神的功效以外，并有防腐的作用。

[用量用法] 内服，研末冲，或入丸散，0.1～0.5g；不宜入煎剂。外用适量，干掺，或调敷，或喷喉。

[使用注意] 本品有毒，内服不可过量或持续服用，以防汞中毒；孕妇及肝肾功能异常者禁用；入药只宜生用，忌火煅，火煅则析出水银，有剧毒；忌在铝器中研磨。

[现代研究] 本品主含硫化汞（HgS），其中规定药材含量不少于 96%，饮片含量不少于 98%；另含铅、钡、镁、铁、锌等多种微量元素，以及雄黄、磷灰石、沥青质、氧化铁等杂质。本品具有降低中枢神经兴奋性、催眠、镇静、抗惊厥、抗焦虑、抗心律失常、抑制或杀灭皮肤细菌和寄生虫等作用。

[附]

水银 shuǐyín（Mercury）

本品为自然元素类液态矿物自然汞，主要从辰砂矿中经加工提炼制成（图 21–4、图 21–5）。其味辛，性寒，有毒；归心、肝、肾经。功效：杀虫、攻毒。本品适用于疥癣、梅毒、恶疮、痔瘘等的治疗。外用适量，涂搽。本品有毒，不宜内服，孕妇禁用；外用不可长期或过量使用；用于溃疡创面时，尤须注意，以免吸收中毒。

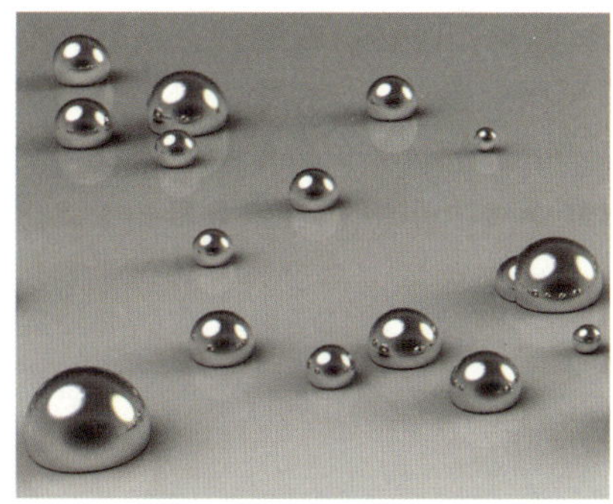

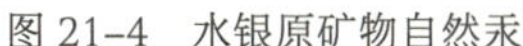

图 21-4　水银原矿物自然汞

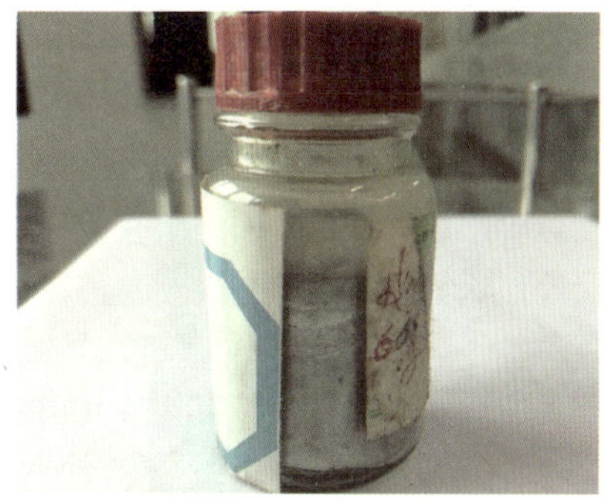

图 21-5　水银饮片

磁石 císhí（Magnetite）
《神农本草经》

[药物来源] 本品为氧化物类矿物尖晶石族磁铁矿，主要含四氧化三铁（Fe_3O_4）（图 21-6、图 21-7），主产于河北、辽宁、广东等地。采挖后，去杂质，选择吸铁能力强者（习称灵磁石、活磁石）入药，砸碎，以断面致密有光泽、灰黑色、能吸铁者为佳。生用或取净磁石，煅淬法制粗粉用。

图 21-6　磁石原矿物磁铁矿

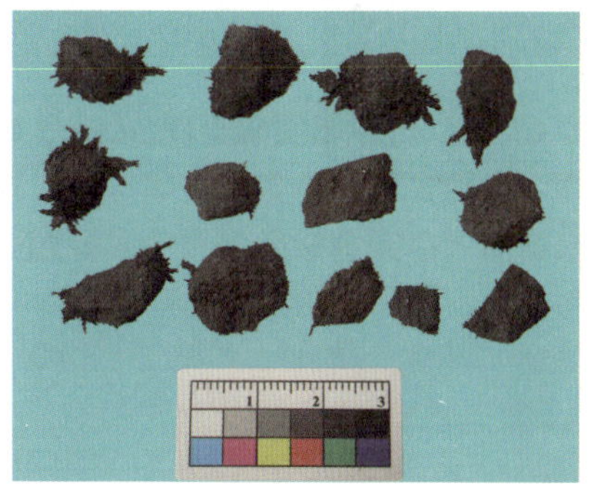

图 21-7　磁石饮片

[性效特点] 咸，寒。归肝、心、肾经。功效：镇惊安神，平肝潜阳，聪耳明目，纳气平喘。

本品质重性寒，可入心经重镇安神，入肝经镇潜浮阳；又可入肾经滋阴，聪耳明目、纳气平喘，总以镇降潜纳为长。

[临床应用]

1. 肾虚肝旺，扰动心神之心神不宁、惊悸、失眠、癫痫。肾虚肝旺，肝火上炎，扰动心神，或惊恐气乱，神不守舍所致的心神不宁、惊悸、失眠及癫痫，常配伍朱砂、神曲使用（磁朱丸）。

2. 肝阳上亢之头晕目眩、急躁易怒等。肝阳上亢之头晕目眩、急躁易怒者常配伍石决明、珍珠、牡蛎等平肝潜阳药使用；阴虚甚者常配伍熟地黄、白芍、龟甲等使用；热甚者常配伍钩藤、菊花、夏枯草等使用。

3. 耳鸣耳聋，视物昏花。肾虚耳聋、耳鸣常配伍熟地黄、山茱萸、五味子等使用（耳聋左慈丸）；肝肾不足，视物昏花者常配伍枸杞子、女贞子、菊花等补肝肾明目药使用。

4. 肾气不足，摄纳无权之虚喘，配伍胡桃肉、蛤蚧、五味子等纳气平喘药使用。

[用量用法] 入汤剂，9～30g，宜打碎先煎。入丸散，每次 1～3g。潜阳安神宜生用；聪耳明目、纳气平喘宜酒淬后用。

[使用注意] 本品为矿石类药物，吞服后不易消化，如入丸散，不可多服。脾胃虚弱者慎用。

[现代研究] 本品主含四氧化三铁（Fe_3O_4），其中含铁不得少于 50%；另含锰、镉、铬、钴、铜、锌、铅、钛等元素。煅磁石含铁不得少于 45%。本品具有抑制中枢神经、镇静、催眠、抗惊厥、抗炎、镇痛、促凝血等作用。

[药物比较] 朱砂，味甘，性微寒，有毒，主归心经。磁石，味咸，性寒，主归肝、心、肾经。二者均质重性寒，可镇心安神，用于治疗心神不宁、心悸失眠、惊风癫痫等病证。不同之处：朱砂入心经，主治心火亢盛，耗伤心血，心神不安；安神之功较磁石为胜，但无补益之能；且外用可解毒疗疮；尚可用治口舌生疮，痈疽肿痛。磁石主入肝肾经，长于补肾益精，平肝潜阳，安神定惊；兼能聪耳明目，纳气平喘；除主治阴虚阳亢、虚火上炎、心神不安外，眩晕目暗、耳鸣耳聋、肾虚作喘皆可应用。

龙骨 lónggǔ（Bone Fossil of Big Mammal）
《神农本草经》

[药物来源] 本品为古代大型哺乳类动物如三趾马类、犀类、鹿类、牛类、象类等骨骼的化石或象类门齿的化石（图 21-8～图 21-11），主产于山西、内蒙古、陕西等地。全年可采收，以质硬、色白、吸湿力强者为佳。生用或煅用。

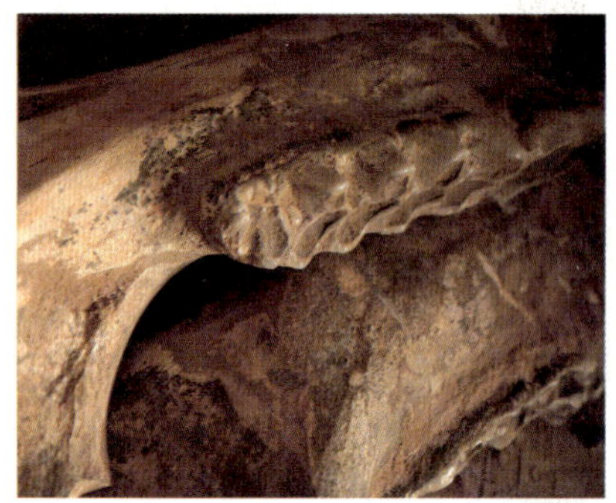

图 21-8　龙骨原矿物化石

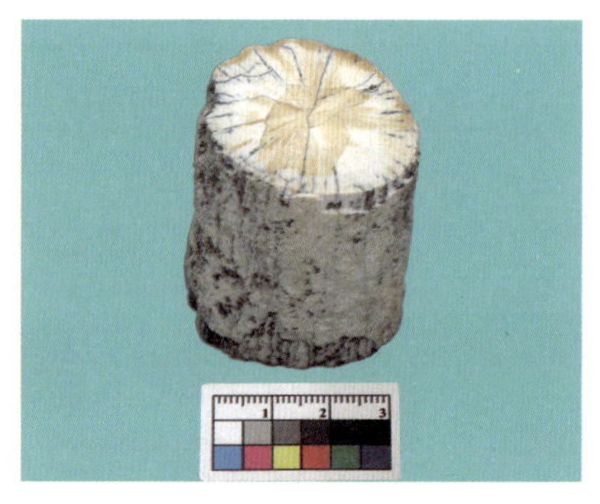

图 21-9　龙骨药材（象类门齿）

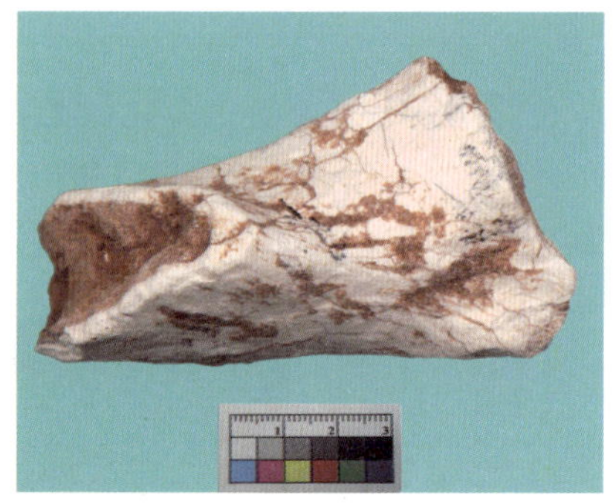

图 21-10　龙骨药材（骨骼）

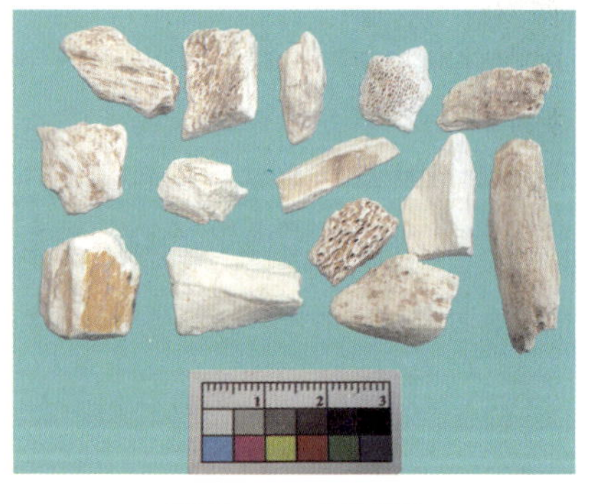

图 21-11　龙骨饮片

[性效特点] 甘、涩，平。归心、肝、肾经。功效：镇惊安神，平肝潜阳，收敛固涩，收湿敛疮。

本品质重镇怯，性平偏寒而潜镇肝阳，味涩可收敛下焦肝肾精气；煅后药性收敛，内服收敛固涩。

[临床应用]

1. 心神不宁，心悸失眠，惊痫癫狂。肝阳上亢之心神不宁，心悸失眠，健忘多梦者，常配伍石菖蒲、远志等使用（孔圣枕中丹）；亦可配伍酸枣仁、柏子仁、琥珀等使用；痰热内盛，惊痫抽搐，癫狂发作者，常配伍牛黄、胆南星、羚羊角等使用。

2. 肝阴不足，肝阳上亢之头晕目眩，烦躁易怒者，配伍代赭石、牡蛎、白芍等使用（镇肝熄风汤）。

3. 滑脱诸证。肾虚遗精、滑精常配伍芡实、沙苑子、牡蛎等使用（金锁固精丸）；心肾两虚，小便频数，遗尿者，常配伍桑螵蛸、龟甲等使用（桑螵蛸散）；气虚不摄，冲任不固之崩漏，常配伍黄芪、海螵蛸、五倍子等使用（固冲汤）；表虚自汗，阴虚盗汗者，常配伍牡蛎、浮小麦、五味子等使用；大汗不止，脉微欲绝的亡阳证，配伍牡蛎、人参、附子等使用，以回阳救逆固脱。

4. 湿疮痒疹，疮疡久溃不敛。湿疮流水，痒疹，常配伍牡蛎使用，研粉外敷；疮疡久溃不敛常配伍枯矾使用，等份共研细末，掺敷患处。

5. 烫火伤。

[用量用法] 水煎服，15～30g；入煎剂宜先煎；外用适量。收敛固涩、收湿敛疮宜煅用；镇惊安神、平肝潜阳则宜生用。

[使用注意] 本品性涩，湿热积滞者不宜使用。

[现代研究] 本品主含碳酸钙、磷酸钙、五氧化二磷、氧化镁。另含铁、钾、钠、氯、铜、锰等多种无机

元素、氨基酸等。本品具有中枢抑制和骨骼肌松弛作用，以及镇静、催眠、抗惊厥、抗神经损伤、促进血液凝固、降低血管通透性、增强免疫等作用。

[附]

龙齿 lóngchǐ（Tooth Fossil of Big Mammal）

本品为古代哺乳动物如三趾马类、犀类、鹿类、牛类、象类等牙齿的化石（图 21-12～图 21-14）。其味甘、涩，性凉；归心、肝经。功效：镇惊安神。本品适用于惊痫癫狂、心悸怔忡、失眠多梦。水煎服，15～30g，先煎。

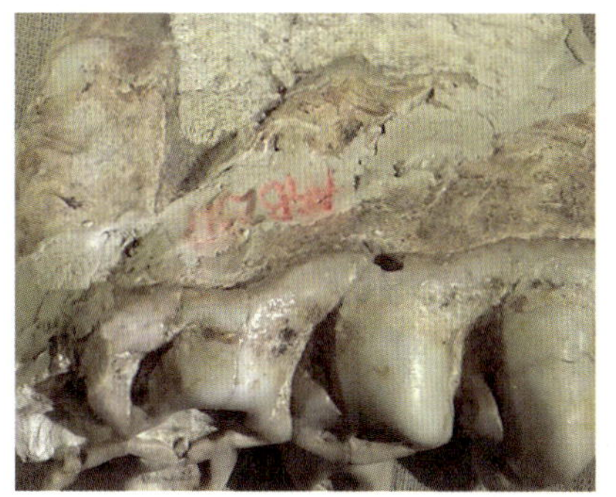

图 21-12　龙齿原矿物化石

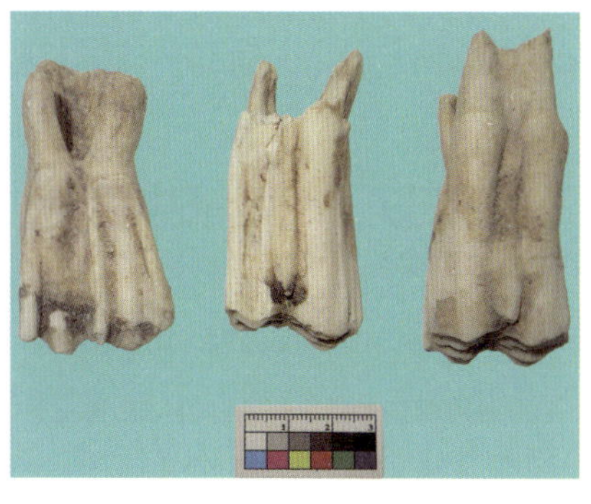

图 21-13　龙齿药材

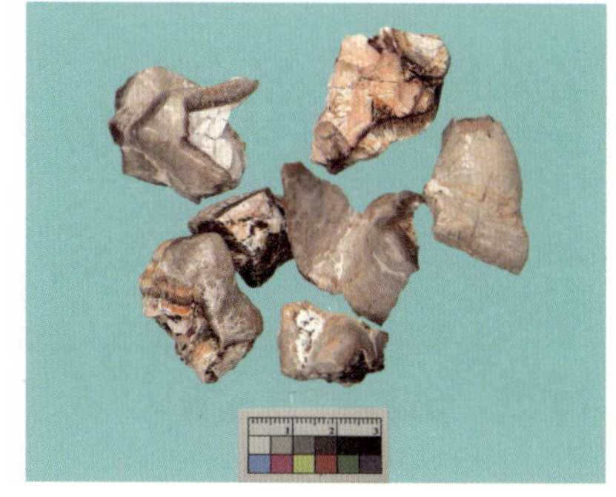

图 21-14　龙齿饮片

琥珀 hǔpò（Amber）
《名医别录》

[药物来源] 本品为古代松科植物，如松树、枫树的树脂，埋藏于地下，经年久转化而成的化石样物质（图 21-15～图 21-17），主产于云南、广西、河南等地。不拘时采收，从地下或煤层中采挖（煤层中挖出者称煤珀或黑琥珀），以色红、明亮、块整齐、质松脆、易碎者为佳。用时捣碎，研成细粉用。陶弘景指出："旧说云'是松脂沦入地，千年所化，今烧之亦作松气'。俗有琥珀中有一蜂，形色如生。《博物志》云'烧蜂窠所作'。恐非实，此或当蜂为松脂所粘，因坠地沦没尔。"

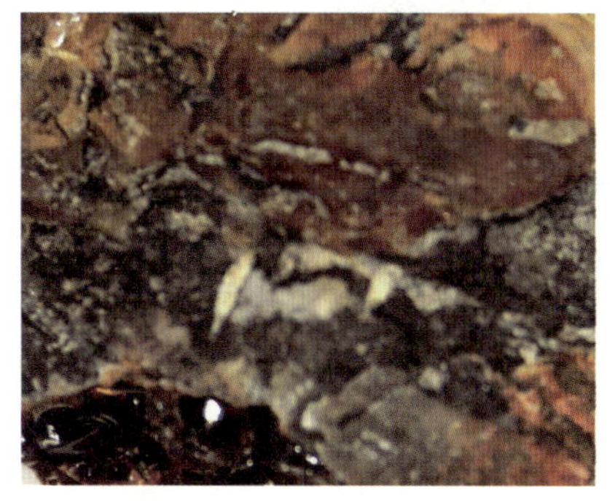

图 21-15　琥珀原化石样物质

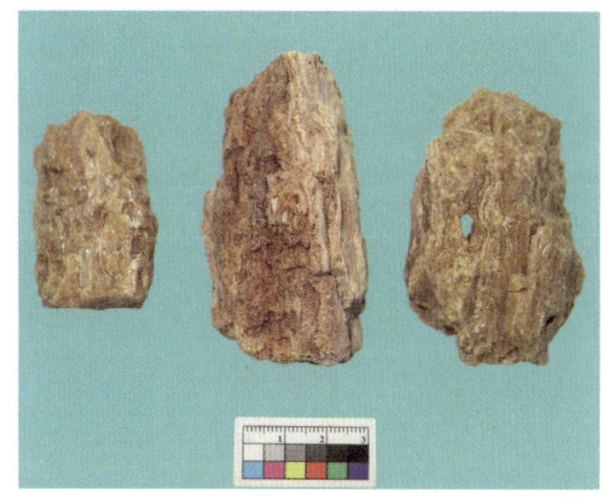

图 21-16　琥珀药材

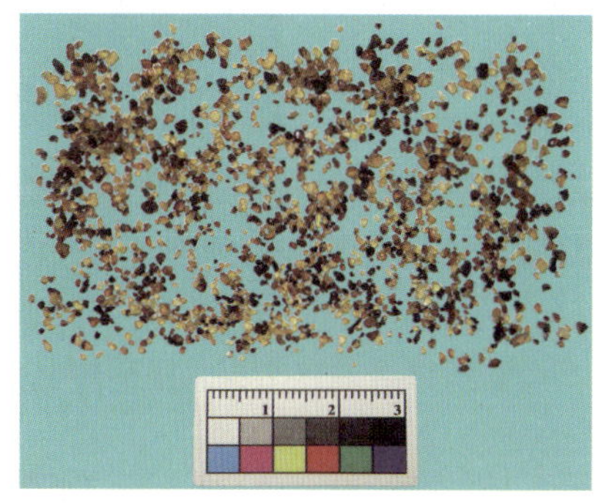

图 21-17　琥珀饮片

[性效特点] 甘，平。归心、肝、膀胱经。功效：镇惊安神，活血散瘀，利尿通淋。

本品味甘性平，质重而降，具镇惊安神作用；入心肝血分，可行血散瘀；同时兼具利尿通淋作用，而以镇惊利尿为长。

[临床应用]

1. 心神不宁，心悸、失眠、惊风及癫痫。心神不宁，心悸失眠，健忘者，常配伍石菖蒲、远志、茯苓等使用（琥珀定志丸）；心血亏虚，惊悸怔忡，夜卧不安，常配伍人参、当归、酸枣仁等使用（琥珀养心丸）；小儿惊风常配伍天竺黄、胆南星等使用（琥珀抱龙丸）。

2. 血瘀经闭、痛经、心腹刺痛，癥瘕积聚。血滞经闭痛经，常配伍水蛭、虻虫、大黄等使用（琥珀煎丸）；血瘀气阻之经闭痛经，常配伍当归、莪术、乌药等使用（琥珀散）；阴囊及妇女阴唇血肿、产后血瘀肿痛，可单用本品研末冲服；心血瘀阻，胸痹心痛者，常配伍三七使用，研末内服；癥瘕积聚常配伍三棱、大黄、鳖甲等使用（李珣方琥珀散）。

3. 淋证、癃闭，尤宜于血淋。淋证、癃闭，单用本品即可（单用琥珀为散，灯心汤送服）；石淋、热淋常配伍金钱草、海金沙、木通等使用；石淋伴尿血者可单用琥珀研末吞服。

4. 琥珀、甘松合方可调节心律失常。

［用量用法］ 内服，研末冲服，或入丸散，每次1.5～3g；不入煎剂。外用适量，研末干掺，或调敷。忌火煅。

［使用注意］ 阴虚内热及无瘀滞者慎服。

［现代研究］ 本品主含树脂、挥发油成分。其中主要为琥珀氧松香酸、琥珀银松酸、琥珀脂醇、琥珀松香醇、琥珀酸、倍半萜、双萜等。本品具有中枢抑制作用，包括抗惊厥、抗休克、镇痛等作用。

第二节　养心安神药

养心安神药（herbs that nourish the heart and mildly calm the mind）多为植物种子、种仁类，具有甘润滋养之性，性味多甘平，故以养心安神为主要作用，主治阴血不足，心脾两虚，心失所养之心悸怔忡、虚烦不眠、健忘多梦等心神不宁虚证。部分药物兼有止咳平喘、敛汗等作用，可用治喘咳、自汗盗汗等。

掌握层次：A：酸枣仁。B：柏子仁、灵芝、首乌藤、合欢皮、远志。

酸枣仁 suānzǎorén（Spine Date Seed）
《神农本草经》

［药物来源］ 本品为鼠李科植物酸枣 *Ziziphus jujuba* Mill.var.*spinosa*（Bunge）Hu ex H. F. Chou 的成熟种子（图21-18、图21-19），主产于河北、陕西、辽宁等地。秋末冬初采收，以粒大饱满、外皮紫红色、无核壳者为佳。生用或炒用，用时捣碎。

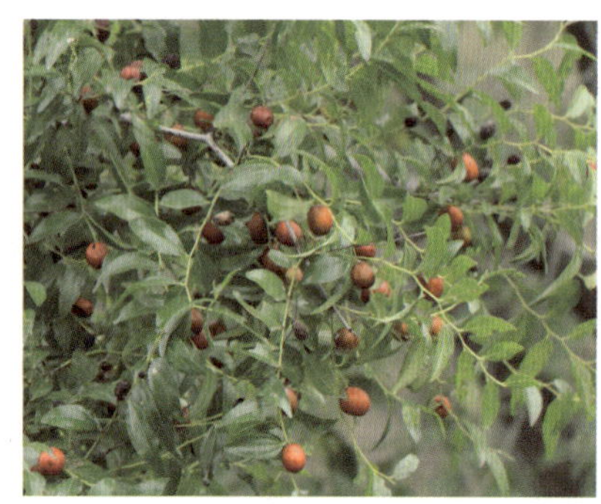
图21-18　酸枣仁原植物酸枣

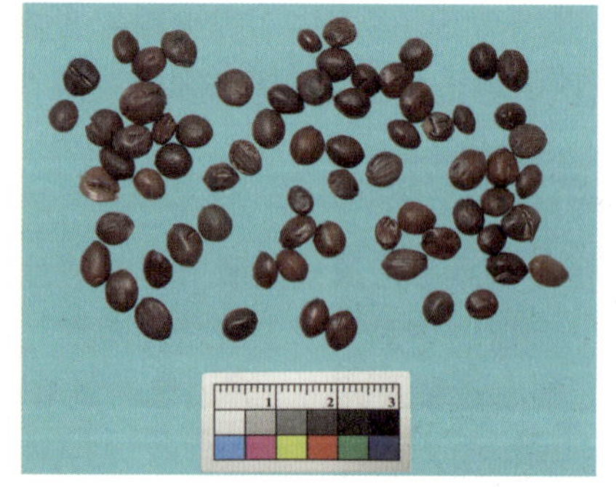
图21-19　酸枣仁饮片

［性效特点］ 甘、酸，平。归肝、胆、心经。功效：养心补肝，宁心安神，敛汗，生津。

本品甘可补益心肝阴血，尤善补肝血而安神；酸可敛营阴而止汗，具有内补外敛的特点。

［临床应用］

1. 虚烦不眠，惊悸多梦，为养心安神之要药。善治心肝阴血亏虚，心失所养之虚烦不眠，惊悸多梦，常配伍知母、茯苓等使用（酸枣仁汤）；心脾气血亏虚，惊悸不安，体倦失眠者，常配伍黄芪、当归、人参等使用（归脾汤）；阴虚血少，心悸失眠，虚烦神疲，梦遗、健忘，手足心热，口舌生疮，舌红少苔，脉细而数者，常配伍生地黄、五味子、丹参等使用（天王补心丹）。

2. 体虚自汗、盗汗，常配伍五味子、山茱萸、黄芪等益气固表止汗药使用。

3. 津伤口渴者，常配伍生地黄、麦冬、天花粉等养阴生津药使用。

4. 梦游症常配伍配浮小麦、生地黄、甘草、桂圆、郁金、远志、川贝母、大枣等使用；预防急性高原反应常配五味子、川芎等使用；更年期综合征以酸枣仁汤为基础加减。

［用量用法］ 水煎服，9～15g；研末吞服，每次1.5～2g。本品炒用质脆易碎，便于煎出有效成分。

[使用注意] 有实邪、郁火、滑泄患者须慎用。

[现代研究] 本品主含皂苷、黄酮、生物碱、脂肪油及挥发油等成分。其中包括酸枣仁皂苷A、酸枣仁皂苷B、桦皮酸、斯皮诺素、酸枣黄素、欧鼠李叶碱、荷叶碱、枣仁碱等。本品具有镇静、催眠、抗焦虑、抗心律失常作用，以及增强记忆、增强免疫、降血脂、抗缺氧、抗肿瘤、抗衰老、抗辐射、抑制血小板聚集等作用。

柏子仁 bǎizǐrén（Chinese Arborvitae Kernel）
《神农本草经》

[药物来源] 本品为柏科植物侧柏 *Platycladus orientalis*（L.）Franco 的干燥成熟种仁（图21-20、图21-21），主产于山东、河南、河北等地。秋冬二季采收成熟种子，以粒大，饱满、油性大而不泛油、无皮壳杂质、黄白色者为佳。生用、炒用或制霜用。

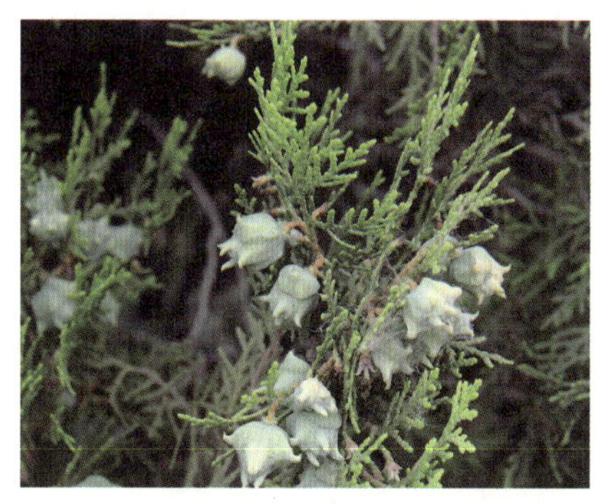
图21-20　柏子仁原植物侧柏

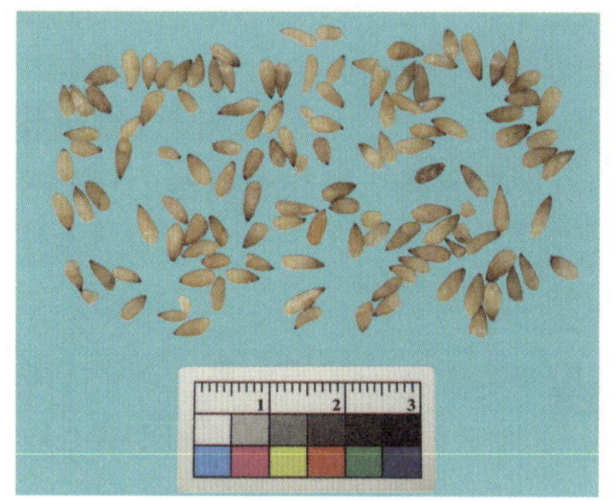

图21-21　柏子仁饮片

[性效特点] 甘，平。归心、肾、大肠经。功效：养心安神，润肠通便，止汗。

本品味甘性平，质润多脂，为平补甘润之品；入心、肾经可滋养阴血而安神；入大肠经又可润肠通便。

[临床应用]

1. 阴血不足，虚烦失眠，心悸怔忡。心经阴血不足、心神失养所致心悸怔忡、虚烦不眠、头晕健忘，常配伍人参、五味子、白术等使用（柏子仁丸），或配伍酸枣仁、当归、茯神等使用（养心汤）；心肾不交所致心悸不宁、心烦少寐、梦遗健忘，配伍麦冬、熟地黄、石菖蒲等使用（柏子养心丸）。
2. 阴虚血亏，老年、产后等肠燥便秘，常配伍郁李仁、松子仁、杏仁等使用（五仁丸）。
3. 阴虚盗汗，常配伍酸枣仁、牡蛎、麻黄根等收敛止汗药使用。
4. 小儿惊痫。

[用量用法] 水煎服，3～10g。大便溏泄者宜用柏子仁霜代替柏子仁。

[使用注意] 本品湿润滑肠，故大便溏薄及痰多者慎用。

[现代研究] 本品主含脂肪油，少量挥发油、皂苷及植物甾醇、氯化物、维生素A、木质素类、蛋白质等成分，具有镇静安神、抗抑郁作用，还可改善阿尔茨海默病，以及肠推进作用等。

[药物比较] 酸枣仁，味甘、酸，性平，主归肝、胆、心经。柏子仁，味甘，性平，主归心、肾、大肠经。二者均能养心安神、止汗，用于治疗心肝血虚之心神不宁证。不同之处：酸枣仁安神力强，善滋养心肝阴血而安神，为虚性心神不宁诸证要药；兼敛汗，用于自汗、盗汗；且生津，用于津伤口渴。柏子仁安神力缓，偏养心安神，多用于心血虚之心神不宁；兼润肠通便，治疗肠燥便秘证。

灵芝 língzhī（Glossy Ganoderma）
《神农本草经》

[药物来源] 本品为多孔菌科真菌赤芝 *Canoderma lucidum*（Leyss. ex Fr.）Karst. 或紫芝 *Canoderma sinense* Zhao. Xu et Zhang 的干燥子实体（图21-22～图21-25），主产于四川、浙江、江西等地。全年可采收，切片，以个大、肉厚、光泽明显者为佳。生用。

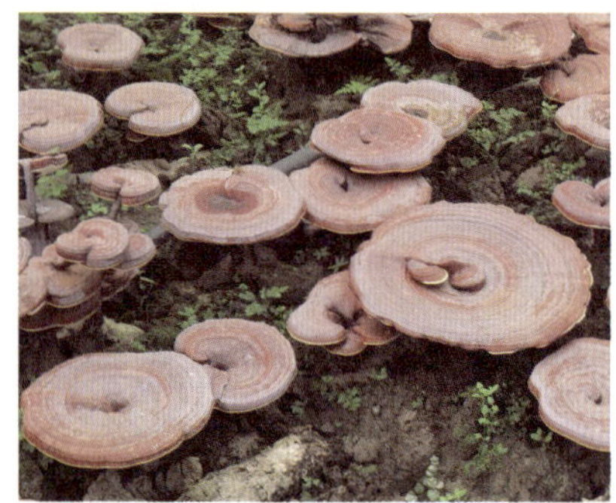
图 21-22　灵芝原真菌赤芝

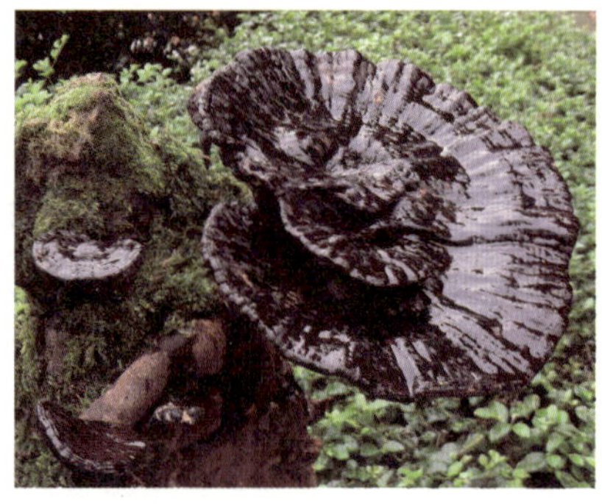
图 21-23　灵芝原真菌紫芝

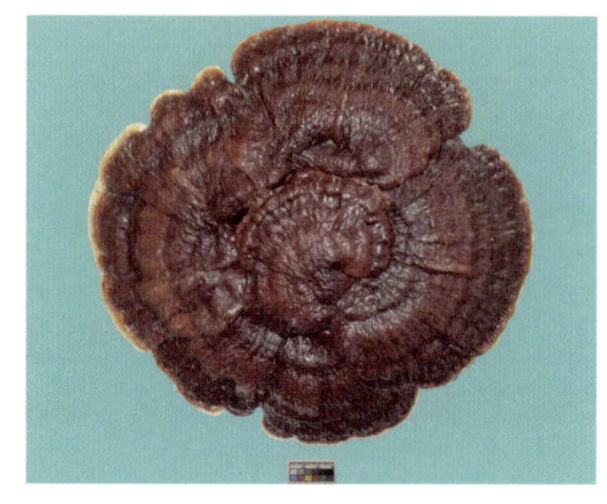
图 21-24　灵芝药材

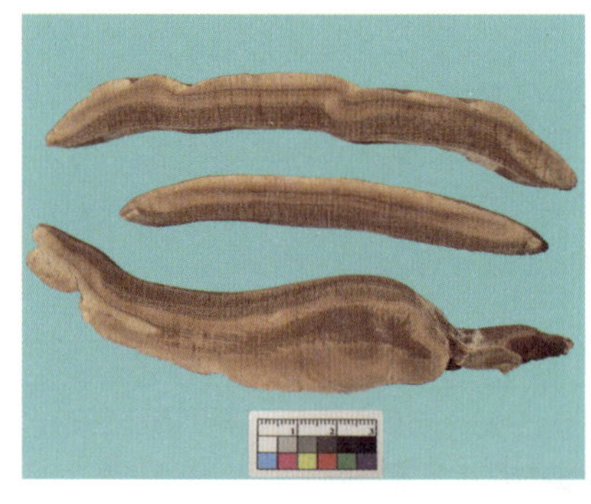
图 21-25　灵芝饮片

[性效特点] 甘，平。归心、肺、肝、肾经。功效：补气安神，止咳平喘。

本品甘平，入心经，能补心血、益心气、安心神；又入肺经，补益肺气、温肺化痰、止咳平喘；本品尚能补益气血，是一味“宁神益寿”的佳品。

[临床应用]

1. 心神不宁，失眠心悸。气虚不足、心神失养之心神不宁，失眠，惊悸，多梦，健忘，体倦神疲，食少者可单用，或配伍当归、白芍、酸枣仁等使用。

2. 肺虚咳喘，咳嗽痰多。肺虚咳喘者可单用，或配伍黄芪、党参、五味子等使用；痰多气喘，肺寒咳嗽者，常配伍人参、五味子、干姜等使用。

3. 虚劳短气，不思饮食者，常配伍山茱萸、人参、生地黄等同用（紫芝丸）。

[用量用法] 水煎服，6～12g；研末吞服，1.5～3g。

[使用注意] 实证患者须慎用。

[现代研究] 本品主含灵芝多糖、灵芝酸A、甜菜碱、灵芝碱甲、麦角甾醇、蛋白质、多种氨基酸、多肽、腺苷及糖类等成分。本品具有调节免疫、降血糖、降血脂、抗氧化、抗衰老及抗肿瘤作用；以及保护肝功能、镇静、抗惊厥、抗心律失常、镇咳平喘、抗凝血、抑制血小板聚集、抗过敏作用。

首乌藤 shǒuwūténg（Tuber Fleeceflower Stem）
《何首乌传》

[药物来源] 本品为蓼科植物何首乌 *Polygonum multiflorum* Thunb. 的干燥藤茎（图 21-26、图 21-27），又名夜交藤，主产于河南、湖南、湖北等地。秋冬二季采割，去残叶，捆成把，干燥，切段，以粗壮均匀、外表紫褐色者为佳。生用。

[性效特点] 甘，平。归心、肝经。功效：养血安神，祛风通络。

本品甘可养心益肝而安神，又可通血络、行经脉而祛风养血止痒。

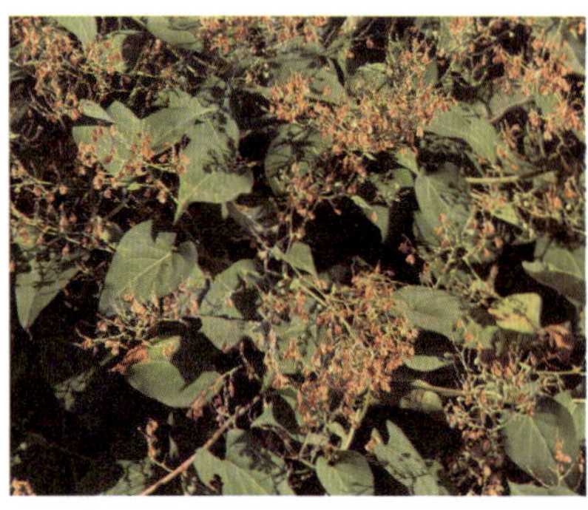
图 21-26　首乌藤原植物何首乌

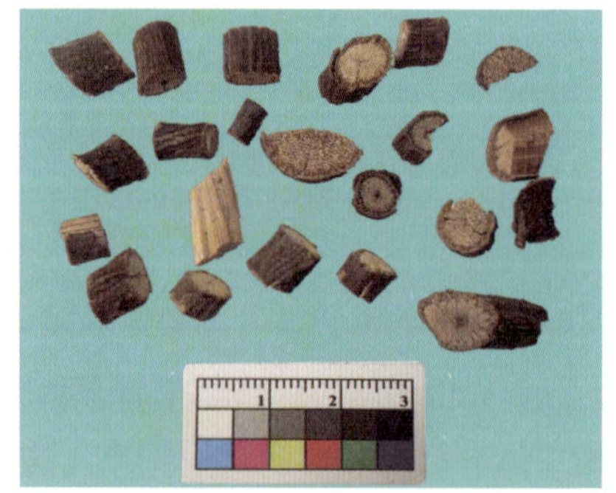
图 21-27　首乌藤饮片

[临床应用]

1. 心神不宁，失眠多梦。阴虚血少之失眠多梦，心神不宁，常配伍合欢皮、酸枣仁、柏子仁等养心安神药使用；阴虚阳亢，热扰心神之虚烦失眠，常配伍珍珠母、龙骨、牡蛎等潜阳安神药使用。

2. 血虚身痛，风湿痹痛。血虚身痛常配伍鸡血藤、当归、川芎等补血活血，通经止痛药使用；风湿痹痛常配伍羌活、独活、桑寄生等祛风湿、止痹痛药使用。

3. 风疹、疥癣之皮肤瘙痒者，常配伍蝉蜕、浮萍、地肤子等使用，煎汤外洗，共奏祛风止痒之效。

[用量用法] 水煎服，9～15g；外用适量，煎水洗患处。

[使用注意] 实火躁狂证患者须慎用。

[现代研究] 本品主含蒽醌类、苷类、黄酮等化合物，包括大黄素、大黄酚、大黄素甲醚、β-谷甾醇、二苯乙烯苷等。本品具有镇静催眠作用；以及抗炎、抗氧化、降血脂、降血糖、促进免疫等作用。

合欢皮 héhuānpí （Silktree Albizia Bark）

《神农本草经》

[药物来源] 本品为豆科植物合欢 *Albizia julibrissin* Durazz. 的干燥树皮（图 21-28～图 21-30），主产于长江流域各地。夏秋二季剥取，晒干，切段，以皮细嫩、皮孔明显者为佳。生用。

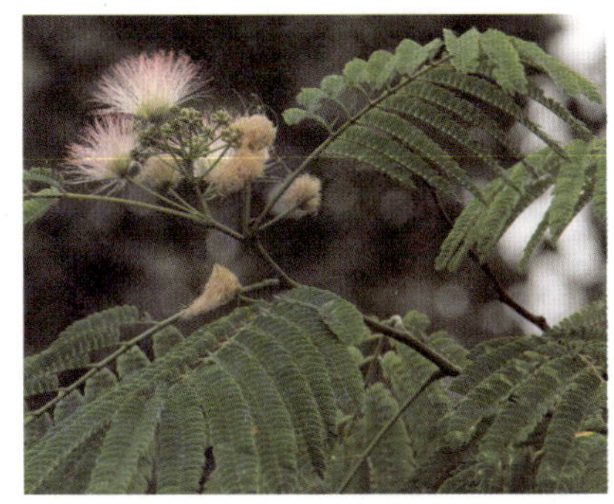

图 21-28 合欢皮原植物合欢

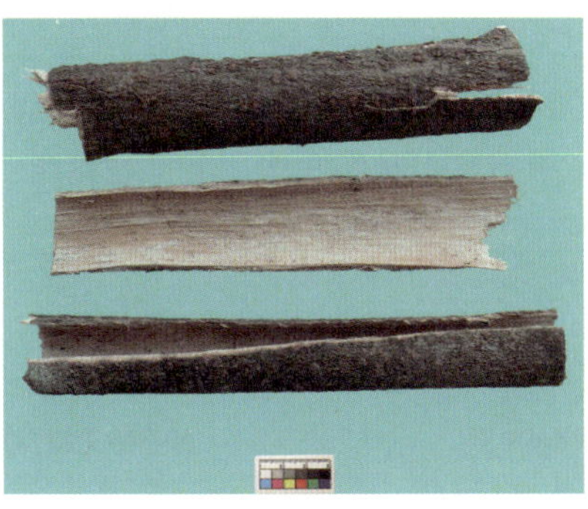

图 21-29 合欢皮药材

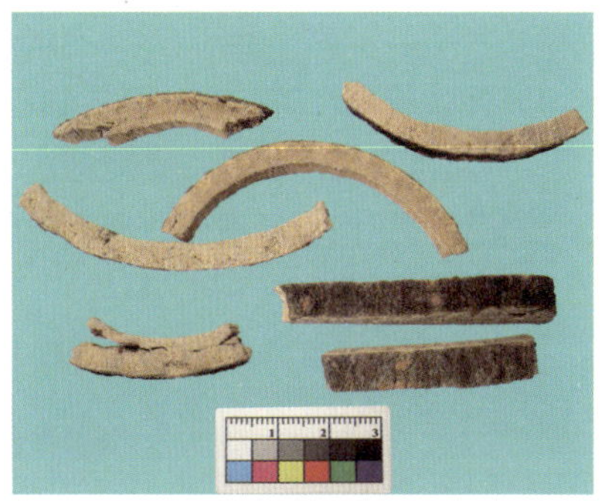

图 21-30 合欢皮饮片

[性效特点] 甘，平。归心、肝、肺经。功效：解郁安神，活血消肿。

本品味甘性平，性善解郁，长于治忧郁忿怒、烦躁起急、失眠多梦等病证；《神农本草经》载其有“令人欢乐无忧”的作用；兼能活血消痈。

[临床应用]

1. 心神不宁，忿怒忧郁，烦躁失眠，为悦心安神之要药。情志不遂，忿怒忧郁所致心神不安，烦躁不安，抑郁失眠，可单用或配伍酸枣仁、首乌藤、郁金等安神解郁药使用。

2. 肺痈，疮痈肿毒。肺痈胸痛，咳吐脓血，单用即可（黄昏汤）或配伍鱼腥草、冬瓜仁、芦根等使用；疮痈肿毒常配伍蒲公英、紫花地丁、连翘等使用。

3. 跌仆伤痛，损筋折骨，常配伍麝香、乳香研末温酒调敷；亦可配伍桃仁、红花、乳香等使用。

[用量用法] 水煎服，6～12g；外用适量，研末调敷。

[使用注意] 孕妇慎服。

[现代研究] 本品主含木脂素及其糖苷、皂苷、黄酮、鞣质、甾醇等成分，具有抗焦虑、抗抑郁、催眠、抗菌、抗炎、抗肿瘤、抗氧化、抗生育、增强免疫等作用。

[附]

合欢花 héhuānhuā （Albizia Flower）

本品为豆科植物合欢 *Albizia julibrissin* Durazz. 的干燥花序或花蕾（图 21-31）。前者习称“合欢花”，后者习称“合欢米”。其味甘，性平；

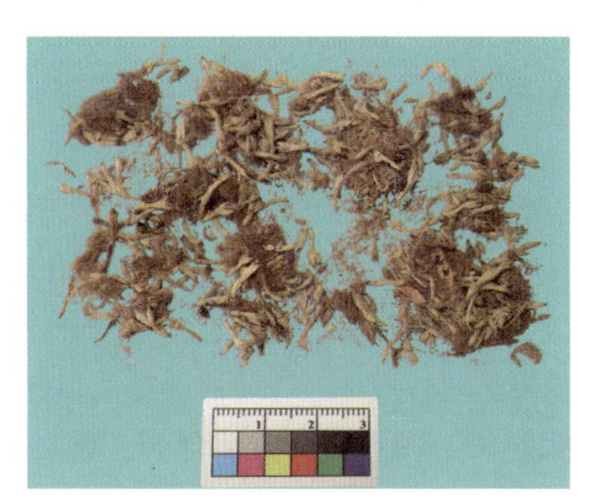

图 21-31 合欢花饮片

归心、肝经。功效：解郁安神。本品主要用于治疗心神不安，忧郁失眠。水煎服，5～10g。

远志 yuǎnzhì（Thinleaf Milkwort Root）
《神农本草经》

［药物来源］ 本品为远志科植物远志 *Polygala tenuifolia* Willd. 或卵叶远志 *Polygala sibirica* L. 的干燥根（图 21-32～图 21-34），主产于山西、陕西、吉林等地。春秋二季采挖，以皮厚、条粗者为佳。生用或炙用。

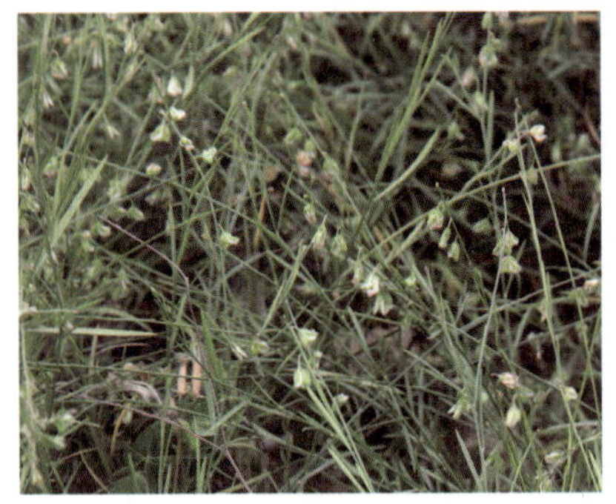

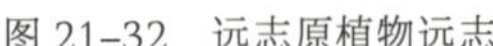
图 21-32　远志原植物远志

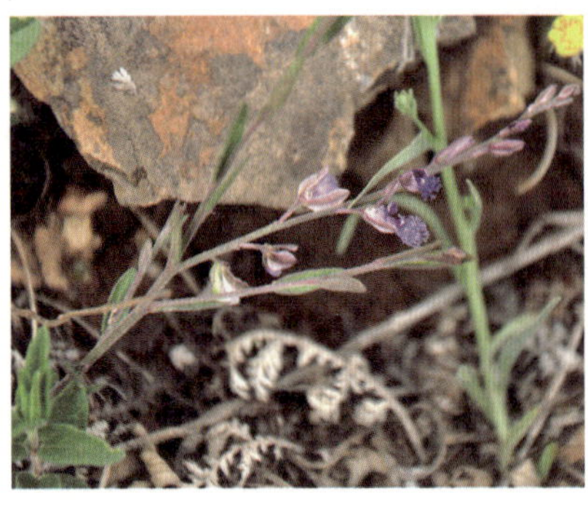

图 21-33　远志原植物卵叶远志

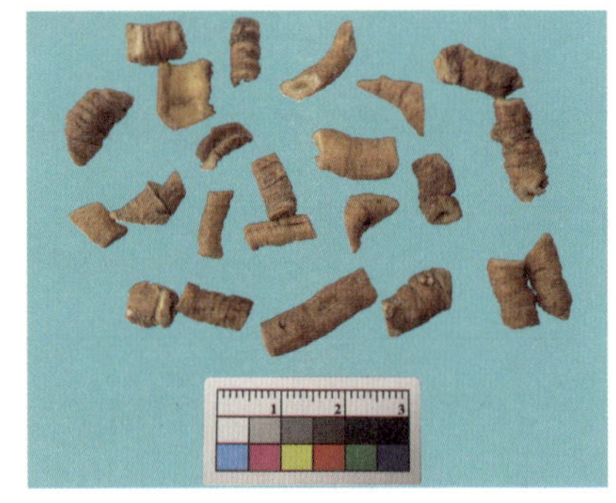

图 21-34　远志饮片

［性效特点］ 苦、辛，温。归心、肾、肺经。功效：安神益智，交通心肾，祛痰，消肿。

本品苦泄辛散，性善宣泄通达；长于交通心肾而安神，又可祛痰浊、开心窍而益智强志；入肺经可祛痰浊而宣理肺气；尚可通利气血而消散痈肿。

［临床应用］

1. 心肾不交引起的失眠多梦、健忘惊悸、神志恍惚，为交通心肾、安神定志、益智强识之佳品。心肾不交所致心神不宁，失眠多梦，健忘惊悸，神志恍惚，常配伍茯神、龙齿、朱砂使用（远志丸）或配伍人参、龙齿、茯神、石菖蒲等使用（安神定志丸）；健忘，神志不宁，夜寐多梦，常配伍石菖蒲、龙骨、龟甲等使用（孔圣枕中丹）；健忘证常配伍人参、茯苓等使用（开心散）。

2. 痰多黏稠、咳吐不爽，常配伍苦杏仁、川贝母、桔梗等化痰止咳平喘药使用。

3. 癫痫惊狂。痰阻心窍之癫痫抽搐、惊风发狂，常配伍半夏、天麻、全蝎等使用；惊风发狂发作期常配伍石菖蒲、郁金、白矾等使用。

4. 疮疡肿毒，乳房肿痛。疮痈肿毒，乳房肿痛，内服可单用为末，黄酒送服，外用可隔水蒸软，加少量黄酒捣烂敷患处；喉痹作痛可以本品为末，吹之，涎出为度。

［用量用法］ 水煎服，3～10g；外用适量。化痰止咳宜炙用；生品祛痰开窍；甘草制用于胃弱者；蜜制宁心安神。

［使用注意］ 凡实热或痰火内盛者及有胃溃疡或胃炎者慎用。

［现代研究］ 本品主含皂苷类、苯骈色原、酚性糖胺类、生物碱、树脂等成分，包括细叶远志皂苷（不少于 2.0%）、远志酮、远志醇、细叶远志定碱等。本品具有镇静、催眠、抗抑郁、抗痴呆、抗惊厥、镇咳、抗炎及降压等作用。

第二十二章　平肝息风药

凡以平肝潜阳或息风止痉为主要功效，常用以治疗肝阳上亢或肝风内动病证的药物，称为平肝息风药(herbs that calm the liver and extinguish wind)。

分类：根据平肝息风药的药性及功效主治差异，可将其分为平抑肝阳药、息风止痉药两类。

性能：平肝息风药性多偏寒凉，少数药属性平或偏温燥，均入肝经，作用趋向多为沉降。

功效：平肝息风药具有平肝潜阳、息风止痉等功效。①平抑肝阳药，多为质重之介类或矿石类药物（介类潜阳），性偏寒凉，主入肝经，适用于肝阳上亢诸证。②息风止痉药，多为虫类药物（虫类搜风），主入肝经，适用于肝风内动，痉厥抽搐病证。

适应证：平肝息风药主要用于治疗肝阳上亢，头晕目眩，以及肝风内动，痉挛抽搐。部分药物还可用于治疗心神不宁、目赤肿痛、呕吐、呃逆、喘息、血热出血，以及风中经络之口眼㖞斜、风湿痹痛等病证。

配伍应用：使用平肝息风药时应根据引起肝阳上亢，肝风内动的病因、病机及兼证的不同，进行相应的配伍。①阴虚阳亢配伍滋养肾阴之品，可酌配清肝热药。②热极生风之肝风内动，配伍清热泻火、解毒凉血之品。③阴血亏虚之肝风内动，配伍补养阴血之品。④肝火亢盛配伍清泻肝火药。⑤脾虚慢惊风配伍补气健脾药。⑥兼窍闭神昏者配伍开窍醒神药。⑦兼心神不安、失眠多梦者配伍安神药。⑧兼夹痰邪者配伍化痰药。⑨肝阳化风致肝风内动，息风止痉药与平肝潜阳药并用。

使用注意：①若脾虚慢惊者，不宜用寒凉之品。②阴血亏虚者，当忌温燥之品。③阳气下陷者，当忌用本章药物。

药理研究：平肝息风药多具有中枢抑制作用如镇静、抗惊厥，能抑制实验性癫痫的发生，可使实验动物自主活动减少；还具有降压、镇痛、解热、松弛骨骼肌等作用。

第一节　平抑肝阳药

平抑肝阳药（herbs that calm the liver and subdue hyperactive yang）多为质重之介类或矿石类药物，部分为植物药，具有平肝潜阳或平抑肝阳，以及清肝热、安心神等作用，主要用治肝阳上亢之头晕、头痛、耳鸣和肝火上攻之目赤胀痛或肿痛、面红热、烦躁易怒、舌质红、舌苔黄或少苔、脉弦数。平抑肝阳药常与息风止痉药配伍，治疗肝阳化风、肝风内动之痉挛抽搐；配伍安神药，治疗浮阳上扰之烦躁不眠。

掌握层次：A：石决明、牡蛎、代赭石。B：珍珠母。C：刺蒺藜、罗布麻叶。

石决明 shíjuémíng（Sea-ear Shell）
《名医别录》

［药物来源］ 本品为鲍科动物杂色鲍 *Haliotis diversicolor* Reeve（光底石决明）、皱纹盘鲍 *Haliotis discus hannai* Ino（毛底石决明）、羊鲍 *Haliotis ovina* Gmelin、澳洲鲍 *Haliotis ruber*（Leach）、耳鲍 *Haliotis asinina* Linnaeus 或白鲍 *Haliotis laevigata*（Donovan）的贝壳（图 22-1～图 22-8），主产于广东、山东、福建等地。夏秋二季捕捉，以内面具有珍珠样光彩者为佳。生用或煅用，用时打碎。

［性效特点］ 咸，寒。归肝经。功效：平肝潜阳，清肝明目。

本品药性咸寒清热，质重潜阳，专入肝经；可镇潜肝阳、清泻肝火，兼滋益肝阴。《医学衷中参西录》载其“为凉肝镇肝之要药。肝开窍于目，是以其性善明目”；《要药分剂》谓“石决明大补肝阴，肝经不足者，断不可少”。

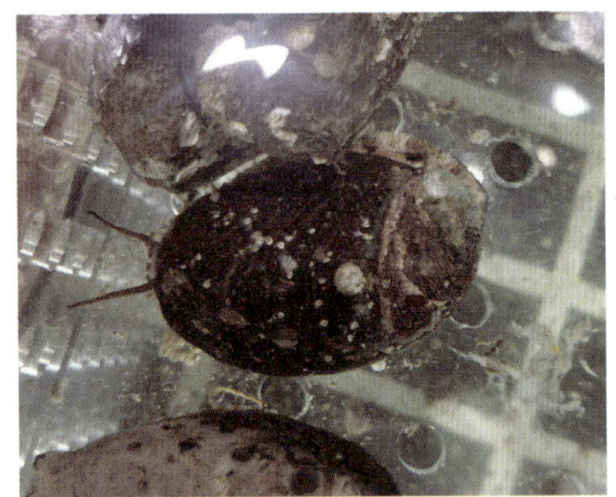
图 22-1　石决明原动物杂色鲍

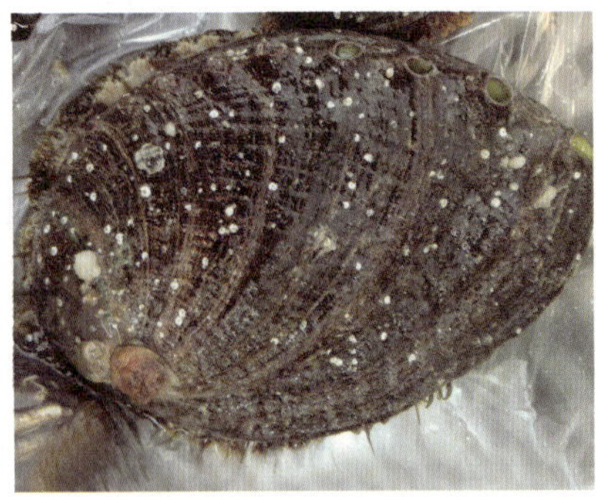
图 22-2　石决明原动物皱纹盘鲍

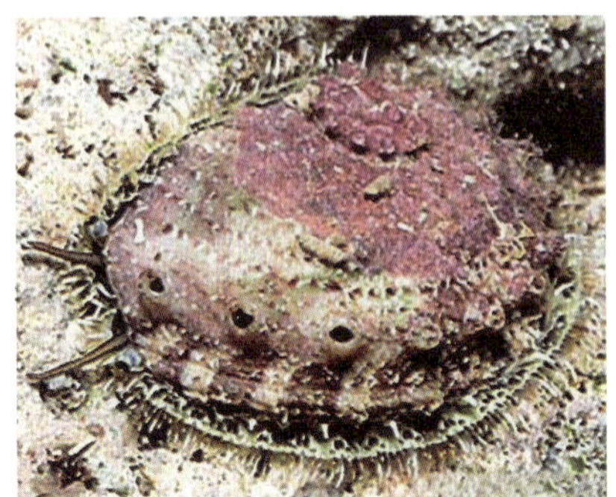
图 22-3　石决明原动物羊鲍

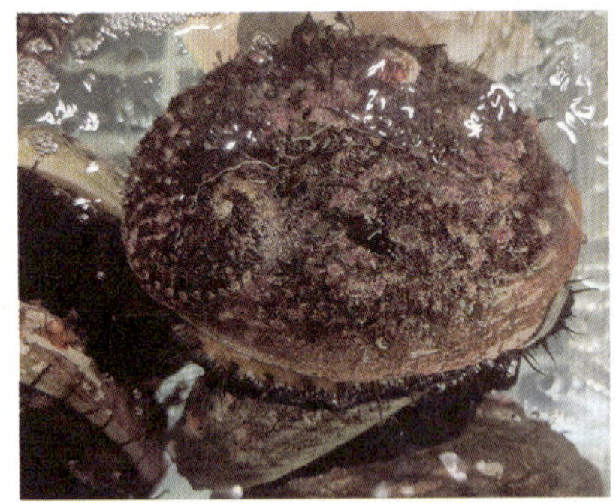
图 22-4　石决明原动物澳洲鲍

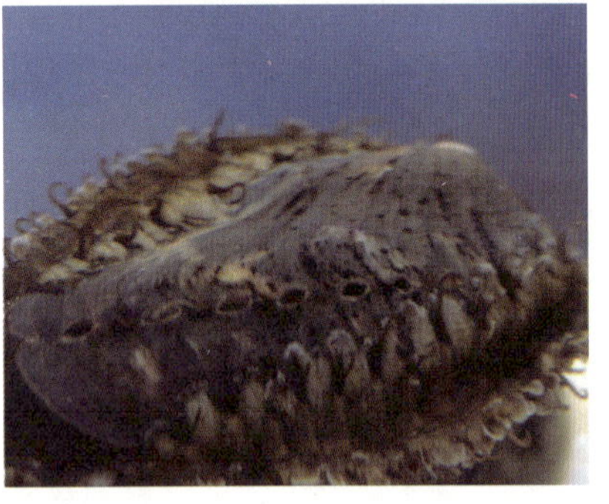
图 22-5　石决明原动物耳鲍

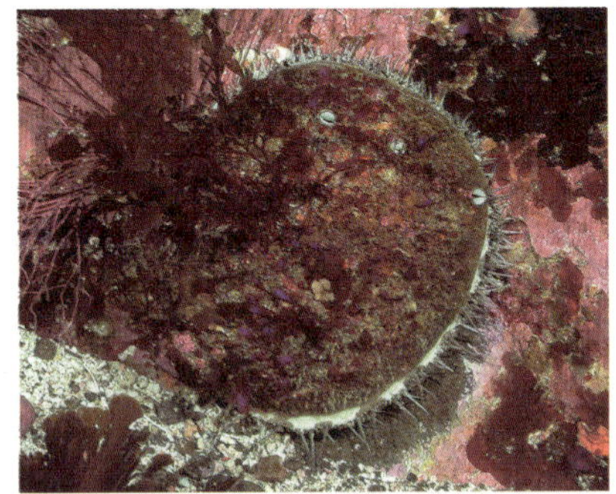
图 22-6　石决明原动物白鲍

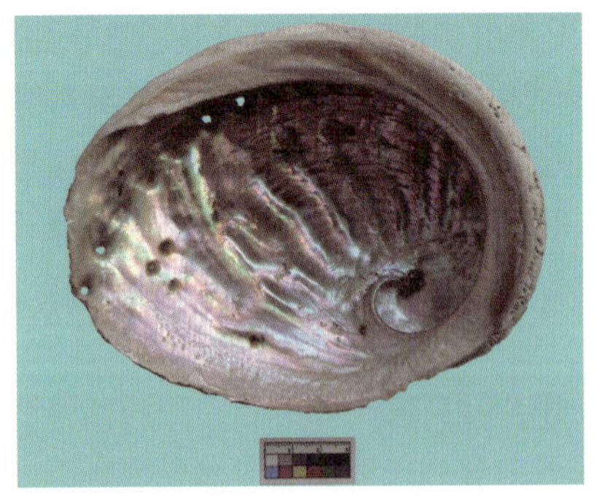
图 22-7　石决明药材

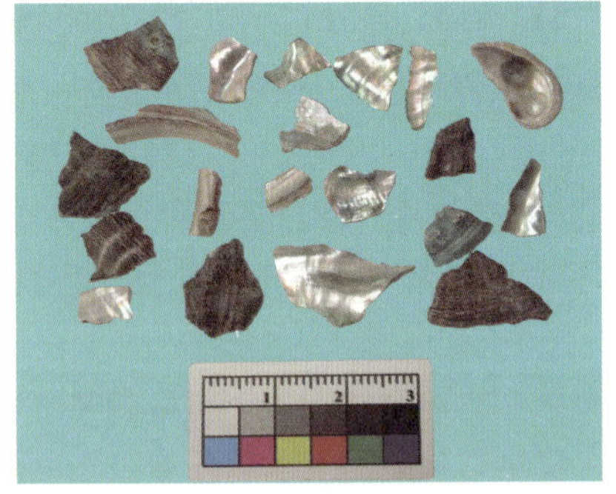
图 22-8　石决明饮片

[临床应用]

1. 肝阳上亢，头晕目眩，为平肝凉肝之要药。肝肾阴虚，阴不制阳而致肝阳亢盛之头痛眩晕，常配伍生地黄、白芍、牡蛎等使用（天麻钩藤饮）；邪热灼阴所致筋脉拘急、手足蠕动、头晕目眩之症，常配伍白芍、生地黄、阿胶等使用（阿胶鸡子黄汤）；肝阳上亢兼肝火亢盛之头晕头痛、烦躁易怒者，常配伍羚羊角、夏枯草等使用（羚羊角汤）。

2. 目赤翳障、视物昏花、青盲雀目（不论虚实，均可应用）。肝火上炎，目赤肿痛者，常配伍黄连、龙胆草、夜明砂等使用（黄连羊肝丸）；肝虚血少、目涩昏暗、雀盲眼花者常配伍熟地黄、枸杞子、菟丝子等使用；风热目赤、翳膜遮睛常配伍蝉蜕、菊花、木贼等清肝热、疏风明目药使用；目生翳障常配伍木贼、荆芥、桑叶等使用（石决明散）。

3. 本品煅用有收敛、制酸、止血之功，尚可用于治疗疮疡久溃不敛，胃痛泛酸及外伤出血等。

[用量用法] 水煎服，6～20g，打碎先煎。平肝、清肝宜生用；外用点眼宜煅用，水飞。

[使用注意] 本品咸寒易伤脾胃，脾胃虚寒、食少便溏者慎用。

[现代研究] 本品主含碳酸钙，还含有机质、氨基酸，以及少量镁、铁、锌、锶等微量元素等。本品有镇静、降压、抗氧化、中和胃酸、调节免疫力、抑菌、降血糖、止痛等多种药理作用。九孔鲍提取液对金黄色葡萄球菌、大肠埃希菌、绿脓杆菌等有抑制作用，对实验性四氯化碳肝损伤有保护作用。

[药物比较] 石决明，味咸，性寒，主归肝经。决明子，味甘、苦、咸，性微寒，主归肝、大肠经。二者均能清肝明目，用于治疗目赤肿痛、翳障等症偏于肝热者。不同之处：石决明咸寒质重，主入肝经，善平肝明目，药效颇捷，故有千里光之称，兼能滋阴除蒸；无论实证、虚证之目疾均可，多用于血虚肝热之羞明、目暗、青盲等。决明子性苦寒，入肝，功偏清泻肝火而明目；多用治肝经实火之目赤肿痛；兼入大肠经而能清热润肠通便。

珍珠母 zhēnzhūmǔ（Nacre）
《本草图经》

[药物来源] 本品为蚌科动物三角帆蚌 *Hyriopsis cumingii*（Lea）、褶纹冠蚌 *Cristaria plicata*（Leach）或珍珠贝科动物马氏珍珠贝 *Pteria martensii*（Dunker）的贝壳（图 22-9～图 22-15）。前两种主产于全国各地江河湖沼，后者主产于海南、广东、广西沿海。以色白、内面有光泽者为佳。生用或煅用，用时打碎。

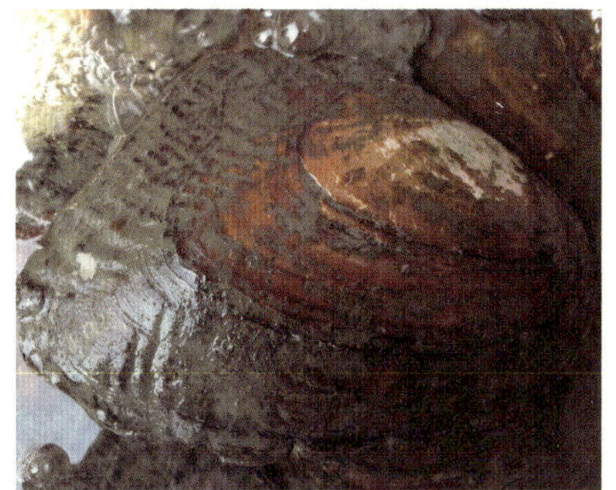
图 22-9　珍珠母原动物三角帆蚌

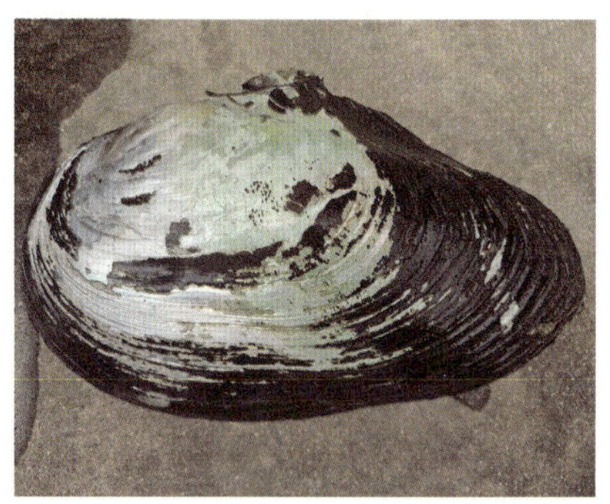
图 22-10　珍珠母原动物褶纹冠蚌

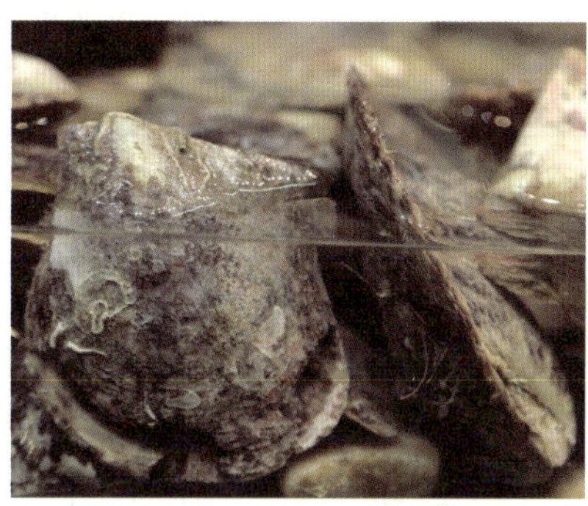
图 22-11　珍珠母原动物马氏珍珠贝

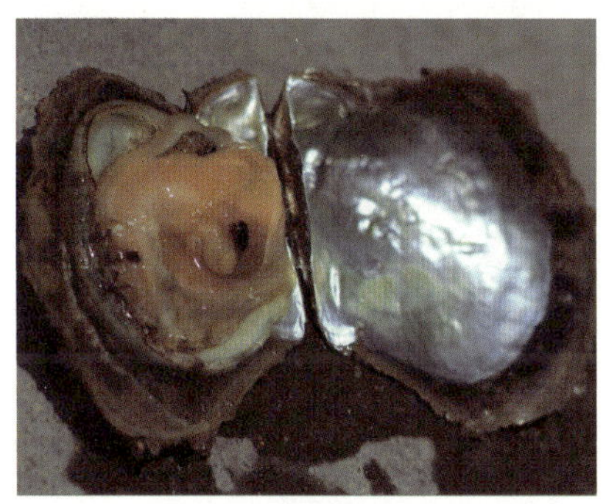
图 22-12　珍珠母原动物马氏珍珠贝

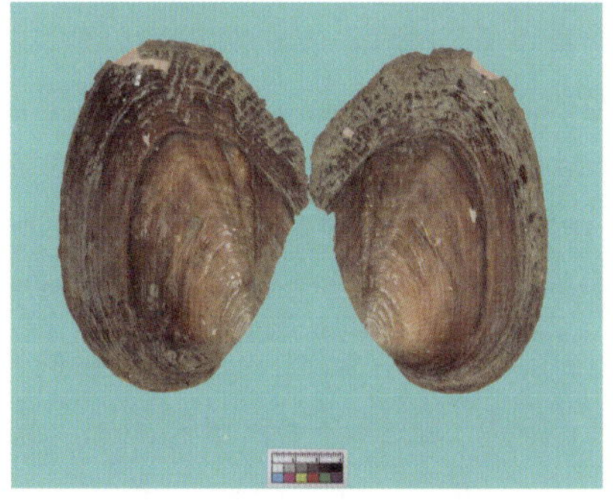
图 22-13　珍珠母药材

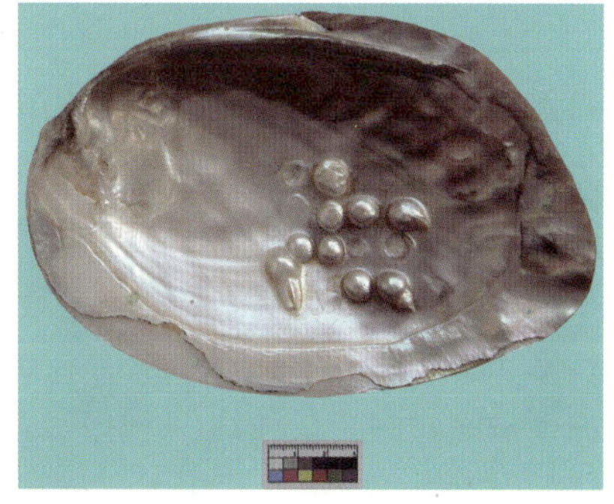
图 22-14　珍珠母药材

[性效特点] 咸，寒。归肝、心经。功效：平肝潜阳，安神定惊，明目退翳。

本品质重咸寒，入心经能镇惊安神，入肝经有平肝潜阳、清泻肝火之力；煅后外用有收湿敛疮之效，有“心经神志病常用珍珠母，肝经阳亢病多用石决明”之说。

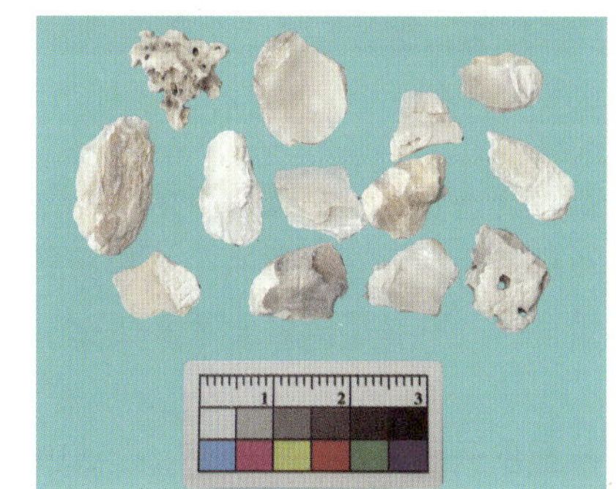
图 22-15　珍珠母饮片

[临床应用]

1. 肝阳上亢，头痛眩晕。肝阳上亢，头痛眩晕者，常配伍石决明、牡蛎、磁石等平肝潜阳药使用；肝阳上亢兼肝热烦躁易怒者，常配伍钩藤、菊花、夏枯草等清肝火药使用；肝阴不足，肝阳上亢所致的头痛眩晕、心悸失眠、耳鸣者，常配伍白芍、生地黄、龙齿等使用（甲乙归藏汤）。

2. 惊悸失眠，心神不宁。心神不宁，惊悸失眠常配伍朱砂、龙骨、琥珀等使用（珍珠母丸）；癫痫、惊风抽搐常配伍天麻、钩藤、天南星等息风止痉药使用。

3. 目赤翳障，视物昏花。肝热目赤，羞明，翳障，常配伍石决明、菊花、车前子等使用；肝虚目暗，视物昏花常配伍枸杞子、女贞子、黑芝麻等使用以养肝明目；夜盲证常配伍苍术、猪肝或鸡肝等使用。

4. 本品研细末外用，能燥湿收敛，用治湿疮瘙痒、溃疡久不收口、口疮等症。珍珠粉内服可用治胃、十二指肠球部溃疡；制成眼药膏外用，可治疗白内障、角膜炎及结膜炎等。

[用量用法] 水煎服，10～25g，先煎；或入丸、散用，外用适量。

[使用注意] 本品镇降，脾胃虚寒、孕妇慎用。

[现代研究] 本品碳酸钙含量高，含有多种氨基酸及锌、镁、铁、铝等微量元素。此外，本品还含有磷脂酰乙醇胺、半乳糖神经酰胺、羟基脂肪酸等氧化物。煅烧后产生氧化钙。本品有镇静催眠、抗惊厥、抗肝损伤、延缓衰老、抗氧化、抗肿瘤、抗过敏、抗胃溃疡、提高免疫功能等作用。

[药物比较] 石决明，味咸，性寒，主归肝经。珍珠母，味咸，性寒，主归肝、心经。二者均能平肝潜阳、清肝明目，用于治疗肝阳上亢、肝经有热之头痛眩晕、耳鸣，以及肝热目疾、目赤翳障等。不同之处：石决明为凉肝、镇肝之要药，兼能益肝阴，善治肝肾阴虚，眩晕、耳鸣等阳亢证；又长于清肝明目，故目赤肿痛、翳膜遮睛、视物昏花等病证，不论虚实，皆可应用，为眼科要药。珍珠母又入心经，能够安神定惊，故心神不宁、惊悸失眠、烦躁等多用。

牡蛎 mǔlì（Oyster Shell）
《神农本草经》

[药物来源] 本品为牡蛎科动物长牡蛎 *Ostrea gigsa* Thunberg、大连湾牡蛎 *Ostrea talienwhanensis* Crosse 或近江牡蛎 *Ostrea rivularis* Gould 的贝壳（图 22-16～图 22-20），主产于福建、广东、浙江等地。全年均可捕捉，晒干，以质坚硬、内面光洁、色白者为佳。生用或煅用，用时打碎。

[性效特点] 咸，微寒。归肝、胆、肾经。功效：平肝潜阳，重镇安神，软坚散结，制酸止痛，收敛固涩。

本品性寒质重，可平抑肝阳，有安神之功；味咸可软坚散结；兼能滋肾阴。煅后有与煅龙骨相似的收敛固涩之功，味涩可收敛肝肾精气，止滑脱；尚可制酸以止胃痛。

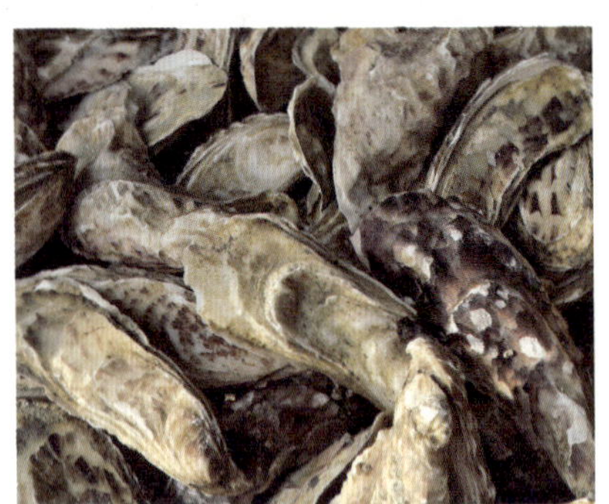
图 22-16　牡蛎原动物长牡蛎（去内脏后）

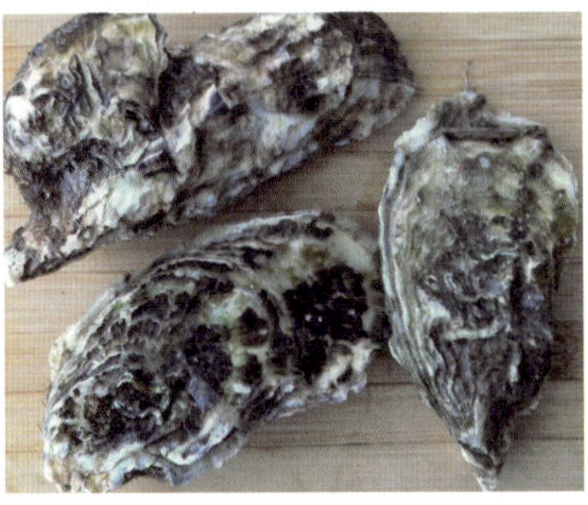
图 22-17　牡蛎原动物大连湾牡蛎

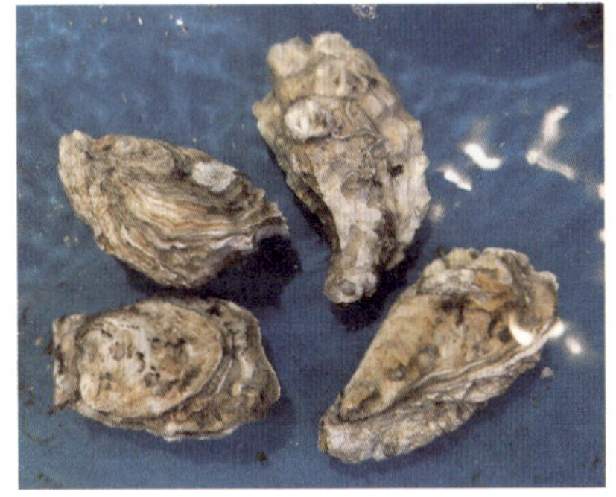
图 22-18　牡蛎原动物近江牡蛎

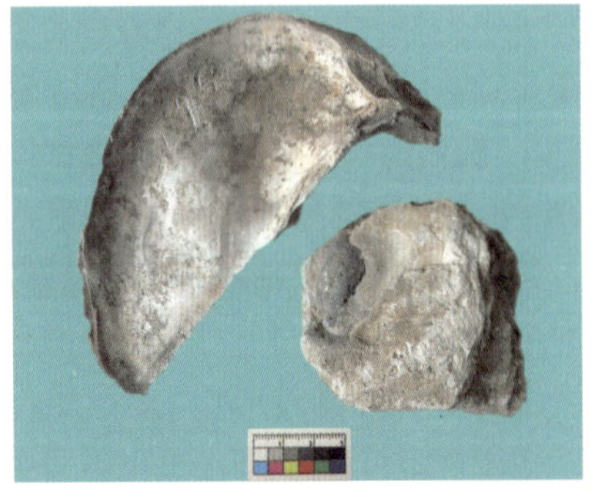
图 22-19　牡蛎药材

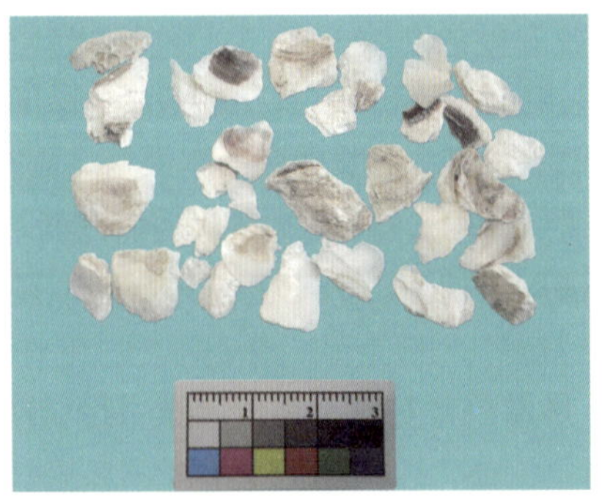
图 22-20　牡蛎饮片

[临床应用]

1. 肝阳上亢，眩晕耳鸣。水不涵木，阴虚阳亢所致头目眩晕，烦躁不安，耳鸣者，常配伍龟甲、龙骨、白芍等使用（镇肝熄风汤），或配伍生龙骨、生赭石、生地黄、生白芍、怀牛膝等使用（建瓴汤）；热病日久，灼烁真阴，虚风内动，四肢抽搐之症，常配伍龟甲、鳖甲、生地黄等使用（大定风珠）。

2. 心神不安，惊悸失眠。心神不安，惊悸怔忡，失眠多梦等，常配伍龙骨使用（桂枝甘草龙骨牡蛎汤），或配伍朱砂、琥珀、酸枣仁等安神之品使用。

3. 瘰疬痰核，癥瘕痞块。痰火郁结之痰核、瘰疬、瘿瘤等常配伍浙贝母、玄参等使用（消瘰丸）；血瘀气滞之癥瘕痞块，常配伍鳖甲、丹参、莪术等使用。

4. 自汗盗汗、遗精滑精、崩漏带下等滑脱诸证。自汗盗汗常配伍麻黄根、浮小麦等使用（牡蛎散），或用牡蛎粉扑撒汗处；肾虚遗精、滑精常配伍沙苑子、芡实、龙骨等使用（金锁固精丸）；尿频、遗尿常配伍桑螵蛸、金樱子、益智仁、龙骨等使用；崩漏、带下证常配伍山茱萸、海螵蛸、龙骨、山药等使用。

5. 胃痛吞酸。胃痛泛酸配伍海螵蛸、瓦楞子、海蛤壳、浙贝母等共为细末，内服取效。

[用量用法] 水煎服，9～30g，先煎。平肝潜阳、重镇安神、软坚散结生用；收敛固涩、制酸止痛煅用。

[使用注意] 不宜多服、久服，易引起便秘和消化不良；体虚多寒者忌用。因有收敛作用，湿热或湿邪者忌用。

[现代研究] 本品主含碳酸钙、磷酸钙、硫酸钙，尚含多种氨基酸、肝糖原、B族维生素、牛磺酸和钙、磷、铁、锌等营养成分及微量元素，有镇静、催眠、抗惊厥的作用，还具有抗氧化、抗肿瘤、调节血脂、抑制血小板聚集、增强免疫、延缓衰老等作用。

[药物比较] 龙骨，味甘、涩，性平，主归心、肝、肾经。牡蛎，味咸，性微寒，主归肝、胆、肾经。二者均能平肝潜阳、重镇安神、收敛固涩，用于治疗心神不宁、肝阳上亢、虚性滑脱诸证。不同之处：龙骨长于镇惊安神，多用于心神不宁病证；煅后外用吸湿敛疮，用于湿疹、疮痈溃后久不收口。牡蛎长于平肝潜阳，多用于肝阳上亢证；兼能软坚散结，用于痰火郁结证；煅后内服又能制酸止痛，用于胃痛吐酸。

代赭石 dàizhěshí（Hematite）
《神农本草经》

[药物来源] 本品为三方晶系氧化物类矿物刚玉族赤铁矿的矿石，主含三氧化二铁（Fe_2O_3）（图22-21～图22-23），主产于山西、山东、河北等地。开采后，去杂石，以色棕红、断面呈层叠状、有钉头者为佳。砸碎生用，或煅后醋淬、研成粗粉用。

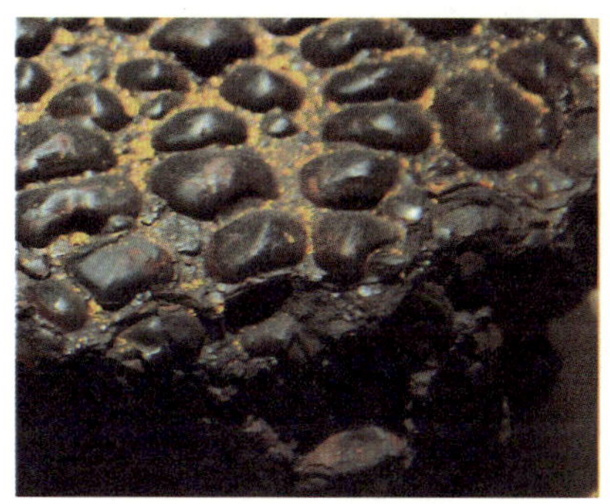

图22-21　代赭石原矿物赤铁矿

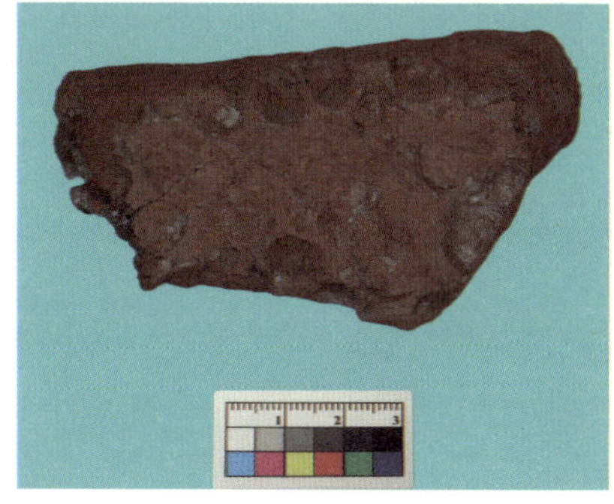

图22-22　代赭石药材

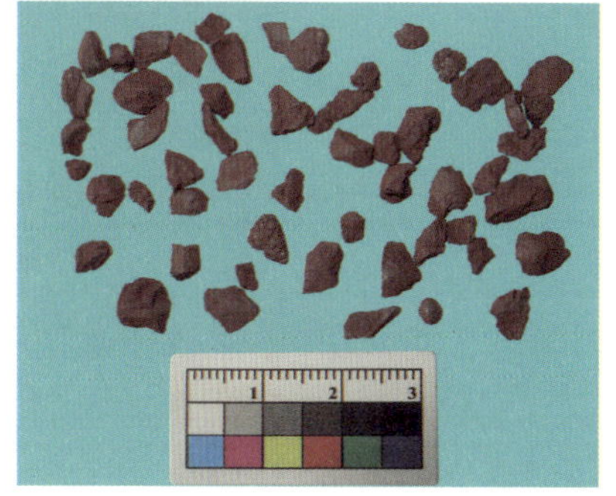

图22-23　代赭石饮片

[性效特点] 苦，寒。归肝、心、肺、胃经。功效：平肝潜阳，重镇降逆，凉血止血。

本品质重沉降，善于镇潜肝阳、降上逆之胃气而止呕呃，亦能降上逆之肺气而平喘；其药性苦寒，苦可泻火，亦善于清肝火；入心肝血分尚可凉血止血。

[临床应用]

1. 肝阳上亢，眩晕耳鸣。肝肾阴虚，肝阳上亢所致的头痛眩晕、耳鸣目胀者，常配伍怀牛膝、生牡蛎、生龙骨、生白芍等使用（镇肝熄风汤、建瓴汤）；肝阳上亢，肝火盛者，常配伍石决明、夏枯草、牛膝等使用（代赭石汤）；肝阳上亢，肝火上升之头晕头痛，心烦难寐者，常配伍珍珠母、磁石、猪胆膏、冰片、半夏等使用（脑立清胶囊）；小儿急慢惊风，吊眼撮口，抽搦不定者，常单用本品醋煅，细研水飞，白汤调下。

2. 呕吐、噫气、呃逆等证，为重镇降逆之要药。胃气上逆之呕吐、呃逆、噫气不止者，常配伍旋覆花、半夏、生姜等使用（旋覆代赭汤）；宿食结于肠间，胃气上逆不降，大便多日不通，配伍甘遂、芒硝、干姜等使用（赭遂攻结汤）；噎膈不能食，大便燥结，配伍党参、当归、肉苁蓉等使用。

3. 气逆喘息。哮喘有声，卧睡不得者，单味研末，米醋调服；肺肾不足，阴阳两虚之虚喘，常配伍党参、山茱萸、核桃仁、山药等使用（参赭镇气汤）；肺热咳喘常配伍桑白皮、旋覆花、紫苏子等使用。

4. 血热吐衄、崩漏下血。吐血衄血可单用本品煅烧醋淬，研细调服；血热崩漏下血常配伍禹余粮、赤石脂、五灵脂等使用（震灵丹）；因热而胃气上逆所致吐血、衄血、胸中烦热者，常配伍白芍、竹茹、牛蒡子、清半夏等使用（寒降汤）。

［用量用法］ 水煎服，9～30g，先煎；入丸散，每次1～3g。平肝潜阳、重镇降逆宜生用；止血宜煅用。

［使用注意］ 虚寒证者及孕妇慎用。因含微量砷，故不宜长期服用。

［现代研究］ 本品主含三氧化二铁（Fe_2O_3），并含镉、钴、铜、锰等多种微量元素，有镇静、抗惊厥、抗炎、止血、促进血细胞新生、保护胃肠黏膜面等作用。

［药物比较］ 磁石，味咸，性寒，主归肝、心、肾经。代赭石，味苦，性寒，主归肝、心、肺、胃经。二者均能平肝潜阳、降逆平喘，用于治疗肝阳上亢之眩晕、气逆喘急等病证。不同之处：磁石主入肾经，长于益肾阴而发挥镇浮阳、纳气平喘、镇惊安神之功。代赭石主入肝经，偏重于平肝潜阳、凉血止血，善降肺胃之气逆而止呕、止呃逆、止噫。

刺蒺藜 cìjílí（Puncturevine Caltrop Fruit）
《神农本草经》

［药物来源］ 本品为蒺藜科植物蒺藜 *Tribulus terrestris* L. 的干燥成熟果实（图22-24、图22-25），又名白蒺藜、蒺藜、三角刺等，主产于河南、河北、山东等地。秋季果实成熟时采收，以饱满坚实，色黄绿者为佳。晒干，生用或炒用。

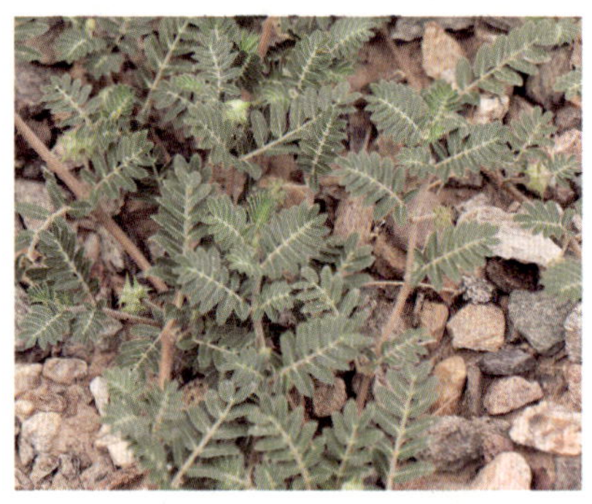
图22-24　刺蒺藜原植物蒺藜

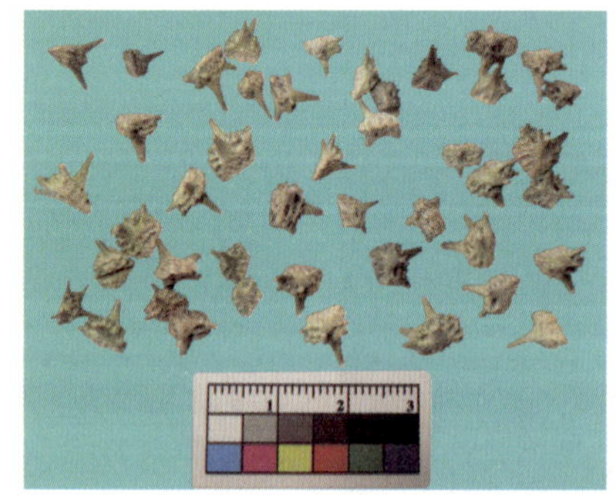
图22-25　刺蒺藜饮片

［性效特点］ 辛、苦，平；有小毒。归肝经。功效：平降肝阳，疏肝解郁，祛风明目，止痒。

本品味苦降泄，专入肝经，作用和缓，既能平抑肝阳，又能疏肝解郁；苦泄辛散能疏散肝经风热；尚可祛风以止瘙痒。

［临床应用］

1. 肝阳上亢所致头痛、眩晕，常配伍钩藤、珍珠母、菊花等使用。

2. 肝郁气滞，胸胁胀痛，乳闭胀痛。肝郁气滞，胸胁胀痛，常配伍柴胡、香附、青皮等使用；妇女产后肝郁气滞，乳汁不通，乳房胀痛，可单用本品研末服用，或配伍王不留行等使用。

3. 风热上攻，目赤翳障，为祛风明目之要药。风热目赤肿痛、多泪多眵、翳膜遮睛等，常配伍菊花、蔓荆子、青葙子、决明子等使用（白蒺藜散）。

4. 风疹瘙痒，白癜风。风疹瘙痒常配伍防风、荆芥、地肤子等使用；血虚风盛，瘙痒难忍，配伍当归、防风、何首乌等使用；白癜风可单用本品研末冲服或制成酊剂使用。

[用量用法] 水煎服，6～10g；外用适量，研末外敷或煎汤熏洗。

[使用注意] 阴血不足及孕妇均慎服。

[现代研究] 本品主含皂苷类、黄酮类、生物碱类、多糖类等化合物。其中甾体皂苷是蒺藜的主要有效成分，包括刺蒺藜皂苷 A～E 等。本品有降压、利尿、抗衰老、抗过敏、强壮、改善心功能、改善脑循环、保护视网膜神经细胞、降血糖、降血脂、抗菌等作用。

罗布麻叶 luóbùmáyè（Dogbane Leaf）
《救荒本草》

[药物来源] 本品为夹竹桃科植物罗布麻 *Apocynum venetum* L. 的干燥叶（图 22-26、图 22-27），又称红麻、茶叶花、野茶叶、驴儿茶，主产于东北、西北、华北等地。夏秋二季采收，干燥，以色绿、叶片完整、无灰屑者为佳。切段，生用。

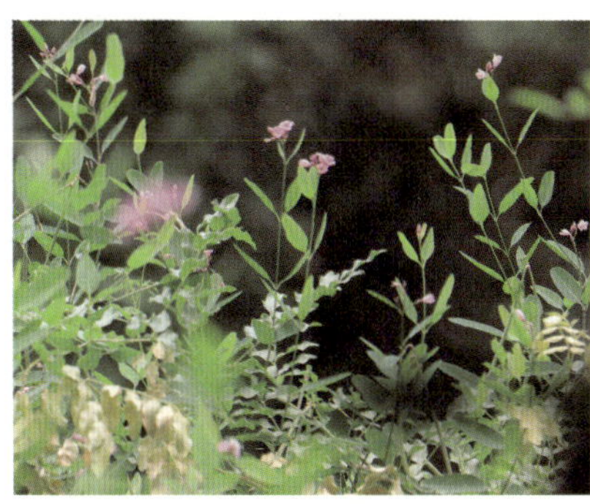

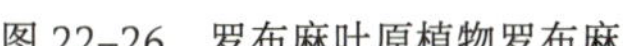

图 22-26　罗布麻叶原植物罗布麻

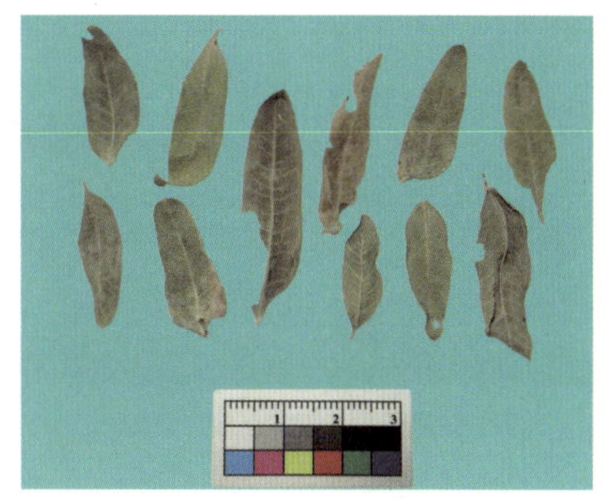

图 22-27　罗布麻叶饮片

[性效特点] 甘、苦，凉。归肝经。功效：平肝安神，清热利水。

本品味甘苦、性偏凉，专入肝经，既能平抑肝阳、又能清泻肝火；尚具有较好的清热利尿作用。

[临床应用]

1. 肝阳眩晕，心悸失眠。肝阳上亢之头晕目眩，可单用本品煎服或开水冲泡代茶饮，或配伍牡蛎、石决明、代赭石等使用；肝火上攻之头晕配伍钩藤、野菊花、夏枯草等使用；心悸失眠常配伍龙骨、磁石、远志等使用。

2. 浮肿尿少，小便不利有热象者，可单用本品或配伍茯苓、泽泻、车前子、猪苓等利水渗湿药使用。

[用量用法] 水煎服，6～12g。

[使用注意] 本品药性寒凉，脾虚慢惊者慎用。

[现代研究] 本品主含有黄酮类、低分子有机酸类、鞣质、长链脂肪酸酯、酸类、醇类、甾体类、糖类、烷类、氨基酸类、矿物质类等成分，具有扩张血管、降血压、抗焦虑、抗抑郁、降血脂、抗氧化、利尿、抗衰老等作用。

附：其他平抑肝阳药

表 22-1　其他平抑肝阳药

药名	药性	功效	主治证	用法用量
紫贝齿	咸，平；归肝经	平肝潜阳，镇惊安神，清肝明目	肝阳上亢，头晕目眩，惊悸失眠，惊痫抽搐，目赤翳障，目昏眼花	水煎服，10～15g，先煎；或研末入丸、散剂

第二节　息风止痉药

息风止痉药（herbs that extinguish wind and arrest convulsion）多动物类药，主入肝经，以平息肝风，制止痉挛抽搐为主要功效，适用于温热病热极动风、肝阳化风及血虚生风等所致之眩晕欲仆、项强肢颤、痉挛抽搐，以及风阳夹痰，痰热上扰之癫痫、惊风抽搐，或风毒侵袭，引动内风之破伤风、痉挛抽搐、角弓反张等病证。

部分药物兼有平肝潜阳、清泻肝火、祛风通络之功，亦可用治肝阳上亢之头晕目眩，以及风邪中经络之口眼㖞斜、肢麻痉挛、头痛、风湿痹痛等病证。

掌握层次：A：羚羊角、牛黄、钩藤、天麻。B：珍珠、地龙、全蝎、蜈蚣、僵蚕。

羚羊角 língyángjiǎo（Antelope Horn）
《神农本草经》

［药物来源］ 本品为牛科动物赛加羚羊 *Saiga tatarica* Linnaeus 的角（图 22–28～图 22–30），主产于新疆、青海、甘肃等地。全年均可捕捉，猎取后锯其角，以质嫩、光润者为佳。镑片用，或砸碎，粉碎成细粉用。

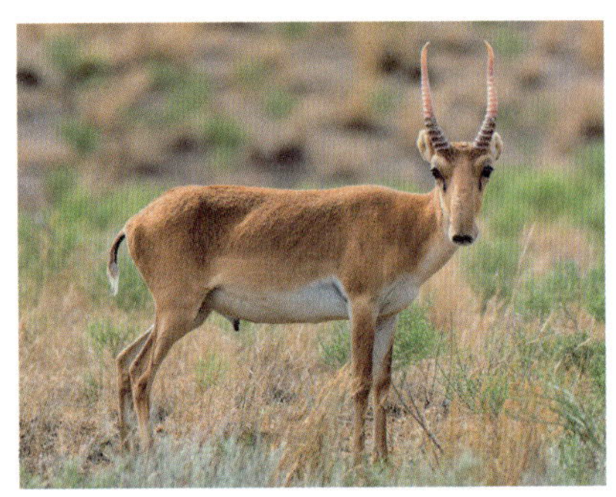

图 22–28　羚羊角原动物赛加羚羊

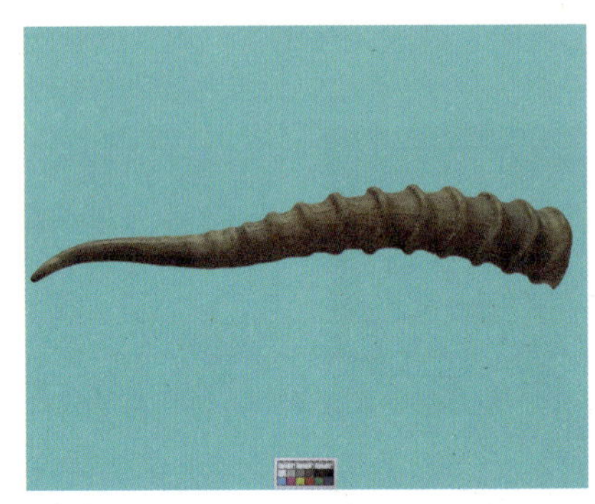

图 22–29　羚羊角药材

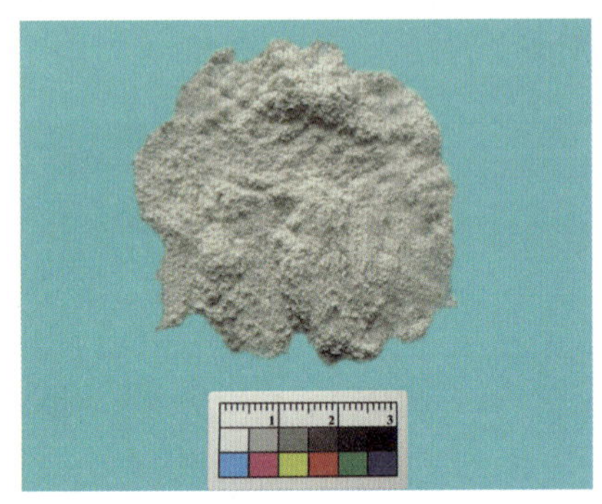

图 22–30　羚羊角饮片

［性效特点］ 咸，寒。归肝、心经。功效：平肝息风，清肝明目，清热解毒。

本品咸寒质重主降，善于息肝风；性寒，寒以胜热，可清泄肝热以明目、凉血散血解热毒；质重可镇潜肝阳。

［临床应用］

1. 肝风内动，惊痫抽搐，妊娠子痫，高热惊厥，癫痫发狂，为治肝风内动、惊痫抽搐之要药，尤宜于温热病热邪炽盛，热极动风之高热神昏、惊厥抽搐。温热病热邪炽盛，热极动风之高热神昏、惊厥抽搐，常配伍钩藤、菊花、桑叶、白芍、生地黄等使用（羚角钩藤汤）；癫痫发狂、惊悸常配伍钩藤、天竺黄、朱砂、郁金等使用；妇女子痫可配伍防风、独活、酸枣仁、茯神等使用（羚羊角散）（《济生方》）。

2. 肝阳上亢所致之头晕目眩、烦躁失眠、头痛如劈等症，常配伍石决明、菊花、龟甲、生地黄等使用（羚羊角汤）。

3. 肝火上炎之头痛、目赤肿痛、羞明流泪、目生翳障等症，常配伍决明子、黄芩、龙胆草、车前子等使用（羚羊角散）（《太平惠民和剂局方》）。

4. 温热病壮热神昏，温毒发斑。温热病壮热神昏谵语、躁狂，甚或痉厥抽搐等，常配伍生石膏、寒水石、麝香等使用（紫雪丹）；温毒发斑常配伍生地黄、赤芍、大青叶等使用（清营解毒汤）。

5. 痈热毒炽盛，疮疡肿毒，常配伍黄连、栀子、金银花等使用。

6. 肺热咳喘。

［用量用法］ 水煎服，1～3g，宜另煎 2 小时以上；磨汁或研粉服，每次 0.3～0.6g。

［使用注意］ 本品性寒，脾虚慢惊者忌用。

［现代研究］ 本品主含氨基酸、蛋白质、无机元素等，有镇静、降血压、抗惊厥、解热、镇痛、抗癫痫、抗炎、抗病原微生物、抗血栓、增强免疫等作用。

[附]

山羊角 shānyángjiǎo（Goat Horn）

本品为牛科动物青羊 *Naemorhedus goral* Ltardwicke 的角（图 22-31～图 22-33）。其味咸，性寒；归肝经。功效：平肝镇惊。本品主要用于治疗肝阳上亢之头晕目眩，肝火上炎之目赤肿痛及惊风抽搐等。效用与羚羊角相似而药力较弱，可作羚羊角的代用品。水煎服，10～15g。

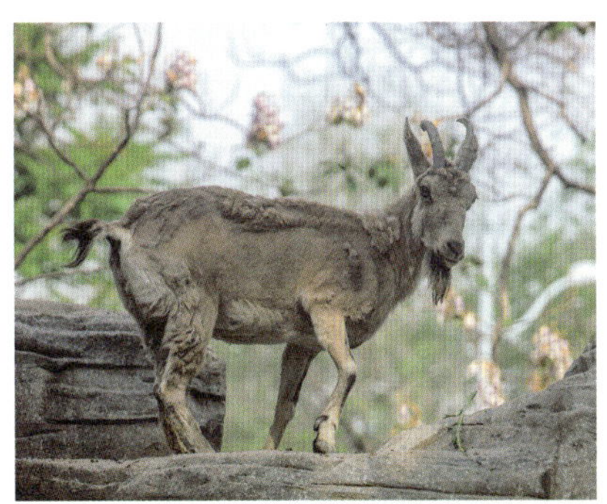

图 22-31　山羊角原动物青羊

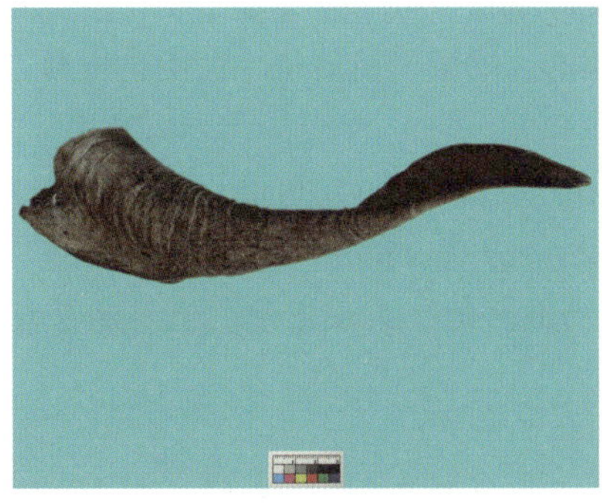

图 22-32　山羊角药材

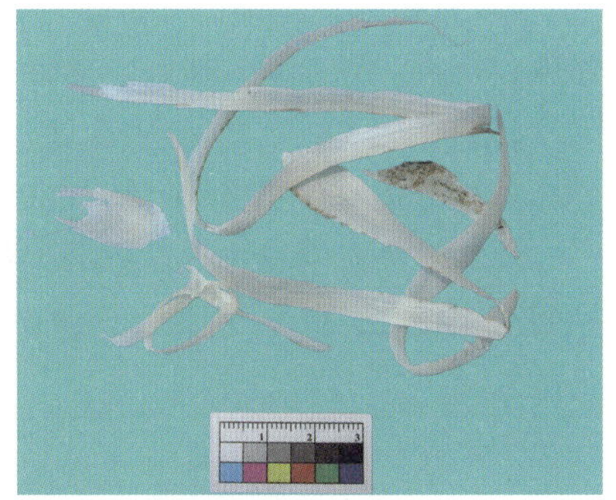

图 22-33　山羊角饮片

牛黄 niúhuáng（Cow Bezoar）
《神农本草经》

[药物来源] 本品为牛科动物牛 *Bos taurus domesticus* Gmelin 的干燥胆囊结石（图 22-34～图 22-36），主产于华北、西北、东北等地，分胆黄和管黄两种，以胆黄为佳。宰牛时发现，滤去胆汁，取出牛黄，去外部薄膜，阴干。以完整、色棕黄、质松脆、断面层纹清晰而细腻者为佳。研极细粉末用。现常分天然牛黄、人工牛黄、人工体内外培植牛黄三种。

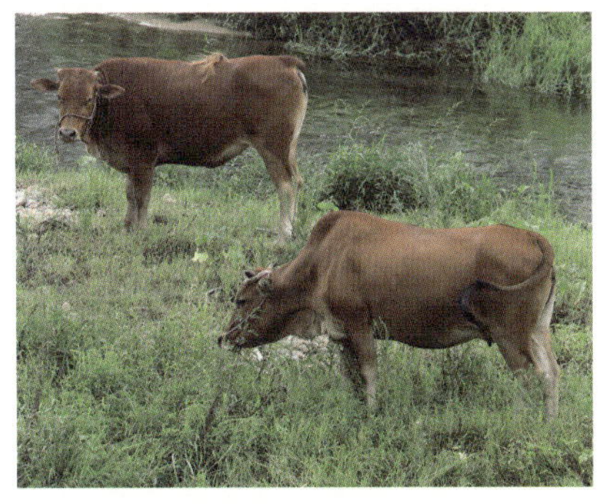

图 22-34　牛黄原动物牛

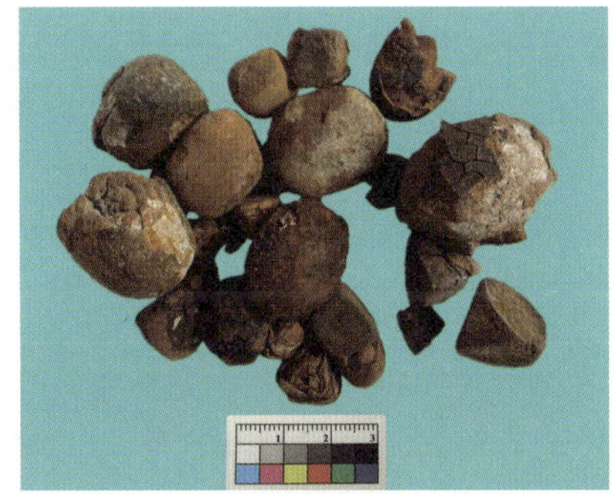

图 22-35　牛黄药材

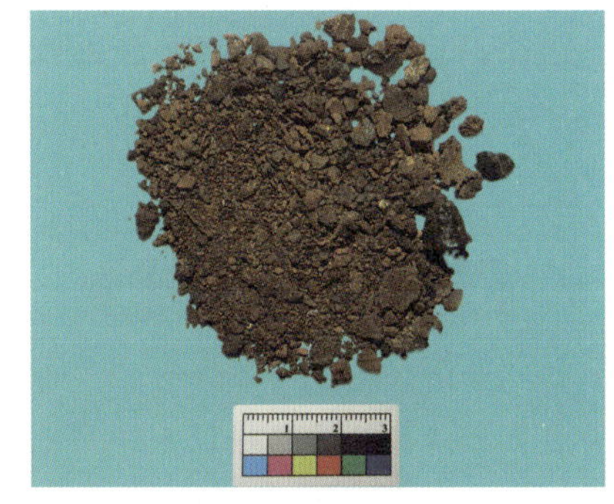

图 22-36　牛黄饮片

[性效特点] 苦，凉。归心、肝经。功效：凉肝息风，清心豁痰，开窍醒神，清热解毒。

本品味苦性凉气香，入心经可清泻心火，入肝经能凉肝、泄肝经邪热、息风止痉等；性凉尚能清解热毒，并能化痰开心窍。

[临床应用]

1. 热病神昏，中风痰迷。温热病热入心包及中风、惊风、癫痫等痰热阻闭心窍所致之神昏谵语、高热烦躁、口噤舌謇、痰涎壅盛等，常配伍麝香、冰片、黄连、朱砂、栀子等使用（安宫牛黄丸）；亦可单用本品为末，竹沥水送服。

2. 惊痫抽搐，癫痫发狂。小儿急惊风之壮热神昏、惊厥抽搐等，常配伍胆南星、朱砂、天竺黄、全蝎、钩藤等使用（牛黄抱龙丸、牛黄散）；痰蒙清窍之癫痫发作，症见突然仆倒、昏不知人、口吐涎沫、四肢抽搐，常配伍全蝎、钩藤、胆南星、珍珠、远志等使用（痫证镇心丹）。

3. 咽喉肿痛、口舌生疮、痈肿疔疮。火热内盛所致口舌生疮、咽喉肿痛、牙龈肿痛、目赤肿痛，配伍黄芩、冰片、大黄、雄黄等使用（牛黄解毒丸）（《全国中药成药处方集》）；咽喉肿痛、溃烂，常配伍珍珠为末吹喉（珠黄散）；恶疮、瘰疬等症常配伍麝香、乳香、没药等使用（犀黄丸）；痈肿疔疮常配伍金银花、草河车、甘草等使用（牛黄解毒丸）（《保婴撮要》）。

[用量用法] 入丸散，每次 0.15～0.35g；外用适量，研末敷患处。

[使用注意] 由于天然牛黄药源紧张，除供配制安宫牛黄丸等急症用药外，一般多以人工牛黄、人工体内外培植牛黄代之。非实热证不宜用；孕妇慎用。

[现代研究] 本品主含有胆红素、胆汁酸、胆固醇、蛋白质、脂肪酸及无机元素等，具有解热、镇静、抗惊厥、抗炎、降血脂、祛痰、平喘、强心、抑菌、抗氧化、清除自由基、增强免疫等作用。

[附]

1. 体外培育牛黄 tǐwàipéiyùniúhuáng（Cultured Ox Gallstones in Vitro）

本品为牛科动物牛 *Bos taurus domesticus* Gmelin 的新鲜胆汁作母液，加入去氧胆酸、胆酸、复合胆红素钙等制成（图 22-37）。本品性味归经、功效主治、用法用量、使用注意与牛黄相同。服用本品偶可出现轻度消化道不适。

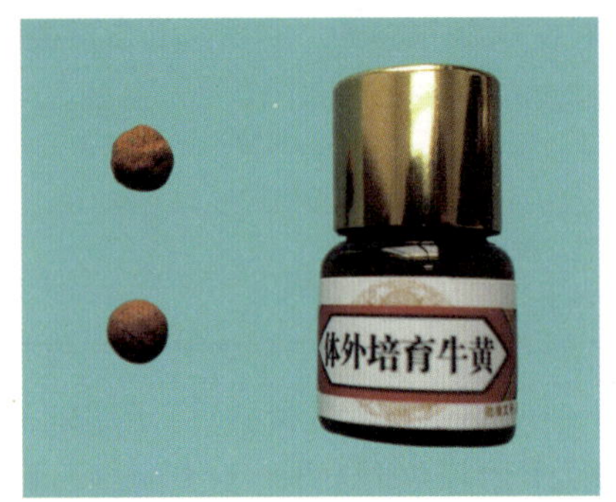

图 22-37　体外培育牛黄饮片

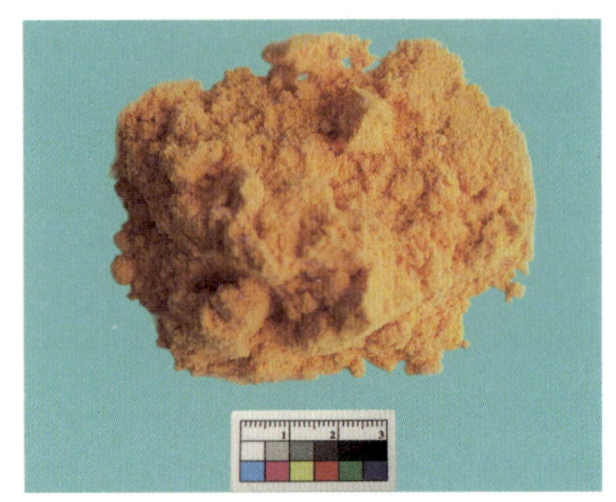

图 22-38　人工牛黄饮片

2. 人工牛黄 réngōngniúhuáng（Artificial Cow-bezoar）

本品由牛胆粉、胆酸、猪去氧胆酸、牛磺酸、胆固醇、微量元素等加工制成（图 22-38）。其味苦，性凉；归心、肝经。功效：清热解毒，化痰定惊。本品主要用于痰热谵狂，神昏不语，小儿急惊风，咽喉肿痛，口舌生疮，痈肿疔疮等。一次 0.15～0.35g，多入配方用。外用适量敷患处。孕妇慎用，非实热证不宜用。

课程思政元素

中医不止是“慢郎中”，中医药在治疗急症及重症中也有重要的作用。安宫牛黄丸由牛黄、麝香等组成，可清热解毒，镇惊开窍，为温病三宝之首，因“刘海若事件”备受瞩目。2002 年 5 月刘海若在英国伦敦火车出轨事故中颅脑严重损伤，经过抢救，英方医生宣布海若脑干死亡，后转回祖国北京宣武医院会诊，持续高烧，颅压不降，游离在死亡的边缘。中医辨证处以扶正固本、醒神开窍的急救药方：安宫牛黄丸。刘海若的生命体征随着服用安宫牛黄丸逐渐恢复并平稳，最终被成功救治。方中牛黄味苦性凉，善清心解毒、豁痰开窍，乃君药，疗效肯定。中医药辨证论治在临床危重急救有着独特的疗效，当筑牢中医药自信，合理发掘和应用中医药急救策略，守护人民健康。因天然牛黄资源有限，我国科研工作者用牛胆汁或以一定比例牛、猪混合胆汁等为原料，反复调整配方，最终获得疗效较好的人工合成牛黄，现今研制的体外培植牛黄、体外培育牛黄等产品，解决了天然牛黄资源有限的问题。科研工作者利用现代科学技术，反复探索实践解决药用资源不足的迫切问题，其勇于开拓、追求实效、不断创新的科学精神值得学习。

珍珠 zhēnzhū（Pearl）
《日华子本草》

[药物来源] 本品为珍珠贝科动物马氏珍珠贝 *Pteria martensii*（Dunker）、蚌科动物三角帆蚌 *Hyriopsis* *cumingii*（Lea）或褶纹冠蚌 *Cristaria plicata*（Leach）等双壳动物受刺激贝壳内形成的珍珠（图 22-39～图 22-41）。前一种海产珍珠，主产于广东、海南、广西等地沿海地区，以广西合浦产者为佳；后两种淡水珍珠，主产于安徽、江苏、黑龙江等地。全年可采，从动物体内取出，干燥，以粒大个圆、色白光亮、破开面有层纹、无硬核者为佳。碾细，水飞制成极细粉末用。

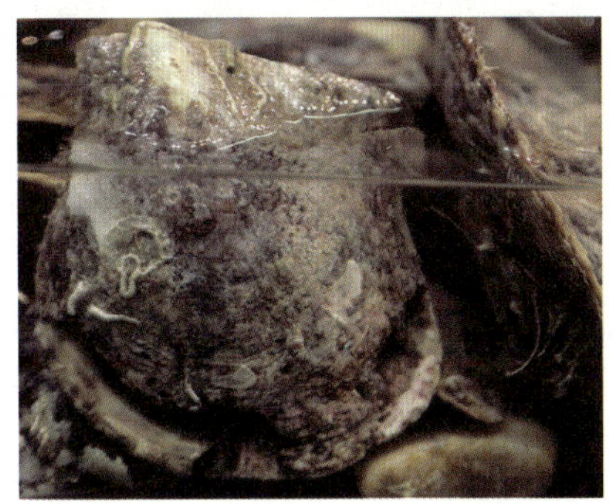

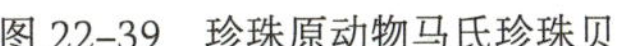

图 22-39　珍珠原动物马氏珍珠贝

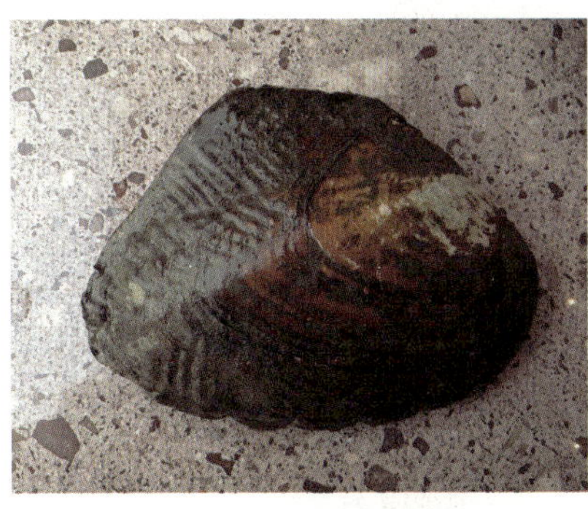

图 22-40　珍珠原动物三角帆蚌

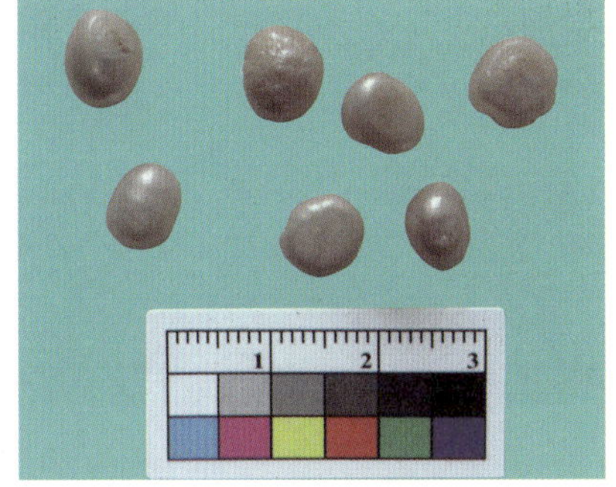

图 22-41　珍珠药材

[性效特点] 甘、咸，寒。归心、肝经。功效：安神定惊，明目消翳，解毒生肌，润肤祛斑。

本品质重沉降，重可镇怯，甘寒益阴，入心、肝二经能清心肝之热而镇心安神定惊；性寒清解，善清肝而明目除翳；尚可解毒敛疮，润肤祛斑养颜。

[临床应用]

1. 惊悸失眠。心虚有热之心烦不眠、多梦健忘、心神不宁等症，配伍酸枣仁、柏子仁、五味子等使用；或单用本品，研末与蜜和服。

2. 惊风癫痫。小儿痰热之急惊风，高热神昏、痉挛抽搐等，常配伍牛黄、胆南星、天竺黄等使用（金箔镇心丸）；小儿惊痫、惊惕不安、吐舌抽搐等，常配伍朱砂、牛黄、黄连等使用（镇惊丸）；成人惊悸怔忡，癫狂恍惚，神志不宁，小儿气血未定遇忤即惊，或急慢惊风、痫痉、抽搐等，常配伍半夏、钩藤、人参等使用；小儿惊啼及夜啼不止可配伍朱砂、麝香、伏龙肝等使用（真珠丸）。

3. 目赤翳障，视物不清。肝经风热或肝火上攻之目赤涩痛、目生翳膜等，常配伍青葙子、菊花、石决明等使用（真珠散）；眼中生赤脉，冲贯黑睛及有花翳，常配伍冰片、琥珀、硼砂同研细末，点眼；眼目翳障初起，可配伍琥珀、熊胆、麝香、黄连等研极细末点眼（珍珠散）（《医学心悟》）。

4. 口舌生疮，咽喉溃烂，疮疡不敛。口舌生疮，牙龈肿痛，咽喉溃烂等，常配伍硼砂、青黛、冰片、黄连、人中白使用，共为细末，吹入患处（珍宝散），或用本品与人工牛黄共为细末，吹入患处（珠黄散）；疮疡溃烂，久不收口者，常配伍炉甘石、黄连、血竭、钟乳石等使用，研极细末外敷（珍珠散）（《张氏医通》）。

5. 皮肤色斑、色素沉着，黄褐斑，现多将本品研极细粉末后，配于化妆品中使用，防止皮肤色素沉着。

[用量用法] 内服多入丸散用，0.1～0.3g；外用适量。

[使用注意] 孕妇不宜用；无火热证候者不宜用。

[现代研究] 本品主含碳酸钙，还含有多种氨基酸，主要有镇静、抗惊厥、安神、抗氧化、抗组胺、调节免疫、促进肉芽增长、抗肿瘤、抗辐射、明目、调节心率等作用。珍珠膏外用促进创面愈合。

[药物比较] 珍珠，味甘、咸，性寒，主归心、肝经。珍珠母，味咸，性寒，主归肝、心经。二者均能镇心安神、清肝明目、退翳敛疮，用于治疗心神不宁、心悸失眠、目赤翳障、湿疮溃烂等。不同之处：珍珠重在镇惊安神，多用治惊悸失眠、惊风、癫痫；且解毒生肌敛疮之力较强；并能润肤祛斑。珍珠母重在平肝潜阳，多用治肝阳上亢、肝火上攻之眩晕。

钩藤 gōuténg（Gambir Plant）
《名医别录》

[药物来源] 本品为茜草科植物钩藤 *Uncaria rhyunchophylla*（Miq.）Miq. ex Havil.、大叶钩藤 *Uncaria* *macrophylla* Wall.、毛钩藤 *Uncaria hirsuta* Havil.、华钩藤 *Uncaria sinensis*（Oliv.）Havil. 或无柄果钩藤 *Uncaria sessilifructus* Roxb. 的干燥带钩茎枝（图 22-42～图 22-47），主产于长江以南至广东、广西、福建等地。秋冬二季采收，切段，晒干，以茎细、双钩、光滑、色紫红者为佳。生用。

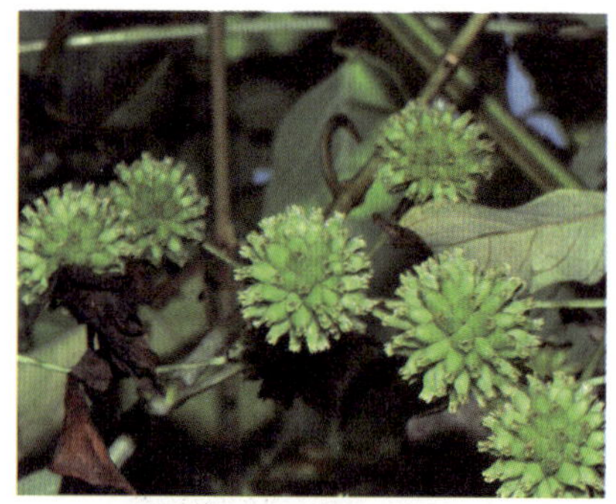
图 22-42　钩藤原植物钩藤

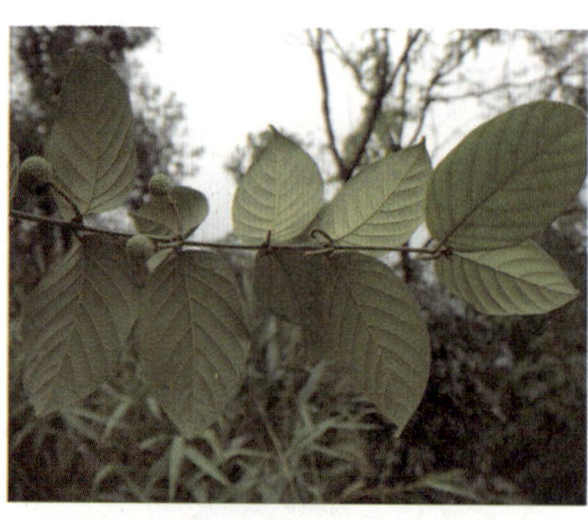
图 22-43　钩藤原植物大叶钩藤

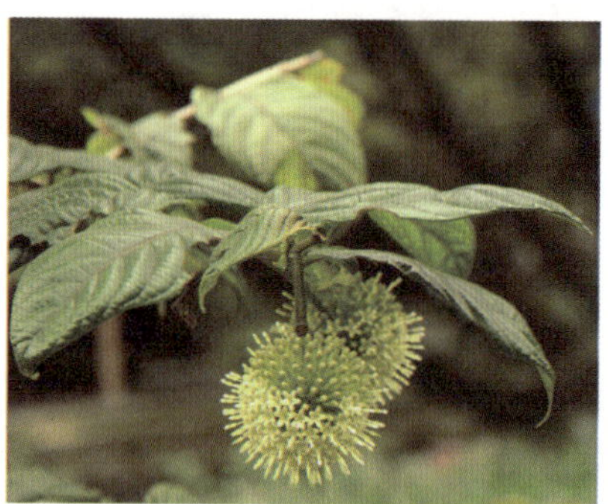
图 22-44　钩藤原植物毛钩藤

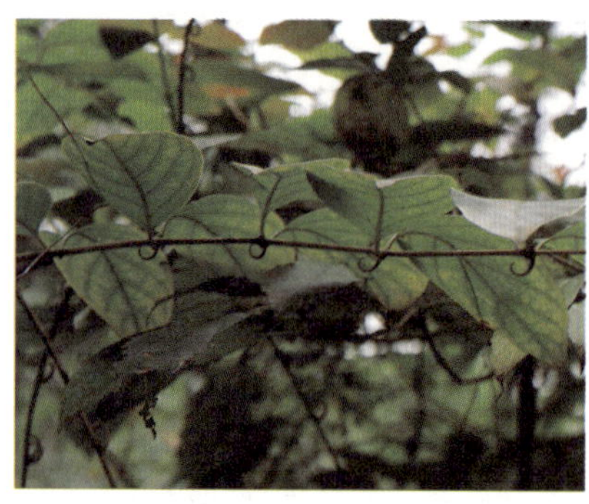
图 22-45　钩藤原植物华钩藤

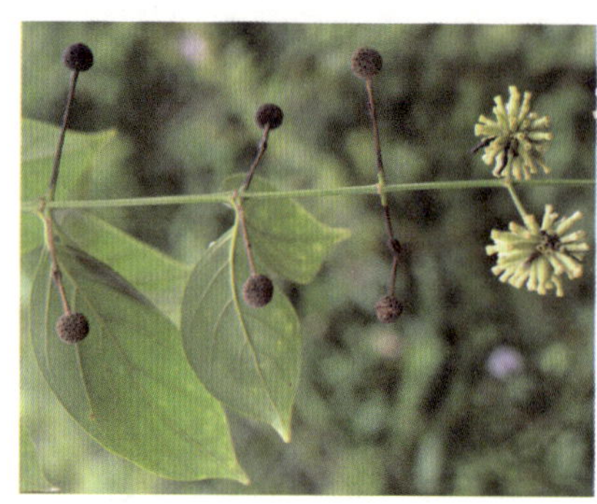
图 22-46　钩藤原植物无柄果钩藤

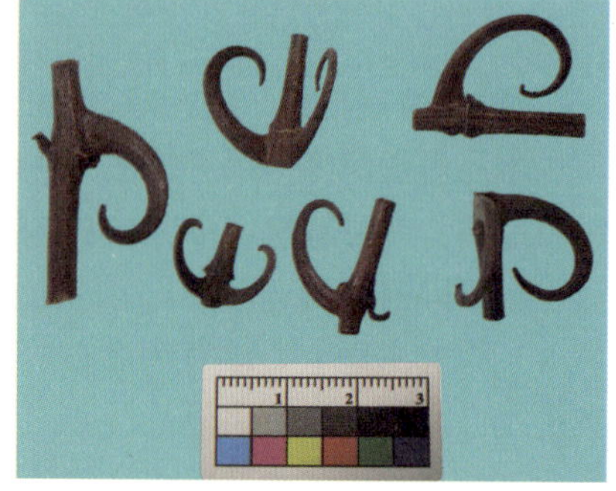
图 22-47　钩藤饮片

［性效特点］ 甘，凉。归肝、心包经。功效：息风定惊，清热平肝。

本品质轻性凉，既能清肝热，又能平肝阳；入肝和心包经，具有缓和的息风止痉作用；其轻清疏泄之性，能清热透邪。

［临床应用］

1. 肝风内动，惊痫抽搐，高热惊厥。小儿急惊风，壮热神昏、牙关紧闭、手足抽搐者，常配伍天麻、全蝎、蝉蜕、白僵蚕等使用（钩藤饮子《小儿药证直诀》）；温热病热极生风，痉挛抽搐者，常配伍羚羊角、白芍、生地黄、菊花等使用（羚角钩藤汤）；诸痫啼叫，痉挛抽搐者，可配伍天竺黄、黄连、蝉蜕、大黄等使用（钩藤饮子《普济方》）。

2. 头痛眩晕，目赤。肝火上攻所致头痛、头胀头晕等，常配伍夏枯草、龙胆草、黄芩、栀子等使用；肝阳上亢所致头痛眩晕，常配伍天麻、石决明、怀牛膝、茯神、杜仲等使用（天麻钩藤饮）；外感风热所致头痛、目赤，常配伍桑叶、菊花、木贼、蝉蜕等使用。

3. 感冒夹惊，小儿惊哭夜啼，常配伍蝉蜕、薄荷等使用。

［用量用法］ 水煎服，3～12g，后下。

［使用注意］ 脾胃虚寒，慢惊风者慎用，无火者勿服。

［现代研究］ 本品主含有吲哚类生物碱，如钩藤碱、异钩藤碱、去氢钩藤碱、异去氢钩藤碱等，此外尚含有三萜类成分、黄酮类成分等其他类化学成分，有镇静、抗惊厥、降压、提高心肌兴奋性、抗癫痫和神经保护、抗血小板聚集、抗血栓、降血脂、平喘、抗癌等多种作用。

天麻 tiānmá（Tall Gastrodia Tuber）
《神农本草经》

［药物来源］ 本品为兰科植物天麻 *Gastrodia elata* Bl. 的干燥块茎（图 22-48～图 22-50），主产于四川、

云南、贵州等地。立秋后至次年清明前采挖，冬季茎枯时采挖者称冬麻，质量较优；春季发芽时采挖者称春麻，质量较差。以色黄白、角质样、切面半透明者为佳。润透或蒸软，切薄片，生用。

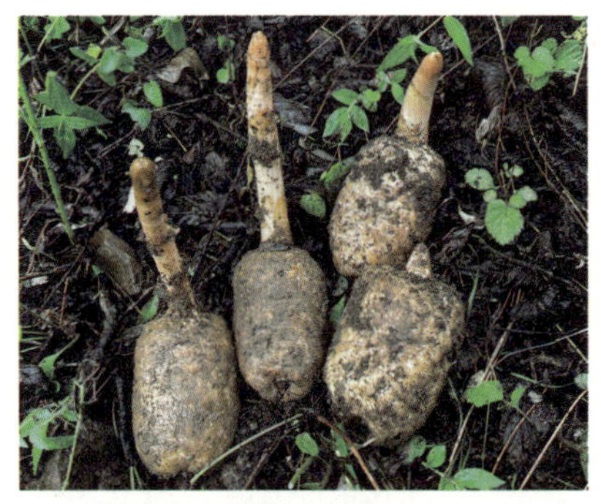

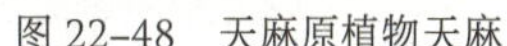
图 22-48　天麻原植物天麻

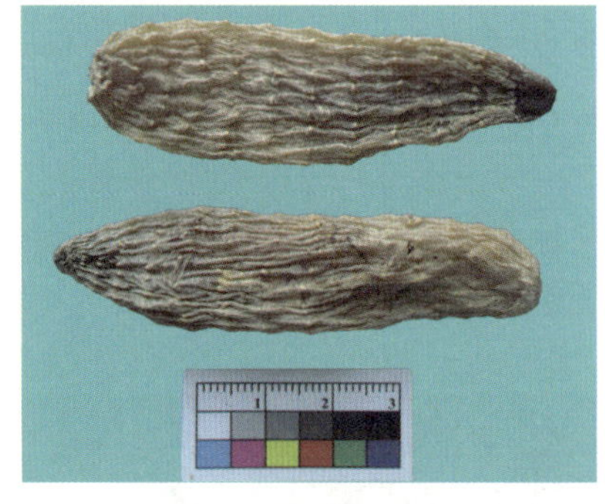
图 22-49　天麻药材

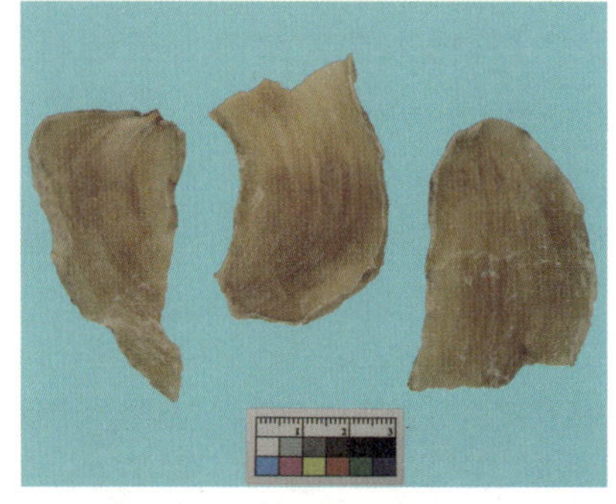
图 22-50　天麻饮片

[性效特点] 甘，平。归肝经。功效：息风止痉，平肝抑阳，祛风通络。

本品味甘性平质润，性偏润补，既能息肝风，又能平肝阳，兼能祛外风，通经络，止痛。因内外风均治，被誉为“治风圣药”。

[临床应用]

1. 肝风内动，小儿惊风，惊痫抽搐，破伤风等，为治疗肝风内动的要药，不论寒热虚实，皆可配伍应用。小儿急惊风常配伍钩藤、全蝎、羚羊角、白僵蚕等使用（钩藤饮）；小儿脾虚慢惊风常配伍人参、白术、白僵蚕等使用（醒脾丸）；小儿诸惊可配伍全蝎、制天南星、白僵蚕等使用（天麻丸）（《魏氏家藏方》）；破伤风，痉挛抽搐、角弓反张，常配伍天南星、白附子、防风等使用（玉真散）。

2. 肝阳上亢，头痛眩晕。肝阳上亢之眩晕、头痛常配伍钩藤、石决明、牛膝等使用（天麻钩藤饮）；风痰上扰之眩晕、头痛，痰多胸闷者常配伍半夏、茯苓、白术、陈皮等使用（半夏白术天麻汤）；头风偏正头痛，头晕欲倒者可配伍等量川芎为丸（天麻丸）（《普济方》）。

3. 手足不遂、肢体麻木、风湿痹痛。中风手足不遂，筋骨疼痛等，常配伍没药、制乌头、麝香等使用（天麻丸）（《圣济总录》）；风湿痹痛，肢体麻木，关节屈曲不利者，常配伍秦艽、羌活、桑枝等使用（秦艽天麻汤）；肢体麻木、手足不遂常配伍当归、牛膝等使用；妇人风痹，手足不遂，常配伍牛膝、杜仲、附子等使用（天麻酒）。

[用量用法] 水煎服，3～10g；研末冲服，每次 1～1.5g。

[使用注意] 气血亏虚较甚者当慎用。

[现代研究] 本品主含有天麻素、天麻苷、酚类、有机酸类、甾醇类、含氮类及多糖类化合物，还含有多种氨基酸，以及铁、锌等人体所需要的微量元素，有镇静、催眠、抗惊厥、抗焦虑、降血压、降血脂、抗血凝、抗辐射、保肝、增强免疫、抗肿瘤、抗眩晕、抑菌、改善学习记忆、抗衰老、镇痛、保护胃黏膜等作用。

[药物比较] 天麻，味甘，性平，主归肝经。钩藤，味甘，性凉，主归肝、心包经。羚羊角，味咸，性寒，主归肝、心经。三者均能平肝息风，平抑肝阳，用于治疗肝风内动、肝阳上亢等病证。不同之处：天麻甘平质润，清热之力不及钩藤、羚羊角；治肝风内动、惊痫抽搐不论寒热虚实皆可应用，且能祛风通络止痛。钩藤性凉，轻清透达，长于清热息风，用治小儿高热惊风轻证为宜。羚羊角性寒，清热力强，除用治热极生风证外，尚可清心解毒，多用于高热神昏、热毒发斑等。

[附]

密环菌 mìhuánjūn（Common Armillariella Fungus）

密环菌［*Armillariella mellea*（Vahl. ex Fr.）Karst.］是一种发光真菌，天麻种子和块茎皆依赖于其供给营养生长（图 22-51）。蜜环菌的固体培养物具有与天麻相似的药理作用和临床疗效，故可用密环菌制剂代替天麻药用，主要用于治疗眩晕、头痛、半身不遂、肢体麻木等。

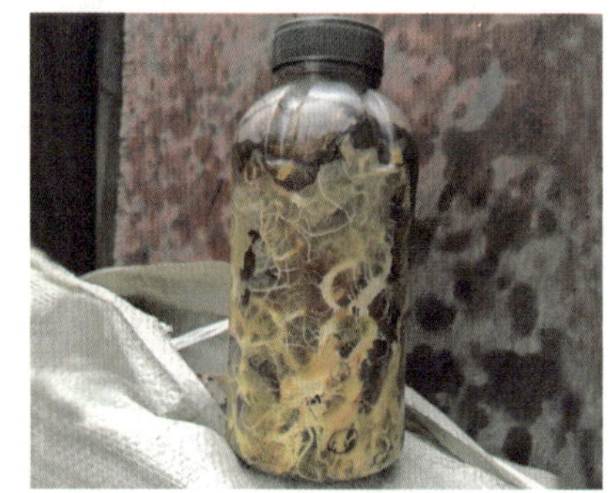
图 22-51　密环菌原真菌密环菌

地龙 dìlóng（Earthworm）
《神农本草经》

[药物来源] 本品为钜蚓科动物参环毛蚓 *Pheretima aspergillum*（E. Perrier）（广地龙）、通俗环毛蚓 *Pheretima vulgaris* Chen、威廉环毛蚓 *Pheretima guillelmi*（Michaelsen）或栉盲环毛蚓 *Pheretima pectinifera* Michaelsen（沪地龙）的干燥体（图 22-52～图 22-57）。前一种称广地龙，主产于广东、广西、福建等地；后三种称沪地龙，主产于上海等地。广地龙春季至秋季捕捉，沪地龙夏季捕捉，及时剖开腹部，去内脏泥沙，切段，晒干或低温干燥，以条宽、肉厚者为佳。生用。

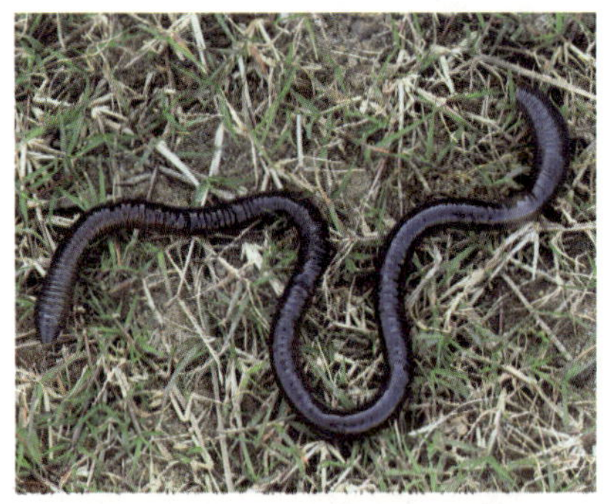
图 22-52 地龙原动物参环毛蚓

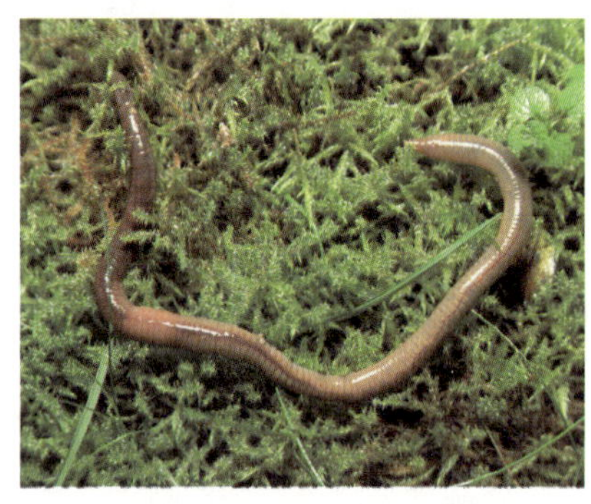
图 22-53 地龙原动物通俗环毛蚓

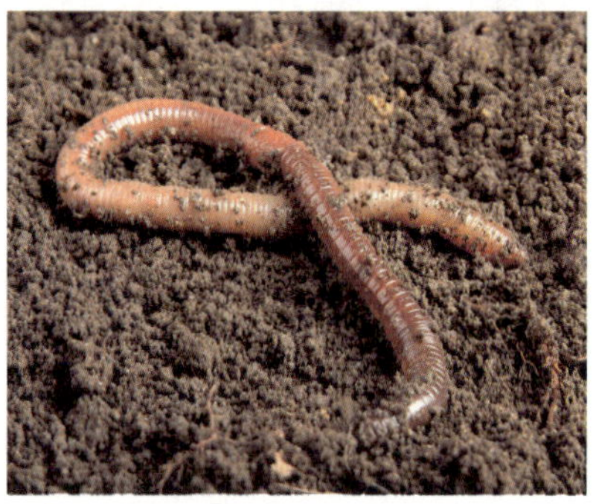
图 22-54 地龙原动物威廉环毛蚓

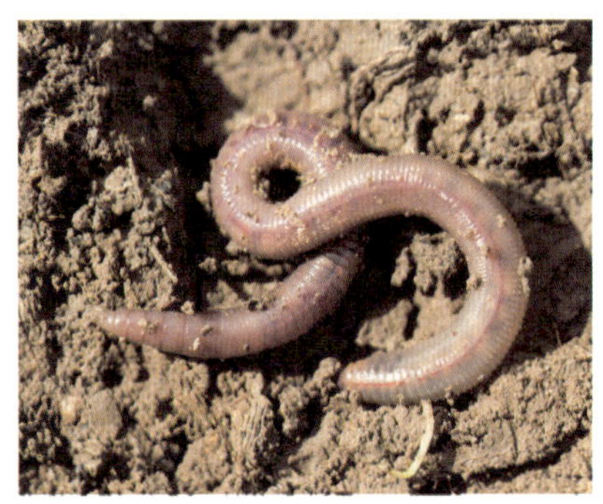
图 22-55 地龙原动物栉盲环毛蚓

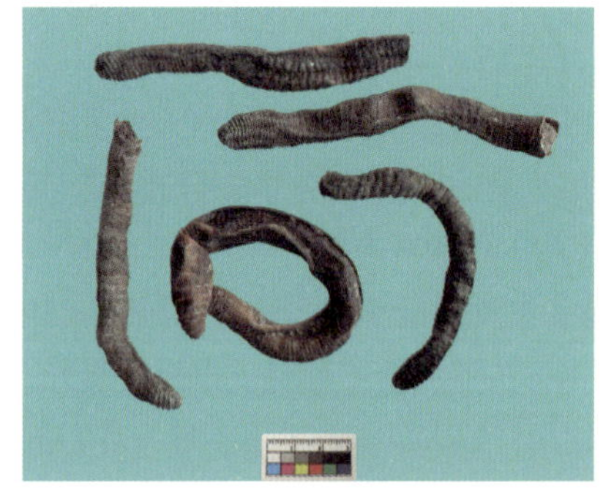
图 22-56 地龙药材

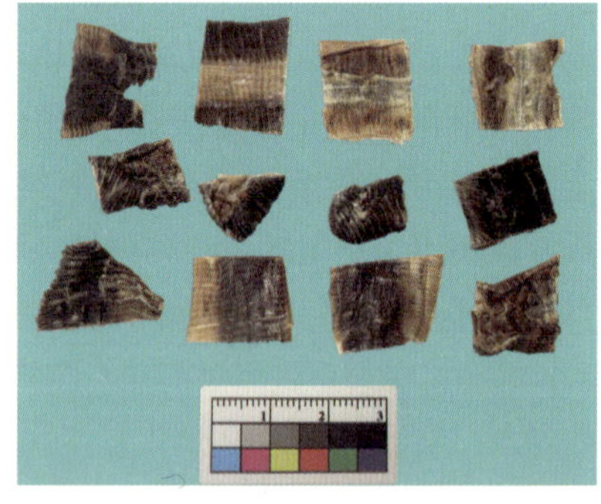
图 22-57 地龙饮片

[性效特点] 咸，寒。归肝、脾、膀胱经。功效：清热定惊，通经活络，平喘，利尿。

本品性偏寒，寒能清热，既能息风止痉，又善清热定惊，故能息肝热动风；其性又偏走窜而下行，善通行经络，长于通络止痛；性寒降泄，入肺经长于清肺平喘；咸寒走下，入肾和膀胱能利尿。

[临床应用]

1. 高热神昏，惊痫抽搐，癫狂。温热病热极生风所致神昏谵语、痉挛抽搐者，可单用或配伍钩藤、牛黄、全蝎、白僵蚕等使用；小儿急慢惊风，高热、惊厥抽搐，可将本品研烂，配伍朱砂作丸服用；狂躁癫痫可单用本品鲜品，加食盐搅拌化水后服用。

2. 关节痹痛，肢体麻木，半身不遂。关节红肿热痛、屈曲不利之热痹，常配伍防己、秦艽、桑枝、忍冬藤等使用；风寒湿痹，肢体关节麻木、疼痛尤甚、屈伸不利等病证，配伍川乌、草乌、乳香、天南星等使用（小活络丹）；中风气虚血滞，经络不利，半身不遂、口眼㖞斜等病证，常配伍黄芪、当归、川芎等使用（补阳还五汤）。

3. 肺热喘咳。邪热壅肺，肺失宣降之喘息不止，喉中哮鸣有声者，可以单味研末内服；或配伍苦杏仁、麻黄、黄芩、葶苈子等使用；亦可用鲜品水煎去渣后，加冰糖熬膏冲服。

4. 水肿尿少，尿闭不通。湿热水肿常配伍泽泻、木通、芦根等使用；热结膀胱，小便不利，甚则尿闭不通，可单用本品，或配伍车前子、滑石、冬葵子、萹蓄等使用。

5. 肝阳上亢型高血压病。

［用量用法］ 水煎服，5～10g；鲜品 10～20g。研末吞服，每次 1～2g。外用适量。

［使用注意］ 脾胃虚寒无湿热者及孕妇忌服。

［现代研究］ 本品含有多种化学成分，如蚯蚓解热碱、蚯蚓毒素、蛋白质及多肽（如脂类蛋白、钙调素结合蛋白等）、氨基酸（含有 8 种人体必需氨基酸，如谷氨酸、丙氨酸、赖氨酸等）、核苷酸（次黄嘌呤、腺嘌呤等）、脂类、酶类（纤溶酶）、微量元素等。本品有抗凝血、溶血栓的双重作用，还有解热、镇静、抗惊厥、止咳平喘、抗菌、利尿、抗心律失常、增强免疫等多种作用。

全蝎 quánxiē（Scorpion）
《蜀本草》

［药物来源］ 本品为钳蝎科动物东亚钳蝎 *Buthus martensii* Karsch 的干燥全体（图 22–58、图 22–59）。主产于河南、山东、湖北等地。春末至秋季捕捉，置沸水或沸盐水中煮至虫体僵硬，捞出阴干后使用。以完整、色黄褐、盐霜少者为佳。

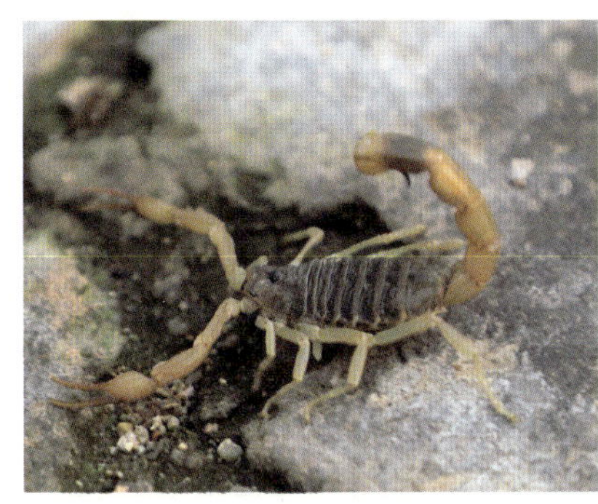

图 22–58　全蝎原动物东亚钳蝎

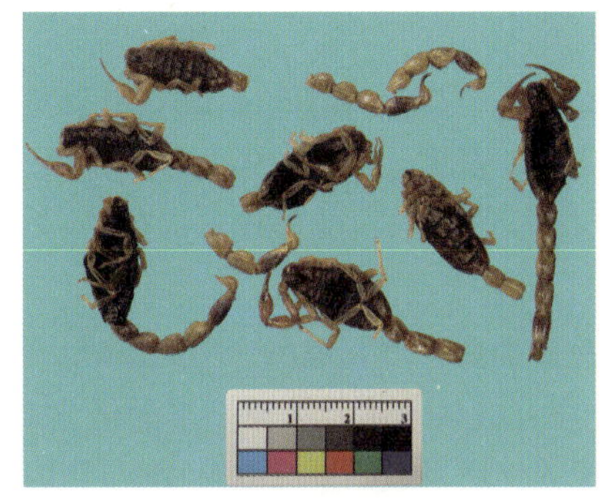

图 22–59　全蝎药材

［性效特点］ 辛，平；有毒。归肝经。功效：息风镇痉，通络止痛，攻毒散结。

本品为虫类搜剔之品，性善走窜，长于息风止痉，能散结、攻毒，搜风通络止痛力较强；外风可散，内风可息，内而脏腑，外而经络，无处不到，治风。

［临床应用］

1. 肝风内动，痉挛抽搐，小儿惊风，中风口㖞，半身不遂，破伤风，为治痉挛抽搐之要药。各种原因之惊风、痉挛抽搐，常配伍蜈蚣使用（止痉散）；小儿急惊风高热、神昏、抽搐常配伍羚羊角、钩藤、天麻等清热、息风止痉药使用；小儿慢惊风抽搐常配伍党参、白术、天麻等益气健脾药使用；痰迷癫痫抽搐常配伍郁金、白矾等份研细末服；破伤风痉挛抽搐、角弓反张，常配伍蜈蚣、天南星、蝉蜕等使用（五虎追风散），或配伍蜈蚣、钩藤、朱砂等使用（摄风散）；风中经络，口眼㖞斜，常配伍白僵蚕、白附子等使用（牵正散）。

2. 风湿顽痹，偏正头痛。顽固性偏正头痛常配伍天麻、蜈蚣、白僵蚕、川芎等祛风止痛药使用，亦可单用研末吞服；风寒湿痹日久不愈，筋脉拘挛，甚则关节变形之顽痹，常配伍川乌、蕲蛇、没药等使用，并可用全蝎配伍麝香少许，研为细末，温酒送服可减轻痹痛。

3. 疮疡肿毒，瘰疬结核。诸疮肿毒可用全蝎、栀子各 7g，麻油煎黑去渣，入黄蜡为膏，外敷；颌下肿硬，以本品 10 只，焙焦，分 2 次黄酒服下；瘰疬常配伍马钱子、半夏、五灵脂等，共为细末，制成片剂用。

［用量用法］ 水煎服，3～6g；外用适量。

［使用注意］ 本品有毒，用量不宜过大；因属窜散之品，故血虚生风者慎用；孕妇禁用。

［现代研究］ 本品主含蝎毒，并含有三甲胺、甜菜碱、棕榈酸、软硬脂酸等，还含有钠、钾、钙、镁等微量元素。蝎子油中含有棕榈酸、硬脂酸、油酸等脂肪酸，以饱和脂肪酸为主，有抗惊厥、抗癫痫、镇痛、抗凝、抗血栓、促纤溶、抗肿瘤、增强免疫、降压、抑菌等作用。

蜈蚣 wúgōng（Centipede）
《神农本草经》

[药物来源] 本品为蜈蚣科动物少棘巨蜈蚣 *Scolopendra subspinipes mutilans* L. Koch 的干燥虫体（图 22–60、图 22–61），主产于江苏、浙江、湖北等地。春夏二季捕捉，干燥，微火焙黄，剪段用。

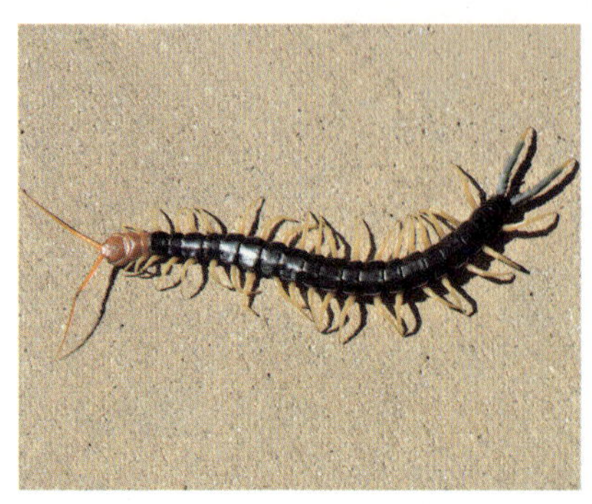

图 22–60　蜈蚣原动物少棘巨蜈蚣

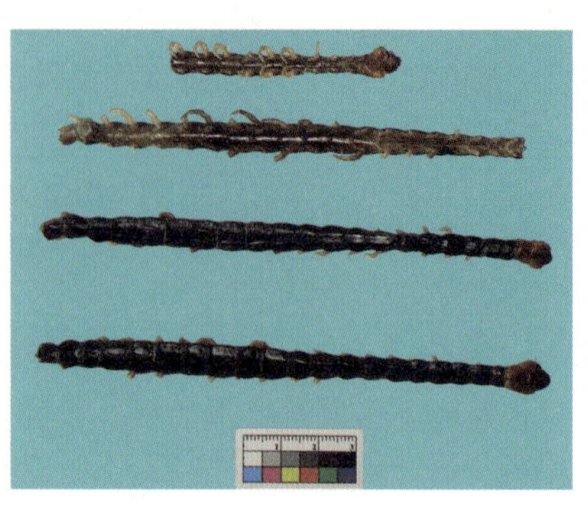

图 22–61　蜈蚣药材

[性效特点] 辛，温；有毒。归肝经。功效：息风镇痉，通络止痛，攻毒散结。

本品味辛性温，性善走窜，通达内外，搜风定搐之力较强；功似全蝎，常相须为用；专入肝经善息风止痉，具良好的通络止痛之效；毒性存，尚能攻毒散结。

[临床应用]

1. 肝风内动，痉挛抽搐，小儿惊风，中风口㖞，半身不遂，破伤风。各种原因引起的痉挛抽搐，常配伍全蝎使用（止痉散）；小儿撮口，手足抽搐，常配伍全蝎、钩藤、白僵蚕等使用（撮风散）；破伤风，角弓反张，常配伍天南星、防风等使用（蜈蚣星风散）；小儿急惊风可配伍丹砂、轻粉等份研末，乳汁送服。

2. 风湿顽痹，顽固性偏正头痛。顽痹疼痛，游走不定、痛势剧烈者，常配伍独活、威灵仙、川乌、防风等使用；久治不愈的顽固性头痛或偏正头痛，常配伍天麻、川芎、白僵蚕等使用。

3. 疮疡肿毒、瘰疬结核、蛇虫咬伤。恶疮肿毒常配伍雄黄、猪胆汁制成膏，外敷患处（不二散）；瘰疬溃烂配伍茶叶共为细末，外敷患处；蛇虫咬伤以本品焙黄，研细末，开水送服，或配伍蚤休、半枝莲等使用。

[用量用法] 水煎服，3～5g；研末冲服，每次 0.6～1g；外用适量。

[使用注意] 本品有毒，用量不宜过大。血虚发痉者慎用，孕妇忌服。

[现代研究] 本品主含组胺样物质及溶血性蛋白质，还含有酶、糖类、脂肪酸、胆甾醇、蚁酸及组氨酸、精氨酸、亮氨酸等多种氨基酸，以及铁、锌、锰、钙、镁等微量元素，具有抗惊厥、抗炎、镇痛、抗肿瘤、中枢抑制、抗心肌缺血、调节免疫功能等药理作用。

[药物比较] 全蝎，味辛，性平，有毒，主归肝经。蜈蚣，味辛，性温，有毒，主归肝经。二者均能息风止痉、攻毒散结、通络止痛，用于治疗各种痉挛抽搐、疮疡肿毒、瘰疬、结核、风湿顽痹、顽固性头痛等病证。不同之处：全蝎性平，息风镇痉，攻毒散结之力不及蜈蚣。蜈蚣力猛性燥，善走窜通达，息风止痉、解毒散结之功优于全蝎。

僵蚕 jiāngcán（Stiff Silkorm）
《神农本草经》

[药物来源] 本品为蚕蛾科昆虫家蚕 *Bombyx mori* Linnaeus 4 至 5 龄的幼虫感染（或人工接种）白僵菌 *Beauveria bassiana*（Bals.）Vuillant 而致死的干燥虫体（图 22–62、图 22–63），主产于浙江、江苏、四川等地。常于春秋二季生产，将感染白僵菌病死的蚕干燥，以肥壮、质硬、色白、断面明亮者为佳。生用或炒用。

[性效特点] 咸、辛，平。归肝、肺、胃经。功效：息风止痉，祛风止痛，化痰散结。

本品味辛咸性平，祛风泄热，长于息风止痉、化痰定惊；其性平辛散可祛外风散风热；咸软散痰结，药力虽不及全蝎、蜈蚣，仍不失为息风止痉的要药。

［临床应用］

1. 肝风夹痰，惊痫抽搐，小儿急惊风，破伤风。小儿痰热急惊风，痰喘发痉，常配伍全蝎、牛黄、胆南星、天麻、朱砂等使用（千金散）；小儿脾虚久泻，慢惊搐搦，常配伍党参、白术、天麻、全蝎等使用（醒脾散）；破伤风痉挛抽搐、角弓反张者，配伍全蝎、蜈蚣、钩藤等使用（摄风散）。

2. 风中经络，口眼㖞斜。风中经络，口眼㖞斜，经络抽搐之证，常配伍全蝎、白附子等使用（牵正散）。

3. 风热头痛、目赤咽痛、风疹瘙痒。肝经风热上攻之头痛、目赤肿痛、迎风流泪者，常配伍桑叶、木贼、荆芥等使用（白僵蚕散）；风热上攻，咽喉肿痛、声音嘶哑者，常配伍薄荷、桔梗、荆芥、防风、甘草等使用（六味汤）；风热郁于皮肤，风疹、瘾疹瘙痒，常配伍蝉蜕、薄荷、防风等使用，亦可单用研末服用。

4. 瘰疬痰核、发颐痄腮。瘰疬、痰核可单用本品为末，或配伍浙贝母、夏枯草、连翘等化痰散结药使用；发颐、痄腮、乳痈、疔疮痈肿，常配伍金银花、板蓝根、蒲公英、连翘、黄芩等清热解毒药使用。

［用量用法］ 水煎服，5～10g；研末吞服，每次 1～1.5g；散风热宜生用，其他多制用。

［使用注意］ 无风邪患者不宜使用。

［现代研究］ 本品主含蛋白质及脂肪，其中脂肪主要有棕榈酸、油酸、亚油酸等，还有含其他酶类、草酸铵、有机酸、毒素、挥发油、维生素、微量元素、少量核酸等。白僵菌素是僵蚕极重要并且独特的有效成分，是抑菌的主要活性成分之一。本品还有镇静、抗惊厥、抗凝、降血糖、抗肿瘤、催眠、美容、营养和保护神经等作用。

［附］

僵蛹 jiāngyǒng（Stiff Silkworm Chrysalis）

本品为以蚕蛹为底物，经白僵菌发酵的制成品（图 22-64），具有一定的退热、止咳化痰、镇静止痉、消肿散结、止遗尿等作用，疗效与白僵蚕类似，可替代白僵蚕使用。现已制成片剂用于临床，治疗癫痫、腮腺炎、慢性支气管炎等疾病。

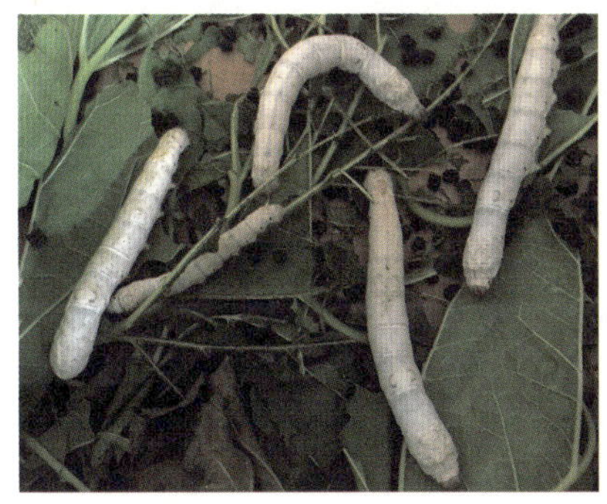

图 22-62　僵蚕原动物家蚕

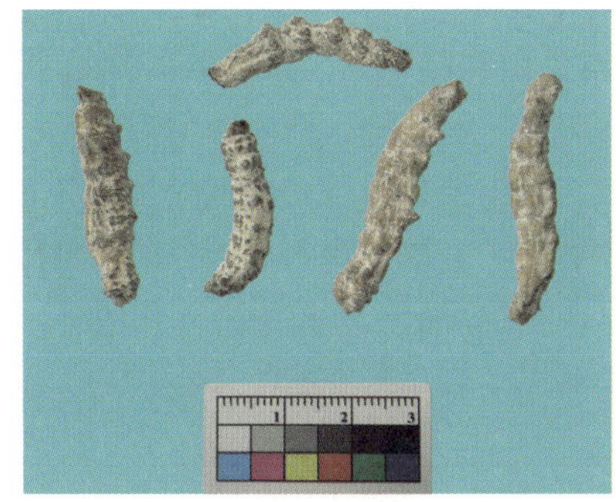

图 22-63　僵蚕饮片

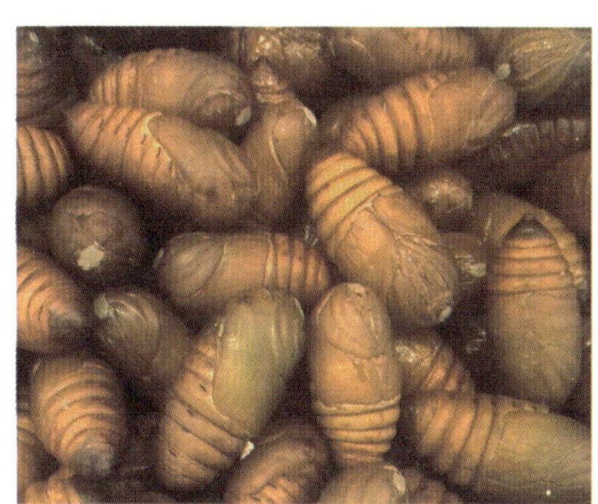

图 22-64　僵蛹原动物蚕蛹

第二十三章　开窍药

凡具有辛香走窜之性，以开窍醒神为主要作用，治疗闭证神昏病证的药物，称开窍药（herbs that open the orifices）。

性能：开窍药气多辛、芳香而善走窜，性多偏温，皆入心经，以开窍为主；部分药味以其辛散之性，尚兼行气散瘀、消癥止痛、消食化积、辟秽解毒等作用。

功效：开窍药具有通关开窍、启闭回苏、醒脑复神之功（开窍醒神）。

适应证：开窍药主要适用于神昏闭证。①温病热陷心包、痰浊蒙蔽清窍之神昏、谵语。②惊风、癫痫、中风等猝然昏厥、痉挛抽搐之闭证。神昏有虚实之别：其一，神昏虚证（脱证）之大汗、大吐、大下或久病暴脱，大失血出现面色苍白、四肢厥逆、大汗淋漓、二便自遗、呼吸衰微、脉微欲绝等，非本类药物所宜，可用附子、干姜回阳救逆，人参益气固脱；其二，实证（闭证）之神志昏迷，两手握固，牙关紧闭，脉实有力者，则宜本类药物治疗。闭证又有寒热之不同：症见面青、身凉、苔白、脉迟者为寒闭，法宜“温开”，须选用辛温开窍药，并配伍温里散寒之品；症见面红、身热、苔黄、脉数者为热闭，法宜“凉开”，须选用辛凉开窍药，并配伍清热泻火解毒之品。

配伍应用：应用开窍药时，要根据不同的病情，合理选择用药，并进行必要的配伍。①热闭（身热、面赤、苔黄、脉数），选用清心开窍药，并配伍清热泻火解毒之品。②寒闭（身凉、面青或白、苔白、脉迟），选用辛温开窍药，并配伍温里祛寒之品。③痰闭（痰涎壅盛、苔黄腻、脉滑），选用清热祛痰开窍药。④闭证神昏兼惊厥抽搐者，配伍息风止痉药。⑤烦躁不安者配伍安神定惊药。

使用注意：①开窍药只用于闭证，一般脱证不用。②本类药物辛香走窜，易耗伤正气，为救急治标之品，只宜暂服不可久用，中病即止。③因本类药物味辛香，其有效成分易于挥发，故内服多不宜入煎剂，只入丸剂、散剂服用。

药理研究：开窍药的醒脑回苏功效与其主要作用于中枢神经系统有关，对中枢神经系统有兴奋作用，亦与镇静、抗惊厥、抗心脑损伤等药理作用有关。多数开窍药可透过血脑屏障，发挥兴奋中枢，或双向调节中枢神经作用。部分开窍药尚有抗炎、镇痛、改善学习记忆、抗生育等作用。

掌握层次：A：麝香、石菖蒲。B：冰片。C：苏合香。

麝香 shèxiāng（Musk）
《神农本草经》

［药物来源］ 本品为鹿科动物林麝 *Moschus berezovskii* Flerov、马麝 *Moschus sifanicus* Przewalski 或原麝 *Moschus moschiferus* Linnaeus 成熟雄体香囊中的干燥分泌物（图 23-1～图 23-5），主产于四川、西藏、云南等地。野麝多在冬季至次春猎取，割取香囊，阴干，习称毛壳麝香；剖开香囊，除去囊壳，习称麝香仁。家麝直接从其香囊中取出麝香仁，阴干或用干燥器密闭干燥。以颗粒色紫黑、粉末色棕褐、质柔、油润、香气浓烈者为佳。用时研碎。

［性效特点］ 辛，温。归心、脾经。功效：开窍醒神，活血通经，消肿止痛，催产下胎。

本品辛可行散，温而善通，芳香走窜，可开通心窍之壅闭而苏醒神志；走经络可疏通经脉而活血消肿止痛；走窜之性易催产下胎。《本草述》记载：“麝香之用，其要在能通诸窍一语。”

［临床应用］

1. 闭证神昏之热病神昏，中风痰厥，气郁暴厥，中风昏迷，尤宜于寒闭神昏，为醒神回苏之要药。温病热

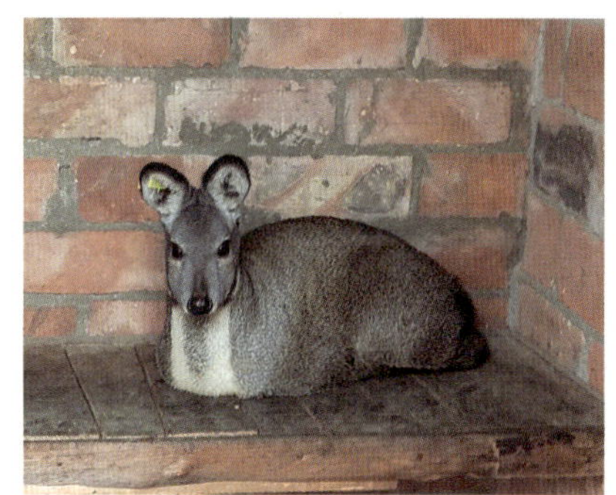

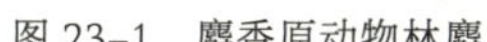

图 23-1　麝香原动物林麝

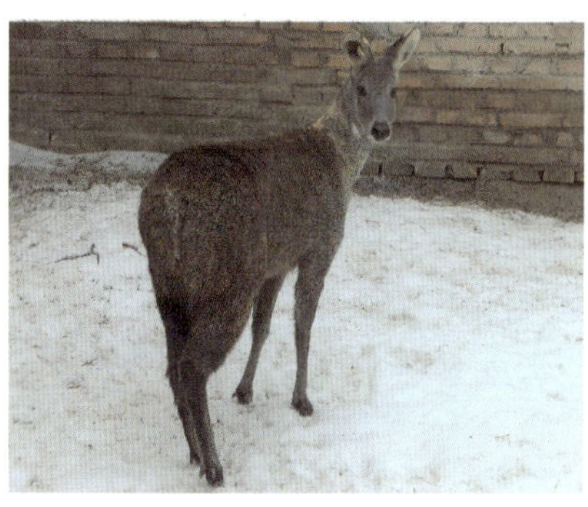

图 23-2　麝香原动物马麝

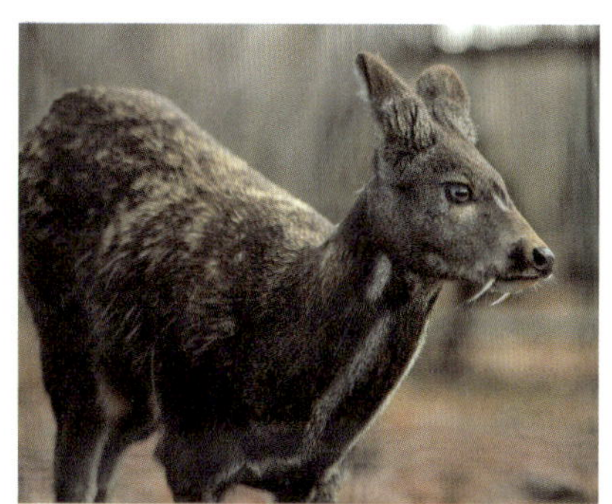

图 23-3　麝香原动物原麝

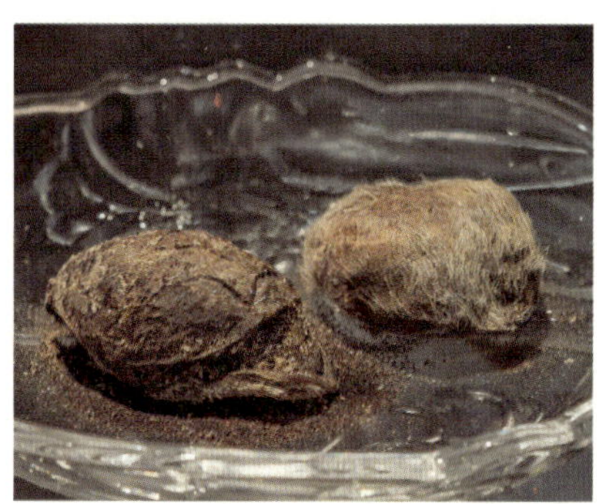

图 23-4　麝香药材

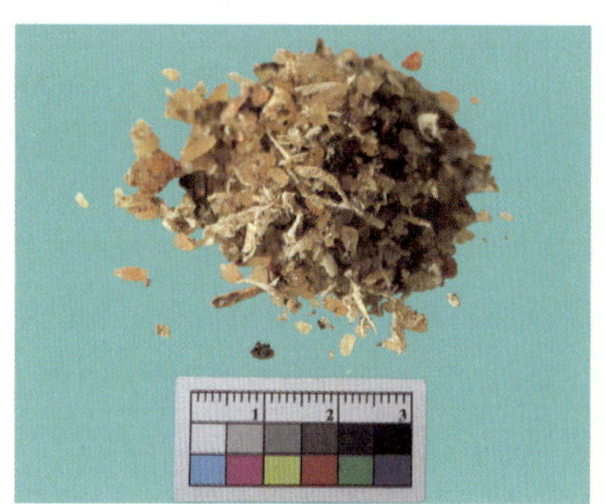

图 23-5　麝香饮片

陷心包、痰热蒙蔽心窍、小儿惊风及中风痰厥等热闭神昏，常配伍牛黄、冰片、朱砂等组成凉开之剂（安宫牛黄丸、至宝丹、紫雪丹）；中风卒昏、中恶胸腹满痛等寒浊或痰湿阻闭心窍之寒闭神昏，常配伍苏合香、檀香、安息香等，组成温开之剂（苏合香丸）。

2. 血瘀经闭、癥瘕、胸痹心痛、心腹暴痛、头痛、跌打损伤、风寒湿痹；为伤科要药。血瘀经闭常配伍丹参、桃仁、红花等使用；癥瘕痞块等血瘀重证常配伍水蛭、虻虫、三棱等使用（化癥回生丹）；心腹暴痛常配伍木香、桃仁等使用（麝香汤）；偏正头痛，日久不愈者配伍赤芍、川芎、桃仁等使用（通窍活血汤）；跌仆肿痛、骨折扭挫常配伍乳香、没药、红花等内外用（七厘散、八厘散）；风寒湿痹，疼痛不已，顽固不愈者，常配伍独活、威灵仙、桑寄生等使用或用麝香止痛膏。

3. 疮疡肿毒、瘰疬痰核、咽喉肿痛。疮疡肿毒常配伍雄黄、乳香、没药等使用（醒消丸）；咽喉肿痛常配伍牛黄、蟾酥、珍珠等使用（六神丸）。

4. 难产、死胎、胞衣不下，常配伍肉桂使用（香桂散）；亦有本品与猪牙皂、天花粉同用，葱汁为丸，外用取效（堕胎丸）。

[用量用法] 入丸散，0.03～0.1g；不宜入煎剂。外用适量。

[使用注意] 孕妇禁用。

[现代研究] 本品主含麝香大环类成分，如麝香酮、降麝香酮、麝香醇、麝香吡喃、麝香吡啶等，甾族成分，如睾酮、雌二醇、胆甾醇、胆甾醇酯等。本品对中枢神经系统有双向性影响，小剂量兴奋，而大剂量抑制；还有强心、抗炎、抗肿瘤、减轻糖尿病周围神经病变、抑制血小板聚集、扩血管和免疫调节作用；尚有促进胃溃疡愈合及类似睾酮的雄性激素样作用。

[药物比较] 麝香，味辛，性温，主归心、脾经。牛黄，味苦，性凉，主归心、肝经。二者均能开窍醒神消肿，用于治疗热病神昏、中风痰迷、热毒疮肿等。不同之处：麝香性温味辛，芳香走窜力强，重在开窍，寒闭、热闭均可用；辛行走窜，功在行瘀消肿，热毒痈肿以初起未溃者较好；能活血通络，可用于多种血瘀病证。牛黄性凉味苦，偏清心豁痰定惊，只宜热闭，用于痰热闭阻心窍之神昏、惊狂癫痫之证；性凉善清热毒，以热

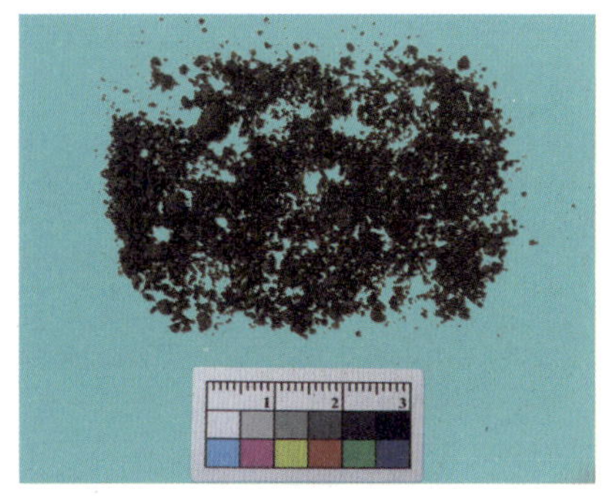
图 23-6　人工麝香饮片

毒壅盛之疮疡肿毒最宜；能息风止痉，多用于惊痫抽搐。

[附]

人工麝香 réngōngshèxiāng（Artificial Musk）

本品由麝香酮、芳活素、海可素Ⅰ和海可素Ⅱ等加工而成（图 23-6）。其性味辛、温；归心、脾经。功效：开窍醒神，活血通经，消肿止痛。本品主要用于治疗热病神昏、中风痰厥、气郁暴厥、中恶昏迷、经闭、癥瘕、难产死胎、胸痹心痛、心腹暴痛、跌仆损伤、痹痛麻木、痈肿瘰疬、咽喉肿痛。0.06～0.1g，入丸散口服，不宜入煎剂。外用适量。孕妇禁用。本品有与天然麝香基本相似的疗效，现常用于临床代替天然麝香，以弥补麝香药源的不足。

冰片 bīngpiàn（Borneol）
《新修本草》

[药物来源] 本品为龙脑香科植物龙脑香 *Dryobalanops aromatica* Gaertn. f. 的树脂加工品，或龙脑香树的树干、树枝切碎，经蒸馏冷却而得的结晶，称“龙脑冰片”，亦称“梅片”（图 23-7、图 23-8），也有用菊科植物艾纳香 *Blumea balsamifera*（L.）DC. 的新鲜叶经提取加工制成的结晶，称“艾片（左旋龙脑）”。现多用松节油、樟脑等，经化学方法合成，称“合成龙脑”“机制冰片”。龙脑香主产于东南亚地区，中国台湾有引种；艾纳香主产于广东、广西、云南等地。冰片成品须贮存于阴凉处，密封，以片大、色洁白、气味清香纯正者为佳。研粉用。

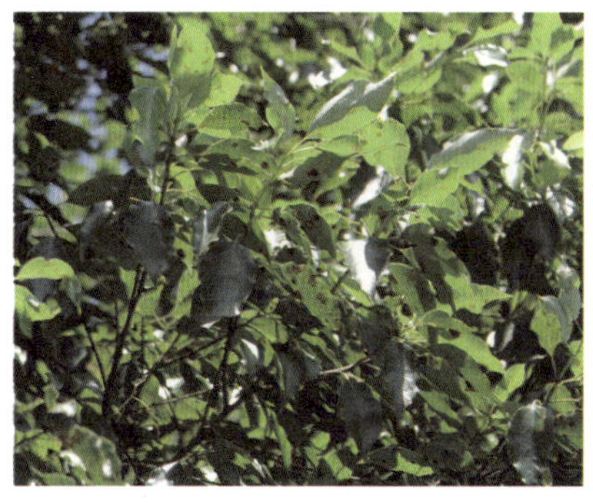
图 23-7　冰片原植物龙脑香

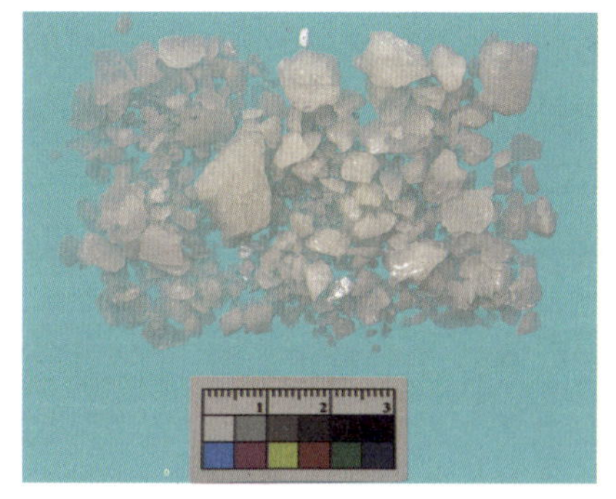
图 23-8　冰片饮片

[性效特点] 辛、苦，微寒。归心、脾、肺经。功效：开窍醒神，清热止痛。

本品药性辛散苦泄，芳香走窜，入心经可开窍醒神；性寒泄热，可活血消肿、防腐止痒、明目退翳、止痛。

[临床应用]

1. 闭证神昏之热病神昏、痉厥，中风痰厥，气郁暴厥，中风昏迷；宜用于热病神昏。痰热内闭、热病神昏、暴热卒厥等热闭神昏者，常配伍牛黄、麝香、黄连等使用（安宫牛黄丸）；寒闭神昏常配伍苏合香、安息香、丁香等使用（苏合香丸）。

2. 胸痹心痛（冠心病心绞痛），常配伍川芎或丹参等使用（速效救心丸、复方丹参滴丸）。

3. 目赤肿痛、口舌生疮咽喉肿痛、耳道流脓。目赤肿痛，单用本品点眼即可，或配伍炉甘石、硼砂、熊胆等制成点眼药水（八宝眼药水）；咽喉肿痛、口舌生疮、牙龈肿痛，常配伍硼砂、朱砂、玄明粉等使用（冰硼散），或研细末，吹敷患处；风热喉痹常配伍灯心草、黄柏、白矾共为末，吹患处取效；急慢性化脓性中耳炎，可以本品搅溶于核桃油中滴耳。

4. 疮疡肿痛、久溃不敛、水火烫伤。疮疡溃后不敛常配伍牛黄、珍珠、炉甘石等使用（八宝丹），或配伍象皮、血竭、乳香等使用（生肌散）；烧烫伤常配伍朱砂、香油制成膏药外用。

[用量用法] 入丸散，0.15～0.3g，不宜入煎剂。外用适量，研粉点敷患处。

[使用注意] 孕妇慎用；气血亏虚者慎用。

[现代研究] 龙脑冰片主含右旋龙脑、葎草烯等倍半萜类成分和齐墩果酸、麦珠子酸、积雪草酸等三萜类成分。合成冰片主含龙脑、异龙脑、樟脑等。对中枢神经系统与血脑屏障通透性有双向调节作用，还有抗炎、耐缺氧、抗心肌缺血、抗细菌、抗真菌、抗病毒、镇痛等作用。

[药物比较] 冰片，味辛、苦，性微寒，主归心、脾、肺经。麝香，味辛，性温，主归心、脾经。二者均能开窍醒神、消肿止痛、生肌敛疮，用于治疗闭证神昏、疮疡肿毒等病证。不同之处：冰片开窍力弱，为凉开之品；性偏寒凉，以清热泻火止痛见长，善治口齿、咽喉、耳目之疾；外用有清热止痛、防腐止痒、明目退翳之功。麝香开窍力强，为温开之品；性温辛散，多以活血消肿止痛为用，善治疮疡、瘰疬痰核，内服外敷均可。

苏合香 sūhéxiāng（Storax）
《名医别录》

[药物来源] 本品为金缕梅科植物苏合香树 *Liquidambar orientalis* Mill. 树干渗出的香树脂经加工精制而成（图 23-9、图 23-10），为进口之品，来自苏合国，故称苏合（《本草经集注》），主产于伊朗、土耳其、索马里等地。初夏时将树皮击伤或割破，深达木部，使香树脂渗入树皮内，至秋季剥下树皮，榨取香树脂，即为普通苏合香。如将普通苏合香溶解于乙醇中，过滤，蒸去乙醇，则为精制苏合香。置阴凉处，密封保存，以色棕黄或暗棕、半透明、香气浓者为佳。生用。

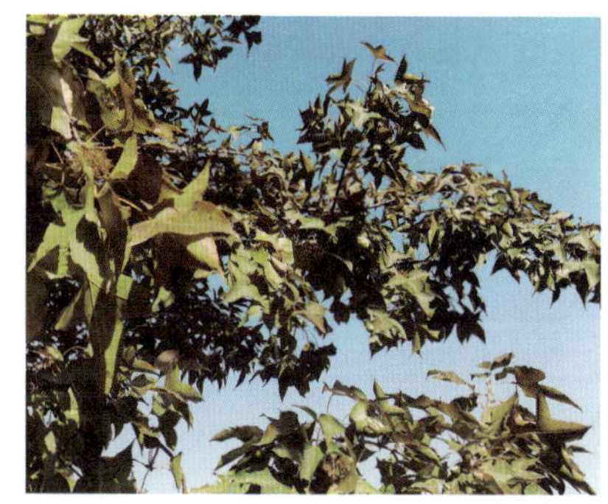

图 23-9　苏合香原植物苏合香树

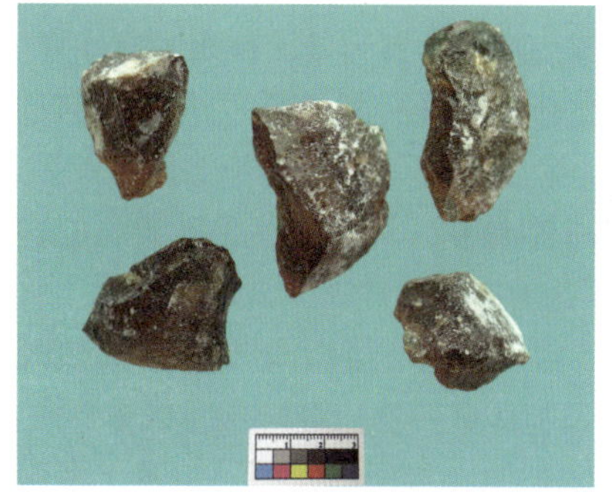

图 23-10　苏合香饮片

[性效特点] 辛，温。归心、脾经。功效：开窍醒神，辟秽止痛。

本品药性辛散温通，芳香走窜，长于入心经，辟除寒痰、湿浊及秽浊之邪而开窍醒神；又可理气祛痰而止痛。

[临床应用]

1. 寒闭神昏之中风痰厥，猝然昏倒，惊痫，为治寒闭神昏之要药。中风痰厥，猝然昏倒，惊痫等属于寒邪、痰浊内闭者，常配伍麝香、安息香、檀香等使用（苏合香丸）。

2. 胸痹心痛、胸腹冷痛。寒凝气滞、心脉不通之胸痹心痛，常配伍冰片、檀香等使用（冠心苏合丸）；痰浊寒凝之胸脘痞满冷痛，常配伍冰片使用（苏合丸）。

3. 本品为刺激性祛痰药，可用于多种呼吸道感染；外用可促进溃疡、创伤之愈合，并用于湿疹、冻疮等。

[用量用法] 入丸散，0.3～1g；外用适量；不入煎剂。

[使用注意] 热闭不用；阴虚火旺者忌用。

[现代研究] 本品主含萜类和挥发油，包括单萜、倍半萜、三萜类化合物，以及芳香醇、桂皮醛、桂皮酸酯等，有兴奋中枢、催醒作用，亦有改善抑郁、焦虑、记忆障碍、镇痛、镇静等作用，还有抗缺氧、脑保护、抗心肌缺血、抗心律失常、改善冠脉血流量、抗血小板聚集、抗凝血、抗血栓形成等作用，此外，还有祛痰、抗菌、抗炎等作用。

石菖蒲 shíchāngpú（Grassleaf Sweetflag Rhizoma）
《神农本草经》

[药物来源] 本品为天南星科植物石菖蒲 *Acorus tatarinowii* Schott. 的干燥根茎（图 23-11～图 23-13），主产于四川、浙江、江苏等地。秋冬二季采挖，去须根及泥沙，晒干，生用或鲜用。其变种植物细叶菖蒲可代用，多鲜用，为“鲜菖蒲”；北方多用毛茛科植物阿尔泰银莲花根茎充九节菖蒲用。以条粗、切面类白色、无须根、香气浓者为佳。鲜用或生用。

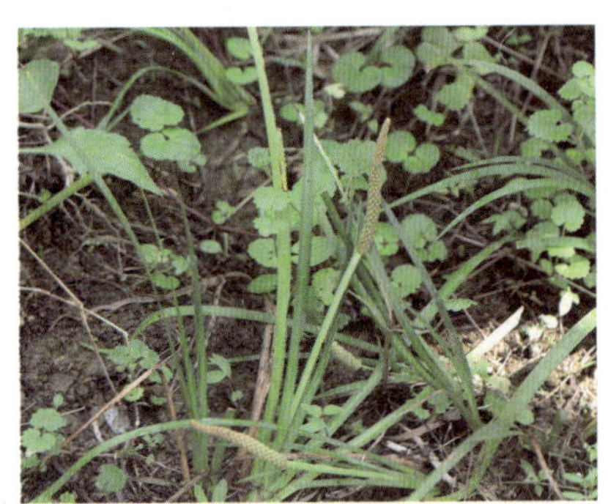

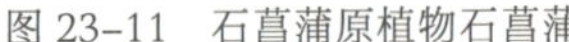

图 23-11　石菖蒲原植物石菖蒲

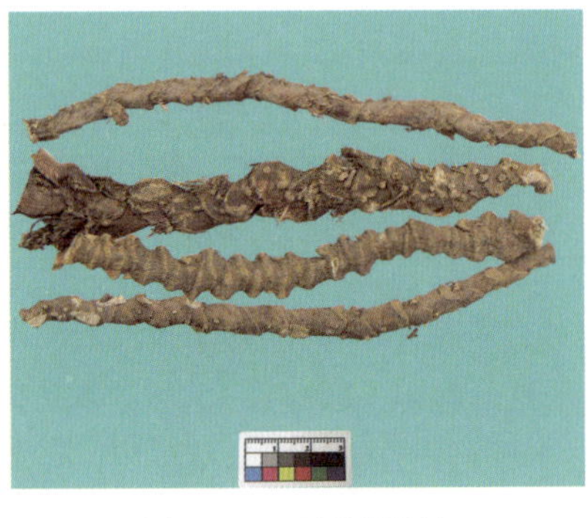

图 23-12　石菖蒲药材

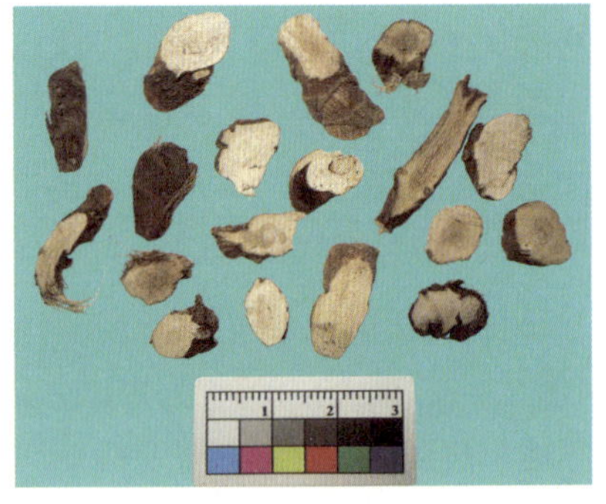

图 23-13　石菖蒲饮片

[性效特点] 辛、苦，温。归心、胃经。功效：开窍豁痰，醒神益智，化湿开胃。

本品药性辛散而温通，芳香为用，性善走窜，长于化湿浊之邪；入心经可豁痰祛湿而开窍，入胃经可化中焦之湿而和中；其性升散，可振奋清阳之气，聪耳明目提神。

[临床应用]

1. 痰蒙清窍，神昏癫痫。中风痰迷心窍，神志昏乱，舌强不能语，常配伍半夏、天南星、橘红等使用（涤痰汤）；痰热蒙蔽，高热，神昏谵语，常配伍郁金、半夏、竹沥等使用（菖蒲郁金汤）；痰热癫痫抽搐，常配伍枳实、竹茹、黄连等使用（清心温胆汤）；癫狂痰热内盛证常配伍远志、朱砂、生铁落等使用（生铁落饮）。

2. 健忘失眠，耳鸣耳聋。健忘证常配伍人参、茯苓等使用（不忘散、开心散）；劳心过度、心神失养所致的失眠、多梦、心悸怔忡，常配伍人参、白术、龙眼肉等使用（安神定志丸）；心肾两虚、耳鸣耳聋、头昏、心悸，常配伍菟丝子、女贞子、墨旱莲等使用（安神补心丸）；湿浊蒙蔽、头晕、嗜睡、健忘，常配伍茯苓、远志、龙骨等使用（安神定志丸）。

3. 湿阻中焦，脘腹痞满，胀闷疼痛，脘痞不饥，噤口下痢。湿浊中阻，脘痞不饥，常配伍砂仁、苍术、厚朴等使用；湿热蕴伏之身热吐利、胸脘痞闷、舌苔黄腻者，常配伍黄连、厚朴等使用（连朴饮）；湿热毒盛，水谷不纳，里急后重之噤口痢，常配伍黄连、茯苓、石莲子等使用（开噤散）；湿热下注之赤白带下证，常配伍补骨脂（破故纸散）。

4. 风湿痹痛、声音嘶哑、目赤肿痛或翳障、跌打损伤、痈疽疥癣、哮喘等。

[用量用法] 水煎服，3～10g；鲜品加倍；外用适量。

[使用注意] 阴虚阳亢、烦躁、咯血、滑精等患者须慎用。

[现代研究] 本品主含挥发油成分，如细辛醚、石竹烯、石菖醚、细辛醛、肉豆蔻酸、百里香酚等，尚含有氨基酸、有机酸和糖类，有镇静、抗惊厥、抗抑郁、改善记忆障碍、抗心脑缺血损伤、诱导神经分化、调节胃肠运动、平喘、镇咳、祛痰、抗血栓等作用。

[附]

九节菖蒲 jiǔjiéchāngpú（Altai Anemone Rhizome）

本品为毛茛科植物阿尔泰银莲花 *Anemone altaica* Fisch. ex C. A. Mey 的根茎（图 23-14、图 23-15）。其味辛，性温；归心、肝、脾经。功效：化痰开窍，安神，化湿醒脾，解毒。本品主要用于治疗热病神昏、癫痫、气闭耳聋、多梦健忘、胸闷腹胀、食欲不振、风湿痹痛、痈疽、疥癣。水煎服，1.5～6g；或入丸、散，或鲜品捣汁服。外用适量，煎水外洗；或鲜品捣敷；或研末调敷。阴虚阳亢、烦躁汗多、滑精者慎服。

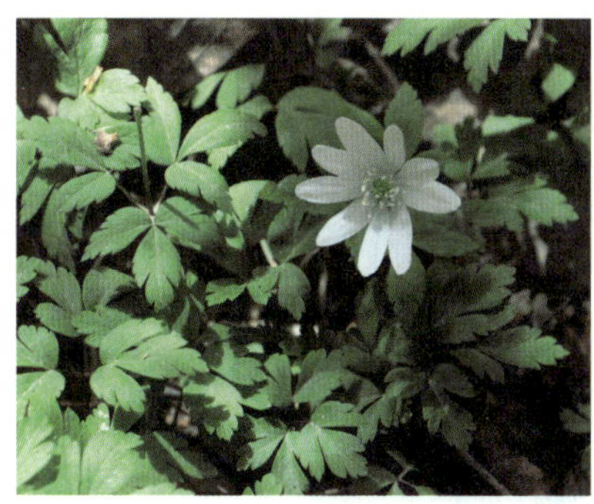

图 23-14　九节菖蒲原植物阿尔泰银莲花

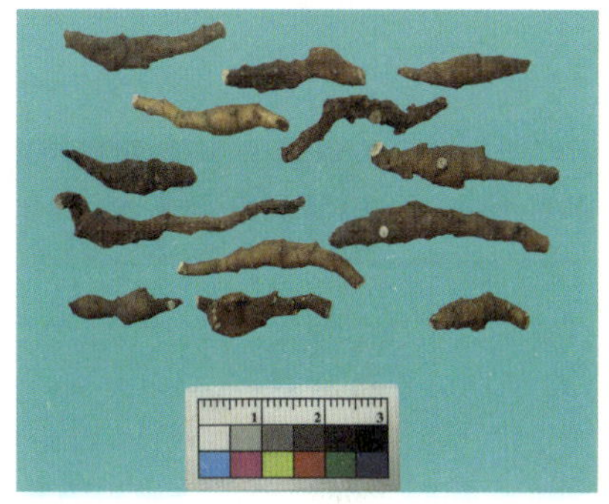

图 23-15　九节菖蒲药材

附：其他开窍药

表 23-1　其他开窍药

药名	药性	功效	主治证	用法用量
安息香	辛、苦，平；归心、脾经	开窍醒神，活血行气，止痛	寒闭神昏，心腹疼痛，温病痰热内闭心包证，产后血晕，小儿惊风	0.6～1.5g，多入丸、散用

第二十四章 补虚药

凡能补虚扶弱（补益气血阴阳），纠正人体气血阴阳虚衰不足的病理趋向，以治疗虚证为主要作用的药物，称为补虚药（herbs that supplement deficiency），又称补益药或补养药。

分类：根据补虚药的药性特点及功效主治的差异，可将其分为补气药、补阳药、补血药、补阴药四类。

性能：依据“甘能补”的理论，补虚药多具甘味；药性则或温热或寒凉；其中补气药、补阳药、补血药多偏温，补阴药多偏寒凉。作用于各经。《素问·阴阳应象大论》指出“形不足者，温之以气；精不足者，补之以味”。

功效：补虚药具有补益肺脾之气、温补肾阳、补血益精、滋阴生津等功效。①补气药，性味多甘温或甘平，主入脾、肺经，用于气虚诸证。②补阳药，味多甘、辛、咸，性多温热，主入肾经，用于肾阳虚证。③补血药，性味多甘温质润，主入心、肝、脾、肾经，用于各种血虚病证。④补阴药，性味多甘寒质润，主入肺、胃、肝、肾经，用于阴虚诸证。

适应证：补虚药适用于各种气虚、血虚、阴虚、阳虚、气血两虚、阴阳两虚、肺脾肾虚等病证。

配伍应用：根据人体气、血、阴、阳相互依存的关系配合应用补虚药；适当配伍健脾消食药顾护脾胃。①不同类型补虚药之间的配伍：补气药与补血药同用治疗血虚证，补阳药与补阴药配伍治疗阳虚证，补阳药与补气药配伍治疗阳虚或气虚证，补阴药与补血药配伍治疗阴虚或血虚证。②与祛邪的配伍：用于正虚邪实证，如气虚或阴虚、血虚、阳虚外感，热病气阴耗伤，气血亏虚的便秘，恶性肿瘤，胸腹腔积液等。

使用注意：①补虚药用于扶正祛邪时，须注意邪正关系，要分清主次，使祛邪不伤正，补虚不留邪，防止“闭门留寇”。②果非真虚，不可滥用补益药，防止不当补而误补（药皆有偏性、误补益疾）。③避免当补而补之不当，注意“虚不受补”的情况。④补而兼行，使用补药当注意行气，使补而不滞。⑤补虚药一般气味俱厚，如作汤剂，一般宜文火适当久煎，使药味尽出。⑥虚弱证一般病程较长，补虚药宜采用蜜丸、煎膏（膏滋）、口服液等便于保存及服用，并可增效的剂型。

药理研究：补虚药的作用机理呈现在多方面。①增强或调节非特异性免疫功能和细胞、体液免疫功能。②影响物质代谢——促进核酸代谢以及蛋白合成，调节脂质、糖代谢，降低血脂、血糖。③兴奋三大轴－下丘脑、垂体与甲状腺、肾上腺、性腺轴的功能，改善虚证患者内分泌功能减退情况。④影响心血管功能（强心、升压、抗休克、抗心肌缺血、抗心律失常等）。⑤促进或改善造血功能。⑥调节和改善消化系统功能。⑦健脑益智，提高学习记忆能力，延缓衰老。⑧抗氧化、清除自由基。⑨抗应激、抗肿瘤等。

第一节 补气药

凡以补益脏气，纠正人体脏气虚衰的病理偏向为主要功效，用于治疗气虚证的药物，称为补气药（herbs that supplement qi）。

本类药物性味多甘温（平），主归脾、肺经，部分药物兼归心、肾经；能补脾气、肺气，少数可补心气、肾气；主治各类气虚证及血虚证等。①脾气虚证：倦怠乏力、食欲不振、脘腹虚胀、大便溏泄、脱肛；或气不生血而导致血虚，或气不统血而出血。②肺气虚证：咳嗽无力、少气懒言、动则喘乏、易出虚汗，或自汗、畏风，易于感冒。③心气虚证：心悸怔忡、气短、胸闷、胸痛、脉虚无力或结代。④肾气虚证：腰膝酸软，尿频、遗尿或尿后余沥，遗精滑精、早泄，气短喘逆；或女子月经淋沥不尽，带下清稀量多等。⑤血虚、大出血等。

使用注意：因补气药味甘壅中，易生气滞，助湿，适当配伍理气除湿药使用。

掌握层次：A：人参、党参、太子参、黄芪、白术、甘草。B：西洋参、山药、大枣。C：白扁豆、蜂蜜。

人参 rénshēn（Ginseng）
《神农本草经》

[药物来源] 本品为五加科植物人参 *Panax ginseng* C.A.Mey. 的干燥根和根茎（图 24-1～图 24-5），主产于吉林、辽宁、黑龙江等地。传统以吉林抚松县产人参为道地药材。晒干，切薄片，生用。野生者称“野山参”；栽培者称“园参”；人工播种在山林野生状态下自然生长者称“林下山参”，习称“籽海”；鲜人参洗净后晒干者称“生晒参”；蒸熟后干燥者称“红参”；加工断下的细根称“参须”。以切面色淡黄白，点状树脂道多者为佳。生用。

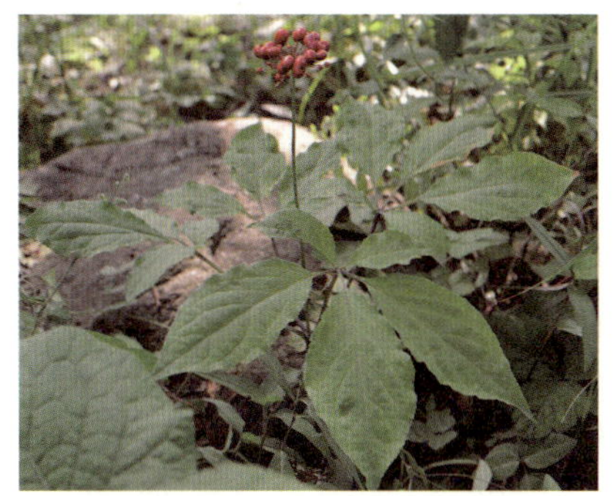
图 24-1　人参原植物人参

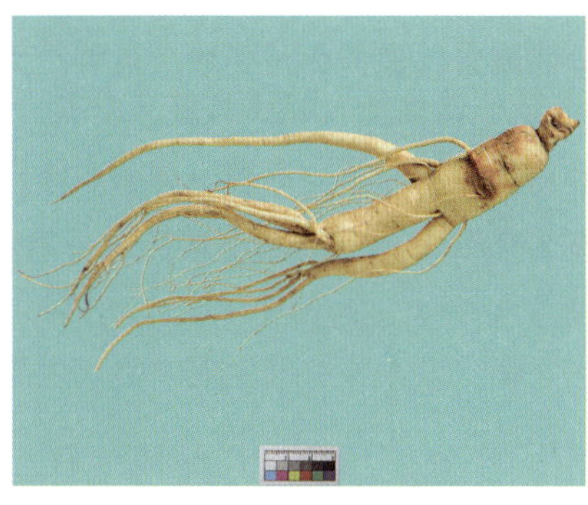
图 24-2　人参鲜药材

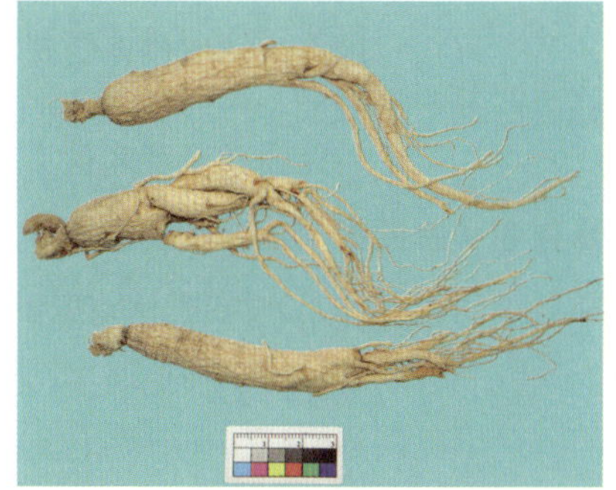
图 24-3　人参药材（园参）

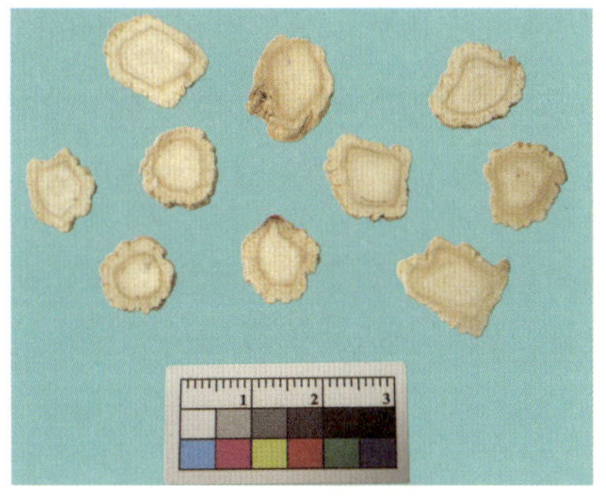
图 24-4　人参饮片（生晒参片）

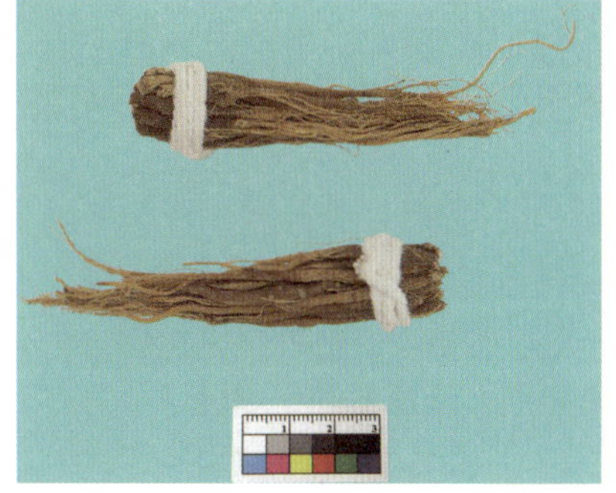
图 24-5　参须药材

[性效特点] 甘、微苦，微温。归肺、脾、心、肾经。功效：大补元气，复脉固脱，补脾益肺，生津养血，安神益智。

本品味甘性温补虚，能大补元气，补脾益肺，生津益血，安神益智，为补虚扶弱，扶正祛邪佳品；乃“虚劳内伤第一要药”。其甘温益气，气旺则生津；补脾气以健运，益肺气利呼吸，助心气通血脉、主神明；以补元气力宏。在《本草经疏》中载其“能回阳气于垂绝，却虚邪于俄顷”；《本草汇言》载其“补气生血，助精养神之药也”；《本草正》载：“人参，气虚血虚俱能补；阳气衰竭者，此能回之于无何有之乡；阴血崩溃者，此能障之于已决裂之后。惟其气壮而不辛，所以能固气。”

红参（Red Ginseng）：于补气之中带有刚健温燥之性，能振奋元气，适用于元气虚脱，救急回阳。生晒参（Sun-dried Ginseng）：药性平和，不温不燥，既可补气，又能生津，适用于外感热病，热伤气阴，烦热口渴，以扶正祛邪。白参（White Ginseng）（糖参）：药性最为平和，药力稍逊，适用于健脾益肺。野山参（Wild Ginseng）：大补元气，无温燥之性，补气之中兼能滋阴生津，但货源较少，价钱昂贵。别直参（Korean Ginseng）（高丽参）：药性近红参。

[临床应用]

1. 气虚欲脱，脉微证，为拯危救脱之要药。大汗、大吐、大泻、大失血或大病、久病所致元气虚极欲脱，气息微弱，汗出不止，脉微欲绝，单用本品有效（独参汤）；气虚欲脱汗出肢冷，常配伍附子使用（参附汤）；气虚欲脱，兼汗出身暖、渴喜冷饮，舌红干燥，常配伍麦冬、五味子使用（生脉散）。

2. 脾气虚诸证，为补脾气之要药。脾虚兼湿滞所致倦怠、食少便溏，常配伍白术、茯苓等使用（四君子汤）；脾气虚不统血之失血，常配伍黄芪、白术等使用（归脾汤）；脾虚不生血之血虚，配伍熟地黄、当归等使用（八珍汤）。

3. 肺气虚证，长于补肺气。肺气虚弱所致咳嗽无力，气短喘促，声低懒言，咳痰清稀，自汗，脉弱，配伍黄芪、五味子、紫苏子、杏仁、紫菀等使用（补肺汤）。

4. 肾气虚，短气虚喘，肾虚阳痿。肾不纳气短气虚喘或喘促日久，肺肾两虚，常配伍蛤蚧、核桃仁等使用（人参蛤蚧散、人参胡桃汤）；肾阳虚衰，肾精亏虚，阳痿宫冷，常配伍鹿茸、肉苁蓉等使用。

5. 热病气虚津伤口渴，内热消渴。热伤气津，身热烦渴，口舌干燥，汗多，脉大无力，配伍知母、石膏等使用（白虎加人参汤）；消渴病之气阴两伤，配伍人参能生津止渴。

6. 气血亏虚，久病虚羸。气虚不生血所致气血两虚，久病虚羸等，常配伍熟地黄、白术、当归等使用（八珍汤）。

7. 心气不足所致神志不安、心悸怔忡、失眠。心气虚衰之气短心悸、失眠多梦、健忘，常配伍酸枣仁、黄芪、茯苓等使用；心脾两虚，气血不足所致心悸、失眠、体倦食少，常配伍当归、黄芪、龙眼肉等使用（归脾汤）；心肾不交，阴亏血少所致虚烦不眠、心悸、健忘，常配伍生地黄、当归、酸枣仁等使用（天王补心丹）。

8. 气虚外感或里实热结而正气亏虚之证，取人参益气生血、益气生阳及扶正抗邪之功，配伍解表药、攻下药等，可用治血虚、气虚邪实诸证，如外感证（人参败毒散）、便秘（新加黄龙汤）及肿瘤等。

[用量用法] 水煎服，3～9g，用文火另煎兑服；如用于急救虚脱，用15～30g，煎汁分数次灌服；亦可研末吞服，每次1.5～2g，1日2次。

[使用注意] 不宜与藜芦、五灵脂同用；不宜饮茶，因茶叶中含有多量的鞣酸，会破坏人参中的有效成分；不宜吃萝卜；体质壮实者、炎热天气下当慎用；阴虚阳亢、骨蒸潮热、肺热咯血、痰壅气急者忌用；有实证或热证的患者不宜使用。

[现代研究] 本品主含多种三萜皂苷、挥发油、氨基酸、微量元素、有机酸、糖类、维生素等成分。三萜皂苷类成分有人参二醇类、人参三醇类和人参皂苷。本品有增强免疫、促进食欲和蛋白核酸合成、抗休克、性激素样作用，以及促进造血、强心、抗心肌缺血、扩张血管、调节血压、提高记忆、抗疲劳、延缓衰老、抗骨质疏松、抗肿瘤、降血脂、降血糖等作用。

[附]

1. 红参 hóngshēn（Red Ginseng）

本品为五加科植物人参 *Panax ginseng* C.A.Mey. 的栽培品经蒸制后的干燥根及根茎（图24-6、图24-7）。其味甘、微苦，性微温；归脾、肺、心、肾经。功效：大补元气，复脉固脱，益气摄血。本品用于治疗体虚欲脱、肢冷脉微，气不摄血，崩漏下血。水煎服，3～9g，另煎兑服。不宜与藜芦、五灵脂同用。

2. 人参叶 rénshēnyè（Ginseng Leaf）

本品为五加科植物人参 *Panax ginseng* C.A.Mey. 的干燥叶（图24-8）。其味苦、甘，性寒；归肺、胃经。功效：补气益肺，祛暑生津。本品主要用于治疗气虚咳嗽、暑热烦躁、津伤口渴、头目不清、四肢疲乏等。水煎服，3～9g。不宜与藜芦、五灵脂同用。

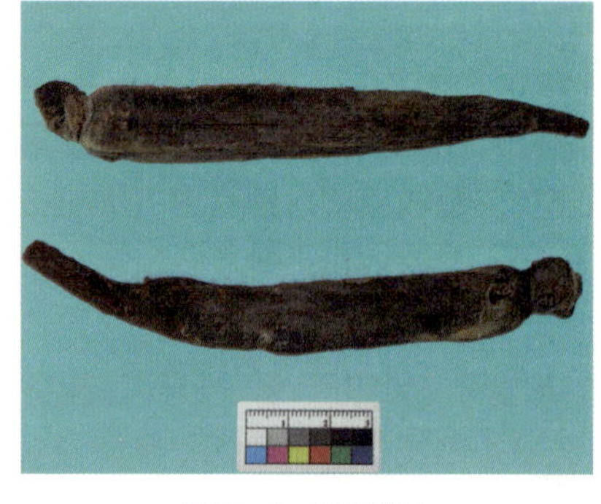
图24-6　红参药材

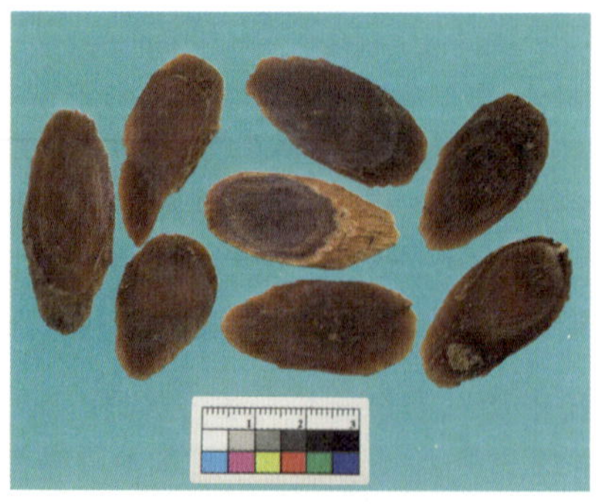
图24-7　红参饮片

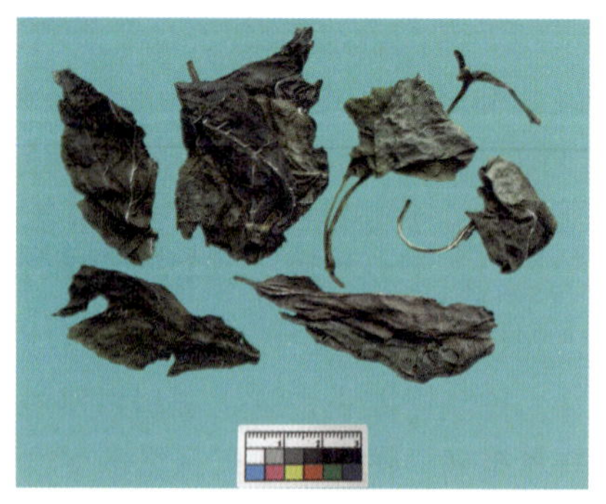
图24-8　人参叶饮片

党参 dǎngshēn（Codonopsis Root）
《增订本草备要》

[药物来源] 本品为桔梗科植物党参 *Codonopsis pilosula*（Franch.）Nannf.、素花党参 *Codonopsis pilosula* Nannf. var. *modesta*（Nannf.）L. T. Shen 或川党参 *Codonopsis tangshen* Oliv. 的干燥根（图 24–9～图 24–13），主产于山西、陕西、甘肃等地。秋季采挖，晒干，切厚片。以质地柔润、味甜者为佳。生用或米炒用。

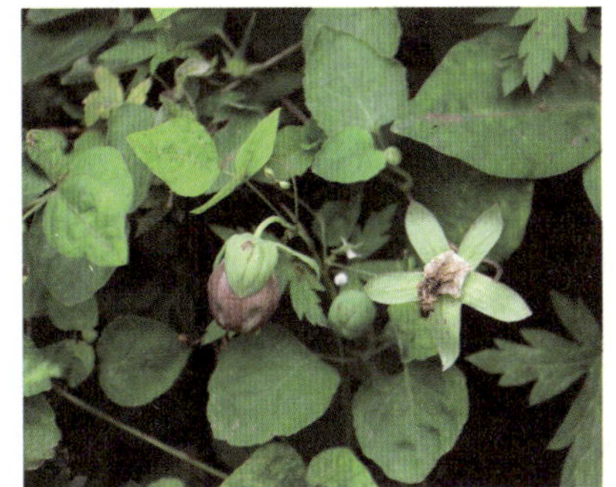
图 24–9　党参原植物党参

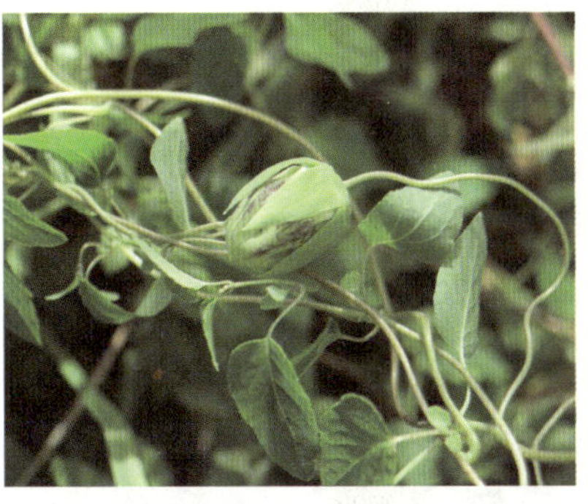
图 24–10　党参原植物素花党参

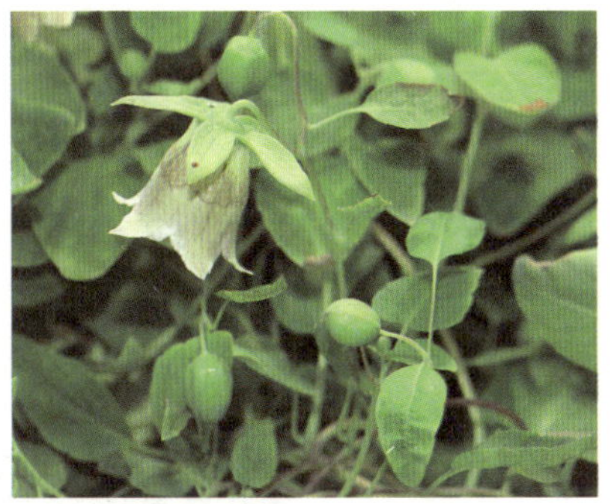
图 24–11　党参原植物川党参

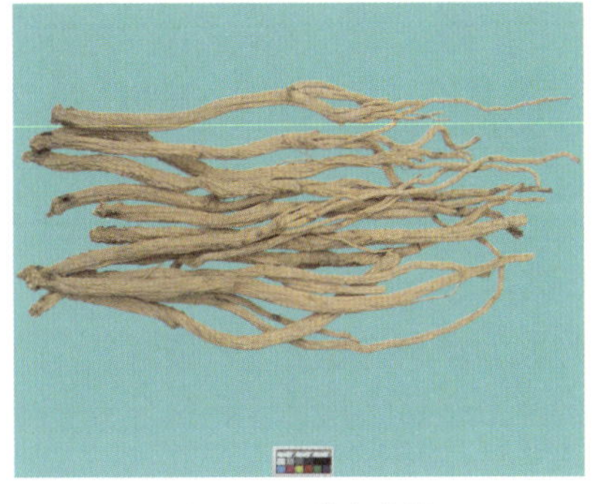
图 24–12　党参药材

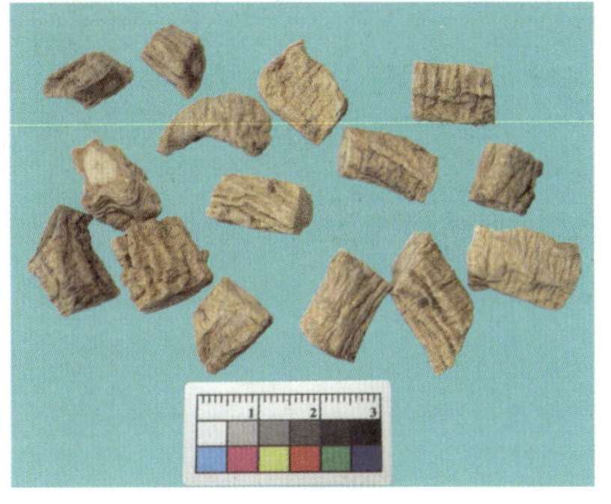
图 24–13　党参饮片

[性效特点] 甘，平。归脾、肺经。功效：补脾益肺，养血生津。

本品味甘性平，善补脾气，兼益肺气，且有补气生津、补血之效，具有补脾不燥、养胃不腻、气血双补之特点。《本草正义》载党参“健脾而不燥，滋胃阴而不湿，润肺而不犯寒凉，养血而不犯滋腻，鼓舞清阳。振动中气，而无刚燥之弊”。

党参、人参古时应用未区分开，脾虚食少、肺虚喘咳、津液不足、气血亏虚均可用之。至清代《本草从新》才区别为两药；凡古今成方之用人参者，每以党参代替之，但党参以补中益气为主，不如人参能大补元气，且药力亦弱，故脾肺气虚之轻证、缓证每多用党参，虚证、急证仍用人参为宜。

[临床应用]

1. 脾肺气虚证，为补中益气之良药。功效类似人参而药力较弱，常用于治疗脾胃虚弱之食少便溏，倦怠乏力和肺气亏虚之气短喘咳、声低懒言等。脾气虚证常配伍白术、茯苓等使用；肺气虚证常配伍黄芪、蛤蚧等使用。

2. 气血两虚证。气虚不能生血或血虚无以化气所致面色苍白或萎黄，乏力、头晕、心悸等气血两虚证，常配伍黄芪、白术、当归、熟地黄等使用。

3. 气津两伤证之气短口渴及内热消渴等，常配伍麦冬、五味子、生地黄、生黄芪等使用。

4. 本品扶正祛邪。

[用量用法] 水煎服，9～30g。

[使用注意] 不宜与藜芦同用；有实邪的患者不宜使用。

[现代研究] 本品主含党参苷、党参多糖、党参内酯、植物甾醇、挥发油、生物碱、黄酮类、氨基酸、微

量元素等，有增强免疫、改善肺功能、调节肠道菌群、增强记忆、抗缺氧、抗疲劳、延缓衰老、降血糖、调节血脂等作用。

［药物比较］ 人参，味甘、微苦，性微温，主归肺、脾、心、肾经。党参，味甘，性平，主归脾、肺经。二者均能补脾肺气、益气生津、益气生血、扶正祛邪，用于治疗脾肺气虚、津伤口渴、消渴、血虚、气虚邪实等病证。不同之处：人参味甘微苦，药力较峻，偏用于益气救脱，用于元气虚脱证；并长于益气助阳、安神增智。党参性味甘平，作用缓和，药力薄弱，偏于治疗前述病证之轻证和慢性疾患。

太子参 tàizǐshēn（Heterophylly Falsestarwort Root）
《中国药用植物志》

［药物来源］ 本品为石竹科植物孩儿参 *Pseudostellaria heterophylla*（Miq.）Pax ex Pax et Hoffm. 的干燥块根（图 24–14、图 24–15），主产于江苏、安徽、山东等地。夏季茎叶大部分枯萎时采挖，置沸水中略烫后晒干，或直接干燥。以肥厚、色黄白、无须根者为佳。生用。

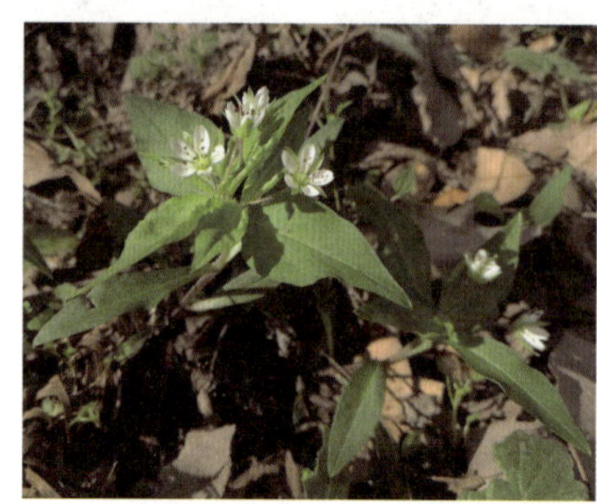
图 24–14 太子参原植物孩儿参

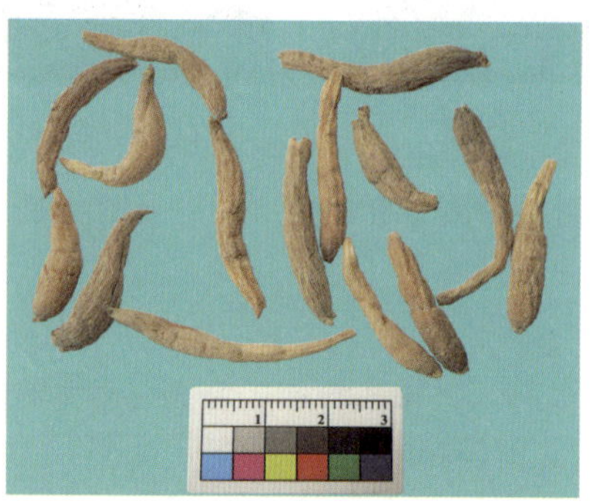
图 24–15 太子参饮片

［性效特点］ 甘、微苦，平。归脾、肺经。功效：益气健脾，生津润肺。

太子参为一味清补之佳品，补虚之力远不及人参、党参、西洋参，故脾胃气虚、胃阴不足、倦怠食少、热伤气阴、自汗心悸、烦热口渴，以及燥热伤肺、阴虚肺燥、干咳少痰，即使邪气未尽亦可用之，无恋邪之忧。

［临床应用］

1. 脾胃气阴虚衰证。脾气虚弱、胃阴不足所致食欲不振、神疲乏力，病后气阴两伤之纳差、气短、自汗、口干舌燥常配伍山药、石斛等益脾气、养胃阴之品使用。
2. 病后虚弱，气阴不足，自汗口渴；为病后调补常用药。入复方作病后调补之品，常配伍黄芪、五味子、麦冬等使用。
3. 肺脏气阴不足，阴虚肺燥之燥咳痰少、舌红少苔，常配伍南沙参、知母、麦冬等使用。
4. 心气阴两虚致心悸不眠、虚热汗多，常配酸枣仁、五味子等养心安神敛汗之品使用。

［用量用法］ 水煎服，9～30g。

［使用注意］ 外感表证、邪气实者不宜使用。

［现代研究］ 本品主含皂苷、黄酮、氨基酸、多糖、鞣质、香豆素、甾醇及多种微量元素等，有改善记忆、提高免疫、延缓衰老、镇咳、降血糖、抗菌、抗炎等作用。

西洋参 xīyángshēn（American Ginseng）
《神农本草经》

［药物来源］ 本品为五加科植物西洋参 *Panax quinquefolium* L. 的干燥根（图 24–16～图 24–18），又名花旗参，主产于美国、加拿大等地，现以美国威斯康星州所产最负盛名。秋季采挖生长 3～6 年的根，晒干或低温干燥，切片。以表面横纹紧密、气清香、味浓者为佳。生用。

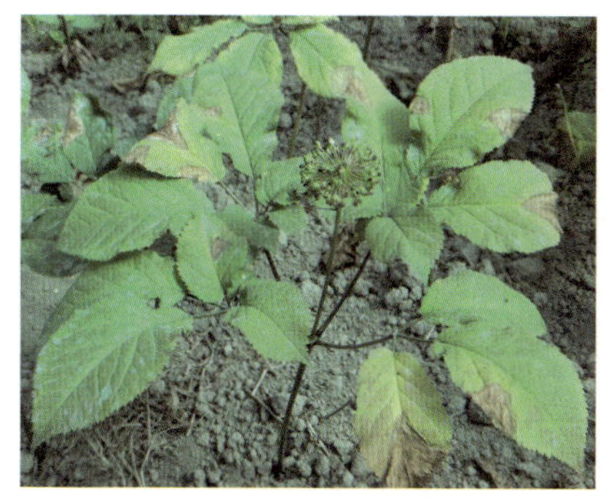
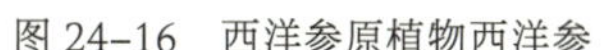
图 24-16　西洋参原植物西洋参

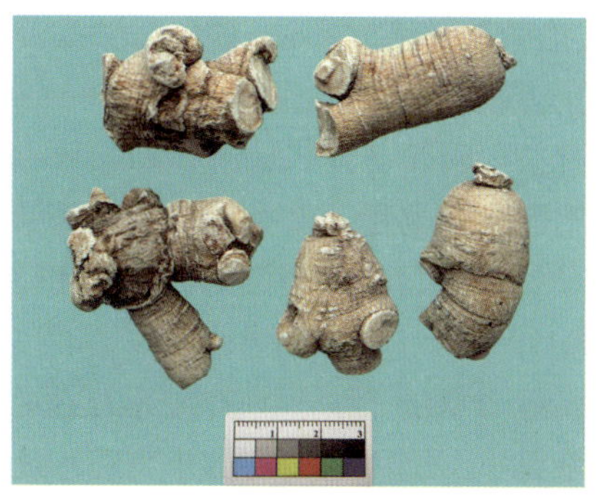
图 24-17　西洋参药材

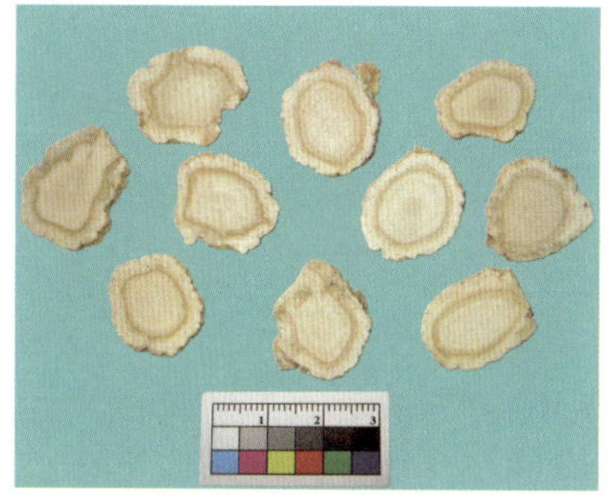
图 24-18　西洋参饮片

[性效特点] 甘、微苦，凉。归心、肺、肾、脾经。功效：补气养阴，清热生津。

本品味甘性凉，补气养阴，清火生津之力较太子参为胜，故肺虚久咳，咽干咯血，以及热伤气阴，烦渴少气，即气阴不足，火邪炽盛者均可用之。故张锡纯指出："西洋参性凉而补，凡欲用人参而不受人参之温补者，皆可以此代之。"

[临床应用]

1. 气阴两虚病证，适用于热病、大汗大泻大失血耗伤元气及阴津所致的气阴两虚证，常配伍麦冬、五味子等。

2. 肺气虚、肺阴虚证。火热耗伤肺气、肺阴所致短气喘促、咳嗽痰少，或痰中带血，常配伍玉竹、麦冬、川贝母等。

3. 热病气虚津伤口渴，消渴，常配伍竹叶、麦冬、西瓜翠衣等（清暑益气汤）。

[用量用法] 另煎兑服，3～6g。

[使用注意] 不宜与藜芦同用。

[现代研究] 本品含多种三萜皂苷类成分，如人参皂苷、西洋参皂苷 -R，含多种挥发性成分、树脂、淀粉、糖类及氨基酸、无机盐、微量元素、胡萝卜苷等。本品有增强免疫、改善记忆功能、抗缺氧、抗疲劳、抗心律失常、降血糖、降血脂、改善心血管等作用。

[药物比较]

1. 西洋参与太子参：西洋参，味甘、微苦，性凉，主归肺、心、肾、脾经。太子参，味甘、微苦，性平，主归脾、肺经。二者均为气阴双补之品，补益脾肺之气阴，生津止渴。不同之处：西洋参性偏苦寒，气阴两伤而火热较盛者多用；又可补心气、养肾阴。太子参性平力薄，补气、养阴、生津与清热之功不及西洋参；气阴不足之轻证，热不盛者及小儿宜用。

2. 西洋参与人参：西洋参，味甘、微苦，性凉，主归肺、心、肾、脾经。人参，味甘、微苦，性微温，主归脾、肺、心、肾经。二者均能补益元气、补脾肺之气、益气生津，用于治疗气虚欲脱所致气短神疲、脉细无力、肺脾气虚、津伤口渴、消渴等。不同之处：西洋参偏于苦寒，兼能补阴，具补气养阴而不助热的特点；较宜于气阴两伤而有热者；多用于脾肺气阴两虚证。人参益气救脱之力较强；补脾肺之气作用较强；尚能补益心肾之气，安神益智。

黄芪 huángqí（Astragalus Root）
《神农本草经》

[药物来源] 本品为豆科植物蒙古黄芪 *Astragalus membranaceus*（Fisch.）Bge. var. *mongholicus*（Bge.）Hsiao 或膜荚黄芪 *Astragalus membranaceus*（Fisch.）Bge. 的干燥根（图 24-19～图 24-23），主产于内蒙古、山西、黑龙江等地。春秋二季采挖，去须根及根头，晒干，切片。以切面色淡黄、粉性足、味甜者为佳。生用或蜜炙用。

[性效特点] 甘，微温。归脾、肺经。功效：补气升阳，固表止汗，托疮生肌，利水退肿。

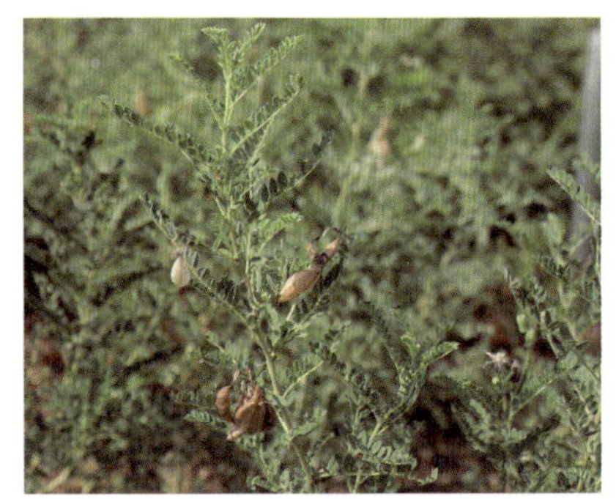

图 24-19 黄芪原植物蒙古黄芪

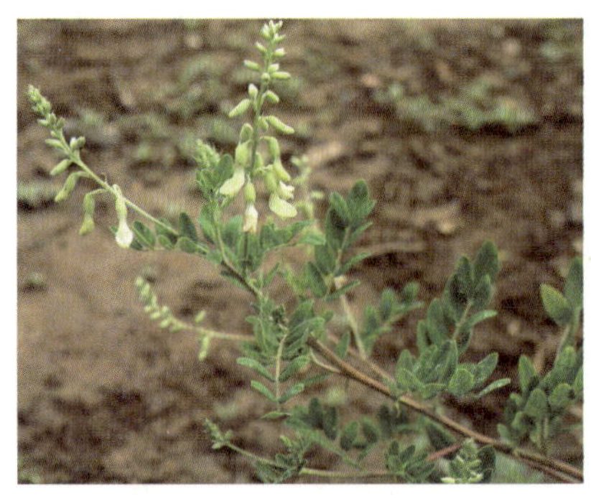

图 24-20 黄芪原植物膜荚黄芪

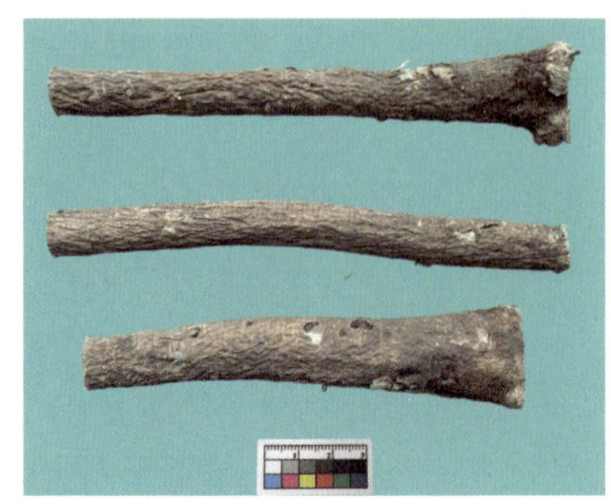

图 24-21 黄芪药材

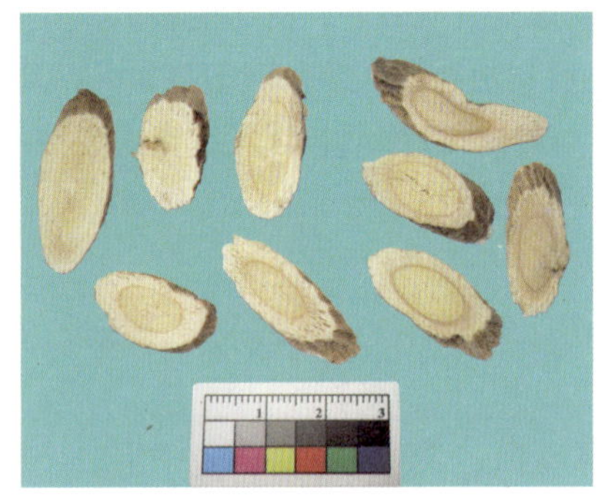

图 24-22 黄芪饮片（横切片）

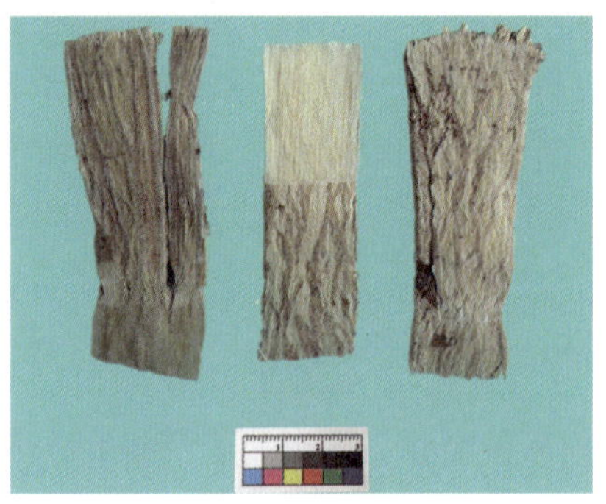

图 24-23 黄芪饮片（纵切片）

本品味甘性温，可益脾肺之气；药性升浮，可升举脾胃阳气，走肌表益卫气固表止汗；益气可以生血，气血足则可托毒生肌；益脾气可助水湿运化而利水消肿；此外，益气可行经络、通血脉；气旺又可生津。

［临床应用］

1. 脾气虚证，为补益脾气之要药，为气虚水肿之要药。脾气虚弱所致倦怠乏力，食少便溏，单用本品熬膏，或配伍人参、白术等使用；长于治疗脾阳不升，脾虚中气下陷之久泻久痢，脱肛等脏器下垂，常配伍人参、升麻、柴胡等使用（补中益气汤）；脾气虚，水湿失运所致水肿、尿少，常配伍白术、茯苓等使用；脾虚不能统血所致的失血，常配伍人参、白术等使用（归脾汤）补气以摄血。

2. 肺气虚证。肺气虚弱，胸中大气下陷，少气不足以息，咳嗽无力，气短喘促，咳痰清稀，声低懒言，常配伍人参、紫菀、五味子等使用（补肺汤）。

3. 气虚自汗。脾肺气虚所致卫气不固，表虚自汗，常配伍牡蛎、麻黄根等使用（牡蛎散）；卫气不固，表虚自汗而易感风邪，多配伍白术、防风等使用（玉屏风散）；阴虚盗汗须与生地黄、黄柏等使用（当归六黄汤）。

4. 脾气虚不能布津之气虚津亏，内热消渴，常配伍天花粉、葛根等使用（玉液汤）。

5. 血虚或气血两虚证。血虚或气血虚，面色萎黄，神倦脉虚，常配伍当归使用（当归补血汤）补气生血。

6. 气虚血滞，半身不遂，痹痛麻木。气虚血滞之卒中后遗症，常配伍当归、川芎、地龙等使用（补阳还五汤）；气虚血滞不行之痹痛、肌肤麻木不遂，常配伍桂枝、芍药等使用（黄芪桂枝五物汤）；气虚血滞所致之胸痹心痛，常配伍红花、丹参、三七等使用。

7. 气血亏虚，疮疡内陷，脓成不溃或久溃不敛者（疮家圣药）。疮疡中期，正虚毒盛不能托毒外达，疮形平塌，根盘散漫，难溃难腐，常配伍人参、当归、升麻、白芷等使用（托里透脓散）；疮疡后期，气血亏虚，脓水清稀，疮口难敛，常配伍人参、肉桂、当归等使用（十全大补汤）。

8. 其他如气血双虚胎动不安及冠心病等亦可辨证选用。

［用量用法］ 水煎服，9～30g。生用走表，能固表止汗、利水消肿、托疮生肌；炙用走里，可补气升阳、生津等。

［使用注意］ 凡表实邪盛，内有积滞，阴虚阳亢，疮疡初起或热盛疮疡等不宜使用。

[现代研究] 本品主含苷类、多糖、黄酮、氨基酸、胡萝卜素、胆碱、甜菜碱、烟酰胺、叶酸、亚油酸、多种微量元素等，有双向调节免疫功能、促进胃肠运动、利尿与抗肾损伤、促进造血、抗心肌缺血缺氧、延缓衰老、抗肝损伤、降血糖、降血脂、降血压、抗炎、抗辐射等作用。

[药物比较] 黄芪，味甘，性微温，主归脾、肺经。人参，味甘、微苦，性微温，主归肺、脾、心、肾经。党参，味甘，性平，主归脾、肺经。三者均能补气，补气生津，补气生血。不同之处：黄芪补益元气之力逊于人参，长于补气升阳、益卫固表、托疮生肌、利水退肿，适宜于脾虚气陷及表虚自汗等病证。人参作用强，为补气第一要药，且具益气救脱、安神增智、补气助阳之功。党参补气之力平和，专于补益脾肺之气兼能补血。

[附]

红芪 hóngqí（Manyinflorescenced Sweetvetch Root）

本品为豆科植物多序岩黄芪 *Hedysarum polybotrys* Hand.-Mazz. 的干燥根（图 24-24、图 24-25）。其味甘，性微温；归肺、脾经。功效：补气升阳，固表止汗，利水消肿，生津养血，行滞通痹，托毒排脓，敛疮生肌。本品主要用于治疗气虚乏力、食少便溏、中气下陷、久泻脱肛、便血崩漏、表虚自汗、气虚水肿、内热消渴、血虚萎黄、半身不遂、痹痛麻木、痈疽难溃或久溃不敛等。水煎服，9～30g。炙红芪功可益气补中，用于气虚乏力、食少便溏。

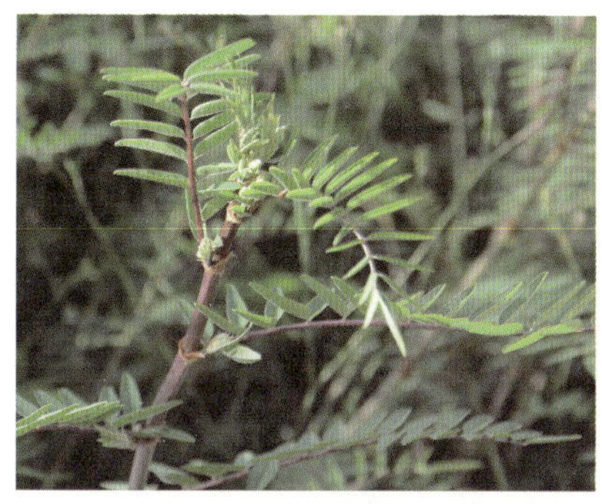

图 24-24　红芪原植物多序岩黄芪

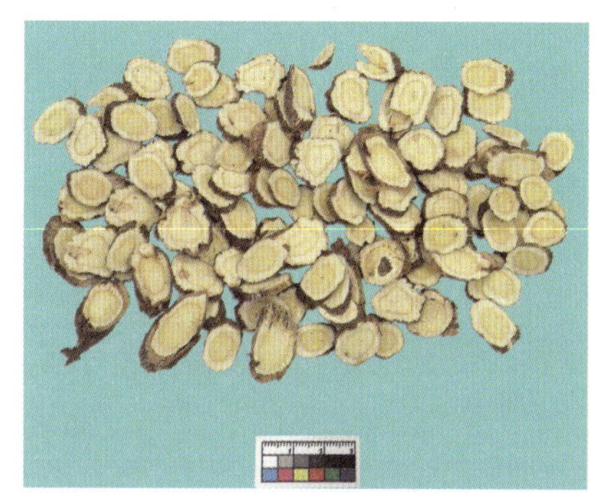

图 24-25　红芪饮片

白术 báizhú（Largehead Atractylodes Rhizome）
《神农本草经》

[药物来源] 本品为菊科植物白术 *Atractylodes macrocephala* Koidz. 的干燥根茎（图 24-26～图 24-28），主产于浙江、湖北、湖南等地；以浙江於潜产者为佳，称为"於术"。冬季下部叶枯黄、上部叶变脆时采挖，去泥沙，烘干或晒干，再去须根，切厚片。以切面色黄白、味香浓者为佳。生用或麸炒用。

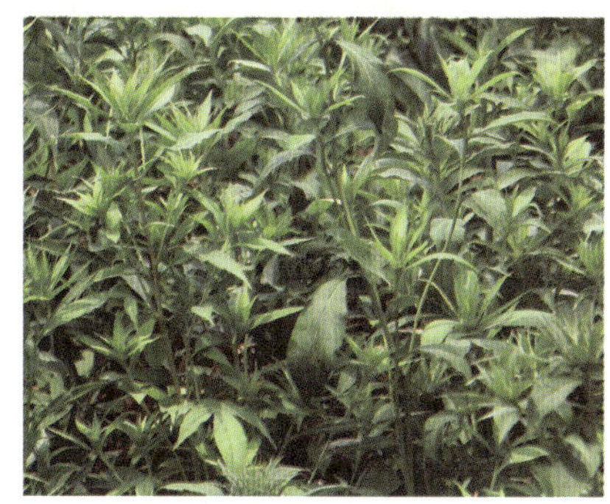

图 24-26　白术原植物白术

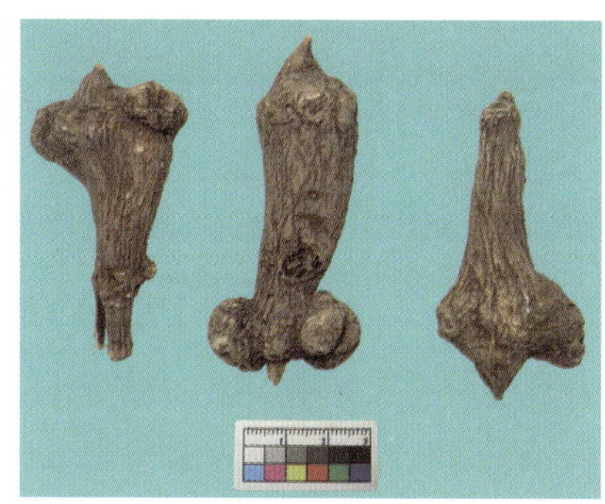

图 24-27　白术药材

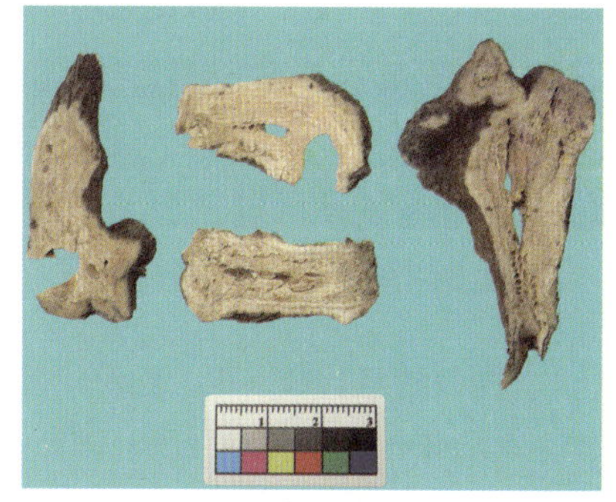

图 24-28　白术饮片

[性效特点] 甘、苦，温。归脾、胃经。

功效：补气健脾，燥湿利水，止汗，安胎。

本品味甘性温补虚益脾气，苦温能燥脾湿，健脾燥湿为其功效要点。脾气健旺则可运化水湿，能利水消肿；尚可固表止汗、益气安胎。

[临床应用]

1. 脾气虚证，被誉为“脾脏补气健脾第一要药”（现研究本品具有强壮、调节肠道功能等作用）。脾虚有湿，食少便溏或腹胀泄泻，常配伍人参、茯苓等使用（四君子汤）；脾虚中阳不振，水湿、痰饮内停，常配伍桂枝、茯苓等使用（苓桂术甘汤）；脾虚水肿常配伍黄芪、茯苓、猪苓等使用；脾虚湿浊下注，带下清稀，配伍山药、车前子、苍术等使用（完带汤）。

2. 气虚自汗。脾肺气虚，卫气不固，表虚自汗，易感风邪者，常配伍黄芪、防风等使用（玉屏风散）。

3. 脾虚胎动不安。妇女妊娠，脾虚气弱，生化无源，胎动不安兼内热，配伍黄芩、砂仁等使用；兼气滞胸腹胀满者配伍紫苏梗、砂仁等使用；气血亏虚，胎动不安或滑胎，配伍人参、黄芪、当归等使用（泰山磐石散）；肾虚胎元不固配伍杜仲、续断、阿胶等使用。

[用量用法] 水煎服，6～12g。生用能燥湿利水；土炒可补气健脾；炒焦用健脾止泻及治疗消化不良。

[使用注意] 白术性偏温燥，燥湿伤阴，凡热病伤津、阴虚内热、阴虚燥渴、津液亏耗等不宜使用。

[现代研究] 本品主含挥发油成分，油中主要有苍术酮、苍术醇、苍术醚、杜松脑、苍术内酯等，并含有果糖、菊糖、白术多糖、多种氨基酸及维生素 A 等成分。本品有促进胃肠运动、提高免疫、抑制子宫平滑肌收缩、利尿、保肝、利胆、降血糖、抗肿瘤、镇咳等作用。

[药物比较] 苍术，味辛、苦，性温，主归脾、胃、肝经。白术，味甘、苦，性温，主归脾、胃经。二者均能燥湿健脾，用于治疗脾虚湿滞证。不同之处：苍术燥湿力强，燥湿以健脾，多用于湿浊内阻而偏于实证者；又能祛风除湿、解表散寒、明目。白术健脾力强，健脾以燥湿，多用于脾虚湿困而偏于虚证者；又能固表止汗、利水消肿、安胎。

山药 shānyào（Common Yam Rhizome）
《神农本草经》

[药物来源] 本品为薯蓣科植物薯蓣 *Dioscorea opposita* Thunb. 的干燥根茎（图 24-29～图 24-31），主产于河南、江西、湖南等地，以河南（怀庆府）产者品质为佳，故有“怀山药”之称。冬季茎叶枯萎后采挖，刮去粗皮，晒干或烘干，称“毛山药”；选择肥大顺直的干燥山药，晒干，打光，习称“光山药”。切厚片，以粉性足、色白者为佳。生用或麸炒用。

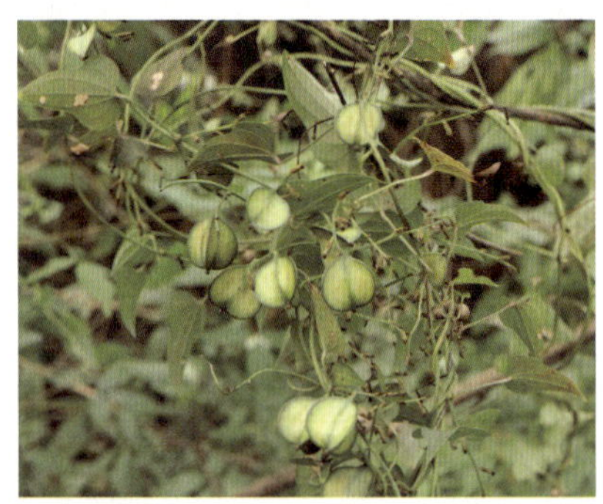
图 24-29 山药原植物薯蓣

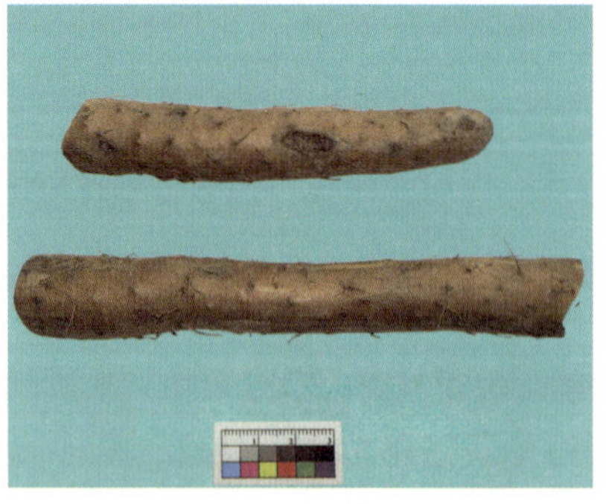
图 24-30 山药鲜药材

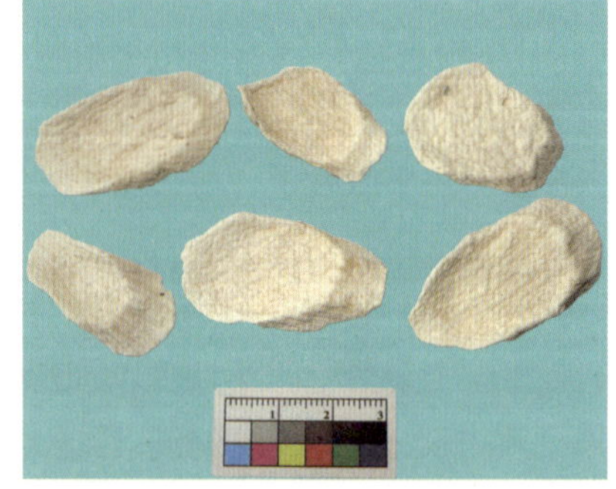
图 24-31 山药饮片

[性效特点] 甘，平。归脾、肺、肾经。功效：益气养阴，补脾肺肾，涩精止带。

本品味甘性平和缓，既补脾肺之气，又养肺肾之阴，有平补气阴之长；功及肺、脾、肾三脏，故又能平补三阴；兼有收涩之性，有固涩肾精之功。

[临床应用]

1. 脾虚证，为一味平补脾胃的药品，故不论脾气亏虚或气阴两虚，皆可应用。脾虚食少，大便溏泄，常配伍人参、茯苓、白术等使用（参苓白术散）；脾虚不运、湿浊下注之白带过多，常配伍人参、白芍、白术等使用（完带汤）。

2. 肺虚久咳或虚喘，配伍脾肺双补之太子参、南沙参等使用。

3. 肾气虚证。肾气虚之腰膝酸软，夜尿频多或遗尿，滑精早泄，女子带下清稀及肾阴虚的形体消瘦等，常配伍熟地黄、牡丹皮、泽泻等使用（肾气丸、六味地黄丸）。

4. 消渴气阴两虚证，常配伍黄芪、天花粉、知母等使用（玉液汤）。

[用量用法] 水煎服，15～30g。生用补肾益阴；麸炒用健脾补肺止泻，用于脾虚食少，便溏泄泻，白带过多。

[使用注意] 本品养阴能助湿，湿盛中满或有积滞、实邪患者不宜使用。

[现代研究] 本品主含薯蓣皂苷元、黏液质、胆碱、淀粉、糖蛋白、游离氨基酸、维生素 C、淀粉酶、微量元素等，有调节胃肠运动、降血糖、增强免疫、延缓衰老、抗氧化、保护胃黏膜损伤、降血脂、抗肿瘤等作用。

白扁豆 báibiǎndòu（White Hyacinth Bean）
《名医别录》

[药物来源] 本品为豆科缠绕植物扁豆 *Dolichos lablab* L. 的干燥成熟种子（图 24–32、图 24–33），主产于江苏、河南、安徽等地。秋季果实成熟时采收，以粒大、饱满、色白者为佳。生用或炒用，用时捣碎。

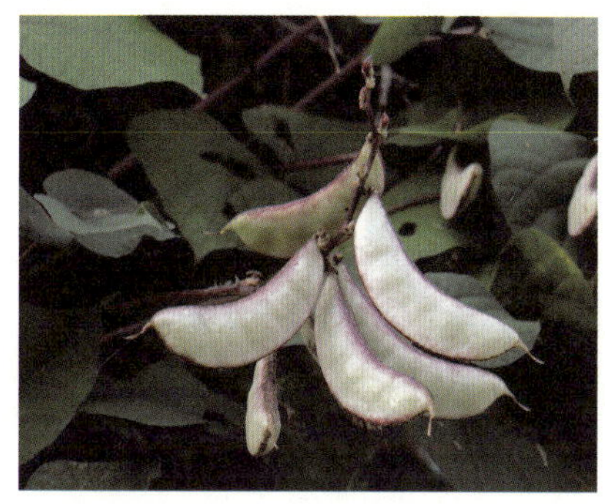

图 24–32　白扁豆原植物扁豆

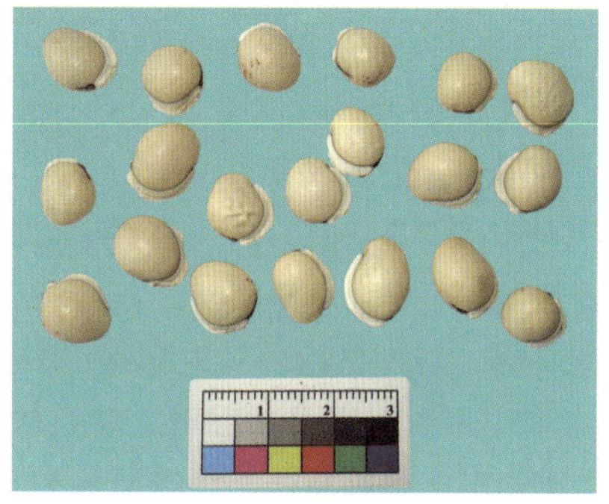

图 24–33　白扁豆饮片

[性效特点] 甘，微温。归脾、胃经。功效：健脾化湿，和中消暑。

本品味甘性温气香，甘温补脾而不滋腻，芳香化湿而不燥烈；兼能化湿消暑，且其具健脾化湿之功而无温燥助热伤津之弊；唯其“味轻气薄，单用无功，必须同补气之药共用为佳”。

[临床应用]

1. 脾气虚证。脾虚湿滞或湿盛，食少便溏，或泄泻，以及脾虚湿浊白带过多，常配伍人参、白术、茯苓等使用（参苓白术散）。

2. 暑湿吐泻，胸闷腹胀。暑湿吐泻，单用本品煎服或配伍荷叶、滑石等使用；暑月乘凉饮冷，外感于寒，内伤于湿之阴暑证，配伍香薷、厚朴等使用（香薷散）。

3. 本品亦可用于赤白带下及热毒疮疡、食物中毒、药物中毒等。

[用量用法] 水煎服，9～15g。生用和中消暑；炒用则健脾化湿、止带止泻。

[使用注意] 为避免气滞伤脾，本品不适用于饮食过量患者。

[现代研究] 本品主含蛋白质、脂肪、碳水化合物、糖类、维生素、微量元素、酪氨酸酶、淀粉酶抑制物、红细胞凝集素 A、红细胞凝集素 B 等多种成分，有增强 T 淋巴细胞活性、抑制痢疾杆菌、抗病毒、抗氧化、增强免疫等作用。

[附]

1. 扁豆衣 biǎndòuyī（Hyacinth Bean Peel）

本品为豆科缠绕植物扁豆 *Dolichos lablab* L. 的干燥种皮（图 24–34）。其性能功效与扁豆相似而健脾之力略逊，但无壅滞之弊，偏于化湿，主要用于治疗脾虚有湿或暑湿所致的吐泻及脚气浮肿。水煎服，5～10g。

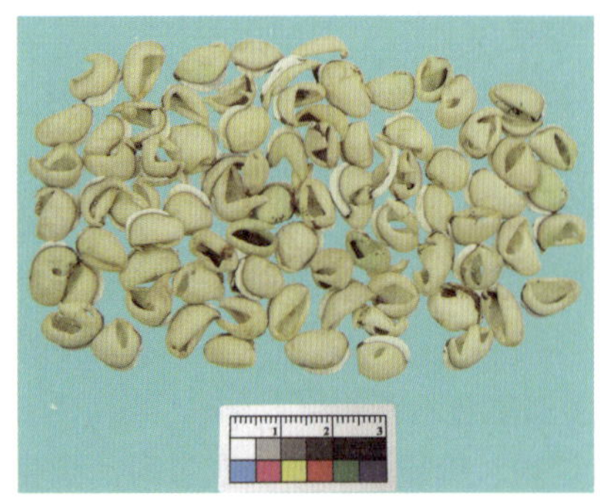
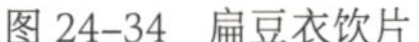

图 24-34 扁豆衣饮片

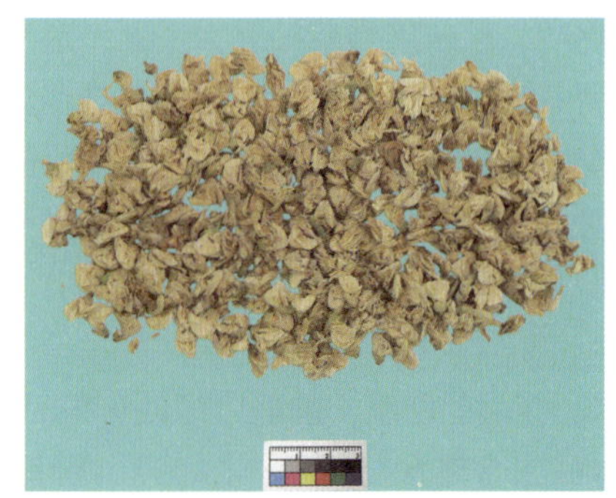

图 24-35 扁豆花饮片

2. 扁豆花 biǎndòuhuā（White Hyacinth Bean Flower）

本品为豆科缠绕植物扁豆 *Dolichos lablab* L. 的花（图 24-35）。其性味甘、淡，平；归脾、胃经。功效：消暑化湿。本品多用于治疗暑湿泄泻及湿热带下。煎服，5～10g。

甘草 gāncǎo（Liquorice Root）
《神农本草经》

[药物来源] 本品为豆科植物甘草 *Glycyrrhiza uralensis* Fisch.、胀果甘草 *Glycyrrhiza inflata* Bat. 或光果甘草 *Glycyrrhiza glabra* L. 的干燥根及根茎（图 24-36～图 24-41），主产于内蒙古、甘肃、新疆等地。春秋二季采挖，以秋采者为佳。切厚片，生用或蜜炙用。

[性效特点] 甘，平。归心、肺、脾、胃经。功效：补脾益气，祛痰止咳，缓急止痛，清热解毒，调和药性。

本品甘平，甘能补虚，甘润平和，其性和缓，多作辅助用药；且能平调升降，与寒热温凉补泻各药同用，有缓和烈性或减轻毒副作用，以及调和百药之功。本品既可防止寒凉药伤胃，又可克制温热药伤阴，协调寒热，还能使泻下药免于速下，使补虚作用缓慢而持久，故有“国老”之称。本品生用药性偏凉，长于解毒。

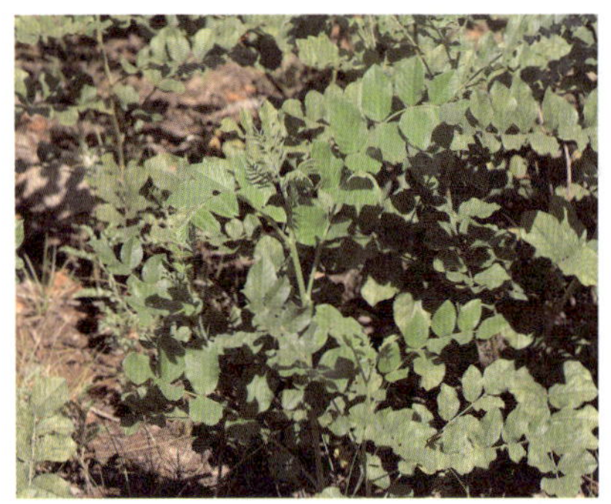

图 24-36 甘草原植物甘草

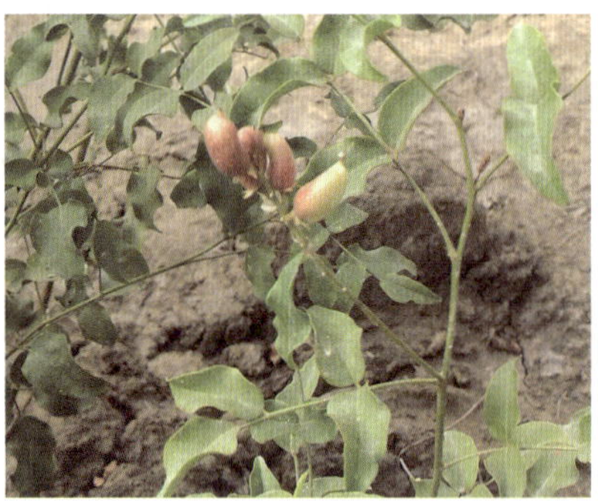

图 24-37 甘草原植物胀果甘草

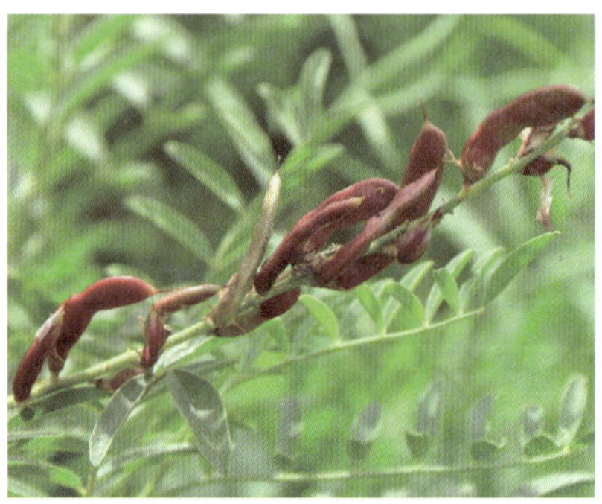

图 24-38 甘草原植物光果甘草

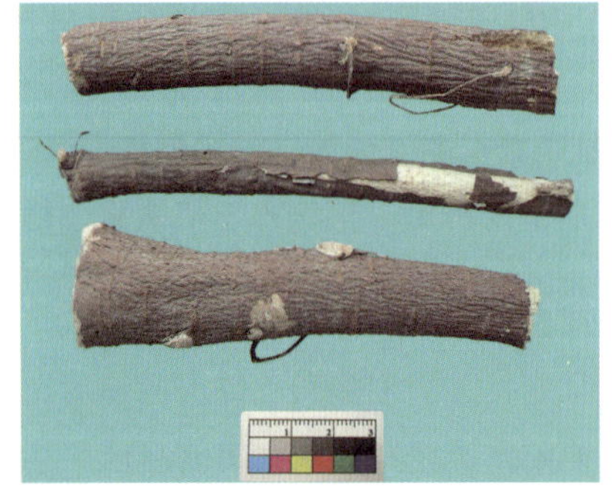

图 24-39 甘草药材

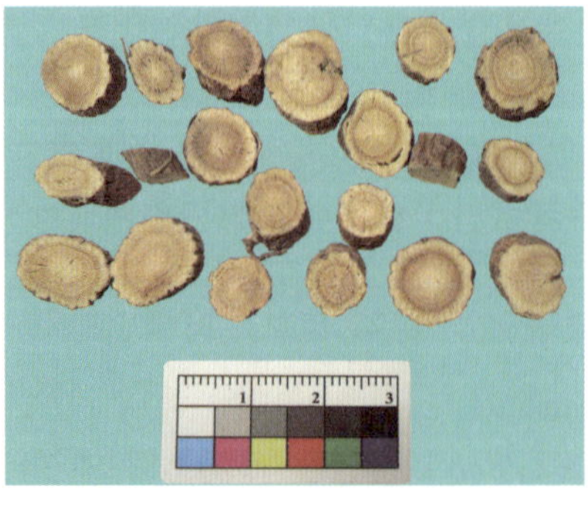

图 24-40 甘草饮片（横切片）

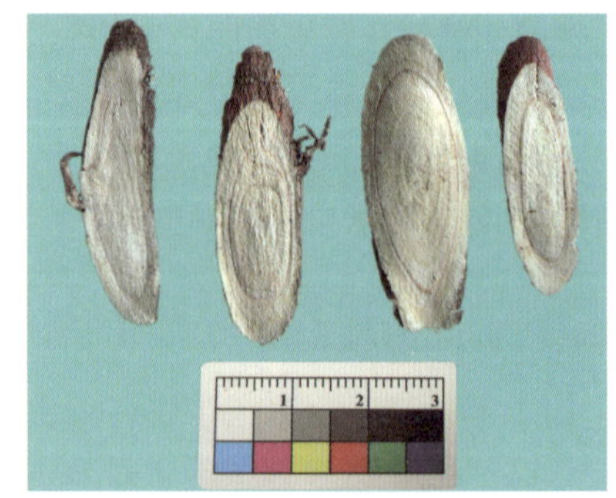

图 24-41 甘草饮片（斜切片）

[临床应用]

1. 脾气虚证。脾胃虚弱，中气不足，倦怠乏力，食少便溏，常配伍人参、白术、茯苓使用共成补脾益气之功（四君子汤）。

2. 心气不足，脉结代、心动悸。心气不足所致之脉结代、心动悸、气短，可单用本品；气血两虚所致者常配伍人参、阿胶、生地黄等使用（炙甘草汤）。

3. 各种咳嗽气喘痰多。风寒咳喘可配伍麻黄、苦杏仁使用（三拗汤）；寒痰咳喘可配伍干姜、细辛等使用（苓甘五味姜辛汤）；湿痰咳嗽常配伍半夏、茯苓等使用（二陈汤）；肺虚咳嗽可配伍黄芪、太子参等使用。

4. 脘腹、四肢挛急疼痛。脾虚肝旺所致脘腹挛急作痛，或阴血不足所致四肢挛急作痛，常配伍白芍使用（芍药甘草汤）；临床常以芍药甘草汤为基础方，随证化裁用于血虚、血瘀、寒凝等多种原因所致的脘腹、四肢挛急疼痛。

5. 疮疡肿毒、咽喉肿痛、食物中毒、药物（中药、西药、农药）中毒。热毒疮疡，单用本品煎汤浸泡或熬膏内服，或配伍金银花、连翘、紫花地丁等使用；热毒上攻，咽喉肿痛，红肿不甚，单用或配伍桔梗使用（桔梗汤）；红肿较甚常配伍牛蒡子、射干、山豆根等使用。

6. 本品调和药性，配伍中用于缓和他药烈性、毒性、热性、寒性，调和互为矛盾的不同药物。白虎汤中与石膏、知母同用以防寒凉伤胃；四逆汤中与附子、干姜同用以防温燥伤阴，同时降低附子毒性；调胃承气汤中与大黄、芒硝同用以缓其峻下之势，使邪不伤正，同时缓解大黄、芒硝刺激胃肠引起的腹痛。

[用量用法] 水煎服，1.5～9g；生用清热解毒；蜜炙用补益、润肺、缓急；甘草梢则清热解毒。

[使用注意] 不宜与海藻、京大戟、红大戟、芫花、甘遂同用。本品有助湿壅气之弊，湿盛胸腹胀满、水肿不宜用。大剂量久服可导致水钠潴留，引起浮肿、血压升高。

[现代研究] 本品主含三萜皂苷类，如甘草皂苷、甘草酸、甘草次酸等；黄酮类，如甘草苷、异甘草苷、新甘草苷、异甘草素等；尚含生物碱、多糖等成分。本品有抗消化道溃疡、调整胃肠活动、抗心律失常、抗肝损伤、增强免疫、延缓衰老、抗病毒、抗菌、解毒、抗肺损伤、抑制子宫平滑肌收缩、降血脂等作用。

大枣 dàzǎo（Chinese Date）
《神农本草经》

[药物来源] 本品为鼠李科植物枣 *Ziziphus jujuba* Mill. 的干燥成熟果实（图 24-42～图 24-44），主产于河南、河北、山东等地。秋季果实成熟时采收，以个大、色红、肉厚、味甜者为佳。生用。

[性效特点] 甘，温。归脾、胃、心经。功效：补中益气，养血安神，缓和药性。

本品药性甘温，能补脾胃，长于补益中气、养血安神，且能和缓药性，顾护脾胃。

[临床应用]

1. 脾气虚证。脾气虚衰，形体消瘦，食少体倦乏力，大便溏泄，常配伍党参、白术、黄芪等使用。

2. 脏躁、失眠。心阴不足，肝气失和所致妇人脏躁，精神恍惚，悲痛欲哭，心中烦乱，不能自主，且睡眠不安，常配伍甘草、小麦等使用（甘麦大枣汤）；血虚面色萎黄，心悸失眠，常配伍当归、熟地黄、酸枣仁等使用。

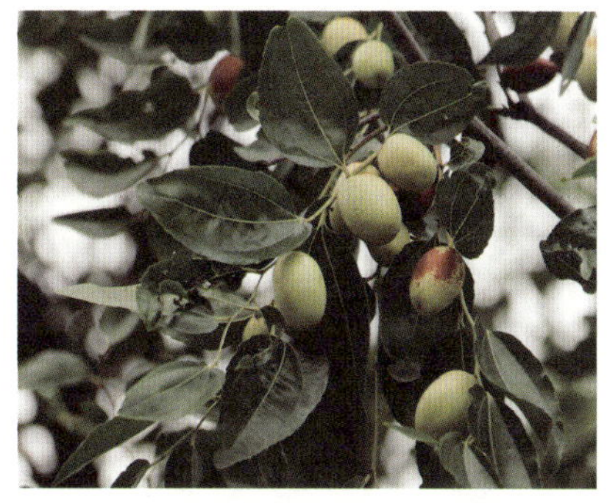
图 24-42　大枣原植物枣

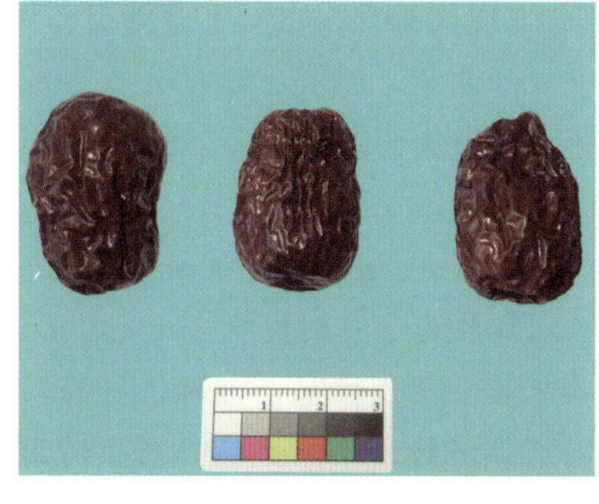
图 24-43　大枣药材

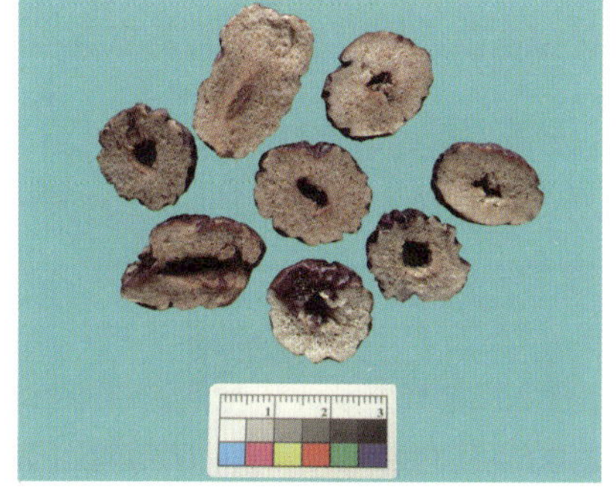
图 24-44　大枣饮片

3. 本品尚可用于药性较峻烈的方剂中，可以减少烈性药的副作用，并保护正气。

[用量用法] 水煎服，6～15g。

[使用注意] 本品助湿生热，令人中满，故湿盛中满或有积滞、痰热者不宜使用。

[现代研究] 本品主含有机酸、三萜苷类、生物碱类、黄酮类、糖类、维生素类、氨基酸、挥发油、微量元素等成分，有增强免疫、延缓衰老、抗疲劳、镇静、保肝、抗肿瘤、抗过敏、抗炎等作用。

蜂蜜 fēngmì（Honey）
《神农本草经》

[药物来源] 本品为蜜蜂科昆虫中华蜜蜂 *Apis cerana* Fabricius 或意大利蜜蜂 *Apis mellifera* Linnaeus 等酿造的蜜糖（图 24-45～图 24-47），大部分地区均有产。春至秋季采收，滤过使用。

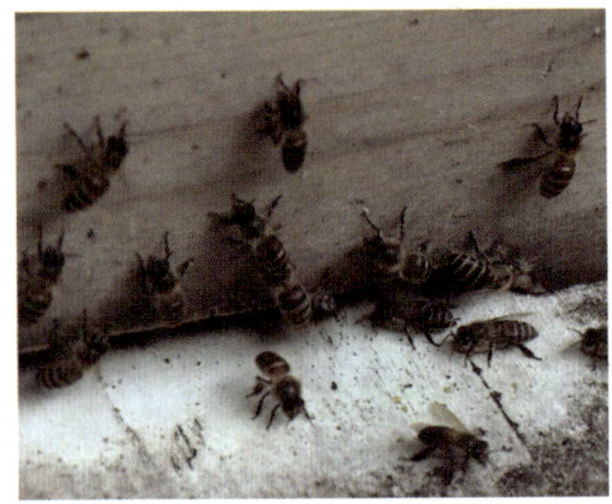

图 24-45　蜂蜜原动物中华蜜蜂

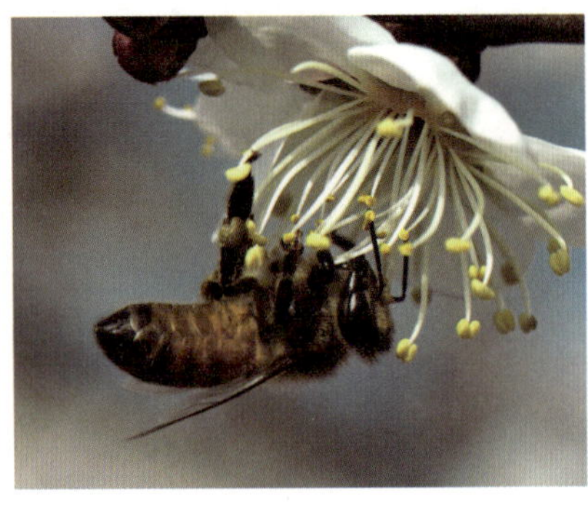

图 24-46　蜂蜜原动物意大利蜜蜂

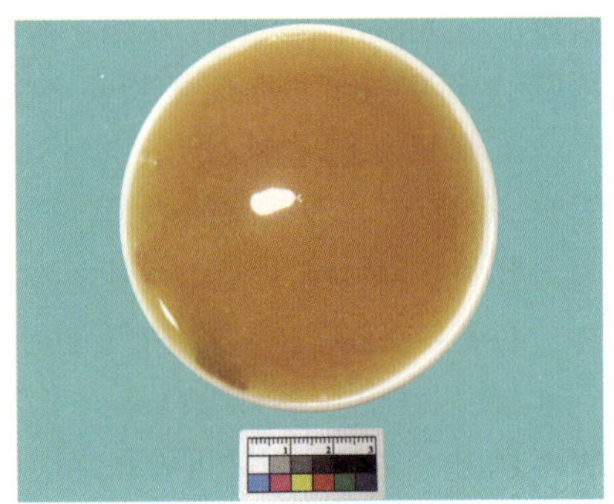

图 24-47　蜂蜜饮片

[性效特点] 甘，平。归肺、脾、大肠经。功效：补中润燥，止痛解毒，生肌敛疮。

本品生用性偏凉，熟用性偏温，入脾经可补益脾气，入肺经能润肺止咳，且能补肺气，入大肠经可润肠通便，兼能解毒疗疮。

[临床应用]

1. 脾气虚弱，脘腹挛急疼痛，为富含营养成分的补脾益气药，尤多作为滋补丸剂、膏剂的赋形剂，或作为某些药物炮制时的辅料。中虚脘腹疼痛，腹痛拒按，空腹痛甚，食后稍安，可单用本品，或配伍甘草、白芍等使用。

2. 肺燥干咳。虚劳咳嗽日久，气阴耗伤，气短乏力，咽燥痰少，可单用本品，或配伍人参、生地黄等使用（琼玉膏）；燥邪伤肺所致干咳痰少质黏或无痰，配伍阿胶、川贝母、桑叶等使用。

3. 肠燥便秘，可单用本品冲服，或配伍当归、生地黄、火麻仁等使用，或制成栓剂纳入肛内使用。

4. 疮疡不敛，水火烫伤、口疮，可用本品外敷患处。

5. 本品解乌头类药物之毒性。

[用量用法] 入煎剂，15～30g，冲服。外用适量。

[使用注意] 本品助湿生热，令人中满，且能滑肠，故湿盛中满、湿热痰滞、便溏泄泻者宜慎用。

[现代研究] 本品主含糖类、挥发油、蜡质、有机酸、花粉粒、维生素、抑菌素、酶类、微量元素等成分，有促进肠运动、解乌头毒、抗氧化、促进创伤组织愈合、增强免疫等作用。

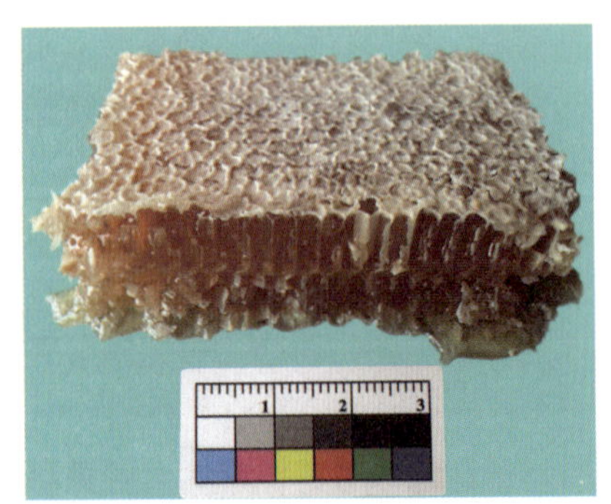

图 24-48　蜂胶饮片

[附]

蜂胶 fēngjiāo（Propolis）

本品为意大利蜜蜂 *Apis mellifera* Linnaeus 的干燥分泌物（图 24-48）。其味苦、辛，性寒；归脾、胃经。功效：补虚弱，化浊脂，止消渴；外用解毒消肿，收敛生肌。本品适用于体虚早衰、高脂血症、消渴；外用治疗皮肤皲裂、水火烧烫伤等。多入丸散服，0.2～0.6g；或加蜂蜜适量冲服。外用适量。

附：其他补气药

表 24-1 其他补气药

药名	药性	功效	主治证	用法用量
刺五加	甘、微苦，温；归脾、肺、肾、心经	益气健脾，补肾安神	脾肺气虚证，肺肾两虚，久咳虚喘，肾虚腰膝酸痛，心脾不足，失眠多梦	水煎服，9～27g
绞股蓝	甘、苦，寒；归脾、肺经	益气健脾，化痰止咳，清热解毒	脾虚证，肺虚咳嗽，肿瘤伴有热毒之证	水煎服，10～20g
红景天	甘、苦，平；归肺、脾、心经	益气活血，通脉平喘	气虚血瘀，胸痹心痛，中风偏瘫；脾肺气虚，倦怠气喘	水煎服，3～6g
沙棘	甘、酸、涩，温；归脾、胃、肺、心经	健脾消食，止咳化痰，活血散瘀	脾虚证，肺虚咳嗽痰多，瘀血经闭，胸痹心痛，跌仆瘀肿	水煎服，3～10g
饴糖	甘，温；归脾、胃、肺经	补中益气，缓急止痛，润肺止咳	脾胃虚寒，脘腹疼痛，肺虚燥咳	入汤剂烊化冲服，每次 15～20g

第二节 补阳药

凡药性甘温、咸温或辛热，治疗各种阳虚病证为主要作用的药物，称为补阳药（herbs that supplement yang）。

本类药物主要用于治疗阳虚诸证。①肾阳虚，阴寒内盛，畏寒肢冷，精寒不育或宫寒不孕。②肾阳虚，阳痿早泄，生长发育不良。③肾阳虚，水湿泛滥，水肿。④肾阳虚，摄纳无权，肾不纳气，封藏失职，早泄、遗精、滑精，尿频遗尿。⑤肾阳虚，火不生土（脾肾两虚），五更泄泻。

使用注意：本类药药性大多偏温燥，易助火伤阴，故燥热内盛或阴虚火旺者不宜使用。

掌握层次：A：鹿茸、淫羊藿、杜仲、续断、菟丝子。B：紫河车、巴戟天、补骨脂。C：仙茅、肉苁蓉、锁阳、益智仁、沙苑子、蛤蚧、核桃仁、冬虫夏草。

鹿茸 lùróng（Deer Velvet）
《神农本草经》

［药物来源］ 本品为脊椎动物鹿科梅花鹿 *Cervus nippon* Temminck 或马鹿 *Cervus elaphus* Linnaeus 等雄鹿尚未骨化而带茸毛的幼角（图 24-49～图 24-52），前者习称花鹿茸，后者习称马鹿茸，主产于吉林、黑龙江、新疆等地。夏秋二季锯取鹿茸，以质嫩油润者为佳。切薄片后阴干或烘干用，或研成细粉用。

［性效特点］ 甘、咸，温。归肾、肝经。功效：补肾阳，益精血，强筋骨，调冲任，托疮毒。

本品味甘咸，性温，禀纯阳之性，能峻益肾阳，补肾精肝血、强壮筋骨；尚可补督脉、固冲任而止崩漏带下；还善温补阳气和精血以内托而疗疮痈；能促进机体生殖功能及生长功能，为良好的全身性强壮剂。鹿茸血片功效较佳，价较贵；鹿茸、鹿茸粉片（白色者称粉片，处方写鹿茸，药店付粉片）功效较血片稍弱，价较低。

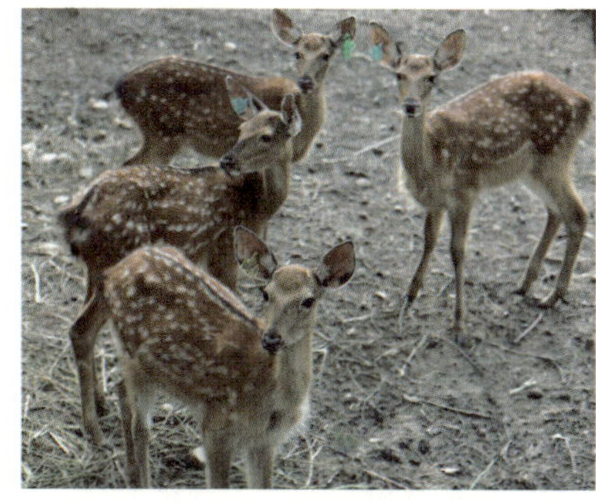

图 24-49 鹿茸原动物梅花鹿

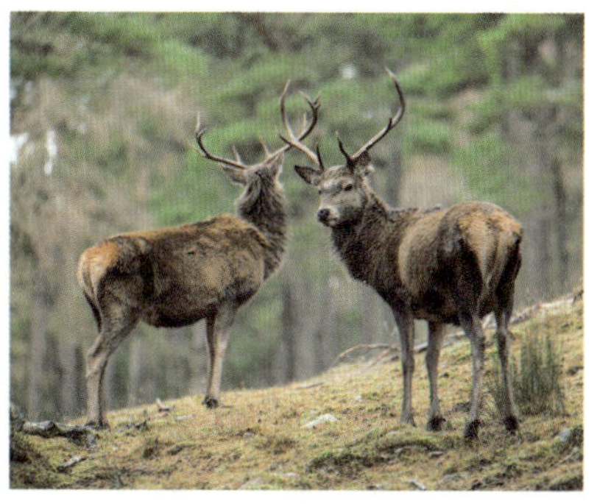

图 24-50 鹿茸原动物马鹿

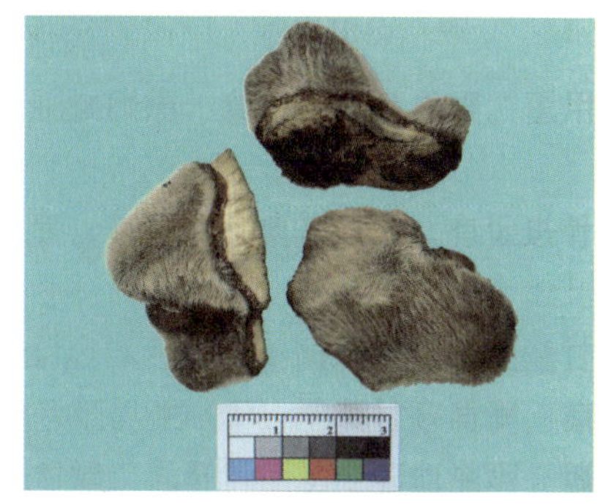

图 24-51 鹿茸药材

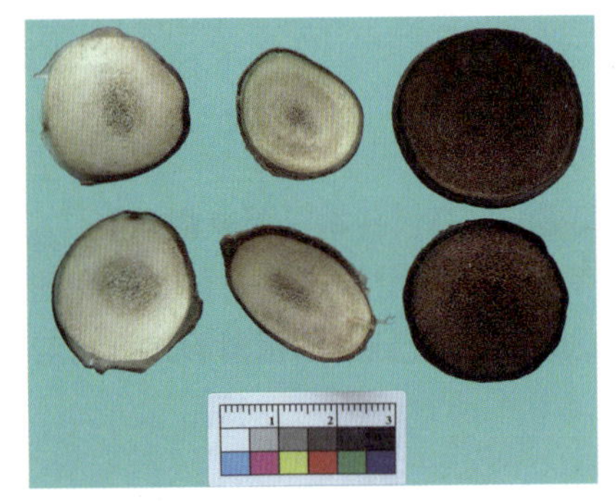
图 24-52　鹿茸饮片

[临床应用]

1. 肾阳虚衰，精血亏虚所致阳痿早泄、久不受孕及腰膝酸痛、形寒肢冷、小便频数。肾阳亏虚、精血不足所致阳痿遗精，宫冷不孕，神疲羸瘦，形寒，眩晕，耳鸣耳聋等，可单用本品；阳痿不举，小便频数，配伍淫羊藿或山药使用；精血不足，面色黧黑，目昏耳聋等，可配伍当归、熟地黄、枸杞子等使用；诸虚百损，五劳七伤，元气不足，畏寒肢冷，阳痿早泄，宫冷不孕，小便频数，配伍黄芪、人参、当归等使用（参茸固本丸）。

2. 肾虚骨弱，筋骨痿软，腰膝无力或小儿发育不良、囟门不合、行迟齿迟等。肾虚骨痿或小儿五迟等，常配五加皮、熟地黄、山茱萸等使用（加味地黄丸）；骨折后期愈合不良，配伍续断、骨碎补、自然铜等使用。

3. 妇女冲任虚损，崩漏带下。冲任虚寒之崩漏不止，虚损羸瘦，常配伍山茱萸、川续断、龙骨等使用；冲任虚寒之白带过多质稀，配伍桑螵蛸、菟丝子、沙苑子、狗脊、白蔹等使用（内补丸）。

4. 疮疡久溃不敛，阴疽疮肿内陷不起，常配伍熟地黄、当归、肉桂、芥子等使用（阳和汤）。

5. 现亦常用于性功能减退、血小板减少、白细胞减少、再生障碍性贫血、自主神经功能失调等病的辨证治疗。

[用量用法] 每次 1～2g，研末吞服；或入丸、散剂。

[使用注意] 服用本品宜从小量开始，缓缓增加，以免骤用大量而阳升风动，头晕目眩，或伤阴动血。凡发热、阴虚阳亢者均当忌服。

[现代研究] 本品主含氨基酸、蛋白质、脂肪酸、糖脂、糖、激素样物质、前列腺素、维生素、酶、生物碱、微量元素等，有雌激素样作用，还可增强免疫、促进造血、升高白细胞、促进伤口及骨折愈合、抗衰老、抗溃疡、强心、抗诱变、抗炎、保肝、抗心肌缺血、酶抑制、抗肿瘤等。

[附]

1. 鹿角 lùjiǎo（Deer Antler）

本品为鹿科动物梅花鹿 *Cervus nippon* Temminck 或马鹿 *Cervus elaphus* Linnaeus 等各种雄鹿已骨化的角或锯茸后翌年春季脱落的角基（图 24-53、图 24-54）。其性味咸、温；归肾、肝经。本品补肾助阳之功与鹿茸相似而药力较弱，兼能活血散瘀消肿。水煎服，6～15g。阴虚火旺者忌服。

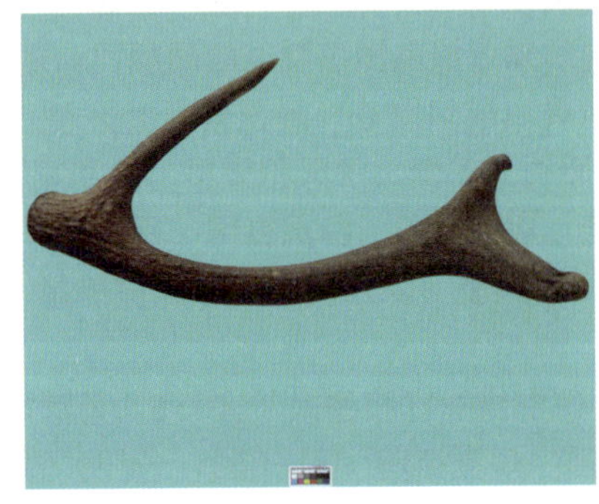
图 24-53　鹿角药材

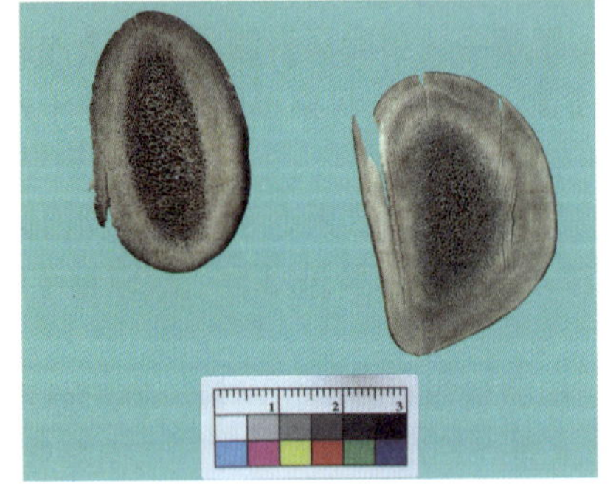
图 24-54　鹿角饮片

2. 鹿角霜 lùjiǎoshuāng（Degelatined Deer-Horn）

本品为鹿角熬膏后所剩残渣，即鹿角去胶质后的角块（图 24-55、图 24-56）。其味咸、涩，性温；归肝、肾经。本品能温肾助阳，其补力虽弱，但不滋腻，且有收敛（涩精、止血、敛疮）作用，适用于脾肾阳虚、白带过多、遗尿尿频、崩漏下血、疮疡不敛。水煎服，9～15g，先煎。阴虚火旺者忌用。

3. 鹿角胶 lùjiǎojiāo（Deer Antler Glue）

本品为鹿角用水煮煎熬浓缩而制成的胶状物（图 24-57）。其性味甘、咸，温；归肾、肝经。功效：温补肝肾，益精养血止血。本品主要用于治疗肾阳不足，精血亏虚所致腰膝酸软、阳痿遗精、虚劳羸瘦、崩漏下血、便血尿血、阴疽肿痛；现临床多用治肾虚骨痿。烊化兑服，用量 3～6g。阴虚火旺者忌用。

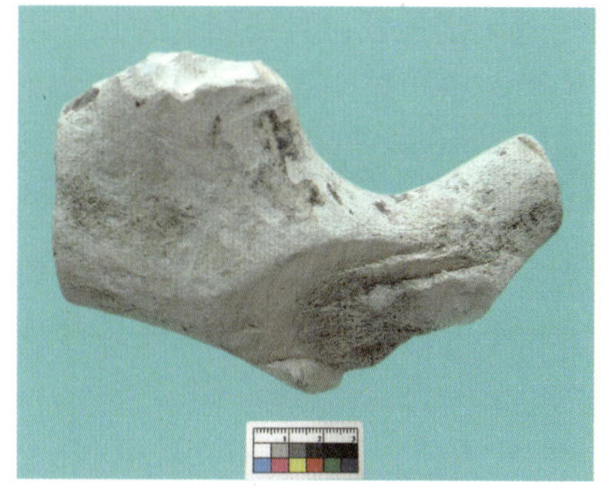
图 24-55　鹿角霜药材

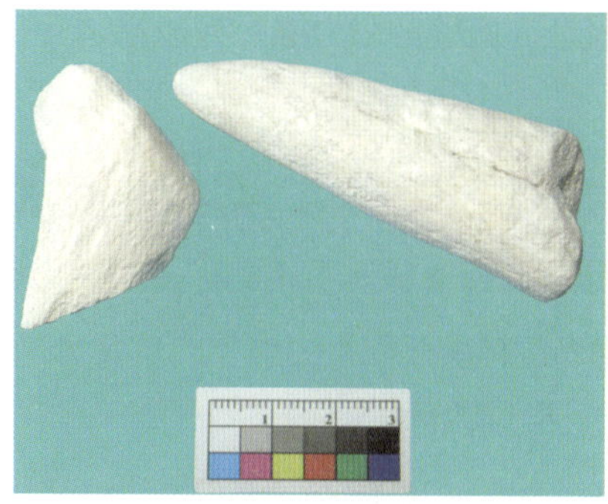
图 24-56　鹿角霜饮片

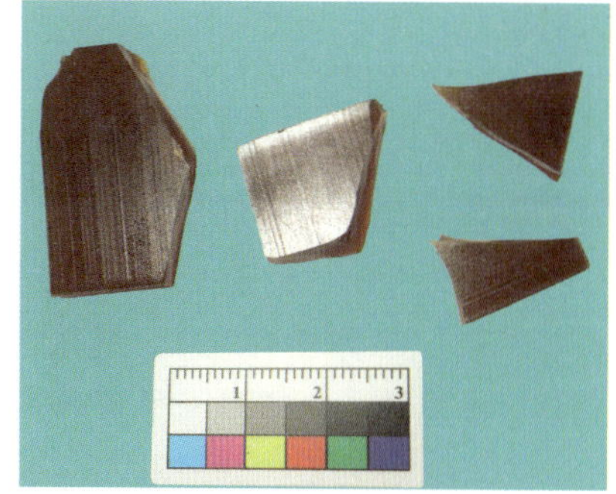
图 24-57　鹿角胶饮片

紫河车 zǐhéchē（Human Placenta）
《本草拾遗》

[药物来源] 本品为健康产妇的干燥胎盘（图 24-58、图 24-59）。将新鲜胎盘除去羊膜和脐带，蒸或置于沸水中略煮后，干燥，以整齐、色黄、血管内无残血者为佳。砸成小块或研成细粉用。亦可鲜用。

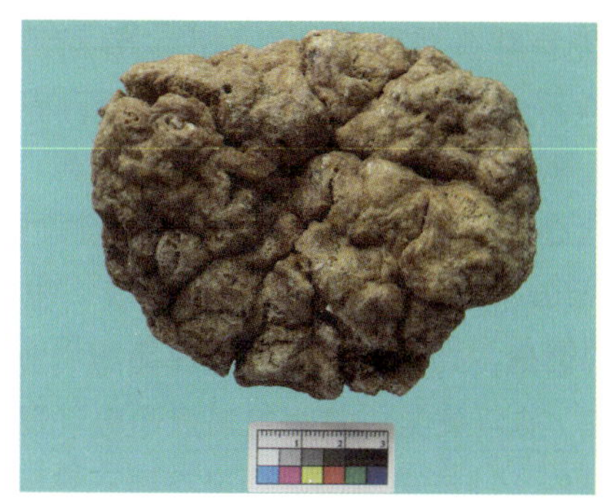
图 24-58　紫河车药材

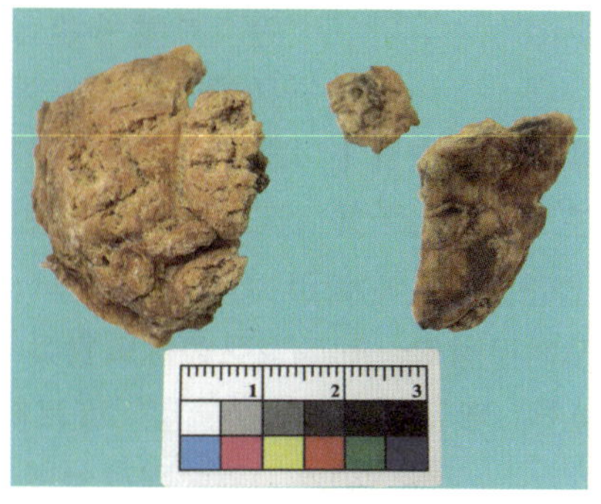
图 24-59　紫河车饮片

[性效特点] 甘、咸，温。归肺、肝、肾经。功效：温肾益精，益气养血。

本品味甘咸性温，入肾经能补肾阳，益肾精；入肺经可补肺气；且能大补气血；凡肾阳虚衰、精血亏虚、气血不足、诸虚百损等均可应用；本品有气血阴阳并补之效，性温而不燥，为作用较强的滋补佳品。

[临床应用]

1. 肾阳虚衰，精血虚少之虚劳羸瘦、阳痿遗精、腰膝酸软无力、头晕耳鸣、女子不孕等，单用或配伍龟甲、杜仲、牛膝等使用（大造丸）。

2. 气血两虚诸证，产后乳汁缺少、面色萎黄、食少气短等，单用本品研粉服，或配伍人参、黄芪、当归、熟地黄等使用。

3. 肺肾两虚所致久咳虚喘、骨蒸劳嗽，常配伍人参、蛤蚧、冬虫夏草、核桃仁、五味子等使用；或单用本品服。

4. 本品尚可用于治疗癫痫频发而体质羸弱、部分过敏性疾患或免疫缺陷病等。

[用量用法] 2～3g，研粉装胶囊吞服；也可入丸、散、片剂服用；鲜胎盘，每次半个至 1 个水煮服食。

[使用注意] 阴虚火旺者不宜单独使用。

[现代研究] 本品主含抗体、干扰素、激素、多糖、氨基酸、酶类等成分，有雌激素样作用，还可增强免疫、增强红细胞新生、升高白细胞、促进伤口及骨折愈合、减轻疲劳、提高耐缺氧、强心、抗过敏、抗溃疡等。

[药物比较] 紫河车，味甘、咸，性温，主归肺、肾、肝经。鹿茸，味甘、咸，性温，主归肾、肝经。二者均能补肾阳、益精血，用于治疗肾阳不足、精血亏虚证。不同之处：紫河车养阴力强，可使阴长阳生，兼能

大补气血，用于气血亏虚，虚损劳伤诸证。鹿茸补阳力强，为峻补之品，用于肾阳虚重证；且使阳生阴长，用于精血亏虚诸证。

[附]

脐带 qídài（Umbilical Cord）

本品为胎儿的脐带（又名坎炁）。将新鲜脐带洗净，用金银花、甘草及黄酒同时煎煮，烘干入药（图 24-60、图 24-61）。其性味甘、咸，温；归肾经。本品有补肾、纳气、敛汗之功，主治肾不纳气的虚喘咳嗽及盗汗等病证。水煎服，1～2 条；研末吞服，每次 1.5～3g。

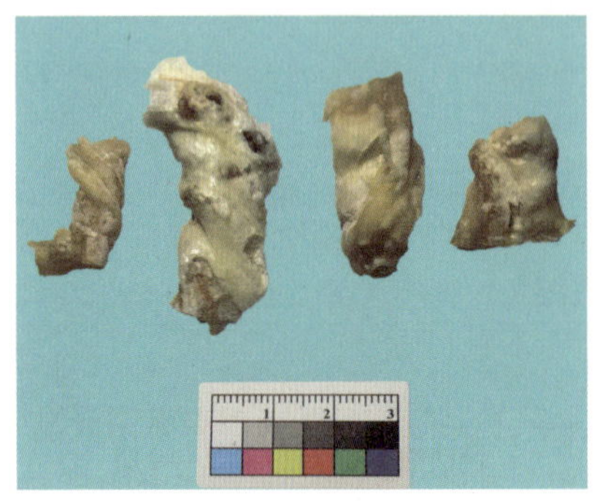

图 24-60 脐带饮片（无血）

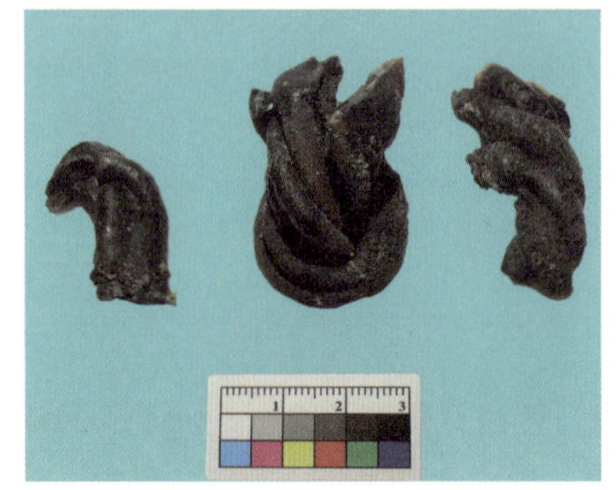

图 24-61 脐带饮片（有血）

淫羊藿 yínyánghuò（Epimedium Herb）
《神农本草经》

[药物来源] 本品为小檗科植物淫羊藿 *Epimedium brevicornu* Maxim.、箭叶淫羊藿 *Epimedium sagittatum* (Sieb. et Zucc.) Maxim.、柔毛淫羊藿 *Epimedium pubescens* Maxim. 或朝鲜淫羊藿 *Epimedium koreanum* Nakai 的干燥叶（图 24-62～图 24-67），主产于陕西、山西、湖南等地。夏秋茎叶茂盛时采收，以叶多、色黄绿者为佳。生用或羊脂油炙用。

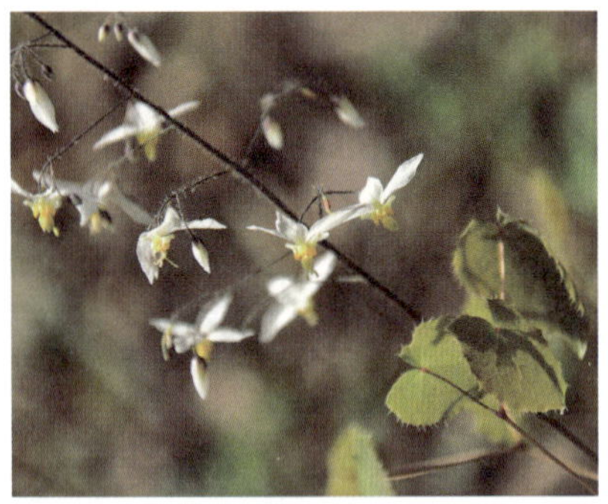

图 24-62 淫羊藿原植物淫羊藿

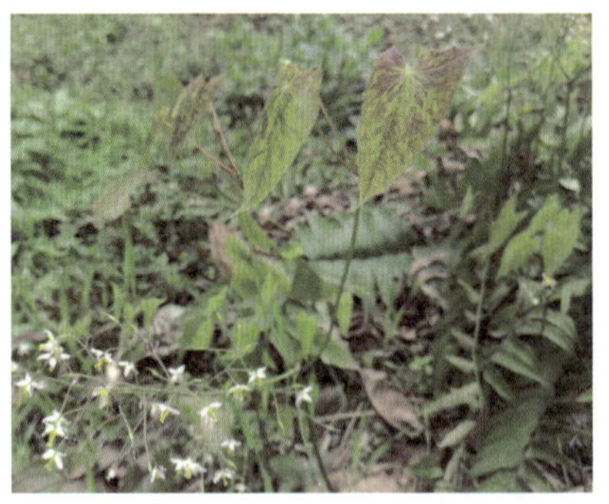

图 24-63 淫羊藿原植物箭叶淫羊藿

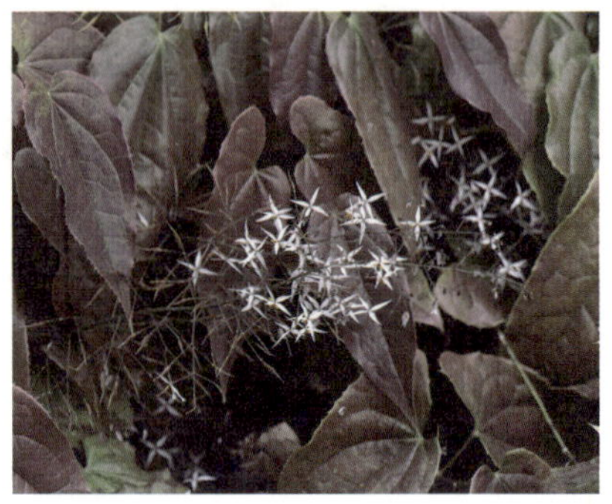

图 24-64 淫羊藿原植物柔毛淫羊藿

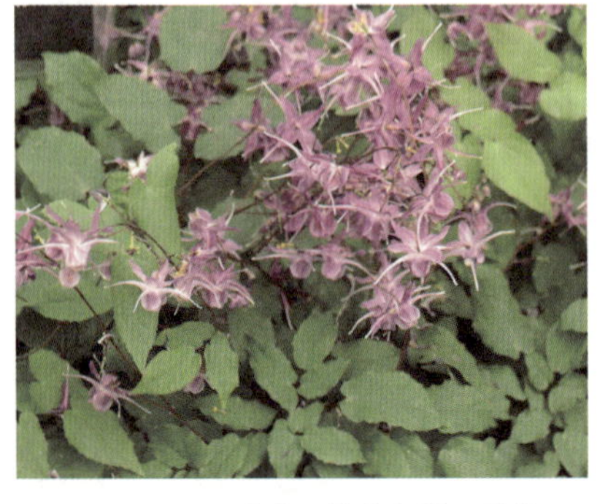

图 24-65 淫羊藿原植物朝鲜淫羊藿

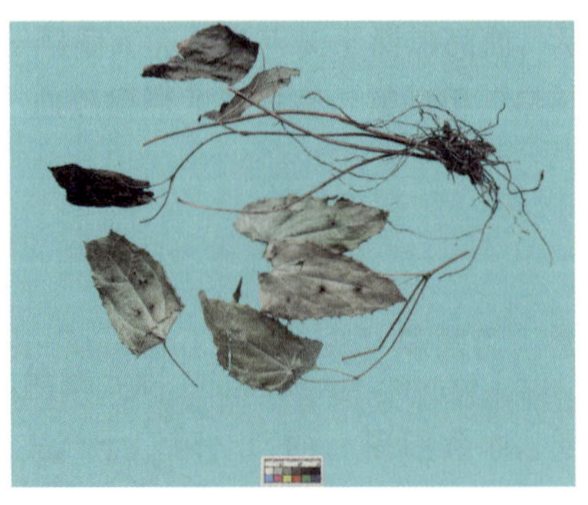

图 24-66 淫羊藿药材

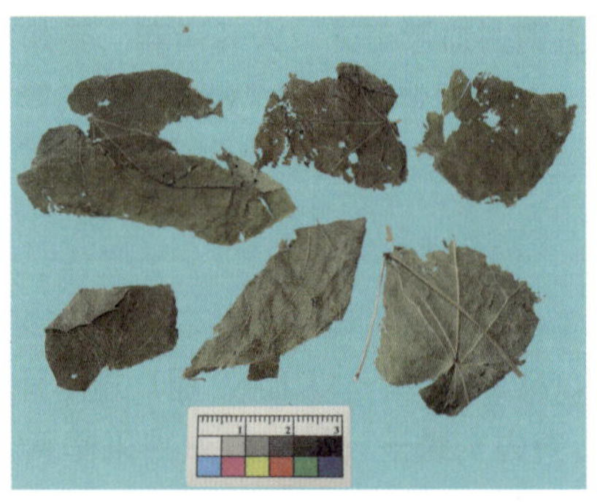

图 24-67 淫羊藿饮片

[性效特点] 辛、甘，温。归肝、肾经。功效：补肾助阳，强筋骨，祛风除湿。

本品味辛甘，性温燥烈，功善壮阳，长于壮阳起痿；辛温散寒可祛风湿；入肝肾经能强壮筋骨；为补肾壮阳常用之品。

[临床应用]

1. 肾阳不足，阳痿早泄、宫寒不孕。肾虚阳痿遗精，常配伍巴戟天、肉苁蓉、杜仲等使用；肾阳虚所致男女不育不孕，可配伍锁阳、蛇床子为基本方；男性不育加人参、何首乌、巴戟天、胡芦巴等；女性不孕加八珍汤。

2. 筋骨痿软，久患风寒湿痹，四肢拘挛麻木。风寒湿痹，特别是久病累及肝肾所致筋骨不健，或素体肾阳不足，筋骨不健而患有风湿痹证者，常配伍威灵仙、苍耳子、川芎、肉桂、巴戟天、附子等使用（仙灵脾散）。

3. 其他如更年期高血压病、慢性支气管炎、冠心病心绞痛、骨髓抑制症等亦可辨证选用本品。

[用量用法] 水煎服，6～10g。

[使用注意] 阴虚火旺者不宜服用。

[现代研究] 本品主含黄酮、木脂素、生物碱和挥发油等成分，有雄激素样及植物雌激素样活性，亦有调节免疫功能，延缓衰老，影响心血管系统、骨髓和造血系统，抗骨质疏松，改善学习记忆力，抗辐射，抗肿瘤等作用。

巴戟天 bājǐtiān（Morinda Root）
《神农本草经》

[药物来源] 本品为茜草科植物巴戟天 *Morinda officinalis* How 的干燥根（图 24-68、图 24-69），主产于广东、广西、福建等地。全年均可采挖，以条大、肥壮、连珠状、肉厚、色紫者为佳。生用，或除木心，分别加工炮制成巴戟肉、盐巴戟天、制巴戟天用。

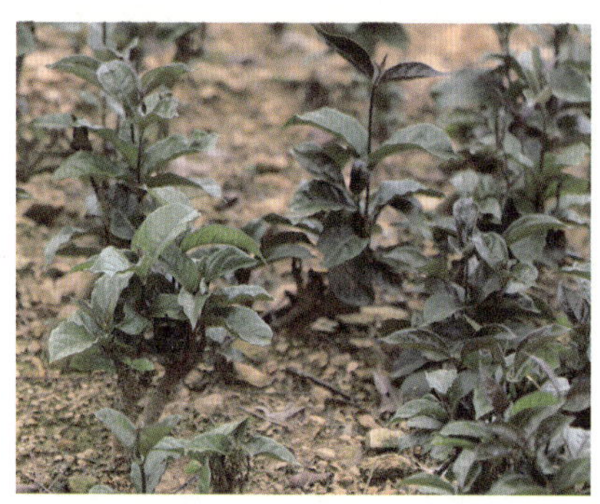
图 24-68　巴戟天原植物巴戟天

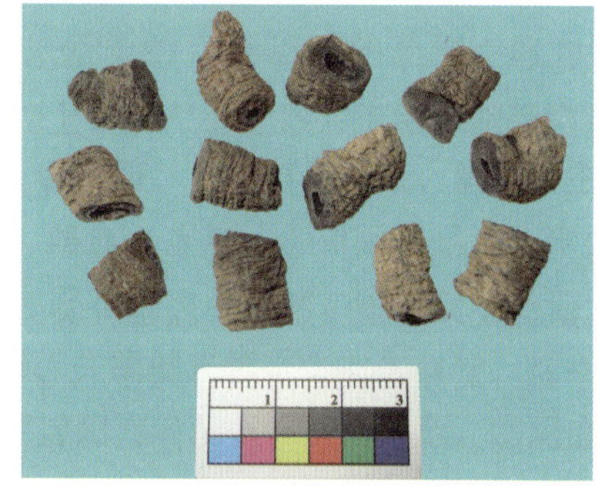
图 24-69　巴戟天饮片

[性效特点] 甘、辛，微温。归肾、肝经。功效：补肾助阳，强筋骨，祛风除湿。

本品甘温能补，辛温能散，入肾经能够温肾助阳；性较柔润，具有温而不燥、补而不滞之特点。

[临床应用]

1. 肾阳虚衰，精血亏虚，阳痿早泄、梦遗滑精、宫寒不孕、小便不禁、崩漏、带下、白浊、腰膝冷痛。虚羸阳痿不举，可配伍牛膝浸酒服；肾阳虚衰，命门火衰之阳痿不育，常配伍淫羊藿、仙茅、枸杞子等使用（赞育丸）；下元虚冷所致宫冷不孕，月经不调，少腹冷痛，常配伍吴茱萸、肉桂、艾叶等使用。

2. 风湿腰膝疼痛，肾虚腰膝酸软。肾虚骨痿、腰膝酸软常配伍肉苁蓉、菟丝子、杜仲等使用（金刚丸）；风湿腰胯冷痛、行步不利常配伍羌活、杜仲、五加皮等使用（巴戟丸）。

3. 其他如肝炎、肝硬化腹水恢复期亦可辨证选用本品。此外本品配独活、三七、细辛、桃仁等尚可用于治疗骨质增生症。

[用量用法] 水煎服，3～10g。

[使用注意] 阴虚火旺者及有热者不宜服用。

[现代研究] 本品主含糖类、黄酮、氨基酸、蒽醌及维生素 C 等，有保护精子膜结构和功能、改善精子的运动及穿透功能、提高巨噬细胞吞噬百分率、促进特异性免疫、延缓衰老、抗肿瘤等作用。

[药物比较] 淫羊藿，味辛、甘，性温，主归肾、肝经。巴戟天，味辛、甘，性微温，主归肾、肝经。二者均能补肾助阳、祛风除湿。不同之处：淫羊藿药性燥散，补肾壮阳力较强；此外，现代用于肾阳虚的喘咳及妇女更年期的高血压病等。巴戟天药性柔润，补肾助阳之力较逊而兼能益精血。

仙茅 xiānmáo（Common Curculigo Rhizome）
《海药本草》

[药物来源] 本品为石蒜科植物仙茅 *Curculigo orchioides* Gaertn. 的干燥根茎（图 24-70～图 24-72），主产于四川、云南、贵州等地。秋冬二季采挖，以条粗、质坚、表面色黑者为佳。生用，或经米泔水浸泡切片用。

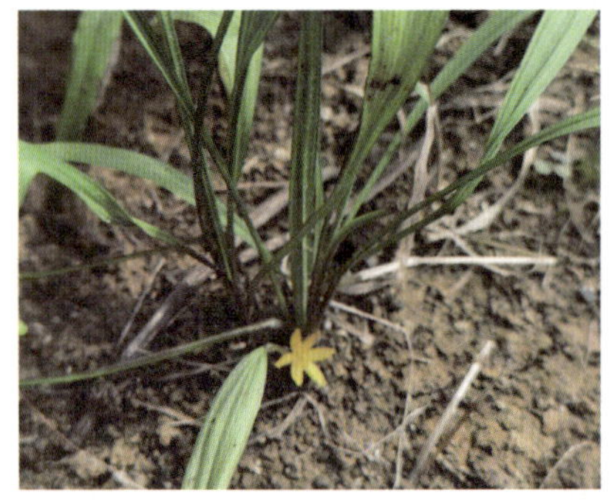
图 24-70　仙茅原植物仙茅

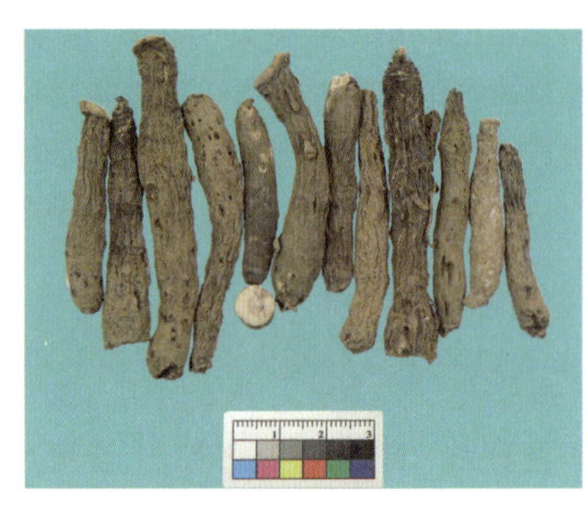
图 24-71　仙茅药材

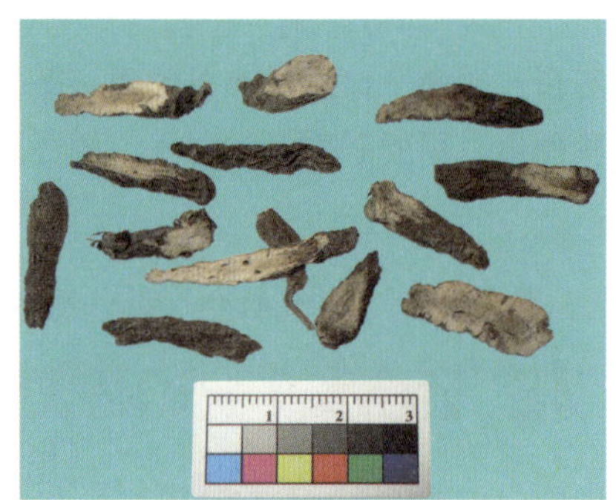
图 24-72　仙茅饮片

[性效特点] 辛，热；有毒。归肾、肝、脾经。功效：补肾阳，强筋骨，祛寒湿。

本品辛热性猛，善补命门之火而兴阳，为温补肾阳专药；辛散燥烈，能除寒湿而强腰膝；兼能补阳以止泻。

[临床应用]

1. 肾阳不足，命门火衰，阳痿早泄、精冷不育、小便不禁等，常配伍淫羊藿、巴戟天、金樱子等使用。
2. 腰膝冷痛，筋骨痿软无力，以及寒湿久痹，四肢拘挛，常配伍独活、杜仲、附子等使用。
3. 脾肾阳虚所致脘腹冷痛、泄泻，常配伍补骨脂、益智仁等使用。
4. 现亦用于更年期高血压、更年期综合征及高脂血症等的辨证治疗。

[用量用法] 水煎服，3～10g。

[使用注意] 本品燥热有毒，不宜过量久服；阴虚火旺或实热证者不可服用。

[现代研究] 本品主含仙茅苷、仙茅皂苷、环木菠萝烷型三萜及其糖、甲基苯酚、氯代甲基苯酚、脂肪、黄酮醇等成分，有调节免疫、抗氧化、保肝、降血糖、抗骨质疏松、抗炎、镇定、抗惊厥等作用。

杜仲 dùzhòng（Eucommia Bark）
《神农本草经》

[药物来源] 本品为杜仲科植物杜仲 *Eucommia ulmoides* Oliv. 的干燥树皮（图 24-73～图 24-75），主产于四川、陕西、湖北等地。4～6 月剥取，去粗皮，堆置“发汗”至内皮呈紫褐色，晒干，以皮厚、块大、去净粗皮、断面丝多、内表面暗紫色者为佳。切成块或切丝，生用或盐水炙用。

[性效特点] 甘，温。归肝、肾经。功效：补肝肾，强筋骨，安胎。

本品味甘性温，既补肾阳，又益肝阴，为平补肝肾之品；以补肝肾、强筋骨见长；善于止腰痛，其治肾虚腰痛有标本兼治之功；尚可固冲任而安胎；兼有降血压之力。

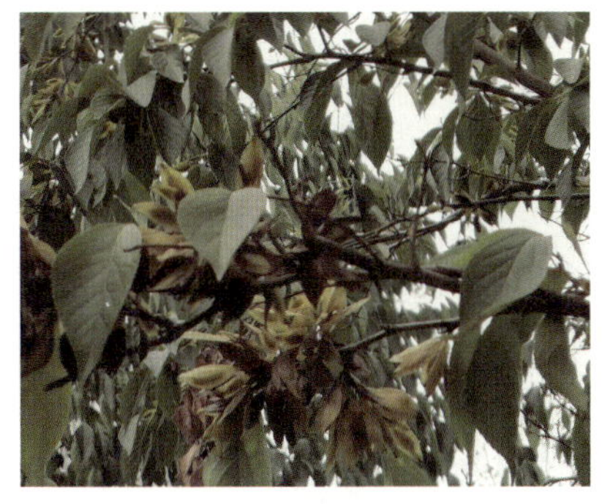

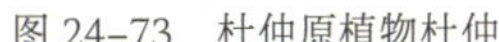
图 24-73　杜仲原植物杜仲

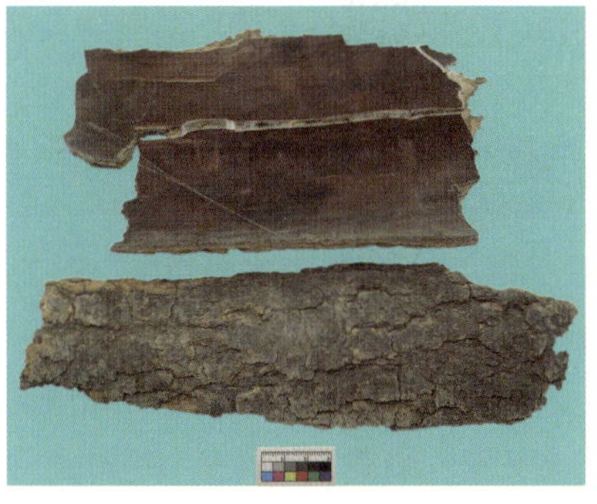
图 24-74　杜仲药材

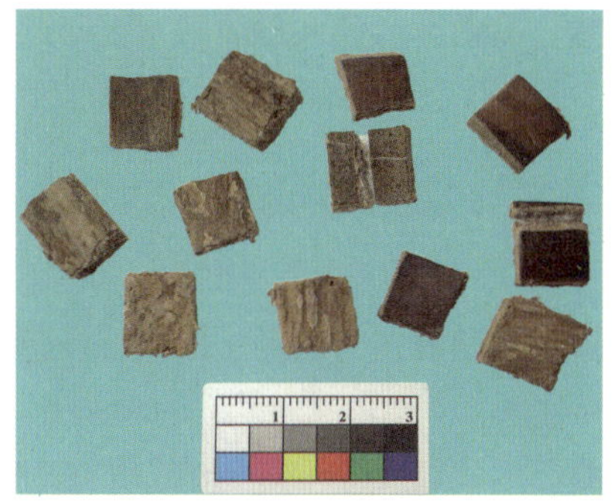
图 24-75　杜仲饮片

[临床应用]

1. 肾虚所致腰痛及各种腰痛，筋骨痿弱，头晕目眩，尤宜于肾虚腰痛、下肢痿软无力腰膝酸痛者。肾虚腰膝酸痛，常配伍核桃仁、补骨脂等使用（青蛾丸）；风湿腰痛冷重，常配伍独活、桑寄生、细辛等使用（独活寄生汤）；妇女经期腰痛，可配伍当归、川芎、芍药等使用；外伤腰痛，可配伍川芎、桂心、丹参等使用；肾虚阳痿，精冷不固，小便频数，可配伍鹿茸、菟丝子、山茱萸等使用；肝肾不足所致头晕目眩，可配伍牛膝、枸杞子、女贞子等使用。

2. 肾虚胎动不安及习惯性堕胎。肝肾亏虚，胎动不安，胎漏下血，或滑胎，单用本品有效，或配桑寄生、续断、阿胶、山药、菟丝子等使用。

3. 尚可用于治疗肝肾虚损性高血压病。

[用量用法] 水煎服，6～10g。

[使用注意] 炒用破坏其胶质有利于有效成分煎出，因而较生用效果好。本品为温补之品，阴虚火旺者须慎用。

[现代研究] 本品主含杜仲胶、杜仲苷、松脂醇二葡萄糖苷、桃叶珊瑚苷、鞣质、黄酮等，有促进骨折愈合、降压、保肝、延缓衰老、镇痛镇静、抗应激、抗病毒、抗肿瘤、抗紫外线损伤等作用，并可对抗垂体后叶素兴奋子宫。

[附]

杜仲叶 dùzhòngyè（Eucommia Leaf）

本品为杜仲科植物杜仲 *Eucommia ulmoides* Oliv. 的干燥叶（图 24-76）。其性味微辛、温；归肾、肝经。功效：补肝肾，强筋骨。本品主要用于治疗肝肾不足，头晕目眩，腰膝酸痛，筋骨痿软。水煎服，10～15g。阴虚火旺者慎用。

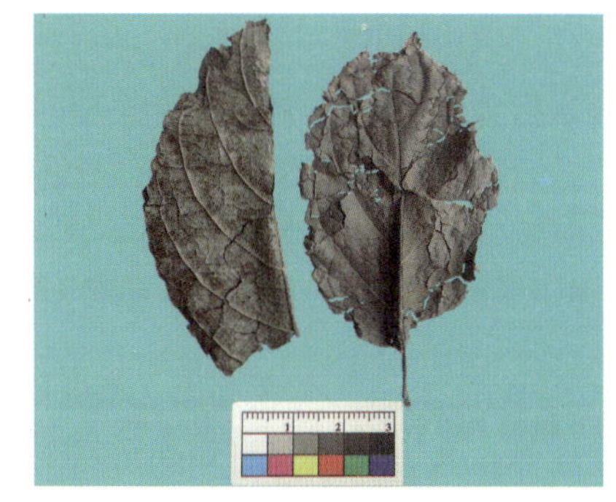
图 24-76　杜仲叶饮片

续断 xùduàn（Himalayan Teasel Root）
《神农本草经》

[药物来源] 本品为川续断科植物川续断 *Dipsacus asper* Wall. ex Henry 的干燥根（图 24-77～图 24-79），主产于四川、湖北、湖南等地。秋季采挖，去根头及须根，微火烘至半干，堆置“发汗”至内部变绿色时，再烘干，切厚片，以条粗、质软、内呈黑绿色者为佳。生用，或酒炙、盐炙用。

[性效特点] 苦、辛，微温。归肝、肾经。功效：补益肝肾，强壮筋骨，止血安胎，疗伤续折。

本品药性苦泻、辛行、温通，且补而不滞、行而不泻、温而不燥；在补肝肾、强筋骨的同时，可通利血脉、续筋接骨、安胎止漏，为妇、伤科常用药。

[临床应用]

1. 肝肾不足，阳痿，腰膝酸软，遗精遗尿。肝肾亏虚，筋骨不健，可配伍杜仲、牛膝、五加皮等使用；肾阳不足、下元虚冷所致阳痿不举，遗精滑泄，遗尿尿频，常配伍鹿茸、肉苁蓉、菟丝子等使用（鹿茸续断散）；滑泄不禁配伍龙骨、茯苓等使用（锁精丸）。

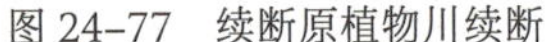

图 24-77 续断原植物川续断

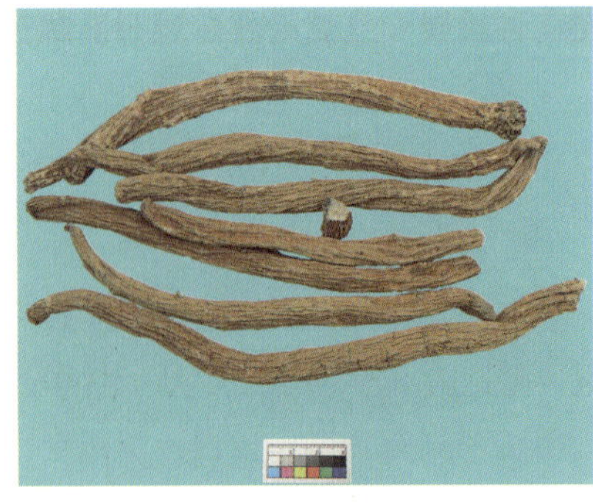

图 24-78 续断药材

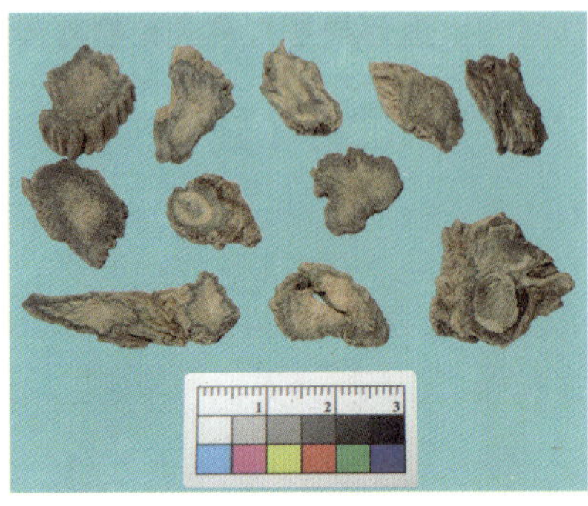

图 24-79 续断饮片

2. 腰膝酸痛，寒湿痹痛。肝肾不足之腰膝酸痛可配伍萆薢、杜仲、牛膝等使用；肝肾不足伴风寒湿痹痛，可配伍桑寄生、狗脊、杜仲、川乌、防风等使用。

3. 筋断骨折，跌打损伤。跌打损伤，瘀血肿痛，筋伤骨折，常配伍苏木、桃仁、红花等使用；脚、膝折伤愈合失补，筋缩疼痛，可配伍当归、木瓜、白芍、黄芪等使用。此外，续断活血祛瘀止痛，尚可配伍清热解毒之品，用于治疗痈肿疮疡，血瘀肿痛；配伍蒲公英，可治疗乳痈肿痛（《本草汇言》）。

4. 妇女经水过多，妊娠胎动不安，胎漏下血，尤适用于挫闪损伤之胎漏下血。滑胎、胎动不安常配伍桑寄生、阿胶等使用（寿胎丸）；肝肾不足，崩漏下血不止，月经过多，可配伍地榆、侧柏叶炭、黄芪、当归、艾叶等使用。

5. 现因其含维生素 E，亦用于抗衰老。

［用量用法］ 水煎服，9～15g，或入丸散；外用适量研末敷。崩漏下血宜炒用。

［使用注意］ 风湿热痹者须慎用。

［现代研究］ 本品主含三萜皂苷类、挥发油、生物碱、黄酮类等成分，有抑制子宫收缩、耐缺氧、抗骨质疏松、抗炎、抗衰老、抗氧化、抗维生素 E 缺乏等作用。

［药物比较］ 杜仲，味甘，性温，主归肝、肾经。续断，味苦、辛，性微温，主归肝、肾经。二者均能补肝肾、强筋骨、安胎。不同之处：杜仲补益力胜，善强筋骨，尤宜于肾虚腰痛；偏治习惯性流产。续断善行血脉、续筋接骨，尤宜于跌打损伤、筋伤骨折；兼止血，治跌打损伤及挫闪损伤之胎漏下血、胎动不安尤宜。

肉苁蓉 ròucōngróng（Desert Cistanche）
《神农本草经》

［药物来源］ 本品为列当科植物肉苁蓉 *Cistanche deserticola* Y. C. Ma 或管花肉苁蓉 *Cistanche tubulosa* (Schenk) Wight 干燥带鳞叶的肉质茎（图 24-80～图 24-83），主产于内蒙古、甘肃、青海等地。春季苗刚出土或秋季冻土之前采收，晒干，以条粗壮、密被鳞片、色棕褐、质柔润者为佳。切厚片，生用，或酒炖或酒蒸后用。

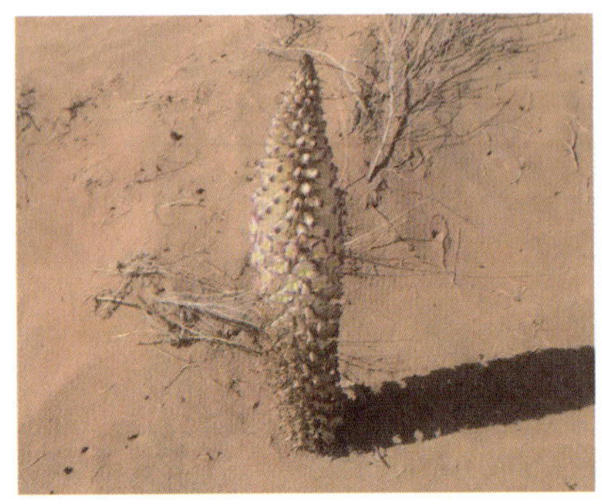

图 24-80 肉苁蓉原植物肉苁蓉

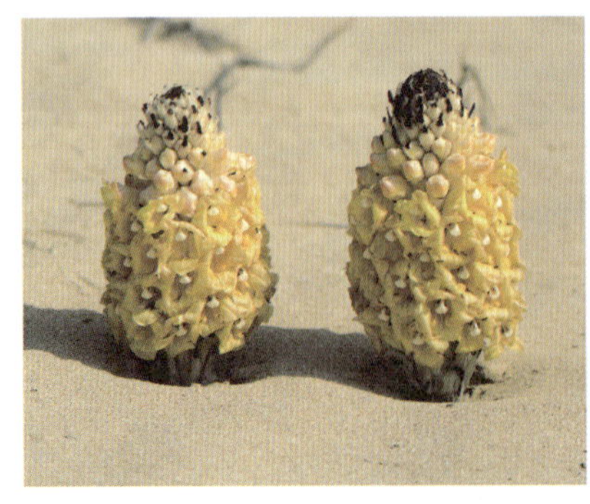

图 24-81 肉苁蓉原植物管花肉苁蓉

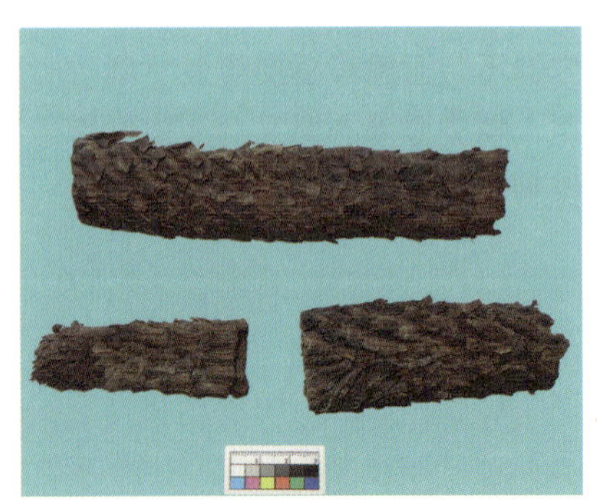

图 24-82 肉苁蓉药材

[**性效特点**] 甘、咸，温。归肾、大肠经。功效：补肾助阳，益精血，润肠通便。

本品药性甘温，长于补阳；质润滋养，味咸入肾，能补肾阳、益精血；尚可益阴，入大肠经能润肠通便，为阴阳平补之品；且具性温而不燥、润而不腻、补而不峻及药力缓和之特点。

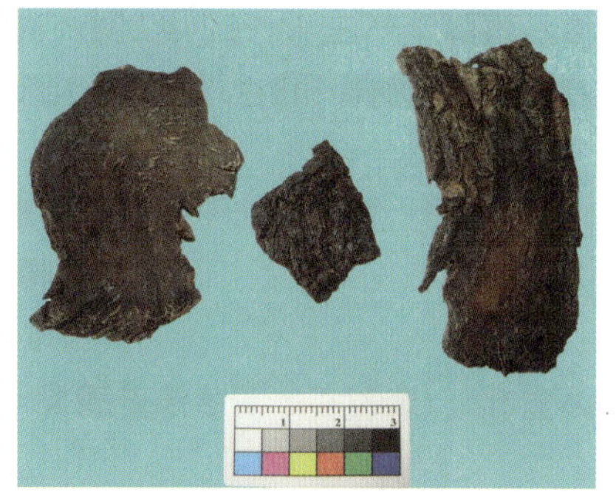

图 24-83　肉苁蓉饮片

[**临床应用**]

1. 肾阳不足，精血亏虚的阳痿、早泄、腰膝疼痛、久不受孕、筋骨无力等，为补肾阳、益精血之良药。男子五劳七伤，阳痿不起，小便余沥，常配伍菟丝子、续断、杜仲、巴戟天等使用；肾虚骨弱，不能起动，可配伍巴戟天、紫河车、杜仲等使用（金刚丸）。

2. 肠燥便秘。发汗太过、津液耗伤所致津伤便秘，常配伍沉香、麻子仁使用（润肠丸）；肾气虚便秘，小便清长，腰酸背冷，可配伍当归、牛膝、泽泻、枳壳等使用（济川煎）。

3. 更年期综合征，属脾肾阳虚者，症见腰膝酸软、烘热汗出、神疲乏力、畏寒股冷者，常配伍淫羊藿、党参、白附片等使用。

[**用量用法**] 水煎服，6～10g。

[**使用注意**] 本品助阳、滑肠，阴虚火旺者及大便泄泻者不宜服用；胃肠实热、大便秘结者亦不宜服。

[**现代研究**] 本品含苯乙醇苷类、环烯醚萜类、木质素类、生物碱、糖类、固醇及多种微量元素等成分，有激活肾上腺、释放皮质激素作用，以及抗衰老、提高免疫力、调整肝脾核酸含量等作用。

锁阳 suǒyáng（Songaria Cynomorium Herb）
《本草衍义补遗》

[**药物来源**] 本品为锁阳科植物锁阳 *Cynomorium songaricum* Rupr. 的干燥肉质茎（图 24-84～图 24-86），主产于内蒙古、甘肃、青海等地。春季采挖，除去花序，干燥，以个肥大、色红、坚实、断面粉性、不显筋脉者为佳。切薄片或切段，生用。

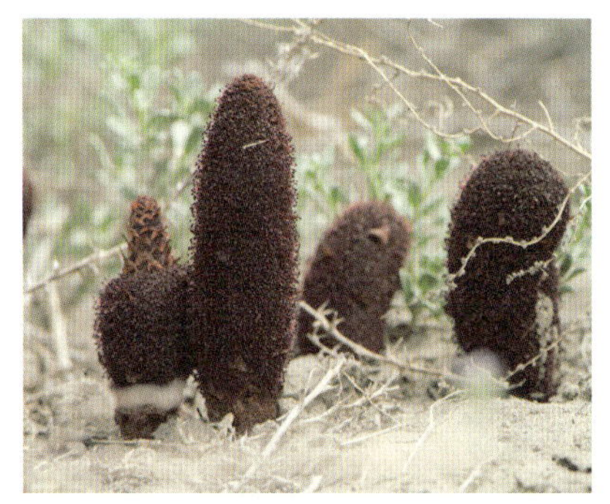

图 24-84　锁阳原植物锁阳

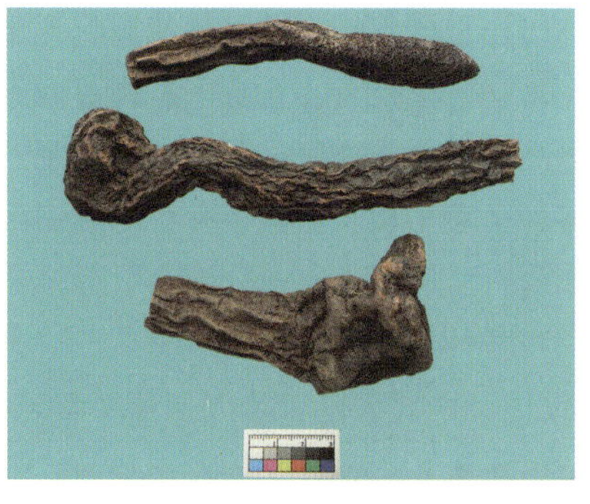

图 24-85　锁阳药材

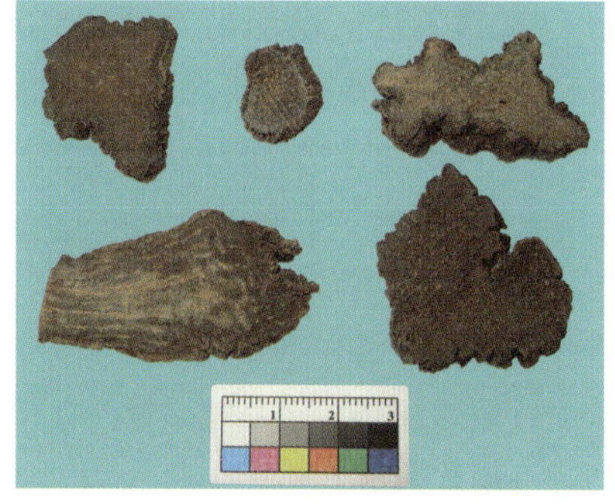

图 24-86　锁阳饮片

[**性效特点**] 甘，温。归肝、肾、大肠经。功效：补肾阳，益精血，润肠通便。

本品有“沙漠人参”之称，其药性甘温，入肾经能补肾阳、益精血；其质润，入大肠经，又能润肠通便；其益精壮骨之效为好，唯药力和缓，久服方效。功基本与肉苁蓉相近，但温燥性较强而益精血、润肠力较弱。

[**临床应用**]

1. 肾阳不足，精血亏虚的腰膝痿软、阳痿、滑精。男子阳痿、女性不孕，常配伍菟丝子、补骨脂、巴戟天等使用；腰膝酸软、筋骨无力，常配伍熟地黄、龟甲等使用（虎潜丸）。

2. 肠燥便秘。精血亏虚之肠燥便秘单用熬膏服，或配伍肉苁蓉、火麻仁、生地黄等使用。

[**用量用法**] 水煎服，5～10g。

[**使用注意**] 本品助阳、滑肠，故阴虚火旺、大便溏泄、热结便秘患者不宜服用。

[现代研究] 本品主含黄酮、三萜皂苷、花色苷、鞣质、淀粉、蛋白质、脂肪、还原糖、挥发油等成分，有增强肠蠕动、抑制应激性溃疡、防治骨质疏松、调节免疫、抗氧化、抗衰老等作用。

补骨脂 bǔgǔzhī（Malaytea Scurfpea Fruit）
《药性论》

[药物来源] 本品为豆科植物补骨脂 *Psoralea corylifolia* L. 的干燥成熟果实（图 24-87、图 24-88），主产于河南、四川、陕西等地。秋季果实成熟时采收花序，晒干，搓出果实，以粒大、色黑、饱满、坚实、无杂质者为佳。生用或盐水炙用。

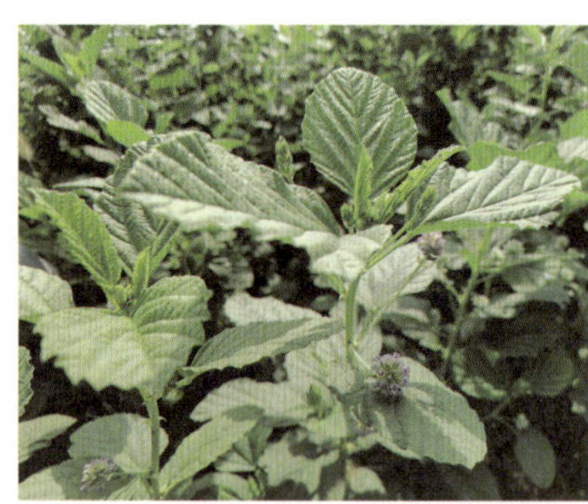

图 24-87　补骨脂原植物补骨脂

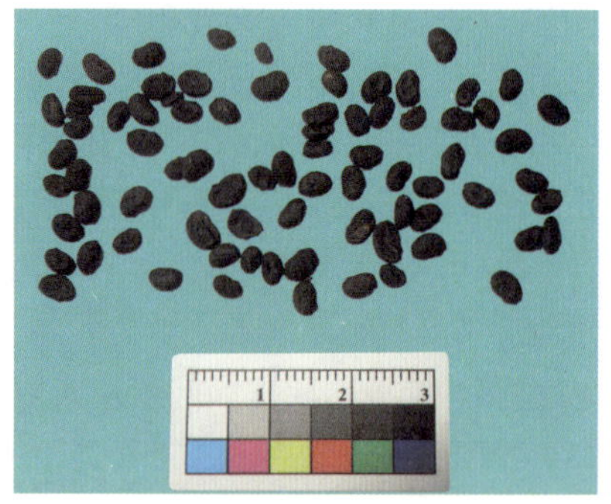

图 24-88　补骨脂饮片

[性效特点] 辛、苦，温。归肾、脾经。功效：补肾壮阳，固精缩尿，温脾止泻，纳气平喘。

本品苦辛温燥，补肾阳而兼温脾；补而兼涩，可固精缩尿，补肾纳气以平喘，可奏标本兼顾之效。

[临床应用]

1. 肾阳虚衰，阳痿、滑精遗精、腰膝酸软。肾虚阳痿常配伍菟丝子、杜仲、核桃仁、沉香等使用；肾阳虚衰，风冷侵袭之腰膝冷痛，可配伍杜仲、核桃仁使用（青蛾丸）；肾虚遗精滑精配伍青盐等份同炒为末服。
2. 肾气虚寒，遗尿、尿频。小儿遗尿单用本品炒为末服；肾虚小便频数，可配伍小茴香等份为丸服。
3. 肾不纳气的虚喘，可配伍附子、肉桂、核桃仁、沉香等使用（黑锡丹）。
4. 脾肾阳虚的五更泄、久泻久痢，常配伍吴茱萸、五味子、肉豆蔻等使用（四神丸）。
5. 尚可用于治疗白癜风、斑秃，本品尚可消风祛斑，研末用酒浸制成酊剂外涂患处。
6. 现临床对于崩漏、胎动不安、各种子宫出血、放疗及化疗所致白细胞减少；以注射液肌内注射治疗银屑病、白癜风、斑秃、甲癣等。

[用量用法] 水煎服，6～10g。外用 20%～30% 酊剂涂患处。

[使用注意] 本品性温燥，能伤阴助火，阴虚火旺者及大便秘结者忌服。

[现代研究] 本品主含香豆素类、黄酮类及单萜酚类等成分，有雌激素样作用，可增强阴道角化，增加子宫重量，以及抗抑郁、抗氧化、抗肿瘤、抗菌、抗炎作用，有较好的心血管保护、促进骨生长作用。

益智仁 yìzhìrén（Sharpleaf Galangal Fruit）
《本草拾遗》

[药物来源] 本品为姜科植物益智 *Alpinia oxyphylla* Miq. 的干燥成熟果实（图 24-89～图 24-92），主产于海南、广东、广西等地。夏秋间果实由绿变红时采收，晒干或低温干燥，以粒大、饱满、气味浓者为佳。除去外壳，生用或盐水炙用，用时捣碎。

[性效特点] 辛，温。归脾、肾经。功效：暖肾固精缩尿，温脾止泻摄唾。

本品气香而涩，性温燥，长于补肾阳而固精缩尿，暖脾阳而开胃摄唾（实为“涎”），补益之中兼有收涩之性。

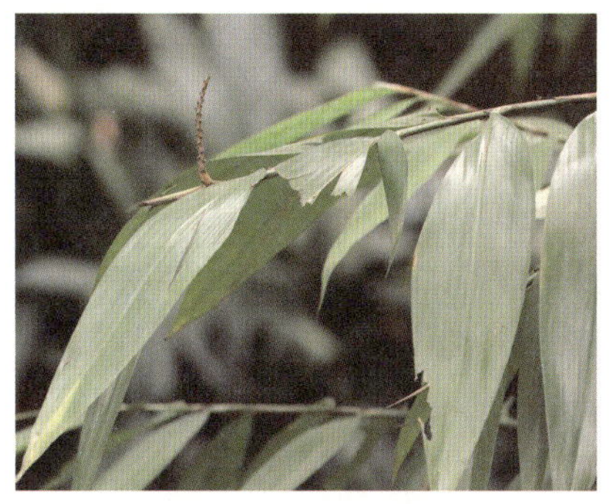

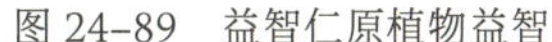
图 24-89　益智仁原植物益智

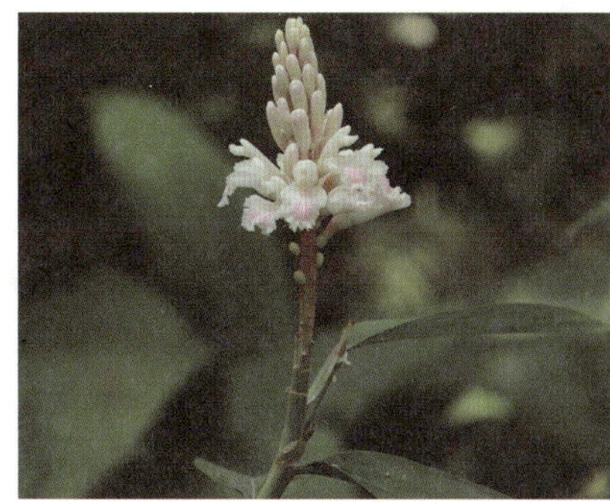
图 24-90　益智仁原植物益智

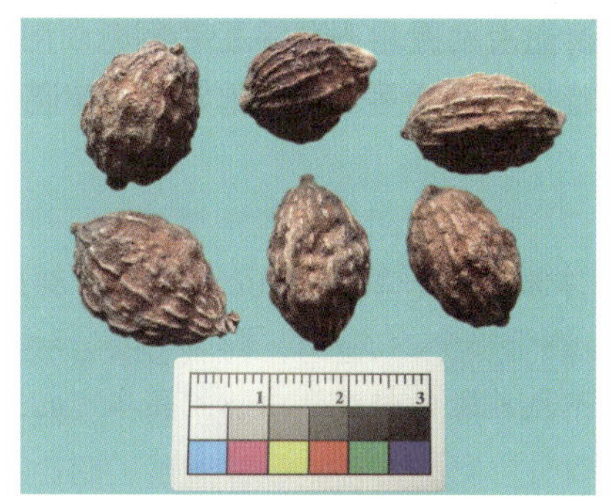
图 24-91　益智仁药材

[临床应用]

1. 肾阳亏虚的遗精、滑精、遗尿、尿频，以及崩漏、白浊。梦遗滑精常配伍乌药、山药等使用（三仙丸）；下焦肾阳虚之小便频，益智仁、乌药等份为末，山药糊丸服（缩泉丸）。

2. 脾胃虚寒的腹中冷痛、口多涎唾。脾胃虚寒，脘腹冷痛，呕吐泄泻，常配伍吴茱萸、小茴香、干姜、青皮等使用；中焦虚寒，食少，多涎唾，单用本品或配伍理中丸、六君子汤等使用。常可代替砂仁温补脾胃；为防其动火，常配伍山药使用。

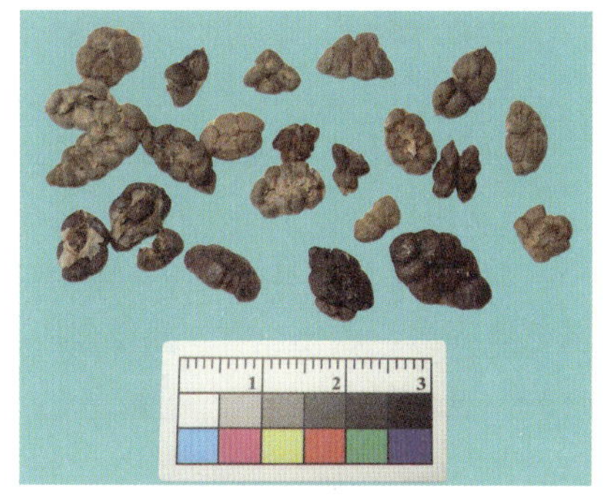
图 24-92　益智仁饮片

[用量用法] 水煎服，3～10g。

[使用注意] 阴虚火旺者，遗精滑精、崩漏、带下有热者不宜使用。

[现代研究] 本品主含挥发油、二苯庚体类、倍半萜类、黄酮等成分，有抗疲劳、抗高温、保护神经、镇静催眠、抗过敏、抗肿瘤、抗氧化应激、抗菌等作用。

[药物比较] 补骨脂，味苦、辛，性温，主归肾、脾经。益智仁，味辛，性温，主归肾、脾经。二者均能补肾助阳、固精缩尿、温脾止泻，用于治疗肾虚遗精、遗尿证、脾肾阳虚泄泻等。不同之处：补骨脂壮阳之力胜于温脾，偏补肾阳，为脾肾阳虚下元不固要药；又有纳气平喘，可用于肾不纳气虚喘。益智仁暖脾之力胜于温肾，偏补脾，又能摄唾，多用于脾寒泄泻多唾。

菟丝子 tùsīzǐ（Dodder Seed）
《神农本草经》

[药物来源] 本品为旋花科植物南方菟丝子 *Cuscuta australis* R. Br. 或菟丝子 *Cuscuta chinensis* Lam. 的成熟种子（图 24-93～图 24-95），全国大部分地区均有产。秋季果实成熟时采收植株，晒干，打下种子，干燥，以色灰黄、颗粒饱满者为佳。生用或盐水炙用。

[性效特点] 辛、甘，平。归肾、肝、脾经。功效：补益肝肾，固精缩尿，安胎明目，止泻，外用消风祛斑。

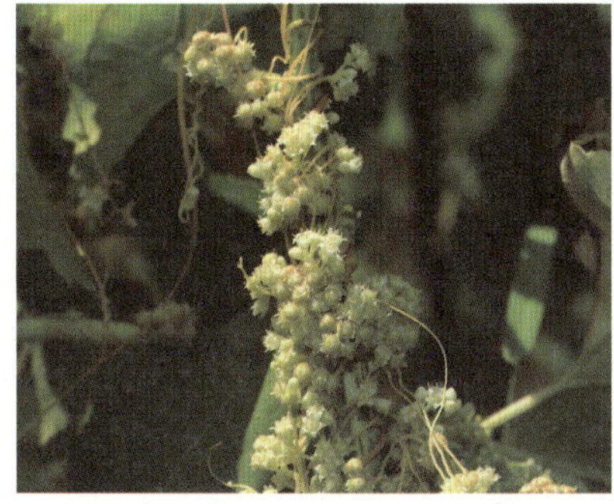
图 24-93　菟丝子原植物南方菟丝子

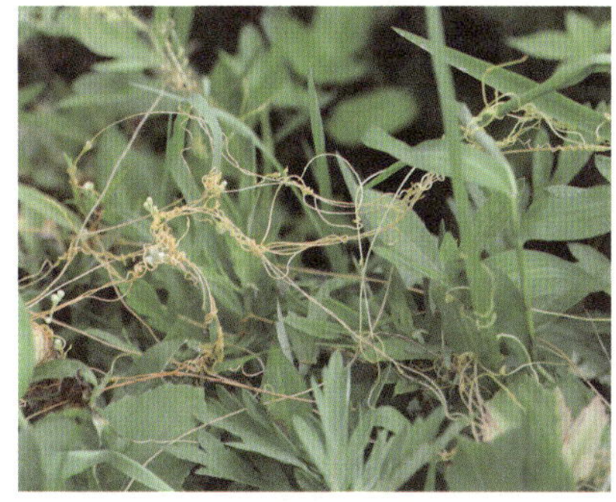
图 24-94　菟丝子原植物菟丝子

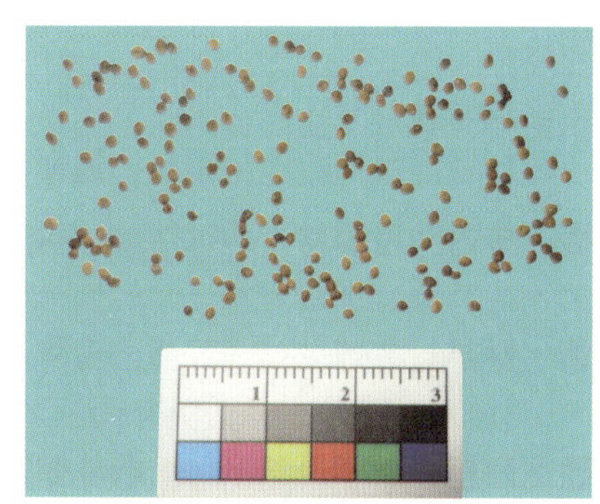
图 24-95　菟丝子饮片

本品平而不燥，滋而不腻，辛以润燥，甘以补虚，既可补肾阳，又能益肾阴，为阴阳平补之品，而以补阳较长；并可温补脾肾而止泻，滋养肝肾之阴，益精养血以明目；尚善补肝肾安胎。

[临床应用]

1. 肾虚阳痿、遗精滑精、早泄、不孕、尿频、带下过多、腰膝酸软。肾虚腰痛常配伍杜仲、山药等使用；阳痿遗精配伍枸杞子、覆盆子、车前子、五味子使用（五子衍宗丸）；小便过多或失禁可配伍桑螵蛸、肉苁蓉、鹿茸等使用；遗精、白浊、尿有余沥常配伍沙苑子、芡实、萆薢、茯苓、石莲子等使用（茯苓丸）。

2. 肝肾亏虚，目暗不明、目昏、耳鸣等，配伍熟地黄、车前子、当归、枸杞子、远志等使用（驻景丸）。

3. 肾虚冲任不固，胎漏、胎动不安、滑胎，常配伍续断、桑寄生、阿胶等使用（寿胎丸）。

4. 脾肾虚寒，便溏泄泻。偏脾虚腹泻，常配伍人参、白术、补骨脂等使用；脾肾两虚泄泻，常配伍枸杞子、山药、茯苓、莲子、肉豆蔻等使用。

5. 肾虚消渴。

6. 现临床用于肝炎、肝硬化、肾炎等的治疗；外用治疗白癜风、痔疮、癣疮等。

[用量用法] 水煎服，6～12g。外用适量。

[使用注意] 本品虽为平补之品，但偏于补阳，因而阴虚火旺、大便燥结、小便短赤患者不宜服用。

[现代研究] 本品主含黄酮类，如金丝桃苷、菟丝子苷等，及含有机酸类成分，有雌激素样作用、抗衰老、降低胆固醇、软化血管、降低血压、促进造血功能、抑制肠运动、延缓白内障发展等作用。

沙苑子 shāyuànzǐ（Flattened Milkvetch Seed）
《本草衍义》

[药物来源] 本品为豆科植物扁茎黄芪 *Astragalus complanatus* R. Br. 的成熟种子（图 24-96、图 24-97），主产于陕西、山西等地。秋末冬初果实成熟尚未开裂时采收，晒干，打下种子，以色绿褐、颗粒饱满者为佳。生用或盐水炙用。

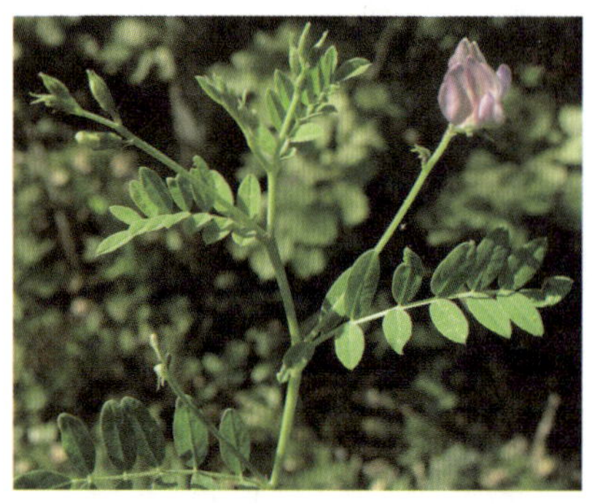
图 24-96　沙苑子原植物扁茎黄芪

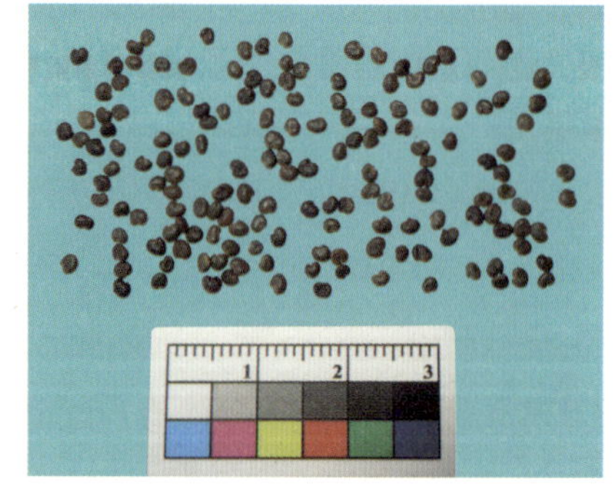

图 24-97　沙苑子饮片

[性效特点] 甘，温。归肝、肾经。功效：补肾助阳，固精缩尿，养肝明目。

本品甘温补益，兼具涩性，为平补肝肾之品，补益之功近菟丝子但以收涩见长，能固涩下元、养肝以明目。

[临床应用]

1. 肾虚腰痛，遗精早泄，遗尿尿频，白浊带下。肾虚遗精滑泄、白带过多，常配伍龙骨、牡蛎、莲子等使用（金锁固精丸）；肾虚腰痛常配伍杜仲、续断、桑寄生等使用。

2. 肝肾亏虚，头晕目眩，目暗昏花等，常配伍菟丝子、枸杞子、菊花等使用。

[用量用法] 水煎服，9～15g。

[使用注意] 本品为温补固涩之品，阴虚火旺、小便不利者不宜服用。

[现代研究] 本品主含黄酮类、氨基酸、多肽、蛋白质、酚类、鞣质、甾醇等成分，有增强免疫、降脂、保肝、抗肝纤维化、抗疲劳、抗肿瘤、抗辐射等作用。

[药物比较] 菟丝子，味辛、甘，性平，主归肾、肝、脾经。沙苑子，味甘，性温，主归肝、肾经。二者均能补肾助阳、固精缩尿、养肝明目。不同之处：菟丝子药性偏辛润，生津滋肾，平补肾阴肾阳，其应用广泛；兼有益脾止泻，安胎之功。沙苑子药性偏温涩，而固精助阳，多用于肾阳虚下元不固诸证（无止泻作用）。

蛤蚧 géjiè（Giant Gecko）
《雷公炮炙论》

[药物来源] 本品为壁虎科动物蛤蚧 *Gekko gecko* Linnaeus 除去内脏的干燥体（图 24–98～图 24–100），主产于广西、云南、广东等地。全年均可捕捉，去内脏，拭净，用竹片撑开，使扁平顺直，低温干燥，以体大、肥壮、尾全、不破碎者为佳。除去鳞片、头足，切成小块，生用或酒制用。

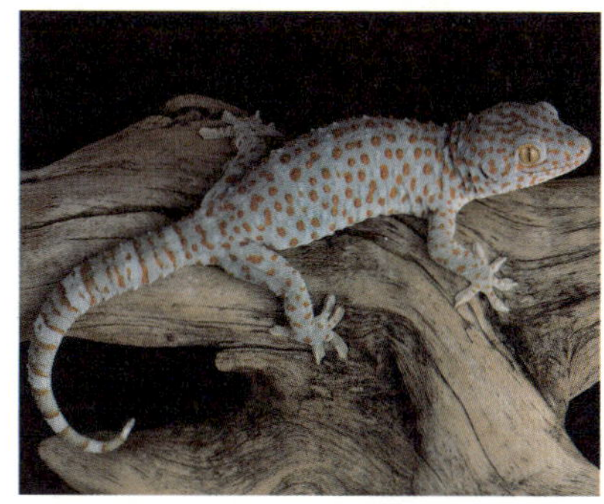

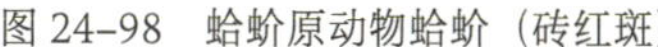

图 24–98　蛤蚧原动物蛤蚧（砖红斑）

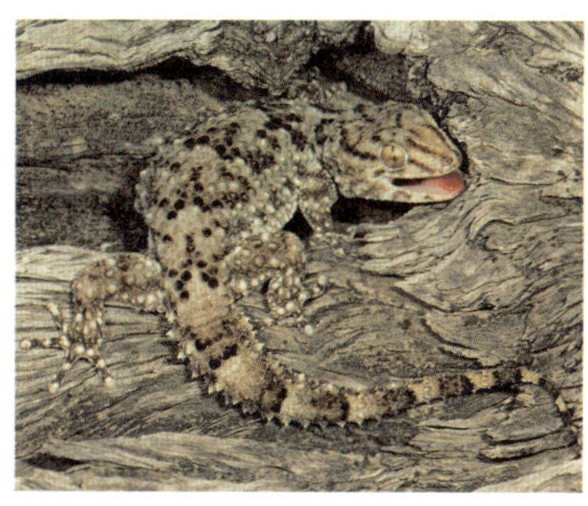

图 24–99　蛤蚧原动物蛤蚧（灰褐斑）

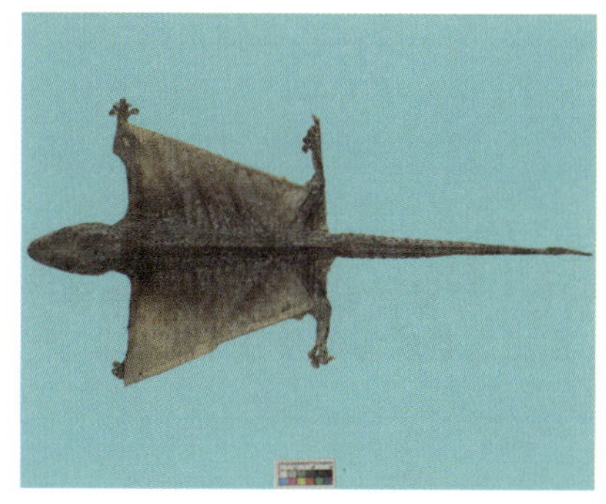

图 24–100　蛤蚧药材

[性效特点] 咸，平。归肺、肾经。功效：补肺益肾，纳气平喘，助阳益精。

本品味咸性平，入肺肾二经，长于补肺气、助肾阳、定喘咳；尤善摄纳肾气，为治肺肾虚喘佳药；质润不燥，补肾兼能益精血，有固本培元之功。

[临床应用]

1. 肺肾不足所致虚喘气促，劳嗽咯血。虚劳咳嗽常配伍川贝母、苦杏仁、紫菀等使用；肺肾虚喘常配伍人参、苦杏仁、川贝母等使用（人参蛤蚧散）。

2. 肾阳不足，精血亏虚所致阳痿、遗精，尿频等，单用本品浸酒服，或配伍益智仁、巴戟天、补骨脂等使用。

[用量用法] 水煎服，3～6g；多入丸散或酒剂使用。

[使用注意] 咳喘实证患者不宜服用。

[现代研究] 本品主含蛋白质、磷脂类、脂肪酸类、氨基酸及微量元素等成分，有平喘、抗炎、降血糖、抗肿瘤及促肾上腺皮质激素样作用。

核桃仁 hétáorén（Walnut Meat）
《开宝本草》

[药物来源] 本品为胡桃科乔木胡桃 *Juglans regia* L. 的干燥成熟种仁（图 24–101、图 24–102），又名胡桃肉。全国各地均有产，以华北、西北、东北地区为多。秋季果实成熟时采收，去肉质果皮，晒干，再除去核壳和木质隔膜。以色黄、个大、饱满、油多者为佳。生用。

[性效特点] 甘，温。归肺、肾、大肠经。功效：补肾固精，温肺平喘，润肠通便。

本品性温味甘，能温补肾阳，但力较弱，多入复方配伍应用；且长于补肺肾，定喘咳；兼能润肠燥以通大便。

[临床应用]

1. 肾阳虚衰、腰膝酸痛、阳痿遗精、小便频数、须发早白等。肾虚腰酸，头晕耳鸣，尿有余沥，常配伍杜仲、补骨脂、大蒜等使用（青娥丸）；肾虚腰膝酸痛，两足痿躄，常配伍续断、杜仲、补骨脂等使用（胡桃汤）。

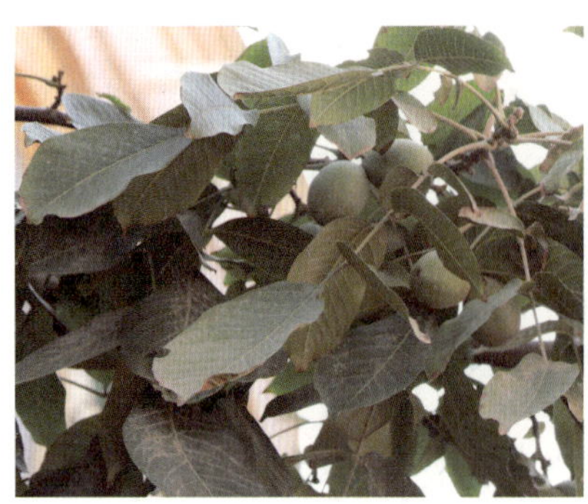
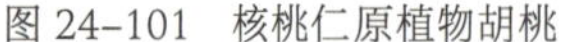
图 24-101　核桃仁原植物胡桃

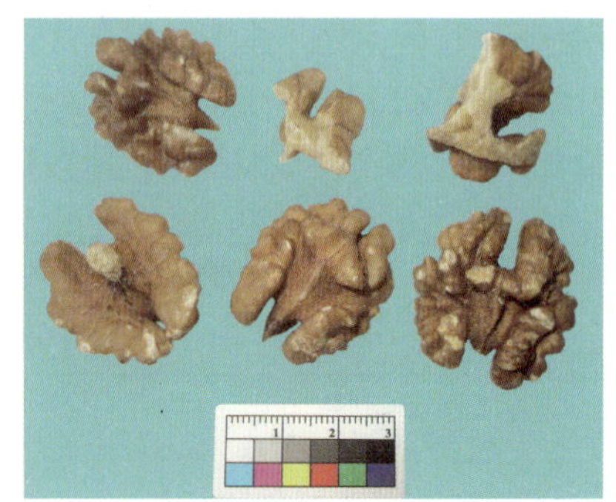
图 24-102　核桃仁饮片

2. 肺肾不足，虚寒喘咳。肺肾不足、肾不纳气引起的虚喘，常配伍人参、生姜等使用（人参胡桃汤）；久咳不止常配伍人参、苦杏仁等使用。

3. 肠燥津枯便秘，可单用本品，或配伍火麻仁、肉苁蓉、当归等使用（大便不通方）。

[用量用法] 水煎服，6～9g；传统认为本品用于定喘咳宜连皮用；润肠燥宜去皮用。

[使用注意] 阴虚火旺、痰热咳喘、便溏者不宜服用。

[现代研究] 本品主含蛋白质、脂肪油、糖、碳水化合物、钙、磷等成分，有增加蛋白质含量、增强脑功能、延缓衰老、润燥滑肠、镇咳等作用。

冬虫夏草 dōngchóngxiàcǎo（Chinese Caterpillar Fungus）
《本草从新》

[药物来源] 本品为麦角菌科真菌冬虫夏草菌 *Cordyceps sinensis*（Berk.）Sacc. 寄生在蝙蝠蛾科昆虫幼虫上的子座和幼虫尸体的干燥合体（图 24-103、图 24-104），主产于四川、青海、西藏等地。夏初子座出土、孢子未发散时挖取，晒干或低温干燥，以完整、虫体丰满肥大、外色黄亮、内色白、子座短者为佳。生用。

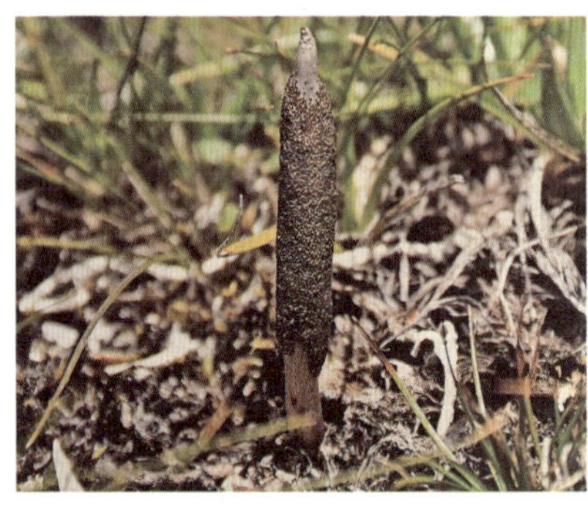
图 24-103　冬虫夏草原来源物

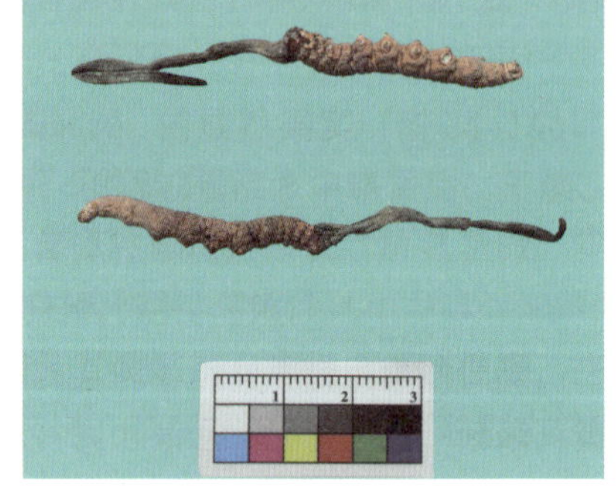
图 24-104　冬虫夏草饮片

[性效特点] 甘，平。归肺、肾经。功效：补肾益肺，止血化痰。

本品药性甘平，入肺肾二经，既可补肾阳，又能养肺阴，为肺肾阴阳平补之品，尚可止血、化痰、止咳。蒲松龄曾赋诗曰：“冬虫夏草名符实，变化生成一气通。一物竟能兼动植，世界物理信无穷。”

[临床应用]

1. 肾阳不足、精血亏虚所致阳痿遗精、腰膝酸痛等，单用本品浸酒服用，或配伍杜仲、巴戟天、淫羊藿等使用。

2. 久咳虚喘，劳嗽咯血。肺阴虚劳嗽咯痰带血，单用本品，或配伍北沙参、川贝母、阿胶等使用；肺肾两虚，摄纳无权，气虚作喘者，可配伍人参、黄芪、核桃仁等使用。

3. 尚可用于病后虚损或素体羸弱，或治疗自汗畏寒等。

[用量用法] 水煎服或炖服，3～9g。

[使用注意] 有表邪患者不宜服用。

[现代研究] 本品主含蛋白质、脂肪、糖、粗纤维、维生素及钙等微量元素，有平喘、镇咳、祛痰、保肝、改善心肌缺血、增强免疫、减慢心率、降压、降血脂、抗衰老、抗癌、抗辐射等作用。

[药物比较] 蛤蚧，味咸，性平，主归肺、肾经。核桃仁，味甘，性温，主归肾、肺、大肠经。冬虫夏草，味咸，性平，主归肺、肾经。三者均能入肺肾经，善补肺益肾，定喘咳，用于治疗肺肾两虚之喘咳等病证。不同之处：蛤蚧补益力强，偏于补益肺气，尤其善于纳气定喘，为肺肾虚喘之要药；兼益精血。核桃仁补益力缓，偏于助肾阳，温肺寒，用于阳虚腰痛及虚寒喘咳，兼润肠通便。冬虫夏草平补肺肾阴阳，兼止血化痰，用于久咳虚喘，劳嗽痰血，为诸劳虚损调补之要药。

附：其他补阳药

表 24-2 其他补阳药

药名	药性	功效	主治证	用法用量
胡芦巴	苦，温；归肾经	温肾助阳，祛寒止痛	肾阳虚衰，下焦虚冷，阳痿早泄，遗精滑精，精冷囊湿，腰痛等，小腹冷痛，寒疝腹痛，寒湿脚气，足膝冷痛	水煎服，5～10g
韭菜子	辛、甘，温；归肝、肾经	温补肝肾，壮阳固精	肝肾亏虚，腰膝酸痛，阳痿遗精，遗尿尿频，白浊带下	水煎服，3～9g
阳起石	咸，温；归肾经	温肾壮阳	肾阳不足，阳痿不举，宫冷不孕	水煎服，3～6g
紫石英	甘，温；归肾、心、肺经	温肾暖宫，镇心安神，温肺平喘	肾阳亏虚，宫冷不孕，崩漏带下，惊悸不安、失眠多梦，虚寒喘咳	水煎服，9～15g，打碎先煎
海狗肾	咸，热；归肾经	暖肾壮阳，益精补髓	肾阳亏虚，阳痿精冷，精少不育，肾阳衰微，心腹冷痛	研末服，每次 1～3g，每日 2～3 次
黄狗肾	咸，温；归肾经	壮阳益精	肾虚精亏，阳痿宫冷，健忘耳鸣，神思恍惚，腰酸足软	研粉冲服或入丸散服，1～3g
海马	甘、咸，温；归肝、肾经	温肾壮阳，散结消肿	肾虚阳痿，遗精遗尿，肾虚作喘，癥瘕积聚，跌仆损伤，外敷用于治疗外科痈肿疔疮	水煎服，3～9g
海龙	甘、咸，温；归肝、肾经	温肾壮阳，散结消肿	肾阳不足，阳痿遗精，癥瘕积聚，瘰疬痰核，跌仆损伤，外用治疗痈肿疔疮	水煎服，3～9g；外用适量，研末敷患处
蛤蟆油	甘、咸，平；归肺、肾经	补肾益精，养阴润肺	病后体虚，神疲乏力，心悸失眠，盗汗，劳嗽咯血	水煎服，5～15g

第三节 补血药

凡能补血，以消除或改善血虚证候为主要作用的药物，就称为补血药（herbs that supplement blood），亦称养血药。

本类药物多甘温或平，质润，主入心、肝、脾、肾经，功能补血养血，用于各种血虚病证（心血虚、肝血虚、心脾两虚、肝肾精血亏虚等）。血虚证：症见面色苍白或萎黄，唇甲苍白，眩晕耳鸣，心悸怔忡，失眠、健忘，或月经延期，量少色淡，甚则闭经，舌淡脉细等。

使用注意：养血药其性多偏黏腻，凡湿浊中阻，脘腹胀满，食少便溏者不宜应用；脾胃虚弱者，应与健胃消食的药物同用，以免影响食欲。

掌握层次：A：当归、熟地黄、阿胶、何首乌、白芍。C：龙眼肉。

当归 dāngguī（Chinese Angelica）
《神农本草经》

[药物来源] 本品为伞形科多年生草本植物当归 *Angelica sinensis*（Oliv.）Diels. 的根（图 24-105～图 24-108），主产于甘肃、四川、陕西等地，以甘肃岷县（古属秦州）产者为著名道地药材，称岷当归、秦归。秋末采挖，

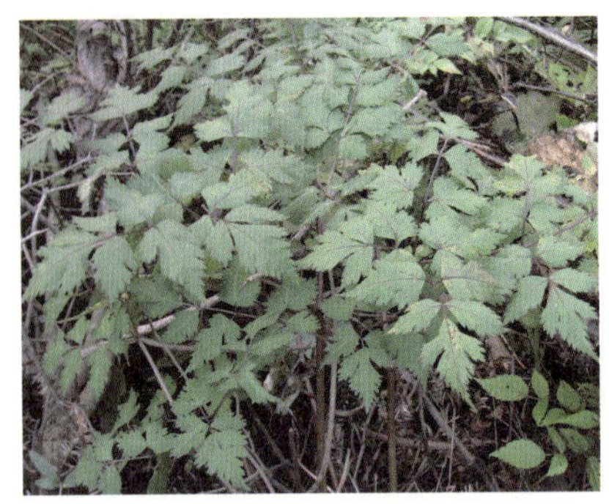
图 24-105　当归原植物当归

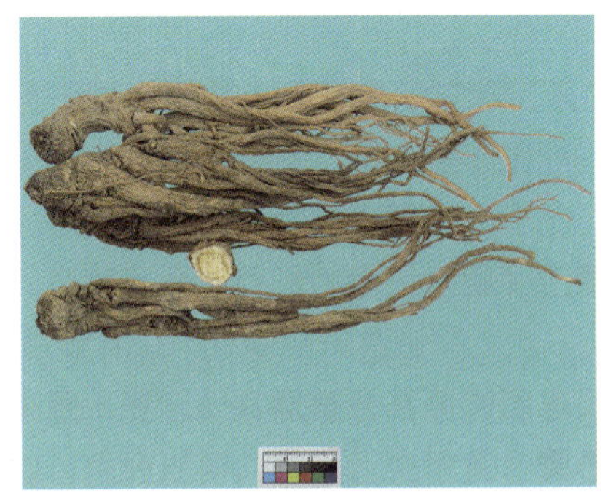
图 24-106　当归药材

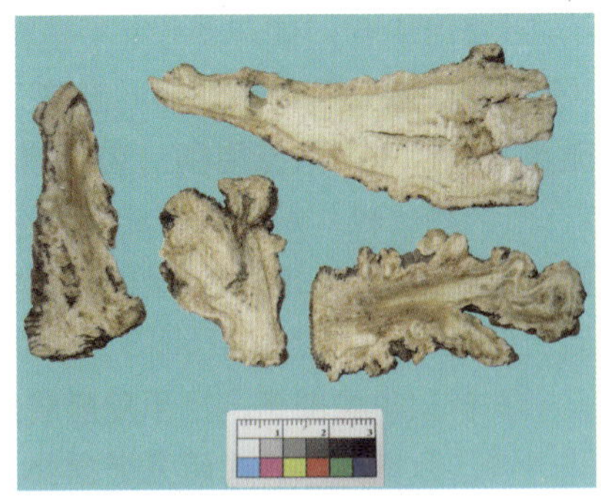
图 24-107　当归饮片

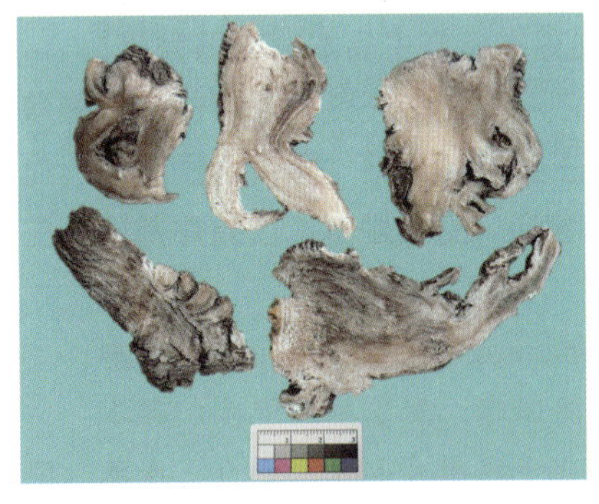
图 24-108　当归饮片（岷当归）

去芦头、须根，待水分稍蒸发后捆成小把，上棚，用烟火慢慢熏干，以质柔、切面黄白色、气香浓郁者为佳。切薄片，生用或酒炙用。

［性效特点］ 甘、辛，温。入肝、心、脾经。功效：补血活血，调经止痛，润肠通便。

本品甘温润补，辛散善行，入心、肝血分，善补血，兼活血；善止痛，兼润肠；长于调月经；以补血活血为基础，可安胎、散瘀消肿、排脓。其性偏温，血分有寒者尤佳；具有行有余而守不足的特点。

［临床应用］

1. 血虚诸证，为补血之圣药。气血两虚，眩晕心悸，常配伍黄芪补气以生血（当归补血汤）；血虚萎黄、心悸失眠，常配伍川芎、白芍、熟地黄使用（四物汤）。

2. 妇科诸证（月经不调、经闭痛经、胎前产后诸证），尤宜于血虚、血瘀、血寒之月经不调，经闭痛经，为妇科补血活血、调经止痛之要药。本品在妇女经、胎、产病中使用均可发挥调治作用，即平日可调经；婚后不孕可调经种子；孕中可安胎、止妊娠腹痛；足月时可催产下胎；产后可调理。血虚经闭痛经，月经不调，常配伍熟地黄、白芍、川芎等使用（四物汤）；兼血瘀者加用桃仁、红花等使用（桃红四物汤）；冲任虚寒、瘀血阻滞所致月经不调，经闭痛经，常配伍白芍、桂枝、吴茱萸等使用（温经汤）；肝郁气滞之月经不调、痛经等，配伍柴胡、白芍、白术等使用（逍遥散）；肝郁化火、热迫血行之月经不调，可配伍牡丹皮、栀子、柴胡等使用（丹栀逍遥散）；气血两虚所致之月经不调、闭经、痛经，常配伍人参、白术、熟地黄等使用（八珍汤）。

3. 虚寒腹痛，风湿痹痛，跌仆伤痛等疼痛诸证，尤宜于血虚、血瘀偏于寒证之多种疼痛证。跌打损伤，瘀血作痛，常配伍乳香、没药、桃仁、红花等使用（复元活血汤、活络效灵丹）；血虚、血瘀、寒凝所致腹痛，常配伍桂枝、芍药、生姜等使用（当归生姜羊肉汤、当归建中汤）；风寒痹痛，肢体麻木，常配伍防风、羌活、秦艽等使用（蠲痹汤）。

4. 痈疽疮疡，初起可消肿止痛，脓成可补血排脓，溃后可益气血敛疮。疮疡初起、肿胀疼痛，常配伍金银花、天花粉、赤芍等使用（仙方活命饮）；痈疽溃后不敛，可配伍黄芪、人参、肉桂等使用（十全大补汤）；脱疽溃烂，阴血伤败，配伍金银花、玄参、甘草等使用（四妙勇安汤）。

5. 久病、年老体虚及产妇血虚肠燥便秘，配伍肉苁蓉、牛膝、升麻等使用（济川煎）；或配伍生何首乌、火麻仁、桃仁等润肠通便药使用。

6. 现临床上对于支气管哮喘、支气管炎、突发性耳聋及梅尼埃病、小儿痿证、肠痈、乳癖、带状疱疹、斑秃、脱发等，亦可根据辨证选用本品。

［用量用法］ 水煎服，6～12g。生当归质润，长于补血调经、润肠通便，常用于血虚证、血虚便秘、痈疽疮疡等。酒当归功善活血调经，常用于血瘀经闭痛经、风湿痹痛、跌仆损伤等。传统认为当归身偏于补血，当归头和尾偏于活血，当归炭偏于止血，全当归偏于和血、补血活血。

［使用注意］ 湿盛中满、大便溏泄者忌用；久服、多服可致虚火上炎，症见咽喉疼痛、鼻孔灼热等。

［现代研究］本品主含挥发油、有机酸、氨基酸、维生素、微量元素等。其所含有效成分当归多糖可促进红细胞及血红蛋白的生成，对骨髓抑制者的造血功能有显著促进作用。同时本品尚有抑制子宫收缩、改善冠状动脉循环、抗血栓、增强免疫、抗肿瘤、抗辐射、抗肝损伤、降血脂、平喘等作用。

熟地黄 shúdìhuáng（Prepared Rehmannia Root）
《本草拾遗》

［药物来源］本品为玄参科植物地黄 *Rehmannia glutinosa* Libosch. 的块根经加工炮制而成（图 24-109～图 24-112）。取生地黄，照酒炖法炖至酒吸尽，取出，晾晒至黏液稍干；或照蒸法蒸至黑润，取出，晒至八成干，切厚片或切块用。以块肥大、断面乌黑色、味甜者为佳。

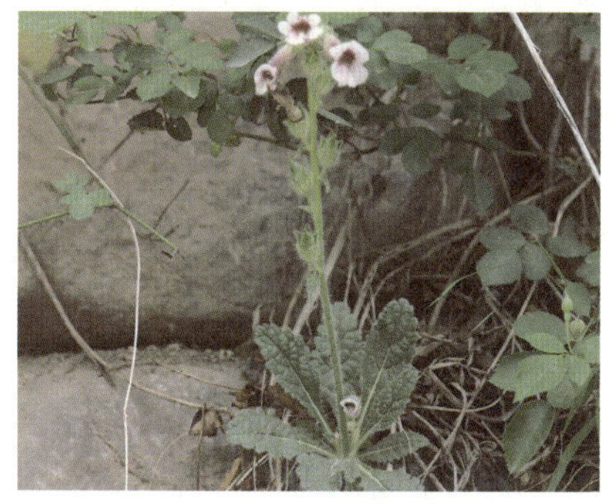
图 24-109　熟地黄原植物地黄

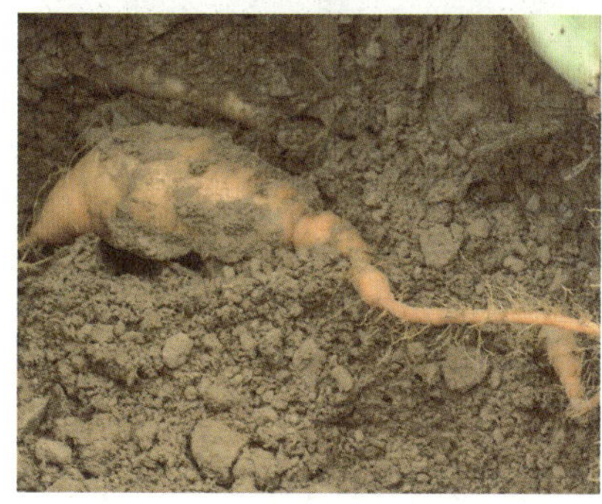
图 24-110　熟地黄原植物地黄

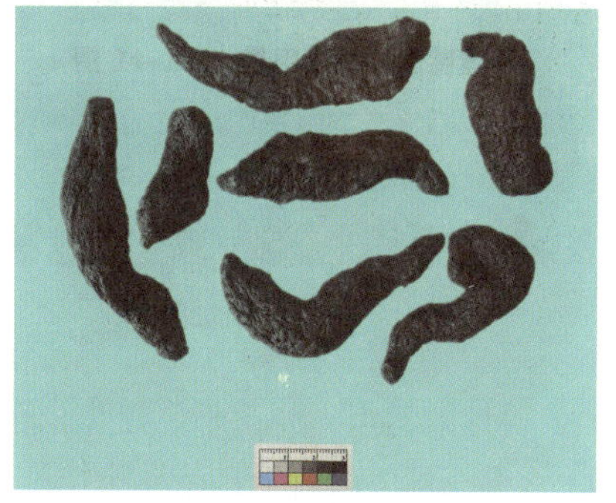
图 24-111　熟地黄药材

［性效特点］甘，微温。归肝、肾经。功效：补血滋阴，益精填髓。

本品药性甘温味厚，质润多液；补阴益精以生血，"大补血虚不足"（《珍珠囊》）；味甘滋润，入肝肾善于滋补阴血，为补血要药、滋阴主药；同时能填精补髓；然性颇黏腻，容易碍胃。

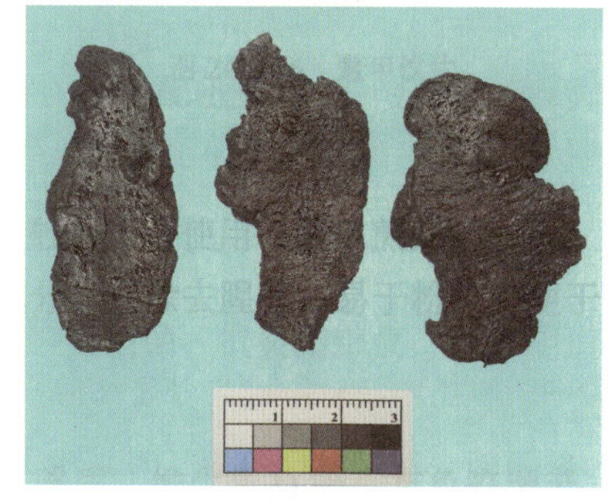
图 24-112　熟地黄饮片

［临床应用］

1. 血虚诸证，为养血补虚之要药。血虚所致萎黄、眩晕、失眠及月经不调、崩漏等，常配伍当归、白芍、川芎使用（四物汤）；血虚心悸怔忡，可配伍远志、酸枣仁等使用；崩漏下血伴血虚血寒、少腹冷痛，常配伍艾叶、阿胶等使用（胶艾汤）；气血两虚者常配伍人参、当归等使用（八珍汤）。

2. 肝肾阴虚诸证，"大补五脏真阴"，为补肝肾阴虚证之要药。肝肾阴虚所致腰膝酸软、遗精盗汗、耳鸣耳聋、消渴等，常配伍山药、山茱萸等使用（六味地黄丸）；肝肾阴虚，虚火上炎所致骨蒸潮热，颧红盗汗，耳鸣遗精等，常配伍知母、黄柏、山茱萸、龟甲等（大补阴丸、知柏地黄丸）。

3. 肝肾不足，精血亏虚，眩晕耳鸣，须发早白。精血亏虚所致须发早白，常配伍何首乌、牛膝、菟丝子等使用（七宝美髯丹）；肝肾不足、精血亏虚所致五迟五软，常配伍龟甲、锁阳、狗脊等使用（虎潜丸）。

［用量用法］水煎服，9～15g。熟地黄炭可止血，常用于崩漏等血虚出血证。

［使用注意］本品性质黏腻，较生地黄更甚，有碍消化，凡气滞痰多、脘腹胀痛、食少便溏者忌服。重用久服，为防止其滋腻碍胃，可配陈皮、砂仁等使用。

［现代研究］本品主含梓醇、毛蕊花糖苷、环烯醚萜苷、地黄苷、地黄素、氨基酸及糖等成分，有促进骨髓造血、改善学习记忆、调节免疫、防治骨质疏松、抗衰老的作用。

［药物比较］鲜地黄、生（干）地黄、熟地黄三者均能养阴生津，治疗阴虚津亏证。不同之处：鲜地黄甘苦大寒，滋阴力弱，但长于清热凉血、泻火除烦，多用于血热邪盛，阴虚津亏证。生（干）地黄甘寒质润，凉血之力稍逊，但长于养心肾之阴，故血热阴伤及阴虚发热者宜。熟地黄性味甘温，入肝肾而功专养血滋阴，填精益髓，凡真阴不足，精髓亏虚者均可应用。

阿胶 ējiāo（Donkey-hide Gelatin）
《神农本草经》

[药物来源] 本品为马科动物驴 *Equus asinus* L. 的皮，经漂泡去毛后煎煮、熬制而成的固体胶块（图 24–113～图 24–115），主产于山东、浙江等地，以山东东阿县为著名道地产区。以乌黑、断面光亮、质脆、味甘者为佳。捣成碎块用，或照烫法用蛤粉或蒲黄烫成阿胶珠用。

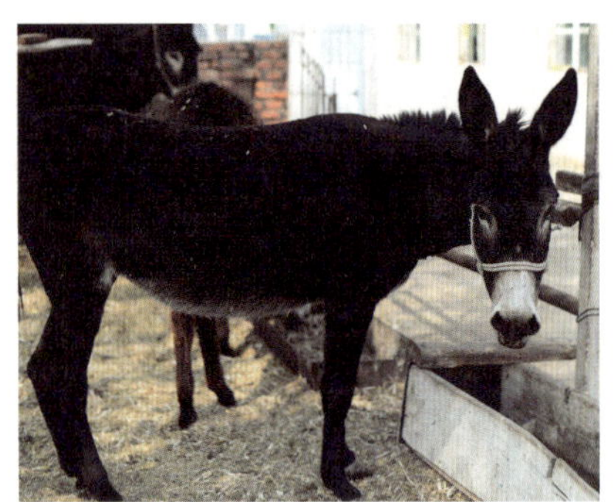
图 24–113　阿胶原动物驴

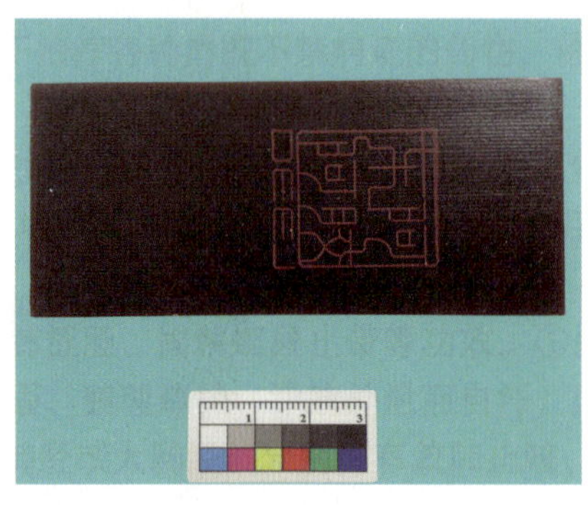
图 24–114　阿胶饮片

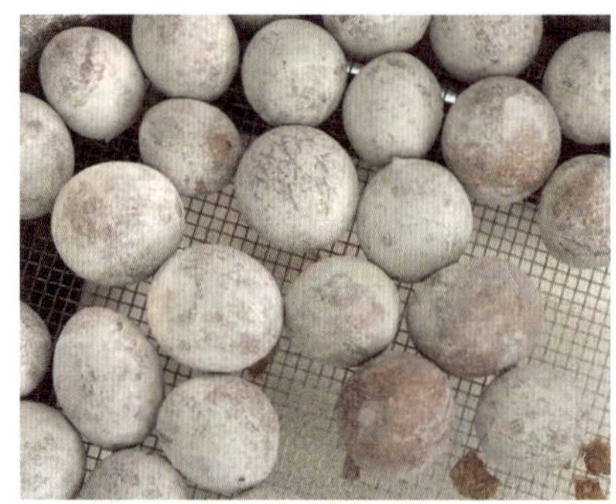
图 24–115　阿胶珠

[性效特点] 甘，平。归肺、肝、肾经。功效：补血止血，滋阴润肺。

本品为血肉有情之品，味甘质润能补益；入肝经血分，有较强补血作用；入肾经，可养阴以滋肾水；入肺经，可润燥；味甘质黏，能凝固血络而止血。

[临床应用]

1. 血虚诸证（指甲淡白、头晕眼花、心悸脉结代、月经后期、胎动不安等），且为补血要药，尤以治疗出血而致血虚为佳。血虚所致萎黄，眩晕心悸，肌痿无力，单用有效，或配伍当归、熟地黄、芍药等使用（阿胶四物汤）；气虚血少之心动悸、脉结代，常配伍桂枝、甘草、人参等使用（炙甘草汤）。

2. 出血证，吐血、尿血、便血、崩漏，妊娠胎漏等，为止血要药，对于出血而兼阴虚、血虚者尤为适宜。妊娠尿血，单用本品炒黄为末服；阴虚血热吐衄，常配伍蒲黄、生地黄等使用（生地黄汤）；肺破咯血，常配伍人参、天冬、白及等使用（阿胶散）；妇人血虚血寒之崩漏下血，可配伍熟地黄、白芍、当归等使用（胶艾汤）；中焦虚寒、脾不统血之吐血、衄血、便血、崩漏，配伍白术、附子、灶心土等使用（黄土汤）。

3. 肺阴虚之燥咳、劳嗽咯血。肺热阴虚所致燥咳，痰中带血，常配伍马兜铃、牛蒡子、苦杏仁等使用（补肺阿胶汤）；燥邪伤肺证（干咳无痰、心烦口渴、鼻燥咽干等），常配伍桑叶、杏仁、麦冬等使用（清燥救肺汤）；肺肾阴虚，劳嗽咯血，可配伍天冬、麦冬、百部等使用（月华丸）。

4. 热病伤阴，心烦失眠，阴虚风动，手足瘛疭。热病伤阴，肾水亏心火亢，心烦不眠，配黄连、白芍等使用（黄连阿胶汤）；温热病后期，真阴欲竭，虚风内动，手足瘛疭，可配伍龟甲、鳖甲、牡蛎等使用（大、小定风珠）。

[用量用法] 水煎服，3～9g；入汤剂宜烊化冲服；阿胶珠可入煎剂。润肺宜蛤粉炒用；止血宜蒲黄炒。

[使用注意] 本品黏腻，有碍消化。脾胃虚弱、便溏者慎用。

[现代研究] 本品主含骨胶原，有促进造血、增强免疫、抗血栓、抗辐射、抗肿瘤、抗休克、抗炎等作用。

[附]

新阿胶 xīnējiāo（Pig-hide Gelatin）

本品为猪皮熬制而成的固体胶。其性味、功效与阿胶相似。

何首乌 héshǒuwū（Fleeceflower Root）
《日华子本草》

[药物来源] 本品为蓼科植物何首乌 *Polygonum multiflorum* Thunb. 的干燥块根（图 24–116～图 24–119），主产于湖北、贵州、四川等地。秋冬二季叶枯萎时采挖，切块，干燥，称“生何首乌”，以切面有云锦状花纹、

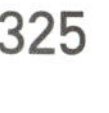

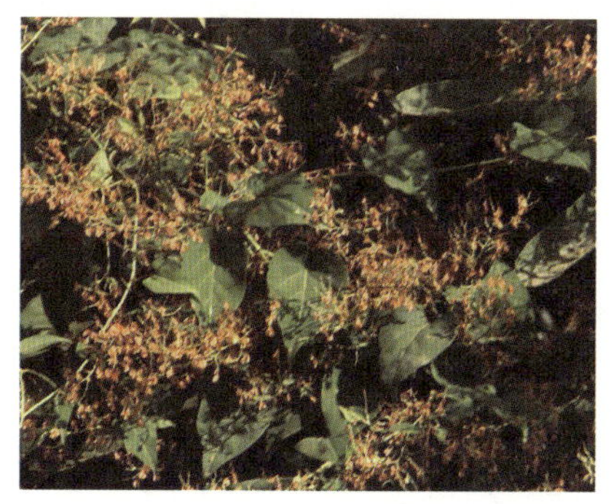
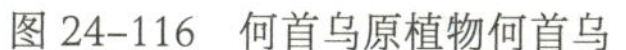
图 24-116　何首乌原植物何首乌

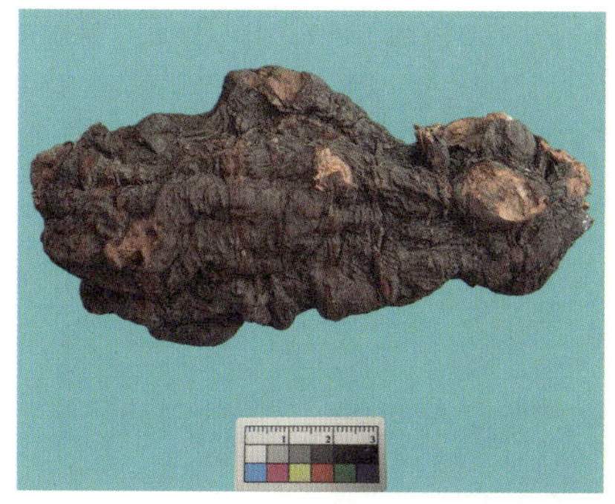
图 24-117　何首乌药材

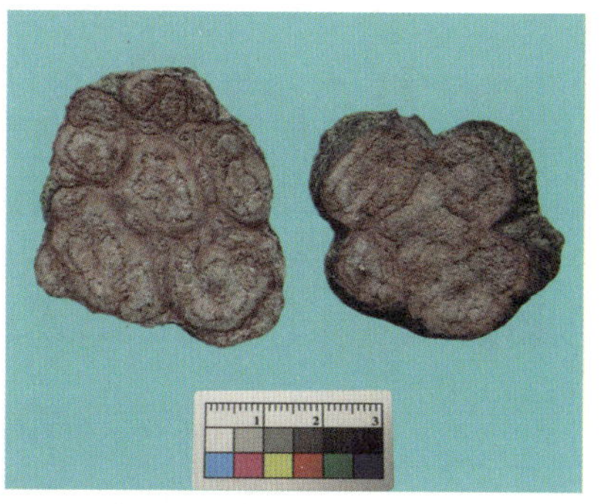
图 24-118　何首乌饮片（生何首乌）

粉性足者为佳；以黑豆汁为辅料，照炖法或蒸法炮制，为“制何首乌”，以质坚硬、断面角质样、棕褐色或黑色者为佳。生用或制用。

[性效特点] 苦、甘，涩，微温。归肝、心、肾经。功效：制用可补肝肾，益精血，乌须发，强筋骨，化浊降脂。生用可解毒，消痈，截疟，润肠通便。

本品味甘补益，为滋补良药，具不寒、不燥、不腻等特点，能养血益肝，固精益肾，健筋骨，乌须发；制何首乌兼有涩性，收敛精气，固崩止带；生何首乌有行散之功，又能截疟、解毒；鲜何首乌、生何首乌又有润肠通便之能。

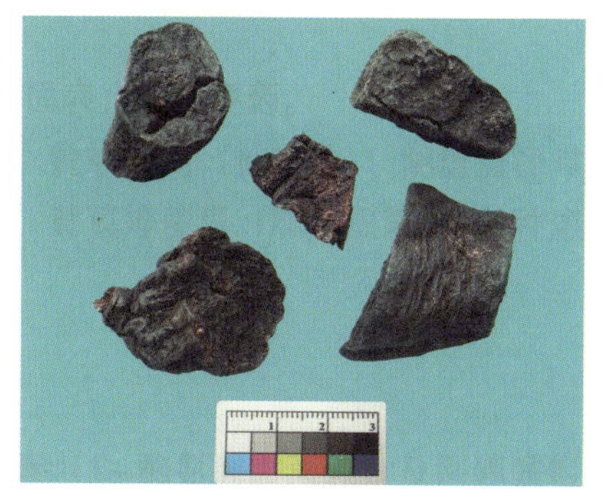
图 24-119　何首乌饮片（制何首乌）

[临床应用]

1. 肝肾精血亏虚，头晕眼花，须发早白，腰膝酸软。血虚萎黄，失眠健忘，常配伍熟地黄、当归、酸枣仁等使用；精血亏虚，腰酸脚弱、肢体麻木、头晕眼花、须发早白及肾虚无子，常配伍枸杞子、当归、菟丝子（七宝美髯丹）；肝肾亏虚所致腰膝酸软，头晕目花，耳鸣耳聋，常配伍桑椹、黑芝麻、杜仲等（首乌延寿丹）；妇女肝肾亏虚所致月经不调及崩漏，可配伍当归、白芍、熟地黄等使用。

2. 疟疾日久，气血虚弱，常以生何首乌配伍人参、当归、陈皮、煨姜等使用（何人饮）。

3. 疮疡痈疽肿毒，瘰疬，风疹瘙痒。瘰疬结核可单用本品内服或外敷，或配伍夏枯草、土贝母、当归等使用；遍身疮肿痒痛可配伍防风、苦参、薄荷等使用，煎汤外洗（何首乌散）；湿热疮毒，黄水淋漓，可配伍金银花、连翘、苦参等使用（何首乌汤）。

4. 年老体弱之人精血亏虚、肠燥便秘，可单用本品或配伍肉苁蓉、当归、火麻仁等使用。

[用量用法] 水煎服，制何首乌 6～12g；生用 3～6g。补益精血及收涩精气制用；润肠、解毒消痈及截疟生用。

[使用注意] 本品制用偏于补益，且兼收敛之性，湿痰壅盛较重忌用；生用滑肠通便，大便溏泄者忌用。何首乌可能有引起肝损伤的风险，故不宜长期、大量服用。

[现代研究] 本品主含大黄素、大黄酚、大黄素甲醚、卵磷脂等成分。生首乌有致泻、抗炎、抗菌、抗病毒、抗动脉粥样硬化、抗诱变、提高记忆等作用，制首乌有促进骨髓造血、抗骨质疏松、增强免疫等作用。

课程思政元素

生何首乌解毒消痈、润肠通便，以黑豆、黑芝麻为辅料，将蒸好的何首乌露天晾晒，晒完后继续蒸，反复数次。九蒸九晒，成就了制何首乌补肝肾、益精血、乌须发、强筋骨“生熟异治”的功效。何首乌的九蒸九晒过程是中药人坚守传承与发展中医药事业的初心，“炮制虽繁必不敢省人工，品味虽贵必不敢减物力”一丝不苟的工匠精神的体现。人如中药，经过千锤百炼，方能成功。饮片质量与临床疗效密切相关，当具备“炮制无人见，存心有天知”的职业操守，用心做好药。

白芍 báisháo（White Peony Root）
《神农本草经》

[药物来源] 本品为毛茛科植物芍药 *Paeonia lactiflora* Pall. 的干燥根（图 24-120、图 24-121），主产于浙江、安徽、四川等地。夏秋二季采挖，刮去外皮，水煮，晒干，切片，以质坚实、类白色、粉性足者为佳。生用、清炒用或酒炙用。

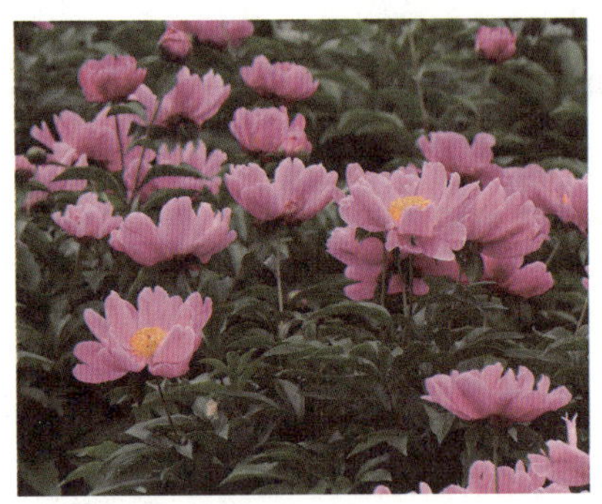
图 24-120　白芍原植物芍药

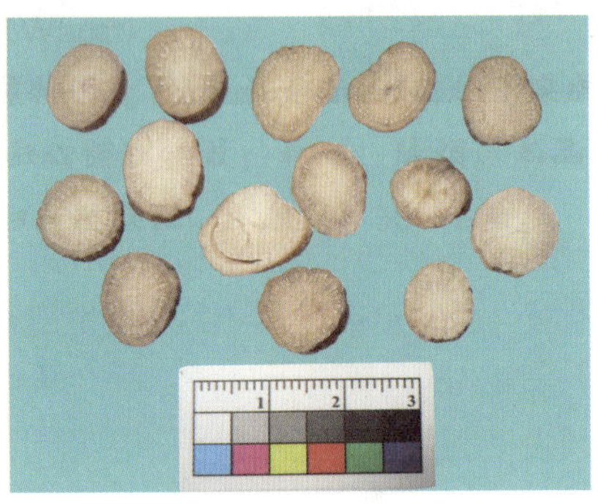
图 24-121　白芍饮片

[性效特点] 苦、酸，微寒。归肝、脾经。功效：养血调经，敛阴止汗，柔肝止痛，平抑肝阳。

本品甘可养血，酸能敛阴，苦则泄热，入肝经血分可养血而调经，益肝阴、泄肝热，则可平抑肝阳、柔肝气而止痛。《本草求真》载："白芍号为敛肝之液、收肝之气，而令气不妄行也。"

[临床应用]

1. 肝血亏虚，月经不调。血虚面色萎黄，眩晕心悸，或月经不调，崩中漏下，常配伍熟地黄、当归、川芎等使用（四物汤）；血虚有热，月经不调，常配伍黄芩、黄柏、续断等使用（保阴煎）；崩漏下血可配伍阿胶、艾叶等使用。

2. 胁痛、腹痛，多种挛急性疼痛。血虚、肝气不和，胁肋脘腹疼痛，常配伍当归、柴胡等使用（逍遥散）；脾虚肝旺，腹痛泄泻，常配伍白术、防风、陈皮等使用（痛泻要方）；痢疾腹痛，可配伍木香、黄连等使用（芍药汤）；阴虚亏虚，筋脉失养所致手足挛急疼痛，常配伍甘草使用（芍药甘草汤）。

3. 肝阳偏亢所致头痛头晕，常配伍牛膝、代赭石、龙骨、牡蛎等使用（镇肝熄风汤、建瓴汤）。

4. 本品敛营阴，有止汗之功。外感风寒，营卫不和之汗出恶风，常配伍温经通阳之桂枝等使用（桂枝汤）；阴虚盗汗，常配伍龙骨、牡蛎、浮小麦等使用以敛阴止汗；虚劳自汗不止，常配伍黄芪、白术等使用。

[用量用法] 水煎服，6～15g；生用敛阴柔肝，炒用养血调经，酒炒兼可行血，醋炒止痛，炒炭止血。

[使用注意] 反藜芦，不宜与藜芦同用。阳衰虚寒之证不宜用。

[现代研究] 本品主含芍药苷、氧化芍药苷、牡丹酚、苯甲酸、挥发油、脂肪油、树脂、多糖、淀粉等成分，有保肝、抗肾损伤、调节胃肠功能、解痉、扩张冠状动脉、镇痛、抗炎等作用。

[药物比较] 白芍，味苦、酸，性微寒，主归肝、脾经。赤芍，味苦，性微寒，主归肝经。二者均能入肝经血分止痛，用于治疗肝郁胁痛证、痛经、腹痛。不同之处：白芍长于养血调经，敛阴止汗，平抑肝阳；长于养血柔肝缓急止痛；主治血虚阴亏，肝阳偏亢证。赤芍长于清热凉血，活血散瘀，清泻肝火；长于活血祛瘀止痛；主治血热、血瘀、肝火所致诸证；血热瘀滞尤为适宜。常简用"白补赤泻，白收赤散"概括二者区别。

龙眼肉 lóngyǎnròu（Dried Longan Pulp）
《神农本草经》

[药物来源] 本品为无患子科乔木植物龙眼 *Dimocarpus longan* Lour. 的假种皮（图 24-122～图 24-124），又名桂圆、圆眼、魁圆、龙眼干等，主产于广东、广西、福建等地。夏秋两季采收成熟果实，干燥，去壳、核，晒至不黏，生用。

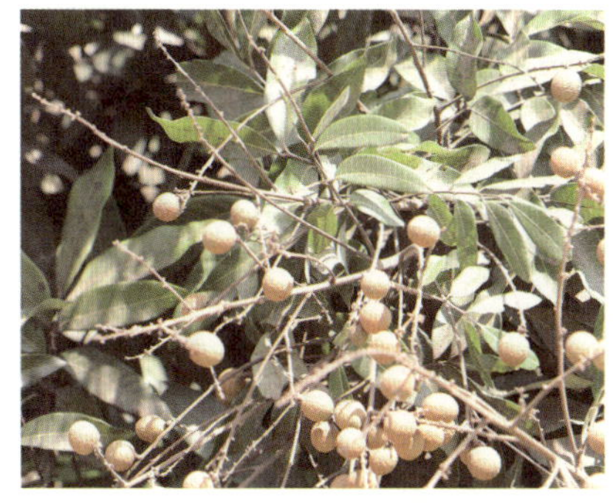

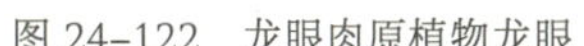

图 24-122 龙眼肉原植物龙眼

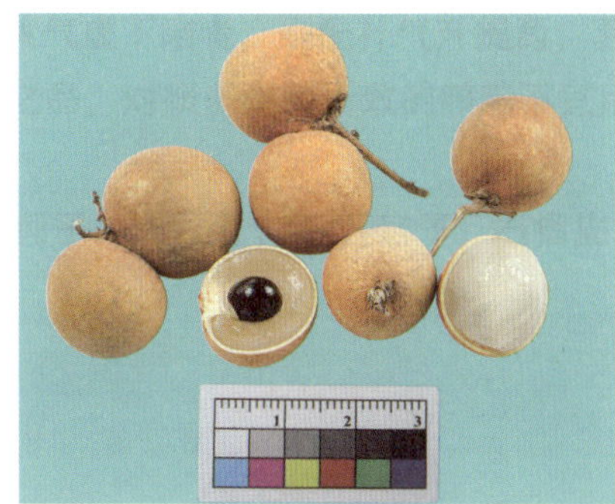

图 24-123 龙眼肉药材

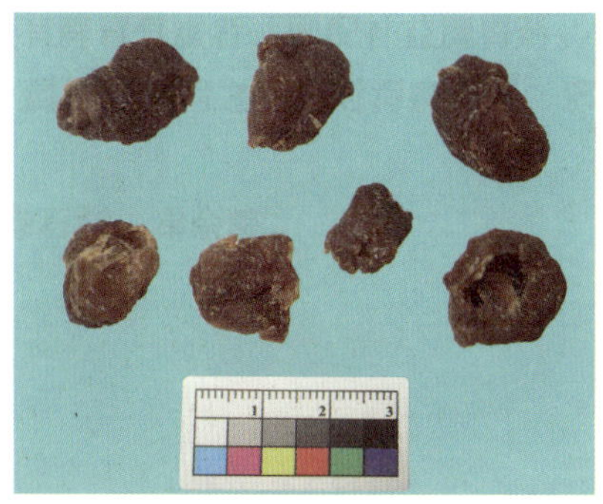

图 24-124 龙眼肉饮片

[性效特点] 甘，温。归心、脾经。功效：补益心脾，养血安神。

本品为亦食亦药的果品，药性甘温，可养血，能补心脾、益气血以安神，为滋补良药。

[临床应用] 气血不足，心悸怔忡，健忘失眠，血虚微黄。心脾不足，气血亏虚之失眠心悸等，常配伍人参、当归、酸枣仁等使用（归脾汤）；年老体弱、产后、大病之后，气血亏虚，可单用本品，或加白糖蒸熟，开水冲服（玉灵膏）。

[用量用法] 水煎服，9～15g。

[使用注意] 湿盛中满或有停饮、痰、火者忌用。

[现代研究] 本品主含葡萄糖、果糖、蔗糖、蛋白质及维生素等成分，有促进血红蛋白再生、降血脂、抗应激、增加冠状动脉血流量、抗焦虑、抗菌、抗衰老等作用。

第四节 补阴药

凡以滋养阴液，纠正阴虚的病理偏向为主要功效，用于治疗阴虚证的药物，称为补阴药（herbs that supplement yin）。

本类药物性味甘寒，质多柔润，归肺、胃、心、肾、肝诸脏，功可养阴增液、润燥，主要用于阴液亏耗之阴虚证。①肺阴不足证：干咳少痰，音哑，口渴、咽干，咯血，虚热。②胃阴不足证：津少口渴，胃中嘈杂，干呕便秘，舌红少苔。③肝阴不足证：两目干涩，头晕，眼花、爪甲干枯。④肾阴不足证：腰膝酸软，头晕，耳鸣，手足烦热，遗精，盗汗等。⑤心阴虚证：心烦不寐，失眠健忘等。

配伍应用：①热病伤阴而余热未清者配清热药。②阴虚阳亢者配伍平肝潜阳药。③阴虚内热者配伍清虚热药。④阴血俱虚者配伍补血药。⑤气阴两亏者配伍补气药。

使用注意：①补阴药大都甘寒滋腻，凡脾胃虚弱，痰湿内盛，便溏者不宜用。②温病初起，亦不宜过早应用，以免冰伏其邪，邪恋不解。

掌握层次：A：北沙参、麦冬、枸杞子、龟甲、鳖甲。B：南沙参、天冬、百合、石斛、玉竹、黄精、墨旱莲。C：女贞子。

北沙参 běishāshēn（Coastal Glehnia Root）
《本草汇言》

[药物来源] 本品为伞形科植物珊瑚菜 *Glehnia littoralis* Fr. Schmidt ex Miq. 干燥根（图 24-125～图 24-127），主产于山东、江苏、福建等地。夏秋两季采挖，置沸水中烫后，去外皮，干燥，以根条粗细均匀、质地坚实、去净栓皮、色黄白者为佳。切段，生用。

[性效特点] 甘、微苦，微寒。归肺、胃经。功效：养阴清肺，养胃生津。

本品微苦寒而甘润，为养阴清热之佳品，可清肺热、养肺阴、润肺燥；清胃热、养胃阴、生胃津。

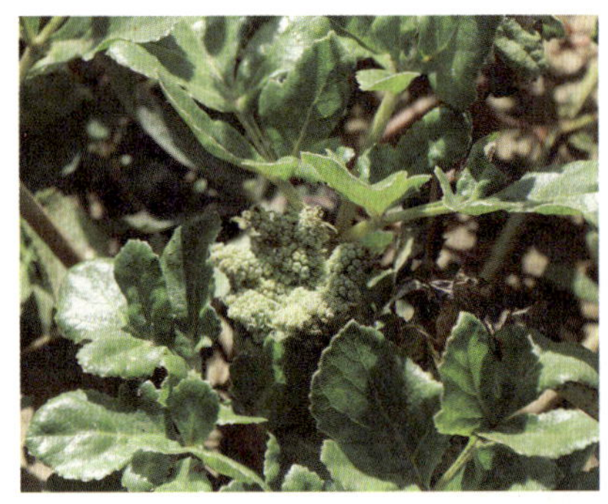
图 24-125　北沙参原植物珊瑚菜

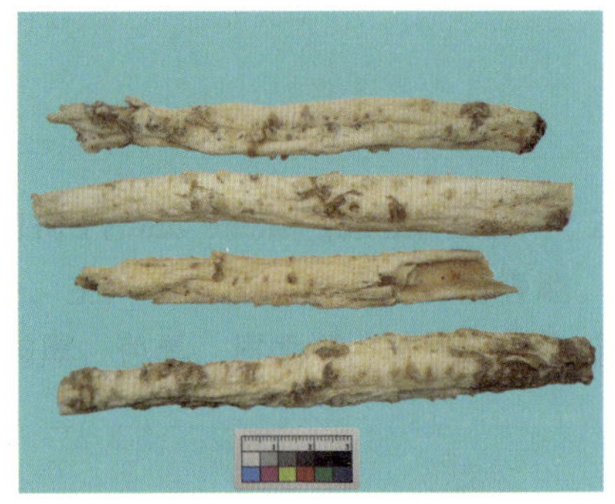
图 24-126　北沙参药材

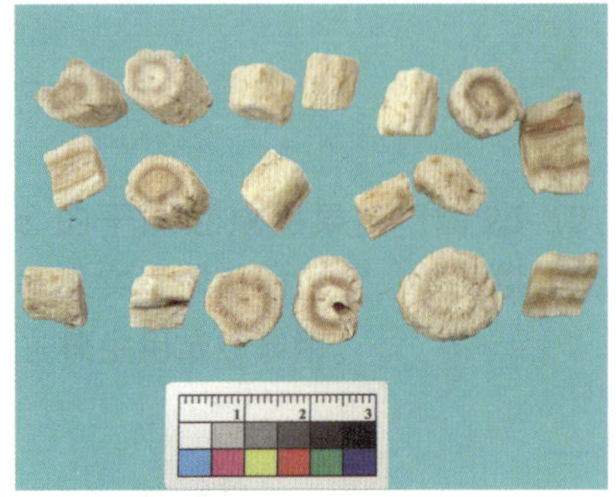
图 24-127　北沙参饮片

[临床应用]

1. 热伤肺阴或阴虚肺燥之干咳少痰、咽痛音哑、劳嗽咯血等。阴虚肺燥有热之干咳少痰、久咳劳嗽或咽干音哑，常配伍麦冬、南沙参、杏仁、玉竹、桑叶、玄参等使用（沙参麦冬汤）。

2. 热伤胃阴或久病胃阴虚津亏，口干咽燥、纳差、大便燥结、舌红少苔等。胃阴虚有热之口干多饮、饥不欲食、大便干结、胃脘隐痛、干呕、嘈杂，或热病津伤，咽干口渴，常配伍石斛、玉竹、乌梅等使用；胃阴脾气俱虚，可配伍太子参、山药、黄精等使用。

[用量用法] 水煎服，5～12g。

[使用注意] 反藜芦，不宜与藜芦同用。

[现代研究] 本品主含多糖、香豆素、香豆素苷、黄酮类、脂肪酸及氨基酸等成分，有调节免疫、镇咳、祛痰、解热、镇静、镇痛、抗氧化、抗衰老、抗突变、抗肿瘤、抗真菌等作用。

南沙参 nánshāshēn（Fourleaf Ladybell Root）
《神农本草经》

[药物来源] 本品为桔梗科植物轮叶沙参 *Adenophora tetraphylla*（Thunb.）Fisch. 或沙参 *Adenophora stricta* Miq. 的干燥根（图 24-128～图 24-130），主产于安徽、贵州、江西等地。春秋二季采挖，去须根，洗后趁鲜刮去粗皮，干燥，以根粗大、饱满、无外皮、色黄白者佳。切厚片或短段，生用。

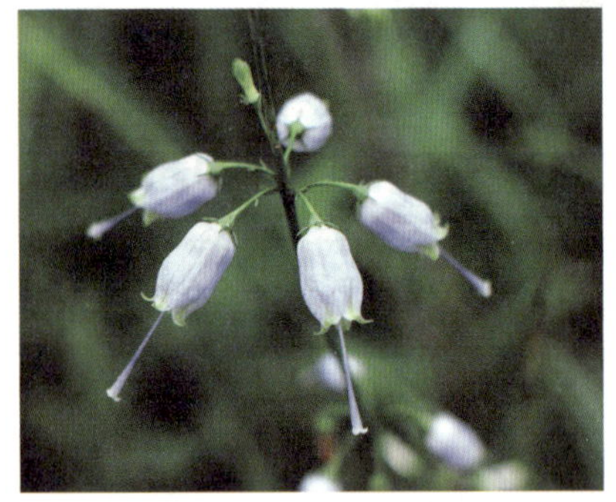
图 24-128　南沙参原植物轮叶沙参

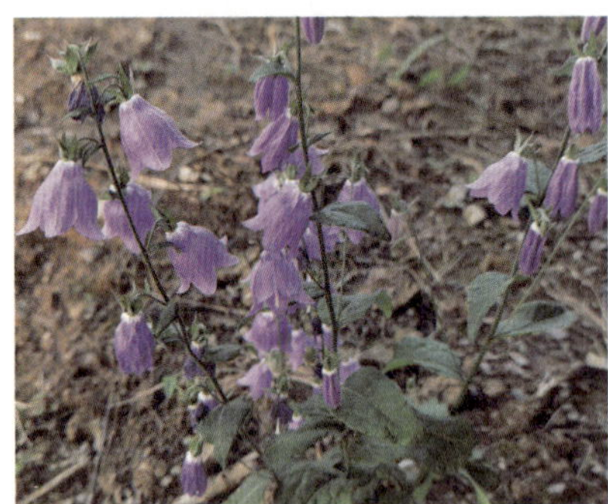
图 24-129　南沙参原植物沙参

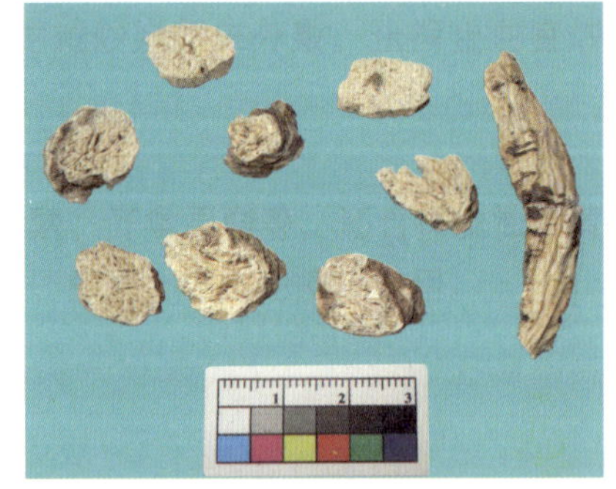
图 24-130　南沙参饮片

[性效特点] 甘，微寒。归肺、胃经。功效：养阴清肺，益胃生津，补气，化痰。

本品甘润微寒，可养肺阴、润肺燥、益肺气；寒可清肺热、祛痰；甘寒又可养胃阴、清胃热、生胃津；兼能补益脾气，有气阴双补之功。

[临床应用]

1. 肺热咳嗽，痰稠难咯及阴虚肺燥，干渴无痰或痰黏难咯。阴虚劳嗽，肺热燥咳，干咳少痰、咽干、音哑、咯血等，常配伍麦冬、知母、川贝母、北沙参、苦杏仁等使用。

2. 燥热伤胃或胃阴不足，咽干口渴、食纳减少或饥不欲食，舌红少津。热病后期，气阴两虚而余热未清、不受温补者，常配伍玉竹、麦冬、生地黄等使用（益胃汤）；气阴不足，烦热口干，常配伍人参、北沙参、麦冬等使用。

3. 本品尚可用于治疗心虚惊悸（今研究有一定强心作用）、皮肤瘙痒等。

［用量用法］ 水煎服，9～15g。

［使用注意］ 反藜芦，不宜与藜芦同用；脾胃虚寒慎用。

［现代研究］ 本品主含三萜皂苷、生物碱、黄酮类等成分，具有祛痰、强心、解热、镇痛、抗真菌、抗辐射、延缓衰老、提高记忆、抗肝损伤等作用。

［药物比较］ 北沙参，味甘、微苦，性微寒，主归肺、胃经。南沙参，味甘，性微寒，主归肺、胃经。二者均能养阴润肺、清胃生津，用于治疗肺阴虚燥咳久咳、胃热津伤口渴、便秘等病证。不同之处：北沙参清热养阴生津力较强，多用于肺胃阴虚有热之证。南沙参兼益气、化痰，尤宜于气阴两伤及肺阴虚燥咳痰黏难咯者。

麦冬 màidōng（Dwarf Lilyturf Tuber）
《神农本草经》

［药物来源］ 本品为百合科植物麦冬 *Ophiopogon japonicus*（L. f）Ker-Gawl. 的干燥块根（图 24-131、图 24-132），主产于四川、浙江、江苏等地。夏季采挖，洗净，干燥，以肥大、淡黄白色、半透明、嚼之有黏性者为佳。生用。

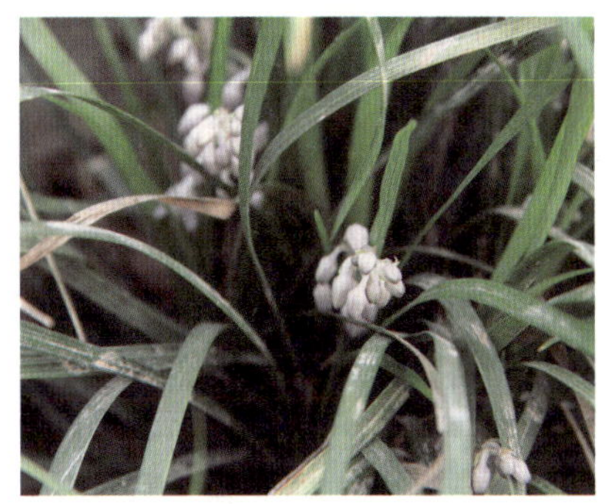
图 24-131　麦冬原植物麦冬

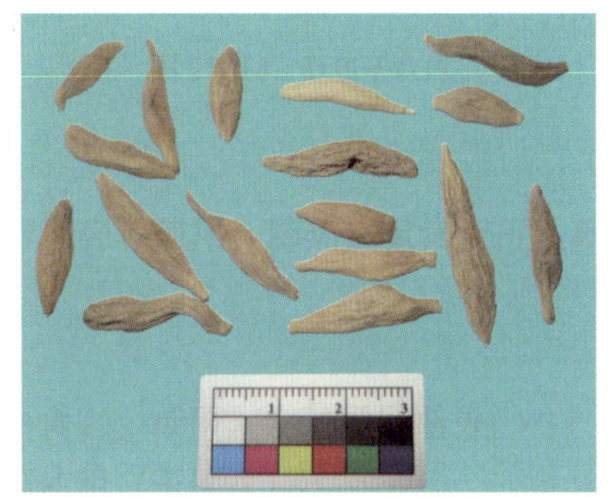
图 24-132　麦冬饮片

［性效特点］ 甘、微苦，微寒。归心、肺、胃经。功效：养阴润肺，益胃生津，清心除烦。

本品甘寒养阴生津，苦寒清热。可润肺燥、养胃阴、清心热除烦，而以润肺清心最为多用。

［临床应用］

1. 胃阴不足及热伤胃阴，舌干津伤口渴、内热消渴、肠燥便秘。热伤胃阴，口干舌燥，常配伍生地黄、北沙参、玉竹等使用（益胃汤）；胃阴不足之气逆呕吐，纳少，口渴咽干，常配伍人参、半夏等使用（麦门冬汤）；内热消渴可配伍山药、天花粉、太子参等使用；热邪伤津之肠燥便秘常配伍生地黄、玄参等使用（增液汤）。

2. 肺阴虚之肺燥干咳，咳嗽痰黏及劳嗽咯血，喉痹咽痛。阴虚肺燥有热所致鼻燥咽干，干咳少痰，咯血，咽痛音哑，常配伍阿胶、苦杏仁、石膏、枇杷叶、桑叶等使用（清燥救肺汤）；肺肾阴虚之劳嗽咯血，常配伍天冬使用（二冬膏）；喉痹咽痛常配伍玄参、桔梗、甘草使用（玄参甘桔含片）。

3. 心阴虚证及温热病热扰心营，心烦失眠。心阴虚有热，心烦失眠多梦、健忘，常配伍生地黄、酸枣仁、柏子仁等养阴安神（天王补心丹）；温病热伤营分，烦躁不安、心神不宁、神烦少寐，常配伍黄连、生地黄、玄参等清心凉血养阴之品使用（清营汤）。

4. 本品略具凉血作用，尚可用于血热咯血、衄血。

［用量用法］ 水煎服，6～12g。传统认为麦冬清养肺胃之阴多去心用；滋阴清心大多连心用。

［使用注意］ 脾胃虚寒、食少便溏，以及外感风寒、痰湿咳嗽者忌用。

［现代研究］ 本品主含沿阶草苷、甾体皂苷、谷甾醇、生物碱、多糖、氨基酸、维生素等成分，有增强网状内皮系统吞噬能力、升高外周白细胞、抗疲劳、清除自由基、增强免疫，以及降血压、镇静、催眠、改善血

液流变性、抗心肌缺血、抗肿瘤、促进胰岛细胞功能恢复、降低血糖、抗衰老、增加肝糖原等作用。

天冬 tiāndōng（Asparagus Tuber）
《神农本草经》

[药物来源] 本品为百合科植物天冬 *Asparagus cochinchinensis*（Lour.）Merr. 的干燥块根（图 24-133～图 24-135），主产于贵州、四川、广西等地。秋冬二季采挖，去茎基、须根，置沸水中煮或蒸至透心，趁热去外皮，干燥，以肥大、致密、黄白色、半透明者为佳。切片或段后使用。

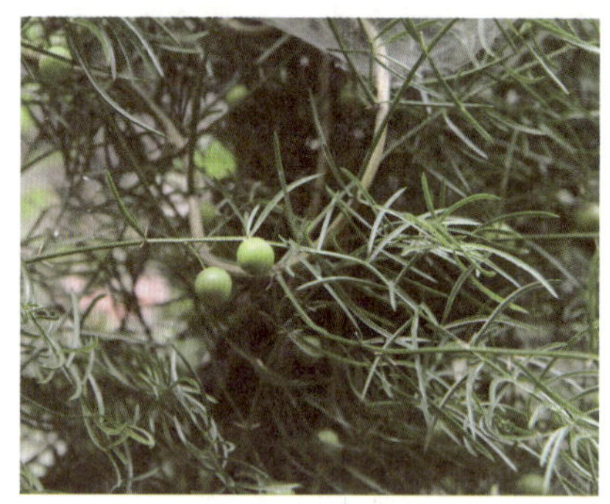
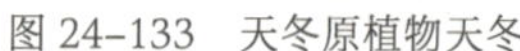
图 24-133　天冬原植物天冬

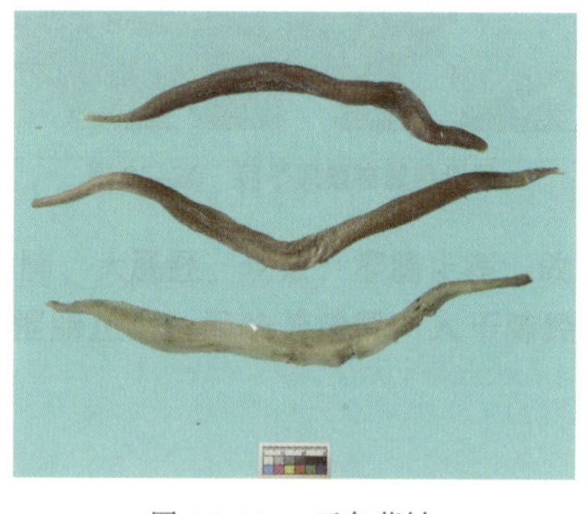
图 24-134　天冬药材

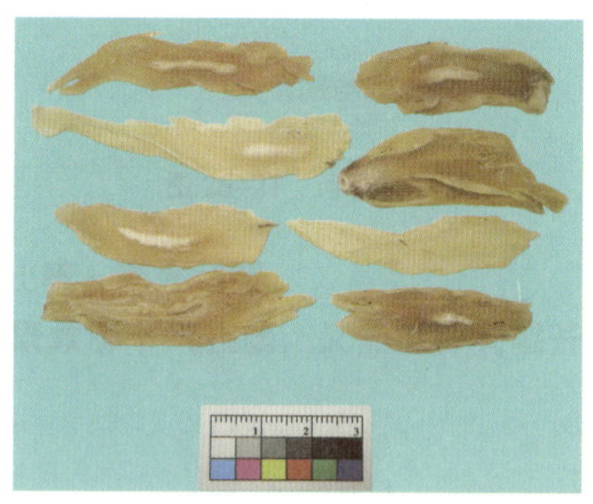
图 24-135　天冬饮片

[性效特点] 甘、苦，寒。归肺、肾经。功效：养阴润燥，清肺生津。

本品甘润而苦寒，可清肺热、润肺燥；兼滋肾阴、清虚火。

[临床应用]

1. 肺热阴伤的燥咳、顿咳痰黏、劳嗽咯血之肺阴虚证。燥热、肺热咳嗽单用熬膏服用即可；或配伍麦冬、川贝母、生地黄等使用；劳嗽咯血，或干咳痰黏，痰中带血，常配伍麦冬使用（二冬膏）。

2. 肾阴不足之骨蒸潮热盗汗、消渴。肾阴亏虚之眩晕耳鸣、腰膝酸软，常配伍熟地黄、枸杞、牛膝等使用；阴虚火旺之骨蒸潮热，宜配伍知母、麦冬、生地黄、黄柏等使用；肺肾阴虚之咳嗽咯血，可配伍生地黄、川贝母、阿胶等使用；肾阴久亏内热消渴，常配伍生地黄、山药、女贞子等使用。

3. 热病津伤之咽干口渴、食欲不振、肠燥便秘等，也可用于肺痿、肺痈等。气阴两伤之食欲不振、津伤口渴，常配伍人参、生地黄使用（三才汤）；津亏肠燥便秘，宜配伍生地黄、当归、生何首乌等使用。

[用量用法] 水煎服，6～12g。

[使用注意] 本品甘寒滋腻之性较强，凡脾胃虚寒、食少便溏、脾虚泄泻、外感风寒、痰湿咳嗽、痰湿内盛者忌用。

[现代研究] 本品主含多种螺旋甾苷类化合物天冬苷-Ⅳ～Ⅵ、天冬酰胺、瓜氨酸、丝氨酸等近 20 种氨基酸、黏液质、低聚糖Ⅰ～Ⅵ、5-甲氧基-甲基糠醛等，有降血糖、抗肿瘤、镇咳、祛痰、抗衰老、抗炎、抑制脂质过氧化，提高自由基代谢相关酶的活性、改善认知和记忆能力、抑菌和免疫调节等作用。

[药物比较] 麦冬，味甘、微苦，性微寒，主归心、肺、胃经。天冬，味甘、苦，性寒，主归肺、肾经。二者均能养阴润肺、清热生津，用于治疗肺阴虚燥咳久咳，津亏口渴、消渴证，津亏肠燥便秘等病证。不同之处：麦冬力缓，兼善于益胃生津，功在中上二焦，为肺胃阴虚之要药；多用于胃阴虚证；又清心除烦安神，用于心阴虚之心神不宁诸证。天冬力强，善清肺降火而滋肾阴，功在上下二焦，为肺肾阴虚之要药；多用于肾阴不足，虚火亢盛之证。

百合 bǎihé（Lily Bulb）
《神农本草经》

[药物来源] 本品为百合科植物卷丹 *Lilium lancifolium* Thunb.、百合 *Lilium brownii* F. E. Brown var.

viridulum Baker 或细叶百合 *Lilium pumilum* DC. 的干燥肉质鳞叶（图 24-136～图 24-139），主产于湖南、浙江等地。秋季采挖，剥取鳞叶，置沸水中略烫，干燥，以鳞瓣均匀肉厚、筋少、质坚、色白、味微苦者为佳。生用或蜜炙用。

[性效特点] 甘，寒。归心、肺经。功效：养阴润肺，清心安神。

本品甘寒可滋肺阴并略具清肺热之功而止咳，又可清心热、养心阴而安神。

[临床应用]

1. 肺阴虚燥咳，劳嗽痰血。阴虚肺燥有热干咳少痰、咯血或咽干音哑，常配伍款冬花（百花膏）；肺虚久咳，劳嗽咯血，常配伍生地黄、川贝母、玄参、桔梗等使用（百合固金汤）；

2. 阴虚有热、失眠、心悸及百合病心肺阴虚内热证。百合病心肺阴虚内热证神志恍惚，情绪不能自主，口苦、小便赤、脉微数等，常配伍生地黄、知母等使用；虚热上扰，失眠心悸，常配伍麦冬、丹参、酸枣仁等使用。

3. 尚可养胃阴、清胃热，可用治胃阴虚有热之胃脘痛。此外，本品为《金匮要略》中治疗百合病首选之药。

[用量用法] 水煎服，6～12g。润肺止咳宜蜜炙用，清心安神宜生用。

[使用注意] 风寒咳嗽、中寒大便溏者不宜使用。

[现代研究] 本品主含百合甾体皂苷、酚酸甘油酯、细叶百合苷、黄酮类、胡萝卜苷类等活性成分，还含有磷脂类、氨基酸、蛋白质、维生素和大量微量元素等，具有止咳祛痰、镇静催眠、抗氧化、抗肿瘤、降血糖、增强免疫、抗缺氧、抗疲劳、抑菌、抗应激损伤等作用。

[附]

百合花 bǎihéhuā（Lily）

本品为百合科植物卷丹 *Lilium lancifolium* Thunb.、百合 *Lilium brownii* F. E. Brown var. *viridulum* Baker 或细叶百合 *Lilium pumilum* DC. 的干燥花（图 24-140）。其味甘、微苦，性微寒；归肺、心经。功效：清热润肺，宁心安神。本品主要用于治疗咳嗽痰少或黏，眩晕，心烦，夜寐不安，天疱湿疮。水煎服，6～12g；外用适量，研末调敷。

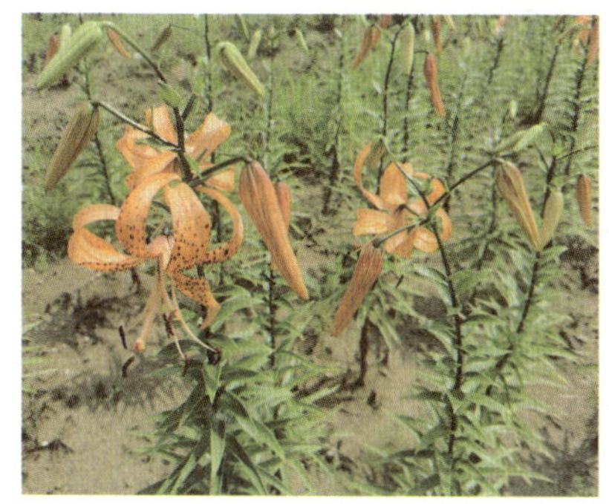

图 24-136　百合原植物卷丹

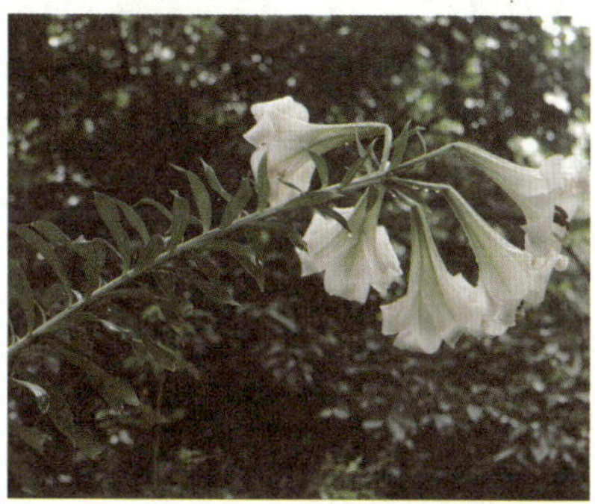

图 24-137　百合原植物百合

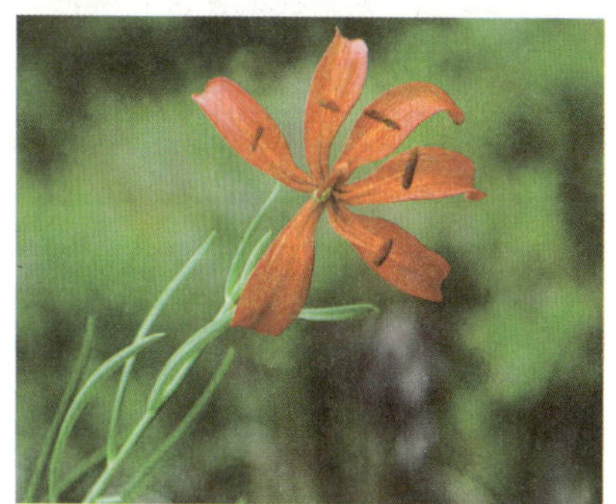

图 24-138　百合原植物细叶百合

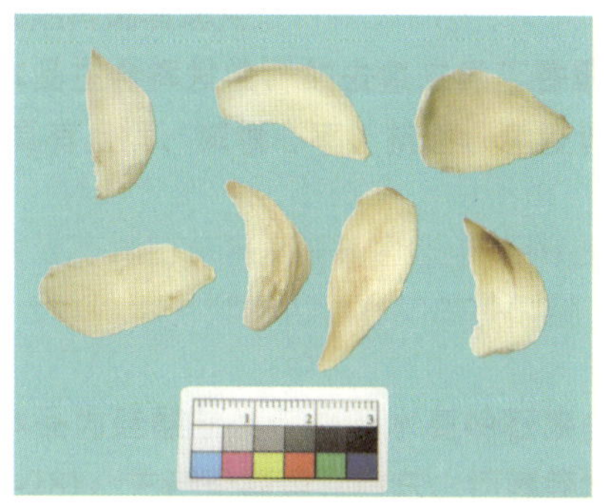

图 24-139　百合饮片

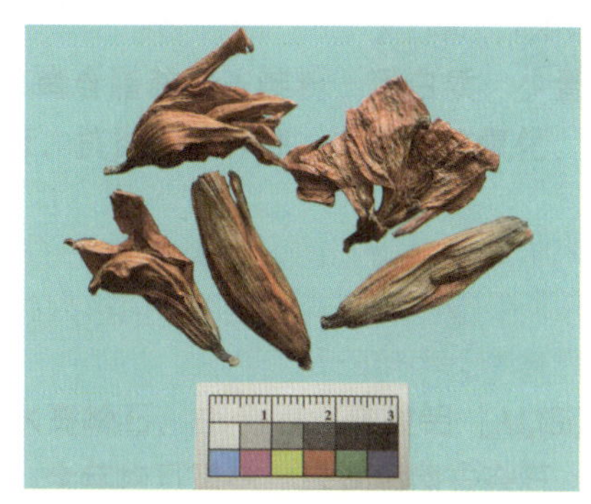

图 24-140　百合花饮片

石斛 shíhú（Dendrobium）
《神农本草经》

［药物来源］本品为兰科多年生草本植物金钗石斛 *Dendrobium nobile* Lindl.、霍山石斛 *Dendrobium huoshanense* C. Z. Tang et S. J. Cheng、鼓槌石斛 *Dendrobium chrysotoxum* Lindl. 或流苏石斛 *Dendrodium fimbriatum* Hook. 的栽培品及同属植物近似种的新鲜或干燥茎（图 24-141～图 24-147），主产于四川、贵州、云南等地。以秋季采收为佳，去根和泥沙鲜用；或采收后，去杂质，开水略烫或烘软，再边搓边烘晒，至叶鞘搓尽，干燥，以色金黄、有光泽、质柔韧者为佳。切段，生用。

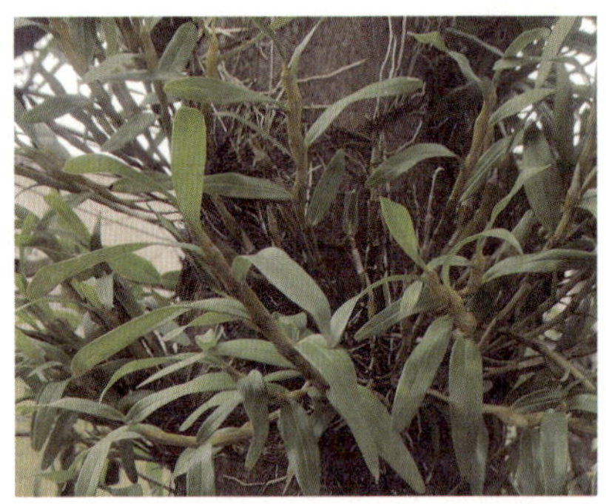
图 24-141　石斛原植物金钗石斛

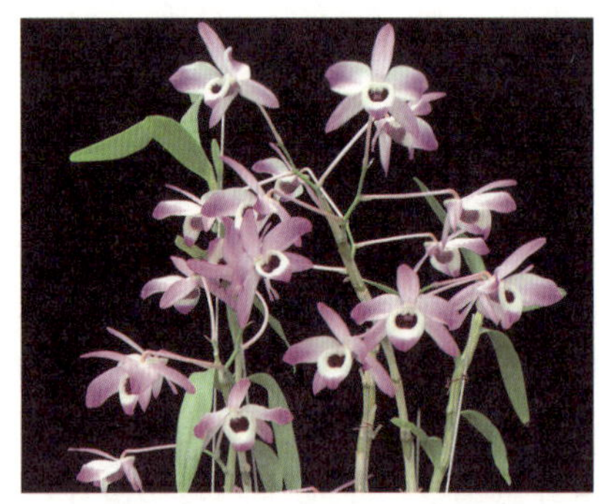
图 24-142　石斛原植物金钗石斛

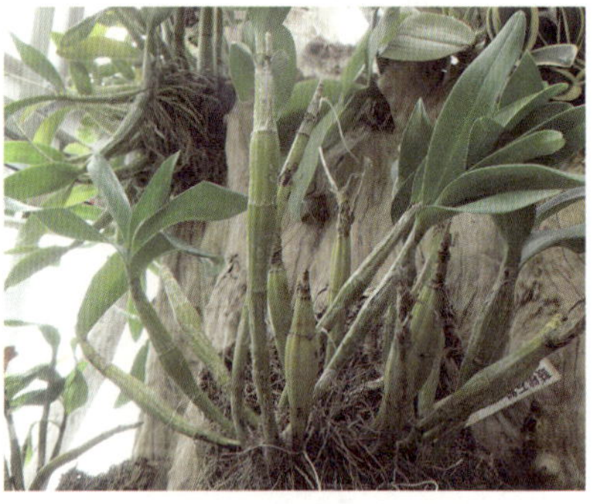
图 24-143　石斛原植物鼓槌石斛

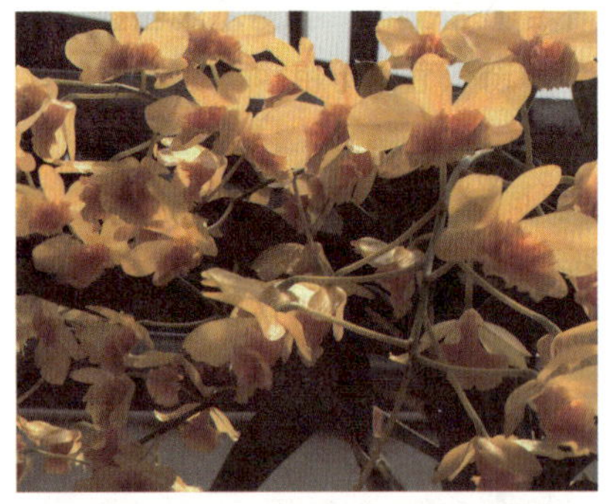
图 24-144　石斛原植物鼓槌石斛

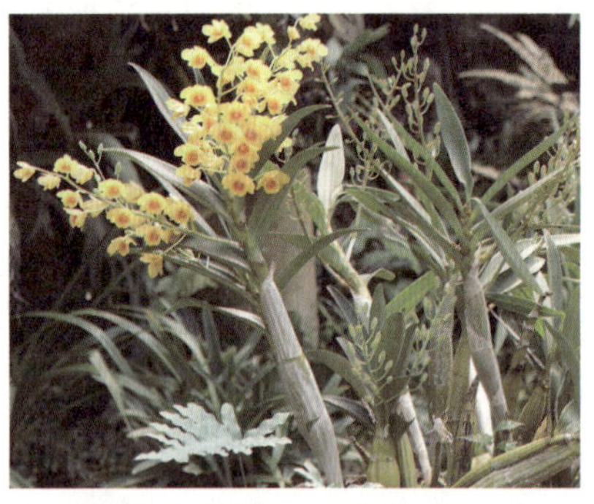
图 24-145　石斛原植物流苏石斛

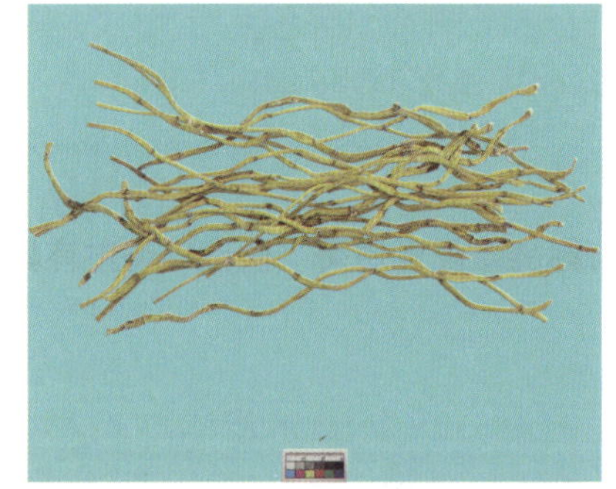
图 24-146　石斛药材

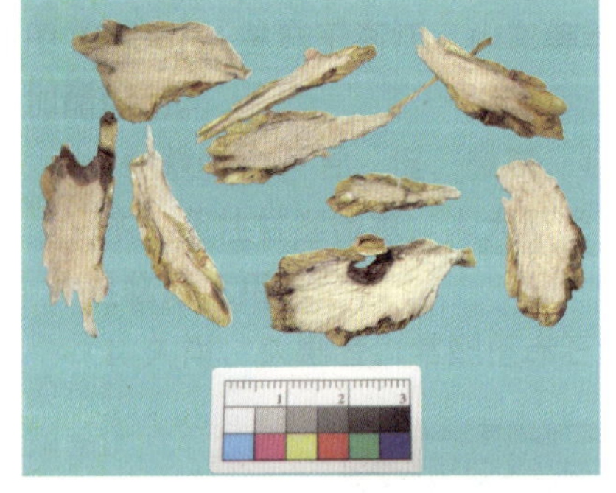
图 24-147　石斛饮片

［性效特点］甘，微寒。归胃、肾经。功效：益胃生津，滋阴清热。

本品甘寒可养阴生津，为滋养胃阴要药，兼能清胃热；又可滋肾阴、益肾精、壮筋骨，尚能滋养肝肾之阴而明目。

［临床应用］

1. 热病伤津，烦渴汗出、咽干，舌干苔黑，常配伍麦冬、天花粉、鲜生地黄等使用。

2. 胃阴亏虚，口渴咽干、食少、时作干呕、胃脘嘈杂或灼痛，口舌生疮；病后虚热不退。胃热阴虚之胃脘隐痛或灼痛，食少干呕，可单用煎汤代茶，或配伍麦冬、竹茹、白芍等使用；病后阴虚津亏，虚热不退，可配伍地骨皮、麦冬、黄柏等使用（石斛汤）。

3. 肾阴亏损，目暗不明，视物不清，筋骨痿软，腰膝酸软，阴虚火旺，骨蒸劳热。肾阴亏虚，目暗不明，常配伍枸杞子、熟地黄、菟丝子等使用（石斛夜光丸）；肾阴亏虚，筋骨痿软，常配伍杜仲、牛膝、熟地黄等使用；阴虚火旺，骨蒸劳热，宜配伍枸杞子、胡黄连、黄柏等使用。

4. 尚可用于治疗消渴之中消。

［用量用法］水煎服，6～12g；鲜品 15～30g，入汤剂久煎。

［使用注意］本品能敛邪，故温热病不宜早用；又能助湿，若湿温热病尚未化燥伤津者忌用。

［现代研究］本品主含石斛碱、斛酮碱、石斛酚、吲哚里西啶、石斛星碱、黄酮类、氨基酸、黏液质、淀

粉和微量元素等，主要有抗白内障、兴奋肠管、调节肠道菌群、促进胃酸的分泌和胃蛋白酶排出量、免疫调节、抗肿瘤、减轻氧化损伤、抗衰老、抗疲劳、降血糖、降血脂、降血压、抑制血栓形成、抑菌等作用。

［附］

铁皮石斛 tiěpíshíhú（Medicinal Dendrobium Herb）

本品为兰科植物铁皮石斛 *Dendrobium Kimura* et Migo 的干燥茎（图 24-148～图 24-150）。其性味甘，微寒；归胃、肾经。功效：益胃生津，滋阴清热。本品主要用于治疗热病津伤之口干、烦渴，胃阴不足之食少干呕，病后虚热不退，阴虚火旺之骨蒸潮热，目暗不明，筋骨痿软。水煎服，6～12g。本品具有敛邪之弊，温热病不宜早用；亦能助湿，湿温热病尚未化燥津伤者忌用。

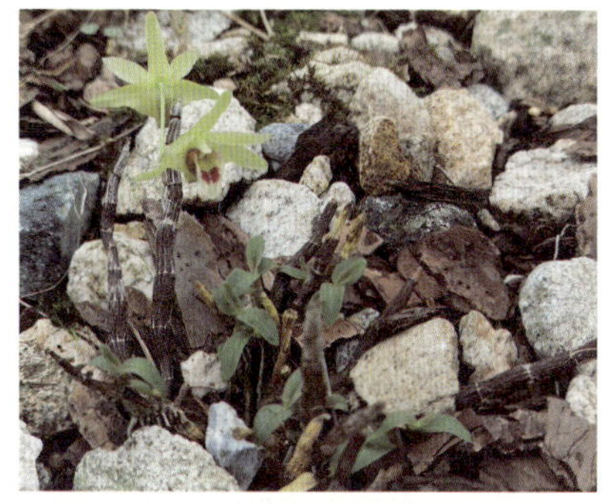

图 24-148 铁皮石斛原植物铁皮石斛

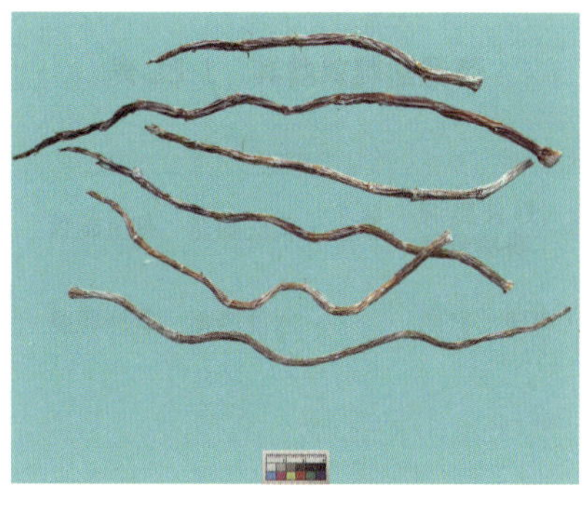

图 24-149 铁皮石斛药材

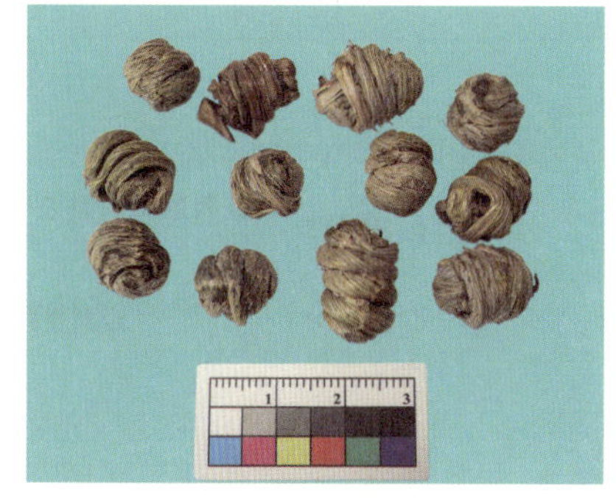

图 24-150 铁皮石斛饮片

玉竹 yùzhú（Fragrant Solomonseal Rhizome）
《神农本草经》

［药物来源］ 本品为百合科植物玉竹 *Polygonatum odoratum*（Mill.）Druce 的干燥根茎（图 24-151～图 24-153），主产于湖南、河南、江苏等地。秋季采挖，晒至柔软后，反复搓揉，晾晒至无硬心，晒干；或蒸透后，揉至半透明，晒干，以条长、肉肥、色黄白、光泽柔润者为佳。切片或段，生用。

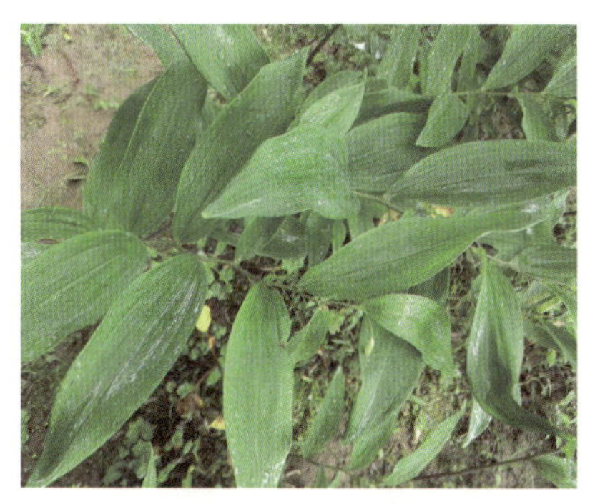

图 24-151 玉竹原植物玉竹

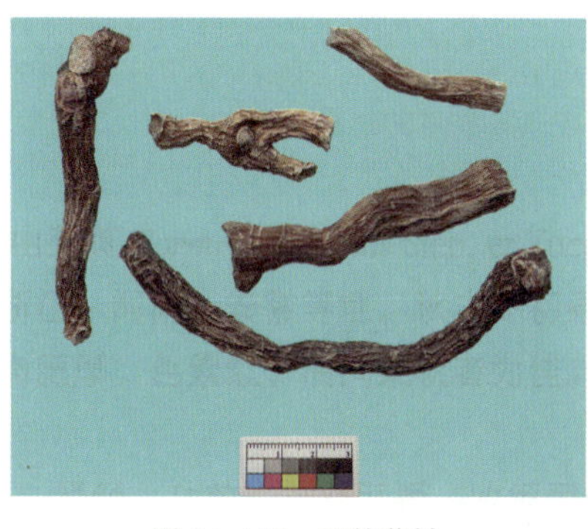

图 24-152 玉竹药材

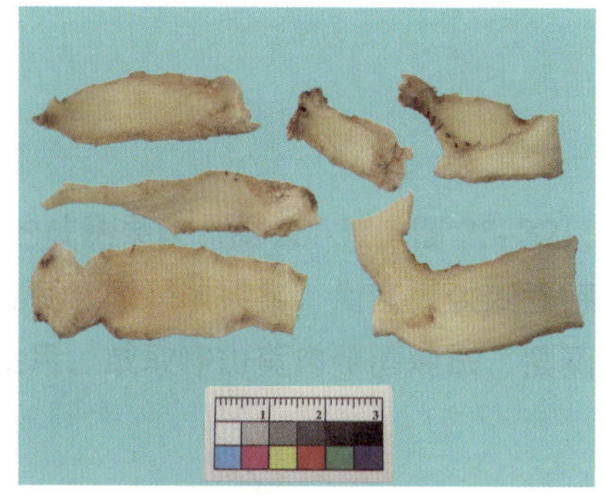

图 24-153 玉竹饮片

［性效特点］ 甘，微寒。归肺、胃经。功效：养阴润肺，生津止渴。

本品质柔而润，作用于肺胃，长于养阴，且补而不腻，有清养而不敛邪之长。

［临床应用］

1. 肺燥干咳痰稠。肺阴不足，肺燥有热之干咳少痰、咯血、声音嘶哑，常配伍北沙参、麦冬、桑叶等使用（沙参麦冬汤）；虚火上炎，咯血、咽干、失音，可配伍川贝母、麦冬、生地黄等使用。

2. 热伤胃津，胃阴不足，烦热咽干口渴、内热消渴。胃阴不足，咽干口渴，食欲不振，常配伍北沙参、麦冬等使用；胃热津伤之口渴，可配伍石膏、知母、天花粉等使用。

3. 素体阴虚而外感，发热咳嗽。本品养阴不恋邪，对阴虚外感之热咳，常配伍淡豆豉、生葱白、桔梗、薄荷等使用（加减葳蕤汤）。

4. 本品尚可养心阴、清心热，常配伍麦冬、酸枣仁使用。此外，玉竹有强心作用，用于风湿性心脏病及冠心病，但不用于心动过速及血压高者。

[用量用法] 水煎服，6～12g。

[使用注意] 痰湿气滞于胃，阴病中寒者不宜使用。

[现代研究] 本品主含玉竹黏多糖、果糖、鼠李糖等多糖类，黄酮氨基酸类，微量元素，生物碱类等成分，具有延缓衰老、增强免疫、降血糖、抗氧化、抗病毒、抗疲劳、抗肿瘤、强心等作用，并有类似肾上腺皮质激素样作用。

[药物比较] 石斛，味甘，性微寒，主归胃、肾经。玉竹，性味甘、微寒，主归肺、胃经。二者均能养阴清热、益胃生津，用于治疗胃阴虚、津亏口渴、消渴。不同之处：石斛力强，为益胃生津之要药；兼滋肾阴，降虚火，用于肾阴虚诸证。玉竹力缓，补而不腻，兼养阴润肺，用于肺阴虚证；益阴而不碍邪，用于阴虚外感之证。

黄精 huángjīng（Solomonseal Rhizome）
《名医别录》

[药物来源] 本品为百合科植物滇黄精 *Polygonatum kingianum* Coll. et Hemsl.、黄精 *Polygonatum sibiricum* Red. 或多花黄精 *Polygonatum cyrtonema* Hua 的干燥根茎（图 24-154～图 24-158），依形状不同，习称为“大黄精”“鸡头黄精”“姜形黄精”，主产于河北、云南、贵州等地。春秋二季采挖，去须根，置沸水中略烫或蒸至透心，干燥，以块大、肥润、色黄、断面透明者为佳。切厚片，生用，或照酒炖、酒蒸法制用。

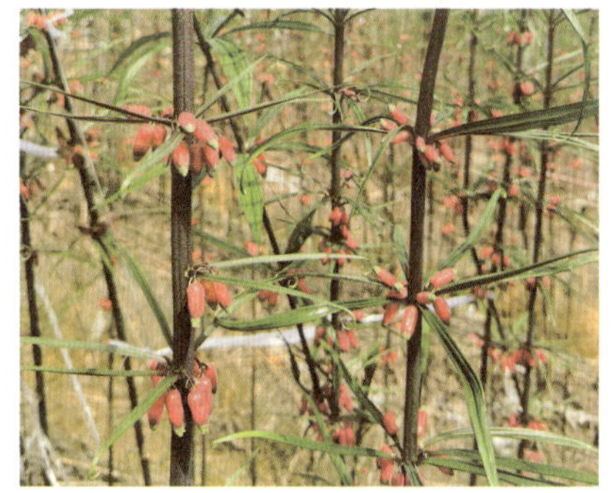

图 24-154　黄精原植物滇黄精

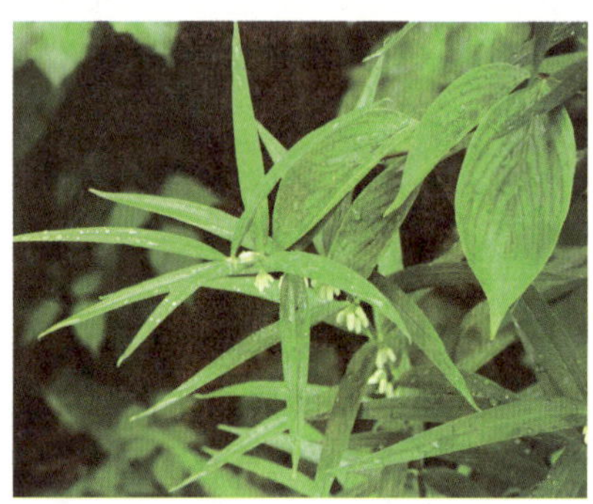

图 24-155　黄精原植物黄精

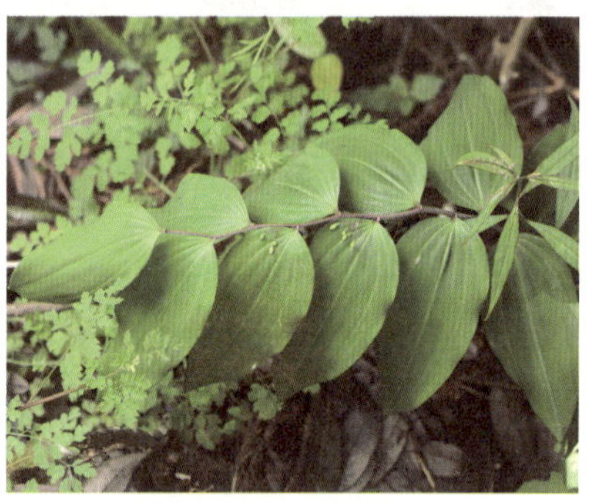

图 24-156　黄精原植物多花黄精

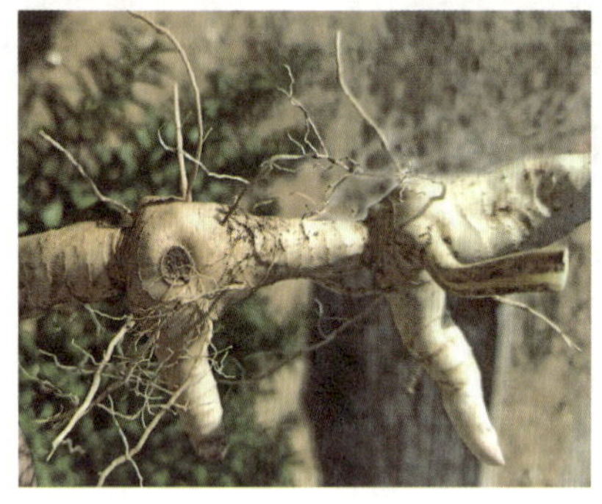

图 24-157　黄精鲜药材

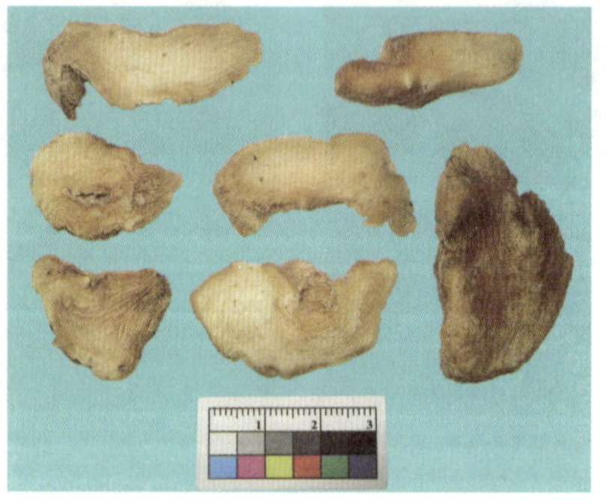

图 24-158　黄精饮片

[性效特点] 甘，平。归肺、脾、肾经。功效：补气养阴，健脾，润肺，益肾。

本品甘润性平，可补脾气、养脾阴；润肺燥、益肺气；补肾阴、益肾气，为平补气阴之佳品，古为“服食”之品。

[临床应用]

1. 阴虚肺燥，干咳少痰，肺肾阴虚，劳嗽久咳。肺之气阴两伤，干咳少痰，可单用熬膏，或配伍北沙参、川贝母、知母等使用；肺肾阴虚所致劳嗽久咳，可配伍熟地黄、天冬、百部等使用。

2. 脾胃气虚证。脾胃气虚所致体倦乏力、食欲不振、脉虚而软，常配伍党参、白术等使用；脾胃阴虚之口干食少、饮食无味、舌红无苔，常配伍山药、麦冬、石斛等使用。

3. 肾精亏虚，内热消渴。肾精亏损之腰膝酸软、头晕、须发早白等，可单用本品熬膏久服（黄精膏方），或配伍枸杞子使用（二精丸）；内热消渴，常配伍生地黄、麦冬、天花粉、黄芪等使用。

[用量用法] 水煎服，9～15g。

[使用注意] 本品性质黏腻，易助湿壅气，故脾虚湿阻、痰湿壅滞、气滞腹满者不宜使用。

[现代研究] 本品主含黄精多糖和三萜皂苷、甾体皂苷，此外，还含有二氢黄酮、查耳酮、高异黄酮、氨基酸、微量元素、挥发油等其他化学成分，具有降血糖、抗氧化、降血脂、抗菌、抗炎、提高学习记忆能力、改善脑功能以延缓衰老、抗病毒、抗肿瘤、免疫调节等作用。

[药物比较] 黄精、山药，均甘平，主归脾、肺、肾经，均能气阴双补、健脾益肺肾，用于治疗肺虚咳嗽、脾虚食少倦怠、肾虚腰痛足软及消渴。不同之处：黄精滋阴润燥之力较胜，多用于阴虚燥咳、脾胃阴伤之口干食少、大便燥结、舌红无苔。山药补气之力较胜，兼有涩性，收涩止泻，固精缩尿止带，宜于肺虚咳喘、脾虚便溏、肾虚遗精及遗尿尿频、白带过多。

枸杞子 gǒuqǐzǐ（Chinese Wolfberry Fruit）
《神农本草经》

[药物来源] 本品为茄科植物宁夏枸杞 *Lycium barbarum* L. 的干燥成熟果实（图 24-159、图 24-160），主产于宁夏、甘肃、新疆等地。夏秋两季果实呈橙红色时采收，热风烘干，去果梗，或晾至皮皱后晒干，以粒大、色红、肉厚、质柔润、籽少、味甜者为佳。生用。

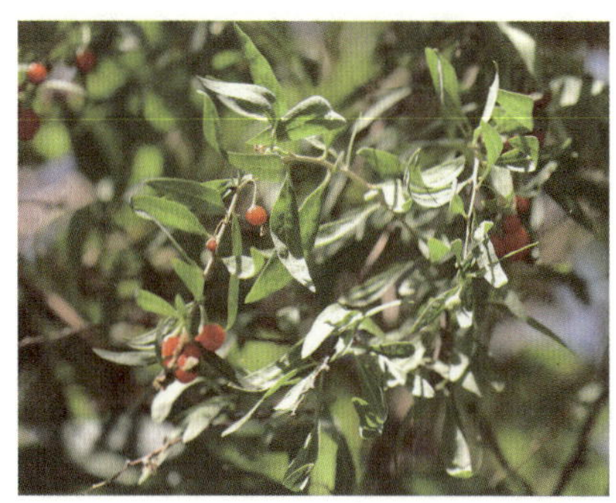

图 24-159 枸杞子原植物宁夏枸杞

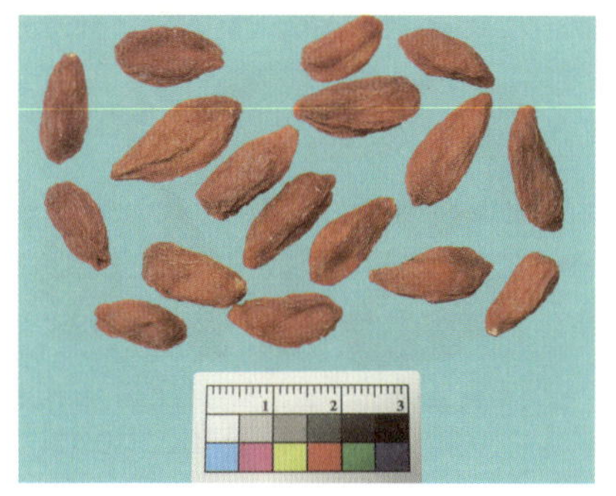

图 24-160 枸杞子饮片

[性效特点] 甘，平。归肝、肾经。功效：滋补肝肾，益精明目。

本品甘平质润，补肾益精明目，凡血虚萎黄，精血不足均可应用，兼能润肺止咳，又医劳嗽咯血，实为滋补佳品。

[临床应用]

1. 肝肾阴虚诸证；长于滋肾精、补肝血，为平补肾精肝血之品。《本草经疏》言其“为肝肾真阴不足，劳乏内热补益之要药”。肝肾阴亏，精血不足所致腰膝酸软，眩晕耳鸣，阳痿遗精，内热消渴，血虚萎黄，目昏不明等，单用熬膏服（枸杞膏），或配补肝肾益精血之品使用；须发早白常配伍怀牛膝、菟丝子、何首乌等使用；肝肾阴虚或精亏血虚所致两目干涩，内障目昏，常配伍熟地黄、山茱萸、山药、菊花等使用（杞菊地黄丸）。

2. 阴虚劳嗽。

[用量用法] 水煎服，6～12g。

[使用注意] 有表邪、实热、脾虚湿泻者不宜使用。

[现代研究] 本品主含枸杞多糖、甜菜碱、玉蜀黍黄素及玉蜀黍黄素二棕榈酸等，还含类胡萝卜素、多种氨基酸及微量元素等成分，具有调节免疫、抑菌、抗诱变、抗疲劳、抗辐射损伤、降血压、抗衰老、抗肿瘤、降脂、降血糖、提高视力、耐缺氧、调节内分泌等作用。

墨旱莲 mòhànlián（Yerbadetajo Herb）
《新修本草》

[药物来源] 本品为菊科一年生草本植物鳢肠 *Eclipta prostrata* L. 的干燥地上部分（图 24-161～图 24-163），

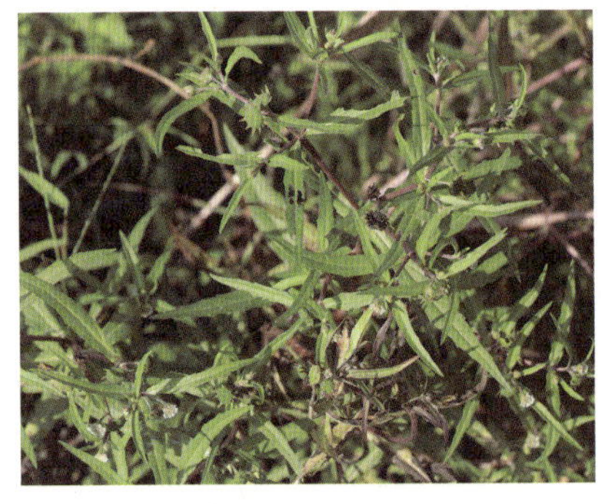

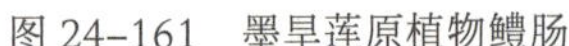
图 24-161　墨旱莲原植物鳢肠

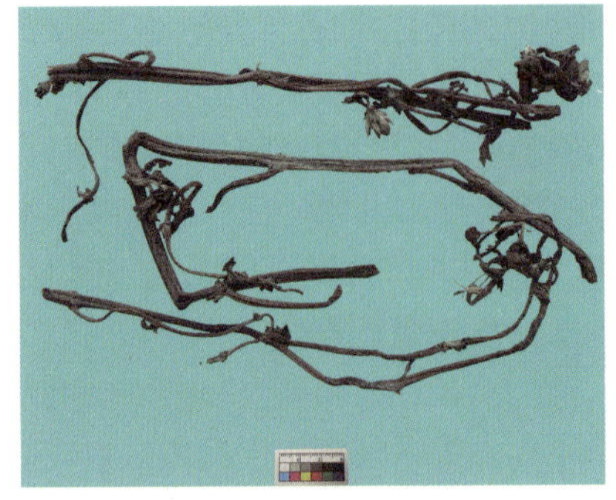
图 24-162　墨旱莲药材

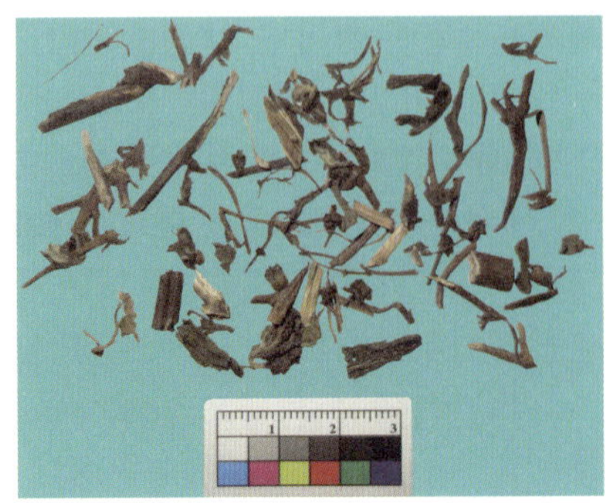
图 24-163　墨旱莲饮片

又名旱莲草，主产于江苏、江西、浙江等地。花开时采割，晒干，以色绿、无杂质者为佳。切段，生用。

[性效特点] 甘、酸，寒。归肾、肝经。功效：滋补肝肾，凉血止血。

本品甘酸性寒，归肝肾经，能补肝肾之阴，固齿乌须发，又能凉血止血。

[临床应用]

1. 肝肾阴虚诸证。肝肾阴亏所致牙齿松动，须发早白，眩晕耳鸣，腰膝酸软，单用熬膏服（旱莲膏），或配伍女贞子使用（二至丸），或配伍何首乌、枸杞子、桑椹等使用（首乌延寿丹）。

2. 阴虚血热出血诸证。阴虚血热之吐血、衄血、尿血、血痢、崩漏下血，可单用本品，或配伍生地黄、阿胶等使用；外伤出血，可鲜品捣烂外敷或干品研末外敷。

[用量用法] 水煎服，6～12g。

[使用注意] 脾肾虚寒者不宜使用。

[现代研究] 本品主含芹菜素、木犀草素、槲皮素等黄酮类，蟛蜞菊内酯等香豆素类，刺囊酸等三萜类成分，具有止血、保肝、抗炎、增加冠状动脉血流量、抑菌、抗肿瘤、免疫调节、抗氧化、抗衰老、降血脂、抗缺氧、抗阿米巴原虫、抗蛇毒等作用。

女贞子 nǚzhēnzǐ（Glossy Privet Fruit）
《神农本草经》

[药物来源] 本品为木犀科植物女贞 *Ligustrum lucidum* Ait. 的成熟果实（图 24-164、图 24-165），主产于浙江、江苏、湖南等地。冬季果实成熟时采收，去枝叶，稍蒸或置沸水中略烫后，干燥，或直接干燥，以粒大、饱满、色紫黑、质坚实者为佳。生用，或照酒炖法、酒蒸法制用。

[性效特点] 甘、苦，凉。归肝、肾经。功效：滋补肝肾，明目乌须。

本品甘凉，为一味清补之品，能滋阴补肾，养肝明目；其味苦，尚可退虚热除骨蒸。

[临床应用] 肝肾阴虚诸证。肝肾阴虚所致目暗不明、视力减退、须发早白、眩晕耳鸣、失眠多梦、腰膝酸软、遗精、骨蒸潮热等，常配伍墨旱莲使用（二至丸）；阴虚内热，目微红羞明，眼珠作痛，常配伍生地黄、石决明、谷精草等使用；肾阴亏虚，内热消渴，宜配伍山药、天冬、生地黄等使用；阴虚内热，潮热心烦，宜配伍生地黄、地骨皮、知母等使用。

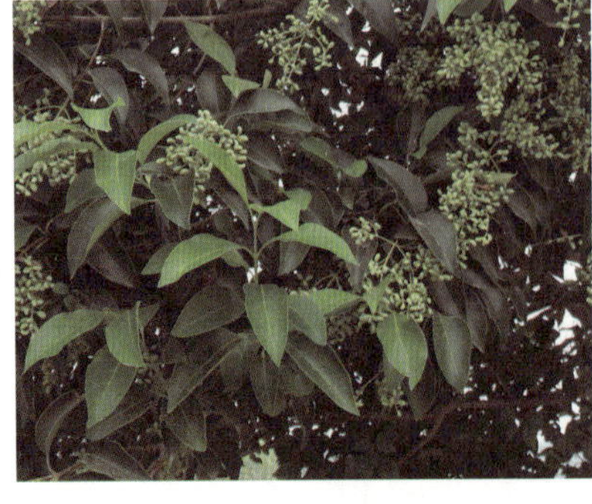
图 24-164　女贞子原植物女贞

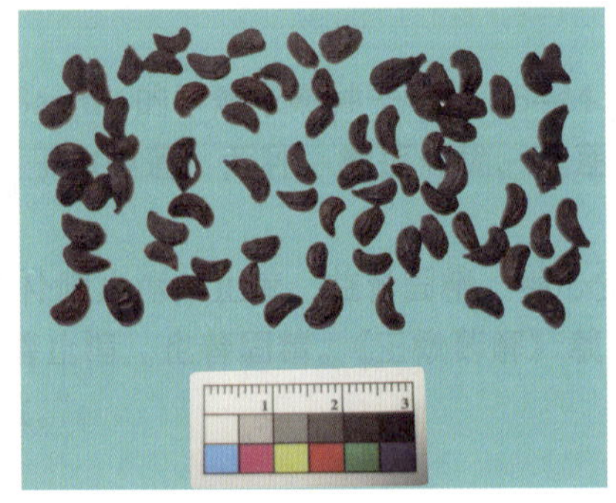
图 24-165　女贞子饮片

[用量用法] 水煎服，6～12g。因主要成分齐墩果酸不易溶于水，故以入丸剂最好。黄酒拌后蒸制，增强滋补肝肾，减弱苦寒之性，避免滑肠。

[使用注意] 脾胃虚寒或阳虚所致泄泻不宜使用。

[现代研究] 本品主含三萜类、环烯醚萜类、芹菜素、槲皮素、木犀草素等黄酮类、北升麻宁、毛蕊花苷、挥发油、脂肪酸、磷脂、多糖类、氨基酸等成分，具有保肝、强心、降脂、抗血栓形成、抗炎、抗病毒、抗衰老、降血糖、抗菌、免疫调节、保护骨骼及抗骨质疏松等作用。

楮实子 chǔshízǐ（Papermulberry Fruit）
《名医别录》

[药物来源] 本品为桑科植物构树 *Broussonetia papyrifera*（L.）Vent. 的干燥成熟果实（图 24-166、图 24-167），主产于河南、湖北、湖南等地。秋季果实成熟时采收除去膜状宿萼，晒干生用。

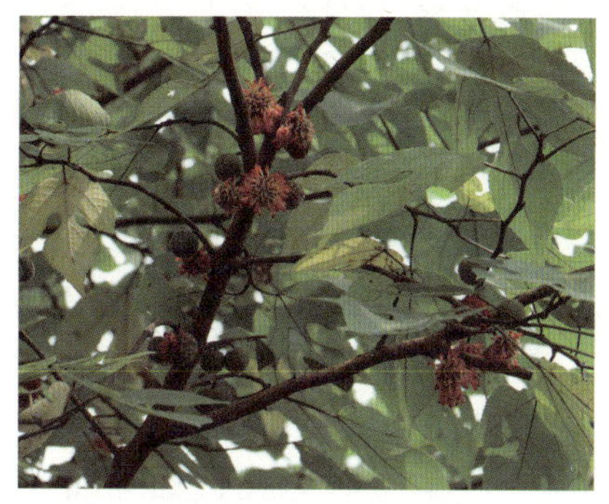

图 24-166　楮实子原植物构树

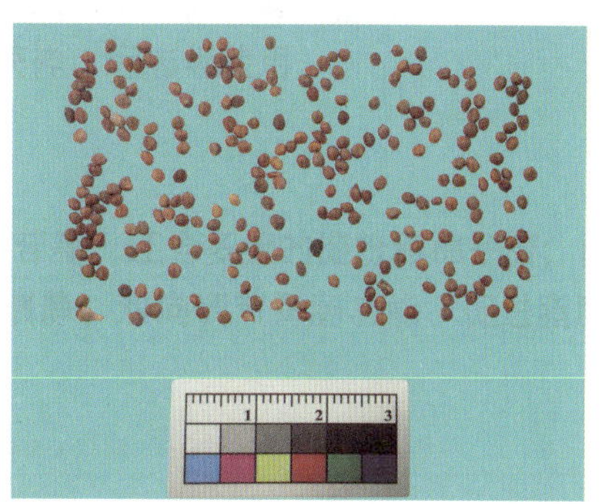

图 24-167　楮实子饮片

[性效特点] 甘，寒。归肝、肾经。功效：滋肾，清肝，明目，利尿。

本品味甘性寒可养阴，善补肝肾之阴；尚能清肝热以明目；又入肾经，助生肾气以增其气化之功。

[临床应用]

1. 肝肾不足所致腰膝酸软、虚劳骨蒸、盗汗、遗精、头晕目昏等，常配伍枸杞子、黑豆使用。
2. 肝经有热，目生翳障，可单用楮实子研末，蜜汤调下（楮实散）。
3. 水肿胀满。肾气化不利所致水液停滞之鼓胀、小便不利等，常配伍丁香、茯苓使用，研细末，以楮实浸膏为丸（楮实子丸）。
4. 本品尚能清热解毒，去腐生肌，外用捣敷，可治疗痈疽金疮。

[用量用法] 水煎服，6～12g。

[使用注意] 虚寒证患者慎用。

[现代研究] 本品主含铁、锰、铜、锌、钼等多种矿质元素，以及氨基酸、脂肪油等成分，具有促进记忆、增强免疫、降脂、抗氧化、抗肿瘤、保护肝功能、升高外周血细胞、抗老年痴呆或延缓老年痴呆等药理作用。

龟甲 guījiǎ（Tortoise Carapace and Plastron）
《神农本草经》

[药物来源] 本品为龟科动物乌龟 *Chinemys reevesii*（Gray）的腹甲及背甲（图 24-168～图 24-171），主产于浙江、湖北、湖南等地。全年均可捕捉，以秋冬季为多。捕捉后杀死，剥取背甲及腹甲，去残肉，晒干，以块大、完整、无残肉者为佳。生用，以砂烫后醋淬用，用时捣碎。

[性效特点] 咸、甘，微寒。归肝、肾、心经。功效：滋阴潜阳，益肾健骨，养血补心，固经止崩。

本品甘寒，长于滋补肾阴，又可滋养肝阴，并可健骨；入心肾经，可养血以安神，补心以定志；其性偏寒凉，尚能止阴虚血热出血、冲任不固之崩漏下血。

[临床应用]

1. 阴虚阳亢，阴虚内热，虚风内动。阴虚阳亢头目眩晕，常配伍天冬、白芍、牡蛎等使用（镇肝熄风汤）；阴虚内热，骨蒸潮热，盗汗遗精，常配伍熟地黄、知母、黄柏等使用（大补阴丸）；阴虚动风，神倦，手足瘛疭，舌干红绛，常配伍阿胶、鳖甲、生地黄等使用（大定风珠）。

2. 肾虚筋骨不健，腰膝酸软，小儿囟门不合，行迟、齿迟，常配伍熟地黄、知母、黄柏、锁阳使用（虎潜丸），或配伍紫河车、鹿茸、山药、当归使用。

3. 阴血不足，心肾失养之惊悸、失眠、健忘，常配伍石菖蒲、远志、龙骨等使用（孔圣枕中丹）。

4. 阴虚血热，冲任不固之崩漏下血、月经过多，常配伍生地黄、黄芩、地榆等使用。

[用量用法] 水煎服，9～24g，打碎先煎。经砂炒醋淬后，更容易煎出有效成分，并除去腥气，便于制剂。

[使用注意] 脾胃虚寒者忌用；孕妇慎用。

[现代研究] 本品主含动物胶原蛋白、角蛋白、大量钙与磷等矿物质元素、多酚类物质、胆甾醇类、羟脯氨酸、脂肪酸，以及天冬氨酸、苏氨酸、精氨酸等多种氨基酸。本品有促进肾上腺皮质生长、兴奋子宫、抗凝血、增加冠脉流量、抗氧化、促进骨髓间充质干细胞增生、抗肿瘤、抑制细胞凋亡、骨质疏松和抗脊髓损伤、提高耐缺氧能力、增强免疫、抑菌、延缓衰老等作用。

[附]

龟甲胶 guījiǎjiāo（Tortoise Shell Glue）

本品为龟甲经水煎煮、浓缩制成的固体胶（图 24-172）。其味咸、甘，性凉；归肝、肾、心经。功效：滋阴、养血、止血。本品主要用于治疗阴虚潮热、骨蒸盗汗、腰膝酸软、血虚萎黄、崩漏带下。水煎服，3～9g，烊化兑服。

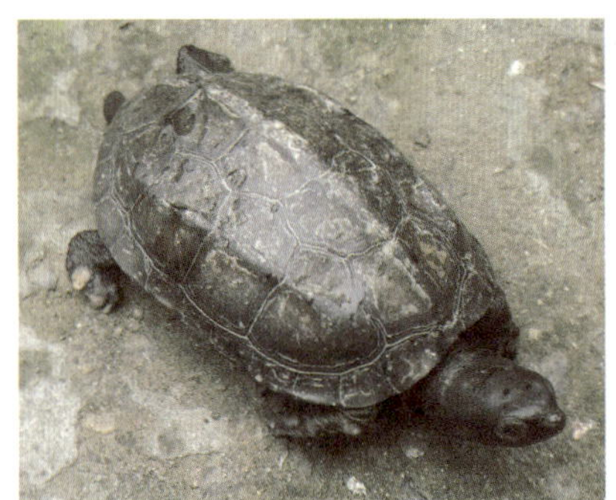

图 24-168　龟甲原动物乌龟

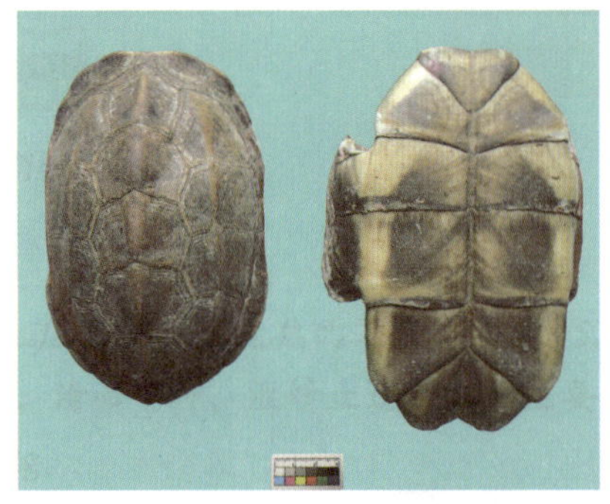

图 24-169　龟甲、龟板药材

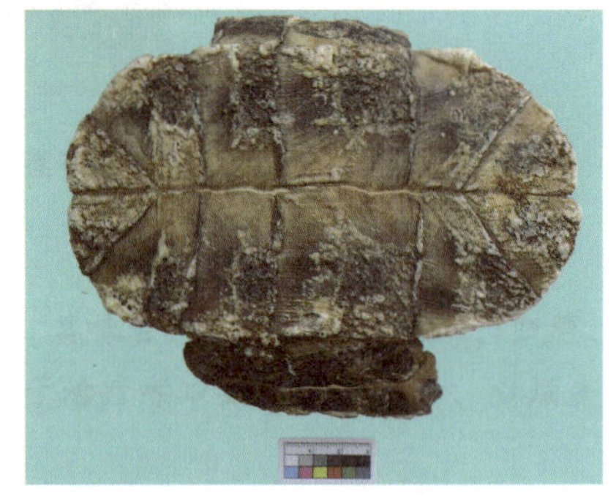

图 24-170　龟板药材（醋制龟板）

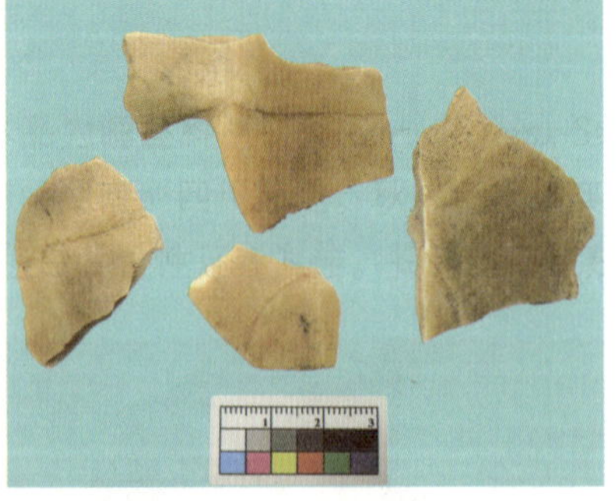

图 24-171　龟甲饮片

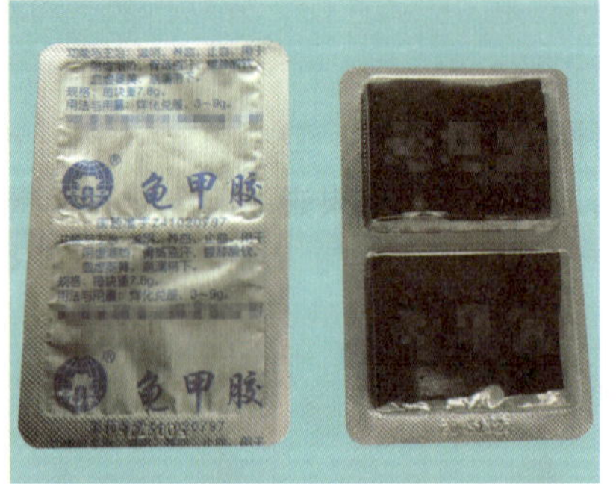

图 24-172　龟甲胶饮片

鳖甲 biējiǎ（Turtle Carapace）

《神农本草经》

[药物来源] 本品为鳖科动物鳖 *Trionyx sinensis* Wiegmann 的背甲（图 24-173～图 24-176），主产于湖北、

湖南、安徽等地。全年均可捕捉，以秋冬季为多。捕捉后杀死，置沸水中烫至背甲上硬皮能剥脱时，取出，剥取背甲，去残肉，晒干，以块大、完整、无残肉者为佳。生用，或以砂烫后醋淬用，用时捣碎。

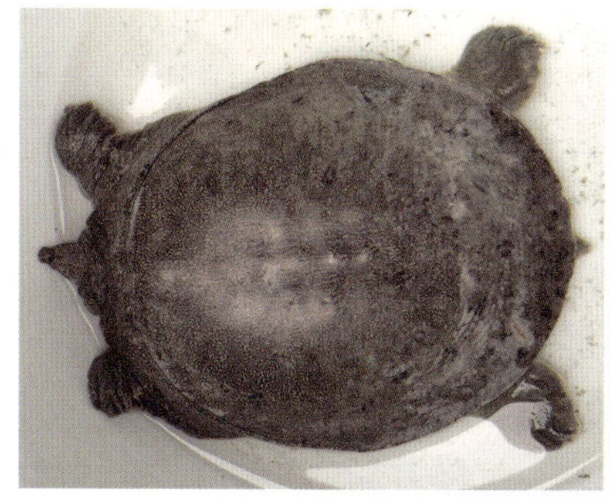

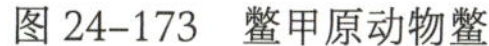

图 24-173　鳖甲原动物鳖

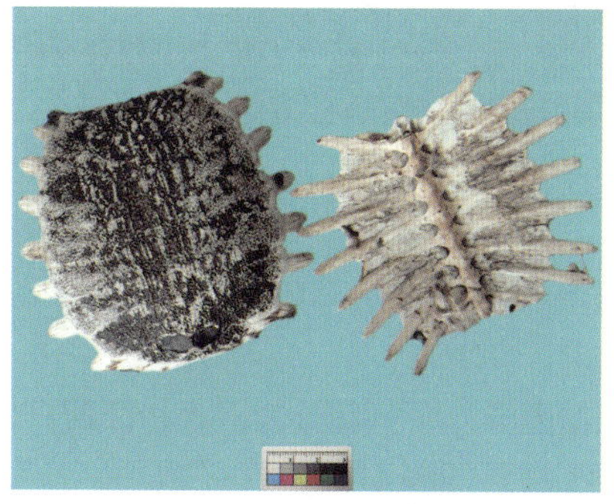

图 24-174　鳖甲药材

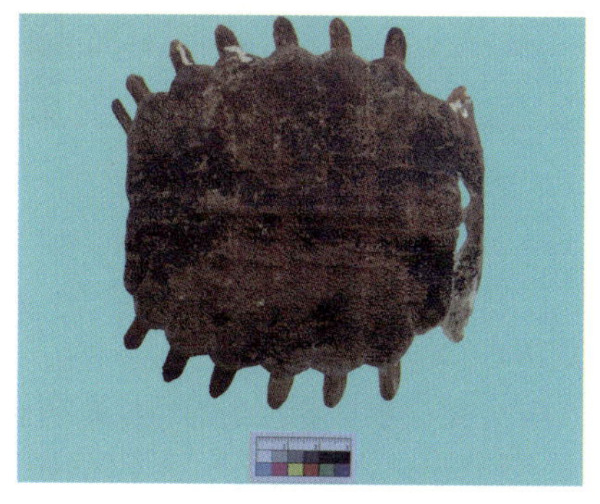

图 24-175　鳖甲药材（醋制鳖甲）

［性效特点］ 咸，微寒。归肝、肾经。功效：滋阴潜阳，退热除蒸，软坚散结。

本品甘寒，为血肉有情之品，善滋阴退虚热，潜阳息风，长于退虚热除骨蒸；味咸能软，并长于软坚散结。

［临床应用］

1. 肝肾阴虚所致阴虚内热、阴虚风动、阴虚阳亢诸证，为治疗阴虚发热之要药。温病后期，阴液耗伤，邪伏阴分所致夜热早凉，热退无汗，常配伍牡丹皮、生地黄、青蒿等使用（青蒿鳖甲汤）；阴血亏虚，骨蒸劳热，常配伍秦艽、地骨皮等使用；阴虚阳亢，头晕目眩，常配伍牡蛎、菊花、生地黄等使用；阴虚风动，手足瘛疭，常配伍阿胶、麦冬、生地黄等使用。

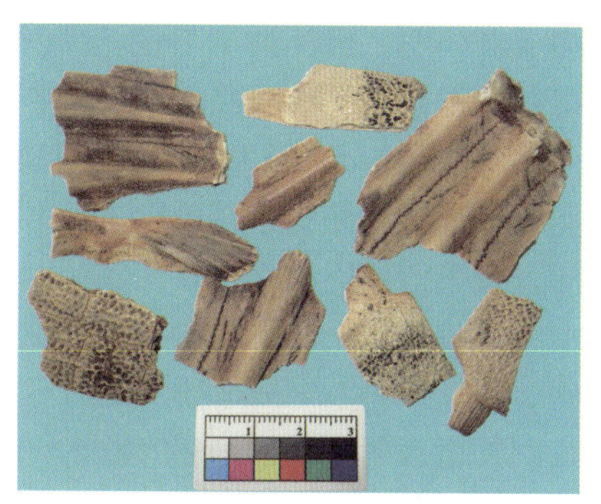

图 24-176　鳖甲饮片

2. 血滞经闭，癥瘕积聚，久疟疟母，肝脾大等，常配伍土鳖虫、桃仁、牡丹皮等使用（鳖甲煎丸）。

［用量用法］ 水煎服，9～24g，先煎。砂炒醋淬后，更容易煎出有效成分，并除去腥气，易于粉碎，便于制剂。

［使用注意］ 脾胃虚寒者忌用；孕妇慎用。

［现代研究］ 本品主含角蛋白、胶原蛋白、氨基酸、多糖、微量元素、碘质、维生素 D 等，有免疫调节、促进造血、抗肿瘤、预防辐射损伤、抗氧化、抗疲劳、抗突变、保肝、增加骨密度等作用。

［药物比较］ 龟甲，味甘、咸，性寒，主归肝、肾经。鳖甲，味咸、甘，性寒，主归肝、肾经。二者均能滋阴潜阳，用于治疗阴虚阳亢证、阴虚内热、虚风内动证。不同之处：龟甲长于滋肾阴，多用于阴虚阳亢及虚风内动证；能益肾健骨，用于肾虚骨痿、小儿囟门不合；又养血补心，安神定志，用于阴血不足心肾失养之心神不宁证；兼固冲任止血，用于冲任不固之崩漏、月经过多。鳖甲长于清虚热，多用于阴虚内热证；兼软坚散结，用于癥瘕积聚。

附：其他补阴药

表 24-3　其他补阴药

药名	药性	功效	主治证	用法用量
桑椹	甘、酸，寒；归心、肝、肾经	滋阴补血，生津润燥	肝肾阴虚证，津伤口渴，内热消渴，肠燥便秘	水煎服，9～15g
明党参	甘、微苦，微寒；归肺、脾、肝经	润肺化痰，养阴和胃，平肝，解毒	肺阴虚证，脾胃阴虚证，肝阴不足，肝热上攻，眩晕，头痛，目赤	水煎服，6～12g。气虚下陷、精关不固及孕妇慎服
黑芝麻	甘，平；归肝、肾、大肠经	补肝肾，益精血，润肠燥	肝肾不足、精血亏虚证；肠燥便秘	水煎服，9～15g

第二十五章　收涩药

凡以收敛、固涩为主要功效，用于治疗各种滑脱不禁病证的药物，称为收涩药（herbs that astringe），又称固涩药。

分类：根据收涩药的药性及功效主治差异，可将其分为固表止汗药、敛肺涩肠药、固精缩尿止带药三类。

性能："散者收之""涩可固脱"，收涩药味多酸涩，性温或平，作用趋向以沉降为主，主入肺、脾、肾、大肠经，可敛其耗散，固其滑脱。

功效：收涩药具有固表止汗、敛肺涩肠、固精缩尿止带等功效。①固表止汗药，性味多为甘平，性收敛，多入肺、心二经，适用于气虚肌表不固、腠理疏松、津液外泄而自汗，阴虚不能制阳、阳热迫津外泄而盗汗。②敛肺涩肠药，性味酸涩收敛，主入肺经或大肠经，分别具有敛肺止咳、涩肠止泻痢之功；前者主要用于肺虚喘咳，久治不愈或肺肾两虚，摄纳无权的虚喘证；后者多用于大肠虚寒不能固摄或脾肾虚寒所致的久泻、久痢。③固精缩尿止带药，性味多为酸涩收敛，主入肾、膀胱经，适用于肾虚不固所致的遗精、滑精、遗尿、尿频及带下清稀等。

适应证：补虚药主要适用于久病体虚、正气不固、脏腑功能衰退所致的自汗、盗汗、久咳虚喘、久泻久痢、遗精滑精、遗尿尿频、崩漏不止、带下不止等滑脱不禁的病证。

配伍应用：滑脱病证的根本原因都是正气虚弱，故应用收涩药治疗乃属于治病之标，因此临床应用本类药时，须配伍相应的补益药，以标本兼顾。①气虚自汗、阴虚盗汗，配伍补气、补阴药。②脾肾阳虚之久泻、久痢，配伍温补脾肾药。③肾虚遗精滑精、遗尿尿频，配伍补肾药。④冲任不固，崩漏不止，配伍补肝肾、固冲任药。⑤肺肾虚损，久咳虚喘，配伍补肺益肾、纳气平喘药。

使用注意：应用收涩药当注意，本类药物性涩敛邪，故凡表邪未解，湿热所致之泻痢、带下，血热出血及郁热未清者，均不宜使用，误用有"闭门留寇"之弊。

药理研究：收涩类药物的药理作用与机制有多个方面。①收敛作用。其中所含鞣质、有机酸、无机盐等可在黏膜、创面沉淀或凝固蛋白质，形成致密保护层，降低表面润滑性。②止血。通过收敛局部血管或凝固蛋白质填塞损伤血管而止血。③抑制汗腺、消化腺、生殖腺等的分泌。④吸着保护作用。吸着细菌及其代谢物，保护黏膜、创面。⑤鞣质对肠壁末梢神经有局麻作用。

第一节　固表止汗药

固表止汗药（herbs that consolidate the exterior and arrest sweating）性味多为甘涩平，性收敛，多入肺、心二经，能行肌表，调节卫分，固护腠理而有固表止汗之功。固表止汗药临床常用于气虚肌表不固，腠理疏松，津液外泄而自汗；阴虚不能制阳，阳热迫津外泄而盗汗。本类药物治自汗当配补气固表药同用，治盗汗宜配滋阴除蒸药同用，以治病求本。凡实邪所致汗出，应以祛邪为主，非本类药物所宜。

掌握层次：B. 麻黄根。C. 浮小麦、糯稻根。

麻黄根 máhuánggēn（Ephedra Root）
《本草经集注》

[药物来源] 本品为麻黄科植物草麻黄 *Ephedra sinica* stapf 或中麻黄 *Ephedra intermedia* Schrenk et C. A. Mey. 的干燥根及根茎（图 25-1～图 25-3），主产于河北、山西、内蒙古等地。立秋后采收，剪去须根，干燥，以质硬，外皮色红棕，切面色黄白者为佳。切段，生用。

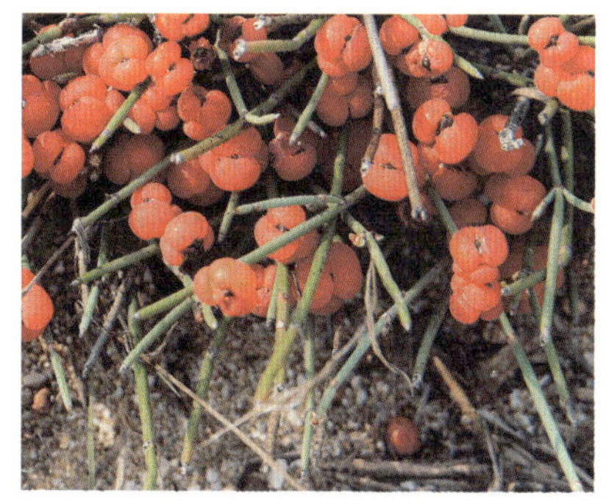

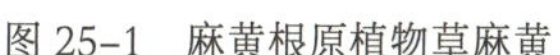

图 25-1　麻黄根原植物草麻黄

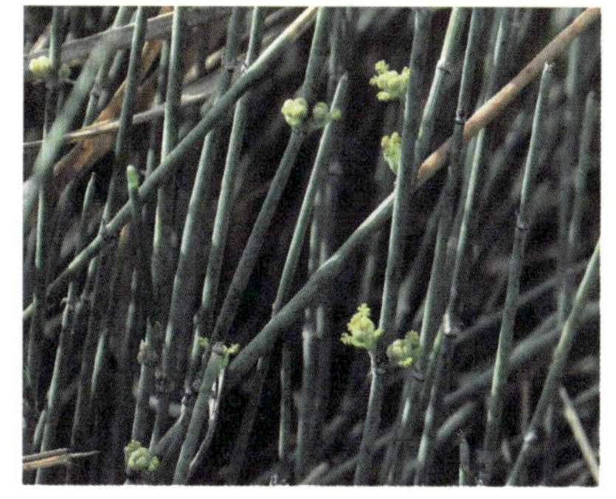

图 25-2　麻黄根原植物中麻黄

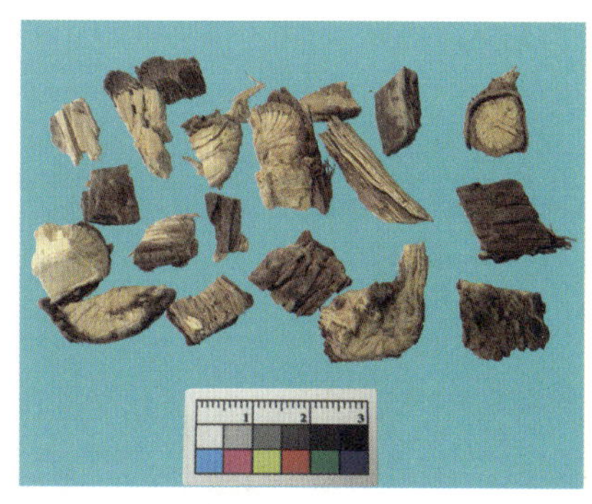

图 25-3　麻黄根饮片

[性效特点] 甘、涩，平。归心、肺经。功效：固表止汗。

本品甘平而涩，入肺经，善行肌表、实卫气、固腠理、闭毛窍，为敛肺固表止汗之要药。

[临床应用] 自汗、盗汗；为敛肺固表止汗要药。气虚自汗常配伍黄芪、牡蛎使用（牡蛎散）；阴虚盗汗常配伍熟地黄、当归、黄柏等使用（当归六黄汤）；产后虚汗不止常配伍当归、黄芪等使用（麻黄根散）；各种虚汗证常配伍牡蛎，共研细末，扑于身上。

[用量用法] 水煎服，3～9g；外用适量，研粉撒扑。

[使用注意] 有表邪者忌用。

[现代研究] 本品主含多种生物碱，如麻黄根碱A、B、C、D，麻黄根素（1-酪氨酸甜菜碱）及阿魏酰组胺等。本品有止汗、兴奋呼吸、调节血压、降低心率、抑制离体蛙心收缩、扩张末梢血管等作用。

[药物比较] 麻黄根，味甘、涩，性平，主归心、肺经。麻黄，味辛、微苦，性温，主归肺、膀胱经。二者同出于一物，均可治汗证。不同之处：麻黄根以其地下根及根茎入药，主敛肺固表，用于治疗各种虚汗。麻黄以其地上草质茎入药，主发散表邪，用于治疗外感风寒、表实无汗。

浮小麦 fúxiǎomài（Blighted Wheat）
《本草蒙筌》

[药物来源] 本品为禾本科植物小麦 *Triticum aestivum* L. 的干燥轻浮瘪瘦的颖果（图25-4、图25-5），全国大部分地区均有产。芒种时节采收，采收时扬起其轻浮干瘪者，或以水淘之，浮起者为佳，晒干，以粒均匀，轻浮者为佳。生用或炒用。

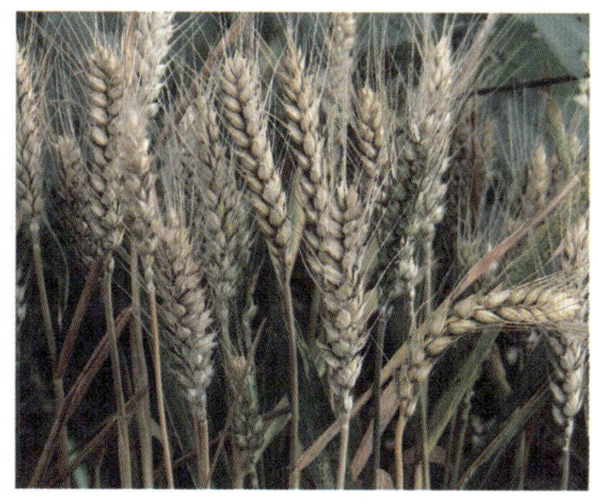

图 25-4　浮小麦原植物小麦

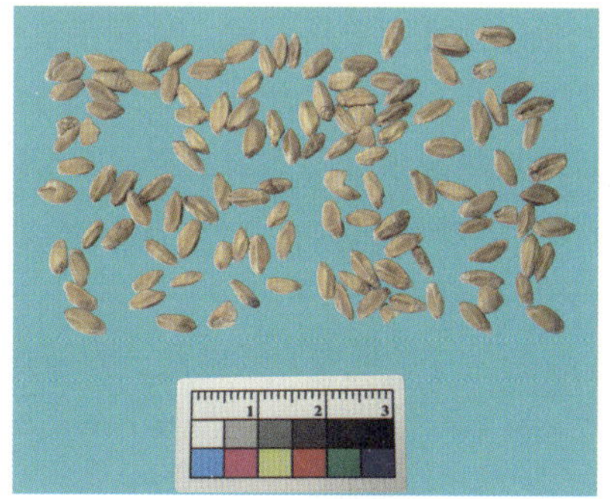

图 25-5　浮小麦饮片

[性效特点] 甘，凉。归心经。功效：固表止汗，益气，除热。

本品药性甘凉，轻浮走表，为作用温和的止汗药；入心经可养心敛液，固表止汗；又能益气阴，除虚热。

[临床应用]

1. 自汗、盗汗。气虚自汗常配伍黄芪、煅牡蛎、麻黄根等使用（牡蛎散）；阴虚盗汗常配伍五味子、麦冬、地骨皮等使用。

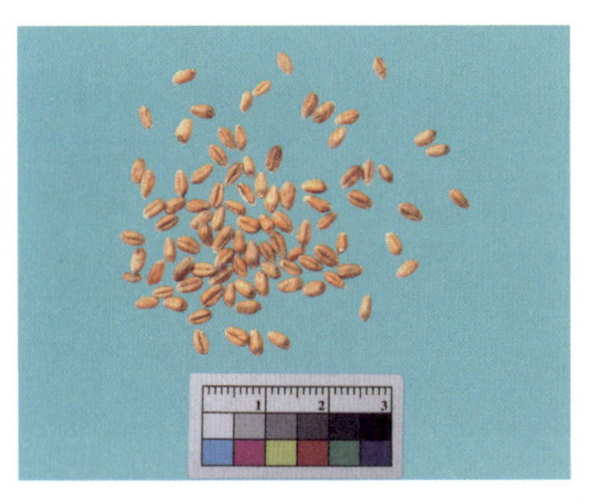
图 25-6　小麦饮片

2. 阴虚发热，骨蒸劳热，常配伍玄参、麦冬、生地黄等使用。

[用量用法] 水煎服，15～30g。研末服，3～5g。

[使用注意] 表邪汗出者忌用。

[现代研究] 本品主含丰富的淀粉及蛋白质、粗纤维、脂肪、微量元素、维生素等，有抑制汗腺分泌的作用。

[附]

小麦 xiǎomài（Wheat）

本品为禾本科植物小麦 *Triticum aestivum* L. 的干燥成熟果实（图 25-6）。其味甘，性微寒；归心经。功效：养心、除烦。本品主要用于治疗心神不宁、烦躁失眠及妇人脏躁证。水煎服，30～60g。

糯稻根 nuòdàogēn（Glutinous Rice Root）
《本草再新》

[药物来源] 本品为禾本科糯稻 *Oryza sativa* L. var. *glutinosa* Matsum. 的干燥根及根茎（图 25-7、图 25-8），全国各地均有产。10 月间糯稻收割后采收，晒干，以根长，体轻，质软，色黄棕者为佳。生用。

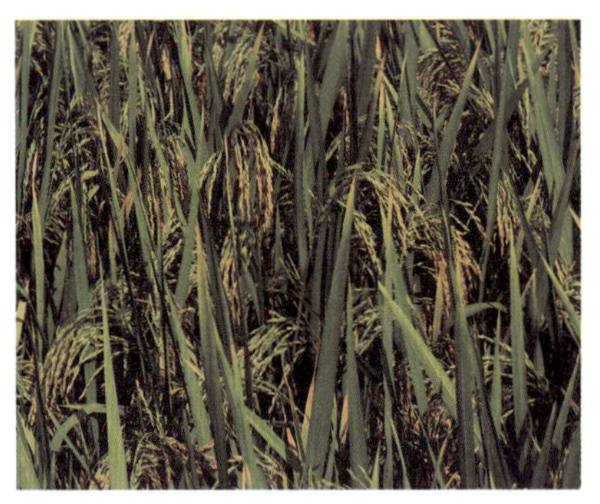
图 25-7　糯稻根原植物糯稻

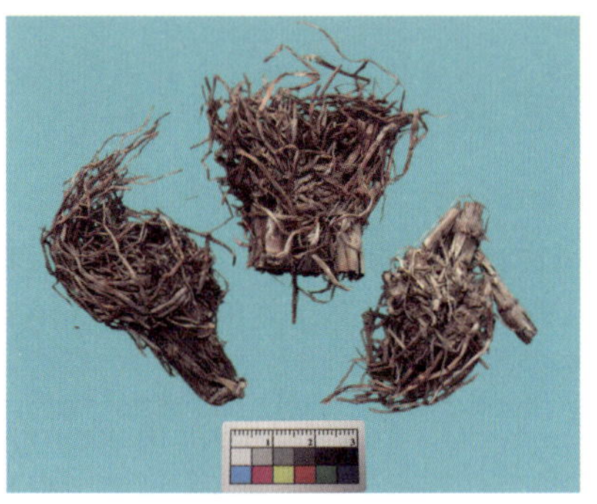
图 25-8　糯稻根药材

[性效特点] 甘、平。归肺、胃、肾经。功效：固表止汗，益胃生津，退虚热。

本品药性甘平质轻，既可固表止汗，又能益胃生津，尚有缓和的退虚热作用。

[临床应用]

1. 自汗、盗汗。气虚自汗可单用煎服，或配伍黄芪、浮小麦、白术等使用；阴虚盗汗常配伍生地黄、地骨皮、麻黄根等使用。

2. 虚热不退，骨蒸潮热及病后阴虚口渴者，常配伍沙参、麦冬、地骨皮等使用。

[用量用法] 水煎服，15～30g。

[使用注意] 有外邪患者当慎用。

[现代研究] 本品主含门冬氨酸、苏氨酸、丝氨酸、谷氨酸、脯氨酸、甘氨酸、丙氨酸等氨基酸，以及黄酮、糖类等。

第二节　敛肺涩肠药

敛肺涩肠药（herbs that astringe the lung and intestines）味酸涩，性收敛，主入肺经或大肠经，分别具有敛肺止咳、涩肠止泻痢之功。前者主要用于肺虚喘咳，久治不愈或肺肾两虚，摄纳无权的虚喘证；后者多用于大肠虚寒不能固摄或脾肾虚寒所致的久泻、久痢。

本类药物治疗久咳虚喘者，如为肺虚，则加补肺益气药；如为肾虚，则加补肾纳气药使用。治久泻、久痢兼脾肾阳虚者，则配温补脾肾药；若兼气虚下陷者，则配补气升提药；若兼有脾胃气虚者，则配补益脾胃药。

本类药物酸涩收敛，属敛肺止咳之品，对痰多壅肺所致的咳喘不宜用；属涩肠止泻之品，对泻痢初起，邪气方盛，或伤食腹泻者不宜用。

掌握层次：A. 五味子、乌梅。B. 诃子、肉豆蔻。C. 五倍子、石榴皮、赤石脂、禹余粮。

五味子 wǔwèizǐ（Chinese Magnolivine Fruit）
《神农本草经》

[药物来源] 本品为木兰科植物五味子 *Schisandra chinensis*（Turcz.）Baill 或华中五味子 *Schisandra sphenanthera* Rehd. et. Wils. 的干燥成熟果实（图25-9～图25-11）。前者习称北五味子，主产于辽宁、黑龙江、吉林等地；后者习称南五味子，主产于西南及长江流域以南各地。秋季果实成熟时采收，晒干，以粒大、色红、肉厚、有光泽、显油润者为佳。生用或醋蒸、蜜蒸、酒蒸后晒干用。

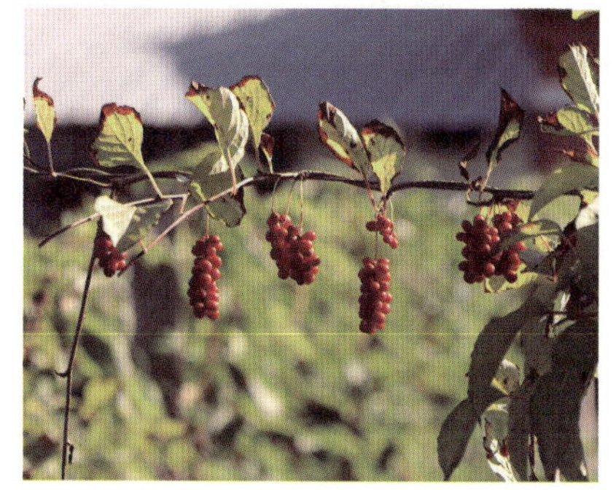

图 25-9　五味子原植物五味子

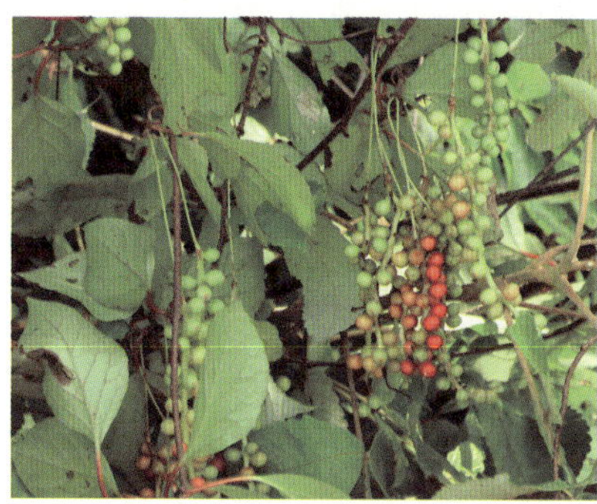

图 25-10　五味子原植物华中五味子

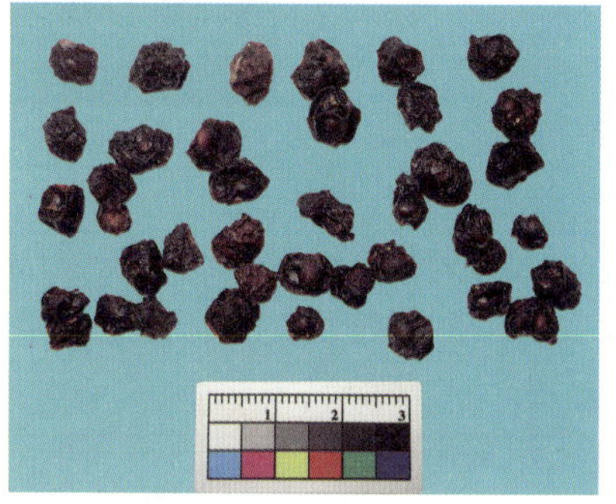

图 25-11　五味子饮片

[性效特点] 酸、甘，温。归肺、心、肾经。功效：收敛固涩，益气生津，补肾宁心。

本品味酸性收敛，味甘补益，为涩、补兼备之品，能上敛肺气而止咳，下滋肾阴而涩精；外可敛肺止汗，内能涩肠止泻；甘能益气，酸可生津，可补益心肾而宁心安神。

[临床应用]

1. 肺虚久咳及肺肾两虚的咳喘，为治疗久咳虚喘之要药。肺虚久咳常配伍罂粟壳使用（五味子丸）；肺肾两虚之喘咳常配伍山茱萸、熟地黄、山药等使用（都气丸）；寒饮喘咳证常配伍麻黄、细辛、干姜等使用（小青龙汤）。

2. 自汗、盗汗常配伍麻黄根、牡蛎等使用。

3. 梦遗滑精，遗尿尿频。肾虚滑精常配伍桑螵蛸、附子、龙骨等使用（桑螵蛸丸）；肾虚梦遗常配伍麦冬、山茱萸、熟地黄等使用（麦味地黄丸）。

4. 脾肾虚寒，久泻不止，常配伍吴茱萸同炒香研末，米汤送服（五味子散）；或配伍补骨脂、肉豆蔻、吴茱萸等使用（四神丸）。

5. 津伤口渴，内热消渴。热伤气阴，汗多口渴者，常配伍麦冬、人参等使用（生脉散）；阴虚内热，口渴多饮之消渴证，常配伍天花粉、山药、知母等使用（玉液汤）。

6. 阴血亏损，心神失养或心肾不交所致虚烦心悸、失眠多梦者，常配伍麦冬、丹参、酸枣仁等使用（天王补心丹）。

[用量用法] 水煎服，2～6g；研末服，1～3g。敛肺止咳时用量可少，1.5～3g；滋补肾阴时用量稍多，6～9g。

[使用注意] 表邪未解，内有实热，咳嗽初起，麻疹初期，均不宜使用。

[现代研究] 本品主含挥发性成分和木脂素类。北五味子主含挥发油、有机酸、鞣质、维生素、糖及树脂等。种子挥发油中的主要成分为五味子素。本品有抗氧化、抗衰老、增强免疫、镇静、催眠、镇咳、抗疲劳、抗肿瘤、抗病毒、调血脂、抗炎、利胆保肝、抗菌、降低血糖等作用。

乌梅 wūméi（Smoked Plum）
《神农本草经》

[药物来源] 本品为蔷薇科植物梅 *Prunus mume*（Sieb.）Sieb. et Zucc. 的干燥近成熟果实（图 25–12、图 25–13），又名酸梅、盐梅、霜梅等，主产于浙江、福建、云南等地。夏季果实近成熟时采收，低温烘干后闷至皱皮，色变黑时即成。以个大，肉厚，色黑，质柔润，味极酸者为佳。去核生用或炒炭用。

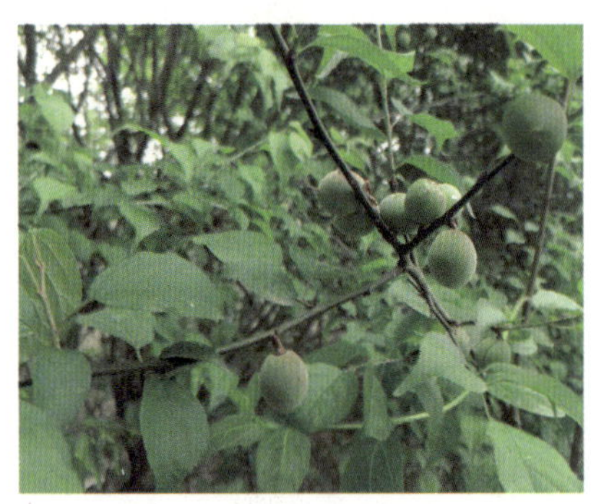

图 25–12　乌梅原植物梅

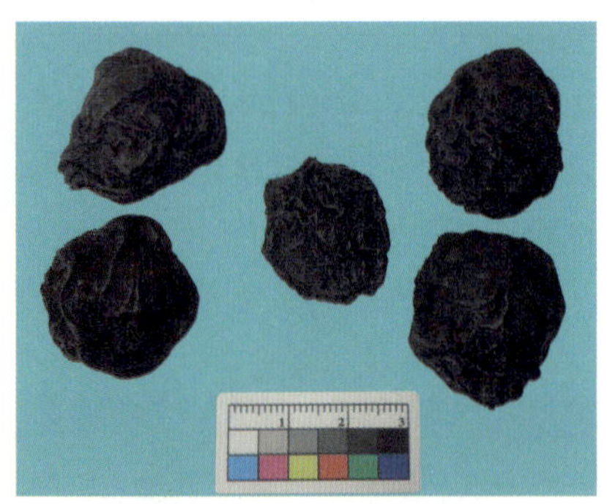

图 25–13　乌梅饮片

[性效特点] 酸、涩，平。归肝、脾、肺、大肠经。功效：敛肺止咳，涩肠止泻，生津止渴，安蛔止痛。

本品味酸而涩，入肺经可敛肺气以止久咳，入大肠经可涩肠以止泻痢；味酸又可安蛔，且能生津液而止烦渴。

[临床应用]

1. 肺虚久咳少痰或干咳无痰之证，常配伍罂粟壳、苦杏仁等使用（一服散）。
2. 久泻久痢，常配伍罂粟壳、诃子等使用（固肠丸）；湿热泻痢，便脓血者，常配伍黄连等使用（乌梅丸）。
3. 虚热消渴，可单用煎服，或配伍天花粉、麦冬、人参等使用（玉泉散）。
4. 蛔厥呕吐腹痛，为安蛔之良药。蛔虫所致腹痛、呕吐、四肢厥冷之蛔厥病证者，常配伍细辛、川椒、黄连等使用（乌梅丸）。
5. 本品炒炭后尚可用于治疗崩漏不止、便血等；外敷可治疗胬肉外突，头疮等。

[用量用法] 水煎服，6～12g；大剂量时可用至 30g。外用适量，捣烂或炒炭研末外敷。止泻止血宜炒炭用。

[使用注意] 外有表邪或内有实热积滞者均不宜服用。

[现代研究] 本品主含有机酸类成分，枸橼酸、苹果酸、琥珀酸、酒石酸、齐墩果酸等，还含挥发油，黄酮类等成分。本品具有驱虫、镇咳、抗菌、抗肿瘤、抗氧化、止血、抗休克、抑菌、增强免疫等作用。

五倍子 wǔbèizǐ（Chinese Gallnut）
《本草拾遗》

[药物来源] 本品为漆树科植物盐肤木 *Rhus chinensis* Mill.、青麸杨 *Rhus potaninii* Maxim. 或红麸杨 *Rhus punjabensis* Stew. *var. sinica*（Diels.）Rhed. et Wils. 叶片上的虫瘿，主要由五倍子蚜 *Melaphis chinensis*（Bell）Baker 寄生而形成（图 25–14～图 25–18），全国大部分地区均有产，主产于四川。秋季摘下虫瘿，蒸或煮至表面呈灰色，杀死蚜虫，干燥，以个大，完整，壁厚，色灰褐色者为佳。生用。

[性效特点] 酸、涩，寒。归肺、大肠、肾经。功效：敛肺降火，涩肠止泻，涩精止遗，敛汗止血，收湿敛疮。

本品味酸涩性寒，其收涩作用较强，且涩中有清，清热降火；内服有敛肺以止咳、涩肠以止泻、涩精以止遗、收汗、止血作用；外用能够收湿敛疮，解毒消肿。

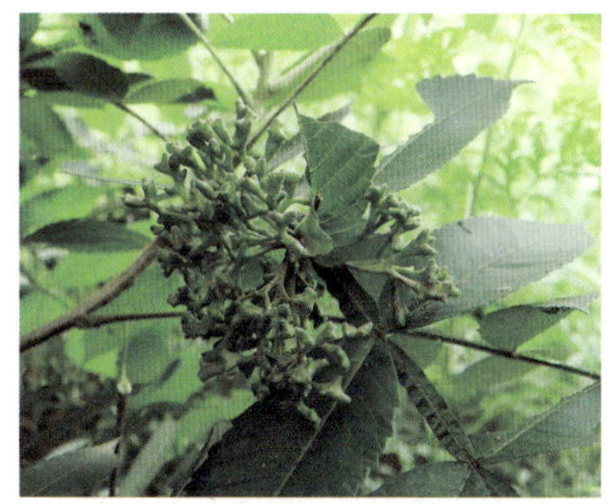
图 25-14　五倍子原植物盐肤木

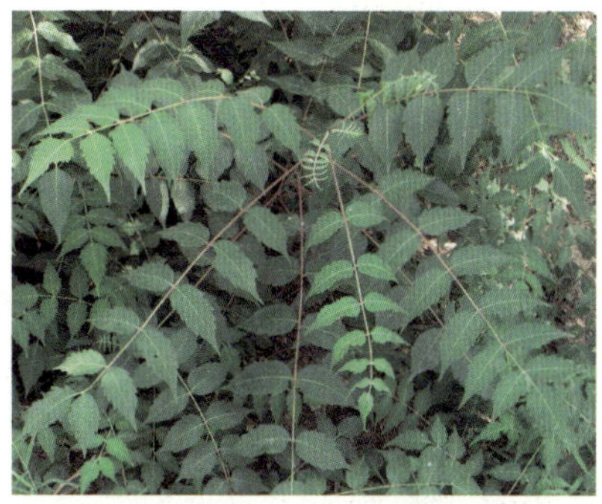
图 25-15　五倍子原植物青麸杨

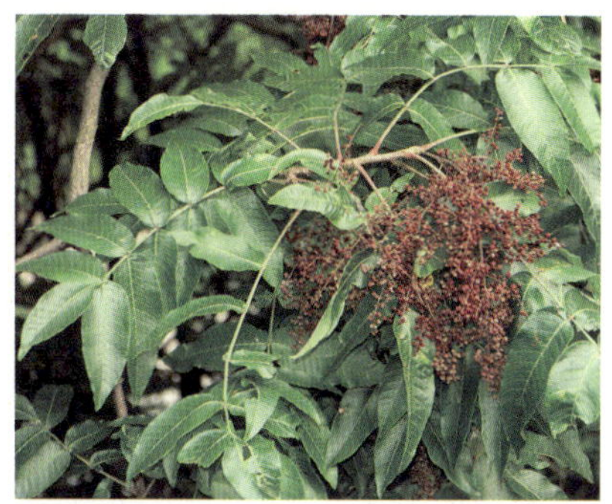
图 25-16　五倍子原植物红麸杨

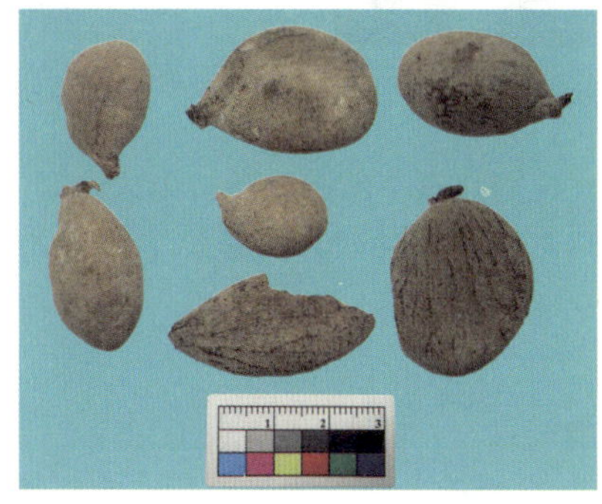
图 25-17　五倍子药材

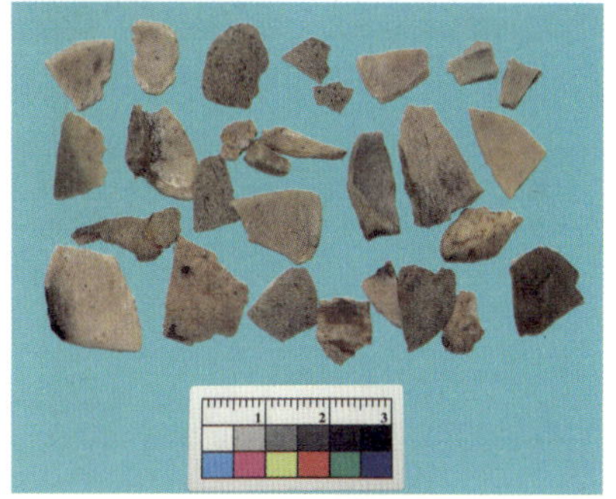
图 25-18　五倍子饮片

[临床应用]

1. 肺虚久咳，肺热痰嗽。肺虚久咳常配伍五味子、罂粟壳等使用；肺热痰嗽常配伍瓜蒌、黄芩、浙贝母等使用；热灼肺络、咳嗽咯血，配伍藕节、白及等使用。

2. 久泻久痢，常配伍诃子、五味子等使用。

3. 自汗、盗汗，可单用研末，与荞面等份做饼，煨熟食之；或研末水调敷肚脐处。

4. 肾虚精关不固之遗精、滑精者，配伍龙骨、茯苓等使用（玉锁丹）。

5. 崩漏、便血痔血、外伤出血。崩漏可单用本品，或配伍棕榈炭、血余炭等使用；便血、痔疮出血配伍槐花、地榆等使用，煎汤内服或熏洗患处。

6. 痈肿疮毒，皮肤湿疮流水、溃疡不敛、疮疖肿毒、脱肛、子宫下垂等，单用或配伍枯矾研末外敷或煎汤熏洗。

7. 本品尚可用于治疗消渴。

[用量用法] 水煎服，3～6g；外用适量；研末外敷或煎汤熏洗。

[使用注意] 湿热泻痢患者忌用；不宜过量服用，以免损害肝脏；局部应用，可能有刺激症状。

[现代研究] 本品主含没食子鞣质，含量为 60%～70%，还含有没食子酸、脂肪酸、蜡质、淀粉等，具有抗病毒、抑制瘢痕形成、止泻、抗氧化、抑突变、收敛、抑菌等作用。

[药物比较] 五倍子，味酸、涩，性寒，主归肺、大肠、肾经。五味子，味酸、甘，性温，主归肺、心、肾经。二者均能敛肺止咳、敛肺止汗、固精止遗、涩肠止泻，用于治疗肺虚久咳、自汗盗汗、遗精滑精、久泻不止等。不同之处：五倍子敛肺之中又有清肺降火及收敛止血作用，故又可用于肺热痰嗽及咳嗽咯血者。五味子滋肾，多用于肺肾两虚之虚喘及肾虚精关不固之遗精滑精等。

诃子 hēzǐ（Medicine Terminalia Fruit）
《药性论》

[药物来源] 本品为使君子科植物诃子 *Terminalia chebula* Retz. 或绒毛诃子 *Terminalia chebula* Retz. var. *tomentella* Kurt 的干燥成熟果实（图 25-19～图 25-21），又名诃黎勒，幼果别名藏青果，主产于云南、广东、

广西等地。秋冬两季果实成熟时采收，晒干，以表面黄棕色、微皱、有光泽、肉厚者为佳。生用或煨用，用时打碎或去核。若用果肉，则去核。

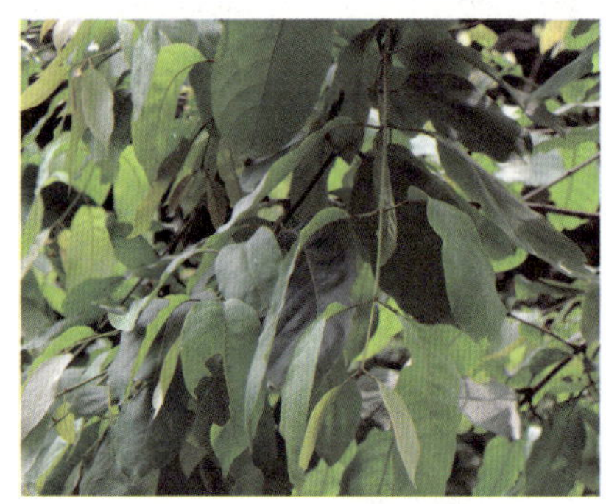
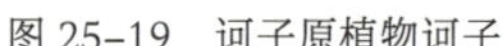
图 25-19　诃子原植物诃子

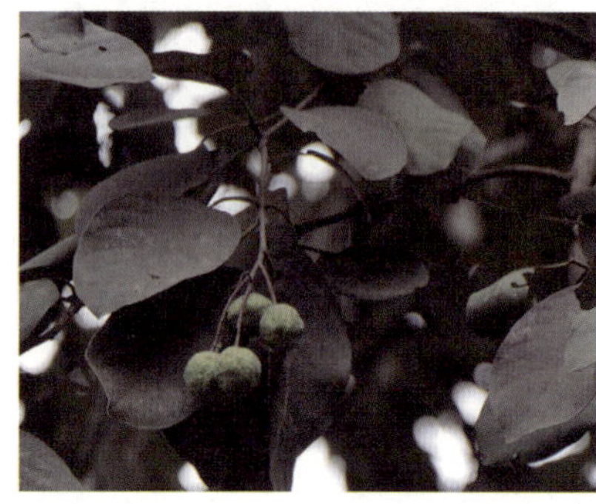
图 25-20　诃子原植物绒毛诃子

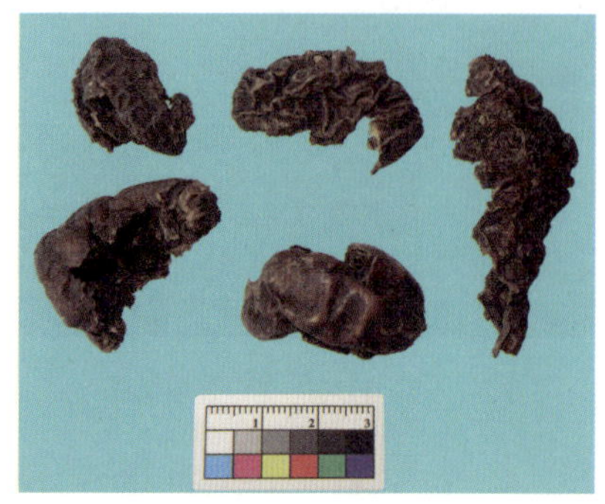
图 25-21　诃子饮片

[性效特点] 苦、酸、涩，平。归肺、大肠经。功效：涩肠止泻，敛肺止咳，降火利咽。

本品味酸涩性收，入大肠经，善涩肠止泻；又味苦清降，入于肺经，既敛肺下气止咳，又能清肺利咽开音，治久咳、失音。

[临床应用]

1. 久泻久痢，便血脱肛。久泻久痢可单用本品（诃黎勒散）；久泻、久痢属虚寒者，常配伍干姜、陈皮、罂粟壳等使用（诃子皮饮）；泻痢日久，中气下陷之脱肛，常配伍人参、黄芪、升麻等使用；肠风下血，常配伍防风、秦艽、白芷等使用（肠风泻血丸）。

2. 肺虚喘咳，久嗽不止，咽痛音哑失音，为治失音之要药。肺虚久咳、失音者，常配伍人参、五味子等使用；痰热郁肺，久咳失音者，常配伍桔梗、甘草使用（诃子汤）；久咳失音，咽痛音哑者，配伍硼砂、青黛、冰片等做蜜丸噙化（清音丸）。

[用量用法] 水煎服，3～10g。涩肠止泻宜煨用，敛肺清热、利咽开音宜生用。

[使用注意] 凡外有表邪、内有湿热积滞者忌用。

[现代研究] 本品主含诃子酸、诃子鞣质、诃黎勒酸等鞣质成分，又含莽草酸、去氢莽草酸、奎宁酸、阿拉伯糖、葡萄糖、果糖、氨基酸、脂肪酸等，具有抗氧化、抗病原微生物、收敛、止泻、解痉挛、抗动脉粥样硬化、抗病毒、抗肿瘤、强心等作用。

石榴皮 shíliúpí（Pomegranate Rind）
《名医别录》

[药物来源] 本品为石榴科植物石榴 *Punica granatum* L. 的干燥果皮（图 25-22、图 25-23），全国大部分地区均有产。秋季果实成熟时采收果皮，切小块，晒干，以皮厚、色红棕者为佳。生用或炒炭用。

[性效特点] 酸、涩，温。归大肠经。功效：涩肠止泻，止血，驱虫。

本品药性酸涩收敛，主入大肠经能涩肠止泻，有收敛止血之功；尚能驱杀多种肠道寄生虫。

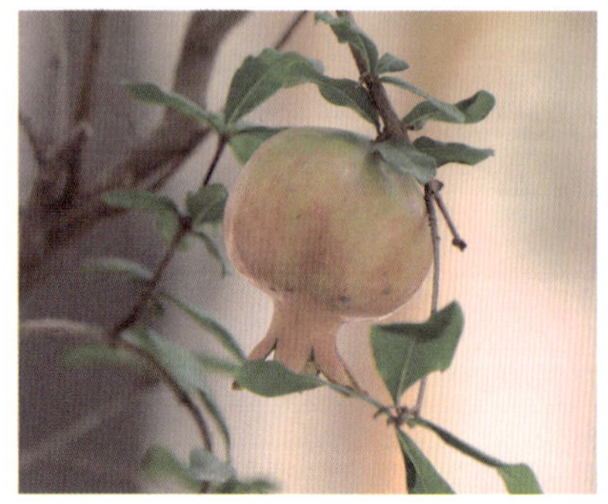
图 25-22　石榴皮原植物石榴

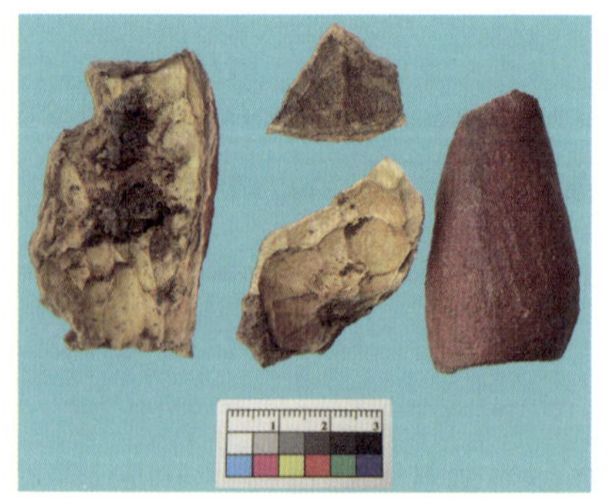
图 25-23　石榴皮饮片

[临床应用]

1. 久泻，久痢，脱肛。久泻、久痢可单用本品煎服，或研末冲服，亦可配伍肉豆蔻、诃子等使用；久泻久痢而致中气下陷脱肛者，配伍人参、黄芪、升麻等使用。

2. 便血、崩漏、带下。便血可单用煎服，或配伍地榆、槐花等使用；崩漏及妊娠下血不止者，配伍当归、阿胶、艾叶等使用（石榴皮汤）；白带过多常配伍海螵蛸、白果、芡实等使用。

3. 蛔虫、蛲虫、绦虫等虫积腹痛，常配伍使君子、槟榔等使用（石榴皮散）。

[用量用法] 水煎服，3～9g。入汤剂宜生用；入丸、散多炒用；止血多炒炭用。

[使用注意] 泻痢初起者忌用。

[现代研究] 本品主含石榴皮鞣质，还含没食子酸、苹果酸、熊果酸、异槲皮苷、石榴皮碱、异石榴皮碱、伪石榴皮碱、N-甲基异石榴皮碱等，具有抗菌、抗病毒、杀灭绦虫、保护肾功能、抑制胃酸分泌、抑制精子活力、抗氧化、调节免疫、保肝、植物雌激素样活性作用。

肉豆蔻 ròudòukòu（Nutmeg）
《药性论》

[药物来源] 本品为肉豆蔻科植物肉豆蔻 *Myristica fragrans* Houtt. 的干燥成熟种仁（图 25-24、图 25-25），主产于马来西亚、印度尼西亚等地。冬春二季果实成熟时采收，干燥，以个大、体重、坚实、香气浓者为佳。生用或麸皮煨制去油用，用时捣碎。

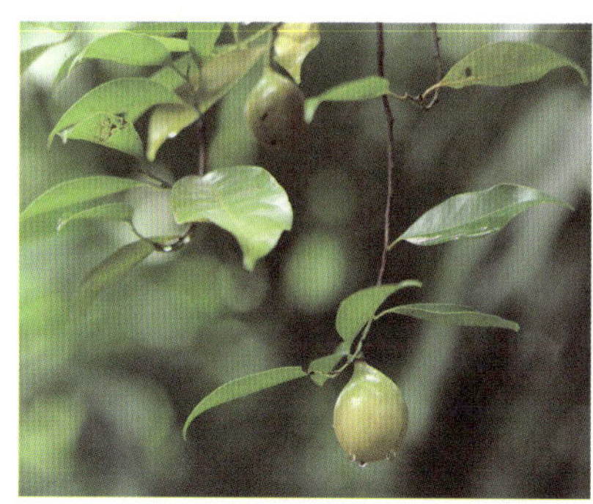

图 25-24　肉豆蔻原植物肉豆蔻

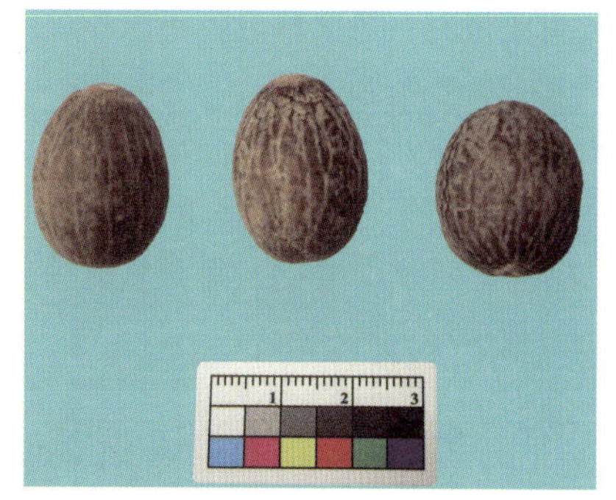

图 25-25　肉豆蔻药材

[性效特点] 辛，温。归脾、胃、大肠经。功效：温中行气，涩肠止泻。

本品药性辛香温燥而涩，涩中有行，有涩而不滞，善止虚寒性泻痢。

[临床应用]

1. 脾胃虚寒，久泻不止，为治虚寒性泻痢之要药。脾胃虚寒之久泻、久痢者，常配伍干姜、人参、白术等使用；脾肾阳虚，五更泄泻者，常配伍补骨脂、五味子、吴茱萸等使用（四神丸）。

2. 胃寒气滞，脘腹胀痛，食少呕吐，常配伍木香、干姜、半夏等使用。

[用量用法] 水煎服，3～10g；入丸散服，每次 0.5～1g。内服须煨熟去油用。

[使用注意] 湿热泻痢者忌用。

[现代研究] 本品主含挥发油，如去氢二异丁香酚，尚含脂肪油、淀粉、蛋白质、少量蔗糖、解脂酶、果酸及三萜皂苷等，具有止泻、减慢心率、抗菌、免疫调节、抗炎、抗肿瘤、镇痛、抗氧化、保肝等作用。

赤石脂 chìshízhī（Red Halloysite）
《神农本草经》

[药物来源] 本品为硅酸盐类矿物多水高岭石族多水高岭石，主含四水硅酸铝［$Al_4(Si_4O_{10})(OH)_8 \cdot 4H_2O$］（图 25-26～图 25-28），主产于福建、山东、河南等地。全年均可采挖，采挖后除去杂石，以色红，光滑，细腻，吸水性强者为佳。打碎研末水飞或加醋火煅水飞用。

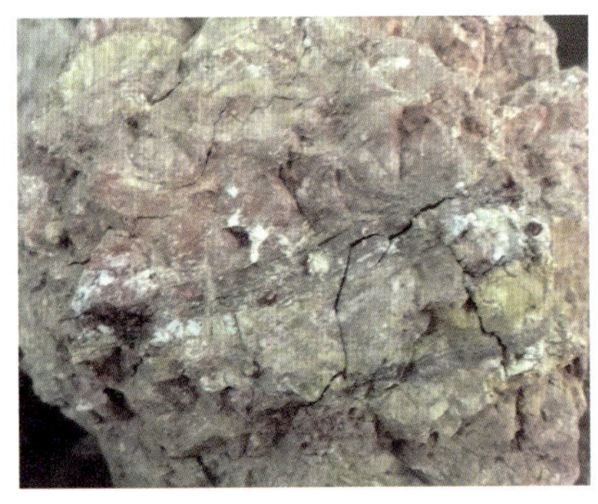

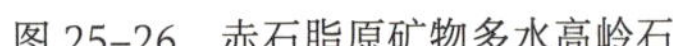

图 25-26　赤石脂原矿物多水高岭石

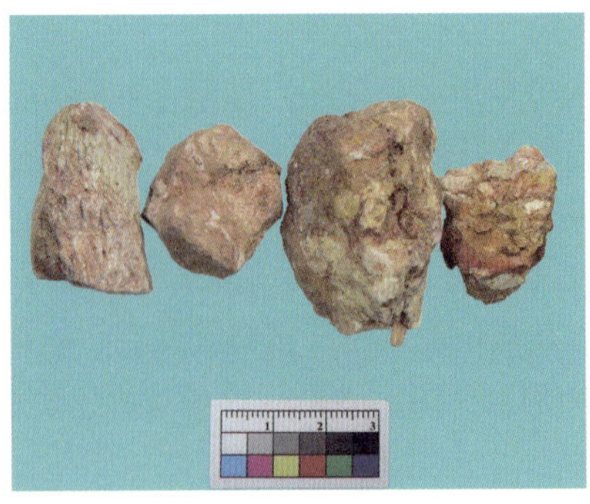

图 25-27　赤石脂药材

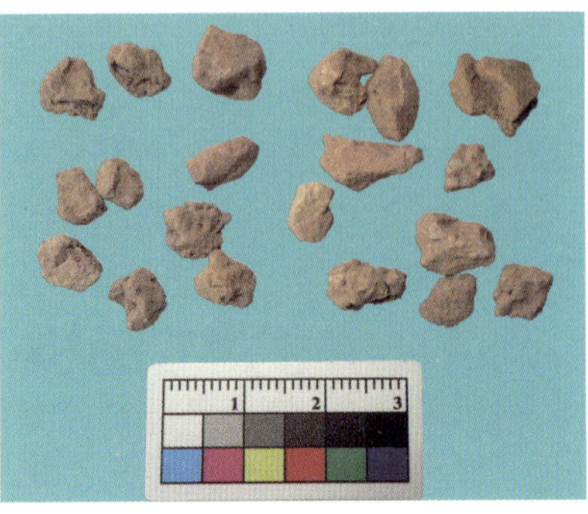

图 25-28　赤石脂饮片

[性效特点] 甘、酸、涩，温。归大肠、胃经。功效：涩肠止泻，收敛止血，生肌敛疮。

本品药性甘温酸涩，质重入下焦，长于涩肠止泻、收敛止血；外用有收湿敛疮生肌的作用。

[临床应用]

1. 久泻久痢。泻痢日久，滑脱不禁，脱肛，常配伍禹余粮使用（赤石脂禹余粮汤）；虚寒下痢，大便脓血不止者，常配伍干姜、粳米使用（桃花汤）。

2. 大便出血，崩漏带下。崩漏常配伍海螵蛸、侧柏叶等使用（滋血汤）；便血、痔疮出血，常配伍禹余粮、龙骨、地榆等使用；妇女肾虚、带脉失约日久而带下不止者，常配伍鹿角霜、芡实等使用。

3. 疮疡久溃不敛，湿疮脓水浸淫。疮疡久溃不敛，常配伍煅龙骨、乳香、血竭等使用，研细末，掺于伤口；湿疮脓水浸淫，常配伍五倍子、枯矾等研末外敷。

4. 本品尚可用于治疗外伤出血。

[用量用法] 水煎服，9～12g，先煎；外用适量，研粉撒敷患处。

[使用注意] 不宜与肉桂同用；孕妇慎用；湿热积滞泻痢者忌用。

[现代研究] 本品主含四水硅酸铝，尚含氧化铁、微量元素等物质，具有抗炎、止泻、保护胃肠道黏膜、制止胃肠道出血、促进尿磷排泄等作用。

禹余粮 yǔyúliáng（Limonite）
《神农本草经》

[药物来源] 本品为氢氧化物类矿物褐铁矿的矿石，成分为碱式氧化铁［FeO·(OH)］（图 25-29～图 25-30），主产于浙江、山东等地。全年可采，拣去杂石，干燥，以红棕色，断面显层纹者为佳。生用，或加醋煅用。

[性效特点] 甘、涩，微寒。归胃、大肠经。功效：涩肠止泻，收敛止血。

本品药性甘涩微寒，入大肠经可涩肠以止泻，质重味涩能收敛止血；入下焦尚可固涩止带。

[临床应用]

1. 久泻、久痢者，常配伍赤石脂使用（赤石脂禹余粮汤）。

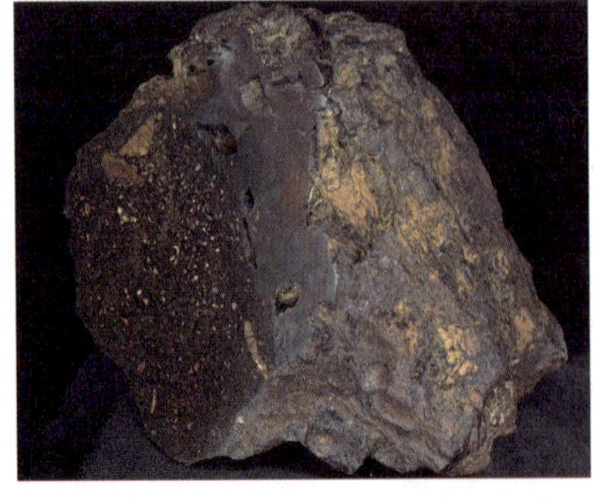

图 25-29　禹余粮原矿物褐铁矿石

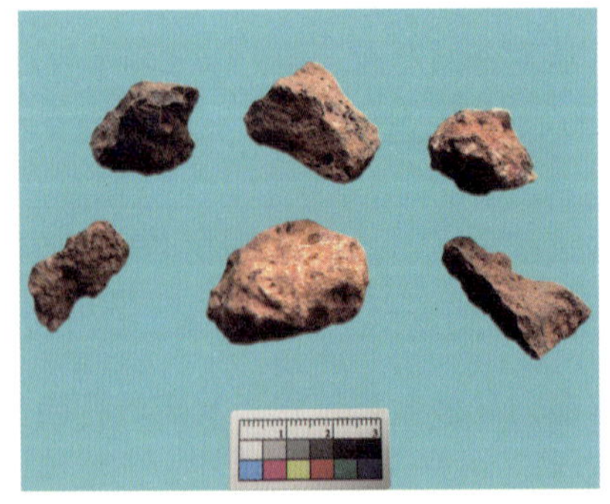

图 25-30　禹余粮饮片

2. 便血，崩漏。气虚失摄之大便出血，常配伍人参、白术、棕榈炭等使用；崩漏带下常配伍海螵蛸、赤石脂、龙骨等使用（妇人漏下方）。

3. 肾虚带脉不固之带下清稀者，常配伍白果、海螵蛸、煅牡蛎等使用。

[用量用法] 水煎服，9～15g，先煎；或入丸散服用。

[使用注意] 孕妇慎用；湿热积滞泻痢者忌服。

[现代研究] 本品主含碱式氧化铁，还含有磷酸盐，以及微量元素等。本品具有止泻、缩短凝血及出血时间、抗衰老、增强免疫、抗肿瘤等作用。

附：其他敛肺涩肠药

表 25-1　其他敛肺涩肠药

药名	药性	功效	主治证	用法用量
罂粟壳	酸、涩，平，有毒；归肺、大肠、肾经	敛肺止咳，涩肠止泻，止痛	肺虚久咳，久泻久痢，脘腹疼痛，筋骨疼痛	水煎服，3～6g
罂粟	甘、平；归脾、胃、大肠经	健脾开胃，清热利水	泄泻、痢疾、反胃等病证	水煎服，3～6g

第三节　固精缩尿止带药

固精缩尿止带药（herbs that consolidate essence，reduce urination and arrest vaginal discharge）酸涩收敛，主入肾、膀胱经，具有固精、缩尿止带作用。某些药物甘温还兼有补肾之功。固精缩尿止带药适用于肾虚不固所致的遗精、滑精、遗尿、尿频及带下清稀等病证，常与补肾药配伍使用，以标本兼治。本类药物酸涩收敛，对外邪内侵，湿热下注所致的遗精、尿频等不宜用。

掌握层次：A. 山茱萸、莲子。B. 桑螵蛸、金樱子、芡实。C. 海螵蛸、椿皮。

山茱萸 shānzhūyú（Asiatic Cornelian Cherry Fruit）
《神农本草经》

[药物来源] 本品为山茱萸科植物山茱萸 *Cornus officinalis* Sieb. et Zucc. 的成熟果肉（图 25-31、图 25-32），又名山萸肉、萸肉、枣皮等，主产于浙江、河南、安徽等地。秋末冬初果皮变红时采收果实，用文火烘或置沸水中略烫，及时挤出果核，干燥，以肉肥厚、色紫红、油润柔软者为佳。生用，或取净山萸肉照酒炖法、酒蒸法制用。

[性效特点] 酸、涩，微温。归肝、肾经。功效：补益肝肾，收涩固脱。

本品药性酸微温质润，其性温而不燥，补而不峻，既益肾精，又助肾阳，平补阴阳；补益之中又具有封藏之功，可固精止遗、固冲止血，可谓补敛俱佳之品。

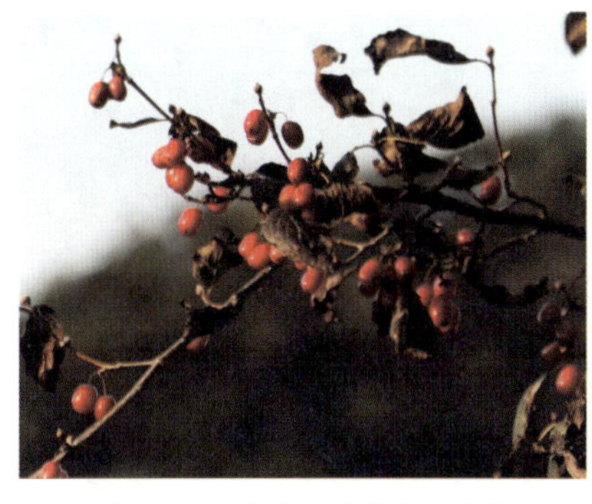

图 25-31　山茱萸原植物山茱萸

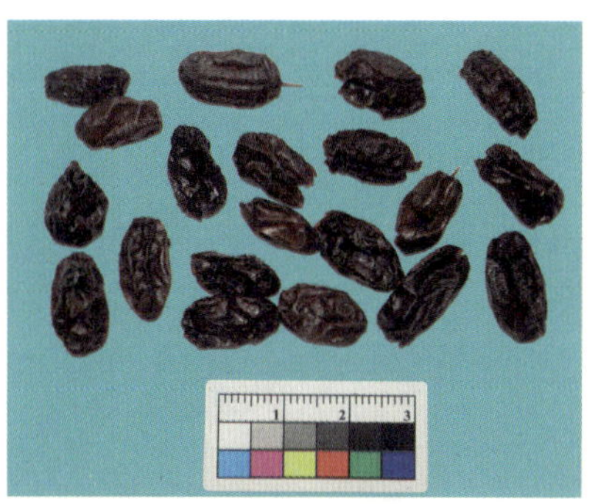

图 25-32　山茱萸饮片

[临床应用]

1. 肝肾阴虚之头晕目眩、腰酸耳鸣，以及肾阳虚之腰膝冷痛、阳痿、小便不利，为平补阴阳之要药。肝肾阴虚，头晕目眩、腰酸耳鸣，常配伍熟地黄、山药等使用（六味地黄丸）；命门火衰，腰膝冷痛，小便不利，常配伍肉桂、附子等使用（肾气丸）；肾虚阳痿常配伍鹿茸、补骨脂、淫羊藿等使用。

2. 肝肾亏虚之遗精滑精、遗尿、尿频，为固精止遗之要药。肾虚精关不固所致遗精、滑精，常配伍熟地黄、山药等使用（六味地黄丸、肾气丸）；肾虚膀胱失约所致遗尿、尿频，常配伍沙苑子、覆盆子、桑螵蛸等使用。

3. 月经过多，崩漏带下。妇女肝肾亏损，冲任不固之崩漏、月经过多者，常配伍熟地黄、白芍、当归等使用（加味四物汤）；脾气虚弱，冲任不固而漏下不止，常配伍龙骨、黄芪、白术等使用（固冲汤）；带下不止常配伍莲子、芡实、煅龙骨等使用。

4. 大汗不止，体虚欲脱或久病虚脱，常配伍人参、附子、龙骨等使用（来复汤）。

5. 肝肾阴虚，内热消渴，配伍黄精、枸杞子、天花粉等滋补肝肾、清热生津药使用。

[用量用法] 水煎服，6～12g；急救固脱可用至20～30g。

[使用注意] 素有湿热而致小便淋涩者不宜服用。

[现代研究] 本品主含马钱苷、莫诺苷、山茱萸苷、山茱萸裂苷等，此外，还有乌索酸、没食子酸、苹果酸、酒石酸，以及皂苷、鞣质等。本品有增强免疫、降血糖、抗心律失常、抗血栓形成、抑菌、利尿、抗氧化、抗肿瘤、改善认知力、防治骨质疏松、治疗局灶性脑缺血、收敛等作用。

桑螵蛸 sāngpiāoxiāo（Mantis Egg-case）
《神农本草经》

[药物来源] 本品为螳螂科昆虫大刀螂 *Tenodera sinensis* Saussure、小刀螂 *Statilia maculata*（Thunberg）或巨斧螳螂 *Hierodula patellifera*（Serville）的干燥卵鞘（图25-33～图25-37）。此三种分别习称为“团螵蛸”“长螵蛸”和“黑螵蛸”。全国大部分地区均有产。深秋至次春采收，置沸水或蒸至虫卵死后，干燥，以完整，色黄褐，卵未孵化者为佳。用时剪碎。

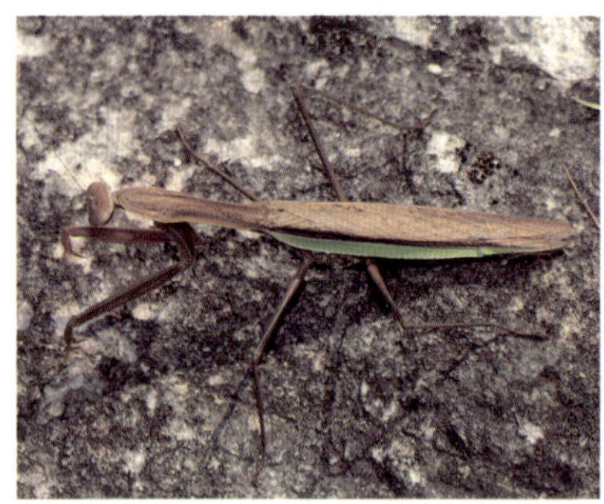
图25-33　桑螵蛸原动物大刀螂

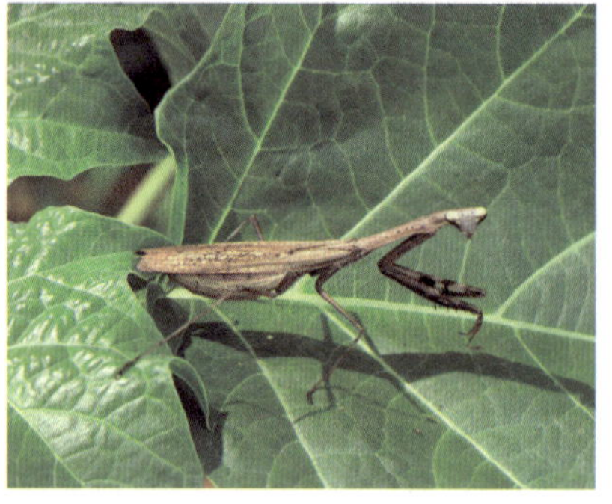
图25-34　桑螵蛸原动物小刀螂

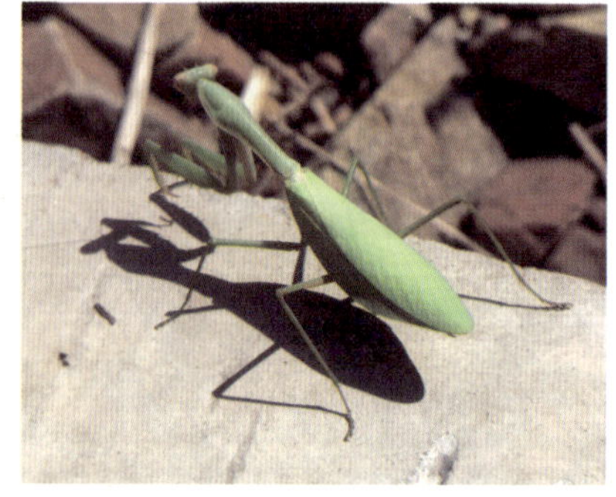
图25-35　桑螵蛸原动物巨斧螳螂

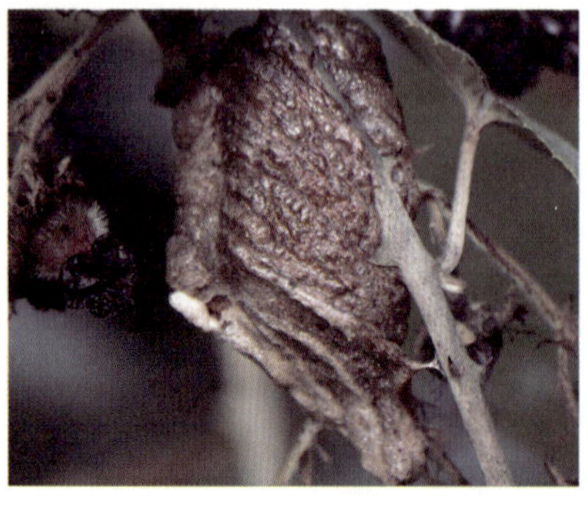
图25-36　桑螵蛸药材

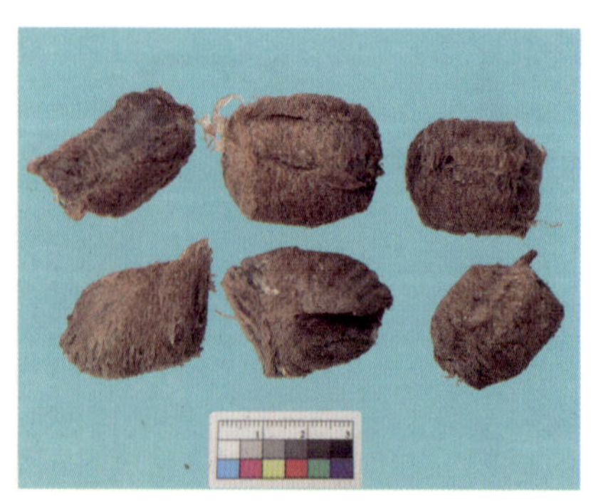
图25-37　桑螵蛸饮片

［性效特点］甘、咸，平。归肝、肾经。功效：固精缩尿，补肾助阳。

本品药性甘咸入肾，有补益、封藏之功，善补肾气，固精关、缩小便；又有补肾助阳起痿之功。

［临床应用］

1. 遗精滑精，遗尿尿频，小便白浊。肾虚遗精、滑精，常配伍龙骨、五味子、制附子等使用（桑螵蛸散）；小儿遗尿可单用为末，米汤送服；心神恍惚，遗尿尿频，小便白浊，常配伍远志、龙骨、石菖蒲等使用（桑螵蛸散）。

2. 肾虚阳痿，常配伍鹿茸、肉苁蓉、菟丝子等使用。

［用量用法］水煎服，5～10g。

［使用注意］本品助阳固涩，阴虚火旺或内有湿热之遗精、膀胱湿热而小便频数者忌用。

［现代研究］本品主含蛋白质、脂肪、氨基酸、维生素，并有铁、钙及胡萝卜素样的色素，有耐缺氧、抗氧化、抗疲劳、抗利尿、促进食物消化、降血糖等作用。

金樱子 jīnyīngzǐ（Cherokee Rose Fruit）
《雷公炮炙论》

［药物来源］本品为蔷薇科植物金樱子 *Rose laevigata* Michx. 的干燥成熟果实（图 25-38、图 25-39），主产于广东、四川、湖南等地。10～11 月果实成熟时采收，除去毛、刺、核，晒干，以个大，色红黄者为佳。生用。

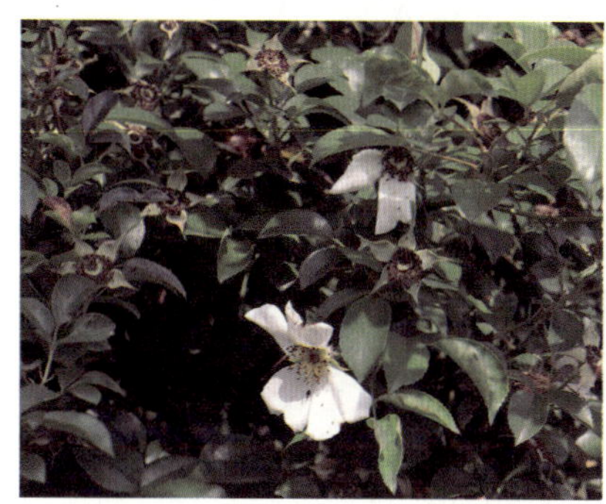

图 25-38　金樱子原植物金樱子

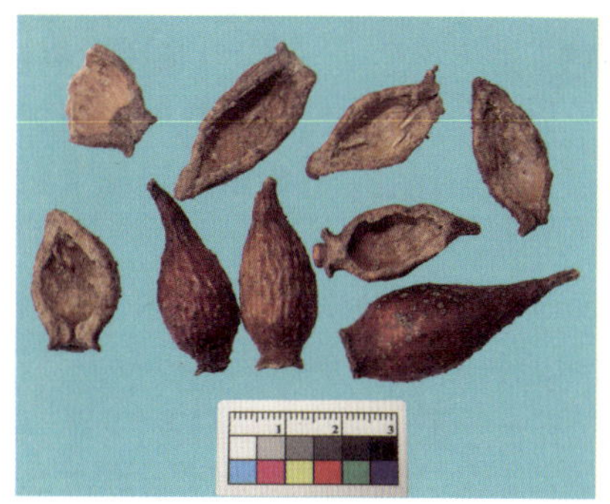

图 25-39　金樱子饮片

［性效特点］酸、甘、涩，平。归肾、膀胱、大肠经。功效：固精缩尿，固崩止带，涩肠止泻。

本品药性酸涩，功专固敛，入肾、膀胱经可固精缩尿；入大肠经能涩肠以止泻，尚能固崩止带。

［临床应用］

1. 遗精滑精，遗尿尿频，崩漏带下。肾气不固所致遗精滑精，膀胱失约所致遗尿尿频，冲任不固所致崩漏下血，带脉失约所致带下过多，可单用本品熬膏服（金樱子膏）；遗精滑精、遗尿尿频常配伍芡实使用（水陆二仙丹），或配伍菟丝子、补骨脂、海螵蛸等使用；崩漏下血常配伍山茱萸、黄芪、阿胶等使用；带下不止常配伍椿皮、海螵蛸、莲子等使用。

2. 脾虚之久泻久痢，可单用本品浓煎服，或配伍人参、白术、芡实等使用（秘元煎）。

3. 本品尚可用于治疗脱肛、子宫脱垂等病证。

［用量用法］水煎服，6～12g。

［使用注意］本品功专收涩，有实火、邪火者不宜使用。

［现代研究］本品主含多糖、黄酮类、三萜类及鞣质等，还含有机酸、皂苷及少量淀粉，有抗氧化、增强免疫、抑菌、保护肾脏、抗动脉粥样硬化、抗炎等作用。

海螵蛸 hǎipiāoxiāo（Cuttlebone）
《神农本草经》

［药物来源］本品为乌贼科动物无针乌贼 *Sepiella maindroni* de Rochebrune、金乌贼 *Sepia esculenta* Hoyle

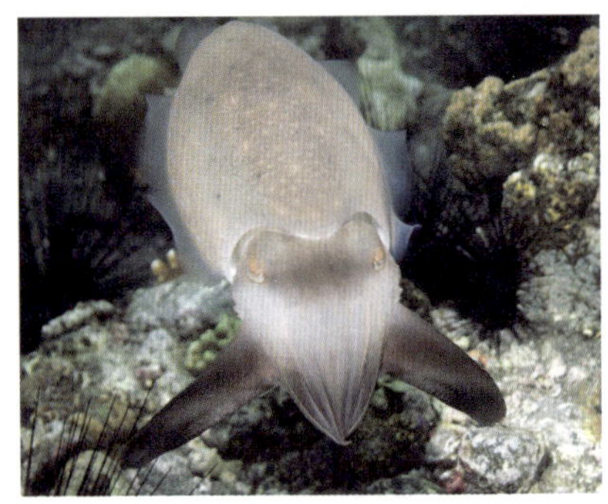
图 25-40 海螵蛸原动物无针乌贼

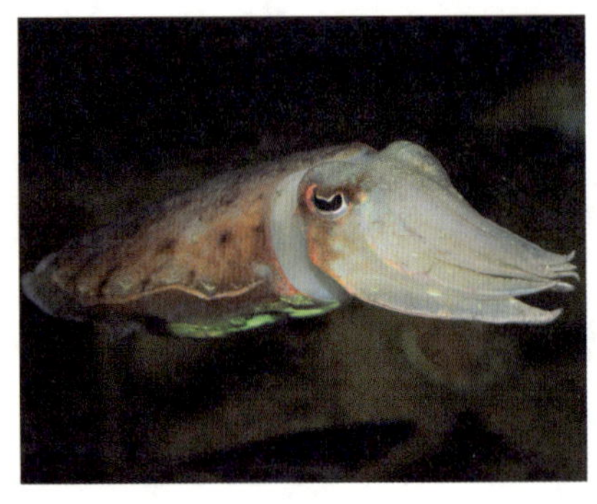
图 25-41 海螵蛸原动物金乌贼

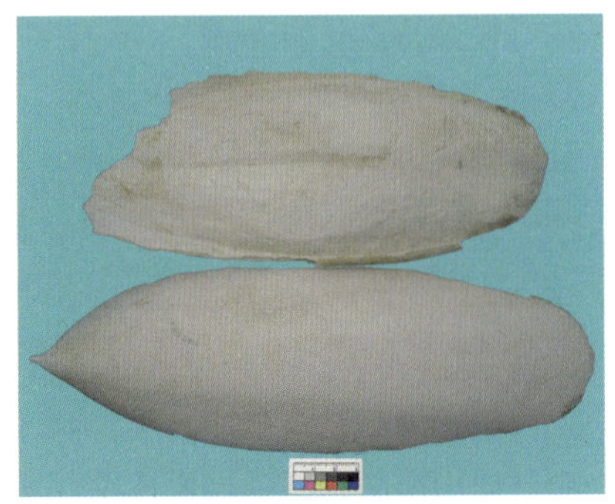
图 25-42 海螵蛸药材

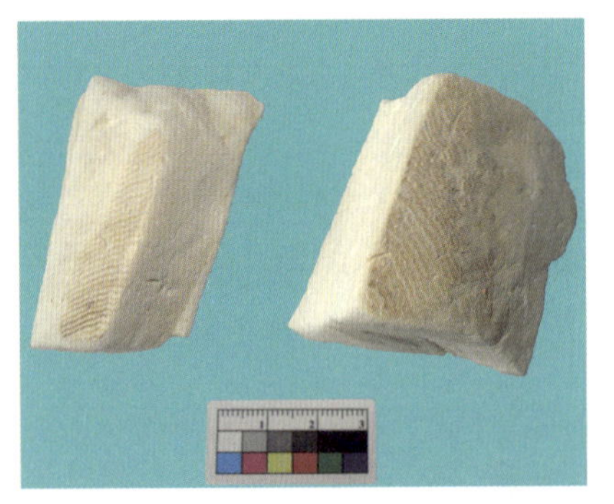
图 25-43 海螵蛸饮片

的干燥贝壳（图 25-40～图 25-43），又名乌贼骨，主产于江苏、浙江、广东等地。收集乌贼鱼的骨状内壳洗净，干燥，以色白者为佳。砸成小块，生用。

[性效特点] 咸、涩，温。归脾、肾经。功效：收敛止血，涩精止带，制酸止痛，收湿敛疮。

本品味咸涩，性微温，善入血分，固涩力较强，可收敛止血、固精止带；又善制酸止痛；外用又有收湿敛疮之效。

[临床应用]

1. 吐血衄血，崩漏便血，外伤出血。吐血、便血，常配伍白及等份为末；崩漏常配伍茜草、棕榈炭、五倍子等使用（固冲汤）；外伤出血可单用本品研末外敷。

2. 遗精滑精，赤白带下。肾失固藏之遗精、滑精，常配伍山茱萸、菟丝子、沙苑子等使用；肾虚带脉不固之带下清稀，常配伍山药、芡实等使用；赤白带下，常配伍白芷、血余炭等使用（白芷散）。

3. 胃脘痛胃酸过多，常配伍延胡索、白及、贝母等使用。

4. 湿疹湿疮，溃疡不敛。湿疹、湿疮，常配伍黄柏、青黛、煅石膏等药研末外敷；溃疡多脓，久不愈合，可单用研末外敷，或配伍煅石膏、枯矾、冰片等共研细末，撒敷患处。

[用量用法] 水煎服，5～10g。外用适量，研末敷患处。

[使用注意] 本品性收敛，久服易致便秘；阴虚多热者不宜多用。

[现代研究] 本品主含碳酸钙、壳角质、黏液质，还含多种微量元素及水解氨基酸。本品有中和胃酸、保护黏膜、抗溃疡、促进成骨、抗肿瘤、降磷、止血、抗放射等作用。

[药物比较] 海螵蛸，味咸、涩，性温，主归脾、肾经。桑螵蛸，味甘、咸，性平，主归肝、肾经。二者均能固精止遗，用于治疗肾虚精关不固之遗精、滑精等病证。不同之处：海螵蛸固涩力较强，又能收敛止血，制酸止痛，收湿敛疮。桑螵蛸固涩之中又能补肾助阳。

莲子 liánzǐ（Lotus Seed）
《神农本草经》

[药物来源] 本品为睡莲科植物莲 *Nelumbo nucifera* Gaertn. 的干燥成熟种子（图 25-44、图 25-45），主产于湖南、福建、江苏等地。本品分红莲子（湘莲）、白莲子（建莲）两种，湘莲质优，建莲量大。秋季果实成熟时采收，去心，晒干，以个大，饱满者为佳。生用。

[性效特点] 甘、涩，平。归脾、肾、心经。功效：补脾止泻，止带，益肾固精，养心安神。

本品既能收敛，又可补益；最益脾胃，兼补心肾；善止泻，也善固精。《玉楸药解》载：“莲子甘平，甚益脾胃，而固涩之性，最宜滑泄之家，遗精便溏，极有良效。”

[临床应用]

1. 脾虚泄泻。脾虚久泻，食欲不振者，配伍人参、茯苓、白术等使用（参苓白术散）。

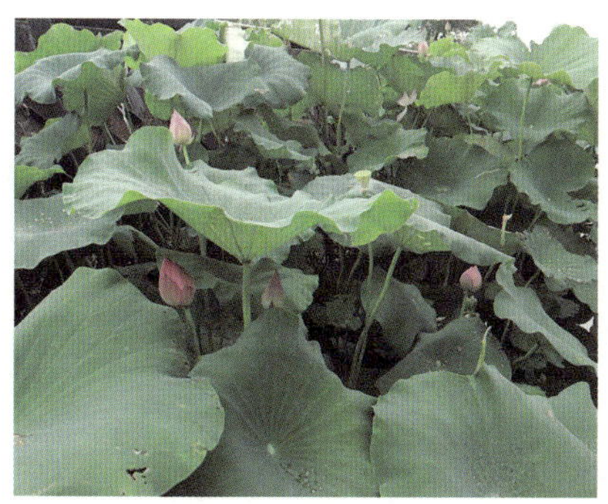

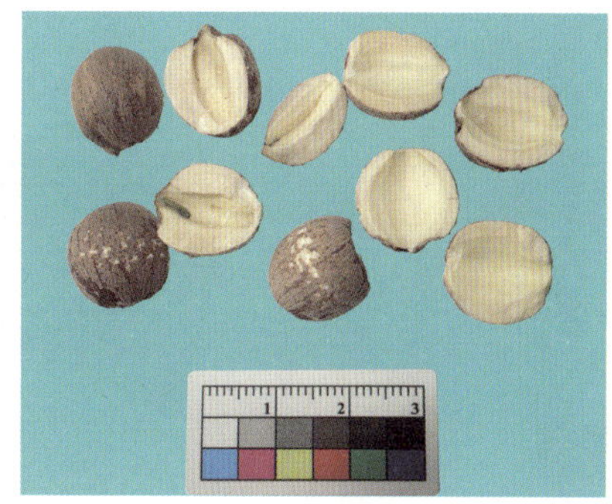

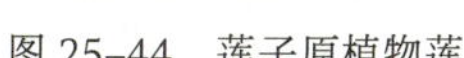

图 25-44　莲子原植物莲

图 25-45　莲子饮片

2. 带下证。脾虚带下常配伍茯苓、白术、山药等使用；脾肾两虚，带下清稀，腰膝酸软，常配伍山茱萸、山药、芡实等使用。

3. 肾虚精关不固之遗精滑精，常配伍芡实、龙骨等使用（金锁固精丸）。

4. 心肾不交之虚烦、心悸、失眠，常配伍酸枣仁、茯神、远志等使用。

[用量用法] 水煎服，6～15g。去心打碎用。

[使用注意] 大便燥结者不宜使用。

[现代研究] 本品主含黄酮类化合物槲皮素、金丝桃苷等，还含多量的淀粉和棉子糖，尚含蛋白质、脂肪、碳水化合物、微量元素等。本品有抗氧化、增强免疫、镇静、双向调节胃肠功能、促进脂肪分解、改善睡眠、降血糖等作用。

[附]

1. 莲须 liánxū（Lotus Stamen）

本品为睡莲科植物莲 *Nelumbo nucifera* Gaertn. 的干燥雄蕊（图 25-46）。其味甘、涩，性平；归心、肾经。功效：固肾涩精。本品主要用于治疗遗精滑精、带下、尿频等病证。水煎服，3～5g。

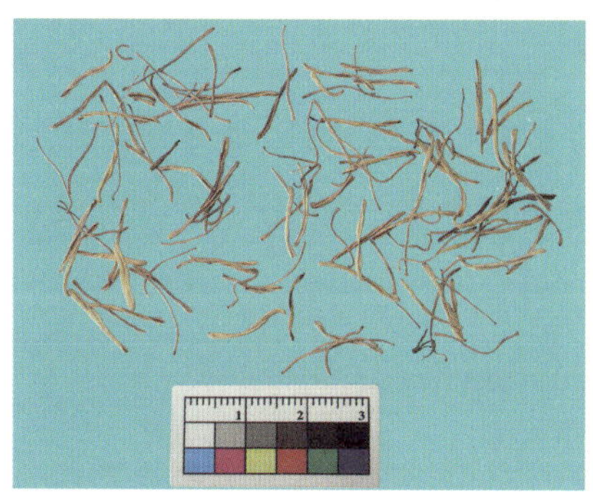

图 25-46　莲须饮片

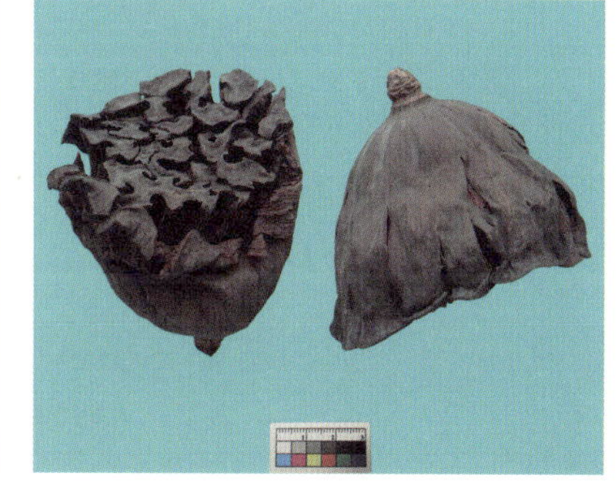

图 25-47　莲房药材

2. 莲房 liánfáng（Lotus Receptacle）

本品为睡莲科植物莲 *Nelumbo nucifera* Gaertn. 的干燥花托（图 25-47）。其味苦、涩，性温；归肝经。功效：化瘀止血。本品主要用于治疗崩漏、尿血、痔疮出血、产后瘀阻、恶露不尽等。水煎服，5～10g。炒炭用。

3. 莲子心 liánzǐxīn（Lotus Plumule）

本品为睡莲科植物莲 *Nelumbo nucifera* Gaertn. 的干燥幼叶及胚根（图 25-48）。其味苦，性寒；归心、肾经。功效：清心安神，交通心肾，涩精止血。本品主要用于治疗热入心包、神昏谵语、心肾不交、失眠遗精、血热吐血等。水煎服，2～5g。

4. 荷叶 héyè（Lotus Leaf）

本品为睡莲科植物莲 *Nelumbo nucifera* Gaertn. 的干燥叶（图 25-49、图 25-50）。其味苦，性平；归肝、脾、胃经。功效：清暑化湿，升发清阳，凉血止血。本品主要用于治疗暑热烦渴、暑湿泄泻、脾虚泄泻、血热吐衄、便血崩漏。水煎服，3～10g。荷叶炭收涩止血，适用于出血证和产后血晕，水煎服，3～6g。

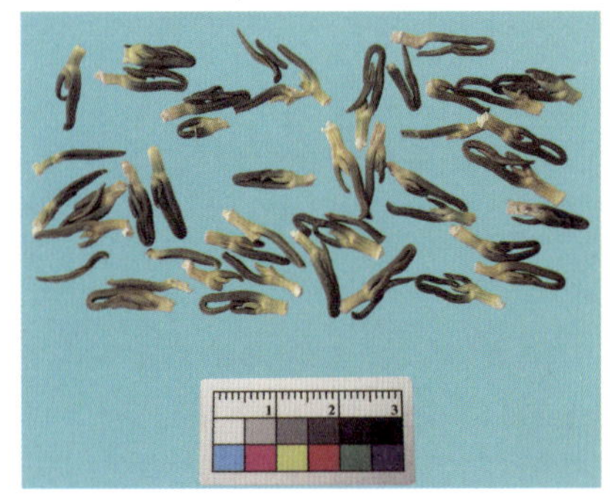
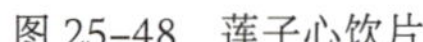

图 25-48　莲子心饮片

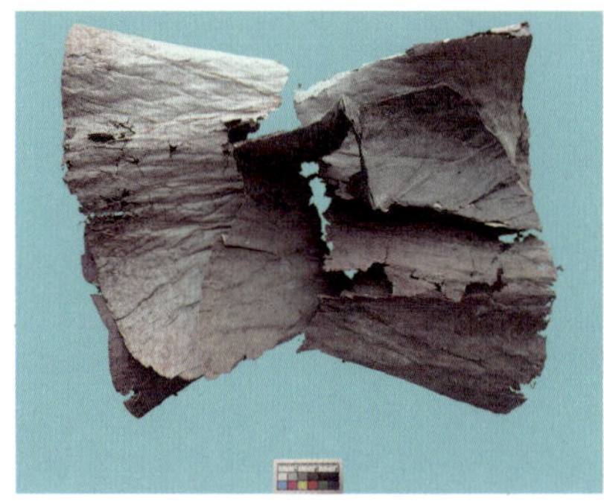

图 25-49　荷叶药材

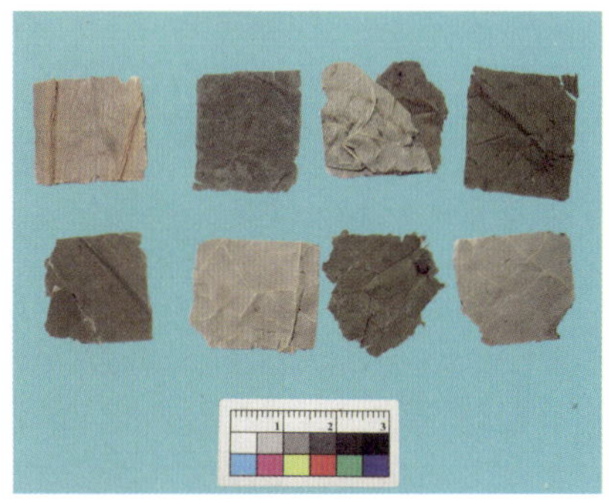

图 25-50　荷叶饮片

5. 荷梗 hégěng（Lotus Petiole）

本品为睡莲科植物莲 *Nelumbo nucifera* Gaertn. 的干燥叶柄及花柄（图 25-51）。其味苦，性平；归肺、脾、胃经。功效：通气宽胸，和胃安胎。本品主要用于治疗外感暑湿、胸闷不畅、妊娠呕吐、胎动不安。水煎服，10～15g。

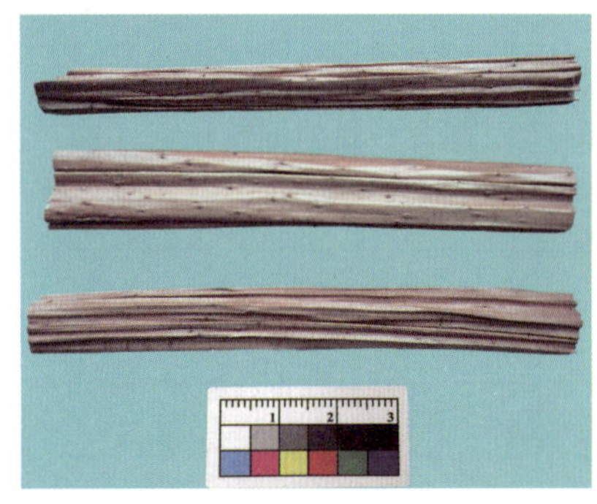

图 25-51　荷梗药材

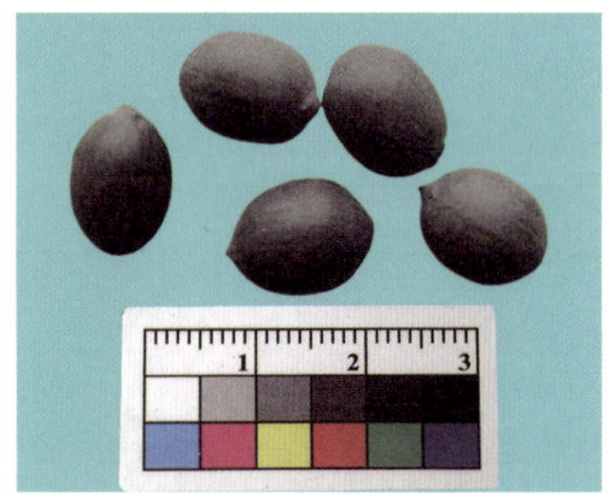

图 25-52　石莲子药材

6. 石莲子 shíliánzǐ（Lotus Fruit）

本品为睡莲科植物莲 *Nelumbo nucifera* Gaertn. 老熟的果实（图 25-52）。其味甘、涩、微苦，性寒；归脾、胃、心经。功效：清湿热，开胃进食，清心宁神，涩精止遗。本品主要用于治疗噤口痢、呕吐不食、心烦失眠、遗精、尿浊、带下。煎服，9～12g。

芡实 qiànshí（Euryale Seed）
《神农本草经》

［药物来源］ 本品为睡莲科植物芡 *Euryale ferox* Salisb. 的干燥成熟种仁（图 25-53、图 25-54），又名“鸡头米”，主产于江苏、湖南、四川等地。秋末冬初果实成熟后采收果实，去果皮，取出种仁，再去硬壳，晒干，以颗粒饱满，断面色白，粉性足者为佳。捣碎生用或麸炒用。

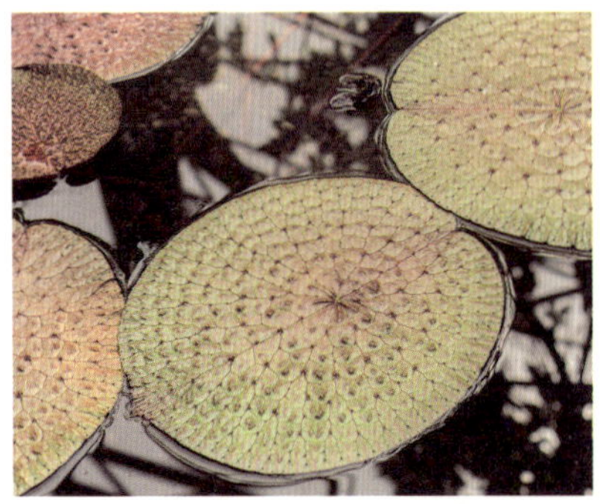

图 25-53　芡实原植物芡

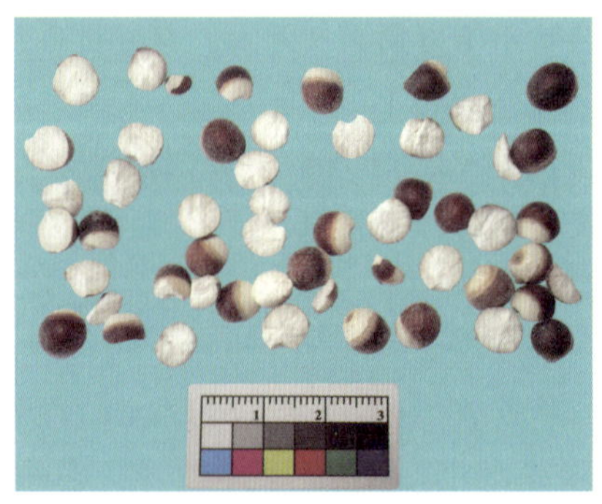

图 25-54　芡实饮片

［性效特点］ 甘、涩，平。归脾、肾经。功效：益肾固精，补脾止泻，除湿止带。

本品味甘涩性平，补中兼涩，既益肾健脾，又固精、止带、止泻，益脾肾固涩之中，又能除湿止带，为治疗虚、实带下之佳品。

［临床应用］

1. 遗精滑精，遗尿尿频。肾虚不固之腰膝酸软、遗精滑精、遗尿尿频者，常配伍金樱子使用（水陆二仙丹），亦可配伍莲子、莲须、牡蛎等使用（金锁固精丸）。

2. 脾虚湿盛，久泻不止，常配伍白术、茯苓、白扁豆等使用。

3. 白浊、带下。脾肾两虚之白浊带下，常配伍党参、白术、山药等使用；湿热带下常配伍黄柏、车前子等使用（易黄汤）。

［用量用法］ 水煎服，9～15g。

［使用注意］ 本品性涩敛，大小便不利者不宜用。

［现代研究］ 本品主含葡萄糖甾醇苷类化合物、淀粉、蛋白质、脂肪，以及多种维生素、微量元素、氨基酸。本品有抗氧化、降血糖、保护肾功能、减轻心脏缺血再灌注损伤、滋养及收敛等作用。

［药物比较］ 芡实，味甘、涩，性平，主归脾、肾经。莲子，味甘、涩，性平，主归脾、肾、心经。二者均能益肾固精、补脾止泻、止带，用于治疗肾虚遗精、遗尿，脾虚食少泄泻，脾肾两虚之带下不止。不同之处：芡实益脾固涩之中，又能除湿止带，故为虚、实带下证之常用药物。莲子入心肾经，能养心益肾，交通心肾而宁心安神，用治心肾不交之虚烦、心悸、失眠。

椿皮 chūnpí（Ailanthus Bark or Root Bark）
《新修本草》

［药物来源］ 本品为苦木科植物臭椿 *Ailanthus altissima*（Mill.）Swingle 的干燥根皮或干皮（图 25-55、图 25-56），主产于山东、辽宁、河南等地。全年均可剥取，晒干，以皮厚，无粗皮，色黄白者为佳。生用或麸炒用。

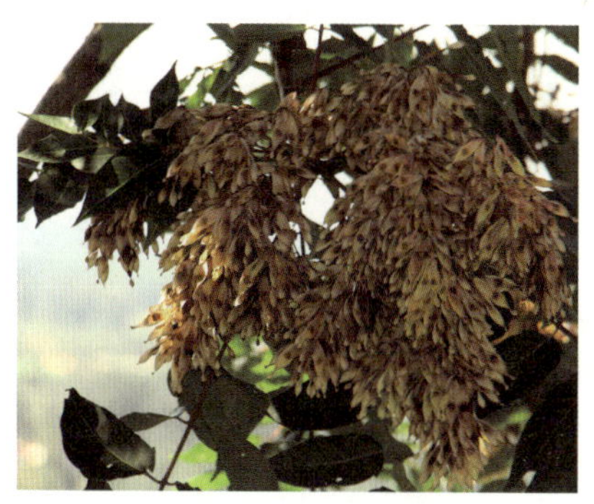

图 25-55　椿皮原植物臭椿

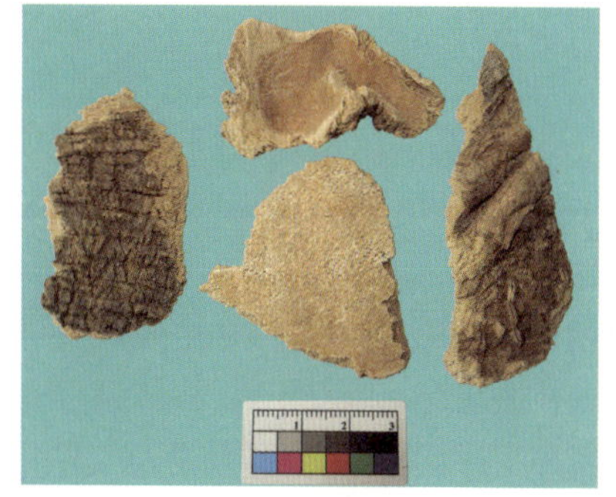

图 25-56　椿皮饮片

［性效特点］ 苦、涩，寒。归大肠、胃、肝经。功效：清热除湿，收涩止带，止泻，止血。

本品味苦兼涩而性寒，苦能燥湿，涩可收敛，寒以清热，清泄涩敛功效兼而有之，既善清热燥湿；又收敛止泻、止带；且能收敛止血。

［临床应用］

1. 赤白带下。湿热下注，带脉失约而致赤白带下，常配伍黄柏等使用（樗树根丸）；脾虚带下常配伍白术、茯苓等使用。

2. 久泻久痢，湿热泻痢。久泻久痢配伍诃子、母丁香使用（诃黎勒丸）；湿热泻痢常配伍黄连、黄芩、秦皮等使用。

3. 崩漏经多，便血痔血。月经过多常配伍黄柏、黄芩、白芍等使用（固经丸）；便血痔血可单用本品为丸服，或配伍侧柏叶、升麻、白芍等使用（椿皮丸）。

4. 本品内服可治疗蛔虫腹痛，外洗治疗疥癣瘙痒。

[用量用法] 水煎服，6～9g；外用适量。

[使用注意] 脾胃虚寒者慎用。

[现代研究] 本品主含苦楝素、鞣质、赭朴酚，根及树干含苦木素，树皮含臭椿苦酮、臭椿苦内酯、乙酰臭椿苦内酯、苦木苦素、新苦木苦素、脂肪油、蜡醇、羟基香豆素等。本品有抗菌、抗阿米巴原虫、抗肿瘤等作用。

附：其他固精缩尿止带药

表 25-2　其他固精缩尿止带药

药名	药性	功效	主治证	用法用量
覆盆子	甘、酸，温；归肝、肾、膀胱经	益肾固精缩尿，养肝明目	遗精滑精，遗尿尿频，阳痿早泄，肝肾不足，目暗不明	水煎服，6～12g
刺猬皮	苦、涩，平；归肾、胃、大肠经	固精缩尿，收敛止血，化瘀止痛	遗精滑精，遗尿尿频，出血证，胃痛、呕吐	水煎服，3～10g。孕妇慎用
鸡冠花	甘、涩，凉；归肝、大肠经	收敛止血，止带，止痢	出血证之吐血、崩漏、便血、痔疮出血，赤白带下，久痢不止，赤白下痢	水煎服，6～12g

第二十六章　涌吐药

凡以促使呕吐，治疗毒物、宿食、痰涎等停滞在胃脘或胸膈以上所致病证为主要作用的药物，称为涌吐药（herbs that induce vomit），或称催吐药。

性能：涌吐药味多酸、苦、辛，性偏寒凉，有毒；主归胃经，长于升散涌泄，刺激性强。

功效：涌吐药具有涌吐毒物、宿食、痰涎等功效。

适应证：涌吐药适用于毒物、宿食、痰涎等停滞于胃脘、胸膈以上之证。①误食毒物，停留胃中，未被吸收。②宿食停滞不化，尚未入肠，胃脘胀痛。③痰涎壅盛，阻于胸膈或咽喉，呼吸急促。④痰浊上涌，蒙蔽清窍之癫痫发狂等。

使用注意：①涌吐药作用强烈，大都具有毒性，只适用于形证俱实者。②为确保临床用药的安全、有效，宜采用"小量渐增"之法，切忌骤用大量。③中病即止，谨防中毒或涌吐太过，导致不良反应；若用药后不吐或未达到必要的呕吐程度，可饮热开水以助药力，或用翎毛探喉以助涌吐。④若药后呕吐不止，应立即停药，并积极采取措施，及时救治。⑤吐后应适当休息，不宜马上进食，待胃肠功能恢复后，再进流质或易消化的食物，以养胃气，忌食油腻辛辣及不易消化之物。⑥凡年老体弱、小儿、妇女胎前产后，以及失血、头晕、心悸、劳嗽喘咳等，均当忌用。

药理研究：涌吐药的催吐机理，主要是通过刺激胃黏膜的感受器，反射性地引起呕吐中枢兴奋所致。

掌握层次：C. 常山、藜芦。

常山 chángshān（Dichroa Root）
《神农本草经》

[药物来源] 本品为虎耳草科植物常山 *Dichroa febrifuga* Lour. 的干燥根（图26-1～图26-3），主产于四川、贵州、湖南等地。秋季采收，以切面黄白色、味苦者为佳。生用或炒用，或酒炙或醋炙后用。

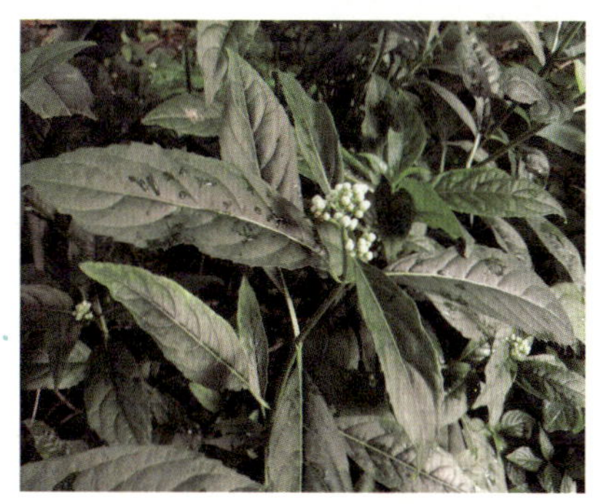

图 26-1　常山原植物常山

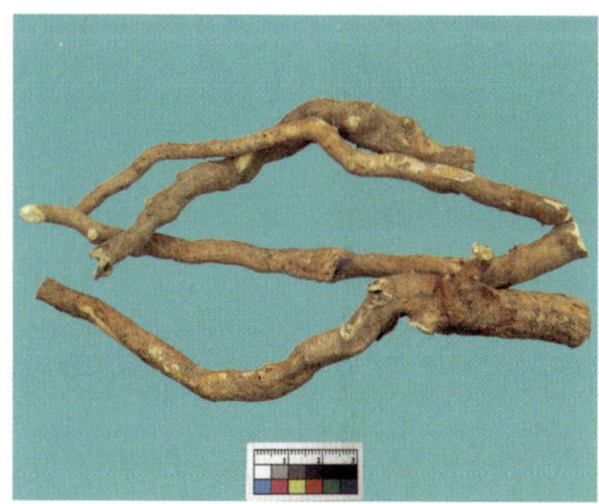

图 26-2　常山药材

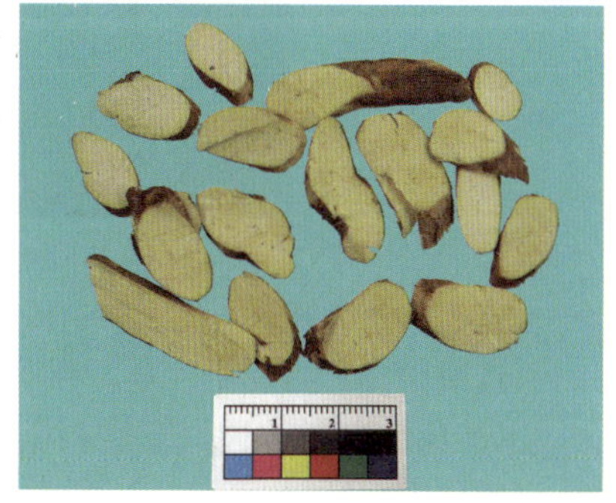

图 26-3　常山饮片

[性效特点] 苦、辛，寒；有毒。归肺、肝、心经。功效：涌吐痰涎，截疟。

本品药性苦寒有毒，既能吐胸中痰水，又能行胁下痰水；尚能泄热破结，具良好截疟之功，临床广泛用治各型疟疾，可以单方也可复方使用。常山的幼苗入药用称蜀漆，功效应用与常山相同，唯升散催吐作用较强，临床也以治疗疟疾为主。

[临床应用]

1. 痰饮停聚，胸膈壅塞，不欲饮食，欲吐而不能吐者，常配伍甘草，水煎和蜜温服。
2. 疟疾。尤以三日疟和间日疟为佳，为治疟要药。间日疟、三日疟常单用本品浸酒或煎服治疟；一切疟疾，寒热往来，发作有时者，可以常山酒浸蒸焙，与槟榔共研末，糊丸服之（胜金丸）；疟疾寒热，或二三日一发者，常配伍草豆蔻、厚朴、槟榔等使用（常山饮）；虚人久疟不止者，常配伍黄芪、人参、乌梅等使用（截疟饮）；疟久不愈而成疟母者，常配伍鳖甲、三棱、莪术等使用（截疟常山饮）。

［用量用法］ 水煎服，5～9g；入丸、散酌减。涌吐可生用，截疟宜酒制。治疟宜在病发前半天或两小时服用，并可配伍陈皮、半夏等减轻其致吐的副作用。

［使用注意］ 本品有毒，且能催吐，故用量不宜过大，体虚及孕妇不宜使用。

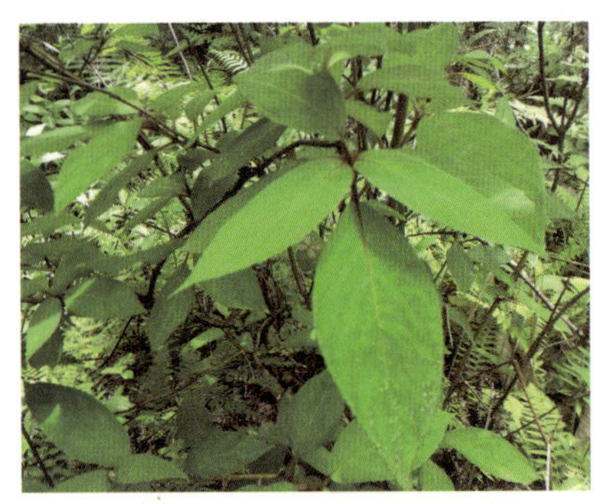

图 26-4　蜀漆原植物常山

［现代研究］ 本品主含常山碱、常山次碱、4-喹唑酮及伞形花内酯等。常山碱甲、乙、丙，三者为互变异构体，对疟疾有效；还能通过刺激胃肠的迷走与交感神经末梢而反射性地引起呕吐；此外，本品还有降压、兴奋子宫、抗流感病毒、抗阿米巴原虫、抗炎、抗肿瘤、促进伤口愈合等作用。

［附］

蜀漆 shǔqī（Antifebrile Dichroa Branchlet and Leaf）

本品为虎耳草科植物常山 *Dichroa febrifuga* Lour. 的嫩枝叶（图 26-4）。其味苦、辛，性寒，有毒；归肺、肝、心经。功效：涌吐痰涎，截疟。涌吐之力较常山为强。本品主要用于治疗痰饮停聚，胸膈痞塞、疟疾等。水煎服，3～6g。

藜芦 lílú（Veratrum Root and Rhizome）
《神农本草经》

［药物来源］ 本品为百合科植物黑藜芦 *Veratrum nigrum* L. 的干燥根茎（图 26-5、图 26-6），主产于山西、河南、山东等地。夏季抽花茎前采挖根部，晒干，以根粗坚实，断面粉性者为佳。切段，生用。

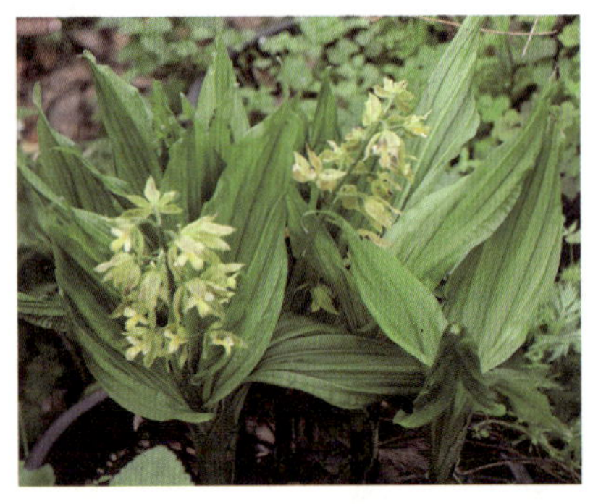

图 26-5　藜芦原植物黑藜芦

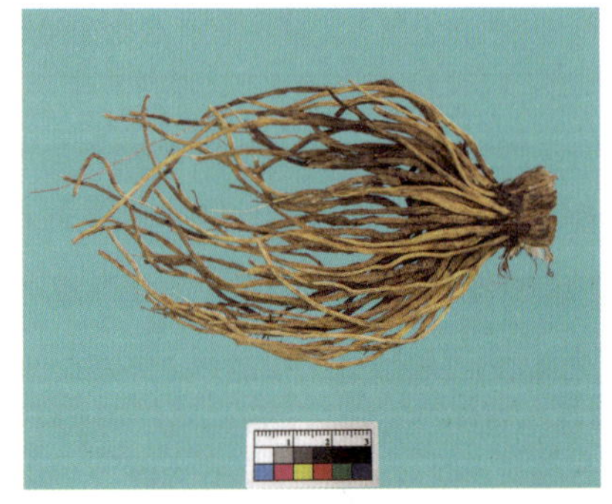

图 26-6　藜芦药材

［性效特点］ 苦、辛，寒；有毒。归肺、肝、胃经。功效：涌吐风痰，杀虫。

本品药性辛开苦泄，宣壅导滞，内服有较强的催吐作用，善吐风痰；外用能杀虫疗疮。

［临床应用］

1. 中风、癫痫、喉痹、误食毒物。中风、癫痫、喉痹诸症见痰涎壅盛者，以及误食毒物，常配伍瓜蒂、防风研末为散服，以涌吐风痰（三圣散）；诸风痰饮常配伍郁金研末，温浆水和服探吐；中风不语，喉中如曳锯，口中涎沫，常配伍天南星研末为丸，温酒服。

2. 疥癣、白秃、头虱、体虱。疥癣、白秃以本品研末，油调涂之；诸疮疡，经久生虫，常配伍白矾、松脂、雄黄、苦参等，先以藜芦、苦参为末，入猪脂，煎沸，去渣，入他药末搅匀，外涂患处（藜芦散）；头虱可用藜芦研末掺毛发。

3. 本品对蚊蝇及其幼虫有杀灭作用，也可作农作物杀虫剂使用。

［用量用法］ 内服，0.3～0.6g，入丸散，温水送服以催吐；外用适量，研末，油调涂。

[使用注意] 本品体虚及孕妇禁用；不宜与人参、党参、西洋参、南沙参、北沙参、丹参、玄参、苦参、细辛、白芍、赤芍等同用；因其治疗剂量与中毒量接近，内服易产生毒性反应，现代临床已不作为涌吐药使用，而主要作为农作物及蚊蝇的杀虫剂。

[现代研究] 本品主含原藜芦碱、伪藜芦碱、藜芦碱、红藜芦碱等多种甾体生物碱，有催吐、祛痰、降血压、减慢心率、灭虫、抗病原微生物等作用。体外有抗真菌作用。

附：其他涌吐药

表 26-1　其他涌吐药

药名	药性	功效	主治证	用法用量
甜瓜蒂	苦，寒，有毒；归胃、胆经	涌吐痰食，祛湿退黄	风痰、宿食停滞及食物中毒诸证，湿热黄疸	水煎服，2.5～5g；入丸、散服 0.3～1g；外用适量；研末吹鼻，待鼻中流出黄水即可停药
胆矾	酸、涩、辛，寒，有毒；归肝、胆经	涌吐痰涎，解毒收湿，祛腐蚀疮	风痰壅盛，喉痹，癫痫，误食毒物，风眼赤烂，口疮，牙疳，胬肉，疮疡不溃	温水化服，0.3～0.6g；外用适量，研末撒，或调敷，或以水溶化后外洗

第二十七章 攻毒杀虫止痒药

凡以攻毒疗疮、杀虫止痒为主要作用，治疗疮疡、湿疹、疥癣等为主的药物，称为攻毒杀虫止痒药（herbs that counteract toxins，kill parasites and relieve itching）。

性能：攻毒杀虫止痒药大多有毒，药性多偏温，归经缺乏规律性和共性。

功效：攻毒杀虫止痒药具有解毒疗疮、攻毒杀虫、燥湿止痒（以外用为主，兼可内服）等功效。

适应证：攻毒杀虫止痒药主要适用于某些外科、皮肤科及五官科病证（疮痈疔毒、疥癣、湿疹、聤耳、梅毒及蛇虫咬伤、癌肿等）。部分药物内服尚兼有温肾壮阳、止泻止痢、祛风止痛等作用，可用于肾阳不足所致的阳痿、虚寒哮喘、虚冷便秘、久泻久痢、风湿痹痛等病证。

使用注意：①本类药物内服使用时，宜作丸散剂应用，使其缓慢溶解吸收，且便于掌握剂量。②本类药物多具有不同程度的毒性，无论外用或内服，均应严格控制剂量和用法，不宜过量或持续使用，以防发生毒副反应。③制剂时严格遵守炮制及制剂法度，以减轻毒性，确保用药安全。

药理研究：攻毒杀虫止痒药大都具有杀菌抗炎作用，可杀灭细菌、真菌、疥虫、螨虫、滴虫等；且在局部外用后能形成薄膜以保护创面，减轻炎症反应与刺激；部分药物有收敛作用，能凝固表面蛋白质，收缩局部血管，减少充血与渗出，促进伤口愈合。

掌握层次：A. 雄黄、硫黄。B. 蛇床子、土荆皮。C. 蜂房、蟾酥、白矾。

雄黄 xiónghuáng（Realgar）
《神农本草经》

[药物来源] 本品为硫化物类矿物雄黄族雄黄，主含二硫化二砷（As_2S_2）（图 27-1、图 27-2），主产于广东、湖南、贵州等地。全年均可采挖，去杂质，以色红、有光泽者为佳。研成细粉或水飞，生用，切忌火煅。

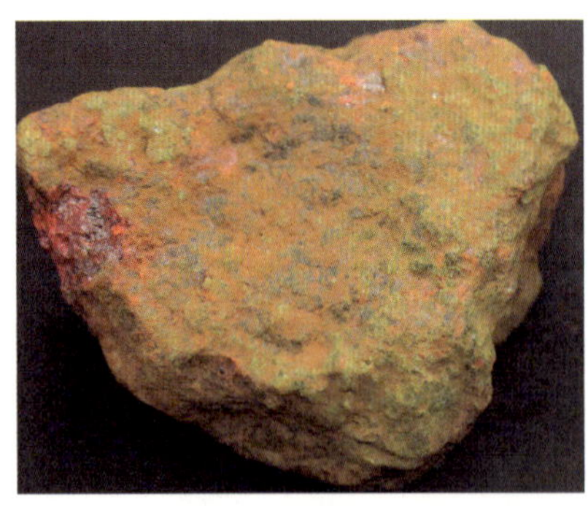
图 27-1　雄黄原矿物雄黄

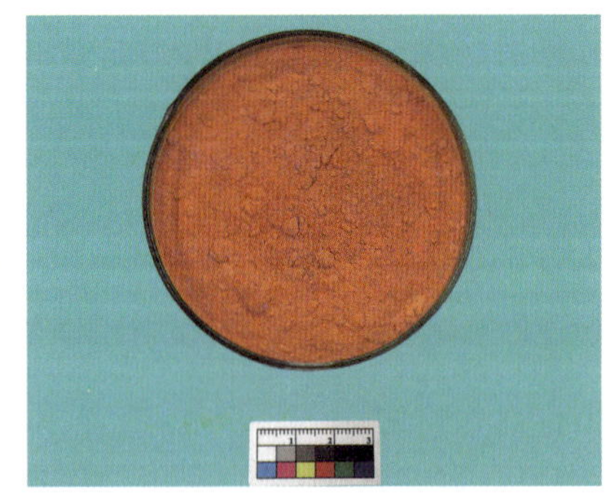
图 27-2　雄黄饮片（水飞）

[性效特点] 辛，温；有毒。归肝、大肠经。功效：解毒杀虫，燥湿祛痰，截疟。

本品性温燥，为有毒之品，善于攻毒杀虫，兼有截疟、定惊之效。

[临床应用]

1. 痈疮肿毒，湿疹疥癣，蛇虫咬伤。痈肿疔毒可以本品单用或入复方，以本品为末外涂治疗痈疽肿毒，或配伍白矾（二味拔毒散），或配伍乳香、没药、麝香为丸（醒消丸）；疥癣常配伍黄连、松脂、发灰为末，猪脂为膏外涂；蛇虫咬伤轻者常单用本品香油涂患处，重者常配伍五灵脂共为细末，酒调灌服，并外敷；诸疮有腐肉，不能去除者，常配伍巴豆（雄黄散）。

2. 虫积腹痛。蛔虫腹痛常配伍牵牛子、槟榔等使用（牵牛丸）；蛲虫肛门瘙痒常配伍蛇床子、冰片等使用，共研细末用凡士林调膏，外涂局部。

3. 疟疾，癫痫。癫痫常配伍胆南星等共研细末为丸服用；疟疾常配伍瓜蒂、赤小豆等使用，以吐为度。

[用量用法] 内服，0.05～0.1g，一般入丸、散用，不入汤剂；外用适量，研末香油调敷患处。

[使用注意] 内服宜慎，不可久服，以免蓄积中毒；外用不宜大面积涂搽及长期持续使用；孕妇禁用；切忌火煅。

[现代研究] 本品主含二硫化二砷，并含有少量铅、铁、钙、镁、硅等微量元素。本品有抗细菌、真菌，诱导肿瘤细胞凋亡，抗血吸虫及疟原虫等作用。

硫黄 liúhuáng（Sulphur）
《神农本草经》

[药物来源] 本品为自然元素类矿物硫族自然硫（图 27-3、图 27-4），主产于山西、山东、陕西等地。全年均可采挖，采挖后加热熔化，去杂质，敲成碎块，或用含硫矿物经加工制得，以色黄、光亮、质松脆者为佳。生硫黄只作外用，内服常与豆腐同煮后阴干，研末用。

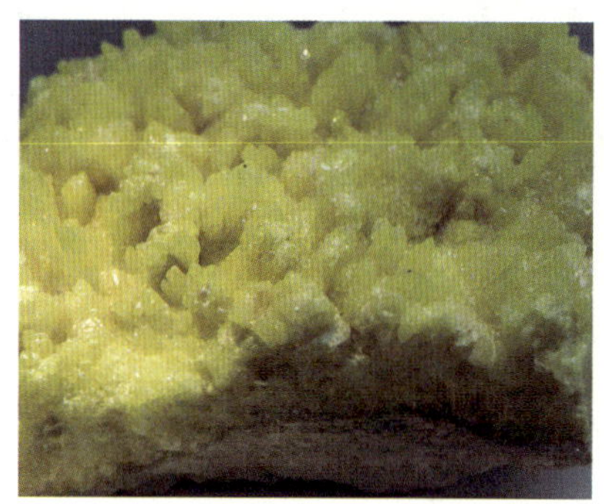
图 27-3　硫黄原矿物自然硫

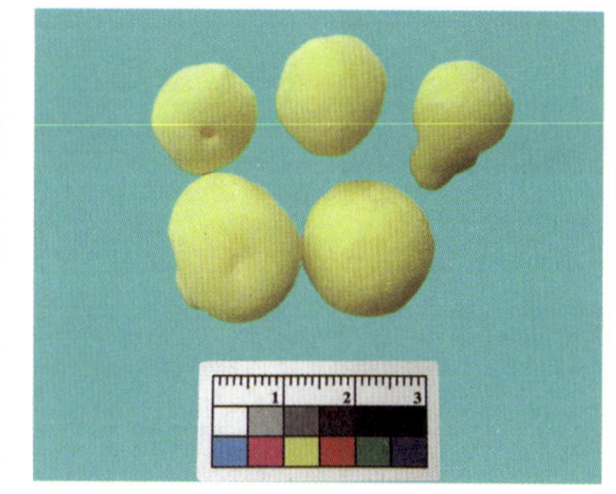
图 27-4　硫黄饮片

[性效特点] 酸，温；有毒。归肾、大肠经。功效：外用解毒杀虫疗疮，内服补火助阳通便。

本品为酸温有毒之品，外能解毒杀虫止痒，治疥癣、湿疹、阴疽诸疮皮肤瘙痒；又因硫黄为纯阳之品，入肾经能大补命门真火。

[临床应用]

1. 疥癣、秃疮、湿疹、阴疽疮疡（外用），尤为治疥癣之要药。疥疮可单用本品研末，将疥抓破，干敷局部（硫黄丸）；湿疹可单取硫黄为末，麻油调涂，或配伍风化石灰、铅丹、腻粉共研末，生油调涂（如圣散）；顽癣瘙痒常配伍轻粉、斑蝥、冰片为末，同香油、面粉为膏，涂敷患处（硫黄散）；阴疽恶疮顽硬者常配伍荞麦面、白面为末贴敷患处（真君妙贴散），或配伍雄黄、白矾、麝香等研末，少许敷患处；阴痒可单用，或配伍蛇床子、枯矾等杀虫燥湿止痒药使用。

2. 命门火衰，阳痿足冷，虚喘冷哮、虚寒便秘（内服）。腰冷膝弱、失精遗溺，单用本品治疗（金液丹）；肾虚阳痿常配伍鹿茸、补骨脂、蛇床子等使用；肾不纳气之喘促常配伍附子、肉桂、沉香等使用（黑锡丹）；虚冷便秘常配伍半夏使用（半硫丸）。

[用量用法] 内服，1.5～3g，炮制后入丸、散。外用适量，研末敷或加油调敷患处。

[使用注意] 内服宜慎用，过量易中毒；阴虚火旺者忌用，孕妇慎用；不宜与朴硝、玄明粉同用。

[现代研究] 本品主含硫，另含有砷、硒等成分。硫与皮肤接触，在体温条件下产生硫化氢，可杀灭疥虫；还可杀菌和杀霉菌，对实验性支气管炎有一定的镇咳抗炎作用。本品在肠内反应，形成硫化氢，刺激肠壁增加蠕动而缓泻。

[药物比较] 硫黄，味酸，性温，有毒，主归肾、大肠经。雄黄，味辛，性寒，有毒，主归肝、大肠经。

二者均能解毒杀虫，外用于疥癣、恶疮、湿疹等。不同之处：硫黄解毒疗疮力强，主治痈疽恶疮及蛇虫咬伤；内服又能杀虫，燥湿，祛痰，截疟，用治虫积腹痛、哮喘、疟疾、惊痫等。雄黄杀虫止痒力强，多用于疥癣、湿疹及皮肤瘙痒；内服具有补火助阳通便之效，用治寒喘、阳痿、虚汗便秘等病证。

白矾 báifán（Alum）
《神农本草经》

[药物来源] 本品为硫酸盐类矿物明矾石经加工提炼制成，主含含水硫酸铝钾［$KAl(SO_4)_2 \cdot 12H_2O$］（图 27-5～图 27-7），主产于安徽、浙江、甘肃等地。全年均可采挖，将采得的原矿物去杂质，打碎，加水溶解，滤过，滤液加热浓缩，放冷后析出的结晶即为白矾，亦称明矾。以块大、无色透明者为佳。捣碎生用，或煅用。煅后称枯矾。

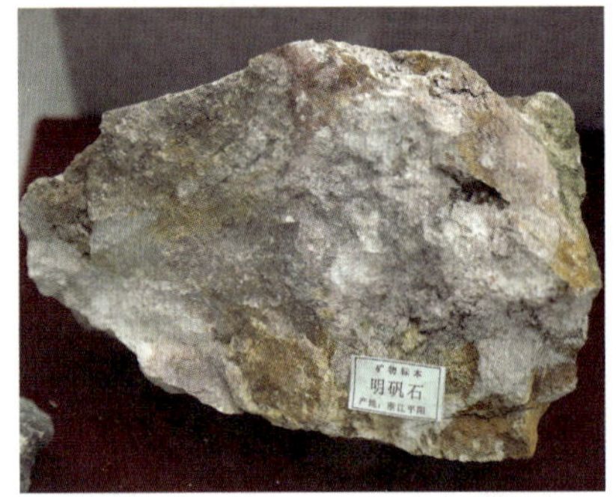

图 27-5　白矾原矿物明矾石

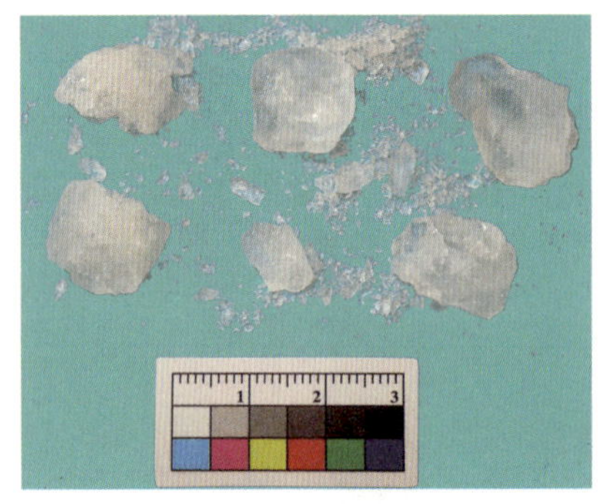
图 27-6　白矾饮片

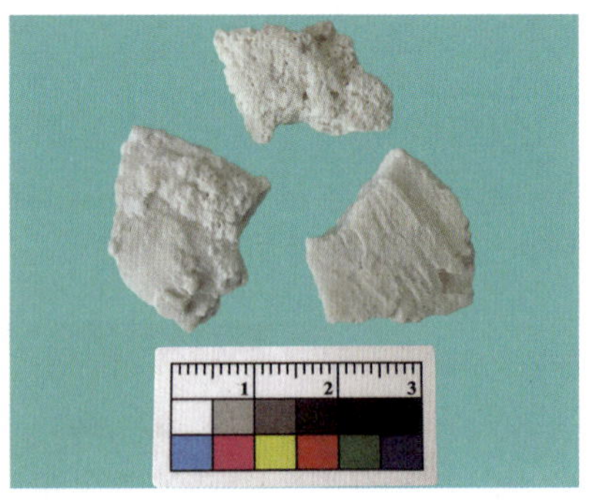
图 27-7　枯矾饮片

[性效特点] 酸、涩，寒。归肺、脾、肝、大肠经。功效：外用解毒杀虫，燥湿止痒；内服止血止泻，祛除风痰。

本品味酸涩性寒凉，收敛之力突出，入肝经血分能收敛止血；又能止泻、祛风痰。

[临床应用]

1. 湿疹瘙痒、疮疡、疥癣、脱肛、痔疮，聤耳流脓（外用），尤宜于疮面湿烂或瘙痒者。湿疹瘙痒常配伍雄黄为末，浓茶调敷（二味拔毒散）；疥癣瘙痒常配伍硫黄、轻粉等使用（白矾散）；疔肿恶疮常配伍黄丹研末外用（二仙散）；口疮、聤耳、鼻息肉、酒渣鼻者，可单用白矾或配伍硫黄、乳香等使用；痔疮常配伍五倍子、地榆等煎汤熏洗患处。
2. 便血、衄血、崩漏（内服）。衄血不止可以枯矾研末吹鼻；崩漏常配伍五倍子、地榆使用；金疮出血常用生矾、煅矾配松香研末敷伤处。
3. 久泻久痢，常配伍煨诃子肉为散，粥饮调下（诃黎勒散）。
4. 痰壅心窍，癫痫发作，常配伍郁金为末，薄荷糊丸服（白金丸）。
5. 本品尚可用治湿热黄疸。治疗女劳疸常配伍硝石使用（硝石散）。

[用量用法] 内服，0.6～1.5g，入丸散剂。外用适量，研末撒布、调敷或化水洗患处。

[使用注意] 体虚胃弱及无湿热痰火者忌服。

[现代研究] 本品主含含水硫酸铝钾，有抗炎、收敛、止血、止泻、止汗及广谱抗菌作用。另外，有明显抗阴道滴虫、增加胆汁流量作用，还可促进溃疡愈合。

[附]

皂矾（绿矾）zàofán（Copperas）

本品为硫酸盐类矿物水绿矾的矿石，主含含水硫酸亚铁（$FeSO_4 \cdot 7H_2O$）（图 27-8）。其味酸，性凉；归肝、脾经。功效：解毒燥湿，杀虫补血。本品主要用于治疗黄肿胀满、疳积久痢、肠风便血、血虚萎黄、湿疮疥癣、喉痹口疮。水煎服，0.8～1.6g；外用适量。孕妇慎用。

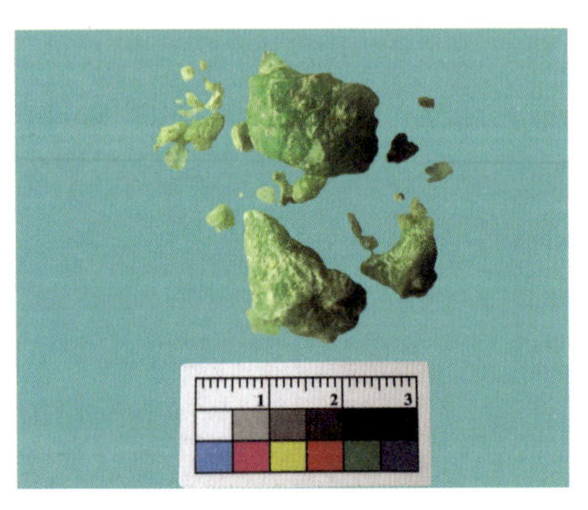
图 27-8　皂矾饮片

蛇床子 shéchuángzǐ（Cnidium Fruit）
《神农本草经》

［药物来源］ 本品为伞形科植物蛇床 *Cnidium monnieri*（L.）Cuss. 的干燥成熟果实（图 27-9、图 27-10），主产于河北、山东、浙江等地。夏秋二季果实成熟时采收，以颗粒饱满、灰黄色、香气浓者为佳。生用。

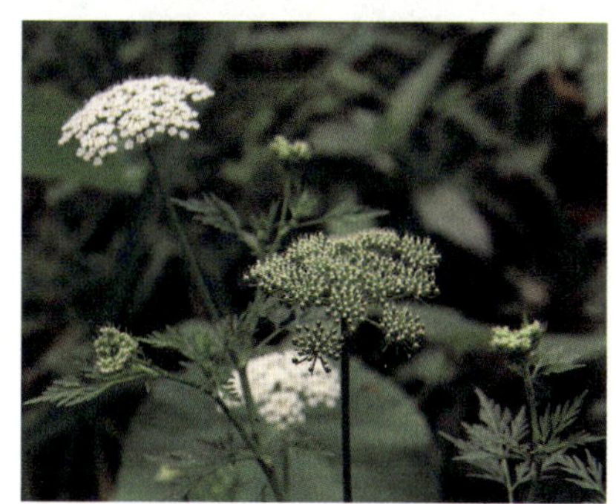

图 27-9　蛇床子原植物蛇床

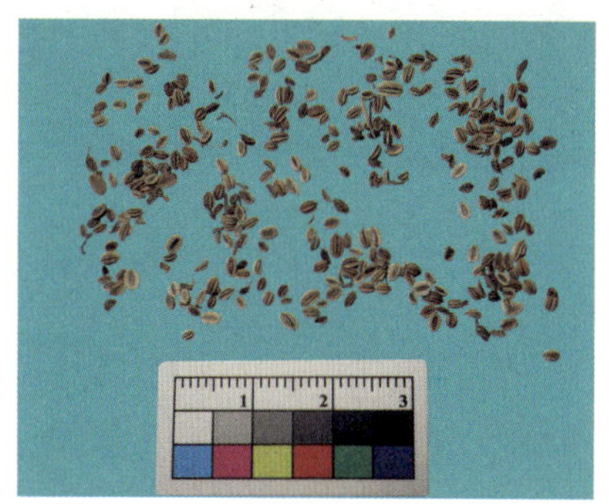

图 27-10　蛇床子饮片

［性效特点］ 辛、苦，温；有小毒。归肾经。功效：燥湿祛风，杀虫止痒，温肾壮阳。

本品药性辛苦温燥，燥湿杀虫止痒作用突出；性温可助阳散寒，具温助肾阳之功。

［临床应用］

1. 阴痒，疥癣，湿疹瘙痒。阴痒常配伍白矾煎汤频洗，或配伍黄柏、没食子等使用（现临床多用治滴虫性阴道炎）；疥癣瘙痒可单用本品研粉，猪脂调之外涂。

2. 寒湿带下，湿痹腰痛，尤宜于寒湿兼肾虚所致者，常配伍山药、杜仲、牛膝等使用。

3. 肾虚阳痿、宫冷不孕，配伍当归、枸杞子、淫羊藿等使用（赞育丸）；亦可配伍菟丝子、五味子等药，做成蜜丸服用。

［用量用法］ 水煎服，3～10g；外用适量，多煎汤熏洗或研末调敷患处。

［使用注意］ 阴虚火旺或下焦有湿热者不宜用。

［现代研究］ 本品主含挥发油、香豆素类如蛇床子素等成分，有抗真菌、抗细菌、抗炎和镇痛、杀灭阴道滴虫及雄激素样作用，还可延缓衰老、促进记忆、抗过敏。

［药物比较］ 蛇床子，味辛、苦，性温，小毒，主归肾经。地肤子，味辛、苦，性寒，主归肾、膀胱经。二者均能止痒，用于治疗湿疮、湿疹、阴痒带下等。不同之处：蛇床子散寒燥湿，杀虫止痒，宜于寒湿或虚寒所致者，并治疥癣；又温肾壮阳，治阳痿、宫冷不孕及湿痹腰痛。地肤子清热利湿以止痒，尤宜于湿热所致者；清热利湿之功又治小便不利、热淋涩痛。

土荆皮 tǔjīngpí（Golden Larch Bark）
《本草纲目拾遗》

［药物来源］ 本品为松科植物金钱松 *Pseudolarix amabilis*（Nelson）Rehd. 的干燥根皮或近根树皮（图 27-11、图 27-12），又名土槿皮，主产于江苏、浙江、安徽等地。立夏前后剥取，晒干，以色红棕者为佳。生用。

［性效特点］ 辛，温；有毒。归肺、脾经。功效：杀虫，疗癣，止痒。

本品味辛性温，有一定毒性，外用具有较好的杀虫疗癣、祛湿止痒之功。

［临床应用］

1. 体癣、手足癣、头癣，可单用本品浸酒涂擦或研末加醋调敷；现多制成 10%～50% 的土槿皮酊，或配合水杨酸、苯甲酸等制成复方土槿皮酊外用（鹅掌风药水）。

2. 疥疮，湿疹，皮炎，皮肤瘙痒，可单用浸酒外搽，或配伍苦参、白鲜皮、黄柏等使用。

［用量用法］ 外用适量，酒或醋浸涂擦，或研末调涂患处。

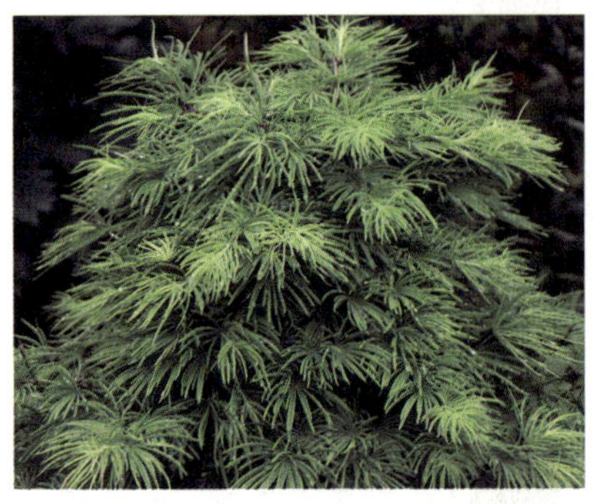

图 27-11　土荆皮原植物金钱松

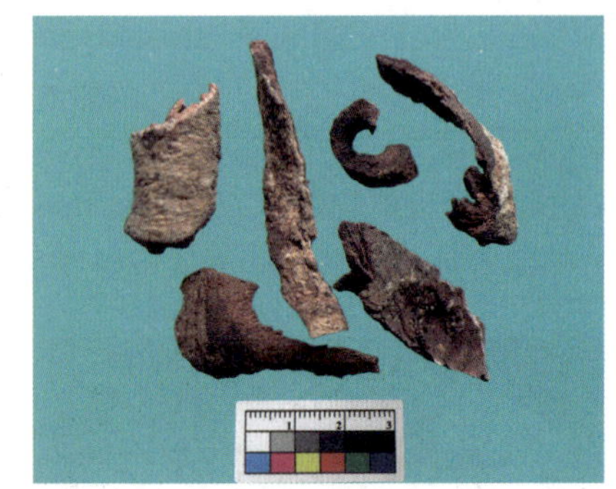

图 27-12　土荆皮饮片

[使用注意] 只供外用，不可内服。

[现代研究] 本品主含土荆皮酸、β- 谷甾醇、挥发油、鞣质、多糖等，有抗真菌、抗肿瘤、抗早孕及止血作用。

[附]

木槿皮 mùjǐnpí（Shrub Althea Bark）

本品为锦葵科植物木槿 *Hibiscus syriacus* L. 的干燥根皮或茎皮（图 27-13、图 27-14）。生用。其味甘、苦，性凉；归大肠、肝、脾经。功效：清热利湿，杀虫止痒。本品主要用治疥癣、赤白带下、阴痒、湿热泻痢、肠风下血、脱肛、痔疮、阴道滴虫病、阴囊湿疹等。3～9g，水煎服；外用适量，酒浸涂搽或煎水熏洗。无湿热者慎用。

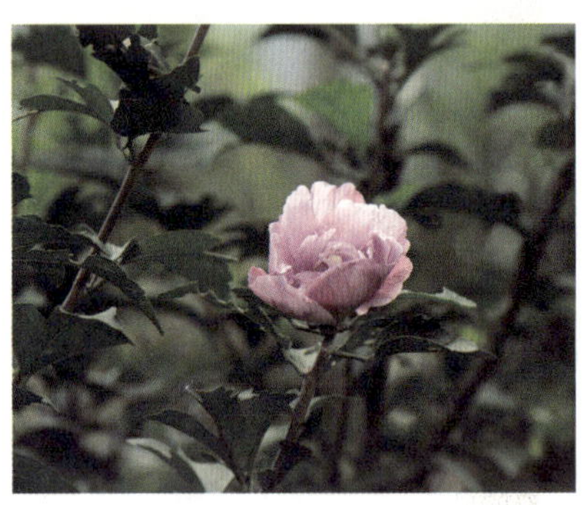

图 27-13　木槿皮原植物木槿

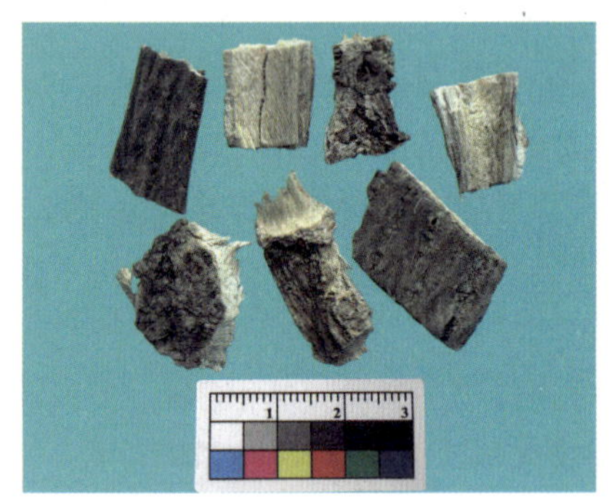

图 27-14　木槿皮饮片

蜂房 fēngfáng（Honeycomb）
《神农本草经》

[药物来源] 本品为胡蜂科昆虫果马蜂 *Polistes olivaceous*（DeGeer）或日本长脚胡蜂 *Polistes japonicus* Saussure 或异腹胡蜂 *Parapolybia varia* Fabricius 的巢（图 27-15～图 27-18），又名露蜂房，全国各地均有产。全年可采，常以秋冬二季采收为主，晒干，或蒸，去死蜂死蛹后再晒干，以色灰白、体轻、稍有弹性者为佳。剪成块后生用或炒用。

[性效特点] 甘，平。归胃经。功效：攻毒杀虫，祛风止痛。

本品味甘性平，有一定毒性，功善攻毒杀虫，尤为外科所常用；其质轻，且性善走窜，又可祛风止痛止痒。

[临床应用]

1. 疮疡肿毒，乳痈，瘰疬，癌肿。疮肿初发常配伍生南星、生草乌、白矾等共为细末，米醋调涂（寒毒散）；瘰疬常配伍蛇蜕、黄芪、黄丹等为膏外用（蜂房膏）；癌肿常配伍莪术、全蝎、僵蚕等使用。

2. 皮肤顽癣，鹅掌风，牙痛，风湿痹痛，风疹瘙痒。风疹瘙痒常配伍蝉蜕使用；头上癣疮以本品为末，猪脂调涂搽；顽癣瘙痒、牛皮癣以新鲜露蜂房烧灰存性后，配伍白矾、樟脑，米醋调糊外涂；风虫牙痛常配伍细辛，水煎漱口用；风湿痹痛常配伍川乌、草乌使用，用酒精浸泡外涂痛处；关节炎、骨髓炎常配伍全蝎、蜈蚣、土鳖虫各等份，研末为丸服。

3. 本品尚可用于治疗阳痿、喉痹及蛔虫、绦虫病等。

[用量用法] 水煎服，3～5g；外用适量，研末油调敷患处，或煎水漱口，或洗患处。

[使用注意] 气虚或肾功能不全患者须慎用。

[现代研究] 本品主含挥发油（露蜂房油）、蜂蜡、树脂、蛋白质、铁、钙等，还含有糖类、无机盐等。本品有抗炎、抗菌、镇痛及促凝血作用，还有扩张血管、降压及强心作用，并可抗肿瘤、驱蛔虫及绦虫。

[附]

蜂蜡 fēnglà（Beeswax）

本品为蜜蜂科昆虫中华蜜蜂 *Apis cerana* Fabricius 或意大利蜜蜂 *Apis mellifera* Linnaeus 分泌的蜡（图 27–19、图 27–20）。其味甘，性微温；归脾经。功效：解毒，敛疮，生肌，止痛。外用于治疗溃疡不敛，臁疮糜烂，外伤破溃，烧烫伤。外用适量，熔化敷患处；常作成药赋形剂及油膏基质。

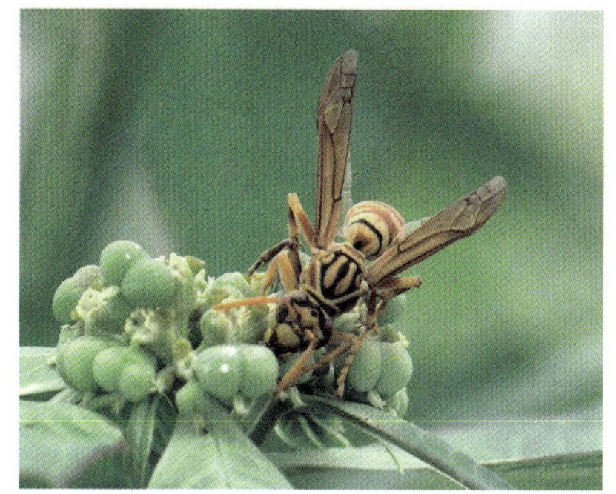

图 27–15　蜂房原动物马蜂

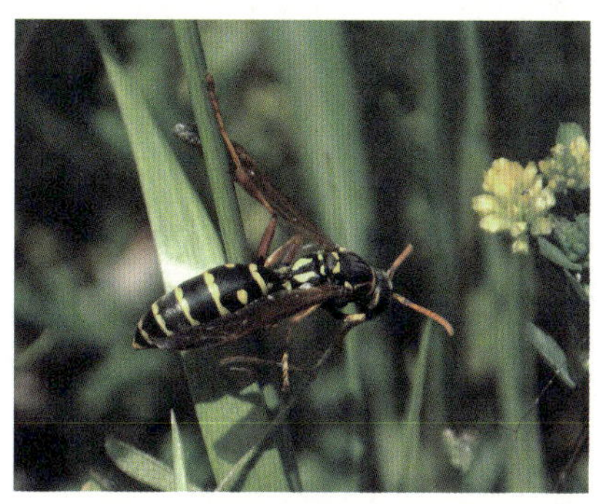

图 27–16　蜂房原动物日本长脚胡蜂

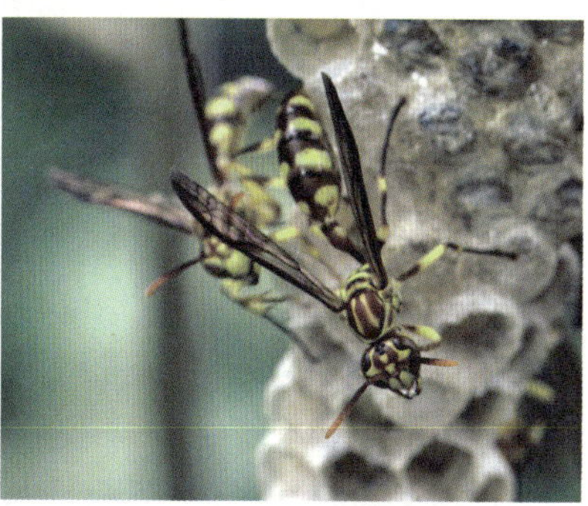

图 27–17　蜂房原动物异腹胡蜂

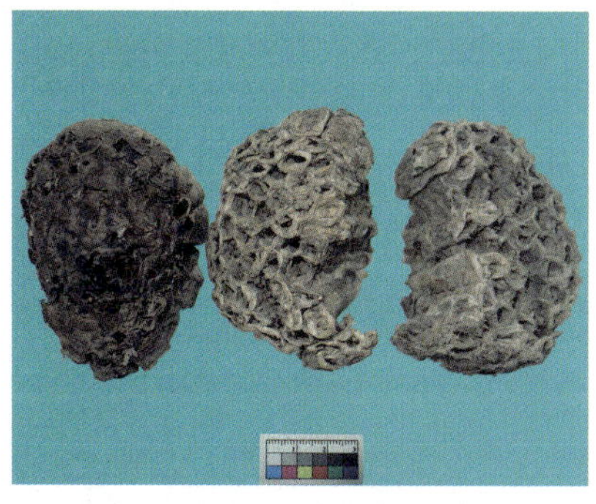

图 27–18　蜂房药材

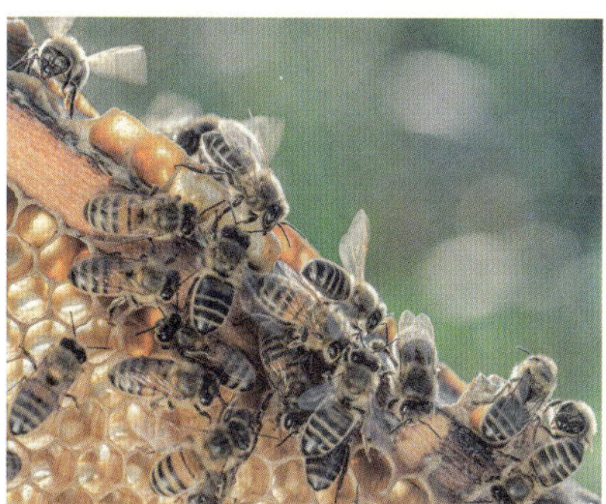

图 27–19　蜂蜡原动物中华蜜蜂

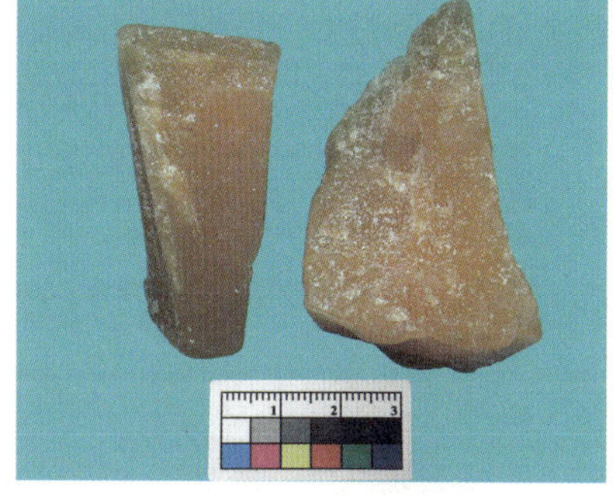

图 27–20　蜂蜡药材

蟾酥 chánsū（Toad Venom）
《药性本草》

[药物来源] 本品为蟾蜍科动物中华大蟾蜍 *Bufo bufo gargarizans* Cantor 或黑眶蟾蜍 *Bufo melanostictus* Schneider 的干燥分泌物（图 27–21～图 27–23），主产于河北、山东、四川等地。夏秋二季捕捉蟾蜍，洗净体表，挤取耳后腺及皮肤腺的浆液，盛于瓷器内（忌用铁器），立即加工干燥，置于干燥处贮存，防潮。以色红棕、断面角质状、半透明者为佳。研细末生用。

[性效特点] 辛，温；有毒。归心经。功效：解毒，止痛，开窍醒神。

本品药性辛温走窜，能辟秽化浊，开窍醒神；又辛温有毒，以毒攻毒能解毒散结，消肿止痛，治痈疽诸疮；尚可麻醉止痛。

[临床应用]

1. 痈疽疔疮，瘰疬，咽喉肿痛，牙痛。痈疽恶疮常配伍雄黄、朱砂等使用，用葱白汤送服取汗（蟾酥丸）；

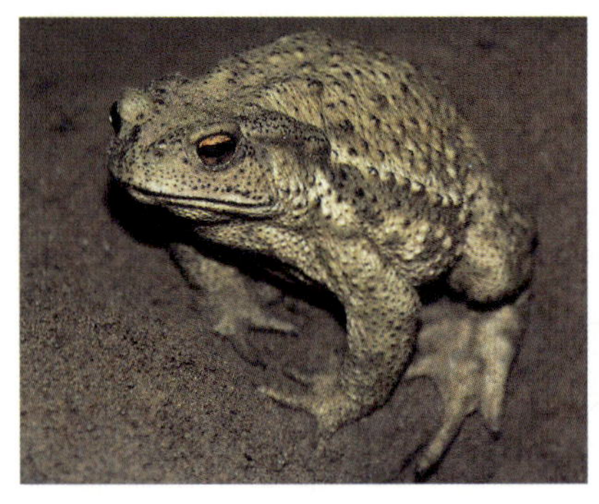
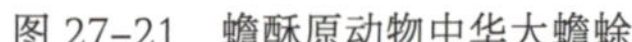
图 27-21　蟾酥原动物中华大蟾蜍

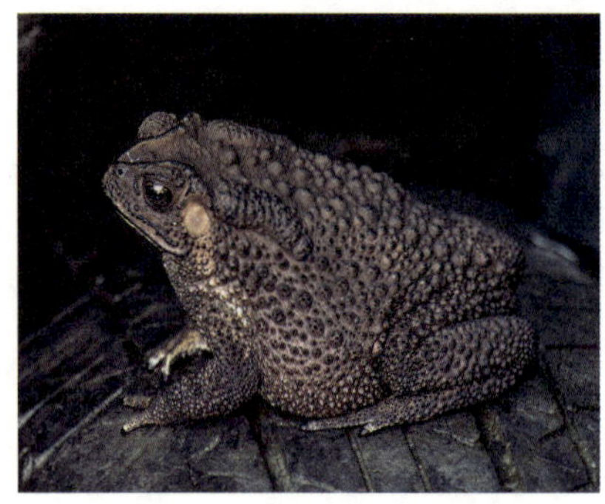
图 27-22　蟾酥原动物黑眶蟾蜍

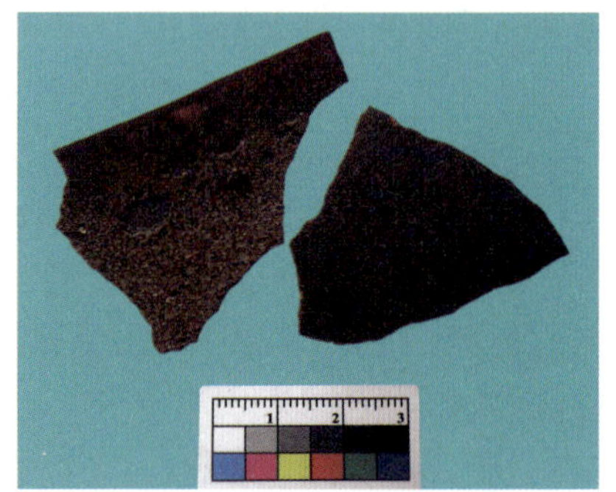
图 27-23　蟾酥饮片

咽喉肿痛及痈疖常配伍牛黄、冰片等使用（六神丸）；风虫牙痛可单用本品研细少许点患处；作麻醉药使用，常配伍生川乌、生南星、生半夏为末，烧酒调敷患处（外敷麻药方）。

2. 暑湿秽浊或饮食不洁而致痧胀腹痛，吐泻不止，甚至昏厥，配伍麝香、丁香、雄黄等使用，用时研末吹入鼻中取嚏（蟾酥丸）。

[用量用法] 内服，0.015～0.03g，多入丸散用。外用适量，研末调敷或入膏药内贴患处。

[使用注意] 本品有毒，内服慎勿过量。外用不可入目。孕妇慎服。

[现代研究] 本品主含蟾酥毒素类、糖类、有机酸、氨基酸、肾上腺素等，有强心、升压、抗心肌缺血、抗休克、兴奋大脑皮质、兴奋呼吸中枢、抗炎、抗肿瘤、镇痛及局部麻醉作用。

[附]

1. 蟾皮 chánpí（Toad Skin）

本品为蟾蜍科动物中华大蟾蜍 *Bufo bufo gargarizans* Cantor 或黑眶蟾蜍 *Bufo melanostictus* Schneider 的皮（图 27-24）。其味辛性凉；有小毒。功效：清热解毒，利水消肿。本品主要用于治疗痈疽疮毒、疳积腹胀、瘰疬肿瘤等病证。水煎服，3～6g；研末入丸散服，每次 0.3～0.9g。外用适量，可研末调敷患处，或以新鲜蟾皮外贴患处。

2. 守宫 shǒugōng（Gekko Swinhoana）

本品为壁虎科动物无蹼壁虎 *Gekko swinhoana* Güenther 或其他几种壁虎的干燥全体（图 27-25、图 27-26）。其味咸性寒，有小毒；归肝、心经。功效：祛风定惊，散结止痛。本品主要用于治疗风湿痹痛、中风瘫痪、破伤风、惊痫、瘰疬、痈疮、癌肿等病证。水煎服，2～5g；研末吞服，每次 1～1.5g。外用适量，研末调敷患处。

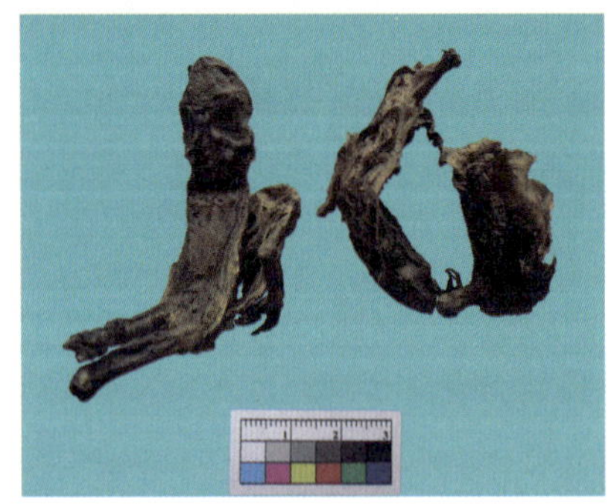
图 27-24　蟾皮药材

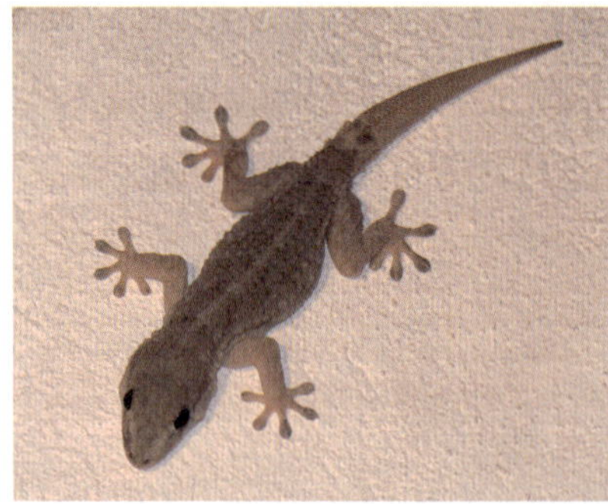
图 27-25　守宫原动物无蹼壁虎

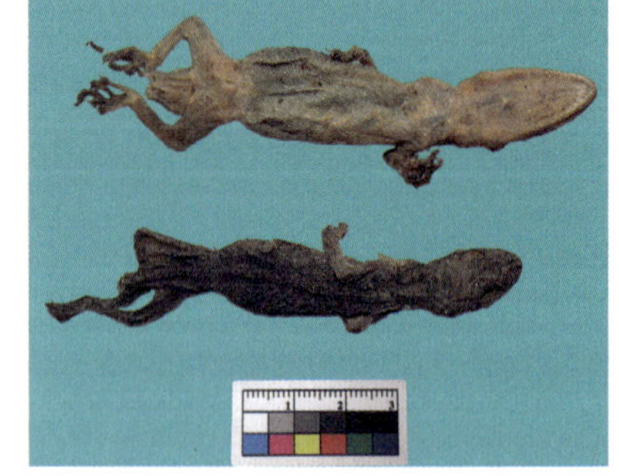
图 27-26　守宫药材

附：其他攻毒杀虫止痒药

表 27-1　其他攻毒杀虫止痒药

药名	药性	功效	主治证	用法用量
樟脑	辛，热，有毒；归心、脾经	除湿杀虫，温散止痛，开窍辟秽	疥癣瘙痒，湿疮溃烂，跌打伤痛，牙痛，痧胀腹痛，吐泻神昏	外用适量，研末撒布或调敷。内服，0.1～0.2g，入散剂或用酒溶化服
大蒜	辛，温；归脾、胃、肺经	解毒消肿，杀虫，止痢	痈肿疮疡，疥癣，肺痨，顿咳，痢疾，泄泻，蛲虫病，钩虫病	水煎服，9～15g；外用适量，捣烂外敷，或切片外搽，或隔蒜灸

第二十八章　拔毒化腐生肌药

凡以外用拔毒化腐、生肌敛疮为主要作用的药物，称为拔毒化腐生肌药（herbs that draw out toxins, remove putridity and engender flesh）。

性能：拔毒化腐生肌药大多具有毒性，性味归经缺乏规律性及共性。

功效：拔毒化腐生肌药具有拔毒化腐、生肌敛疮（以外用为主）等功效。

适应证：拔毒化腐生肌药主要适用于外科的痈疽疮疡之证。①痈疽疮疡溃后脓出不畅或溃后腐肉不去、新肉难生、伤口难以生肌愈合之证。②癌肿、梅毒。③皮肤湿疹瘙痒，五官科的口疮、喉证、目赤翳障等。

使用注意：①本类药物多为矿石类，多具有剧烈毒性或强大刺激性，使用时应严格控制剂量和方法，外用也不可过量或过久应用。②有些药物不宜在头面及黏膜上使用，以防发生毒副反应而确保用药安全。③含砷、汞、铅类的药物毒副作用甚强，更应严加注意。④使用时，应严格遵守炮制规范及制剂法度，以确保临床用药安全。

药理研究：拔毒化腐生肌药对多种细菌及皮肤真菌有抑制作用，有些则具防腐、收敛、保护和促进伤口愈合作用。

掌握层次：B. 轻粉、炉甘石、硼砂。C. 砒石。

轻粉 qīngfěn（Calomel）
《本草拾遗》

[药物来源] 本品乃由水银、白矾（或胆矾）、食盐等升华而成的氯化亚汞（Hg_2Cl_2）（图 28-1），又名汞粉、腻粉，主产于湖北、湖南、山西等地。以色白、片大、质轻、明亮有光泽者为佳。研细末用。

[性效特点] 辛，寒；有毒。归大肠、小肠经。功效：攻毒杀虫，敛疮，祛痰消积，逐水通便。

本品味辛性寒，毒性较大，外用有较强攻毒杀虫止痒、生肌敛疮之效；内服可通利二便、逐水退肿，用治便秘与水肿之实证。

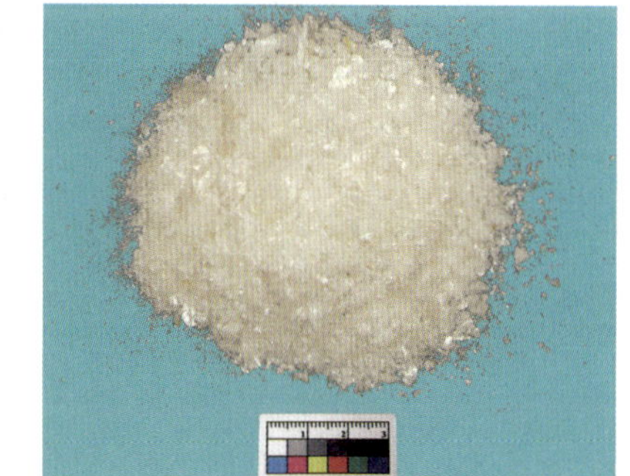

图 28-1　轻粉饮片

[临床应用]

1. 外用治疗疥疮，顽癣瘙痒，臁疮，梅毒下疳，疮疡溃烂，湿疹，酒渣鼻。黄水疮痛常配伍黄柏、蛤粉、煅石膏共为细末，凉水或麻油调涂（蛤粉散）；臁疮不合常配伍黄连末，猪胆汁调涂；疮疡溃烂常配伍当归、血竭、紫草、白蜡、麻油等制膏外贴（生肌玉红膏）；干湿癣常配伍风化石灰、铅丹、硫黄为细末，生油调涂（如圣散）；荨麻疹、皮肤瘙痒常配伍白芷、煅石膏外搽；酒渣鼻、痤疮常配伍大黄、硫黄加凉水调涂（加味颠倒散）；黄水疮，瘙痒浸淫，皮肤湿疹，常配伍黄连使用，或配伍龙骨、儿茶、冰片为末外用（龙骨儿茶散）。

2. 内服治疗痰涎积滞，水肿鼓胀，二便不利。邪盛正气未衰之水肿胀满、二便不利，常配伍大黄、甘遂、大戟等使用（舟车丸）；痨咳常配伍诃子、青黛、香附、杏仁、贝母、瓜蒌仁等使用（诃黎勒丸）。

[用量用法] 外用适量，研末调涂，或干掺，或制膏外贴。内服每次 0.1～0.2g，1 日 1～2 次，多入丸、散或装胶囊内服，服后漱口。

[使用注意] 本品为汞制剂，不可过量或久服以防汞中毒；内服宜慎，且服后应漱口，以免口腔糜烂、牙齿受损；体虚及孕妇禁用。

[现代研究] 本品主含氯化亚汞（Hg_2Cl_2）。对多种革兰阳性菌、阴性菌及致病性皮肤真菌均有良好抑菌效

果。口服有一定泻下和利尿作用。轻粉大量口服可致汞中毒。汞是一种原浆毒，可损害肾、肝等器官及组织，也可引起中枢神经和自主神经功能紊乱，并可抑制多种酶的活性；外用也可致接触性皮炎。

砒石 pīshí（Arsenolite）
《日子华本草》

[药物来源] 本品为矿物砷华 Arsenolite 的矿石，或由毒砂（硫砷铁矿）、雄黄等含砷矿物的加工品（图 28-2～图 28-5），又称信石、人言，主产于江西、湖南、广东等地。药用分白砒和红砒两种，二者三氧化二砷（As_2O_3）含量均在 96% 以上；白砒、信石、砒霜，均为白信石，质较纯而为较强；红砒、红信，均为红信石（含有少量硫化砷等杂质）。药用以红砒为主，砒石升华的精制品即砒霜（图 28-6）。白砒以块状、色白、有晶莹直纹、无滓者为佳。红砒以块状、色红润、有晶莹直纹、无滓者为佳。生用。

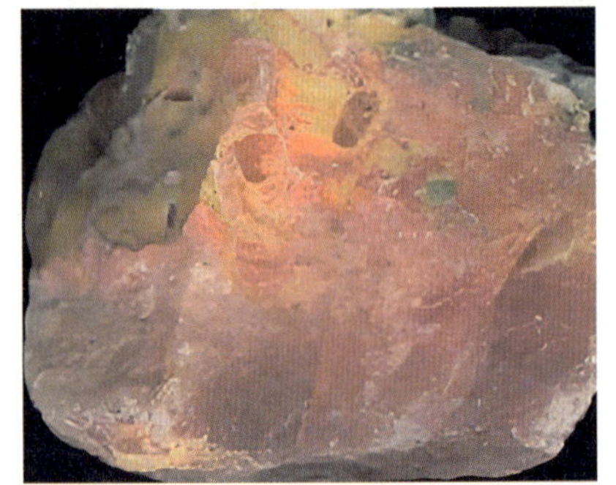
图 28-2 砒石原矿物砷华矿石

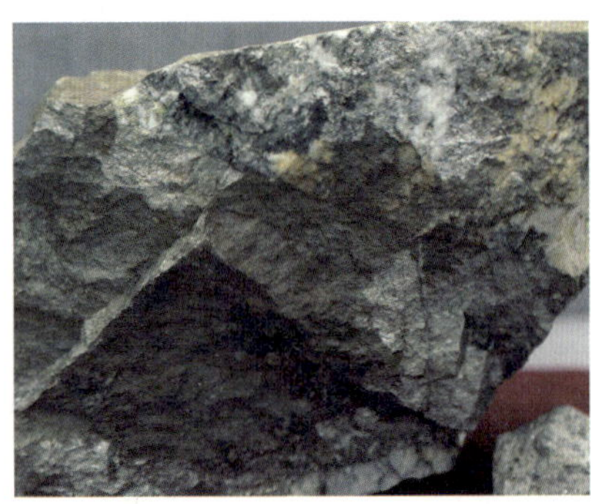
图 28-3 砒石原矿物毒砂（硫砷铁矿）

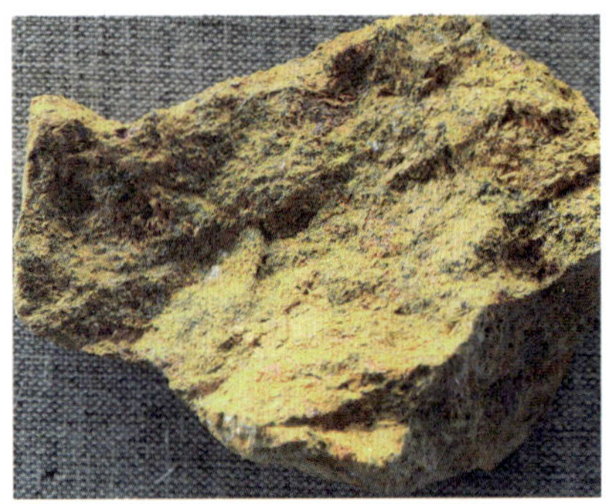
图 28-4 砒石原矿物雄黄

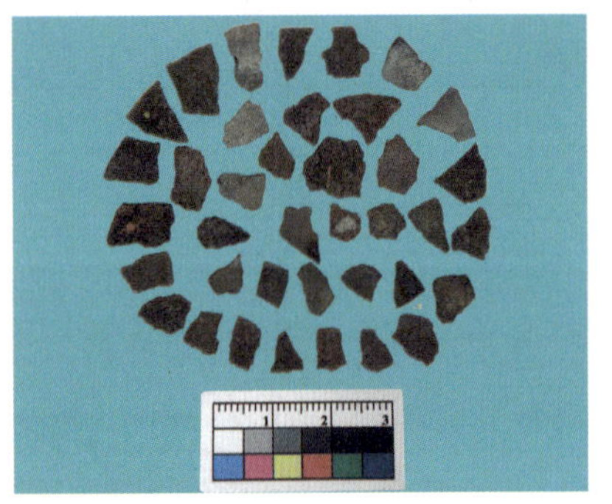
图 28-5 砒石药材（红砒）

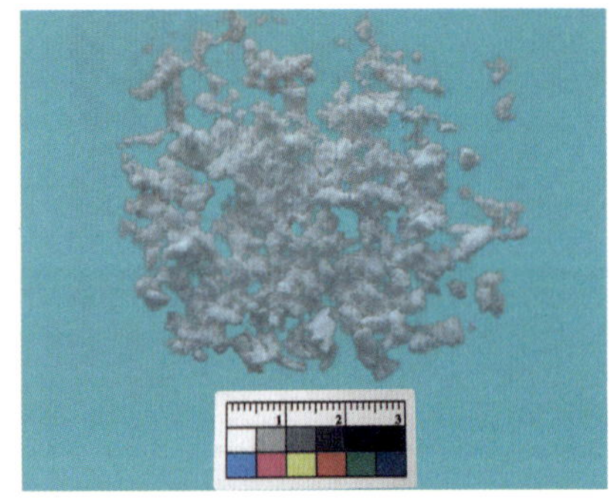
图 28-6 砒霜

[性效特点] 辛，大热；有大毒。归肺、脾、肝经。功效：外用攻毒杀虫，蚀疮祛腐；内服劫痰平喘，攻毒抑癌。

本品味辛性大热，毒性剧烈，被称为中药的第一大毒药；外用能蚀疮祛腐、攻毒杀虫；内服又能逐寒劫痰平喘，以毒攻毒以抑癌。

[临床应用]

1. 恶疮，瘰疬，顽癣，走马牙疳，痔疮（外用）。恶疮日久常配伍硫黄、苦参、附子、蜡等使用，调油为膏，柳枝煎汤洗疮后外涂（砒霜膏）；瘰疬、疔疮常配伍明矾、雄黄、乳香共为细末（三品一支枪）；疥疮常配伍硫黄、花椒等使用；秃疮常配伍硫黄、枯矾等使用；鸡眼、千日疮常配伍轻粉、五倍子、乳香等使用；走马牙疳可配伍红枣同煅后加入冰片、芦荟、人中白为末外搽（牙疳散）。

2. 寒痰喘咳，久治不愈，常配伍淡豆豉为丸服（紫金丹）。

3. 癌症。

[用量用法] 外用适量，研末撒敷患处，宜作复方散剂或入膏药、药捻用；内服，每次 0.002～0.004g，每日 1 次，入丸散剂。

[使用注意] 本品有剧毒，内服宜慎；外用亦应注意，以防局部吸收中毒；孕妇忌服；不可作酒剂服；忌火煅，不宜与水银同用。

[现代研究] 白砒和砒霜主要成分为三氧化二砷（As_2O_3），红砒还含有少量硫化砷（As_2S）等。砒石有杀灭微生物、疟原虫及阿米巴原虫作用；对多种肿瘤有抑制作用。小量砒石可促进蛋白质合成，活跃骨髓造血功能，促使红细胞及血色素新生。另外，还有抗组织胺及平喘作用。三氧化二砷有剧毒，口服 5mg 以上即可中毒，20～200mg 可致死，口服吸收后，随血液分布至全身各脏器，而以骨和毛发贮存量较大且较久。砷为原浆毒，对蛋白质的巯基有巨大亲和力，能抑制在代谢过程中起重要作用的许多巯基的酶，使细胞呼吸和氧化过程发生障碍，还能直接损害小动脉和毛细血管壁。砷剂还可使肝脏变性坏死，心、肝、肾、肠充血，上皮细胞坏死，还可致癌、致畸、致突变等，对皮肤、黏膜有强烈腐蚀作用。

课程思政元素

20 世纪 70 年代初，哈尔滨医科大学附属第一医院张亭栋教授等率先从中医经验方中发现了砒石主要成分三氧化二砷对急性早幼粒细胞白血病的治疗作用。因而，张亭栋教授被誉为砒霜医治白血病的奠基人，并获得 2015 年“求是杰出科学家奖”、首届“以岭整合医学奖”、2019 年“吴阶平医学奖”、2020 年“未来科学大奖”等多个奖项。20 世纪 90 年代中期，上海第二医科大学附属瑞金医院的王振义、陈竺等科学家就砒霜治疗白血病机理进行了深入研究，发现亚砷酸注射液能诱导、分化急性早幼粒细胞，促进肿瘤细胞凋亡。他们将三氧化二砷与西药结合起来运用，使得急性早幼粒细胞白血病患者的“五年无病生存率”从 25% 跃升至 95%。目前这种联合疗法已经成为全世界急性早幼粒细胞白血病的标准疗法。砷剂由“毒药变良药”的过程提示我们，在古老中医学中蕴藏着巨大的宝藏等待发掘，我们须重新审视现有的全部医学知识来发展中医学，使之更好地造福人类。

炉甘石 lúgānshí（Calamine）
《本草品汇精要》

[药物来源] 本品为碳酸盐类矿物方解石族菱锌矿，主含碳酸锌（$ZnCO_3$）（图 28-7～图 28-9），主产于广西、湖南、四川等地。全年可采挖，打碎，生用，或火煅醋淬，或火煅后三黄汤（黄连、黄柏、大黄）淬后，以块大、色白或色淡红、体轻浮者为佳。水飞用。

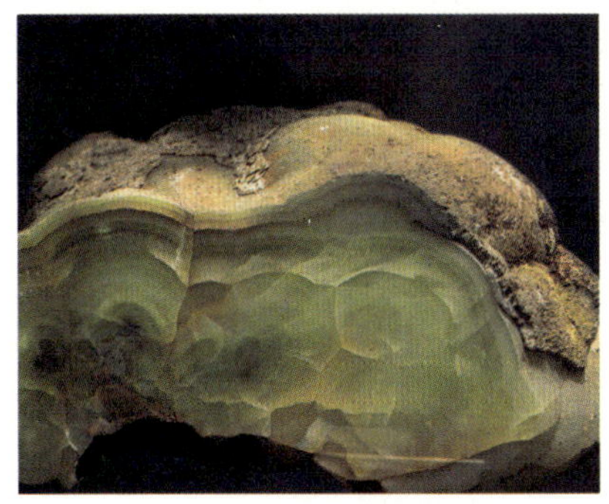

图 28-7　炉甘石原矿物菱锌矿

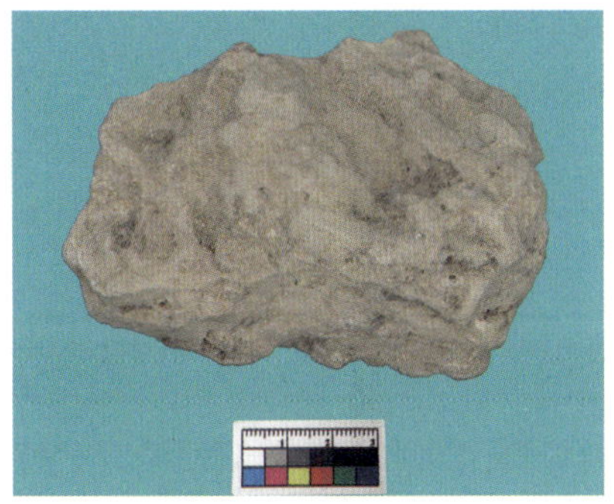

图 28-8　炉甘石药材

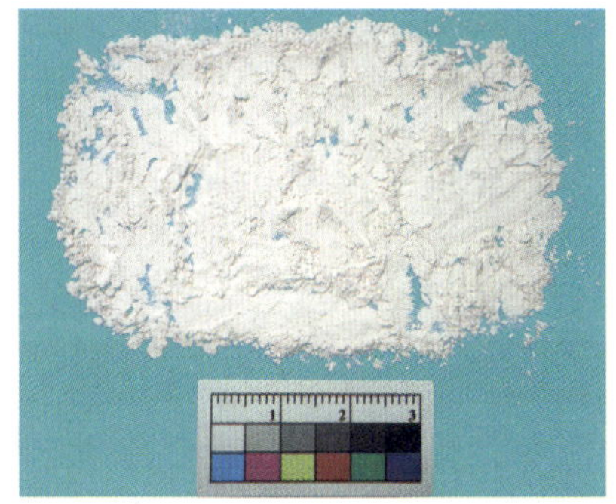

图 28-9　炉甘石饮片

[性效特点] 甘，平。归肝、脾经。功效：解毒明目退翳，收湿止痒敛疮。

本品甘平无毒，乃眼科外用之常用药；既可解毒明目，亦能生肌敛疮、收湿止痒。

[临床应用]

1. 目赤肿痛，睑弦赤烂，翳膜遮睛，胬肉攀睛。目赤暴肿常配伍玄明粉各等份为末点眼（神应散）；眼眶破烂，畏日羞明，常配伍黄连、冰片等使用（黄连炉甘石散）；风眼流泪常配伍海螵蛸、冰片为细末点眼（止泪散）。

2. 溃疡不敛，脓水淋漓，湿疮瘙痒，常配伍龙骨、煅石膏使用，研极细末，干掺患处（平肌散、拔毒生肌散）。

[用量用法] 外用适量，研末撒布或调敷患处；水飞点眼。

[使用注意] 宜炮制后外用，不作内服。

[现代研究] 本品主含碳酸锌（$ZnCO_3$），煅制后主含氧化锌，有抗菌、抗炎、止痒、收敛、防腐、保护创面等作用。

硼砂 péngshā（Borax）
《日华子本草》

[药物来源] 本品为天然矿物硼砂的矿石经提炼精制而成的结晶体（图 28-10～图 28-12），又名月石、蓬砂，主产于青海、西藏等地。一般 8～10 月采挖，捣碎，以色白、透明者为佳。生用或煅用。

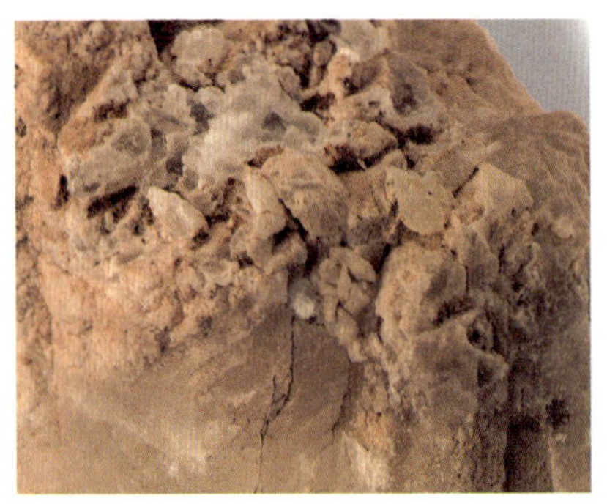

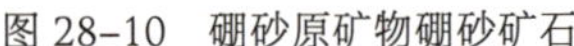

图 28-10　硼砂原矿物硼砂矿石

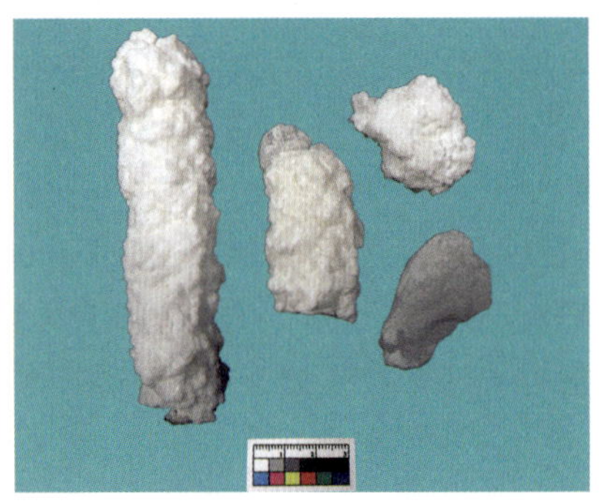

图 28-11　硼砂药材

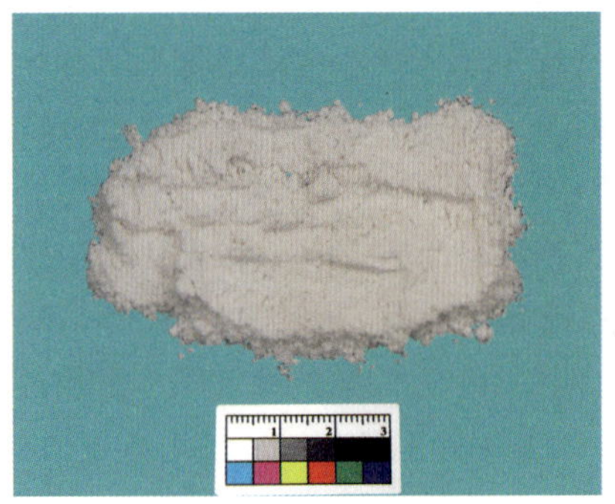

图 28-12　硼砂饮片（煅）

[性效特点] 甘、咸，凉。归肺、胃经。功效：外用清热解毒，内服清肺化痰。

本品味甘咸，性偏寒凉，外用可清解热毒疗疮、消肿防腐，五官科常用；内服入肺经能清肺化痰。

[临床应用]

1. 咽喉肿痛，口疮，目赤翳障。咽喉肿痛、口舌生疮者常配伍冰片、玄明粉、朱砂等使用（冰硼散）；火眼及翳障胬肉等常配伍冰片、珍珠粉、炉甘石、玄明粉等使用（八宝眼药、白龙丹）。

2. 痰热所致咳嗽并咽喉肿痛、咳痰不利者，可单用本品含化；或配伍玄参、贝母、瓜蒌等同用。

[用量用法] 外用适量，研极细末干撒或调敷患处；或化水漱口。内服多入丸、散，剂量 1.5～3g。

[使用注意] 本品以外用为主，内服宜慎。

[现代研究] 本品主含含水四硼酸钠（$Na_2B_4O_7 \cdot 10H_2O$），有抗细菌、抗真菌、收敛、防腐、保护创面、抗惊厥等作用。

附：其他拔毒化腐生肌药

表 28-1　其他拔毒化腐生肌药

药名	药性	功效	主治证	用法用量
铅丹	辛、咸，微寒，有毒；归心、脾、肝经	拔毒生肌，杀虫止痒，坠痰镇惊	疮疡溃烂，疥癣，湿疹瘙痒，狐臭，以及酒渣鼻等，惊痫癫狂，心神不宁	外用适量，研末撒布或熬膏贴敷患处；内服多入丸、散，剂量 0.9～1.5g
密陀僧	咸、辛，平，有毒；归肝、脾经	杀虫疗疮，祛痰镇惊	咽喉肿痛，口舌生疮，目赤翳障；痔疮，湿疹湿疮，溃疡不敛，疥癣及狐臭，痰热咳嗽并咽喉肿痛者，心痛失音及惊气入心不能语；风痰惊痫	外用适量，研极细末撒或调涂，或制成膏药、软膏、油剂等外用。内服入丸、散，剂量 0.2～0.5g

拼音索引

X

Y

Z

笔画索引

八画

九画

十画

十一画

十二画